Neuroonkologie

Diagnostischer und therapeutischer Leitfaden für Neurologen, Neurochirurgen, Onkologen und Radioonkologen

Herausgegeben von Uwe Schlegel und Manfred Westphal

Mit Beiträgen von

U. Bode
K. Broich
A. von Deimling
R. Engenhart-Cabillic
G. Fleischhack
A. Glasmacher
B. O. Hütter
R. A. Kristof
Ch. Ostertag
H. Pels
G. Penkert
Ch. Pohl

M. Samii
U. Schlegel
J. Schramm
A. Sepehrnia
J. C. Tonn
M. Wannenmacher
P. C. Warnke
M. Westphal
O. D. Wiestler
D. Winkler
F. E. Zanella

206 Abbildungen in 365 Einzeldarstellungen, 10 Farbtafeln
56 Tabellen

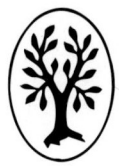

Georg Thieme Verlag Stuttgart · New York 1998

Die Deutsche Bibliothek – CIP-Einheitsaufnahme

Neuroonkologie: diagnostischer und therapeutischer Leitfaden für Neurologen, Neurochirurgen, Onkologen und Radioonkologen ; 56 Tabellen / hrsg. von Uwe Schlegel und Manfred Westphal. Mit Beitr. von U. Bode ... [Zeichn. von Virol Constantinescu]. – Stuttgart ; New York : Thieme, 1998

Zeichnungen von Virol Constantinescu, Bucarest/Rumänien

Wichtiger Hinweis: Wie jede Wissenschaft ist die Medizin ständigen Entwicklungen unterworfen. Forschung und klinische Erfahrung erweitern unsere Erkenntnisse, insbesondere was Behandlung und medikamentöse Therapie anbelangt. Soweit in diesem Werk eine Dosierung oder eine Applikation erwähnt wird, darf der Leser zwar darauf vertrauen, daß Autoren, Herausgeber und Verlag große Sorgfalt darauf verwandt haben, daß diese Angabe **dem Wissensstand bei Fertigstellung des Werkes** entspricht.

Für Angaben über Dosierungsanweisungen und Applikationsformen kann vom Verlag jedoch keine Gewähr übernommen werden. **Jeder Benutzer ist angehalten,** durch sorgfältige Prüfung der Beipackzettel der verwendeten Präparate und gegebenenfalls nach Konsultation eines Spezialisten festzustellen, ob die dort gegebene Empfehlung für Dosierungen oder die Beachtung von Kontraindikationen gegenüber der Angabe in diesem Buch abweicht. Eine solche Prüfung ist besonders wichtig bei selten verwendeten Präparaten oder solchen, die neu auf den Markt gebracht worden sind. **Jede Dosierung oder Applikation erfolgt auf eigene Gefahr des Benutzers.** Autoren und Verlag appellieren an jeden Benutzer, ihm etwa auffallende Ungenauigkeiten dem Verlag mitzuteilen.

Geschützte Warennamen (Warenzeichen) werden **nicht** besonders kenntlich gemacht. Aus dem Fehlen eines solchen Hinweises kann also nicht geschlossen werden, daß es sich um einen freien Warennamen handele.

Das Werk, einschließlich aller seiner Teile, ist urheberrechtlich geschützt. Jede Verwertung außerhalb der engen Grenzen des Urheberrechtsgesetzes ist ohne Zustimmung des Verlages unzulässig und strafbar. Das gilt insbesondere für Vervielfältigungen, Übersetzungen, Mikroverfilmungen und die Einspeicherung und Verarbeitung in elektronischen Systemen.

© 1998 Georg Thieme Verlag,
Rüdigerstraße 14, D-70469 Stuttgart
Printed in Germany

Satz und Druck: Druckhaus Götz GmbH, Ludwigsburg, gesetzt auf CCS Textline (Linotronic 630)

ISBN 3-13-109061-8   1 2 3 4 5 6

Meinem verehrten Lehrer
Professor Felix Jerusalem gewidmet.
U. S.

Vorwort

Das vorliegende Buch soll ein klinischer Leitfaden für den mit neuroonkologischen Problemen betrauten Arzt sein. Mit dieser Absicht wollen wir nicht nur Neurochirurgen und Neurologen, sondern auch Internisten, Pädiater und andere onkologisch tätige Ärzte erreichen. Mit sachlicher Information möchten wir einer weit verbreiteten nihilistischen therapeutischen Einstellung bei neuroonkologischen Erkrankungen begegnen: Grundliegende Fortschritte sind nicht nur in der operativen Therapie der Gehirntumoren erzielt worden, sondern auch in der Strahlen- und Chemotherapie sowie in der adjuvanten Therapie neuroonkologischer Erkrankungen. Diese Fortschritte betreffen auch und besonders neuroonkologische Erkrankungen im Kindesalter, denen ein eigenes ausführliches Kapitel gewidmet ist. Ein weiterer Schwerpunkt des Buches liegt auf den neurologischen Komplikationen systemischer Tumorerkrankungen. Das Buch stellt diagnostisches und differenziertes therapeutisches Vorgehen bei metastatischen und nicht-metastatischen neurologischen Komplikationen von Krebserkrankungen dar. Oft sind die neurologischen Folgen dieser Komplikationen von größerem Krankheitswert als die maligne Grunderkrankung selbst. Eine sachgerechte Therapie hat einen erheblichen Einfluß auf die Lebensqualität des betroffenen Patienten. Mindestens ebenso bedeutsam wie eine kompetente fachmedizinische Behandlung ist eine psychologisch einfühlende Begleitung des Kranken und seiner Angehörigen, welche oft die letzte therapeutische Hilfestellung darstellt, die der Arzt zu bieten hat. Krankheitsbewältigung und Krankheitsauswirkungen im Alltag erfahren deshalb eine ausführliche Besprechung.

Das Buch gliedert sich in einen allgemeinen Teil, in dem die Grundzüge von Diagnostik und Therapie onkologischer Erkrankungen behandelt werden, die das Nervensystem betreffen, und in einen speziellen Teil, in dem die einzelnen Tumorentitäten systematisch abgehandelt werden. Diese Systematik erfolgt in enger Anlehnung an die WHO-Klassifikation der Gehirntumoren in ihrer überarbeiteten Fassung von 1993. Wir haben dabei eine kompakte Darstellung gewählt und stellen zu den einzelnen Tumorentitäten Häufigkeit, Prognose und Spontanverlauf, Diagnostik und Therapie dar. Damit eignet sich das Buch auch zum raschen Nachschlagen bei einer bestimmten neuroonkologischen Fragestellung. Die Beiträge von Autoren aus unterschiedlichen Fachbereichen reflektieren, daß die klinische Neuroonkologie nur als interdisziplinäre Aufgabe zu meistern ist, zu deren Bewältigung das vorliegende Buch einen Beitrag leisten möchte.

Bonn und Hamburg, Manfred Westphal
Sommer 1997 Uwe Schlegel

Anschriften

Bode, U., Prof. Dr. med.
Abt. Pädiatrische Hämatologie/Onkologie
Zentrum für Kinderheilkunde
Adenauer Allee 119, 53113 Bonn

Broich, K., Dr. med.
Leitender Oberarzt
Klinik und Poliklinik für Psychiatrie
und Psychotherapie der Martin-Luther-
Universität Halle-Wittenberg
Julius-Kühn-Str. 7, 06112 Halle/S.

Deimling, A. von, Prof. Dr. med.
Institut für Neuropathologie
53105 Bonn-Venusberg

Engenhart-Cabillic, Rita, Prof. Dr. med.
Leiterin der Abteilung Strahlentherapie
Medizinisches Zentrum für Radiologie
Klinikum der Philipps-Universität
Baldingerstraße, 35043 Marburg

Fleischhack, Gudrun, Dr. med.
Abt. Pädiatrische Hämatologie/Onkologie
Zentrum für Kinderheilkunde
Adenauer Allee 119, 53113 Bonn

Glasmacher, A., Dr. med.
Medizinische Klinik der Rheinischen
Friedrich-Wilhelms-Universität
Sigmund-Freud-Str. 25, 53105 Bonn

Hütter, B. O., Dr. phil., Dipl. Psych.
Universitätsklinikum der RWTH Aachen
Neurochirurgische Klinik
Pauwelsstr. 30, 52057 Aachen

Kristof, R. A., Dr. med.
Neurochirurgische Universitätsklinik Bonn
Sigmund-Freud-Str. 25, 53105 Bonn

Ostertag, Ch., Prof. Dr. med.
Ärztlicher Direktor der
Neurochirurgischen Universitätsklinik
Abteilung Stereotaktische Neurochirurgie
Breisacher Str. 64, 79106 Freiburg

Pels, H., Dr. med.
Neurologische Klinik der Rheinischen
Friedrich-Wilhelms-Universität
Sigmund-Freud-Str. 25, 53105 Bonn

Penkert, G., PD Dr. med.
Leitender Oberarzt der
Neurochirurgischen Klinik
Krankenhaus Nordstadt
Haltenhoffstr. 41, 30167 Hannover

Pohl, Ch., Dr. med.
Neurologische Klinik der Rheinischen
Friedrich-Wilhelms-Universität
Sigmund-Freud-Str. 25, 53105 Bonn

Samii, M., Prof. Dr. med.
Direktor der Neurochirurgischen Klinik
Krankenhaus Nordstadt
Haltenhoffstr. 41, 30167 Hannover

Schlegel, U., PD Dr. med.
Neurologische Klinik und Poliklinik der
Universität Bonn
Sigmund-Freud-Str. 25, 53105 Bonn

Schramm, J., Prof. Dr. med.
Direktor der Neurochirurgischen
Universitätsklinik Bonn
Sigmund-Freud-Str. 25, 53105 Bonn

Sepehrnia, A., Prof. Dr. med.
Leitender Oberarzt
Neurochirurgische Universitätsklinik
Medizinische Universität Lübeck
Ratzeburger Allee 160, 23562 Lübeck

Tonn, J. C., Prof. Dr. med.
Universitätsklinikum Würzburg
Neurochirurgische Klinik und Poliklinik
Josef-Schneider-Str. 11, 97080 Würzburg

Wannenmacher, M., Prof. Dr. Dr. med.
Radiologische Klinik der Universität Heidelberg
Im Neuenheimer Feld 400,
69120 Heidelberg

Warnke, P. C., Dr. med.
Neurochirurgische Universitätsklinik
Abt. Stereotaktische Neurochirurgie
Breisacher Str. 64, 79106 Freiburg

Westphal, M., PD Dr. med.
Universitätskrankenhaus Eppendorf
Abt. Neurochirurgie
Martinistr. 52, 20246 Hamburg

Wiestler, O. D., Prof. Dr. med.
Institut für Neuropathologie der
Universitätskliniken
Sigmund-Freud-Str. 25, 53105 Bonn

Winkler, D., Dr. med.
Leiter der Neurochirurgischen Abteilung
Gemeinschaftskrankenhaus Herdecke
Beckweg 4, 58313 Herdecke

Zanella, F. E., Prof. Dr. med.
Institut für Neuroradiologie
am Klinikum der J. W. Goethe-Universität
Schleusenweg 7 – 10, 60528 Frankfurt a. M.

Inhaltsverzeichnis

Allgemeine Neuroonkologie ... 1

1. Diagnostik, Klinik und allgemeine Therapie ... 2

Epidemiologie, Inzidenz und
Ätiopathogenese primärer Hirntumoren ... 2
M. Westphal

Pathologische Anatomie und
WHO-Klassifikation der Tumoren des
Nervensystems ... 4
O. D. Wiestler

    Neuroepitheliale Tumoren ... 8
    Tumoren der cranialen und spinalen
    Nerven ... 30
    Tumoren der Meningen ... 33
    Lymphome im zentralen Nervensystem ... 39
    Keimzelltumoren ... 41
    Tumoren der Sella ... 42
    Metastatische Tumoren ... 46

Molekularbiologie ... 47
A. von Deimling

Diagnostik ... 56

    Bildgebung ... 56
    F. E. Zanella

    Stereotaktische Biopsie ... 75
    P. C. Warnke, Ch. Ostertag

    Andere diagnostische Verfahren ... 84
    M. Westphal, U. Schlegel

Prognose und Verlauf ... 86
M. Westphal

Klinische Symptomatik und allgemeine
Therapie ... 87
U. Schlegel

    Neurologische fokale Symptome ... 87
    Intracranielle Druckerhöhung ... 88
    M. Westphal

    Epileptische Anfälle ... 95
    U. Schlegel, J. Schramm

    Schmerzen ... 103
    U. Schlegel

    Psychische Störungen ... 106
    K. Broich

    Endokrine Störungen ... 118
    M. Westphal

    Gerinnungsstörungen ... 121
    U. Schlegel

Operative Therapie ... 123
M. Westphal

Strahlentherapie ... 147
R. Engenhart-Cabillic, M. Wannenmacher

Chemotherapie ... 158
P. Warnke, U. Schlegel

Spezielle Neuroonkologie ... 169

2. Primäre Tumoren des Gehirns und seiner Häute ... 170

Gliome ... 170
U. Schlegel, M. Westphal

    Pilozytische Astrocytome, WHO Grad I ... 171
    Astrocytome, WHO Grad II ... 174

    Anaplastische Astrocytome, WHO Grad
    III ... 179
    Glioblastome ... 182
    Oligodendrogliome ... 191

Anaplastische Oligodendrogliome	193	Meningeome	217
Oligoastrocytome	194	Andere Tumoren der Meningen	229
Hirnstammgliome	195	Primäre ZNS-Lymphome	231
Astrozytäre Varianten	198	U. Schlegel, H. Pels	
Ependymome	200		

"Pädiatrische" Tumoren bei Erwachsenen . 203
M. Westphal

Tumoren der Pinealis 239
D. Winkler

Embryonale Tumoren 203
Andere Tumoren 205

Tumoren der Hirnnerven 249
A. Sepehrnia

Ventrikeltumoren 205
M. Westphal

Selläre und periselläre Tumoren 265
J. Schramm, R. A. Kristof

Tumoren des Plexus Chorioideus 205
Andere Ventrikeltumoren 207

Hypophysenadenome 266
Hypophysencarcinome 279
Craniopharyngeome 280
Periselläre Meningeome 282
Seltene selläre und paraselläre
raumfordernde Prozesse 283

Neuronale und neurogliale Tumoren 211
J. Schramm, R. A. Kristof

Gangliogliome 212
Anaplastische Gangliogliome 214
Weitere neuronale und neurogliale
Tumoren 214

Gehirntumoren im Rahmen dysgenetischer
Syndrome 285
U. Schlegel

Tumoren der Meningen 217
M. Westphal

3. Raumfordernde spinale Prozesse 291
M. Westphal, U. Schlegel

Häufigkeit und Inzidenz 291
Klinische Symptomatik und spezielle
Therapie 291
Intradurale Tumoren 291

Extradurale Tumoren 301
Primäre Tumoren der Wirbelsäule ... 304
Paravertebrale Tumoren 304

4. Tumoren des peripheren/autonomen Nervensystems 306

Klinische Symptomatik, Diagnostik 306
G. Penkert, M. Samii

Maligne Tumoren der peripheren
Nerven 311
Andere Tumoren des peripheren
Nervensystems 311

Prognose und Therapie 307
Schwannome 308
Neurofibrome 310

Paragangliome der Cauda equina 313
U. Schlegel

5. Metastatische Gehirntumoren ... 314
U. Schlegel, M. Westphal

Pathophysiologische Grundlagen ... 314
Häufigkeit, Inzidenz und zugrundeliegende
Primärtumoren ... 316
Klinische Symptomatik ... 317
Diagnostik ... 317
Spontanverlauf und allgemeine Therapie . 320
   Symptomatische Therapie ... 321
   Strahlentherapie ... 322
   Operation ... 324
   Chemotherapie ... 325

Spezielle Therapie ... 326
   Mammacarcinome ... 326
   Bronchialcarcinome ... 327
   Maligne Melanome ... 328
   Andere Primärtumoren ... 329
   Unbekannter Primärtumor ... 330
   Meningeale Carcinomatose ... 331
   Primär extracerebrale Lymphome und
   Nervensystem ... 337
   Cerebrale Manifestationen von
   Leukosen ... 339

6. Tumoren des Nervensystems im Kindesalter ... 342
U. Bode, G. Fleischhack

Klinik, Diagnostik und allgemeine
Therapie ... 342
   Klinik ... 342
   Diagnostik ... 346
   Allgemeine Therapie ... 347
   Radiotherapie ... 349
   Chemotherapie ... 349

Spezielle Therapie ... 350
   Gliome ... 351
   Neuroektodermale Tumoren ... 361
   Pinealistumoren ... 367
   Meningeome ... 369
   ZNS-Befall bei Leukämien und
   Lymphomen ... 370
   Langzeitschäden einer ZNS-Therapie ... 373

7. Systemische Tumoren und Nervensystem ... 376
U. Schlegel, Ch. Pohl und A. Glasmacher

Paraneoplastische Erkrankungen ... 376
   Gehirn und Hirnnerven ... 377
   Rückenmark ... 382
   Peripheres Nervensystem und
   Spinalganglien ... 383
   Neuromuskuläre Übertragung und
   Muskulatur ... 384

Cerebrovaskuläre Erkrankungen ... 385
ZNS-Infektionen bei Tumorpatienten ... 389
Tumorinfiltration des Nervensystems per
continuitatem ... 392
   Craniale Nachbarschaftsprozesse ... 392
   Rückenmarkskompression ... 394
   Plexopathien ... 399

8. Krankheitsverarbeitung, Bewältigung und sozialmedizinische Auswirkungen neuroonkologischer Erkrankungen ... 405

Krankheitsverarbeitung und Bewältigung . 405
K. Broich
   Allgemeine Grundzüge der
   Patientenführung ... 405
   Krankheitsverarbeitung und Bewältigung
   bei Angehörigen ... 406

Krankheitsverarbeitung und Bewältigung
bei Ärzten, Pflegern und Betreuern ... 407
Sozialmedizinische Auswirkungen
neuroonkologischer Erkrankungen ... 408
B. O. Hütter

Diagnosemitteilung und
Patientenaufklärung 408
Psychosoziale Folgen von
neuroonkologischen Erkrankungen und
deren Behandlung 409
Neuropsychologische Diagnostik in der
Neuroonkologie 413

Begutachtung und Arbeitsfähigkeit 415
Fahrtauglichkeit 415
Rehabilitation bei neuroonkologischen
Erkrankungen 417
Häusliche Pflege in der terminalen
Phase 419

9. Experimentelle Therapieformen in der Neuroonkologie 421

Gentherapie 421
M. Westphal, U. Schlegel

    Direkte Gentherapie 421
    Indirekte Gentherapie 422

Immuntherapie bei Hirntumoren 423
J. C. Tonn, M. Westphal

    Zytokine 424
    Zelluläre Immuntherapie (LAK-Zellen,
    zytotoxische T-Lymphozyten) 424
    Monoklonale Antikörper 425

Andere experimentelle Therapieformen . . 426
M. Westphal, J. C. Tonn

    Bor-Neutroneneinfang-Therapie 426
    Photodynamische Therapie 427
    Hyperthermie 427
    Andere experimentelle
    Therapieformen 428

Zukunftsperspektiven und Ausblick 428
M. Westphal, U. Schlegel

Literatur 429

Sachverzeichnis 475

Allgemeine Neuroonkologie

1. Diagnostik, Klinik und allgemeine Therapie

Epidemiologie, Inzidenz und Ätiopathogenese primärer Hirntumoren

M. Westphal

Unter primären Hirntumoren sollen im Zusammenhang dieses Buches solche Tumoren verstanden werden, die aus den Nervenzellen des Gehirns hervorgehen sowie Tumoren des Hirnstützgewebes (der Glia), der Hirnhäute, der Hirngefäße und des Plexus chorioideus. Darüber hinaus gehören in eine solche Zusammenstellung die primär im ZNS entstehenden Lymphome und die Hypophysentumoren, s. Tab. 1.1.

Die Daten zur Epidemiologie von primären Tumoren des ZNS müssen naturgemäß fehlerbehaftet sein, da nur bei strikter Datenerfassung aller Erkrankungen und Todesursachen eine verläßliche Aussage möglich ist. Aufgrund von Erhebungsunschärfen oder Hindernissen in der Rechtsgebung gibt es nur wenige verläßliche Datensammlungen, die dem Druck standhalten müssen, Allgemeingültigkeit zu haben. Die verläßlichsten Datensammlungen finden sich in den USA und in den skandinavischen Ländern, in denen konsequent epidemiologische Daten erhoben werden. Da es sich meist um regionale Erhebungen handelt, werden diese Daten hochgerechnet und sind daher mit der entsprechenden Vorsicht zu betrachten. Darüber hinaus sind die Daten abhängig von der regionalen Verfügbarkeit und Anwendungsfreudigkeit diagnostischer Möglichkeiten (328) sowie der ständig zurückgehenden Autopsie-Rate bzw. der histologischen Verifikation (1107). Die histologische Verifikation liegt z.T. nur bei 75% der in die Auswertungen aufgenommenen Tumoren (769). Aufgrund dieser Variablen sind Fragen nach der Zunahme einer Erkrankung in einer Region oder in einer Bevölkerungsgruppe außerordentlich problematisch zu beantworten und führen immer wieder zu öffentlichen Debatten mit erheblichem politischen Zündstoff, die oft irrational bleiben müssen, da eine verläßliche Grundlage nicht vorhanden ist.

Betrachtet man ausschließlich die Inzidenz von Hirntumoren und nimmt man dabei alle Altersgruppen zusammen und beschränkt sich außerdem auf die drei häufigsten Gruppen (Gliome, Meningeome und Schwannome), so kommt eine große aktuelle Serie auf 9,2 Neuerkrankungen pro Jahr auf 100000 Einwohner beim männlichen Geschlecht und 8,1/100000/Jahr beim weiblichen Geschlecht (1107). Ein Phänomen der jüngeren Zeit ist dabei die erhebliche Zunahme der primären cerebralen Lymphome, die in diesen Zahlen noch nicht berücksichtigt sind. Ein Teil der Neuerkrankungen bei Lymphomen ist auf Langzeitimmunsuppression nach Organtransplantation oder im Verlauf einer Infektion mit HIV zurückzuführen. Bisher ungeklärt ist allerdings die rasche Zunahme auch bei nicht immunsupprimierten Individuen, die zur Zeit einen Trend zeigt, der Lymphome im Jahr 2000 zur häufigsten intracraniellen Tumorart machen könnte (403, 949).

Tabelle 1.1 Zusammenstellung der primären Hirntumoren

Glia	Astrocytom
	Oligodendrogliom
	Ependymom
Plexus	Plexuspapillom
	Plexuscarcinom
Hirnhäute	Meningeom
	Hämangiopericytom
Nervenzellen	Neuroblastom
Gefäße	Angioblastom
	cavernöses Hämangiom
Neurogliale Vorläuferzellen	Medulloblastome
	primitiv neuroektodermale Tumoren, PNETS
	Neurocytom
Hypophysentumoren	
Lymphome	

Die o. g. Zahlen können ins Verhältnis gesetzt werden mit einer Zusammenfassung mehrerer unabhängiger Untersuchungen, in denen von einer Inzidenz von 12–16 Hirntumorerkrankungen auf 100 000 Einwohner pro Jahr ausgegangen wird, wobei auch Metastasen berücksichtigt sind. Geht man nun wiederum davon aus, daß Metastasen nach einer Zusammenstellung von Mahaley etwa 50 % der Neuerkrankungen ausmachen (871) kommt man in etwa auf die genannten Zahlen, zu denen noch die Lymphome, Hypophysenadenome und selteneren Tumoren gerechnet werden müssen.

Schließlich bedürfen derartige epidemiologische Zahlen auch einer Interpretation bezüglich des Lebensalters, Geschlechts und interessanterweise auch des sozialen Status. So sind bei Kindern die Hirntumoren nach Leukosen die häufigste Neubildung mit einer Frequenz von 3 Neuerkrankungen auf 100 000 Kinder/Jahr (Alterslimit hier 21 Jahre, 463). Bei Erwachsenen sind hirneigene Tumoren zwar insgesamt deutlich häufiger, treten in ihrer relativen Bedeutung im Vergleich zu anderen Tumorformen aber deutlich zurück. Nachdem die Inzidenz in der Gruppe der 15- bis 24jährigen im Vergleich zu den Kindern etwas abgenommen hat, steigt die Inzidenz wieder bis zum 70. Lebensjahr an. Insbesondere nehmen dabei die malignen Formen mit zunehmendem Lebensalter zu.

Vergleicht man die großen Gruppen der Meningeome und Gliome miteinander, finden sich in der schon erwähnten Serie aus LA County bei Männern 5,5/100 000/Jahr Gliome im Gegensatz zu 3,7 bei Frauen. Bei den Meningeomen kehrt sich dieses Verhältnis um, so daß die Inzidenz bei Männern bei 1,6/100 000/Jahr liegt und bei Frauen bei 2,7/100 000/Jahr. Interessant ist noch eine Aufschlüsselung nach sozialem Status, wobei statistisch signifikant zu finden ist, daß bezüglich aller primären Tumoren des ZNS ein höherer Lebensstandard und Sozialstatus mit einer höheren Erkrankungswahrscheinlichkeit einhergeht (1107). Ohne daß bisher schlüssige Daten hierzu vorliegen, eignen sich solche Daten für rein spekulative, ätiopathologische Diskussionen, z. B. über die Möglichkeit, daß eine vermehrte Strahlenexposition im Rahmen von Zahnbehandlungen, die ebenfalls eng mit dem Sozialstatus verknüpft sind, ursächlich in Frage kommen könnten (1107). Da eine Vielzahl anderer Parameter nicht berücksichtigt wurde, soll dieses Beispiel nur illustrieren, welche Interpretationsmöglichkeiten bei einer solchen Datenanalyse bestehen.

Zusammenfassend kann man sagen, daß die epidemiologischen Zahlen aus unterschiedlichen Quellen aufgrund methodologischer Unterschiede z. T. sehr weit auseinandergehen und allenfalls Anhaltszahlen sein können. Zusätzlich zu den methodologischen Differenzen zwischen den einzelnen Studien kommen auch noch geographische Unterschiede im relativen Verhältnis einzelner Tumorentitäten (769, 1341). Als Anhaltszahl mag dienen, daß in den USA 1994 12 600 Patienten an einem malignen hirneigenen Tumor verstorben sind und eine Zahl von 28 600 Neuerkrankungen an benignen und malignen Hirntumoren für das Jahr 1995 erwartet wurde (Central Brain Tumor Registry).

Ätiopathogenese

Umwelt, Infektion, Trauma: Über die Entstehung der Hirntumoren ist nichts bekannt. Es gibt zur Zeit keinen sicheren Anhalt für eine virale Genese oder spezifische Noxen der Ernährung. Ebensowenig gibt es wissenschaftlich belegbare Zusammenhänge zwischen hirneigenen Tumoren oder Meningeomen und Schädel-Hirn-Traumen, obwohl immer wieder anekdotisch Koinzidenzen berichtet worden sind, die sich allerdings im Rahmen der Zufallswahrscheinlichkeit für ein koinzidentes, aber kausal unabhängiges Auftreten bewegen. Eine Vielzahl von retrospektiven epidemiologischen Erhebungen zur Auswirkung elektromagnetischer Felder ist ebenfalls widersprüchlich und unschlüssig geblieben.

Langanhaltende Immunsuppression begünstigt die Entstehung von primären ZNS-Lymphomen, zumeist vom B-Zell-Typ. Man geht davon aus, daß 2 % der Transplantationspatienten ein Lymphom entwickeln und zwar mit einer Latenz von knapp vier Jahren (1051). Bis zu 6 % der HIV-Patienten entwickeln ein cerebrales Lymphom (315a, 1163). Bei einigen chemischen Stoffen, z. B. beim Umgang mit Vinylchlorid oder in der Gummiherstellung, gibt es ein geringfügig über der Normalbevölkerung liegendes Risiko für die Entstehung von Gliomen. In den 50er Jahren bei großen Bevölkerungsgruppen durchgeführte, niederdosierte Bestrahlungen der Kopfhaut gegen Taenia capitis haben innerhalb der großen Gruppe von Betroffenen zu einer statistisch signifikanten Häufung von Meningeomen geführt (1305). Überhaupt scheint eine cranielle Bestrahlung auch im Rahmen anderer Tumorerkrankungen die sicherste Verbindung zu einer nachfolgenden

Hirntumorentstehung zu haben, wobei bei höherdosierter Bestrahlung nicht nur Meningeome, sondern auch Sarkome auftreten. Die durchschnittliche Zeit, die nach Strahlenbehandlung bis zur Tumorentstehung vergeht, beträgt 8–10 Jahre (222, 458, 1304).

Genetische Defekte: Es gibt sicher keine generelle Vererbbarkeit von Hirntumoren. Es finden sich aber zunehmend mit den verschiedenen histologischen Arten von Hirntumoren assoziierte Gendefekte, die für einige der Tumorarten relativ spezifisch sind (vgl. auch Kapitel 1, S. 47 ff) (62). Außerdem gibt es einige erbliche Krankheiten, in deren Verlauf Hirntumoren gehäuft auftreten: so die Tuberöse Sklerose, der Morbus Recklinghausen bzw. Neurofibromatose Typ 1, die Neurofibromatose Typ 2, die Hippel-Lindau-Erkrankung und das Li-Fraumeni-Syndrom (s. auch Kapitel 2, S. 285 ff). Es gibt geringe ethnische Variationen und regionale Unterschiede, ohne daß sich aber hieraus eine Systematik erarbeiten ließe.

Bei der autosomal dominant vererbten Tuberösen Sklerose treten vornehmlich subependymale Riesenzellastrocytome auf. Die Erkrankung beinhaltet den kürzlich charakterisierten Verlust eines sog. Tumorsuppressorgens auf Chromosom 16. p13, dem Tuberin (695, 1280).

Bei der Neurofibromatose Typ 1 kommt es gehäuft zu Tumoren der peripheren Nerven. Darüber hinaus ist NF1 gehäuft mit Opticusgliomen vergesellschaftet (pilocytisches Astrocytom WHO Grad I), aber auch höhergradige Gliome sind häufiger (1434).

Bei der Neurofibromatose Typ 2 (NF2) kommt es zur Ausbildung beidseitiger Acusticusneurinome und häufig auch zur Entstehung multipler Meningeome (842).

Die Hippel-Lindau-Erkrankung ist gekennzeichnet von multiplen cerebellären Angioblastomen, die auch spinal im Auge und extraneural, d.h. in Leber und Niere, auftreten können (975).

In den letzten Jahren haben sich aus molekulargenetischen Untersuchungen Hinweise auf spezifische Gendefekte in Tumoren ergeben, von denen einige für Hirntumoren relativ spezifisch sind (s. auch Kapitel 1, S. 47 ff, 802, 1139). So findet sich bei Gliomen bereits in niedergradigen Stufen häufig ein Verlust des p53-Tumorsuppressorgens. Dieser Defekt ist beim Li-Fraumeni-Syndrom als Keimbahndefekt vorhanden und führt zu multiplen Neoplasien, darunter auch in geringerem Umfang zu Hirntumoren. Später kommen dann andere Chromosomenaberrationen hinzu.

Bei Meningeomen findet sich häufig ein Verlust genetischer Information auf dem Chromosom 22, oftmals findet sich sogar ein Verlust des gesamten Chromosoms (Monosomie 22). Die Neurofibromatose Typ 2, die mit bilateralen Acusticusneurinomen einhergeht, steht im Zusammenhang mit einem Defekt des Merlin-Gens auf Chromosom 22.

Es steht zu erwarten, daß in den nächsten Jahren die unterschiedlichen Hirntumoren weiter molekularpathologisch charakterisiert werden. Dabei ist es möglich, daß aus spezifischen Mutationsmechanismen auf Ursachen geschlossen werden kann, so daß Molekulargenetik und Epidemiologie verknüpft werden können. Ob sich daraus u.U. auch präventive Konsequenzen ergeben können, bleibt sehr ungewiß. Unbestritten ist jedoch, daß die molekulargenetische Analyse Angriffspunkte für moderne zellbiologisch orientierte Therapien aufzeigen kann (vgl. Kapitel 9).

Pathologische Anatomie und WHO-Klassifikation der Tumoren des Nervensystems

O. D. Wiestler

Die Neuropathologie von Tumorerkrankungen ist ein umfangreiches Kapitel, welches eine große Zahl verschiedener Tumorentitäten einschließt (186, 778, 1178). Dies beruht darauf, daß sich aus praktisch jedem der zahlreichen Zelltypen des Nervensystems Tumoren entwickeln können. Bereits in den 20er Jahren haben Bailey und Cushing versucht, eine histopathologische Einteilung der Gliome zu erarbeiten. Gängige Klassifikationsschemata für Tumoren des Nervensystems wurden von Kernohan im Jahre 1949 sowie von der Weltgesundheitsorganisation (WHO) im Jahr 1979 und in einer überarbeiteten Fassung im Jahr 1993 vorgelegt (697, 716, 1548). Allen Systemen liegt ein histogenetisches Einteilungsprinzip zugrunde: Ein Tumor wird demjenigen Zelltyp zugeordnet, aus dem er hervorgegangen ist. Dementsprechend wird ein Gliom astrozytären Ursprungs als Astrocytom, oligodendroglialen Ursprungs als Oligodendrogliom und ependymalen Ursprungs als Ependymom bezeichnet. Diese Zuordnung ist in vielen Fällen zuverlässig möglich.

Probleme bereitet sie dann, wenn Tumorzellen weitgehend undifferenziert sind, wenn Tumoren atypische oder aberrante Differenzierungsmerkmale aufweisen oder wenn im Tumorgewebe gleichzeitig Eigenschaften verschiedener Zelltypen nachweisbar sind.

Im deutschsprachigen Raum hat die WHO-Klassifikation der Tumoren des zentralen Nervensystems die weiteste Verbreitung erlangt (716). Sie wird international breit eingesetzt und wurde im Jahr 1993 einer gründlichen Überarbeitung unterzogen, in welche alle wesentlichen Neuerungen der Tumorneuropathologie eingeflossen sind (717). Die revidierte WHO-Klassifikation von 1993 ist die Grundlage für dieses neuropathologische Kapitel. Sie wird auch in den übrigen Kapiteln dieses Textbuches konsequent eingesetzt.

Gehirntumoren zeichnen sich durch verschiedene Eigenschaften aus, welche sie von anderen extracerebralen Tumorerkrankungen grundlegend unterscheiden. Da im Schädelinnern jeder raumfordernde Prozeß bei Überschreiten eines kritischen Volumens zu einer lebensbedrohlichen Hirndrucksteigerung führt, ist die Unterscheidung gutartiger und bösartiger Tumoren nur bedingt sinnvoll. Auch weitere Kriterien, welche in der Tumorpathologie häufig dieser Unterscheidung zugrunde gelegt werden, treffen in der Neuroonkologie nicht oder nur bedingt zu. So zeichnen sich z. B. auch niedrigmaligne neuroepitheliale Tumoren durch eine ausgeprägte Tendenz zur Infiltration in das Gehirnparenchym aus. Die bei gutartigen Tumoren anderer Gewebe häufige Kapselbildung fehlt im ZNS häufig. Eine weitere wichtige Eigenschaft gehirneigener Tumoren besteht in der Tendenz zur fortschreitenden Malignisierung im klinischen Verlauf. Diese Eigenschaft ist insbesondere bei den Astrocytomen von großer klinischer Bedeutung. Auf der anderen Seite fehlen bei malignen gehirneigenen Tumoren Merkmale, welche extracerebrale Malignome auszeichnen. So ist bei ihnen die Eigenschaft der Metastasierung in andere Gewebe fast unbekannt. Schließlich spielt bei Tumoren im Bereich des ZNS auch die Lokalisation des Tumorgewebes eine überragende Rolle. Bei Auftreten in funktionell kritischen Regionen können bereits Geschwülste kleinsten Ausmaßes erhebliche klinische Zeichen verursachen. Dagegen bleiben Neubildungen in sog. stummen Arealen häufig über lange Zeit unerkannt und sind zum Zeitpunkt der Diagnosestellung dann bereits weit fortgeschritten.

Gradierung

In der neuroonkologischen Praxis spielt die histopathologische Gradierung von Tumoren des Nervensystems eine große Rolle. Sie erlaubt eine Aussage zur biologischen Wertigkeit eines Tumors auf der Grundlage histopathologisch erhebbarer Merkmale. In Tab. 1.**2** sind die WHO-Grade der wichtigsten zentralnervösen Tumorentitäten zusammengefaßt. Die folgenden morphologischen Parameter werden herangezogen: Ausmaß der zellulären Differenzierung des Tumorgewebes. Zelluläre und nukleäre Polymorphie sowie Kernatypien. Die Tumorzelldichte, die mitotische Aktivität, Endothelproliferate sowie Tumorgewebsnekrosen (Tab. 1.**3**). Die WHO-Klassifikation schlägt eine vierstufige Gradierungskala vor mit den WHO Graden I, II, III und IV. Der WHO Grad I entspricht einem hoch differenzierten Tumor mit langsamer Wachstumstendenz und günstiger Prognose während ein hochmaligner, wenig differenzierter Tumor mit hohem Proliferationspotential und sehr ungünstiger Prognose in die Kategorie WHO Grad IV fällt. Bei den astrozytären Gliomen ist das pilozytische Astrocytom der typische Vertreter eines WHO-Grad-I-Tumors, für diffus infiltrierende, niedrigmaligne Astrocytome wird der WHO Grad II vergeben, anaplastische Astrocytome mit deutlichen histopathologischen Malignitätsmerkmalen sind mit einem WHO Grad III assoziiert und das hochmaligne Glioblastoma multiforme mit ausgeprägten pathologischen Endothelproliferaten und Tumorgewebsnekrosen entspricht einem Gliom mit der biologischen Wertigkeit WHO Grad IV. Einzelne histopathologische Merkmale dieser Astrocytomentitäten werden bei der Darstellung des jeweiligen Tumors detailliert erläutert.

Das von der WHO vorgeschlagene Gradierungsschema hat sich in der diagnostischen Praxis bewährt und ist zu einer wichtigen Grundlage für die Verlaufsbeurteilung und für Therapieentscheidungen geworden. An den meisten Zentren wird so verfahren, daß Tumoren der WHO Grade I und II lediglich operativ behandelt werden, während bei Geschwülsten der WHO Grade III und IV adjuvante postoperative Therapieverfahren wie z. B. Radio- und/oder Chemotherapie zum Einsatz kommen. Die prognostische Bedeutung wurde an größeren klinisch-pathologischen Untersuchungen und im Rahmen von Therapiestudien überprüft. Ein eindrückliches Beispiel für die Trennschärfe des WHO-Gradierungsprinzips hat die

Tabelle 1.2 WHO-Grade von Tumoren des ZNS (nach 717)

Tumorfamilie	Tumorentität	Grad I	Grad II	Grad III	Grad IV
Astrocytäre Tumoren	Pilozytisches Astrocytom	o			
	Astrocytom		o		
	Anaplastisches Astrocytom			o	
	Glioblastoma multiforme				o
	Pleomorphes Xanthoastrocytom	o		o	
Oligodendrogliome	Isomorphes Oligodendrogliom		o		
	Anaplastisches Oligodendrogliom			o	
Mischgliome	Oligoastrocytom		o		
	Anaplastisches Oligoastrocytom			o	
Ependymale Tumoren	Myxopapilläres Ependymom	o			
	Ependymom		o		
	Anaplastisches Ependymom			o	
Plexus-Tumoren	Plexuspapillom	o			
	Plexuscarcinom			o	o
Neuronal/gliale Tumoren	Gangliogliom	o	o		
	Desmoplast. infant. Gangliogliom	o			
	DNT	o			
	Zentrales Neurocytom	o			
Pinealistumoren	Pineocytom		o		
	Pineoblastom				o
Embryonale Tumoren	Medulloblastom				o
	Andere PNET				o
	Neuroblastom				o
	Ependymoblastom				o
Schwann-Zell-Tumoren	Neurinom	o			
	Neurofibrom	o			
	MPNST			o	o
Meningeale Tumoren	Meningeom mit 11 Varianten	o			
	Atypisches Meningeom		o		
	Papilläres Meningeom			o	o
	Anaplastisches Meningeom			o	o
	Hämangiopericytom			o	o

DNT: dysembryoplastischer neuroepithelialer Tumor
PNET: primitiver neuroektodermaler Tumor
MPNST: maligner peripherer Nervenscheidentumor

Deutsch-Österreichische maligne Gliomstudie der neuroonkologischen Arbeitsgemeinschaft erbracht. In dieser Studie konnte ein hochsignifikanter Unterschied in Prognose und postoperativem Verlauf für anaplastische Astrocytome WHO Grad III und Glioblastome WHO Grad IV ermittelt werden. Sie hat damit die prognostische Bedeutung einer Differenzierung maligner Gliome in Grad-III- und Grad-IV-Untergruppen belegt. Die Analyse des Tumorgewebes von Patienten der malignen Gliomstudie hat auch gezeigt, daß Tumorgewebsnekrosen in astrocytären Gliomen des Erwachsenenalters das wichtigste histopathologische Kriterium für die Diagnose Glioblastoma multiforme WHO Grad IV sind.

Bei der Anwendung histopathologischer Grade zur Prognose und Verlaufsbeurteilung ist zu berücksichtigen, daß sich Tumorentitäten mit dem selben WHO Grad durchaus in ihren Verläufen unterscheiden können. Es konnte z.B. gezeigt werden, daß Oligodendrogliome mit einem WHO Grad II deutlich günstigere Verläufe zeigen als Astrocytome WHO Grad II. Auch Meningeome WHO Grad I und atypische Meningeome WHO

Tabelle 1.3 Kriterien für die Gradierung von Gliomen

Differenzierungsmerkmale der Tumorzellen
Zell- und Kernpolymorphie
Zelldichte
Mitoserate bzw. Proliferationsaktivität
Endothelproliferation
Tumorgewebsnekrose

Grad II sind prognostisch günstiger einzustufen als astrozytäre Gliome der WHO Grade I bzw. II. Die klinische Regel einer rein operativen Therapie für Tumoren der WHO Grade I und II und einer Indikation für adjuvante Radio- und/oder Chemotherapie im Falle einer biologischen Wertigkeit der Grad III und Grad IV findet jedoch für alle zentralnervösen Tumorfamilien Anwendung. Das von der WHO vorgeschlagene Gradierungsschema zeigt im statistischen Mittel eine gute Übereinstimmung mit Prognose und klinischem Verlauf. Beim individuellen Patienten sind jedoch immer wieder Abweichungen möglich. Dies mag bei den glialen Tumoren zum einen mit der häufig vorhandenen Heterogenität des Tumorgewebes, zum anderen auch mit der Neigung zur malignen Progression im weiteren Verlauf zusammenhängen. Hier ist die histopathologische Gradierung verbesserungsbedürftig. In der Zukunft verspricht man sich vor allem vom Einsatz molekulargenetischer und molekular-neuropathologischer Untersuchungsparameter weitere Informationen über die biologische Wertigkeit des Tumors (1438, 1486; s. Kapitel 1, S. 47 ff).

Für die Einstufung der biologischen Wertigkeit astrozytärer Gliome wurde von Daumas-Duport u. Mitarb. ein vereinfachtes Gradierungsschema vorgeschlagen (297). Es setzt lediglich vier histopathologisch erhebbare Merkmale ein: Kernatypien bzw. Tumorzellpolymorphie, mitotische Aktivität, Endothelproliferate und Tumorgewebsnekrosen. Diese 4 Parameter werden in der Biopsieprobe nach Vorhandensein abgefragt. Astrocytome, welche keine der beschriebenen Eigenschaften aufweisen, erhalten einen Grad II. Bei Vorhandensein eines der Befunde wird ein anaplastisches Astrocytom Grad III diagnostiziert. Liegen zwei oder mehr der untersuchten Merkmale vor, führt dies zur Diagnose eines Glioblastoms Grad IV. Aufgrund ihrer abweichenden histopathologischen Eigenschaften können pilozytische Astrocytome nach dem Daumas-Duport-Vorschlag nicht bewertet werden. Auch für die große Gruppe der nicht-astrozytären Tumoren des ZNS findet dieses Schema keinen Einsatz. Vergleichende Untersuchungen haben eine gute Übereinstimmung mit dem Gradierungsvorschlag der WHO gezeigt.

Immunhistochemische Untersuchungen

Einen wesentlichen Fortschritt in der Tumorneuropathologie haben immunhistochemische Untersuchungen mit Antikörpern gegen zelltypspezifische Markermoleküle gebracht (1254). Da zahlreiche zelltypspezifische Antigene auch auf der Tumorzelle noch ausgeprägt werden und an fixierten Schnittpräparaten immunhistochemisch nachgewiesen werden können, ist die Immunhistochemie zu einem entscheidenden diagnostischen Hilfsmittel geworden. Im Verlauf der vergangenen 10 Jahre wurden für praktisch alle normalen und neoplastischen Zelltypen des Nervensystems immunhistochemische Marker hergestellt. Lediglich für die Oligodendrogliome stehen derzeit noch keine spezifischen Antikörper zur Verfügung. Eine Auflistung der für die neuropathologische Tumordiagnostik wesentlichen immunhistochemischen Marker gibt die Tab. 1.4. Repräsentative immunhistochemische Befunde sind in Abb. 1.6 (Farbtafel VI) zusammengestellt.

Auf immunhistochemische Untersuchungsbefunde gehen auch die wesentlichen Neuerungen der revidierten WHO-Klassifikation zurück (Tab. 1.5). So haben Arbeiten mit Antikörpern gegen das astrozytäre saure Gliafaser-Protein (GFAP) gezeigt, daß das Glioblastoma multiforme zu den astrozytären Gliomen zählt. Dementsprechend wird es nun den astrozytären Tumoren zugerechnet. Neubeschriebene Tumorentitäten wie das pleomorphe Xanthoastrocytom oder das zentrale Neurocytom konnten nur mit Hilfe immunhistochemischer Reaktionen als astrozytäre bzw. neuronale Geschwulst erkannt werden.

Als besonders hilfreich hat sich der immunhistochemische Nachweis zelltypspezifischer Antigene bei der Diagnostik stereotaktisch gewonnener Biopsieproben erwiesen (Abb. 1.6d, Farbtafel VI). Hier ist der Neuropathologe in der Regel mit dem Problem konfrontiert, daß er aus millimetergroßen Gewebefragmenten eine zuverlässige Diagnose stellen muß.

Da die überwiegende Mehrzahl der zur immunhistochemischen Tumordiagnostik eingesetzten Antikörper antigene Strukturen sowohl

1. Diagnostik, Klinik und allgemeine Therapie

Tabelle 1.4 Immunhistochemische Marker für die Diagnose von ZNS-Tumoren

Neuronale Antigene
Neuronspezifische Enolase, Synaptophysin, Neurofilament-Protein, neurales Zelladhäsionsmolekül N-CAM, β-III-Tubulin)

Gliale Antigene
Saures Gliafaser-Protein (GFAP), S-100-Protein

Hypophysenvorderlappen-Hormone
ACTH, Prolactin, TSH, FSH, LH, α-Kette, Wachstumshormon

Epitheliale Antigene
Cytokeratine, panepitheliales Antigen (Lu-5), epitheliales Membranantigen (EMA), karzinoembryonales Antigen (CEA), Transthyretin, Steroidhormon-Rezeptoren

Melanozytäre Antigene
HMB-45, S-100-Protein

Mesenchym-spezifische Antigene
Vimentin, Desmin, α-Actin, Myoglobin, Willebrand-Faktor (VIII)

Hämatopoietische Antigene
Panleukozytär (CD45), B-lymphozytär (CD20), T-lymphozytär (CD45 Ro), Monozytär/Mikroglial (CD68), aktivierte Mikroglia (HLA-DR)

Keimzell-assoziierte Antigene
β-HCG, α-Fetoprotein (AFP), plazentare alkalische Phosphatase (PLAP)

auf normalen als auch auf neoplastischen Zellen nachweisen, erlauben sie in der Regel keine Unterscheidung zwischen tumorösen und nicht tumorös veränderten Zellen. Ein eindrucksvolles Beispiel für dieses Prinzip ist der Nachweis von GFAP auf Astrocyten. In der Umgebung pathologischer Prozesse zeigen Astrocyten reaktive Veränderungen, welche tumorartige morphologische Eigenschaften annehmen können. Hier erlaubt der immunhistochemische Nachweis von GFAP keine Artdiagnose, da er sowohl in reaktiv veränderten Astrocyten als auch in astrocytären Gliomen stark positiv ausfällt (Abb. 1.6a, Farbtafel VI). Auch die Hoffnung, durch den Nachweis zelltypspezifischer Antigene auf den Differenzierungsgrad und damit auf die biologische Wertigkeit von Tumorzellen rückschließen zu können, hat sich in der Regel nicht erfüllt.

Neben zelltypspezifischen Markern werden in jüngerer Zeit auch vermehrt Antikörper gegen solche Moleküle eingesetzt, welche das biologische Verhalten von Tumorzellen wiedergeben bzw. steuern. In der pathologisch-anatomischen Tumordiagnostik haben sog. Proliferationsmarker viel Aufmerksamkeit erfahren (840, 841). Das bekannteste Beispiel ist der monoklonale Antikörper Ki-67 (MIB-1), welcher ein Zellzyklus-assoziiertes Kernantigen erkennt (452). Da dieses Antigen nur während des aktiven Zellzyklus ausgeprägt wird und in ruhenden Zellen nicht nachweisbar ist, läßt sich mit Hilfe von Antikörpern gegen Ki-67 die Proliferationsfraktion des Tumors ermitteln (Abb. 1.6h, Farbtafel VI). Es hat sich gezeigt, daß im statistischen Mittel eine gute Korrelation zwischen der Fraktion proliferierender Tumorzellen und dem histopathologisch ermittelten biologischen Grad besteht (190). Allerdings beobachtet man in der Regel ausgeprägte Schwankungen zwischen individuellen Patienten und nicht unerhebliche Überlappungen zwischen verschiedenen Tumorgraden, so daß die prognostische Bedeutung von Proliferationsmarkern für den individuellen Patienten eingeschränkt wird. Als zusätzlicher Baustein kann die Ermittlung der Proliferationsfraktion jedoch die histopathologische Gradierung bereichern. Mit dem möglichen Einsatz von Antikörpern gegen tumorassoziierte Genprodukte in der molekular-neuropathologischen Diagnostik beschäftigt sich das Kapitel 1, S. 47 ff.

■ Neuroepitheliale Tumoren

Tumoren neuroepithelialen Ursprungs bilden die größte Gruppe gehirneigener Neoplasien. In dieser Gruppe sind Gliome, neuronale und neuronal-gliale Tumoren, Tumoren des Pinealisparenchyms sowie embryonale Geschwülste des Zentralnervensystems zusammengefaßt. Nach dem vorherrschenden Zelltyp erfolgt eine weitere histogenetische Unterteilung.

Gliome

Die große Familie der Gliome schließt als häufigste Vertreter die Astrocytome unterschiedlicher Morphologie und unterschiedlicher biologischer Wertigkeit, Oligodendrogliome, Mischgliome (Oligoastrocytome), Ependymome sowie Tumoren des Plexus chorioideus ein.

Tabelle 1.5 WHO-Klassifikation der Tumoren des ZNS

1. Neuroepitheliale Tumoren

Astrocytäre Tumoren	Astrocytom Anaplastisches Astrocytom Glioblastoma multiforme Pilozytisches Astrocytom Pleomorphes Xanthoastrocytom Subependymales Riesenzellastrocytom
Oligodendrogliale Tumoren	Oligodendrogliom
Ependymale Tumoren	Ependymom
Mischgliome	Oligoastrocytom
Tumoren des Plexus chorioideus	Plexuspapillom Plexuscarcinom
Neuronale und glioneuronale Tumoren	Gangliogliom Dysembryoplastischer neuroepithelialer Tumor (DNT) Desmoplastisches infant. Gangliogliom (DIG) Zentrales Neurocytom Paragangliom Olfactorius-Neuroblastom
Pinealistumoren	Pineocytom Pineoblastom
Embryonale Tumoren	Neuroblastom Ependymoblastom Primitive neuroektodermale Tumoren (PNET) Medulloblastom

2. Tumoren der cranialen und spinalen Nerven
Neurinom (Schwannom)
Neurofibrom
Maligner peripherer Nervenscheidentumor (MPNST)

3. Tumoren der Meningen

Meningotheliale Tumoren	Meningeom mit 11 Varianten Atypisches Meningeom Papilläres Meningeom Anaplastisches Meningeom
Nicht-meningotheliale Tumoren	Hämangiopericytom Hämangioblastom Melanocytom, Melanom Meningeale Sarkome

4. Lymphome und hämatopoietische Tumoren
Primäres ZNS-Lymphom

5. Keimzelltumoren
Germinom
Embryonales Carcinom
Teratom (reife und unreife Varianten)
Mischformen

6. Zysten und tumorartige Läsionen
Rathke-Zyste
Epidermoid-Zyste
Kolloidzyste des 3. Ventrikels
Nasale Glia-Heterotopie (nasales Gliom)

7. Tumoren der Sellaregion
Hypophysenadenom
Craniopharyngeom (adamantinös, papillär)

8. Aus der Umgebung einwachsende Tumoren

9. Metastatische Tumoren

10. Unklassifizierte Tumoren

Es handelt sich um eine komprimierte Version der von der WHO publizierten Klassifikation.
DNT: dysembryoplastischer neuroepithelialer Tumor
DIG: desmoplastisches infantiles Gangliogliom

Astrocytäre Gliome
Pilozytisches Astrocytom (WHO Grad I)

Häufigkeit. Das pilozytische Astrocytom ist ein Gliom, welches ganz bevorzugt im Kindes- und jungen Erwachsenenalter auftritt. Neben den Medulloblastomen macht es den häufigsten Gehirntumor bei Kindern aus. Manifestationen in höheren Altersgruppen sind möglich, stellen jedoch eine Rarität dar.

Makroskopie und Lokalisation. Pilozytische Astrocytome treten bevorzugt in Mittellinienstrukturen des Zentralnervensystem auf, d. h. im Bereich des N. und Tractus opticus sowie des Chiasma opticum, im Hypothalamus, im Bereich der Basalganglien, im Kleinhirn, im Hirnstamm und im Rückenmark. Mit etwas geringerer Häufigkeit können sie auch in den Großhirnhemisphären beobachtet werden. Bei Patienten mit tumorbedingter chronischer Temporallappenepilepsie zählen die pilozytischen Astrocytome zu den häufigsten Entitäten. Makroskopisch imponieren diese Tumoren in der Regel als relativ umschriebene raumfordernde Prozesse, welche gut gegenüber der Umgebung abgegrenzt erscheinen. In einigen Fällen kann allerdings ein ausgedehntes Wachstum entlang der Subarachnoidalräume beobachtet werden. Auf der Schnittfläche weisen die pilozytischen Astrocytome nicht selten größere flüssigkeitsgefüllte Zysten auf.

Mikroskopische Merkmale. Das typische pilozytische Astrocytom stellt sich als ein mäßig zelldichtes, fortsatzreiches astrocytäres Gliom dar (Abb. 1.2a, Farbtafel II). Wesentliche Merkmale sind haarförmige, bipolar ausgezogene Zellfortsätze (daher der Begriff Pilocyten), eosinophile Auftreibungen von Tumorzellfortsätzen (sog. Rosenthal-Fasern) sowie Protein-Präzipitate im Tumorzwischengewebe. Nicht selten sind diese Tumoren stark vaskularisiert und weisen ein ausgeprägtes, hyalin verquollenes Gefäßsystem auf. Verkalkungen und Tumorzysten kommen vor. Der faserreiche Charakter stellt sich häufig besonders markant im Bereich des infiltrierten Subarachnoidalraumes dar. Im Kleinhirn kann das pilozytisches Astrocytom mit einem Erscheinungsbild auftreten, welches durch eine ausgeprägt mikrozystische Textur geprägt ist. In diesem Fall spricht man auch vom sog. Kleinhirnastrocytom.

Gradierung. Die Gradierung von pilozytischen Astrocytomen bereitet manchmal Schwierigkeiten, da diese Tumoren eine Reihe von Merkmalen aufweisen können, die bei Astrocytomen des Erwachsenenalters als Anaplasie-verdächtig gelten, beim pilozytischen Astrocytom jedoch nicht mit Malignität assoziiert sind. Hierzu zählen eine ausgeprägte zelluläre und nukleäre Polymorphie der Tumorzellen, pathologische Gefäßproliferate sowie in geringerem Ausmaß auch Tumorgewebsnekrosen. Im Gegensatz zu den niedrigmalignen, diffus infiltrierenden Astrocytomen des Erwachsenenalters ist eine maligne Progression beim pilozytischen Astrocytom außerordentlich selten. Wesentliches Merkmal der nur gelegentlich zu beobachtenden anaplastischen Variante des pilozytischen Astrocytoms ist eine markant erhöhte mitotische und Proliferationsaktivität des Tumorgewebes. Das klassische pilozytische Astrocytom entspricht einem WHO Grad I. Die seltene anaplastische Variante wird nach WHO Grad III eingestuft.

Immunhistochemie. Die Tumorzellen des pilozytischen Astrocytoms zeigen eine variable GFAP-Immunoreaktivität. Diese ist häufig besonders ausgeprägt in Zellfortsätzen mit Merkmalen von Rosenthal-Fasern. Fortsätze und Rosenthal-Fasern zeigen auch eine Expression des streßassoziierten Proteins α-B-Crystallin. Diese Reaktion hat allerdings noch keinen Eingang in die Routinediagnostik gefunden.

Molekulare Neuropathologie. Molekularneuropathologische Untersuchungen haben gezeigt, daß molekulargenetische Defekte von Astrocytomen des Erwachsenenalters bei pilozytischen Astrocytomen nicht nachweisbar sind. Es gibt Hinweise für die Beteiligung eines Tumorsuppressorgenes auf dem langen Arm von Chromosom 17 (1436). Wahrscheinlich handelt es sich dabei um das Neurofibromatose-1-Gen.

Astrocytom (WHO Grad II)

Häufigkeit. Die diffus infiltrierenden, niedrigmalignen Astrocytome des Erwachsenenalters (WHO Grad II) machen bis zu 5% der gehirneigenen Tumoren aus. Sie treten bevorzugt im jungen bis mittleren Erwachsenenalter auf, können jedoch in anderen Altersgruppen beobachtet werden, z.B. im Hirnstamm von Kindern.

Makroskopie und Lokalisation. Diese Tumoren betreffen bevorzugt die Großhirnhemisphären. Andere Lokalisationen sind möglich, mit Ausnahme des Hirnstammes bei Kindern jedoch selten. Auf der Schnittfläche imponiert der Tumor häufig als weißlich gefärbte, diffuse Gewebeauftreibung (Abb. 1.1a, Farbtafel I). Die Grenze zum angrenzenden Gehirn ist makroskopisch nicht scharf auszumachen.

Mikroskopische Merkmale. Es handelt sich um ein mäßig zellreiches, gut differenziertes astrocytäres Gliom, welches in zwei wesentlichen Erscheinungsformen auftreten kann. *Das fibrilläre Astrocytom* ist durch Tumorzellen mit ausgeprägten Fortsätzen gekennzeichnet, welche dem Tumorgewebe eine fibrilläre, häufig mikrozystisch aufgelockerte Matrix verleihen (Abb. 1.2b, Farbtafel II). Auch größere flüssigkeitsgefüllte Zysten lassen sich hier nachweisen. Dieses Gliom ist weiterhin durch ein ruhiges Zellbild sowie eine nur geringe bzw. kaum nachweisbare mitotische und Proliferationsaktivität gekennzeichnet. Signifikante pathologische Endothelproliferate und Tumorgewebsnekrosen fehlen. Die Grenze zum anliegenden Gehirngewebe ist auch mikroskopisch unscharf und nicht sicher zu bestimmen. Der zweite histopathologische Subtyp dieses Tumors, das *gemistozytische Astrocytom*, setzt sich aus einer Population von astrocytären Tumorzellen mit aufgetriebenem, eosinophilem Cytoplasma zusammen (Abb. 1.2c, Farbtafel II). Neben gemistocytären Tumorzellen sind bei dieser Variante nicht selten auch kleinzellige, weniger differenziert erscheinende Elemente vorhanden. Eine signifikante Mitose- oder Proliferationsaktivität, Endothelproliferate und Tumorgewebsnekrosen fehlen. Mischformen mit fibrillärem und gemistocytärem Erscheinungsbild kommen vor. Auch intermediäre Zellbilder, gelegentlich als protoplasmatisches Astrocytom beschrieben, können auftreten.

Gradierung. Die niedrigmalignen fibrillären und gemistozytischen Astrocytome werden nach der WHO-Klassifikation in den WHO Grad II eingestuft. Im Gegensatz zum pilozytischen Astrocytom besteht bei diesen Gliomen allerdings ein erhebliches Risiko zur malignen Progression. Dieses liegt über 50 % im weiteren Verlauf. Merkmale der Entwicklung zu einem anaplastischen Astrocytom sind eine erhöhte zelluläre und nukleäre Polymorphie, erhöhte Mitose- und Proliferationsaktivität sowie beginnende Endothelproliferate. Da sich diese Veränderungen fokal entwickeln können, ist eine histopathologische Untersuchung repräsentativer Tumoranteile besonders wichtig. Aus Verlaufsuntersuchungen gibt es starke Hinweise dafür, daß das gemistozytische Astrocytom eine signifikant ungünstigere Prognose zeigt als fibrilläre Varianten.

Immunhistochemie. Diese Tumoren weisen eine deutliche Expression von astrocytärem GFAP-Protein auf, insbesondere die gemistocytäre Variante (Abb. 1.2c, Farbtafel II). Der MIB-1-Antikörper zum Nachweis der Proliferationsfraktion im Tumor zeigt im Regelfall einen Index zwischen 2 und 5 %.

Differentialdiagnose. Bei fibrillären Astrocytomen des Kindesalters kann im Einzelfall die Abgrenzung gegenüber pilozytischen Varianten Schwierigkeiten bereiten. In der Differentialdiagnose gemistozytischer Astrocytome spielt vor allem die Abgrenzung einer ausgeprägten reaktiven Gliose eine Rolle (Abb. 1.6a, Farbtafel VI).

Letztere kann in der Umgebung von Läsionen des kindlichen Gehirns sehr ausgeprägt sein.

Molekulare Neuropathologie. In der Hälfte der niedriggradigen Astrocytome lassen sich Mutationen des TP53-Tumorsuppressorgens auf Chromosom 17p nachweisen (748, 1000, 1440). Eine große Herausforderung für die molekulare Neuropathologie besteht darin, solche Gendefekte aufzuspüren, welche bereits im histopathologischen Stadium WHO Grad II ein erhöhtes Risiko der malignen Progression anzeigen. Ein interessanter Kandidat für einen solchen Genort scheint das Chromosom 19q zu betreffen (1431; vgl. Kapitel 1, S. 51).

Anaplastisches Astrocytom (WHO Grad III)

Häufigkeit. Anaplastische Astrocytomvarianten treten mit einer ähnlichen Häufigkeit wie Astrocytome WHO Grad II auf. Sie betreffen Patienten im mittleren und höheren Lebensalter. Ein weiterer Altersgipfel ist im Kindesalter zu beobachten. In ca. der Hälfte der Fälle entwickelt sich das anaplastische Astrocytom *de novo*, in der anderen Hälfte geht es aus einem vorbestehenden, bekannten Astrocytom WHO Grad II hervor.

Makroskopie und Lokalisation. Die Lokalisation entspricht der anderer astrocytärer Gliome des Erwachsenenalters. Am häufigsten sind die Großhirnhemisphären betroffen. Bei Kindern entwickelt sich eine signifikante Fraktion der anaplastischen Astrocytome im Bereich des Hirnstamms (maligne Hirnstammgliome). Häufig bestehen bereits Zeichen einer Raumforderung mit perifokalem Ödem.

Mikroskopische Merkmale. Histopathologisch können anaplastische Astrocytome sowohl ein fibrilläres, ein gemistozytisches oder kleinzelliges Zellbild aufweisen. Im Vergleich zu den niedriggradig malignen Astrocytomen WHO Grad II ist die Zelldichte fokal oder diffus erhöht, es finden sich eine nukleäre und zelluläre Polymorphie und insbesondere weist das Tumorgewebe eine erhöhte mitotische und Proliferationsaktivität auf (Abb. 1.2d, Farbtafel II). Endothelproliferate können in geringem Ausmaß zu beobachten sein, allerdings noch nicht in glomeruloider Ausprägung. Tumorgewebsnekrosen fehlen. Bei anaplastischen Astrocytomen mit Ursprung aus einem bekannten niedrigmalignen Astrocytom lassen sich neben Partien mit diesen Malignitätsmerkmalen auch besser differenzierte Anteile auffinden.

Gradierung. Aufgrund der histopathologischen und zytologischen Merkmale der Anaplasie werden diese Tumoren nach WHO Grad III eingestuft. Im Gegensatz zum Glioblastoma multiforme sind keine glomeruloiden Gefäßproliferate und insbesondere keine Tumorgewebsnekrosen vorhanden.

Immunhistochemie. Auch diese Tumoren weisen eine Expression von GFAP auf. Reaktionen mit dem MIB-1-Antikörper weisen eine Tumorproliferationsfraktion auf, welche in der Mehrzahl der Fälle oberhalb von 5% liegt.

Varianten und Differentialdiagnose. Eine Variante des anaplastischen Astrocytoms mit sehr ausgeprägtem Infiltrationsverhalten wird als *Gliomatosis cerebri* bezeichnet. Hier sind die Tumorzellen dadurch gekennzeichnet, daß sie große Anteile des Gehirnparenchyms diffus durchwachsen. Häufig sind beide Großhirnhemisphären und fakultativ Strukturen der hinteren Schädelgrube und/oder des N. opticus betroffen. Histopathologisch kann die Gliomatosis cerebri auch Merkmale eines Astrocytoms WHO Grad II aufweisen. Eine definitive Diagnose ist nur unter Zuhilfenahme von neuroradiologischen Befunden und Proben aus verschiedenen Regionen oder autoptisch möglich. In kleinen Biopsaten kann die Differentialdiagnose des anaplastischen Astrocytoms zu pilozytischen Astrocytomen schwierig sein, da letztere erhebliche Atypien und Gefäßproliferate aufweisen können. In kleinen, z.B. stereotaktisch entnommenen Biopsaten bereitet gelegentlich auch die Abgrenzung zum Glioblastom Schwierigkeiten; letzteres insbesondere dann, wenn in der verfügbaren Probe keine ausgeprägten Gefäßproliferate und keine Tumorgewebsnekrosen nachweisbar sind.

Molekulare Neuropathologie. Auch in anaplastischen Astrocytomen ist ein hoher Prozentsatz von Mutationen des TP53-Suppressorgens festgestellt worden. Weiterhin ist in ca. 50% der Verlust eines Genorts auf dem langen Arm von Chromosom 19 nachweisbar, welcher mit großer Wahrscheinlichkeit ein für dieses Gliom relevantes Tumorgen beherbergt (vgl. Kapitel 1, S. 51).

Glioblastoma multiforme (WHO Grad IV)

Häufigkeit. Das Glioblastom ist mit Abstand das häufigste astrocytäre Gliom. Es macht über 50% der Gliome des Erwachsenenalters aus. Dieser Tumor kann in jeder Altersgruppe auftreten; er betrifft allerdings gehäuft Patienten jenseits der 6. Lebensdekade. In einer früheren Version der WHO-Klassifikation wurde das Glioblastom noch den embryonalen Tumoren des Zentralnervensystems zugerechnet. Immunhistochemische Reaktionen mit Antikörpern gegen astrocytäres GFAP haben jedoch eindeutig gezeigt, daß es sich hier um eine hochmaligne Variante eines astrocytären Tumors handelt.

Makroskopie und Lokalisation. Im Erwachsenenalter sind bevorzugt die Großhirnhemisphären betroffen. Bei Kindern treten Glioblastome auch im Bereich des Hirnstamms auf. Der Tumor hat seine Bezeichnung von der makroskopisch häufig sehr bunt erscheinenden Schnittfläche erhalten (Abb. 1.1c, Farbtafel I). Sie kommt dadurch zustande, daß neben vitalen Tumorgewebspartien Nekrosen, Einblutungen, zystische Veränderungen und narbige Reaktionen nachweisbar sein können. Makroskopisch wirkt das Tumorgewebe häufig relativ scharf gegen das umgebende Gehirn abgegrenzt. Dieser Aspekt bestätigt sich mikroskopisch allerdings in der Regel nicht. Glioblastome sind meist von einem ausgeprägten perifokalen Ödem mit Massenverschiebung begleitet. Bei Lokalisation und Wachstum im Bereich der Balkenformation spricht man von sog. Schmetterlingsglioblastomen.

Mikroskopische Merkmale. Das mikroskopische Erscheinungsbild der Glioblastome ist außerordentlich vielgestaltig und variabel. Charakteristisch sind eine hohe Zelldichte und eine markante zelluläre und nukleäre Polymorphie. Von Fall zu Fall können unterschiedliche Zelltypen vorherrschen, z.B. fibrilläre, gemistocytäre, kleinzellige, spindelzellige oder riesenzellige Elemente. Das Tumorgewebe zeigt eine ausgeprägte mitotische und Proliferationsaktivität. Weiterhin sind pathologische, oftmals glomeruloide Endothelproliferate sowie Tumorgewebsnekrosen charakteristisch (Abb. 1.2f, Farbtafel II). Kleinere Nekrosen werden häufig von einem palisadenartigen Tumorzellsaum begrenzt (Abb. 1.2e, Farbtafel II). Die Endothelproliferate sind nicht selten an der Grenze zum Gehirngewebe besonders markant.

In vielen Fällen zeigen die Tumorgefäße eine ausgedehnte Thrombosierungsneigung. Besser differenzierte Anteile von Tumorparenchym können ein Hinweis dafür sein, daß sich ein Glioblastom aus einem besser differenzierten astrocytären Gliom entwickelt hat (sog. sekundäres Glioblastom).

Gradierung. Das Glioblastom ist der klassische Vertreter eines nach WHO Grad IV eingestuften Glioms. Für diese Gradierung wesentliche histopathologische Merkmale sind glomeruloide Endothelproliferate und insbesondere Tumorgewebsnekrosen. Letztere sind für die Diagnose Glioblastom praktisch beweisend, wenn sie in einem astrocytären, nicht vorbehandelten Gliom des Erwachsenenalters beobachtet werden (973). Falls eine Radiotherapie vorangegangen ist, sind allerdings sowohl Tumornekrosen als auch Tumorzellpolymorphie nur noch eingeschränkt verwertbar, da die Strahlentherapie zu regressiven Veränderungen im Gewebe führt.

Immunhistochemie. Trotz der ausgeprägt vorhandenen Anaplasiemerkmale zeigen Glioblastome praktisch immer eine Expression von astrocytärem GFAP-Protein. Diese ist besonders häufig ausgeprägt in gemistocytären und riesenzelligen Elementen (Abb. 1.**6b**, Farbtafel VI). In kleinzelligen, weitgehend entdifferenzierten Varianten kann die GFAP-Reaktion allerdings auch negativ ausfallen. Vereinzelt wurde über eine fokale Cytokeratin-Expression in Glioblastomen berichtet. Dieser Befund ist bei der differentialdiagnostischen Abgrenzung gegenüber Metastasen zu beachten. Mit dem MIB-1-Antikörper zum Nachweis der Proliferationsfraktion lassen sich in der Regel Indizes oberhalb von 10% nachweisen. Allerdings besteht eine nicht unerhebliche intratumorale und interindividuelle Heterogenität von Proliferationsraten.

Varianten und Differentialdiagnose. Das Glioblastom kann in einer Reihe von histopathologisch definierten Varianten auftreten. Die wesentlichen Subtypen sind folgende:

Riesenzellglioblastom

Dieses Glioblastom ist durch eine vorherrschende Population von Tumorriesenzellen gekennzeichnet (Abb. 1.**6b**, Farbtafel VI). Es hat eine Tendenz zum Auftreten im jüngeren Erwachsenenalter und soll prognostisch etwas günstiger sein. Molekulargenetisch entsprechen die Riesenzellglioblastome dem sog. Typ 1 (s. Kapitel 1, S. 52).

Glioblastoma multiforme mit sarkomatöser Komponente (Gliosarkom)

Bei 5–10% der Glioblastome läßt sich neben einer malignen astrocytären Komponente auch ein mesenchymaler Tumoranteil beobachten, welcher in der Regel ein spindelzelliges Erscheinungsbild bietet. Falls diese spindelzelligen Anteile weiterhin eine deutliche Retikulinfaserbildung und mitotische Aktivität zeigen sowie sich immunhistochemisch durch Vimentin-Expression und fehlende Reaktion für GFAP auszeichnen, wird die Diagnose eines Gliosarkoms gestellt. Es ist noch nicht völlig geklärt, ob es sich dabei um eine sekundäre Sarkombildung in einem Glioblastom durch Transformation mesenchymaler Gefäßwandelemente oder um eine mesenchymale Differenzierung von Gliomzellen handelt. Diese Frage kann nur durch molekulargenetische Untersuchungen geklärt werden. Prognostisch bestehen keine wesentlichen Unterschiede zum klassischen Glioblastom. In der Mehrzahl der Fälle scheint es sich allerdings um Rezidive zu handeln.

Multizentrisches Glioblastom

5–10% der Glioblastome zeichnen sich dadurch aus, daß sie zum Zeitpunkt der Diagnose bereits multiple, scheinbar unabhängig gelegene Manifestationen in beiden Hemisphären zeigen (Abb. 1.**1d**, Farbtafel I). Detaillierte autoptische Untersuchungen des Gehirns betroffener Patienten haben allerdings in praktisch allen Fällen mikroskopisch nachweisbare Gliominfiltrate zwischen einzelnen Tumorknoten festgestellt. Man geht deshalb davon aus, daß es sich beim multizentrischen Glioblastom um ein Glioblastom mit ungewöhnlichem, bihemisphärischem Infiltrationsmuster handelt. Neuroradiologisch kann die Differentialdiagnose zum Vorliegen von Gehirnmetastasen außerordentlich schwierig sein.

Primäres und sekundäres Glioblastom

Die überwiegende Mehrzahl der Glioblastome tritt als *de novo*-Tumoren ohne Nachweis eines vorbestehenden besser differenzierten Glioms auf. Sie werden als primäre oder *de novo*-Glioblastome bezeichnet. In einem geringen Prozentsatz der Fälle (ca. 5–10%) entwickeln sich Glioblastome jedoch aus vorbekannten, besser differenzierten Astrocytomen oder Oligoastrocytomen der WHO Grade II oder III. Diese Variante wird auch als sekundäres Glioblastom klassifiziert. In den Tumorgewebsproben sind bei solchen Patienten häufig neben Anteilen mit Glioblastommerkmalen noch besser differenzierte Gliompartien vorhanden. Klinisch wird über eine etwas bessere Prognose berichtet.

Glioblastom mit oligodendroglial differenzierten Anteilen

Ein geringer Prozentsatz der Glioblastome enthält Anteile, welche ein oligodendrogliomartiges Erscheinungsbild aufweisen. Diese Tumoren sind in den letzten Jahren auf vermehrtes Interesse gestoßen, da sie oft auf eine Chemotherapie nach dem PCV-Schema ansprechen (vgl. Kapitel 2, S. 194). Es ist noch unklar, ob es sich hierbei um Glioblastome handelt, die sich aus einem Oligodendrogliom entwickeln oder um ein oligodendrocytäres Differenzierungspotential von Glioblastomzellen. Aufgrund der möglichen prognostischen und therapeutischen Bedeutung ist die Kenntnis dieser Variante wichtig.

Molekulare Neuropathologie. In Glioblastomen konnten eine Reihe von molekulargenetischen Veränderungen entdeckt werden, welche in Astrocytomen der WHO Grade II und III noch nicht vorliegen (1438). In bis zu 90% der Fälle sind Allelverluste auf dem langen Arm von Chromosom 10 vorhanden. Dieses Chromosom beherbergt einen für die Entstehung von Glioblastomen wesentlichen Tumorsuppressor. Ein verantwortliches Gen konnte vor kurzem identifiziert werden. Es kodiert für ein als PTEN/MMAC1 bezeichnetes Protein mit einer Tyrosin-Phosphataseaktivität, welches Mutationen in verschiedenen menschlichen Tumorentitäten zeigt. Mutationen des TP53-Gens und eine Amplifikation des Gens für den EFG-Rezeptor weisen ca. 30–40% der Glioblastome auf. Zunehmende Beachtung finden auch häufige Defekte in Genen, die den Zellzyklus steuern (z.B. Amplifikation des CDK4-Gens und Verluste der Tumorsuppressorgene CDK4N2A und CDK4N2B). Diese Mutationen in Zellzyklus-regulierenden Genen könnten für das außerordentlich hohe Wachstumspotential der Glioblastome verantwortlich sein. Molekulargenetische Untersuchungen haben auch eindrückliche Hinweise dafür erbracht, daß sich Glioblastome in molekulare Varianten differenzieren lassen (1439). Es ist insbesondere gelungen, einen durch TP53-Mutationen charakterisierten Typ 1 des Glioblastoms vom häufigeren molekularen Typ 2 zu unterscheiden, welcher insbesondere durch ein amplifiziertes EGF-Rezeptor-Onkogen und Deletionen der Tumorsuppressorgene CDK4N2A und CDK4N2B auf Chromosom 9p gekennzeichnet ist. Da der Typ 1 überwiegend bei jüngeren Patienten beobachtet wird, stellt sich auch die interessante Frage, ob die altersabhängigen Unterschiede in Verlauf und Prognose von Glioblastomen möglicherweise auf das Vorherrschen verschiedener molekularer Subtypen in verschiedenen Altersgruppen zurückzuführen sind. Das amplifizierte und überexprimierte EGF-Rezeptor-Onkogen und mutantes TP53 können auch immunhistochemisch an bioptischen Schnittpräparaten nachgewiesen werden (4).

Seltenere Varianten astrocytärer Gliome
Pleomorphes Xanthoastrocytom (WHO Grade II und III)

Erst in den 80er Jahren wurde das pleomorphe Xanthoastrocytom als eine astrocytäre Tumorentität definiert (693, 694). Es handelt sich um ein Gliom, welches überwiegend bei Kindern und jungen Erwachsenen auftritt, bevorzugt in einer oberflächlich gelegenen temporalen oder parietalen Lokalisation. Nicht selten ist der Tumor mit einer Temporallappenepilepsie assoziiert. Makroskopisch ist ein oberflächlich gelegener zystischer Tumor charakteristisch. Das mikroskopische Bild ist gekennzeichnet durch eine pleomorphe Population großleibiger astrocytärer Tumorzellen, durch Schaumzellen mit xanthomatösem Cytoplasma, durch eine regional unterschiedliche Retikulinfaserbildung der Tumorzellen und durch fokal ausgeprägte lymphomonozytäre Infiltrate. Diese früher als Histiocytom eingestufte Tumorentität konnte erst durch den Nachweis von GFAP eindeutig als Astrocytomvariante erkannt werden. Auffallend sind die klinischen Verläufe. In über der Hälfte der Fälle haben pleomorphe Xanthoastrocytome trotz der ausgeprägten zyto- und histopathologischen Atypien benigne, vieljährige Verläufe. Es zeigt sich allerdings zunehmend, daß ein nicht unerheblicher Prozentsatz der pleomorphen Xanthoastrocytome a priori ein malignes Verhalten aufweist oder eine maligne Progression zu anaplastischen Astrocytomen und Glioblastomen durchmacht. Wichtige Hinweise sind eine erhöhte Mitose- und Proliferationsaktivität sowie Tumoranteile mit Merkmalen eines Glioblastoma multiforme. Die benigne Variante des pleomorphen Xanthoastrocytoms wird nach WHO Grad II eingestuft, anaplastische Formen als WHO Grad III oder, bei Vorliegen eindeutiger Glioblastommerkmale, auch als WHO Grad IV klassifiziert.

Subependymales Riesenzellastrocytom (WHO Grad I)

Das subependymale Riesenzellastrocytom tritt in der Regel als gut abgegrenzter Tumor in der Wand der Seitenventrikel oder des 3. Ventrikels in Erscheinung. Symptome kommen in der Mehrzahl der Fälle durch Liquorabflußbehinderung zustande. Dieser Tumor wird bevorzugt bei jüngeren Patienten beobachtet. Er ist in der Mehrzahl der Fälle mit einer Tuberösen Sklerose vergesellschaftet. Mikroskopisch ist das Tumorgewebe durch astrocytäre Tumorzellen mit einem gemistocytären oder ausgezogenen Cytoplasma gekennzeichnet. Fokal sind faszikuläre Anordnungen zu beobachten, gelegentlich auch perivaskuläre Architekturen. Eine mäßige Kernunruhe bzw. Polymorphie kann vorhanden sein. Signifikante Mitoseraten oder andere Anaplasiemerkmale finden sich jedoch in der Regel nicht. Verkalkungen kommen vor. In der Randzone subependymaler Riesenzellastrocytome sind bei einigen Patienten auch glioneuronale Hamartien mit ballonierten Zellen zu beobachten. Die Tumorzellen zeigen eine variable, häufig nur schwach ausgeprägte GFAP-Reaktion. Das Calcium-bindende Protein S-100 ist in der Regel stärker exprimiert. In einigen Fällen wurde auch über eine Expression neuronaler Markerproteine berichtet. Die Prognose ist auch nach Teilentfernung sehr günstig. Diese Tumoren werden nach WHO Grad I eingestuft. Diese Diagnose sollte in jedem Fall Veranlassung sein, beim betroffenen Patienten nach weiteren Manifestationen der Phakomatose zu suchen.

Astrocytome im Bereich des Hirnstamms (Hirnstammgliome)

Eine besondere Gruppe astrocytärer Gliome bilden die Astrocytome des Hirnstamms im Kindesalter. Aufgrund der nicht selten inoperablen Lokalisation stellen diese Tumoren ein diagnostisches und therapeutisches Dilemma dar. Histopathologisch kommen sowohl pilozytische Astrocytome WHO Grad I, diffus infiltrierende fibrilläre Astrocytome WHO Grad II als auch anaplastische astrocytäre Gliome (sog. maligne Hirnstammgliome) mit Merkmalen eines anaplastischen Astrocytoms WHO Grad III oder eines Glioblastoms WHO Grad IV vor. Um für die weitere Therapieplanung und Verlaufsbeurteilung eine verläßliche Grundlage zu haben, müssen diese Tumoren in der Regel einer stereotaktischen Biopsie unterzogen werden. Bei ihrer Beurteilung durch den Neuropathologen ist allerdings die repräsentative Probenentnahme von entscheidender Bedeutung. Beim fehlenden Nachweis klassischer histopathologischer Eigenschaften versucht man sich derzeit auf den immunhistochemischen Nachweis der Proliferationsfraktion mit dem MIB-1-Antikörper zu stützen. Ihre Zuverlässigkeit und Aussagekraft ist allerdings noch nicht in kontrollierten Studien überprüft. Für die Zukunft versprechen molekulargenetische Marker eine neue Perspektive für die Diagnostik dieser schwierig einzustufenden kindlichen Gliome.

Oligodendrogliale Tumoren und Mischgliome
Oligodendrogliom (WHO Grad II)

Häufigkeit. Die Oligodendrogliome machen 5–10% aller glialen Tumoren aus. Sie treten überwiegend im Erwachsenenalter auf mit einem Manifestationsschwerpunkt um das 40.–50. Lebensjahr.

Makroskopie und Lokalisation. Oligodendrogliome sind bevorzugt in den Großhirnhemisphären lokalisiert, insbesondere im Bereich der Frontallappen. Häufig betrifft die Hauptmasse des Tumors das subcorticale Marklager, ein Einwachsen in Cortex und Subarachnoidalraum ist jedoch nicht selten. Im Bereich der hinteren Schädelgrube sowie im Rückenmark ist diese Tumorentität eine Rarität. Auf der Schnittfläche erkennt man im Regelfall relativ scharf abgegrenztes solides Tumorgewebe von grau-bräunlicher Farbe (Abb. 1.**1 b**, Farbtafel I). Bereits makroskopisch können Verkalkungen auffallen. Nekrosen und Einblutungen sind verdächtig auf Anaplasie.

Mikroskopische Merkmale. Ein wichtiges histopathologisches Merkmal ist das wasserhelle Cytoplasma der Tumorzellen. Es verleiht dem Oligodendrogliom einen Honigwaben-artigen Aspekt (Abb. 1.**2 g**, Farbtafel II). Diese Eigenschaft kommt dadurch zustande, daß das Cytoplasma der

Gliomzellen bei der histopathologischen Aufarbeitung herausgelöst wird. Auf Kryostatschnitten (Schnellschnitt) ist diese Veränderung nicht vorhanden. Im Schnellschnittpräparat ist eine zuverlässige Olidogendrogliomdiagnose daher schwierig. Charakteristischerweise ist das Tumorgewebe von einem ausgeprägten, delikaten Kapillarnetz durchzogen. Die Mehrzahl der Oligodendrogliome weist unterschiedlich ausgeprägte Verkalkungen im Tumorgewebe und im Tumorrandgebiet auf, welche häufig bereits neuroradiologisch erkennbar sind. Eine signifikante Mitoseaktivität, Endothelproliferate und Tumorgewebsnekrosen fehlen. Häufig zeigen Oligodendrogliome eine Infiltration in den Cortex mit perineuronalen Tumorzellsatelliten. Auch der angrenzende Subarachnoidalraum kann befallen werden. Zysten und Mikrozysten im Tumorgewebe können vorkommen.

Gradierung. Das isomorphe Oligodendrogliom wird nach WHO Grad II eingestuft. Im Schnitt ist die Prognose von Oligodendrogliomen WHO Grad II deutlich günstiger als die von Astrocytomen WHO Grad II. Verläufe über 10 Jahre sind keine Seltenheit.

Immunhistochemie. Die Tumorzellen des Oligodendroglioms zählen zu den wenigen neoplastischen Zelltypen im zentralen Nervensystem, für die kein zuverlässiger immunhistochemischer Marker verfügbar ist. Das von einigen Arbeitsgruppen propagierte Leu-7-Antigen (HNK1) hat sich als nicht spezifisch erwiesen. In jüngerer Zeit wird vermehrt über eine fokale GFAP-Expression in einer Subpopulation von Oligodendrogliomzellen berichtet. Ob es sich bei diesen sog. Minigemistocyten wirklich noch um ein Oligodendrogliomelement mit abnormem Cytoskelett oder bereits um eine astrocytäre Tumorkomponente handelt, ist noch nicht endgültig geklärt. Eine prognostische Bedeutung dieser Zellpopulation konnte bislang nicht nachgewiesen werden.

Varianten und Differentialdiagnose. Das histopathologische Bild mit Ausbildung von Honigwaben-Architekturen und delikatem Kapillarmuster ist für Oligodendrogliome außerordentlich charakteristisch. Seltene histopathologische Varianten des Oligodendroglioms sind das sog. Siegelringzell-Oligodendrogliom und ein Oligodendrogliom mit Ausbildung spongioblastärer Rhythmen. Differentialdiagnostisch muß das Oligodendrogliom gegenüber klarzelligen Ependymomen, Neurocytomen und dysembryoplastischen neuroepithelialen Tumoren (DNT) abgegrenzt werden. Bei diesen Entitäten können die Tumorzellen ebenfalls einen ausgeprägt hellzelligen Charakter aufweisen. Der immunhistochemische Nachweis von GFAP (beim Ependymom) bzw. von Synaptophysin (beim Neurocytom und DNT) ist bei der Abgrenzung hilfreich.

In seltenen Fällen kann die Unterscheidung von hellzelligen Tumorzellen und Makrophagen in der Randzone cerebraler Infarkte Mühe bereiten. Auch hier gibt eine immunhistochemische Untersuchung allerdings definitiven Aufschluß.

Molekulare Neuropathologie. Oligodendrogliome unterscheiden sich wesentlich von astrocytären Gliomen im Muster ihrer molekulargenetischen Veränderungen. Charakteristischerweise werden Veränderungen in Genorten auf dem kurzen Arm von Chromosom 1 und auf dem langen Arm von Chromosom 19 gefunden. Das TP53-Suppressorgen zeigt dagegen im Oligodendrogliom in der Regel keine Mutationen.

Anaplastisches Oligodendrogliom (WHO Grad III)

Häufigkeit. Oligodendrogliome und anaplastische Oligodendrogliome machen zusammen 5–10% aller glialen Tumoren aus. In der Altersverteilung unterscheiden sich anaplastische Varianten nicht vom Oligodendrogliom WHO Grad II.

Makroskopie und Lokalisation. Auch diese Tumoren betreffen überwiegend die Großhirnhemisphären, häufig in primär subcorticaler Lokalisation. Im Gegensatz zum niedrigmalignen Oligodendrogliom weisen anaplastische Varianten auf der Schnittfläche Einblutungen und gelegentlich Nekrosen sowie ein deutliches perifokales Ödem auf.

Mikroskopische Merkmale. Die histopathologische Diagnose anaplastischer Oligodendrogliomvarianten war lange Zeit umstritten. Wesentliche akzeptierte Anaplasiemerkmale sind eine deutlich erhöhte mitotische und Proliferationsaktivität, ausgeprägte nukleäre und zelluläre Atypien, ausgeprägte pathologische Endothelproliferate sowie Tumorgewebsnekrosen. Insbesondere eine markante Mitoserate sollte immer den Verdacht auf ein anaplastisches Oligodendrogliom aufkommen lassen. In manchen Fällen geht die typische Honigwaben-Architektur in den malignen Anteilen verloren. Hier können zytoplasmareiche Zellformen vorherrschen.

Gradierung. Das anaplastische Oligodendrogliom wird nach WHO Grad III eingestuft. Auch hier gilt allerdings, daß die Verläufe im Schnitt deutlich günstiger sind als die von anaplastischen Astrocytomen WHO Grad III.

Immunhistochemie. Ein fokales Auftreten von GFAP-positiven Minigemistocyten ist möglich. Prinzipiell sollte jedoch beim Vorliegen signifikanter GFAP-positiver Anteile auch die Diagnose eines anaplastischen Oligoastrocytoms (Mischglioms) erwogen werden. Immunhistochemische Untersuchungen mit dem MIB-1-Antikörper zeigen Proliferationsraten oberhalb von 10% der Tumorzellen.

Varianten und Differentialdiagnose. Neben der Differentialdiagnose zum anaplastischen Mischgliom ist insbesondere die Abgrenzung von Glioblastomen mit hellzelligen Anteilen von Bedeutung. Eine maligne Progression von Oligodendrogliom zum Glioblastoma multiforme wird gelegentlich beobachtet. Ihre Diagnose ist dann gerechtfertigt, wenn neben Oligodendrogliom-typischen Anteilen auch eine entdifferenzierte Tumorkomponente mit charakteristischen Merkmalen des Glioblastoms vorhanden ist. Glioblastome mit Entwicklung aus einem oligodendroglialen Vorläufer weisen eine deutlich günstigere Prognose auf. Sie können palliativ mit einer Chemotherapie nach PCV-Schema behandelt werden (vgl. Kapitel 2, S. 194).

Molekulare Neuropathologie. Für das anaplastische Oligodendrogliom charakteristische molekulare Befunde sind noch nicht bekannt. Der beim anaplastischen Astrocytom häufig betroffene Genort auf dem langen Arm von Chromosom 19 ist in diesem Fall nicht von Nutzen, da er bereits allelische Defekte in Oligodendrogliomen WHO Grad II zeigt.

**Oligoastrocytome
(Mischgliome; WHO Grade II und III)**

Oligoastrocytome sind als Mischgliome definiert, welche einen astrocytär differenzierten und einen oligodendroglial differenzierten Anteil aufweisen. Die Diagnose sollte nur gestellt werden, wenn die mindervertretene Komponente über 15–20% des Tumorparenchyms ausmacht.

Häufigkeit. Diese Tumoren stellen einen Anteil von ca. 5% aller Gliome. Häufigkeitsangaben schwanken allerdings je nach eingesetzten Diagnosekriterien. Am häufigsten betroffen sind Patienten im mittleren Erwachsenenalter.

Makroskopie und Lokalisation. Oligoastrocytome zeigen eine bevorzugte Lokalisation im Bereich der Großhirnhemisphären. Sie unterscheiden sich darin nicht von den reinen Astrocytomen und Oligodendrogliomen. Makroskopische Schnittfläche und Abgrenzung zum umgebenden Hirngewebe sind variabel. Blutungen, Nekrosen und ausgeprägtes perifokales Ödem deuten auf eine anaplastische Variante hin.

Mikroskopische Merkmale. Wesentliches Kennzeichen dieses Mischglioms ist der gleichzeitige Nachweis von astrocytären und oligodendroglial differenzierten Tumorzellen. Diese Tumoren können in zwei Wachstumsmustern auftreten. Das eine zeichnet sich durch eine relativ scharfe Abgrenzung zwischen oligodendroglialen und astrocytären Partien aus (Abb. 1.**2h**, Farbtafel II). Bei der anderen Form erscheinen die beiden zellulären Elemente diffus durchmischt. Der oligodendrogliale Anteil ist in der Regel durch die charakteristische Honigwabenstruktur mit ausgeprägter Kapillarisierung gekennzeichnet. Bei der astrocytären Komponente kommen sowohl fibrilläre als auch gemistozytäre Formen vor. Die in reinen Oligodendrogliomen gelegentlich nachweisbaren Minigemistocyten mit schmalem eosinophilem Cytoplasmasaum und GFAP-Expression reichen nach der momentanen Übereinkunft nicht zur Diagnose eines Oligoastrocytoms aus. Verkalkungen lassen sich häufig beobachten.

Gradierung. Oligoastrocytome können sowohl als niedrigmaligne Tumoren WHO Grad II als auch als anaplastische Varianten WHO Grad III auftreten. Merkmale der Anaplasie sind sowohl im astrocytären als auch im oligodendroglialen Anteil möglich. Sie decken sich mit den bereits bei den Astrocytomen und Oligodendrogliomen aufgeführten Parametern. Wesentliche Hinweise sind eine signifikant erhöhte Mitose- und Proliferationsaktivität, zelldichte Tumoranteile mit deutlichen nukleären und zellulären Atypien sowie Gefäßproliferate. Im weiteren Verlauf ist auch ein Übergang in ein sekundäres Glioblastom möglich. In diesem Fall weist ein Tumoranteil charakteristische Glioblastomeigenschaften auf einschließlich strichförmiger Tumorgewebsnekrosen. Die Verläufe sind variabel. Sie ähneln z.T. denen astrocytärer Gliome, entsprechen z.T. aber auch eher dem oligodendroglialer Neoplasien.

Immunhistochemie. Immunhistochemische Reaktionen mit einem Antikörper gegen GFAP sind hilfreich, um die astrocytäre Komponente von Mischgliomen sichtbar zu machen. Die Immunhistochemie kann insbesondere die Diagnose der diffus durchmischten Variante stützen.

Varianten und Differentialdiagnose. Die wesentliche differentialdiagnostische Aufgabe besteht darin, Oligoastrocytome von reinen Oligodendrogliomen bzw. Astrocytomen abzugrenzen. In der Praxis hat es sich bewährt, einen Anteil von mindestens 15–20% der mindervertretenen Komponente zu fordern. Bei anaplastischen Oligoastrocytomen mit einer nekrotisierenden, weiter entdifferenzierten Komponente muß ein sekundäres Glioblastom in Betracht gezogen werden. Festgeschriebene Kriterien wurden für diese Differentialdiagnose allerdings noch nicht formuliert.

Molekulare Neuropathologie. Molekulare Arbeiten aus der jüngeren Vergangenheit haben interessante Hinweise dafür erbracht, daß sich Oligoastrocytome in molekulargenetisch definierte Subtypen unterteilen lassen. Eine Variante ist durch ein Oligodendrogliom-ähnliches Muster molekularer Läsionen charakterisiert mit Nachweis von allelischen Defekten auf dem kurzen Arm von Chromosom 1 und dem langen Arm von Chromosom 19 (747). Ein zweiter Typ zeigt häufig TP53-Mutationen, dagegen keine signifikante Rate von Allelverlusten auf den Chromosomen 1p und 19q. Eine wichtige Aufgabe für die Zukunft wird es sein, mögliche Unterschiede in den klinischen Verläufen zwischen diesen molekular definierten Varianten herauszuarbeiten (vgl. Kapitel 1, S. 54).

Ependymale Tumoren und Tumoren des Plexus choroideus

Ependymom (WHO Grad II)

Häufigkeit. Ependymome sind gliale Tumoren, die sich von der Ependymauskleidung der Ventrikel und des Zentralkanals herleiten. Sie machen ca. 5% aller glialen Neoplasien aus. Diese Gliomentität kann in allen Altersgruppen beobachtet werden. Im Bereich des Gehirns betreffen sie häufiger Kinder und junge Erwachsene, im Spinalkanal sind bevorzugt adulte Patienten betroffen.

Makroskopie und Lokalisation. Charakteristischerweise ist dieser Tumor im Bereich der Ventrikelwand lokalisiert, er kann sich sowohl in das Lumen der Gehirnventrikel als auch verdrängend in das angrenzende Parenchym ausbreiten. Eine aggressive, diffuse Infiltration des Gehirnparenchyms ist selten. Ependymome wirken daher in der Regel scharf abgegrenzt. Prinzipiell können alle Etagen des Ventrikel- bzw. Zentralkanalependyms betroffen sein. In der hinteren Schädelgrube werden Ependymome auch an der lateralen Oberfläche von Kleinhirn und Hirnstamm beobachtet.

Mikroskopische Merkmale. Das Charakteristikum ependymaler Gliome ist die Ausbildung von Rosettenarchitekturen (Abb. 1.**3a**, Farbtafel III). Typischerweise sind diese Rosetten durch sog. kernfreie Manschetten gekennzeichnet. Sie können sowohl um ein virtuelles Lumen (echte ependymale Rosetten) als auch um zentrale Gefäße (sog. Pseudorosetten) angeordnet sein. Außerdem weist das Tumorgewebe häufig hyalin verquollene Gefäße sowie kleine Verkalkungen auf. In spinalen Ependymomen bleibt die Rosettenbildung manchmal diskret. Das Zellbild ist isomorph. Eine signifikante mitotische oder Proliferationsaktivität, ausgeprägte Endothelproliferate oder Tumorgewebsnekrosen kommen im Ependymom WHO Grad II nicht vor.

Gradierung. Differenzierte cerebrale und spinale Ependymome werden in den WHO Grad II eingruppiert. Allerdings fällt bei diesen Tumoren immer wieder auf, daß Diskrepanzen zwischen dem histopathologischen Grad und dem klinischen Verlauf bestehen können. Dies gilt insbesondere für Ependymome im Kindesalter. Engmaschige Verlaufskontrollen sind daher auch beim Ependymom WHO Grad II angezeigt.

Immunhistochemie. Ependymome zeigen eine Expression von GFAP-Protein. Häufig ist diese besonders ausgeprägt im Bereich der kernfreien Manschetten von Tumorzellrosetten. Über den Nachweis von epithelialem Membranantigen (EMA) wurde von einigen Arbeitsgruppen berichtet. Dieser Marker hat sich jedoch nicht durchgesetzt.

Varianten und Differentialdiagnose. In der WHO-Klassifikation sind drei histopathologische Varianten des Ependymoms gelistet. Sie werden als zelluläres Ependymom, papilläres Ependymom und Klarzell-Ependymom bezeichnet. Beim zellreichen (zellulären) Ependymom ist die Differenzierung von anaplastischen Ependymomvarianten wichtig. Hier fehlen eine signifikante Mitose- und Proliferationsaktivität sowie andere Anaplasiemerkmale. Das papilläre Ependymom ist durch die Ausbildung papillärer Wachstumsarchitekturen gekennzeichnet. Dieses Muster muß differentialdiagnostisch von Plexuspapillomen, von papillären Meningeomen und von papillären Carcinomen abgegrenzt werden. Der immunhistochemische Nachweis von Cytokeratin beim Plexuspapillom und der Kombination von Vimentin und EMA beim Meningeom kann sehr hilfreich sein. Das klarzellige Ependymom muß vom Oligodendrogliom und vom Neurocytom unterschieden werden. Die positive GFAP-Reaktion kann als Entscheidungskriterium herangezogen werden.

Molekulare Neuropathologie. Systematische molekulare Erhebungen zum Ependymom existieren noch nicht. Möglicherweise spielen das NF2-Tumorsuppressorgen auf Chromosom 22 und ein Genort auf Chromosom 17p eine Rolle.

Anaplastisches Ependymom (WHO Grad III)

Häufigkeit. Aufgrund der uneinheitlichen Kriterien für die histopathologische Einstufung sind exakte Angaben zur Inzidenz anaplastischer Ependymome nicht vorhanden. Wahrscheinlich liegt die Häufigkeit im Bereich von 2–5% glialer Neoplasien. Der Eindruck aus der diagnostischen Praxis deutet darauf hin, daß anaplastische Ependymomvarianten im Kindesalter häufiger sind.

Makroskopie und Lokalisation. Makroskopisch können ein buntes Schnittbild und deutliche Zeichen des perifokalen Ödems nachweisbar sein. Im Kindesalter scheinen Ependymome in der hinteren Schädelgrube eine besondere Neigung zu Anaplasie aufzuweisen.

Mikroskopische Merkmale. Die histopathologischen Parameter zur Diagnose eines anaplastischen Ependymoms sind umstritten. In unseren Händen hat sich die Anwendung derjenigen Kriterien bewährt, die auch der Einstufung anderer Gliome zugrunde liegen. Beim Nachweis einer signifikanten Mitose- und Proliferationsaktivität, beim Vorhandensein zelldichter, wenig differenziert erscheinender Tumorzellherde sowie beim Auftreten von ausgeprägten glomeruloiden Gefäßproliferaten und Tumorgewebsnekrosen erscheint uns die Diagnose eines anaplastischen Ependymoms WHO Grad III gerechtfertigt. Beobachtungen im Rahmen der Referenzbegutachtung von Hirntumorstudien der Gesellschaft für Pädiatrische Onkologie sprechen dafür, daß diese Einstufungsmerkmale valide sind.

Gradierung. Anaplastische Ependymome werden dem WHO Grad III zugeordnet. Eine fortschreitende Malignisierung zu Tumoren mit Merkmalen eines Glioblastoms wird beschrieben, erscheint allerdings sehr selten.

Immunhistochemie. Immunhistochemisch unterscheiden sich diese Tumoren nicht von Ependymomen WHO Grad II. Wesentlicher Marker ist das GFAP-Protein, welches allerdings eine deutlich geringer ausgeprägte Immunoreaktivität im Vergleich zu Ependymomen WHO Grad II zeigen kann. Untersuchungen mit dem MIB-1-Antikörper zum Nachweis proliferierender Tumorzellen weisen in der Regel einen Index oberhalb von 10% aus.

Varianten und Differentialdiagnose. Neben der Abgrenzung anaplastischer Ependymome gegenüber atypischen Varianten eines Ependymoms WHO Grad II wird auch die Differentialdiagnose zum sog. Ependymoblastom diskutiert. Das Ependymoblastom ist ein wenig differenzierter blauzelliger Tumor im Bereich des Ventrikelependyms, welcher zahlreiche Merkmale primitiver neuroektodermaler Tumoren zeigt (s. unten). Wir vertreten die Auffassung, daß das Ependymoblastom als eigenständige Entität wahrscheinlich nicht existiert. Bei den Tumoren mit dieser früheren Bezeichnung handelt es sich entweder um primitive neuroektodermale Tumoren mit fokaler ependymaler Differenzierung (WHO Grad IV) oder um Varianten eines anaplastischen Ependymoms (WHO Grad III). Die Unterscheidung machen wir davon abhängig, ob ausgedehnte solide Anteile mit Eigenschaften primitiver neuroektodermaler Tumoren vorliegen oder nicht.

Molekulare Neuropathologie. Derzeit sind nur wenige molekuargenetische Befunde bekannt. Es wurden Allelverluste auf dem kurzen Arm von Chromosom 17 und Mutationen im NF2-Tumorsuppressor beschrieben.

Varianten ependymaler Gliome

Zur Vervollständigung des Kapitels Ependymome seien zwei seltenere, benigne Varianten des Ependymoms kurz aufgeführt:

Das *Subependymom* ist ein Tumor, welcher nicht selten als Zufallsbefund im Rahmen neuroradiologischer oder autoptischer Untersuchungen entdeckt wird. Er stellt sich als knollige Vorwölbung aus dem Ependym in das Ventrikellumen dar. Histopathologisch handelt es sich um ein zellarmes isomorphes Gliom, welches eine charakteristische Kombination von zellkernreichen und zellkernfreien Partien aufweist. Manche Subependymome sind ausgeprägt zystisch. Übergangsformen zu Ependymomen WHO Grad II kommen vor. Dieser Tumor gilt als ausgesprochen benigne und wird nach WHO Grad I eingestuft. Maligne Progression ist nicht dokumentiert.

Das *myxopapilläre Ependymom* ist eine im caudalen Spinalkanal zu beobachtende Ependymom-Variante. Vorzugslokalisation sind Conus medullaris und Cauda equina. Der Tumor wächst relativ umschrieben. Er kann sich intra- und epidural ausdehnen. Junge erwachsene Patienten sind am häufigsten betroffen; die Altersverteilung ist jedoch breit. Histopathologisch zeigt das myxopapilläre Ependymom eine sehr charakteristische Morphologie, welche von der Ausbildung papillärer Wachstumsformationen und von cystischen Hohlräumen mit myxoidem Inhalt gekennzeichnet ist (Abb. 1.3b, Farbtafel III). Es besteht eine ausgeprägte Immunreaktivität für GFAP. Dieses benigne Gliom wird nach WHO Grad I eingestuft und weist nach operativer Entfernung eine günstige Prognose auf. Ein Malignisierungspotential existiert praktisch nicht. Differentialdiagnostisch muß das myxopapilläre Ependymom von papillären Carcinomen, Chordomen und myxoiden Chondrosarkomen abgegrenzt werden. Die Immunhistochemie ist hierbei hilfreich.

Plexuspapillom (WHO Grad I)

Häufigkeit. Die Tumoren des Plexus choroideus sind selten. Sie machen weniger als 1% aller intracraniellen Neubildungen aus. Bevorzugt sind Kinder betroffen. Ausgangspunkt können alle plexushaltigen Abschnitte des Ventrikelsystems sein. Im Kindesalter überwiegt das Papillom im Bereich des 4. Ventrikels. Makroskopisch handelt es sich um knollige Tumoren mit Vorwölbung in das Ventrikellumen. Gegenüber dem Gehirnparenchym sind Papillome in der Regel scharf abgegrenzt. Extensive Verkalkungen können bereits makroskopisch erkennbar sein.

Mikroskopische Merkmale. Namensgeber ist der papilläre Aufbau des Tumorgewebes (Abb. 1.3c, Farbtafel III). Er entspricht in wesentlichen Eigenschaften der Morphologie des normalen Plexus choroideus. Die Zellen sind isomorph, eine signifikante Mitose- oder Proliferationsaktivität findet sich in der Regel nicht. Falls nur kleine Gewebeproben zur Untersuchung zur Verfügung stehen, kann die Abgrenzung gegenüber normalem oder residualem Plexus schwierig sein. Häufig weist das Tumorgewebe Verkalkungen auf. Gegenüber dem angrenzenden Gehirnparenchym erscheinen die Tumorzellen gut demarkiert.

Gradierung. Es handelt sich um einen hochdifferenzierten, benignen Tumor, welcher dem WHO Grad I entspricht.

Immunhistochemie. Der epitheliale Charakter der Tumorzellen drückt sich in einer starken Expression von Cytokeratinen und panepithelialem Antigen (Lu-5) aus. In unterschiedlichem Ausmaß können auch das S-100-Protein, GFAP und neuronspezifische Enolase gefunden werden. Als immunhistochemischer Marker für Plexuspapillome wurde von verschiedenen Arbeitsgruppen das Transthyretin bzw. Präalbumin eingeführt. Dieses Protein ist in der Tat in den Tumorzellen nachweisbar. Es kommt jedoch auch in anderen sekretorischen Epithelien vor.

Varianten und Differentialdiagnose. Eine Abgrenzung ist gegenüber anderen ventrikelnahen Tumoren mit papillärem Wachstum nötig. Die wesentlichen Differentialdiagnosen schließen das papilläre Ependymom, das papilläre Meningeom und Metastasen papillärer Carcinome ein. Das immunhistochemische Reaktionsprofil erleichtert

Farbtafel I

Kapitel 1 Diagnostik, Klinik und allgemeine Therapie

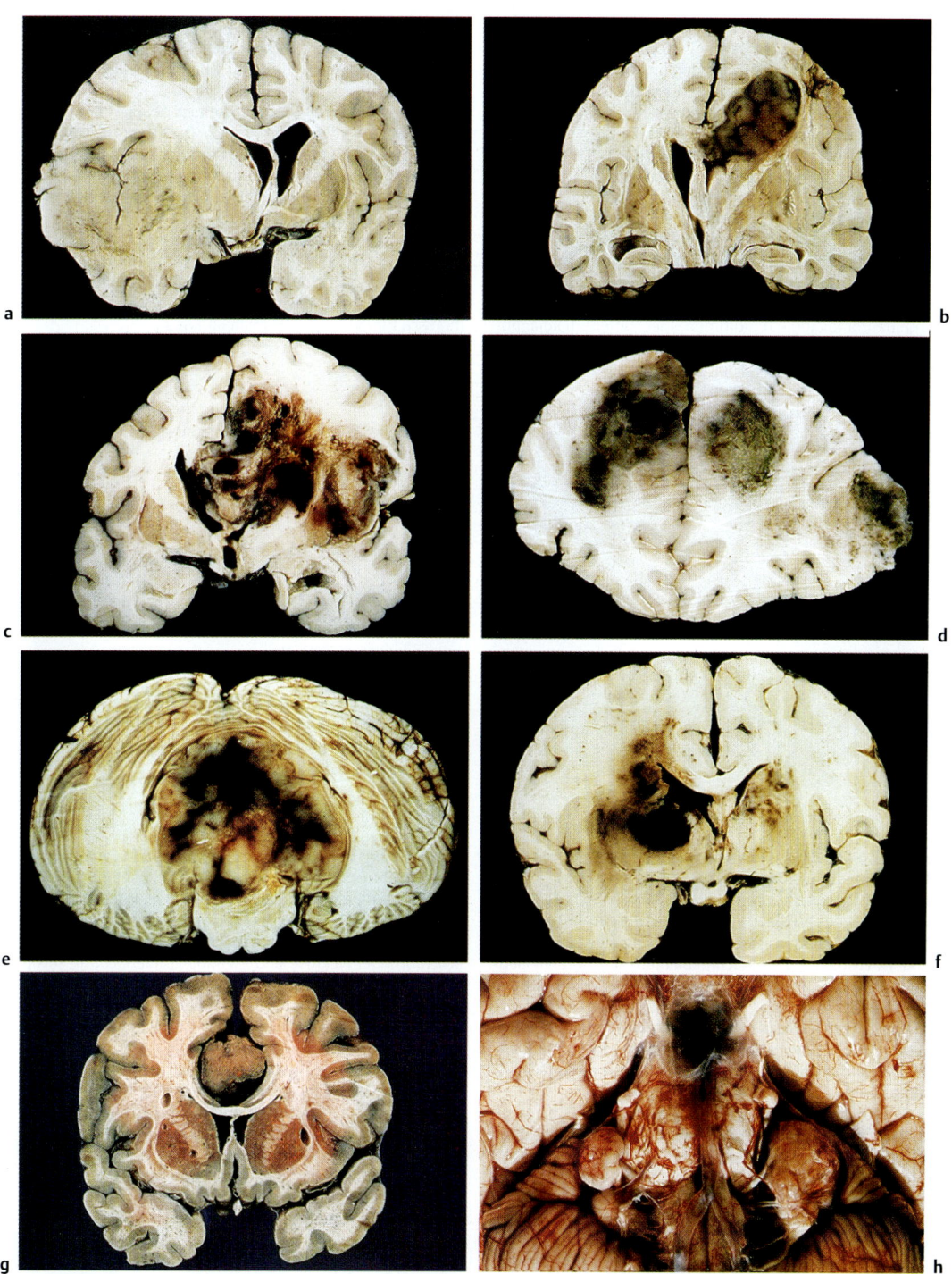

Abb. 1.**1 a – h** Legenden siehe nächste Seite

Abb. 1.**1 a–h** Makroskopisches Erscheinungsbild zentralnervöser Tumoren.
a Astrocytom (WHO Grad II) im Bereich der linken Insel. Es handelt sich um einen diffus infiltrierenden Tumor mit unscharfer Abgrenzung gegen das umgebende Gehirngewebe.
b Oligodendrogliom (WHO Grad II) im Marklager des rechten Frontallappens. Makroskopisch erscheint dieser Tumor relativ scharf abgegrenzt. Mikroskopisch zeigt auch das Oligodendrogliom einen infiltrativen Charakter.
c Großes Glioblastoma multiforme (WHO Grad IV) mit Zentrum im Marklager des rechten Frontallappens. Charakteristisch ist die bunte Schnittfläche mit Einblutungen, Nekrosen und weißlich gefärbtem vitalem Tumorgewebe. Zu beachten sind das ausgeprägte perifokale Ödem und die Ausbreitung entlang des Balkens auf die linke Hemisphäre.
d Multizentrisches bzw. multilokuläres Glioblastom mit Tumormanifestation in beiden Frontallappen. Makroskopisch und neuroradiologisch kommen hier differentialdiagnostisch auch cerebrale Metastasen in Betracht. Die mikroskopische Untersuchung zeigt diffuse Tumorinfiltrate, welche die einzelnen Herde verbinden.
e Großes Medulloblastom (WHO Grad IV) im Kleinhirnwurm. Der Tumor bietet eine bunte Schnittfläche und hat zu einer kompletten Verlegung des 4. Ventrikels geführt.
f Primäres ZNS-Lymphom mit charakteristischer periventrikulärer Lokalisation. Die Stammganglien und das angrenzende Hemisphärenmarklager sind diffus von Tumorinfiltraten durchsetzt. Im linken Corpus striatum ist eine Tumorblutung zu erkennen.
g Meningeom (WHO Grad I) im Bereich der Falx cerebri. Der Tumor wächst kugelig im Bereich des Interhemisphärenspalts. Er bleibt auf den Subarachnoidalraum beschränkt und beeinträchtigt das angrenzende Gehirngewebe lediglich durch Kompression, nicht jedoch durch Tumorinfiltration.
h Blick auf die Gehirnbasis eines Patienten mit einer Neurofibromatose Typ 2. Man erkennt Neurinome (WHO Grad I) des N. vestibulocochlearis in beiden Kleinhirnbrückenwinkeln. Das bilaterale Auftreten dieser Tumoren ist pathognomonisch für die Neurofibromatose Typ 2.

Abb. 1.**2 a–h** Mikroskopisches Erscheinungsbild von häufigen Gliomentitäten.
a Pilocytisches Astrocytom des Kleinhirns (WHO Grad I). Im oberen Teil der Abbildung erkennt man einen faserreichen Tumoranteil mit langausgezogenen, piloiden Zellfortsätzen und Wachstum im Subarachnoidalraum. Im unteren Segment zeigt das Tumorgewebe dagegen eine mikrocystische Architektur.
b Typischer mikroskopischer Befund eines fibrillären Astrocytoms (WHO Grad II). Es handelt sich um einen wenig zellreichen isomorphen astrozytären Tumor mit delikater Fortsatzbildung.
c Dieses Astrocytom zeigt einen gemistocytären Charakter, welcher sich in einem großleibigen, stark GFAP-positiven Cytoplasma ausdrückt. Der Tumor wurde noch als WHO Grad II eingestuft. Aufgrund der bereits erkennbaren Polymorphie ist ein Übergang in ein anaplastisches Astrocytom jedoch nicht auszuschließen.
d Dieses zelldichte astrozytäre Gliom entspricht einem anaplastischen Astrocytom (WHO Grad III). Neben der erhöhten Zelldichte weisen eine kleinzellige wenig differenzierte Tumorzellpopulation und das im Zentrum liegende beginnende Gefäßproliferat auf die Anaplasie hin. In anderen Abschnitten war auch eine erhöhte Mitoserate zu beobachten.
e Kleinzelliges Glioblastoma multiforme (WHO Grad IV) mit strichförmiger Nekrose und Pseudopalisadenbildung sowie ausgeprägten Gefäßproliferaten im rechten Bildsegment.
f Dieser Ausschnitt aus einem Glioblastoma multiforme (WHO Grad IV) zeigt die charakteristischen glomeruloiden Endothelproliferate.
g Charakteristischer Aspekt eines isomorphen Oligodendroglioms (WHO Grad II). Wegweisende Merkmale sind das wasserhelle Cytoplasma der Tumorzellen (Honigwabenarchitektur) und das delikate Kapillarnetz.
h Mikroskopischer Ausschnitt aus einem Oligoastrocytom (WHO Grad II). Die oligodendrogliale Tumorkomponente ist in der linken Bildhälfte, der astrozytäre Anteil im rechten Ausschnitt zu erkennen.

Kapitel 1 Diagnostik, Klinik und allgemeine Therapie

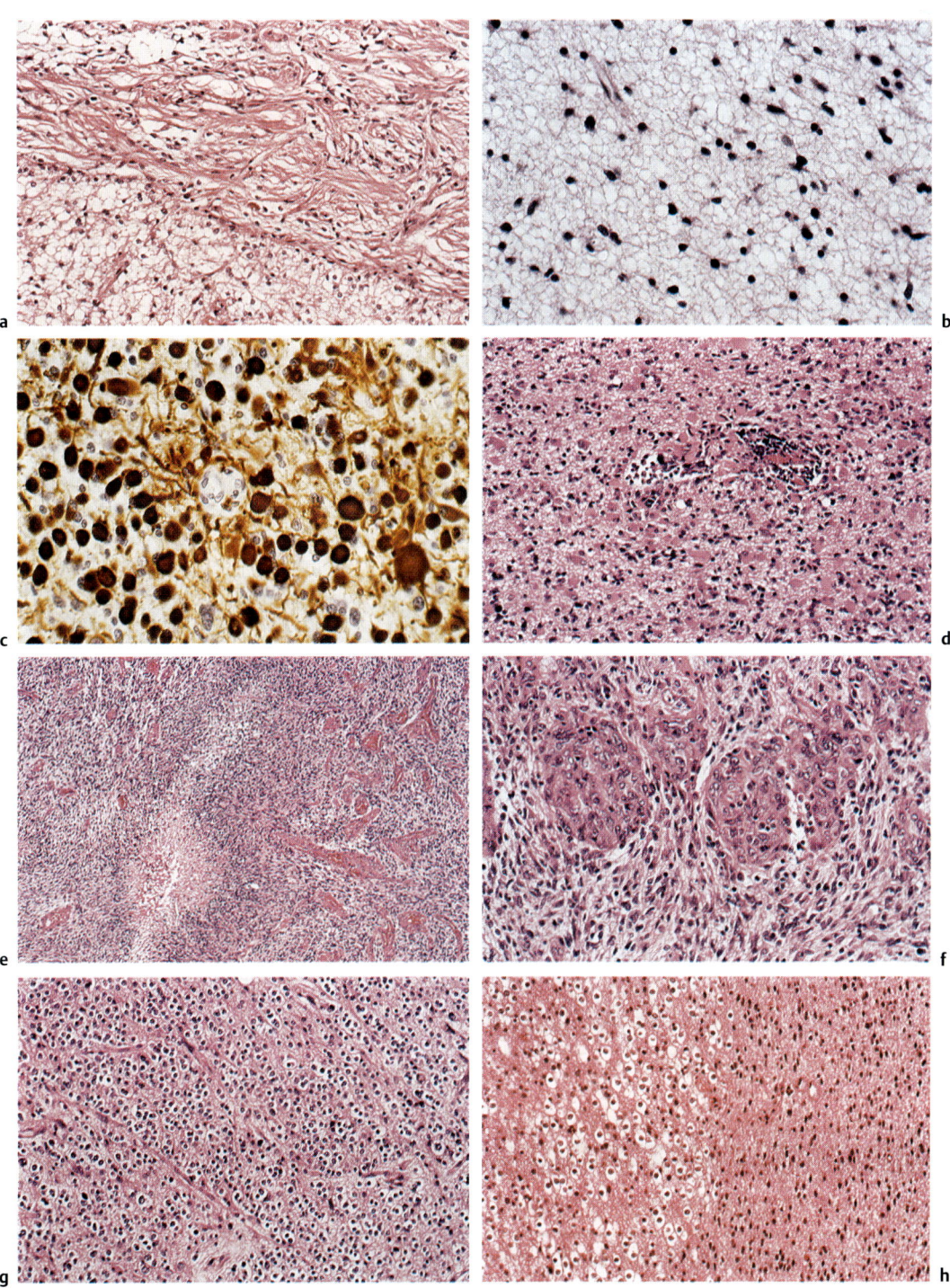

Abb. 1.2 a–h

Abb. 1.**3 a – h** Gliale, glioneuronale und embryonale Tumoren des ZNS.
a Ausschnitt aus einem Ependymom (WHO Grad II). Charakteristisches Merkmal dieses Tumors sind die perivaskulären Pseudorosetten mit kernfreien Manschetten.
b Dieses Bild zeigt ein myxopapilläres Ependymom (WHO Grad I) im Bereich der Cauda equina. Die Ausbildung papillärer Architekturen und die myxoide Grundsubstanz des Tumors liegen der Bezeichnung zugrunde.
c Mikroskopischer Ausschnitt aus einem Plexuspapillom (WHO Grad I). Es handelt sich um einen hochdifferenzierten Tumor des Plexus chorioideus, welcher im Falle kleiner Biopsien schwierig von normalen Plexusanteilen abgrenzbar sein kann.
d Die mikroskopischen Merkmale des zentralen Neurocytoms (WHO Grad I) schließen hellzellige, oligodengliomartige Tumorzellen, perivaskuläre Rosettenbildung und Neuropil-Inseln ein. Zur Sicherung der Diagnose wird eine immunhistochemische Reaktion gegen Synaptophysin eingesetzt.
e Makroskopisches Gehirnpräparat mit einem Gangliogliom (WHO Grad I) in den mediobasalen Anteilen des rechten Temporallappens. Diese charakteristische Tumorlokalisation ist häufig mit einer chronischen Temporallappenepilepsie vergesellschaftet.
f Histopathologischer Ausschnitt aus einem dysembryoplastischen neuroepithelialen Tumor (WHO Grad I). Das Bild zeigt flottierende Neurone in einer mikrocystischen Tumorgewebsmatrix.
g Beim Medulloblastom (WHO Grad IV) handelt es sich um einen zellreichen, kleinzelligen Tumor mit hyperchromatischen Kernen und nur diskreter Cytoplasmabildung. Das Vorhandensein von neuroblastischen Rosetten weist auf eine beginnende neuronale Differenzierung hin.
h In diesem Medulloblastom (WHO Grad IV) wurde durch eine immunhistochemische Reaktion mit einem Antikörper gegen Synaptophysin eine Gruppe von Tumorzellen mit neuronaler Differenzierung identifiziert.

Farbtafel III

Kapitel 1 Diagnostik, Klinik und allgemeine Therapie

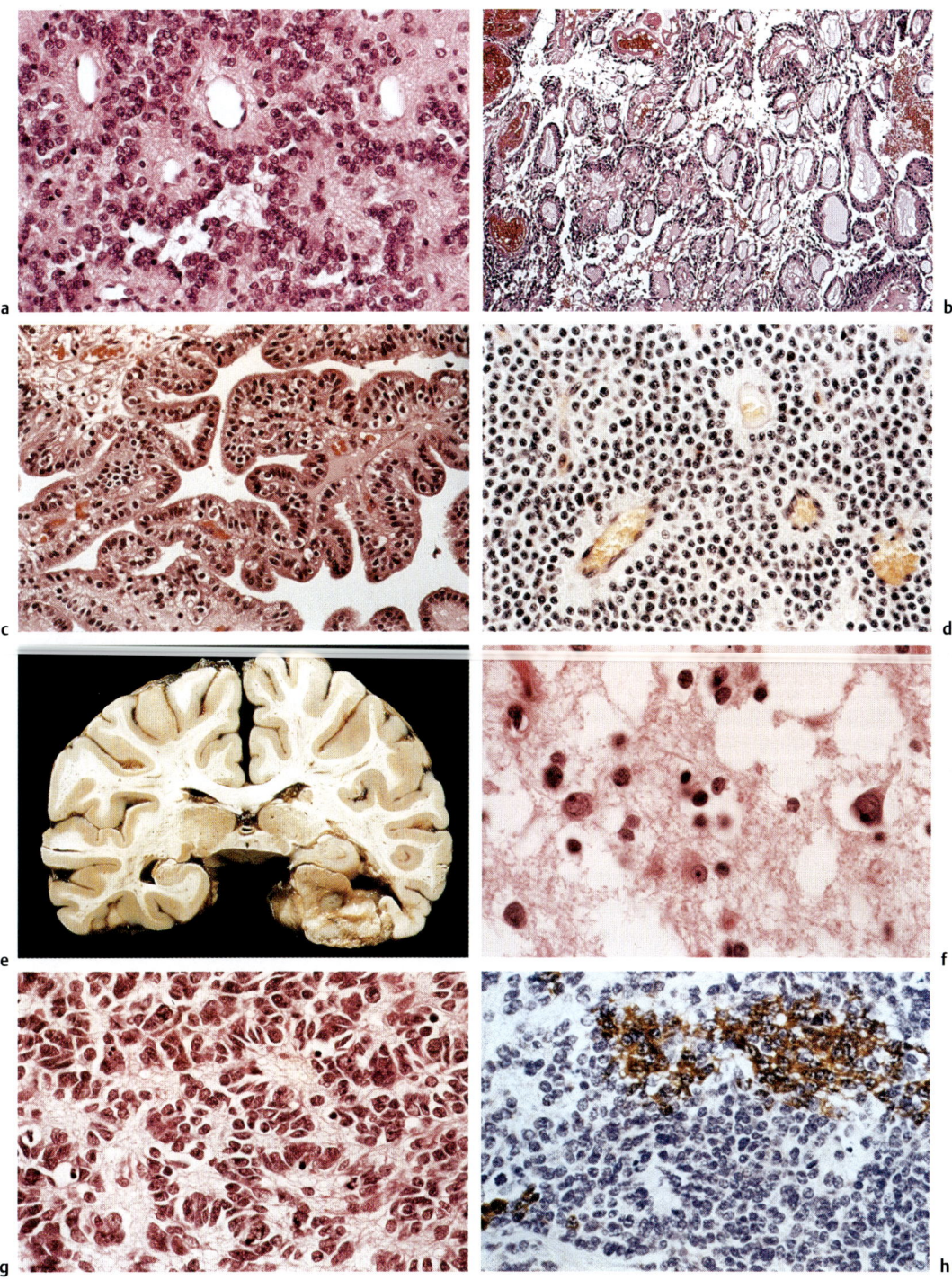

Abb. 1.3 a–h

Abb. 1.4 a–h Tumoren der Meningen.

a Meningotheliomatöses Meningeom (WHO Grad I) mit Ausbildung von Syncytien und Wirbelarchitekturen. In der linken oberen Bildhälfte ist ein Psammomkörper zu erkennen.

b Bei stärkerer Vergrößerung erkennt man die typischen Lochkerne oder Milchglaskerne, welche durch nukleäre Cytoplasmaeinstülpungen zustande kommen.

c Dieses Bild zeigt ein atypisches Meningeom (WHO Grad II). Wesentliche Merkmale sind die erhöhte Mitoseaktivität und die erhöhte Zellularität des Tumors. Ansonsten entspricht er noch weitgehend einem meningotheliomatösen Meningeom.

d Im anaplastischen Meningeom (WHO Grad III) findet man weiter fortgeschrittene Malignitätsmerkmale. Diese manifestieren sich in einer ausgeprägten Zell- und Kernpolymorphie, sarkomartigen Eigenschaften, ausgeprägter Nekrotisierungstendenz und insbesondere in einer Invasion des angrenzenden ZNS-Parenchyms durch den Tumor.

e Das papilläre Meningeom (WHO Grad II oder III) ist eine seltene Meningeomvariante bei jüngeren Patienten, welche sich durch ein erhöhtes Rezidivrisiko auszeichnet. Der papilläre Charakter wird in dieser immunhistochemischen Reaktion mit einem Antikörper gegen Vimentin deutlich.

f Das Hämangiopericytom wird nicht mehr den Meningeomen zugeordnet. Es entspricht Hämangiopericytomen anderer Organe. Der Tumor wird nach WHO Grad II oder Grad III eingestuft und weist ein deutlich erhöhtes Rezidiv- sowie Invasionsrisiko auf. Immunhistochemische Reaktion mit einem Antikörper gegen Vimentin.

g Makroskopisches Präparat eines cystischen Hämangioblastoms der rechten Kleinhirnhemisphäre. Zur Raumforderung trägt der große cystische Tumoranteil entscheidend bei. Das solide Hämangioblastom ist als kleiner Tumorknoten in der hinteren oberen Wand der Cyste erkennbar.

h Mikroskopisch erkennt man im Hämangioblastom (WHO Grad I) eine charakteristische Kombination von Stromazellen und Kapillaren. Bei den Stromazellen handelt es sich wahrscheinlich um die eigentliche Tumorkomponente.

Farbtafel IV

Kapitel 1 Diagnostik, Klinik und allgemeine Therapie

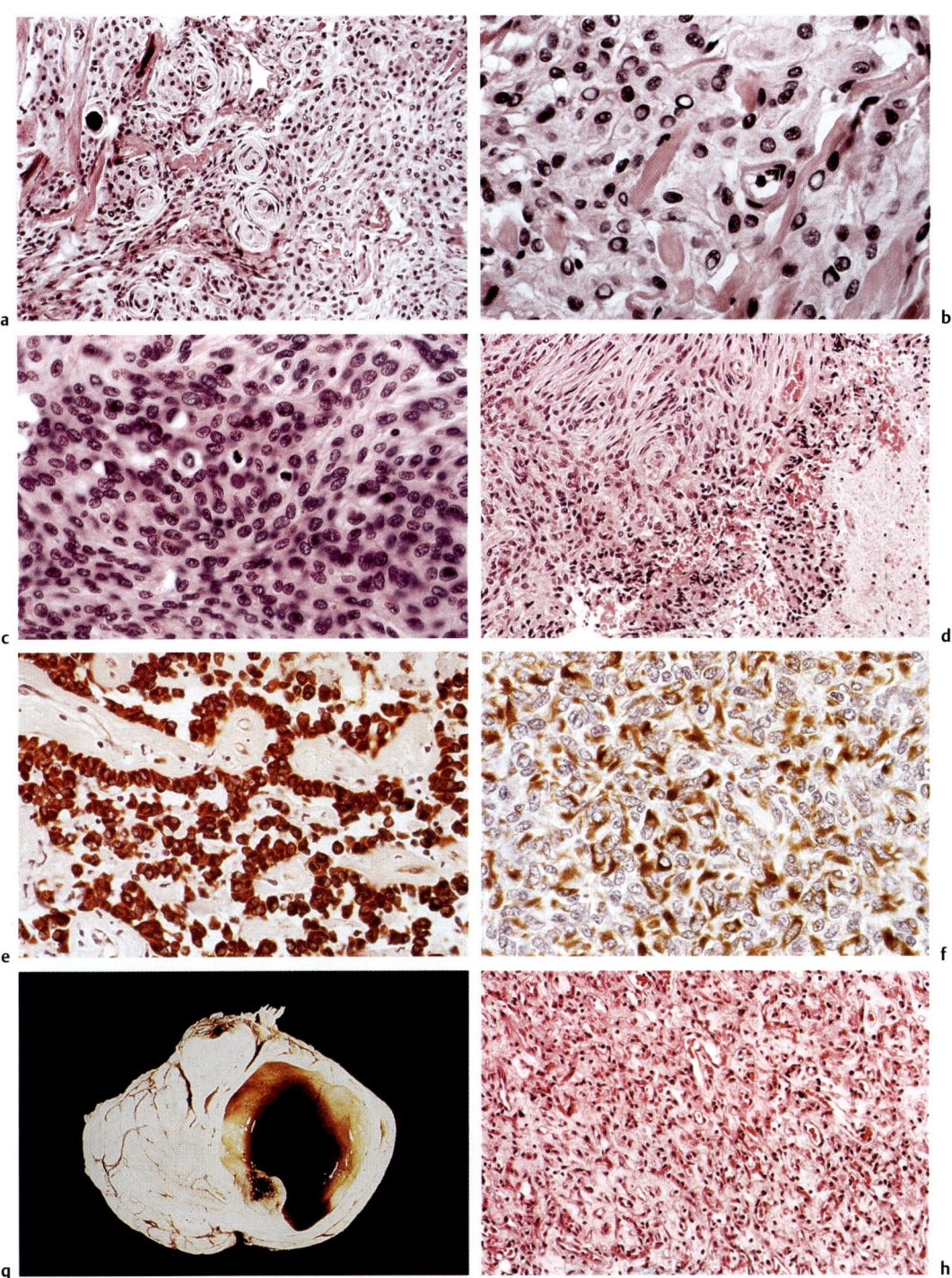

Abb. 1.4a–h

Abb. 1.5 a–h Beispiele für verschiedene Tumorentitäten.
a Mikroskopischer Ausschnitt aus einem pleomorphen Xanthoastrocytom (WHO Grad II) des Temporallappens. Charakteristisch sind die deutliche Polymorphie der Tumorzellen und eine prominente Schaumzellkomponente. In über der Hälfte der Fälle zeigt dieser Tumor einen relativ günstigen klinischen Verlauf. Betroffen sind überwiegend jüngere Patienten.
b Hier handelt es sich um einen mikroskopischen Ausschnitt aus einem Neurinom (WHO Grad I). Charakteristisch sind die pallisadenförmig aufgereihten Tumorzellkerne.
c Tumorgewebe mit biphasischem Aufbau aus einer prominenten epithelähnlichen Komponente und lymphoiden Infiltraten. Diese Kombination ist typisch für das Germinom (WHO Grad IV). Vorzuglokalisation ist die Glandula pinealis bei jüngeren Patienten.
d Dieses mikroskopische Bild stammt aus einem zelldichten, unreifen malignen Teratom der Glandula pinealis. Man sieht ein undifferenziertes, rosettenartig angeordnetes Epithel. In anderen Abschnitten wies dieser Tumor weiter ausgereifte Anteile verschiedener Keimblätter auf.
e Blick auf die Gehirnbasis eines Patienten mit einem großen cystischen Craniopharyngeom (WHO Grad I), welches sich in den 3. Ventrikel entwickelt hat.
f Das mikroskopische Erscheinungsbild des adamantinösen Craniopharyngeoms (WHO Grad I) ist durch geschichtete Epithelverbände mit Keratinisierung gekennzeichnet. Im angrenzenden Gehirngewebe erkennt man eine ausgeprägte reaktive Gliose mit Rosenthal-Faserbildung, welche gelegentlich differentialdiagnostische Probleme bereitet.
g Histopathologischer Ausschnitt aus einem Chordom (WHO Grad I). Das Tumorgewebe bietet einen charakteristischen pflanzenzellartigen (physaliformen) Aspekt.
h In diesem Großschnittpräparat durch beide Frontallappen sind multiple, scharf abgegrenzte Carcinommetastasen zu erkennen. Die zentral nachweisbaren Nekrosen führen neuroradiologisch zu einer Ringstruktur der Läsionen.

Farbtafel V

Kapitel 1 Diagnostik, Klinik und allgemeine Therapie

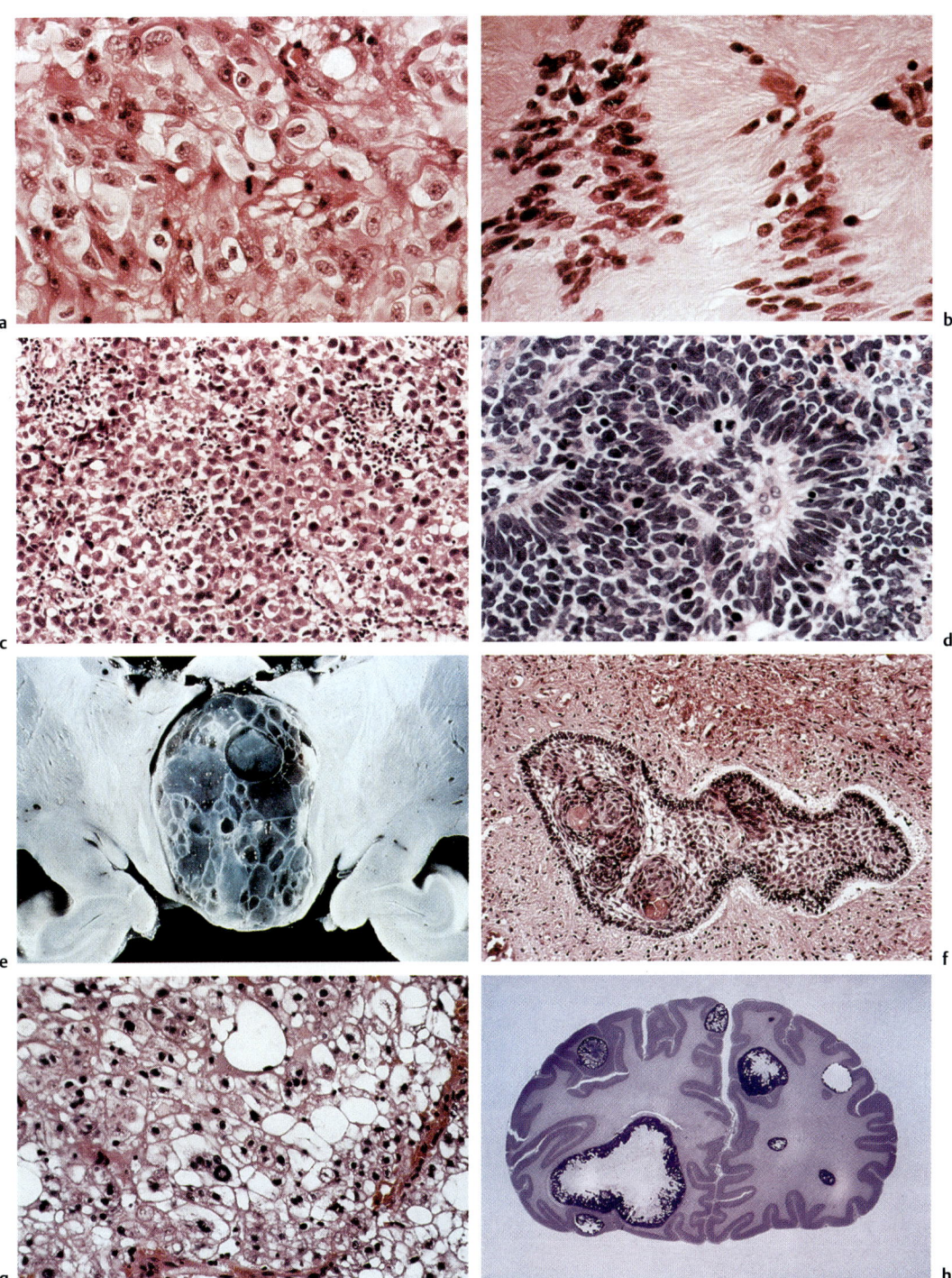

Abb. 1.5 a–h

Abb. 1.6 a–h Repräsentative immunhistochemische Befunde zentralnervöser Tumoren.

a Ödematöses Gehirngewebe mit ausgeprägter reaktiver Gliose. Aufgrund der markanten Polymorphie reaktiv veränderter Astrocyten kann es im Einzelfall schwierig sein, diese Veränderung von einem astrocytären Gliom abzugrenzen. Immunhistochemische Reaktion mit einem Antikörper gegen astrocytäres GFAP-Protein.

b Ausschnitt aus einem Riesenzellglioblastom (WHO Grad IV), welches eine deutliche Immunoreaktivität der Tumorzellen für astrocytäres GFAP-Protein zeigt. Auch in hochmalignen, wenig differenzierten astrocytären Tumoren bleibt die GFAP-Expression in der Regel noch erhalten.

c Kleines Biopsiefragment aus einem primitiven neuroektodermalen Tumor (WHO Grad IV) der Pinealis (sog. Pineoblastom). Die Tumorzellen sind positiv für Synaptophysin als Hinweis auf eine bereits ablaufende neuronale Differenzierung. Immunhistochemische Reaktion mit einem Antikörper gegen das synaptische Vesikelprotein Synaptophysin.

d Stereotaktisches Biopsiepräparat mit Nachweis einer kleinen Gruppe von S-100-positiven Tumorzellen. Aufgrund dieser Expression von S-100-Protein und von HMB-45 in einem weiteren Präparat konnte in dieser kleinen Probe die Diagnose eines malignen Melanoms verifiziert werden. Immunhistochemische Reaktion mit einem Antikörper gegen das Calcium-bindende Protein S-100.

e Meningotheliomatöses Meningeom (WHO Grad I) mit immunhistochemischem Nachweis des epithelialen Membranantigens (EMA). Der Nachweis von EMA und Vimentin kann insbesondere bei seltenen histopathologischen Varianten des Meningeoms hilfreich sein. Immunhistochemische Reaktion mit einem Antikörper gegen das epitheliale Membranantigen (EMA).

f Dieses Präparat zeigt einen rundzelligen Tumor mit deutlicher Reaktion für das CD20-Antigen. Es handelt sich um ein primäres ZNS-Lymphom der B-Zellreihe. Immunhistochemische Reaktion mit einem Antikörper gegen das B-lymphocytäre CD20-Antigen.

g Hypophysenadenom, das in der immunhistochemischen Reaktionen mit einem Antikörper gegen Prolaktin eine charakteristische tropfenförmige Reaktion aufweisen. Klinisch waren bei dieser Patientin deutliche Zeichen einer Hyperprolaktinämie nachweisbar.

h Das Bild zeigt ein desmoplastisches Medulloblastom (WHO Grad IV), in dem eine immunhistochemische Reaktion mit einem Antikörper gegen das Proliferations-assoziierte Ki67-Antigen durchgeführt wurde. Während die hellzelligen, differenzierenden Inseln des Tumors praktisch keine Wachstumstendenz aufweisen, ist der undifferenzierte, kleinzellige Tumoranteil außerordentlich stark markiert. Der MIB-1-Antikörper gegen das Ki67-Antigen stellt nur solche Tumorzellen dar, welche sich im Teilungszyklus befinden. Er ist deshalb ein Reagenz zur Ermittlung der Tumorwachstumsfraktion.

Farbtafel VI

Kapitel 1 Diagnostik, Klinik und allgemeine Therapie

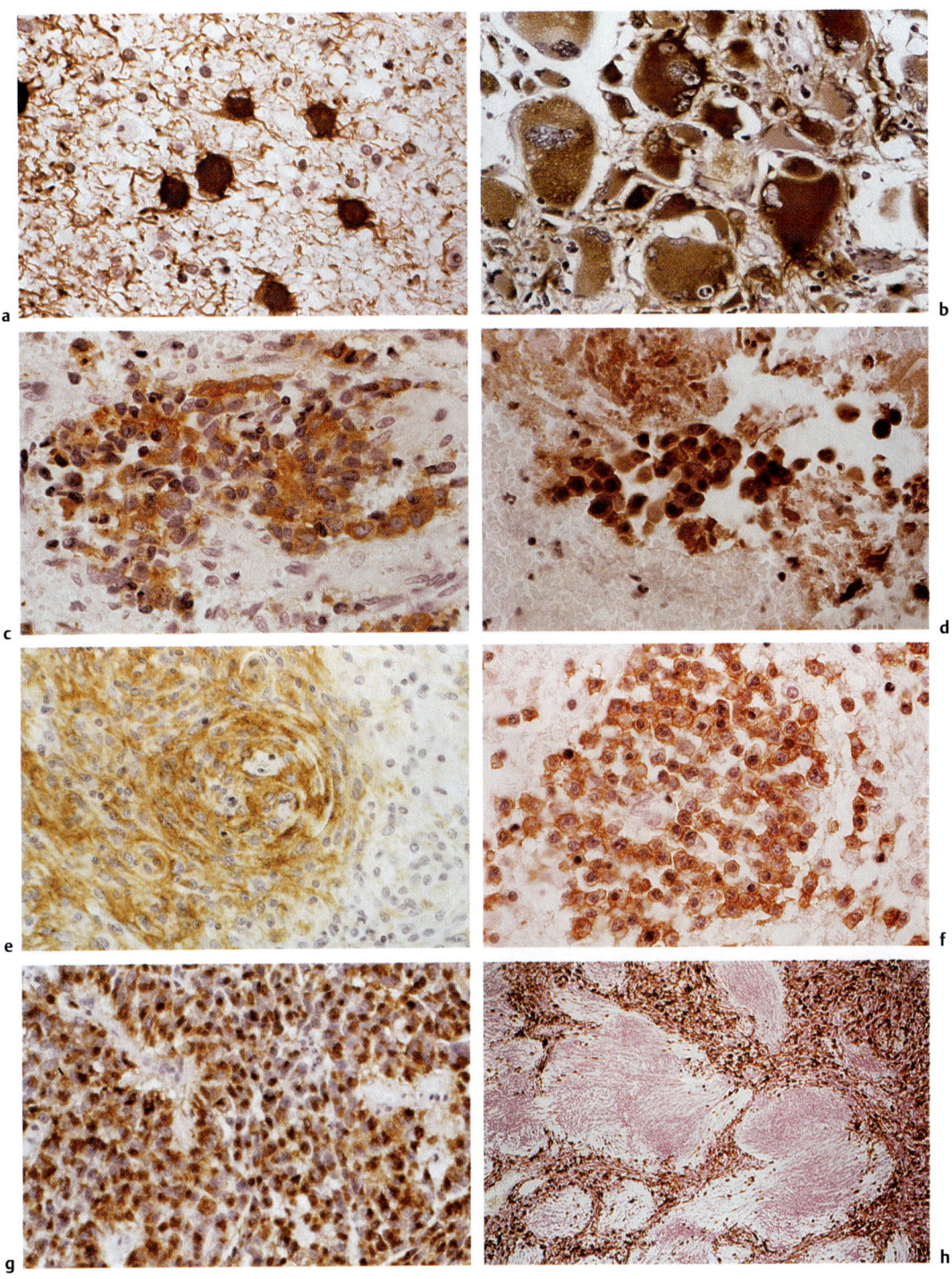

Abb. 1.6 a–h

Farbtafel VII

Kapitel 1 Diagnostik, Klinik und allgemeine Therapie

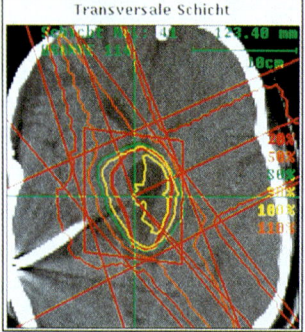
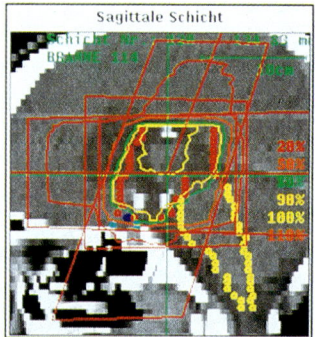
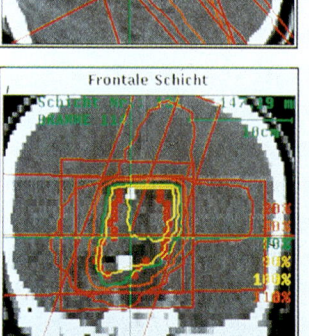
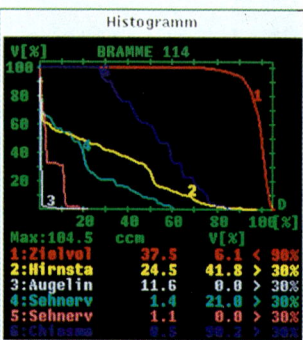

Abb. 1.57 Beispiel einer dreidimensionalen Dosisverteilung bei tumorkonformer Bestrahlung eines mehrfach voroperierten Kraniopharyngeomrezidivs. Dargestellt ist die Dosisverteilung im transversalen, koronaren und sagittalen Schnitt. Das Zielvolumen (rote Punkte) ist homogen von der 90% Isodose (gelbe Linie) erfaßt. Zur Planbewertung dient das Dosis-Volumen-Histogramm, welches das Zielvolumen (rote Kurve) wie die Risikostrukturen darstellt.

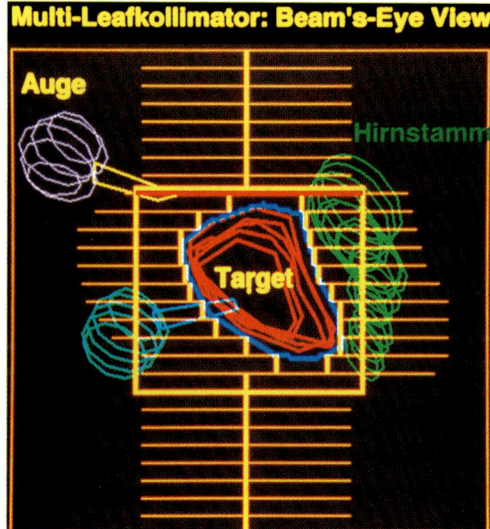

Abb. 1.59 Dreidimensionale Bestrahlungsplanung mit Hilfe des Beam's-eye view. Hierbei wird die Einstrahlrichtung so gewählt, daß Risikostrukturen wie Sehnerven oder Hirnstamm außerhalb des Strahlenfeldes liegen. In gelb ist das offene Bestrahlungsfeld, in blau das irregulär dem Target (Zielvolumen) angepaßte Feld dargestellt. Die Konformierung erfolgt mit einem Multi-leaf-Kollimator.

Farbtafel VIII

Kapitel 1 Diagnostik, Klinik und allgemeine Therapie

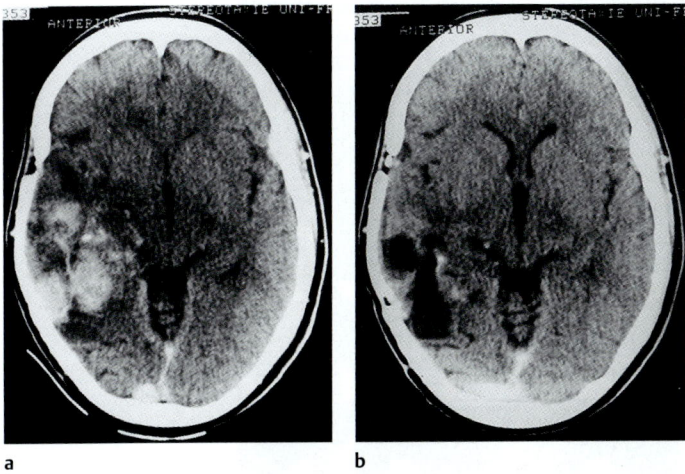

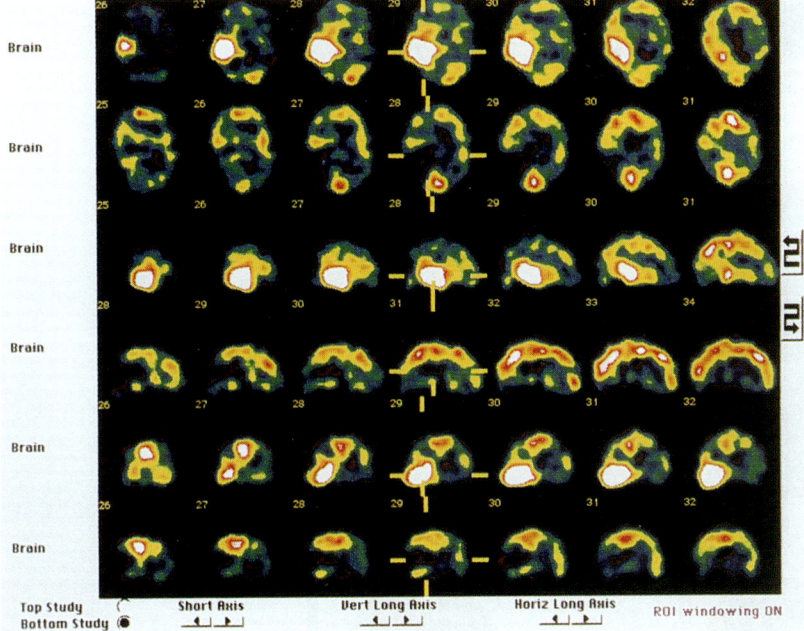

Abb. 1.63 a–e CT (**a**, **b**), Thallium-SPECT (**d**), Xe-CT (**e**) und FDG-SPECT (**c**) eines anaplastischen Oligodendroglioms vor und nach einem Zyklus PCV-Chemotherapie. Einhergehend mit der völligen Remission des Tumors im CT findet sich eine massive Reduktion der Glucose-Utilisation in allen drei Schnittebenen und der Thallium-Aufnahme, die belegen, daß es sich nicht nur um eine Reduktion der Kontrastmittelaufnahme im Tumor handelt. Das FDG-SPECT zeigt für die transversale, sagittale und coronare Ebene den Befund vor Chemotherapie jeweils oben und den Befund nach Chemotherapie jeweils unten (1.63 c). Aufgrund der exzellenten Durchblutung des Tumors mit Werten oberhalb des normalen Cortex bestanden optimale pharmakokinetische Bedingungen für die Behandlung mit lipophilen Cytostatika (Procarbazin, CCNU).

Farbtafel IX

Kapitel 1 Diagnostik, Klinik und allgemeine Therapie

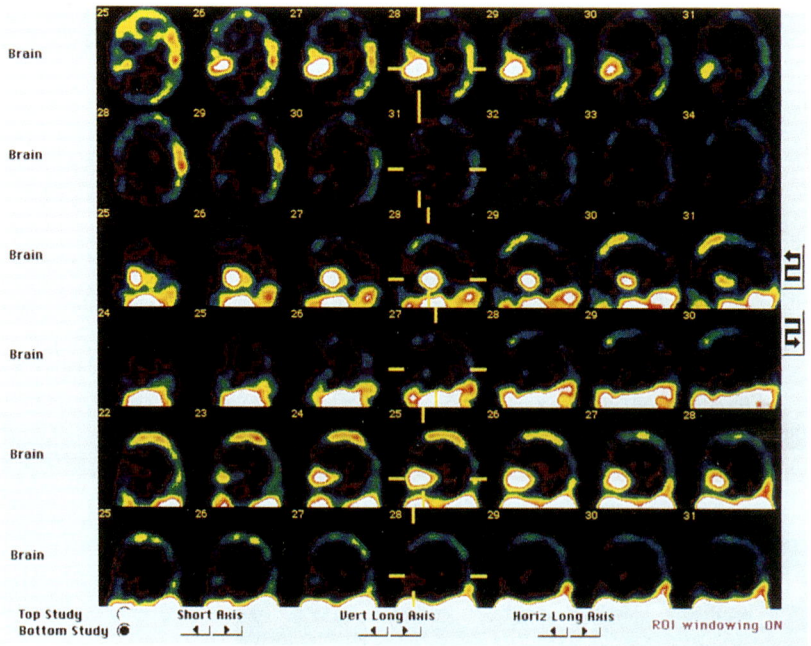

Abb. 1.63 d

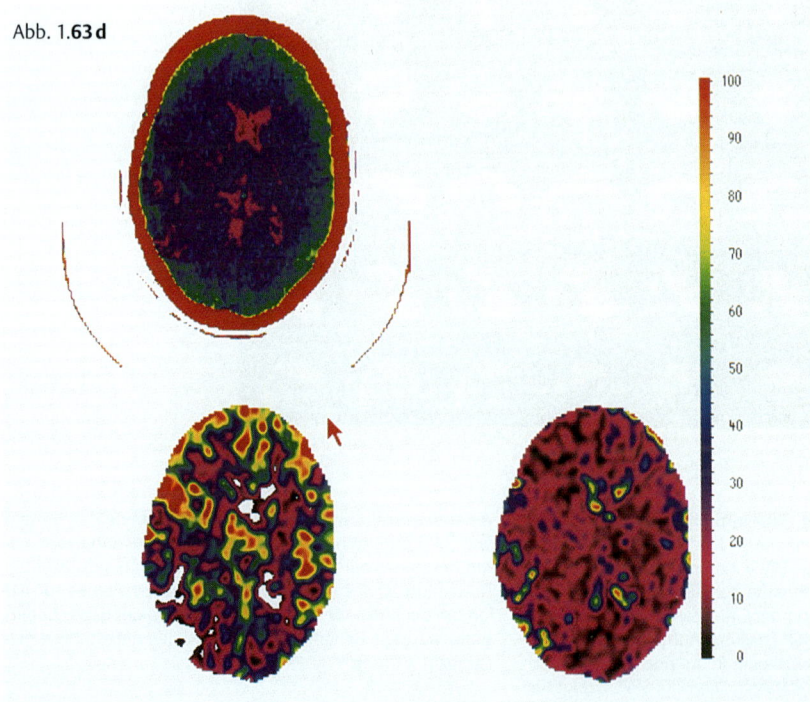

Abb. 1.63 e

Farbtafel X

Kapitel 6 Tumoren des Nervensystems im Kindesalter

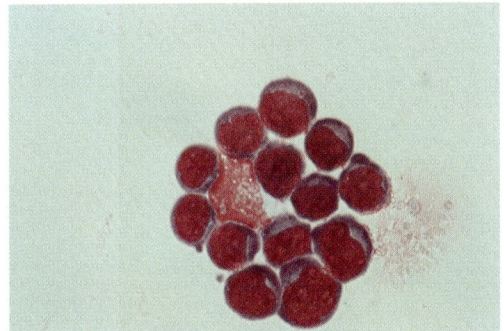

Abb. 6.**13**   Liquor-Cytospin eines Säuglings mit PNET.

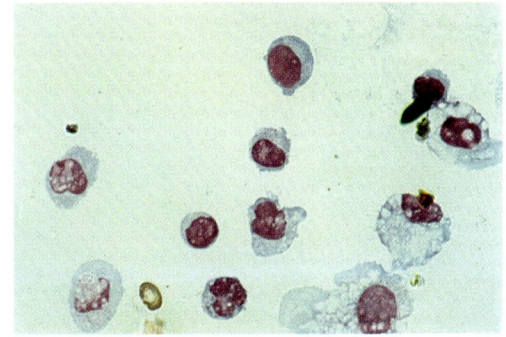

Abb. 6.**14**   Liquor-Cytospin eines Patienten mit Medulloblastom.

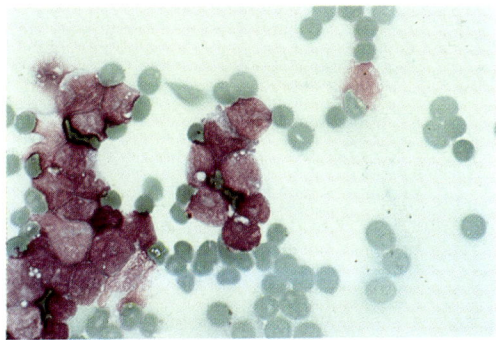

Abb. 6.**21 a – c**   ZNS-Befall bei Leukämien.
a Common ALL.

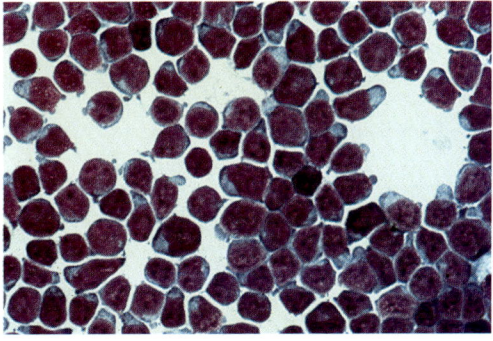

Abb. 6.**21 b**   T-ALL.

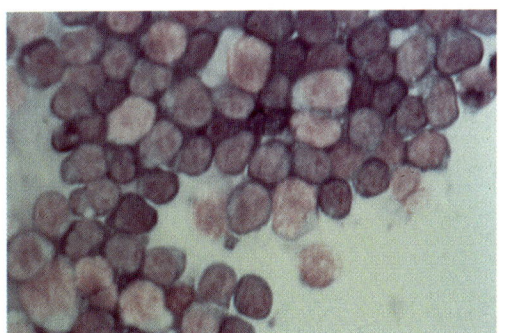

Abb. 6.**21 c**   B-ALL.

die Abgrenzung gegenüber Ependymom- und Meningeomvarianten.

Molekulare Neuropathologie. Spezifische molekulare Befunde sind noch kaum bekannt. In einer Fraktion der Plexuspapillome sollen Anteile des Genoms des SV40-Tumorvirus nachweisbar sein.

Anaplastisches Plexuspapillom/Plexuscarcinom (WHO Grad III)

Häufigkeit. Es handelt es sich um einen seltenen malignen Plexustumor mit deutlich geringerer Häufigkeit im Vergleich zum benignen Plexuspapillom. Betroffen sind insbesondere Kinder.

Makroskopie und Lokalisation. Wesentliche makroskopische Besonderheiten bestehen im Vergleich zum gutartigen Plexuspapillom nicht. In einigen Fällen läßt sich allerdings eine aggressive Infiltration des angrenzenden Gehirnparenchyms beobachten. Der vierte Ventrikel erscheint am häufigsten betroffen.

Mikroskopische Merkmale. Mikroskopisch ist das anaplastische Plexuspapillom durch verschiedene Malignitätsmerkmale gekennzeichnet. Die Tumorzellen weisen eine ausgeprägte nukleäre und zelluläre Pleomorphie auf. Sie zeigen eine erhöhte Mitose- und Proliferationsaktivität sowie die Ausbildung von Tumorgewebsnekrosen. In der Randzone kann eine aggressive Infiltration des Gehirnparenchyms beobachtet werden. Bei hochmalignen Varianten kann das papilläre Wachstumsmuster stark in den Hintergrund treten. Dann ist die Diagnose eines Plexustumors anhand einfacher histopathologischer Kriterien schwierig.

Gradierung. Dieser Tumor wird von der WHO nach Grad III eingruppiert.

Immunhistochemie. Auch maligne Varianten von Plexuspapillomen zeigen eine starke Expression von Cytokeratin und panepithelialem Antigen. GFAP, S-100 und NSE können vollständig fehlen. Auch die Ausprägung von Präalbumin/Transthyretin erscheint variabel. Reaktionen mit dem MIB-1-Antikörper zeigen häufig eine markante Proliferationsfraktion weit oberhalb von 10% der Tumorzellen.

Varianten und Differentialdiagnose. Die wesentliche differentialdiagnostische Herausforderung besteht in der Abgrenzung gegenüber Gehirnmetastasen papillärer Carcinome. Neben immunhistochemischen Befunden müssen neuroradiologische und klinische Angaben herangezogen werden. Eine Differenzierung von malignen Varianten des papillären Ependymoms und des papillären Meningeoms kann im Einzelfall Schwierigkeiten bereiten.

Neuronale und glioneuronale Tumoren

Diese seltene Familie neuroepithelialer Tumoren schließt solche Tumorformen ein, welche als wesentlichen zellulären Bestandteil neoplastische Ganglienzellen enthalten. Es handelt sich praktisch ausschließlich um hochdifferenzierte, niedrigmaligne Tumoren, die überwiegend im jungen Lebensalter auftreten und häufig mit fokalen Epilepsien assoziiert sind. Aus diesem Grund beobachtet man eine relative Häufung dieser Entitäten an Epilepsie-chirurgischen Zentren (1500). In der neuroonkologischen Praxis spielen die folgenden vier Tumorarten eine Rolle.

Gangliogliom und Gangliocytom (WHO Grad I)

Häufigkeit. Die Gangliogliome machen weniger als 2% aller gehirneigenen Tumoren aus. Bei Patienten mit chronischen, therapierefraktären fokalen Epilepsien werden sie dagegen häufig beobachtet. Hier sind sie die häufigste Tumorentität. Im Prinzip können Gangliogliome in jeder Altersgruppe auftreten. Bevorzugt werden sie allerdings im jungen Erwachsenenalter diagnostiziert. Das klinische Erscheinungsbild wird durch chronische, pharmakoresistente Anfälle geprägt, welche über Jahre andauern können, bevor das Tumorleiden diagnostiziert wird.

Makroskopie und Lokalisation. Prinzipiell können Gangliogliome in fast allen Regionen des ZNS auftreten. Eine Vorzugslokalisation stellt allerdings der Temporallappen dar, in welchem ca. zwei Drittel dieser Tumoren beobachtet werden. Das makroskopische und neuroradiologische Erscheinungsbild ist variabel (Abb. 1.3e, Farbtafel III). Neben soliden, relativ scharf abgegrenzten Tumoranteilen finden sich nicht selten zystische Tumorkomponenten, welche für die Symptomatik mitverantwortlich sein können. Verkalkungen können vorkommen. Eine diffuse Durchsetzung des angrenzenden Gehirngewebes wird in der Regel nicht beobachtet. Auch ein signifikantes perifokales Ödem ist kein Merkmal des Ganglioglioms.

Mikroskopische Merkmale. Im klassischen Fall beobachtet man ein biphasisches Tumorgewebe, welches sich zum einen aus einer häufig faserreichen astrocytären Komponente zusammensetzt und zum anderen dysmorphe, atypisch gestaltete Ganglienzellen enthält. Die Ausprägung der Ganglienzellkomponente kann sehr stark variieren. In der Regel überwiegt der astrogliale Tumoranteil deutlich. Häufig treten die neoplastischen Ganglienzellen im Gangliogliom in Gruppen auf. Sie können eine erhebliche nukleäre und zelluläre Polymorphie zeigen. Der Nachweis von zweikernigen Ganglienzellen stützt die Diagnose, ist allerdings nicht beweisend. Trotz ausgeprägter Dysmorphiezeichen weisen die Ganglienzellen keine mitotische oder Proliferationsaktivität auf. Es ist daher umstritten, ob es sich wirklich um neoplastische oder um dysplastische bzw. malformativ veränderte Neurone handelt. Die gliale Komponente des Ganglioglioms kann ein variables Erscheinungsbild zeigen. In einigen Fällen erinnert sie stark an Zelltypen im pilozytischen Astrocytom mit ausgeprägtem Fortsatzreichtum und Ausbildung von Rosenthal-Fasern. Andererseits beobachtet man auch Tumoren, in denen die astrocytäre Tumorzellpopulation eher einem diffus infiltrierenden fibrillären Astrocytom entspricht. Die mitotische Aktivität ist sehr gering. Manche Gangliogliome sind ausgeprägt vaskularisiert und können hyalinisierte pseudoangiomatös angeordnete Gefäßkonglomerate enthalten. In bis zu der Hälfte der Fälle bestehen Mikroverkalkungen im Tumorgewebe. Auch perivaskuläre lymphoide Infiltrate kommen nicht selten vor. Manche Gangliogliome haben eine ausgeprägte Affinität zu den Subarachnoidalräumen und erinnern auch in dieser Eigenschaft an pilozytische Astrocytome. Die Grenze zum umgebenden Gehirngewebe ist variabel.

Gradierung. Die überwiegende Mehrzahl dieser Tumoren ist als hochdifferenziert bzw. niedrigmaligne einzustufen und wird einem WHO Grad I zugeteilt. Bei fokal zelldichteren Arealen oder fokaler Zunahme der Proliferationsaktivität vergeben wir einen WHO Grad II. Tatsächlich zeigen diese Varianten eine erhöhte Rezidiv- bzw. Wachstumstendenz. In sehr seltenen Fällen beobachtet man Gangliogliome, welche ausgeprägte Anaplasiemerkmale aufweisen. Hierzu zählen insbesondere eine signifikante mitotische bzw. deutlich erhöhte Proliferationsaktivität oberhalb von 10% der Tumorzellen, kleinzellige, wenig differenzierte Tumoranteile sowie Tumorgewebsnekrosen ohne Vorbehandlung. Bei erhöhter Proliferationsneigung oder Anaplasie ist es ausschließlich die astrocytäre Tumorkomponente, welche eine maligne Progression zeigt. Anaplastische Gangliogliome werden nach WHO Grad III eingestuft.

Immunhistochemie. Der biphasische glioneuronale Charakter dieser Tumoren läßt sich auch immunhistochemisch dokumentieren. Die astrocytäre Komponente zeigt eine unterschiedlich ausgeprägte Immunreaktivität für GFAP. Immunhistochemische Reaktionen mit Antikörpern gegen Synaptophysin und Neurofilament-Proteine können für den Nachweis einer neoplastischen Ganglienzellkomponente sehr hilfreich sein. Häufig zeigen die Neurone im Gangliogliom eine charakteristische perisomatische Synaptophysin-Immunreaktivität. Die Tumorzellproliferation wurde mit dem MIB-1-Antikörper untersucht. Sie liegt im Regelfall unter 1% und ist auf die astrocytäre Komponente beschränkt. In den seltenen anaplastischen Varianten kommt es zu einer erheblichen Zunahme der Proliferationsaktivität, häufig oberhalb von 10% der astrocytären Tumorzellpopulation.

Varianten und Differentialdiagnose. Die wesentliche differentialdiagnostische Herausforderung besteht in der Abgrenzung des Ganglioglioms zum faserreichen, pilozytischen Astrocytom. Dieses Problem stellt sich insbesondere in solchen Fällen, in denen eine Ganglienzellpopulation nur sehr fokal festzustellen ist. Dann kann die Unterscheidung gegenüber präexistenten, reaktiv veränderten Neuronen problematisch sein. Das erwähnte, charakteristische immunhistochemische Reaktionsmuster mit Antikörpern gegen Synaptophysin ist in machen Fällen hilfreich.

Eine sehr seltene Variante dieses Tumors ist das Gangliocytom, welches ausschließlich aus einer neoplastischen Ganglienzellpopulation aufgebaut ist. Es stellt nach unserer Erfahrung eine außerordentliche Rarität dar und ist differentialdiagnostisch nicht einfach von einem neuronalen Hamartom abzugrenzen. Eine Sonderform des Gangliozytoms im Kleinhirn wurde von Lhermitte und Duclos beschrieben. Es wird als *dysplastisches*

Gangliocytom oder *Lhermitte-Duclos-Syndrom* bezeichnet. Dieser Tumor geht mit einer ausgeprägten Architekturstörung der betroffenen Kleinhirnrinde einher und zeigt ein sehr benignes Verhalten. Es ist bis heute umstritten, ob es sich dabei wirklich um eine Neubildung oder um ein Hamartom handelt. Neuere genetische Befunde deuten darauf hin, daß das dysplastische Gangliocytom des Kleinhirns mit einer Phakomatose, der Cowden-Erkrankung, assoziiert ist.

In solchen Fällen, in denen nur kleine oder fragmentierte Gewebeproben für die histopathologische Beurteilung zur Verfügung stehen, kann die Differentialdiagnose zwischen einem Gangliogliom und einem glioneuronalen Hamartom große Mühe bereiten. Sie wird dadurch erschwert, daß in der Umgebung von Gangliogliomen nicht selten kleinere, Hamartie-artige Mißbildungen nachweisbar sind.

Molekulare Neuropathologie. Systematische Untersuchungen zur molekularen Pathogenese des Gangliglioms liegen noch nicht vor. Im Gegensatz zu astrocytären Gliomen werden Mutationen des TP53-Tumorsuppressors und eine Aktivierung des EGF-Rezeptor-Onkogens in diesen Tumoren nicht beobachtet. Für das seltene dysplastische Gangliocytom des Kleinhirns (Lhermitte-Duclos-Erkrankung) erscheinen Punktmutationen des PTEN-Tumorsuppressorgens auf Chromosom 10 verantwortlich.

Desmoplastisches infantiles Gangliogliom (WHO Grad I)

Aufgrund seiner charakteristischen klinischen und neuropathologischen Merkmale wurde dieser seltene Tumor in die neue WHO-Klassifikation der Gehirntumoren aufgenommen (1420). Es handelt sich um eine Neubildung, die überwiegend in den beiden ersten Lebensjahren auftritt und in den Großhirnhemisphären lokalisiert ist. Charakteristischerweise reicht das Tumorgewebe an die Oberfläche bzw. Subarachnoidalräume heran. Namengebend ist ein ausgeprägter Bindegewebsreichtum mit Ausbildung von Reticulin-Fasern (daher der Begriff desmoplastisch). Auch bei dieser Entität kann der Nachweis einer neoplastischen Ganglienzellkomponente schwierig sein, wobei gelegentlich auch rein astrocytäre Formen beschrieben werden (desmoplastisches infantiles Astrocytom oder desmoplastischer infantiler neuroepithelialer Tumor). Histopathologisch ist der Tumor benigne. Aufgrund seiner häufig erheblichen Größe und des jungen Alters der Patienten muß die klinische Prognose jedoch als ungewiß eingestuft werden. Das desmoplastische infantile Gangliogliom entspricht einem WHO-Grad-I-Tumor. Eine signifikante Neigung zur Malignisierung scheint nicht zu bestehen.

Dysembryoplastischer neuroepithelialer Tumor (DNT; WHO Grad I)

Häufigkeit. Auch diese Tumorentität wurde neu in die WHO-Klassifikation der Gehirntumoren eingeführt (298). Der dysembryoplastische neuroepitheliale Tumor (DNT) ist selten; er macht weniger als 1% aller gehirneigenen Tumoren aus. Wie das Gangliogliom wird auch der DNT überwiegend bei jungen Patienten mit chronischen, therapierefraktären Epilepsien beobachtet. Eine langjährige Vorgeschichte mit Krampfanfällen ist nicht selten. Bevorzugt betroffen werden junge Patienten in den beiden ersten Lebensjahrzehnten. Verlaufsbeobachtungen deuten darauf hin, daß dieser Tumor ein nur sehr geringes Wachstumspotential aufweist.

Makroskopie und Lokalisation. DNTs betreffen in der überwiegenden Mehrzahl der Fälle das Großhirn. Sie sind charakteristischerweise in oberflächlichen Cortexarealen lokalisiert, wobei der Temporallappen am häufigsten befallen wird. Bereits makroskopisch läßt sich gelegentlich ein multilokuläres Wachstumsmuster erkennen. Größere Tumoren können sich auch in das subcorticale Marklager ausdehnen. Auf der Schnittfläche beobachtet man in einigen Fällen zystische Anteile, die mit einer mucoiden, schleimigen Substanz angefüllt sind. Die Grenze zum umgebenden Gehirngewebe erscheint relativ scharf.

Mikroskopische Merkmale. Im klassischen Fall beobachtet man multiple, mikroskopisch kleine Tumorherde, die aus einer isomorphen, rundkernigen Zellpopulation aufgebaut sind, welche in eine zystische, mucoide Matrix eingebettet liegt. Als sehr charakteristisch gilt der Nachweis flottierender Neurone, welche innerhalb dieser Zwischensubstanz vorkommen (Abb. 1.**3f**, Farbtafel III). Sie wirken ausgereift und zeigen allenfalls geringgradige Dysplasie-Merkmale. In manchen Herden läßt sich eine säulenförmige Anordnung von Tumorzellen feststellen. Ein delikates Kapillarnetz ist nicht ungewöhnlich. Dieser Tumor zeigt keine signifikante Mitose- oder Proliferationsaktivität, keine Hinweise für Differenzierungsverlust oder ausgeprägte zelluläre und nukleäre Polymorphie und keine Nekrosen. Kleinschollige Verkalkungen können auftreten. Auffallend ist die relativ scharfe Abgrenzung der einzelnen Herde gegen die umgebende graue Substanz des Gehirns.

Gradierung. Es handelt sich um einen hoch differenzierten, benignen Tumor, der nach WHO Grad I eingestuft wird. Aufgrund der praktisch fehlenden Proliferationsneigung, fehlenden Raumforderungszeichen und vereinzelten mehrjährigen Beobachtungen ohne Größenzunahme ist bis heute nicht geklärt, ob der DNT einem glioneuronalen Tumor oder eher einem Hamartom entspricht. Auch nach nur partieller Resektion bleibt ein weiteres Tumorwachstum oft aus. Eine Malignisierung oder maligne Variante ist nicht bekannt.

Immunhistochemie. Immunhistochemische Untersuchungen können vor allem hilfreich sein, um neuronale Zellelemente innerhalb des Tumorgewebes nachzuweisen. Daneben ist eine variable Immunreaktivität für GFAP feststellbar. Untersuchungen mit dem MIB-1-Antikörper haben eine sehr geringe oder fehlende Proliferationsaktivität nachgewiesen, welche praktisch immer unterhalb von 1% liegt.

Varianten und Differentialdiagnose. Die wesentliche Differentialdiagnose stellt ein cortical infiltrierendes Oligodendrogliom dar. Da histopathologisch und klinisch große Ähnlichkeiten bestehen können, bereitet diese Differenzierung insbesondere dann Schwierigkeiten, wenn nur kleine und fragmentierte Gewebeproben zur Untersuchung verfügbar sind. Neben dem Nachweis flottierender Neurone gilt vor allem das multilokuläre Wachstumsmuster als Kriterium für die Diagnose eines DNT. Kontinuierliches Wachstum, fehlende flottierende Ganglienzellen und ausgeprägte perineuronale Satellitose sprechen dagegen eher für ein Oligodendrogliom.

Weitere Differentialdiagnosen, welche gelegentlich zu berücksichtigen sind, schließen mikrozystische Varianten eines Ganglioglioms sowie glioneuronale Hamartien ein.

Zentrales Neurocytom (WHO Grad I)

Das zentrale Neurocytom ist eine mittlerweile gut definierte klinisch-pathologische Entität, welche ebenfalls Eingang in die neue WHO-Klassifikation der Gehirntumoren gefunden hat (545, 546). Dieser Tumor ist dem Neuropathologen seit langem bekannt. Vor der Anwendung immunhistochemischer und elektronenoptischer Untersuchungen war man allerdings der Auffassung, daß es sich um eine gliale Neoplasie handelt. In früheren Jahren wurde diese Tumorform daher in der Regel als Ependymom des Foramen Monroi oder als Oligodendrogliom eingestuft.

Häufigkeit. Dieser seltene neuroepitheliale Tumor macht weniger als 1% aller gehirneigenen Geschwülste aus. Mittlerweile wurden annähernd 150 Fälle publiziert. Betroffen sind überwiegend jüngere erwachsene Patienten, in der Regel zwischen dem 20. und 40. Lebensjahr.

Makroskopie und Lokalisation. Das zentrale Neurocytom hat eine Vorzugslokalisation im Bereich der Vorderhörner der Seitenventrikel. Es imponiert in der Regel als intraventrikulärer Tumor, wobei gelegentlich bereits neuroradiologisch eine Assoziation mit dem Septum pellucidum bzw. dem Foramen Monroi erkennbar ist. Andere, weiter caudal gelegene Lokalisationen wurden vereinzelt beschrieben, sind allerdings rar. Gelegentlich wird eine Ausdehnung des Tumorgewebes aus den frontalen Vorderhörnern der Seitenventrikel in andere Ventrikelabschnitte per continuitatem beobachtet.

Makroskopisch stellt sich ein relativ scharf begrenztes, das Ventrikellumen ausfüllendes Tumorgewebe dar, welches nicht selten Verkalkungen zeigt. Infiltratives Übergreifen auf das angrenzende periventrikuläre Gehirnparenchym ist ungewöhnlich. Diese makroskopischen Merkmale lassen sich auch neuroradiologisch sehr eindrucksvoll demonstrieren.

Mikroskopische Merkmale. Der Tumor setzt sich aus einer isomorphen, rundzelligen Tumorzellpopulation mit gleichmäßig aufgebauten Kernen zusammen (Abb. 1.3d, Farbtafel III). Die Kerne sind häufig von einem wasserhellen Cytoplasmasaum umgeben, welcher dem Tumor eine Honigwabenartige, Oligodendrogliom-ähnliche Textur verleiht. Als sehr charakteristisch gelten kernfreie, fibrilläre Neuropil-Inseln innerhalb des Tumorgewebes. In manchen Neurocytomen beobachtet man auch perivaskuläre, fibrilläre Räume, welche an Pseudorosetten des Ependymoms erinnern. Mikroverkalkungen liegen in ca. der Hälfte der Fälle vor. Der Tumor ist von einem delikaten Kapillarnetz durchzogen, weist in der Regel jedoch keine nennenswerten Endothelproliferate auf. Die mitotische oder proliferative Aktivität ist sehr gering. Tumorgewebsnekrosen beobachtet man nicht. Das Neurocytom erscheint relativ scharf gegen das umgebende Gehirnparenchym abgegrenzt.

Gradierung. Entsprechend dem histopathologischen Erscheinungsbild und fehlenden Malignitätsmerkmalen wird das Neurocytom nach WHO Grad I eingeordnet. Ein alternativer Grad sollte allenfalls in den sehr seltenen Fällen erwogen werden, in denen eine signifikant erhöhte Mitoserate oder Proliferationsaktivität festzustellen sind.

Immunhistochemie. Für den Nachweis und für die Diagnose dieser Tumorentität ist die Immunhistochemie von großer Bedeutung (1432, 1433). In praktisch allen Fällen beobachtet man eine deutlich positive immunhistochemische Reaktion mit Antikörpern gegen Synaptophysin, insbesondere im Bereich der Neuropil-Inseln. Auch neuronspezifische Enolase sowie die neuronale Isoform des βIII-Tubulins werden von den Tumorzellen exprimiert. Diese Reaktionen sind ein eindeutiger Beleg für die neuronale Natur. In ca. 10% der Neurocytome kann man außerdem eine fokale, perinukleäre Immunoreaktivität für GFAP feststellen. Sie deutet darauf hin, daß die Tumorzellen des Neurocytoms prinzipiell auch eine Fähigkeit zur astroglialen Differenzierung besitzen. Reaktionen mit dem MIB-1-Antikörper zeigen eine nur geringe Proliferationsneigung, welche im Regelfall unter 2% der Tumorzellen liegt.

Varianten und Differentialdiagnose. Die wesentliche differentialdiagnostische Aufgabe betrifft die Abgrenzung des zentralen Neurocytoms gegenüber Oligodendrogliomen und Ependymomen. Dies ist in der Regel unter Zuhilfenahme immunhistochemischer Reaktionen mit Antikörpern gegen Synaptophysin eindeutig möglich. Für das Oligodendrogliom steht bis heute kein spezifischer immunhistochemischer Marker zur Verfügung. Hellzellige Ependymome zeigen im Regelfall eine GFAP-Expression, akzentuiert im Bereich der perivaskulären Pseudorosetten. Man geht heute davon aus, daß das von Zülch beschriebene Ependymom des Foramen Monroi der Erstbeschreibung zentraler Neurocytome entspricht.

Gelegentlich stößt man in zentralen Neurocytomen auf eine deutlich gesteigerte Mitoseaktivität, Zunahme des MIB-1-Proliferationsindex über 5–10% der Tumorzellen, pathologische Endothelproliferate und Tumorgewebsnekrosen (1516). Die Zahl der beobachteten Fälle ist zu gering, um zuverlässige Aussagen über den klinischen Verlauf solcher Varianten zu machen. In der Praxis verfahren wir so, daß Neurocytome mit derartigen Merkmalen als atypische Neurocytome WHO Grad II klassifiziert werden. Allerdings bedarf dieses Vorgehen noch einer klinisch-pathologischen Überprüfung an repräsentativen Patientenzahlen.

Paragangliom

Beim Paragangliom handelt es sich um einen gut differenzierten neuroendokrinen Tumor, welcher bevorzugt im Bereich des Filum terminale auftritt. Seltenere Lokalisationen sind weiter cranial liegende Abschnitte des Spinalkanals und das Glomus jugulare (sog. Chemodektom). Histopathologisch ist das Tumorgewebe durch isomorphe epitheliale Zellen mit Anordnung in Lobuli und Strängen gekennzeichnet. Morphologische Zeichen der Malignität finden sich nicht. Immunhistochemische Untersuchungen zeigen eine Expression neuronaler und vesikulärer Antigene wie z.B. NSE, Synaptophysin und Chromogranin in den Tumorzellen. Als charakteristisch gilt weiterhin der Nachweis von S-100-Protein in histogenetisch noch nicht zugeordneten Sustentikularzellen. Differentialdiagnostisch muß ein myxopapilläres Ependymom abgegrenzt werden.

Olfactorius-Neuroblastom

Dieser neuronale Tumor tritt bei erwachsenen Patienten im Bereich der Lamina cribrosa und des Nasen-Rachen-Raums auf. Als Ursprungszellen gelten neuronale Vorläufer des olfaktorischen Systems. Mikroskopisch bietet das Olfactorius-Neuroblastom bzw. Ästhesio-Neuroblastom einen kleinzelligen Aspekt mit Ausbildung von Rosettenarchitekturen. Die neuronale Natur der Tumorzellen lässt sich immunhistochemisch mit Antikörpern gegen NSE, Synaptophysin oder neuronales βIII-Tubulin dokumentieren. Auch eine Immunoreaktivität für Cytokeratine und Lu-5 kommt vor. Wie das Paragangliom enthält dieser Tumor eine Population von S-100-Protein positiven intermediären Zellen. Bei der Differentialdiagnose müssen kleinzellige Carcinome und primitive neuroektodermale Tumoren berücksichtigt werden. Die Beziehung des Olfactorius-Neuroblastoms zu PNETs ist in einzelnen Fällen strittig.

Pinealistumoren

Im Bereich der Glandula pinealis können verschiedene Tumorentitäten auftreten. Als Pinealistumoren im engeren Sinn versteht man solche Neubildungen, welche sich von den Pinealocyten herleiten. Sie machen je nach Untersuchungsserie 30–50% der Tumormanifestation in der Glandula pinealis aus. Differentialdiagnostisch müssen insbesondere Keimzelltumoren sowie astrocytäre Gliome berücksichtigt werden, welche ebenfalls in dieser Lokalisation auftreten.

Pineocytom (WHO Grad II)

Häufigkeit, Makroskopie und Lokalisation. Die Häufigkeitsangaben zum Pineocytom sind variabel. Man findet in der Literatur Zahlen zwischen 5 und 30% der Tumoren im Bereich der Glandula pinealis. Bevorzugt betroffen sind jüngere Erwachsene. Neuroradiologisch stellen sich diese Tumoren in der Regel als relativ homogene, scharf abgegrenzte Raumforderungen der Pinealisregion dar. Verkalkungen und zystische Anteile können vorkommen. Makroskopisch erscheint das Tumorgewebe weich und bis auf eventuelle zystische Anteile gleichmäßig aufgebaut. Es wirkt gut abgegrenzt gegenüber dem umgebenden Parenchym.

Mikroskopische Merkmale und Gradierung. Das mikroskopische Erscheinungsbild des Pineocytoms ist gekennzeichnet durch eine isomorphe Population von Tumorzellen mit runden Kernen, die feinscholliges Chromatin aufweisen. Häufig beobachtet man sog. pineocytäre Rosetten, welche zentrale Neuropil-Inseln einschließen. Anteile des Tumors können auch ein lobuliertes Erscheinungsbild bieten. Zystische Komponenten sowie kleinschollige Verkalkungen kommen vor. Eine signifikante Mitoseaktivität, blastäre Anteile, Nekrosen oder ausgeprägte Gefäßproliferate sind dagegen per definitionem nicht vorhanden. Im Bereich der an den Tumor angrenzenden Gliasepten kann eine reaktive Gliose mit Ausbildung von Rosenthal-Fasern beobachtet werden, welche differentialdiagnostisch nicht mit einem pilozytischen Astrocytom verwechselt werden darf.

Beim Pineocytom handelt es sich um einen niedrigmalignen, differenzierten Tumor, welcher von der WHO nach Grad II eingestuft wird. Bei der Gradierung ist der Ausschluß umschriebener, pineoblastärer Tumoranteile wichtig.

Immunhistochemie. Entsprechend der neuronalen Herkunft zeigt das Pineocytom eine Immunreaktivität mit Antikörpern gegen neuronale Antigene. Charakteristisch ist eine ausgeprägte, gleichmäßige Synaptophysin-Positivität. Retinales S-Antigen kann vorkommen, wird jedoch häufiger bei Pineoblastomen beobachtet. Die immunhistochemische Reaktion mit einem Antikörper gegen GFAP zeigt eine reaktive Gliose im Bereich der Pinealissepten, bleibt in den Tumorzellen jedoch negativ. Mit dem MIB-1-Antikörper zum Nachweis proliferierender Tumorzellen beobachtet man eine Markierungsfraktion unterhalb von 5%.

Varianten und Differentialdiagnose. Differentialdiagnostisch kann im Einzelfall die Abgrenzung eines Pineocytoms von einer reaktiv veränderten Glandula pinealis schwierig sein. Dieses Problem stellt sich insbesondere dann, wenn nur kleine und fragmentierte Biopsate zur Verfügung stehen. Eine durchgehende, gleichmäßige Lobulierung des Gewebes und völlige Abwesenheit von proliferierenden Zellen sollten primär an eine zystisch veränderte Pinealis mit reaktiven Veränderungen denken lassen. Auf der anderen Seite kann die Abgrenzung des Pineocytoms zum Pineoblastom bzw. intermediären Pineocytom/Pineoblastom Mühe bereiten. Da bei der letzteren Entität die pineoblastären Anteile u. U. nur fokal auftreten, ist die repräsentative Entnahme und Untersuchung von Biopsieproben für diese Differentialdiagnose von großer Bedeutung.

Pineoblastom (WHO Grad IV)

Häufigkeit, Makroskopie und Lokalisation. Beim Pineoblastom handelt es sich um einen malignen Tumor des Pinealisparenchyms, der sich von einer primitiven neuroektodermalen Vorläuferzelle herleitet. Die Häufigkeitsangaben schwanken. Es werden Zahlen zwischen 10 und 60% der Pinealis-Parenchymtumoren angegeben. Diese Tumorentität tritt häufiger in den ersten beiden Lebensjahrzehnten auf, kann jedoch auch noch jenseits des 5. Lebensjahrzehnts beobachtet werden. Neuroradiologisch und makroskopisch sieht man eine

Raumforderung im Bereich der Glandula pinealis welche sich häufig nur unscharf gegen die Umgebung abgrenzen läßt und von einem signifikanten perifokalen Ödem begleitet wird. Das makroskopische Erscheinungsbild ist variabel. Neben vitalen Tumoranteilen erkennt man hämorrhagische und nekrotische Abschnitte, welche der Tumorschnittfläche ein buntes Bild verleihen können.

Das Pineoblastom kann auf die angrenzenden Subarachnoidalräume übergreifen und sich durch liquorigene Aussaat bis in den Spinalkanal ausbreiten.

Mikroskopische Merkmale, Gradierung und Immunhistochemie. Histopathologisch zeigt das Pineoblastom Eigenschaften eines zelldichten, blauzelligen Tumors, welcher von primitiven neuroektodermalen Tumoren anderer Lokalisation kaum abzugrenzen ist. Die Tumorzellkerne sind hyperchromatisch, das Cytoplasma nur spärlich. Eine Tendenz zur Ausbildung neuroblastischer Homer-Wright-Rosetten ist häufig anzutreffen. Der Tumor zeigt eine hohe mitotische und Proliferationsaktivität und weist Nekrosen auf. Wie andere primitive neuroektodermale Tumoren wird auch das Pineoblastom in der WHO-Klassifikation nach WHO Grad IV eingestuft.

Immunhistochemisch beobachtet man eine variabel ausgeprägte Immunreaktivität für Synaptophysin (Abb. 1.6c, Farbtafel VI). Diese Eigenschaft ist häufig ausgeprägter als bei anderen primitiven neuroektodermalen Tumoren. Weiterhin läßt sich in einem hohen Prozentsatz dieser Tumoren das retinale S-Antigen nachweisen. Immunhistochemische Reaktionen mit dem MIB-1 Antikörper zeigen Proliferationsindizes oberhalb von 10%, nicht selten in einer Größenordnung von bis zu 50% der Tumorzellen. In seltenen Fällen kann man lichtmikroskopisch oder immunhistochemisch auch Hinweise für myogene, chondroide oder melanotische Differenzierung der Tumorzellen im Pineoblastom feststellen.

Varianten und Differentialdiagnose. Differentialdiagnostisch stellt sich gelegentlich die Frage der Abgrenzung zu anderen primitiven neuroektodermalen Tumoren. Bei großen Läsionen kann insbesondere eine sichere Unterscheidung des Pineoblastoms von einem Medulloblastom mit supratentorieller Ausbreitung schwierig sein. Im Erwachsenenalter muß dieser Tumor von anderen kleinzelligen Neoplasien im Bereich der Glandula pinealis abgegrenzt werden. Hier ist in der Regel die Immunhistochemie hilfreich. Eine wesentliche Differentialdiagnose ist das intermediäre Pineocytom/Pineoblastom (s. unten).

Molekulare Neuropathologie. Vereinzelt wurde über Pineoblastome und andere primitive neuroektodermale Tumoren bei Patienten mit einer Keimbahnmutation im TP53-Gen berichtet.

Pineocytom/Pineoblastom (WHO Grad III)

Neben Pineocytomen und Pineoblastomen beobachtet man in der Glandula pinealis auch parenchymatöse Tumoren, welche sowohl Anteile mit Eigenschaften eines Pineocytoms als auch solche mit Merkmalen eines Pineoblastoms enthalten. Da diese Variante auch im klinischen Verlauf eine intermediäre Stellung einzunehmen scheint, hat sich das Expertengremium der WHO dazu entschlossen, eine eigene Entität mit der Bezeichnung Pineocytom/Pineoblastom (WHO Grad III) in die Klassifikation aufzunehmen. Die klinischen und makroskopischen Merkmale sind denen der beiden anderen Entitäten ähnlich. Mikroskopisch beobachtet man zum einen solche Tumoren, in denen distinkte Pineocytom- und Pineoblastomkomponenten nebeneinander vorkommen. Weiterhin können diese Tumoren jedoch auch ein Zellbild bieten, welches einen intermediären Phänotyp zwischen den hochdifferenzierten Pineocytomen und den unreif-blastären Pineoblastomen einnimmt. Im letzteren Fall sind Merkmale wie erhöhte Zellularität und insbesondere erhöhte mitotische bzw. Proliferationsaktivität wichtige diagnostische Kriterien.

Dieser Tumortyp wird als maligne, WHO Grad III eingestuft. Die immunhistochemischen Merkmale ähneln denen anderer Pinealis-Parenchymtumoren einschließlich der Expression von Synaptophysin und von retinalen Photorezeptor-Proteinen.

Embryonale Tumoren

Im Gegensatz zur früheren Version der WHO-Klassifikation wurde die Familie der embryonalen Tumoren verkleinert. Insbesondere hat man sich entschlossen, das Glioblastoma multiforme nicht mehr in dieser Kategorie, sondern bei den astrocytären Gliomen einzustufen. Die wesentlichen Vertreter von embryonalen ZNS-Neubildungen sind jetzt die sog. primitiven neuroektodermalen Tumoren (PNET), deren Hauptvertreter das Medulloblastom des Kleinhirns ist (1159). Als seltene Entitäten sind weiterhin das Medulloepitheliom, das cerebrale Neuroblastom und das Ependymoblastom gelistet.

In den zurückliegenden Jahren hat der Begriff der primitiven neuroektodermalen Tumoren für Verwirrung gesorgt, da man zeitweise alle bösartigen Gehirntumoren des Kindesalters dieser Kategorie zugeordnet hat. Nach der Überzeugung des WHO-Expertengremiums sollte dieser Begriff jedoch ausschließlich solchen Tumoren vorbehalten sein, die sich von einer pluripotenten, neuroektodermalen Stammzelle herleiten und somit Eigenschaften eines primitiven neuroektodermalen Zelltyps im engeren Sinn ausprägen. Damit konzentriert sich die Familie der primitiven neuroektodermalen Tumoren im wesentlichen auf das Medulloblastom des Kleinhirns und auf solche Tumoren außerhalb der hinteren Schädelgrube, welche histopathologisch dem Medulloblastom praktisch identisch sind. Diese primitiven neuroektodermalen Tumoren treten ganz überwiegend im Kindesalter auf, werden gelegentlich jedoch auch im jüngeren Erwachsenenalter beobachtet.

Medulloblastom (WHO Grad IV)

Häufigkeit. Das Medulloblastom gilt nach dem pilozytischen Astrocytom als häufigster ZNS-Tumor des Kindesalters. Es macht ca. 20–25% aller pädiatrischen Gehirntumoren aus und weist eine Inzidenz von 2–4% aller Gehirntumoren auf. Dieser Tumor manifestiert sich bevorzugt während der ersten 10 Lebensjahre. Allerdings kommen 20–25% der Fälle im Erwachsenenalter vor. Das männliche Geschlecht ist mit einem Faktor von ca. 1,6 bevorzugt betroffen. In seltenen Fällen wurde ein familiäres Auftreten von Medulloblastomen berichtet. Die Inzidenz ist signifikant erhöht bei Patienten mit nävoidem Basalzellcarcinom-Syndrom (Gorlin-Goltz-Syndrom).

Makroskopie und Lokalisation. Vorzugslokalisationen sind der Kleinhirnwurm und die paramedianen Kleinhirnanteile. Insbesondere bei Auftreten jenseits des Kindesalters kann primär auch die Kleinhirnhemisphäre betroffen sein. Aufgrund seiner Lokalisation führt der Tumor frühzeitig zum Verschluß des vierten Ventrikels und manifestiert sich deshalb häufig durch die Symptome eines Verschlußhydrocephalus. Da sich vitale Tumorabschnitte mit Hämorrhagien und Nekrosen abwechseln, zeigt das Tumorparenchym sowohl neuroradiologisch als auch makroskopisch ein buntes Erscheinungsbild (Abb. 1.1e, Farbtafel I). Die Grenze zum angrenzenden Kleinhirnparenchym kann makroskopisch relativ scharf wirken. Ein ausgeprägtes perifokales Ödem läßt sich häufig beobachten.

Das Medulloblastom zeigt eine ausgeprägte Tendenz zur Absiedelung über die Liquorwege. Liquorigene Metastasen betreffen insbesondere den Spinalkanal, die basalen Cisternen, die mediobasalen Temporallappen und die Frontobasis. Neben der neuroradiologischen Dokumentation kann eine liquorigene Aussaat in manchen Fällen durch Liquor-cytologische Untersuchungen erfaßt werden.

Mikroskopische Merkmale und Gradierung. Histopathologische Schnitte zeigen einen zelldichten, wenig differenzierten Tumor, mit blauzelligen, hyperchromatischen Kernen. Die Tumorzellen enthalten nur spärlich Cytoplasma. In etwa der Hälfte der Fälle sind sog. neuroblastische Rosetten (Homer-Wright-Rosetten) im Tumorparenchym zu beobachten (Abb. 1.3g, Farbtafel III). Sie gelten als Hinweis für ein frühes Stadium einer neuronalen Differenzierung. Gelegentlich kommen auch kammartige, spongioblastäre Rhythmen zur Darstellung. Die mitotische Aktivität ist hoch. Flächenhafte Nekrosen, Einblutungen, pathologische Gefäßproliferate und Verkalkungen kommen in der Mehrzahl der Fälle vor. Eine straßenförmige Infiltration der Kleinhirnrinde von der Molekularschicht bis in das Stratum granulare läßt sich häufig beobachten. Hier zeigen die Tumorzellen Merkmale, welche an migrierende äußere Körnerzellen erinnern. In vielen Fällen kann man mikroskopisch eine Infiltration des Subarachnoidalraums feststellen.

Immunhistochemie. Auch in cytologisch primitiv bzw. undifferenziert wirkenden Medulloblastomen beobachtet man immunhistochemisch häufig bereits Hinweise auf eine neuronale Differenzierung. Diese drückt sich z.B. in einer Immunreaktivität für Neuron-spezifische Enolase in über 50% und in einer fokalen Expression von Synaptophysin in 30–50% der Fälle aus (Abb. 1.3h, Farbtafel III). Beim Nachweis von Synaptophysin zeigen die Tumorzellen auch cytologisch bereits Hinweise für eine beginnende Neurogenese. Selten kann diese bis zur Ausprägung ganglioider Merkmale und Expression von Neurofilament-

Proteinen fortschreiten. In der überwiegenden Mehrzahl der Medulloblastome findet man immunhistochemisch die embryonale Form des neuronalen Zelladhaesionsmoleküls NCAM. Weiterhin zeigen die meisten Tumoren auch Immunreaktivität für neuronales βIII-Tubulin, welches ebenfalls auf eine Tendenz zur neuronalen Differenzierung hinweist. Nur selten beobachtet man dagegen mit Antikörpern gegen astrocytäres GFAP-Protein eine positive Reaktion in den Tumorzellen. Dieser Befund wird in ca. 5 % der Medulloblastomen erhoben. Er belegt, daß die Ursprungszelle im Prinzip noch in verschiedene neurale Linien ausdifferenzieren kann.

Neuere Arbeiten weisen darauf hin, daß die Mehrzahl der Medulloblastome das intermediäre Filamentprotein Nestin exprimiert. Es handelt sich hierbei um ein Zytoskelett-assoziiertes Protein, welches vor allem in unreifen Zellen des Nervensystems auftritt und einen weiteren Beleg für den primitiven neuroektodermalen Charakter dieser Tumoren liefert. Sein Nachweis hat noch keinen Eingang in die Diagnostik gefunden. Entsprechend der hohen mitotischen und Wachstumsaktivität kann man in Medulloblastomen einen MIB-1-Markierungsindex nachweisen, welcher praktisch immer oberhalb von 10 %, in einigen Fällen sogar oberhalb von 50 % der Tumorzellen liegt (Abb. 1.**6 h**, Farbtafel VI).

Varianten und Differentialdiagnose. Das Medulloblastom kann in verschiedenen histopathologischen Varianten auftreten, welche mit Ausnahme des lipomatösen Medulloblastoms keine abweichenden klinischen Verläufe zeigen, jedoch von differentialdiagnostischer Bedeutung sind. Das *desmoplastische Medulloblastom* ist dadurch gekennzeichnet, daß innerhalb des Tumorgewebes zellärmere Inseln auftreten, welche von Retikulinfasern umgeben sind (Abb. 1.**6 h**, Farbtafel VI). In der Regel zeigen diese Inseln Hinweise für eine fortschreitende neuronale und/oder astrocytäre Differenzierung. Lange Zeit war man der Auffassung, daß desmoplastische Medulloblastome eine günstigere Prognose aufweisen. Diese Vermutung hat sich jedoch nicht verifizieren lassen. Die Variante scheint häufiger bei jungen erwachsenen Patienten aufzutreten.

Das *Medullomyoblastom* zeigt neben einer Komponente mit typischen Merkmalen des Medulloblastoms auch Tumorzellen, welche eine myogene Differenzierung durchlaufen. Diese kann so weit fortschreiten, daß eine Querstreifung auftritt. Sie läßt sich immunhistochemisch durch den Nachweis muskelspezifischer Antigene wie z. B. Desmin oder Myoglobin belegen. Über lange Zeit war die Histogenese dieser Medulloblastomvariante umstritten. Neuere entwicklungsneurobiologische Untersuchungen zeigen eindrucksvoll, daß cerebelläre Vorläuferzellen auch unter physiologischen Bedingungen eine Fähigkeit zur myogenen Ausreifung besitzen. Somit drücken die Tumorzellen offensichtlich eine Eigenschaft aus, welche im Rahmen der normalen Kleinhirnentwicklung auftritt. Hinweise für abweichende klinische oder prognostische Merkmale gibt es nicht.

Noch seltenere Varianten des Medulloblastoms sind das *melanotische Medulloblastom*, welches Herde von melaninhaltigen Tumorzellen aufweist und das *lipomatöse Medulloblastom* des Erwachsenenalters, in dem fokale Ansammlungen von Adipocyten im Tumorparenchym auftreten. Das lipomatöse Medulloblastom soll sich durch eine günstigere Prognose auszeichnen.

Bei Medulloblastomen im jüngeren oder höheren Erwachsenenalter müssen differentialdiagnostisch andere kleinzellig-undifferenzierte Neoplasien ausgeschlossen werden. Das Spektrum beinhaltet u. a. kleinzellige Carcinome, kleinzellige Gliome, kleinzellige Sarkome und hämatopoetische Neoplasien. Immunhistochemische Zusatzuntersuchungen lassen in solchen Fällen meist eine eindeutige Unterscheidung zu.

Molekulare Neuropathologie. Medulloblastome wurden von verschiedenen Arbeitsgruppen einer molekulargenetischen Untersuchung unterzogen. Dabei hat sich herausgestellt, daß sie sich grundlegend von Gliomen und anderen ZNS-Tumoren unterscheiden. Veränderungen in den Genen TP53, EGF-Rezeptor und in anderen Gliomassoziierten Genen treten im Medulloblastom praktisch nicht auf. In über 50 % beobachtet man umschriebene Allelverluste auf dem kurzen Arm von Chromosom 17, wobei das betroffene Tumorsuppressorgen noch nicht identifiziert werden konnte. Ein weiterer, noch putativer Genort wurde auf dem langen Arm von Chromosom 1 nachgewiesen. Vor kurzem hat man die Beobachtung gemacht, daß desmoplastische Medulloblastome häufig Mutationen im PTCH-Tumorsuppressorgen aufweisen (1081). Es handelt sich hierbei um ein entwicklungsneurobiologisch aktives Gen, dessen Inaktivierung u. a. für die Pathogenese des Gorlin-Goltz-Syndroms verantwortlich ist. Vereinzelt sind in familiär auftretenden Medulloblastomen Keimbahnmutationen des TP53-Gens beobachtet worden.

Andere primitive neuroektodermale Tumoren

Diese Gruppe faßt solche Tumoren zusammen, welche sich histopathologisch praktisch nicht vom Medulloblastom unterscheiden, jedoch außerhalb des Kleinhirns auftreten. Sie können prinzipiell jeden Abschnitt des zentralen Nervensystems befallen, machen allerdings einen erheblichen geringeren Prozentsatz aus als das Medulloblastom (Verhältnis ca. 1:9). Obwohl histopathologisch und immunhistochemisch keine signifikanten Abweichungen im Vergleich zum Medulloblastom beobachtet werden, erscheinen die klinischen Verläufe deutlich schlechter. Der Grund für diesen prognostischen Unterschied ist noch nicht bekannt.

Seltene Varianten embryonaler Tumoren

Die primitiven neuroektodermalen Tumoren, insbesondere das Medulloblastom, machen die überwiegende Mehrzahl aller embryonalen Tumoren des ZNS aus. Drei weitere, in der WHO-Klassifikation aufgelistete Entitäten stellen dagegen Raritäten dar. Ihre differentialdiagnostische Abgrenzung von primitiven neuroektodermalen Tumoren und anderen Tumorentitäten ist nicht unumstritten.

Das *Medulloepitheliom* ist ein primitiver neuraler Tumor, welcher überwiegend in den ersten fünf Lebensjahren im Bereich der Großhirnhemisphären auftritt. Charakteristisches mikroskopisches Merkmal ist die Ausbildung von schlauchartigen Epithelformationen, welche an das primitive Epithel des Neuralrohrs erinnern. Immunhistochemisch zeigen die Tumorzellen eine Expression von Vimentin, IGF-1 und β-FGF, meist jedoch noch keine Marker für neuronale oder gliale Differenzierung. Da sich nicht selten Abschnitte finden, welche histopathologisch anderen primitiven neuroektodermalen Tumoren ähneln, ist bis heute ungeklärt, ob das Medulloepitheliom lediglich eine Variante der primitiven neuroektodermalen Tumoren oder wirklich eine eigenständige Entität darstellt. Wir favorisieren eine Zuordnung zu den PNETs.

Beim *Ependymoblastom* ist die Abgrenzung zum malignen Ependymom auf der einen und zu einem primitiven neuroektodermalen Tumoren mit fokaler ependymaler Differenzierung auf der anderen Seite problematisch. Wir sind deshalb der Auffassung, daß diese Entität in reiner Form wohl nicht existiert.

Schließlich wird auch das *cerebrale Neuroblastom* als eigenständiger embryonaler Tumor in der WHO-Klassifikation gelistet. Aufgrund seiner unklaren Abgrenzung zu supratentoriellen primitiven neuroektodermalen Tumoren hat jedoch auch dieser Tumor keine breite Akzeptanz als eigenständige Entität erlangt. Wir neigen dazu, in solchen Fällen die Diagnose eines supratentoriellen PNET zu stellen. Eine Sonderform ist das *Ganglioneuroblastom*, welches eine fokal weit fortgeschrittene, ganglionäre Differenzierung aufweist.

Tumoren der cranialen und spinalen Nerven

In dieser Tumorgruppe werden die Neurinome (Schwannome), die Neurofibrome und die malignen peripheren Nervenscheidentumoren zusammengefaßt. Ihnen allen ist gemeinsam, daß sie sich aus Schwann-Zellen bzw. Schwann-Zell-Derivaten herleiten.

Neurinom bzw. Schwannom (WHO Grad I)

Häufigkeit. Neurinome machen 8–10% aller intracraniellen und 25–30% der intraspinalen Tumoren aus. Prinzipiell können alle Altersgruppen betroffen sein. Die Inzidenz ist jedoch am höchsten im mittleren und höheren Erwachsenenalter.

Makroskopie und Lokalisation. Die intracraniellen Neurinome, welche sich von den Gehirnnerven herleiten, zeigen eine deutliche Prädilektion für den vestibulären Anteil des N. statoacusticus, wesentlich seltener sind der N. trigeminus und N. facialis betroffen. Intraspinale Neurinome können im Prinzip an allen Spinalwurzeln auftreten. Die Tumoren erscheinen neuroradiologisch scharf gegen die Umgebung abgegrenzt. In manchen Fällen ist eine Assoziation mit einem größeren Nervenstamm zu beobachten. Makroskopisch sind Neurinome in der Regel von einer derben Kapsel begrenzt. Es kann zu erheblichen Kompressionseffekten auf das angrenzende Rückenmark bzw. Strukturen des Kleinhirnbrückenwinkels kommen, in der Regel jedoch ohne Tumorinfiltration dieser Strukturen (Abb. 1.1 h, Farbtafel I). Spinale Neurinome sind in der Regel intradural lokalisiert. Bei Ausdehnung durch die Foramina intervertebralia entstehen sog. Sanduhr-Geschwülste. Auf der Schnittfläche erkennt man ein weißlich-graues, weiches Tumorgewebe, das fokale Verfettung und Cystenbildung zeigen kann.

Prinzipiell können Neurinome im Verlauf des gesamten peripheren Nervensystems auftreten. Manifestation in jungem Alter und Entwicklung multipler Tumoren sollte immer dazu veranlassen, eine zugrundeliegende Neurofibromatose in die differentialdiagnostischen Überlegungen einzubeziehen.

Mikroskopische Merkmale und Gradierung. Im klassischen Fall weist das Tumorgewebe zwei verschiedene Architekturen auf. Zum einen erkennt man spindelzellige, in faszikulären Zügen angeordnete Tumorzellen mit langgestreckten Kernen und eosinophilem Cytoplasma. Als charakteristisch gilt in diesen Bezirken weiterhin eine palisadenförmige Aufreihung von Tumorzellkernen (Abb. 1.**5b**, Farbtafel V). Dieses Erscheinungsbild wird als Antoni-A-Formation bezeichnet. Daneben kommen Areale vor, in denen das Tumorgewebe kleincystisch verändert erscheint, Makrophagen-Ansammlungen und Verfettung sowie Hämosiderinablagerungen aufweist. Diese Eigenschaften werden als regressive Veränderungen interpretiert und als Antoni-B-Formation bezeichnet. Das Verhältnis der verschiedenen Komponenten ist variabel. Eine signifikante mitotische Aktivität, ausgeprägte cytologische Anaplasiemerkmale oder ausgedehnte Tumorgewebsnekrosen beobachtet man in Neurinomen WHO Grad I nicht. Dagegen enthalten diese Tumoren nicht selten ein prominentes Netz von hyalin veränderten Gefäßen, welche fokal einen pseudoangiomatösen Aspekt bieten können.

In der Retikulinfaser-Darstellung stellt sich in den Antoni-A-Formationen ein feines, delikates Reticulinfasernetz dar, welches die Basalmembranen einzelner Tumorzellen widerspiegelt. Bei den Neurinomen handelt es sich um benigne, gut differenzierte Tumoren, welche von der WHO nach Grad I gewertet werden.

Immunhistochemie. Neurinome und andere Schwann-Zell-Tumoren zeigen eine starke Expression des Calcium-bindenden Proteins S-100, welches sowohl in den Kernen als auch im Cytoplasma der Tumorzellen nachweisbar ist. In variablem Ausmaß läßt sich auch eine Expression des Intermediärfilaments Vimentin beobachten. Immunhistochemische Reaktionen mit dem MIB-1-Antikörper ergeben einen Proliferationsindex, der in der Regel unterhalb von 2% der Tumorzellen liegt.

Varianten und Differentialdiagnose. Falls Antoni-A- und Antoni-B-Architekturen nicht in charakteristischer Weise ausgeprägt sind, kann die differentialdiagnostische Abgrenzung des Neurinoms von anderen spindelzelligen Tumoren Mühe bereiten. In die Differentialdiagnose einzubeziehen sind dann fibroblastische Meningeome, Fibrome und andere mesenchymale Neoplasien. Der immunhistochemische Nachweis von S-100 hilft in der Regel weiter. Bei ausgeprägten degenerativen Veränderungen kann sich differentialdiagnostisch auch das Neurofibrom anbieten, zumal Mischformen vorkommen.

Eine histopathologische Variante des Neurinoms, welche in die WHO-Klassifikation Eingang gefunden hat, ist das sog. *zelluläre Neurinom*. Wesentliches Merkmal dieser Variante sind kompakte Tumoranteile von hoher Zellularität und allenfalls angedeuteter Ausbildung von faszikulären Antoni-A-Architekturen. Da diese Tumoren in der Regel keine signifikant erhöhte Mitose- oder Proliferationsaktivität aufweisen, werden sie ebenfalls nach WHO Grad I eingestuft. Es ist allerdings noch nicht abschließend geklärt, ob sie abweichende klinische Verläufe zeigen.

Molekulare Neuropathologie. Ein wesentlicher molekularer Mechanismus in der Pathogenese von Neurinomen besteht in der Mutation bzw. Inaktivierung des Neurofibromatose-Typ-2-Tumorsuppressorgens. Solche Mutationen findet man in über 50% der sporadischen Neurinome. In dieser Eigenschaft weisen die Neurinome damit eine Gemeinsamkeit mit den Meningeomen auf.

Neurofibrom (WHO Grad I)

Bei den Neurofibromen handelt es sich um Tumoren des peripheren Nervensystems, welche überwiegend in distalen Abschnitten auftreten. Im Bereich der cranialen und spinalen Nerven sind Neurofibrome selten. Das Tumorgewebe zeigt eine mäßig zellreiche Ansammlung von spindeligen Tumorzellen mit torquierten Fortsätzen, welche häufig in einer cystischen oder myxoiden Grundsubstanz liegen. Nicht selten weist das Neurofibrom darüber hinaus eine ausgeprägte Bildung von kollagener Matrix auf. Neben S-100-positiven Schwann-Zellen findet man auch eine

Zellpopulation, die Eigenschaften von Fibroblasten und Perineuralzellen aufweist. Es ist daher noch nicht endgültig geklärt, aus welchem Zelltyp das Neurofibrom entsteht. In der überwiegenden Mehrzahl der Fälle ist dieser Tumor hochdifferenziert und benigne. Eine maligne Entartung kommt insbesondere bei Patienten mit Neurofibromatose Typ 1 vor.

Aufgrund unterschiedlicher Wachstumsmuster lassen sich zwei histopathologische Varianten des Neurofibroms unterscheiden: Die *solitären Neurofibrome* bilden in der Regel eine gut abgegrenzte Tumormasse, während sich das *plexiforme Neurofibrom* diffus über verschiedene Nervenfaszikel ausbreiten kann. Beim Auftreten multipler Neurofibrome, plexiformer Varianten oder Manifestationen in jungem Lebensalter sollte immer eine zugrundeliegende Neurofibromatose Typ 1 ausgeschlossen werden. Gelegentlich beobachtet man Schwann-Zell-Tumoren, die sowohl Merkmale von Neurinomen als auch solche von Neurofibromen ausprägen. Die histopathologische Diagnose wird in solchen Fällen nach dem überwiegenden Anteil gestellt.

Maligne periphere Nervenscheidentumoren (MPNST; WHO Grad III)

Da maligne Tumoren des peripheren Nervensystems unterschiedliche histopathologische Erscheinungsformen zeigen können, in ihren klinischen Merkmalen jedoch viele Gemeinsamkeiten aufweisen, hat sich das WHO-Expertengremium entschlossen, diese Tumoren unter dem Oberbegriff *maligne periphere Nervenscheidentumoren* bzw. *MPNST* zusammenzufassen. Früher waren einzelne Subtypen auch unter den Bezeichnungen malignes Neurinom, malignes Schwannom, neurogenes Sarkom oder Neurofibrosarkom bekannt.

Häufigkeit. Diese Tumoren sind wesentlich seltener als Neurinome. Bei manchen Patienten treten sie *de novo*, d. h. a priori maligne auf; bei anderen entwickeln sich maligne periphere Nervenscheidentumoren aus benignen Schwann-Zell-Neoplasien, insbesondere aus Neurofibromen. Für Patienten mit einer Neurofibromatose Typ 1 besteht ein stark erhöhtes Risiko für die Malignisierung von Neurofibromen.

Makroskopie und Lokalisation. MPNSTs sind überwiegend in peripheren Abschnitten des Nervensystems lokalisiert. Gelegentlich treten sie auch im Spinalkanal auf. Neuroradiologisch beobachtet man inhomogene Färbemuster sowie in manchen Fällen eine Invasion in benachbarte Strukturen mit perifokalem Ödem. Die makroskopische Schnittfläche ist heterogen. Sie kann neben vitalen grau-gelblichen Tumoranteilen auch Nekrosen und Blutungen enthalten. Bei der seltenen melanotischen Variante des MPNST fällt bereits makroskopisch eine Tumorpigmentierung auf.

Mikroskopische Merkmale und Gradierung. Das histopathologische Erscheinungsbild ist vielfältig. Es reicht von spindelzelligen, Fibrosarkom-artigen Mustern bis zu epitheloiden und melanotischen Varianten. Falls keine besser differenzierten Anteile, die noch Eigenschaften eines Neurinoms oder Neurofibroms zeigen, vorhanden sind, kann die histopathologische Diagnose ohne immunhistochemische Zusatzfärbungen erhebliche Schwierigkeiten bereiten. Neben Zeichen der zellulären Anaplasie findet sich eine deutlich erhöhte Mitose- und Proliferationsaktivität, Nekrotisierungstendenz und Kapseldurchbruch mit Infiltration benachbarter Gewebe. Bei der melanotischen Variante des MPNST ist weiterhin eine Pigmentierung der Tumorzellen nachweisbar.

Entsprechend der deutlich ausgeprägten Anaplasiemerkmale werden diese Tumoren von der WHO nach Grad III bewertet.

Immunhistochemie. In unterschiedlichem Ausmaß bleibt auch bei malignen Schwann-Zell-Tumoren die Expression des S-100-Proteins erhalten. Sie ist ein wichtiges diagnostisches Hilfsmittel. Bei der epitheloiden Variante kann eine fokale Cytokeratin- bzw. Lu-5-Expression vorhanden sein, bei melanotischen Formen des MPNST findet man darüber hinaus auch Immunreaktivität für Melanocyten-assoziierte Antigene wie z. B. HMB-45. Die Reaktion mit dem MIB-1-Antikörper zeigt Proliferationsraten deutlich oberhalb von 5 % der Tumorzellen. Sie kann regional stark variieren.

Varianten und Differentialdiagnose. Die wesentlichen histopathologischen Erscheinungsformen bzw. Varianten des MPNST sind die folgenden: Sarkomatöse Tumoren (ehemals Neurofibrosarkome), epitheloide MPNSTs mit epithelähnlichen cytologischen Merkmalen einschließlich Cytokeratin-Expression und melanotische MPNSTs mit Expression Melanocyten-assoziierter Antigene und Bildung von Melaninpigment. Die Differentialdiagnose schließt dementsprechend andere Sarkome, wenig differenzierte Carcinome sowie das maligne Melanom ein. Im Einzelfall kann die Differenzierung eines melanotischen MPNST von einem primär spinal lokalisierten malignen Melanom außerordentlich schwierig sein, da beide Zelltypen sich aus einem gemeinsamen Vorläufer in der Neuralleiste herleiten.

Molekulare Neuropathologie. Es gibt Hinweise dafür, daß bei der Malignisierung von Schwann-Zell-Tumoren Mutationen des TP53-Tumorsuppressorgens eine Rolle spielen.

Tumoren der Meningen

Unter den Tumoren der Meningen listet die neue WHO-Klassifikation zum einen die Meningeome, zum anderen die wesentlich selteneren nichtmeningothelialen, mesenchymalen Tumoren im Bereich der Meningen. Nach ihrer Häufigkeit und klinischen Bedeutung stehen die Meningeome ganz im Vordergrund. Bei den Meningeomen handelt es sich um Neubildungen, die sich aus dem Meningothel herleiten. Das Expertengremium der WHO hat sich dazu entschlossen, 14 verschiedene histopathologische Meningeomvarianten in der revidierten WHO-Klassifikation aufzuführen (1221). Für die klinische Praxis sind neben der Hauptgruppe von Meningeomen WHO Grad I allerdings nur 3 Formen mit einer ungünstigen biologischen Wertigkeit von Bedeutung. Es handelt sich dabei um das seltene papilläre Meningeom, das atypische Meningeom und das anaplastische Meningeom (872).

Meningeome
Meningeom (WHO Grad I)

Häufigkeit. Die Meningeome zählen mit einem Anteil von ca. 25% neben den Glioblastomen und den cerebralen Metastasen zu den häufigsten intracraniellen Tumoren. Im Gegensatz zu praktisch allen übrigen ZNS-Tumoren treten sie bei Frauen häufiger auf als bei Männern (Verhältnis ca. 3:2). Betroffen sind insbesondere erwachsene Patienten im höheren Lebensalter. Die Altersverteilung ist allerdings breit, und gelegentlich können Meningeome bereits im Kindesalter beobachtet werden.

Makroskopie und Lokalisation. In der überwiegenden Mehrzahl der Fälle entwickeln sich Meningeome im Bereich des Subarachnoidalraums und zeigen eine breitbasige Verbindung zur Dura mater. Charakteristische Lokalisationen sind die Falx cerebri (Abb. 1.1 g, Farbtafel I), die Dura mater im Bereich der Konvexität, die Frontobasis, die Region der Keilbeinflügel, die basalen Zisternen sowie der Kleinhirn-Brückenwinkel. Weiterhin können diese Tumoren auch im Spinalkanal auftreten, wobei dann bevorzugt cervico-thorakale Segmente befallen sind. Bei den spinalen Meningeomen überwiegen weibliche Patienten mit einem Verhältnis von ca. 5:1. In selteneren Fällen können Meningeome auch primär intraventrikulär lokalisiert sein. Sie gehen hier von Meningothel-Inseln im Bereich des Plexus choroideus aus.

Neuroradiologisch stellen sich diese Tumoren als stark vaskularisierte, hyperdense Raumforderung dar, welche gegenüber der Umgebung relativ scharf abgegrenzt erscheint. Das angrenzende Gehirngewebe wird zwar verdrängt, in der Regel aber nicht infiltriert. Dagegen kommt nicht selten infiltratives Wachstum in den benachbarten Schädelknochen mit Spicula-Bildung vor. Diese Infiltration kann sich bis in die Galea ausdehnen. Dabei zeigen Tumoren mit einem solchen Infiltrationsverhalten häufig keine histopathologischen Malignitätsmerkmale. Kernspintomographisch läßt sich in der Tumorrandzone nicht selten ein sog. Meningealzeichen feststellen. Es kann sowohl durch Tumorinfiltration in die benachbarte Dura als auch durch periphere Granulationsgewebsbildung oder eine ausgeprägte peritumorale lymphozytäre Reaktion verursacht werden. Beim Meningeom *en plaque* handelt es sich um eine besondere Wachstumsform, die Teile der Dura mater flächenhaft überzieht.

Makroskopisch zeigen Meningeome in der Regel eine homogen weißliche Schnittfläche. Der Tumor kann das angrenzende Gehirngewebe erheblich komprimieren. Die Grenze zum Gehirnparenchym bleibt beim Meningeom WHO Grad I jedoch scharf erhalten. Nach Entfernen der Tumormasse sieht man häufig eine muldenförmige Impression der Gehirnoberfläche. Manche Meningeome zeichnen sich durch eine auch makroskopisch erkennbare extensive Vaskularisierung aus, welche den Operateur vor erhebliche Probleme stellen kann. Eine weitere Eigenschaft, die dem Neurochirurgen Schwierigkeiten macht, ist die mögliche Infiltration von Anteilen der Sinus durae matris. Dieses Phänomen wird insbesondere bei Falx- und Tentoriummeningeomen beobachtet.

Mikroskopische Merkmale. Das histopathologische Bild zeigt einen mäßig zelldichten, isomorph aufgebauten Tumor, welcher im klassischen Fall durch Bildung von Synzytien ohne erkennbare Zellgrenzen gekennzeichnet ist (Abb. 1.4a, Farbtafel IV). Die Kerne sind gleichmäßig gestaltet, weisen ein fein granuläres Chromatin auf und enthalten häufig Vacuolen-artige Einstülpungen, was zur Ausbildung sog. Lochkerne oder Milchglaskerne führt (Abb. 1.4b, Farbtafel IV). Eine in zahlreichen Meningeomen zu beobachtende Architektur sind zwiebelschalenartige, konzentrische Tumorzellformationen, welche im Zentrum verkalken und zur Ausbildung sog. Psammom-Körper führen. Insgesamt kann das mikroskopische Erscheinungsbild der Meningeome außerordentlich vielgestaltig sein (1221). Die WHO unterscheidet 11 histopathologische Varianten des Meningeoms WHO Grad I, welche im folgenden zusammengefaßt werden sollen. Praktisch allen Varianten ist gemeinsam, daß sie in der Regel gutartige Verläufe haben. Nicht selten findet sich in ein und demselben Tumor eine Kombination verschiedener Wachstumsarchitekturen. Falls man eine systematische Subtypisierung vornimmt, wird der Subtyp nach der vorherrschenden Wachstumsform festgelegt. Erhöhte Mitose- und Proliferationsaktivität, ausgeprägte zelluläre und nukleäre Polymorphie, ausgeprägte Nekrotisierungstendenz sowie eine Invasion des angrenzenden Gehirngewebes sind Merkmale, welche immer auf atypische oder anaplastische Meningeomvarianten hindeuten (s. unten).

Meningotheliomatöses Meningeom

Hier handelt es sich um den klassischen synzytialen Meningeomtyp mit plattenartigen Zellverbänden, Ausbildung von Wirbelarchitekturen und zahlreichen Lochkernen (Abb. 1.4a u. b, Farbtafel IV).

Fibroblastisches Meningeom

Vorherrschender Zelltyp bei dieser Variante sind spindelzellige Tumorzellen mit ausgezogenen eosinophilen Fortsätzen, variabel ausgeprägten Kollagenablagerungen sowie Retikulinfaserbildung durch die Tumorzellen.

Transitionales Meningeom

Das transitionale Meningeom stellt einen Subtyp dar, in welchem meningotheliomatöse und fibroblastische Anteile kombiniert auftreten. Die Diagnose ist dann gerechtfertigt, wenn beide Komponenten nennenswert ausgeprägt sind.

Psammomatöses Meningeom

Die Ausbildung von Wirbelarchitekturen mit zentralen, konzentrisch geschichteten Verkalkungen (sog. Psammomkörper) wird fokal in zahlreichen Meningeomen beobachtet. Bei der psammomatösen Meningeomvariante stehen diese Architekturen ganz im Vordergrund. Dieser Subtyp tritt insbesondere im Spinalkanal auf und ist bei weiblichen Patienten überrepräsentiert.

Angiomatöses Meningeom

Eine ausgeprägte Gefäßneubildung ist ein mikroskopisches Merkmal, das fokal in zahlreichen Meningeomen beobachtet wird. Beim angiomatösen Meningeom stehen ausgedehnte, hyalinisierte Gefäßnetze im Vordergrund des histopathologischen Erscheinungsbildes. Dabei können Gefäßstrukturen so stark überwiegen, daß solide Tumoranteile kaum mehr nachweisbar sind. Differentialdiagnostisch muß diese Meningeomvariante von Hämangioblastomen und Hämangiopericytomen abgegrenzt werden (s. unten).

Mikrocystisches Meningeom

Bei diesem Subtyp ist die Ausbildung von flüssigkeitsgefüllten Hohlräumen zwischen den Tumorzellen eine prominente Eigenschaft. Gelegentlich können auch größere Zysten sowie xanthomatöse Veränderungen vorkommen. Der Nachweis solider Meningeomanteile innerhalb des Tumorgewebes ist für die Diagnose entscheidend.

Sekretorisches Meningeom

Das sekretorische Meningeom ist ein Tumor, welcher über weite Strecken meningotheliomatöse Merkmale zeigt. Darüber hinaus treten tropfenförmige, PAS-positive Ablagerungen im Tumorgewebe auf, welche auch als Pseudopsammom-Körper bezeichnet werden. Diese Variante zeichnet sich durch Expression des carcinoembryonalen Antigens aus (CEA).

Klarzellmeningeom

Es handelt sich um eine seltene Meningeomvariante, welche durch Tumorzellen mit einem wasserhellen, glykogenreichen, gelegentlich PAS-positiven Cytoplasma gekennzeichnet ist. Diese seltene Form soll bevorzugt im Kindesalter auftreten. Es wird über ein erhöhtes Rezidivrisiko berichtet. Die biologische Wertigkeit des Klarzellmeningeoms ist daher ungewiß.

Chordoides Meningeom

Dieser Tumor mit epithelialen Zellgruppen innerhalb einer myxoiden Matrix erinnert in seinem Aufbau an ein Chordom. Daher rührt die Bezeichnung chordoides Meningeom. Bei präpontiner Lokalisation können immunhistochemische Untersuchungen zur sicheren Differentialdiagnose erforderlich werden. Nicht selten enthält diese Variante ausgeprägte lympho-plasmazelluläre Infiltrate.

Lympho-plasmazellulär infiltriertes Meningeom (sog. lympho-plasmacytisches Meningeom)

In dieser Variante beobachtet man ausgeprägte lympho-plasmazelluläre Infiltrate, welche in manchen Fällen in Form von Russel-Körperchen und sekundären Keimzentren angeordnet sind. Falls diese Infiltrate ganz im Vordergrund stehen und vitale Meningeomanteile nur gering ausgeprägt werden, kann die Abgrenzung zum sog. Plasmazellgranulom der Meningen außerordentlich schwierig sein. Über die Auslöser dieser immunologischen Reaktion ist noch wenig bekannt. Eine prognostische Bedeutung wurde bislang nicht festgestellt.

Metaplastisches Meningeom

Als metaplastische Meningeome werden solche Tumoren bezeichnet, die neben vitalen meningothelialen Anteilen auch metaplastische Gewebekomponenten ausbilden. Letztere können durch Knorpel- oder Knochenbildung, erhebliche xanthomatöse Veränderungen, fortgeschrittene Verfettung oder extensive Verschleimung (myxoide Metaplasie) gekennzeichnet sein.

Gradierung. Die zahlenmäßig weit überwiegenden benignen Meningeome und ihre histopathologischen Varianten werden dem WHO Grad I zugeordnet. Entsprechend sind die klinischen Verläufe in der Mehrzahl der Fälle günstig. Rezidive treten in erster Linie dann auf, wenn operationstechnisch signifikante Tumoranteile belassen werden müssen.

Immunhistochemie. Immunhistochemisch lassen sich in praktisch allen Meningeomen das Intermediärfilament Vimentin sowie das epitheliale Membranantigen (EMA) nachweisen (Abb. 1.6e, Farbtafel VI). Insbesondere die Kombination dieser beiden Antigene ist fast pathognomonisch und diagnostisch hilfreich. Im Gegensatz zu Neurinomen zeigen Meningeome nur selten eine positive S-100-Reaktion. Cytokeratine werden in der Regel nicht exprimiert. Bei der sekretorischen Meningeomvariante wird über den Nachweis des carcinoembryonalen Antigens (CEA) berichtet. Untersuchungen mit dem MIB-1-Antikörper ergeben Proliferationsindizes deutlich unterhalb von 5%.

Differentialdiagnose. Je nach vorherrschendem histopathologischem Wachstumsmuster kommen eine Reihe von differentialdiagnostischen Erwägungen in Betracht. Beim fibroblastischen Meningeom kann die Abgrenzung gegenüber einem Neurinom, Fibrom oder anderen spindelzelligen mesenchymalen Tumoren Mühe bereiten. Immunhistochemische Untersuchungen können hier weiterhelfen. Bei angiomatösen Meningeomen mit ausgeprägter Neovaskularisation müssen Gefäßtumoren, Hämangioblastome und Hämangiopericytome abgegrenzt werden. Auf die Unterscheidung zwischen chordoidem Meningeom und Chordom bzw. ausgeprägten lympho-plasmazellulär infiltrierten Meningeomen und sog. Plasmazellgranulomen der Meningen wurde bereits hingewiesen.

Molekulare Neuropathologie. Bereits in den 60er Jahren wurde mit cytogenetischen Untersuchungen auf ein defektes Chromosom 22 beim Meningeom hingewiesen. Mittlerweile ist bekannt, daß es sich bei dem häufig betroffenen Meningeomgen auf diesem Chromosom um das Neurofibromatose-Typ-2-Tumorsuppressorgen (NF2) handelt. Mutation und Allelverluste von NF2 werden bei ca. 70% aller Meningeome gefunden, wobei interessanterweise der meningotheliomatöse Subtyp deutlich geringere Häufigkeiten zeigt (1471). Das NF2-Gen kodiert für ein filopodiales Protein, welches bei der Assoziation von Cytoskelett-Bestandteilen mit der extracellulären Matrix eine Rolle spielt. In atypischen und malignen Meningeomen beobachtet man weiterhin Allelverluste auf dem kurzen Arm von Chromosom 1, dem langen Arm von Chromosom 14 und auf Chromosom 10. Die verantwortlichen Gene sind hier noch nicht identifiziert.

Papilläres Meningeom (WHO Grade II oder III)

Beim papillären Meningeom handelt es sich um eine seltene Variante, welche überwiegend bei Kindern und jungen Erwachsenen auftritt. Mikroskopisch ist das Tumorgewebe durch Ausbildung papillärer, perivaskulärer Architekturen geprägt (Abb. 1.4e, Farbtafel IV). Nicht selten beobachtet man eine erhöhte mitotische Aktivität. Dementsprechend zeigen die papillären Meningeome auch deutlich ungünstigere klinische Verläufe. Je nach Ausprägung von Mitosehäufigkeit und anderen Anaplasiemerkmalen wird dieser Tumor nach WHO Grad II oder nach Grad III eingestuft. Immunhistochemisch wird neben einer Expression von Vimentin und EMA auch fokale GFAP-Expression beobachtet. Letztere kann bei der differentialdiagnostischen Abgrenzung gegenüber papillären Ependymomen Mühe bereiten. Dieser Tumor verlangt eine engmaschige postoperative Kontrolle und ggf. adjuvante Strahlentherapie.

Atypisches Meningeom (WHO Grad II)

Bei ca. 5% der meningotheliomatösen, fibroblastischen oder transitionalen Meningeome fällt bei insgesamt typischem histopathologischem Erscheinungsbild eine deutlich erhöhte Mitose- bzw. Proliferationsaktivität auf (Abb. 1.4c, Farbtafel IV). Erhöhte Zelldichte, mäßig ausgeprägte zelluläre und nukleäre Polymorphie sowie Nekrosen können hinzutreten. Dagegen fehlen anaplastisch-sarkomatöse Veränderungen und insbesondere Hinweise für eine Infiltration des Gehirnparenchyms. Dieses Meningeom, welches mit einer erhöhten Rezidivrate vergesellschaftet ist, wird als atypisches Meningeom bezeichnet und nach WHO Grad II bewertet. In der diagnostischen Praxis haben sich ein MIB-1-Markierungsindex oberhalb von 5% der Tumorzellen oder der Nachweis mehrerer stark vergrößerter Gesichtsfelder mit mindestens drei Mitosefiguren als diagnostisches Kriterium bewährt (872). Im deutschsprachigen Raum wird derzeit empfohlen, diese Entität engmaschig zu verfolgen, jedoch nicht adjuvant postoperativ nachzubehandeln.

Anaplastisches Meningeom (WHO Grad III)

Eine Untergruppe von 2–5% der Meningeome zeigt histopathologisch fortgeschrittene Anaplasiemerkmale. Neben einer deutlich erhöhten Mitose- und Proliferationsrate, ausgeprägter Zell- und Kernpolymorphie sowie starker Nekrotisierungstendenz ist dies insbesondere der Nachweis einer Tumorzellinvasion in das angrenzende Gehirngewebe (Abb. 1.4d, Farbtafel IV). Das letztere Merkmal gilt als wichtigstes Kriterium für das anaplastische bzw. maligne Meningeom WHO Grad III. In Grenzfällen mit Beschränkung der vordringenden Tumorzellen auf die Virchow-Robin-Räume oder bei Rezidivtumoren kann der sichere Nachweis einer echten Gehirninfiltration allerdings schwierig sein. In solchen Fällen gehen wir mit der Einstufung als anaplastisches Meningeom zurückhaltend um, weisen jedoch auf die Notwendigkeit von engmaschigen Verlaufskontrollen hin. Bei fortschreitender Entdifferenzierung und Vorherrschen spindelzelliger Tumorzellelemente kann die Differentialdiagnose zu einem primären Sarkom der Meningen schwierig sein. Der fokal noch mögliche Nachweis von EMA kann hilfreich sein.

Anaplastische Meningeome weisen eine deutlich ungünstigere Prognose als andere Meningeome auf und bedürfen in der Regel einer adjuvanten postoperativen Strahlentherapie.

Molekularpathologisch scheinen Defekte putativer Tumorsuppressorgene auf den Chromosomen 1p, 14q und 10 an der Anaplasieentwicklung von Meningeomen beteiligt.

Nicht-meningotheliale, mesenchymale Tumoren im Bereich der Meningen

Nicht-meningotheliale Neubildungen im Bereich des Subarachnoidalraums sind wesentlich seltener als die Meningeome. Es handelt sich dabei zum einen um eine Reihe von benignen mesenchymalen Tumoren, welche u. a. Osteome, Chondrome, Lipome und Histiocytome einschließen. Zum anderen können maligne mesenchymale Tumoren primär den Subarachnoidalraum befallen.

Hämangiopericytom (WHO Grade II und III)

Das Hämangiopericytom der Meningen wurde über lange Zeit als hämangiopericytische Meningeomvariante geführt. Mittlerweile ist man auch unter Zuhilfenahme immunhistochemischer Untersuchungen zur Überzeugung gelangt, daß es sich hier nicht um ein Meningeom, sondern um ein Hämangiopericytom mit subarachnoidaler Lokalisation handelt. In der Tat unterscheidet sich dieser Tumor histopathologisch und immunhistochemisch nicht von Hämangiopericytomen außerhalb des zentralen Nervensystems. Wahrscheinlicher Ursprung ist eine Pericyten-artige Gefäßwand-abgeleitete Zelle. Je nach Mitose- und Proliferationsaktivität werden die Hämangiopericytome nach WHO Grad II oder III eingeordnet. Sie zeigen eine erhebliche Rezidivneigung und können im weiteren Verlauf auch hämatogene Fernmetastasen hervorrufen. Das mikroskopische Erscheinungsbild ist durch eine kleinzellige Tumorzellpopulation mit kapillaren Spalträumen und dichtem Retikulinfasernetz gekennzeichnet. Immunhistochemisch findet man eine variable Expression von Vimentin, Faktor XIIa und CD34-Antigen (Abb. 1.4f, Farbtafel IV).

Hämangioblastom (WHO Grad I)

Das Hämangioblastom ist ein überwiegend im Cerebellum auftretender Tumor, der neben histogenetisch noch nicht exakt zugeordneten Stromazellen zahlreiche Kapillaren enthält. In der Vergangenheit wurde dieser Tumor auch als angioblastisches Meningeom klassifiziert. Mittlerweile hat sich jedoch gezeigt, daß er nicht meningothelialer Herkunft ist. Eine besondere klinische Bedeutung kommt dem Hämangioblastom dadurch zu, daß ca. 25% der Fälle mit dem erblichen von-Hippel-Lindau-Syndrom assoziiert sind (sog. Lindau-Tumor). Aus diesem Grund sollte bei jedem Patienten mit der Diagnose eines cerebellären Hämangioblastoms nach anderen Manifestationen des Syndroms gesucht werden. Wesentliche Manifestationen des von-Hippel-Lindau-Syndroms sind kapilläre Hämangioblastome des ZNS und der Retina (sog. Angiomatosis retinae), Nierenzellcarcinome, Phäochromocytome sowie Zysten in zahlreichen parenchymatösen Organen. Die Erkrankung wird autosomal dominant vererbt.

Häufigkeit. Das Hämangioblastom macht weniger als 2% aller intracraniellen Tumoren aus. Es manifestiert sich im mittleren Erwachsenenalter mit einem Häufigkeitsgipfel im 5. Lebensjahrzehnt. Solche Hämangioblastome, welche im Rahmen eines von-Hippel-Lindau-Syndroms auftreten, zeigen einen deutlich niedrigeren Altersgipfel.

Makroskopie und Lokalisation. Die Mehrzahl der Hämangioblastome sind im Cerebellum lokalisiert. Charakteristischerweise stellt sich der Tumor als zystische Läsion dar, in welcher ein kontrastmittelanreichernder intramuraler Tumorknoten nachweisbar ist (Abb. 1.4g, Farbtafel IV). Der zystische Anteil kann sich akut vergrößern und damit eine bedrohliche Hirndrucksymptomatik verursachen. Hämangioblastome treten auch im Bereich des Hirnstamms und Spinalkanals, dagegen nur sehr selten supratentoriell auf. Eine Lage außerhalb des Kleinhirns sowie die Entwicklung multipler Hämangioblastome sind ein starker Hinweis für ein zugrundeliegendes von-Hippel-Lindau-Syndrom. Falls ein prominenter cystischer Anteil fehlt, ist die neuroradiologische Abgrenzung gegenüber anderen cerebellären Tumoren dagegen schwierig.

Mikroskopische Merkmale und Gradierung. Das Tumorparenchym setzt sich aus zwei wesentlichen Elementen zusammen: interstitielle oder Stromazellen und Kapillaren (Abb. 1.4h, Farbtafel IV). Die eigentliche neoplastische Zelle stellen wahrscheinlich die Stromazellen mit prominentem, vakuolisierten Cytoplasma und Lipidablagerungen dar. Die Stromazellen können eine deutliche Polymorphie aufweisen, zeigen in der Regel allerdings keine signifikante mitotische oder Proliferationsaktivität. In einigen Hämangioblastomen fallen weiterhin zahlreiche Mastzellen auf. Das an den Tumor angrenzende Kleinhirnparenchym weist häufig eine ausgeprägte reaktive Gliose mit Ausbildung von Rosenthal-Fasern auf. Falls Geweproben nur aus der Randzone zur Verfügung stehen, kann die Differentialdiagnose zu einem pilozytischen Astrocytom Mühe bereiten. Es handelt sich um einen benignen, hochdifferenzierten Tumor, der nach WHO Grad I eingestuft wird. Insbesondere bei Patienten mit von-Hippel-Lindau-Syndrom können Rezidive auftreten.

Immunhistochemie. Immunhistochemische Untersuchungen wurden beim Hämangioblastom dazu eingesetzt, die Histogenese und celluläre Natur der Stromazellkomponente zu charakterisieren. Dabei konnte eine endotheliale Herkunft dieser Zellen ausgeschlossen werden. Sie zeigen Immunreaktivität für Vimentin, Neuron-spezifische Enolase und für das neurale Zelladhaesionsmolekül N-CAM. Eine Expression von GFAP konnte dagegen nicht mit Sicherheit dokumentiert werden. Diese Befunde könnten dafür sprechen, daß sich die Stromazelle aus einem neuralen Zelltyp herleitet. Die in diesem Tumor ebenfalls in großer Zahl vorhandenen Kapillaren bzw. Endothelien lassen sich mit klassischen Endothelmarkern wie Willebrand-Faktor, Ulex-Lektin oder CD31-Antigen (PECAM) markieren.

Varianten und Differentialdiagnose. Zelluläre und retikuläre Varianten (je nach Verhältnis zwischen Stromazellen und Kapillaren) können unterschieden werden. Bei der Differentialdiagnose sind im Einzelfall gefäßreiche Meningeome, hellzellige Nierencarcinome und pilozytische Astrocytome des Kleinhirns auszuschließen. Für die Diagnose eines Meningeoms muß immer das Vorhandensein meningothelialer Zellverbände gefordert werden, welche im Hämangioblastom fehlen. Die Abgrenzung eines pilozytischen Astrocytoms kann dann Schwierigkeiten bereiten, wenn Biopsieproben nur aus der Tumorrandzone mit ausgeprägter reaktiver Gliose zur Verfügung stehen. Ein nicht unerhebliches differentialdiagnostisches Problem kann die Abgrenzung eines hellzelligen Adenocarcinoms der Niere betreffen, welches ausgesprochene histopathologische Ähnlichkeiten aufweisen kann. Diese Differentialdiagnose kommt auch deshalb in Betracht, da hellzellige Adenocarcinome der Niere bei Patienten mit von-Hippel-Lindau-Syndrom ebenfalls gehäuft auftreten. Der immunhistochemische Nachweis von Cytokeratin, epithelialem Membranantigen oder panepithelialem Antigen im Carcinom löst dieses differentialdiagnostische Problem, da diese Antigene im Hämangioblastom konsistent fehlen.

Molekulare Neuropathologie. Neuere Befunde weisen darauf hin, daß Defekte des von-Hippel-Lindau-Tumorsuppressorgens auf Chromosom 3p sowohl bei der Pathogenese der hereditären als auch der sporadischen Hämangioblastome eine wesentliche Rolle spielen. Dieses Gen kodiert für ein nukleäres Protein, welches funktionell mit dem Elongin-Transkriptionskomplex assoziiert ist. Sein Produkt reguliert u. a. die Expression des vaskulären endothelialen Wachstumsfaktors VEGF. Bei Wegfall des genetischen Regulations-mechanismus wird VEGF von den Tumorzellen offensichtlich stark überproduziert und führt zu einer ausgeprägten Kapillarinduktion im Tumor.

Melanozytäre Tumoren im zentralen Nervensystem

Das zentrale Nervensystem kann primäre Lokalisation melanozytärer Tumoren sein. Diese Tumoren sind selten und machen nur ca. 0,1 % aller zentralnervösen Neoplasien aus. Sie können allerdings den Neuroonkologen vor große diagnostische Probleme stellen. Es lassen sich drei verschiedene Entitäten unterscheiden: die *diffuse leptomeningeale Melanocytose* bzw. *Melanomatose*, das *Melanocytom* und das primär im ZNS lokalisierte *maligne Melanom*. Ausgangspunkt sind Melanocyten im Bereich des Subarachnoidalraums.

Die *diffuse meningeale Melanocytose bzw. Melanomatose* breitet sich rasenartig im Bereich des Subarachnoidalraums aus. Sie kann zu vielfältigen Symptomen führen, welche von der Ausdehnung und von der primären Lokalisation abhängen. Je nach Differenzierungsgrad ist auch die Dauer der klinischen Symptomatik variabel. Neuroradiologisch beobachtet man in einigen Fällen eine diffuse Verdickung der Meningen. Eine liquorcytologische Untersuchung kann zur Diagnose führen, falls melaninhaltige Tumorzellen im Liquorpräparat nachweisbar sind. Differentialdiagnostisch muß diese Erkrankung von chronischen Meningitiden und von einer meningealen Gliomatose oder Sarkomatose abgegrenzt werden.

Beim *Melanocytom* der Meningen handelt es sich um einen umschriebenen gutartigen Tumor, der von Melanocyten im Subarachnoidalraum ausgeht. Es wurden sowohl intracranielle als auch spinale Lokalisationen beschrieben. Der Tumor ist gut abgegrenzt und hat nach chirurgischer Behandlung eine günstige Prognose. Mikroskopisch zeichnet er sich durch eine monomorphe Population melanozytärer Tumorzellen aus, welche keine signifikante Mitoseaktivität aufweisen. Der Tumor bleibt auf dem Subarachnoidalraum beschränkt und invadiert das Gehirnparenchym in der Regel nicht.

Schließlich kann im Bereich des Subarachnoidalraums auch ein *primäres malignes Melanom* des ZNS auftreten. Dieser Tumor entspricht in seinen Eigenschaften extracraniellen Melanomen. Er ist cytologisch maligne, zeigt ein hohes Proliferationspotential und wächst aggressiv in das angrenzende ZNS-Parenchym bzw. Strukturen des knöchernen Schädels oder der Wirbelsäule ein. Vereinzelt wurden auch Varianten beschrieben, welche primär ein diffuses subarachnoidales Wachstum zeigen (*diffuse meningeale Melanomatose*).

Immunhistochemisch zeigen alle zentralnervösen melanozytären Neoplasien eine ausgeprägte Expression von S-100-Protein. In der Regel sind auch HMB-45 und Vimentin nachweisbar. Bei amelanotischen, unpigmentierten Formen primär zentralnervöser Melanome müssen differentialdiagnostisch insbesondere maligne peripheren Nervenscheidentumoren bzw. maligne Schwannome abgegrenzt werden. Aufgrund der histogenetischen Verwandtschaft der beiden Entitäten kann diese Differenzierung ausgesprochen schwierig sein. Weiterhin ist zu beachten, daß auch maligne periphere Nervenscheidentumoren Melaninpigment bilden können. Unbedingt muß ein extracerebral lokalisierter Primärtumor ausgeschlossen werden, da metastatische Melanome im ZNS zahlenmäßig ganz im Vordergrund stehen.

Meningeale Sarkome

Mit primärer Lokalisation im Bereich der Meningen können auch Fibrosarkome, maligne fibröse Histiocytome, Chondrosarkome und Rhabdomyosarkome auftreten, welche sich in ihren histopathologischen Eigenschaften nicht von den analogen Entitäten in anderen Geweben unterscheiden. Eine Sonderform eines malignen mesenchymalen Tumors der Meningen ist die meningeale Sarkomatose, welche große Teile des Subarachnoidalraums befallen kann. Ihre klinische Diagnose ist außerordentlich schwierig. Sie kann letztlich nur durch eine bioptische Probeentnahme gesichert werden.

Lymphome im zentralen Nervensystem

Bei den malignen Lymphomen im Nervensystem stehen die sog. primären ZNS-Lymphome im Vordergrund (486). Diese Entität entwickelt sich im zentralen Nervensystem und bleibt in der überwiegenden Mehrzahl der Fälle auf das ZNS beschränkt. Metastasen extracerebraler Lymphome, Plasmocytome und andere seltene Entitäten spielen eine geringere Rolle.

Primäre ZNS-Lymphome

Häufigkeit. Die ZNS-Lymphome galten bislang als seltene Tumoren im Bereich des Nervensystems. Im vergangenen Jahrzehnt gibt es allerdings überzeugende Hinweise für eine Häufigkeitszunahme. In einigen Untersuchungen wird mittlerweile eine Zahl von 5% der intracraniellen Tumoren im höheren Lebensalter erreicht. Das Risiko für die Entwicklung von ZNS-Lymphomen ist bei Patienten mit Immunsuppression stark erhöht. Bei der Immunschwäche AIDS treten Lymphome im ZNS in 5–10% aller Fälle auf. Ein signifikant erhöhtes Risiko besteht auch bei Transplantatempfängern unter Immunsuppression.

Makroskopie und Lokalisation. Diese Tumoren befallen vorwiegend supratentorielle Abschnitte des Gehirns, wobei eine multilokuläre Manifestation im periventrikulären tiefen Marklager als charakteristisch gilt (Abb. 1.1f, Farbtafel I). Nicht selten sind beide Hemisphären betroffen. Das neuroradiologische Erscheinungsbild ist nicht spezifisch. Im Gegensatz zu malignen Gliomen können zystische oder nekrotische Anteile fehlen. Makroskopisch bieten ZNS-Lymphome unterschiedliche Bilder. Das Tumorgewebe ist von weißlicher Farbe, variabler Konsistenz und scheinbar guter Abgrenzung. Beim Vorliegen größerer nekrotischer Anteile und unscharfem Übergang zum umgebenden Gehirngewebe ist mit bloßem Auge eine Unterscheidung von malignen Gliomen nicht möglich. Neben der Vorzugslokalisation im Parenchym können auch die Meningen bzw. die Dura mater befallen sein. Dies gilt insbesondere für metastatische Lymphome.

Mikroskopische Merkmale. Das mikroskopische Erscheinungsbild von ZNS-Lymphomen ist durch perivasculär betonte Ansammlungen von cytoplasmaarmen Blasten mit blasigen Kernen und häufig prominenten Nucleolen gekennzeichnet. Die Infiltration der perivasculären Räume führt zu einer charakteristischen Aufsplitterung der Gefäßwände, welche besonders deutlich in der Retikulinfaser-Darstellung zu erkennen ist. In der Peripherie ist eine diffuse Ausbreitung des Tumors in das Gehirnparenchym zu beobachten, häufig entlang von myelinisierten Fasern. Tumorgewebsnekrosen kommen vor, insbesondere bei Lymphomen im ZNS von Patienten mit AIDS. Neben einer prominenten Population von hämatopoetischen Blasten zeigen ZNS-Lymphome immer auch eine signifikante Infiltration durch reaktive T-Lymphocyten. Diese kann in Einzelfällen so stark ausgeprägt sein, daß die Blastenpopulation in den Hintergrund tritt. In der blastären Komponente ist in der Regel eine hohe mitotische Aktivität nachweisbar.

Die histopathologische Klassifikation von primären ZNS-Lymphomen ist noch umstritten. Verschiedene Studien weisen allerdings darauf hin, daß eine morphologische Subtypisierung bei ZNS-Lymphomen keine prognostische Bedeutung hat. Nach dem IWF-Schema handelt es sich überwiegend um diffuse großzellige Lymphome. Bei Zugrundelegung der Kiel-Klassifikation stehen zentroblastische, immunoblastische und zentroblastisch-zentrocytische Subtypen im Vordergrund. In 98% der Fälle sind primäre ZNS-Lymphome B-Zell-Lymphome. T-Zell-Lymphome gelten als ausgesprochene Rarität. Nach der neuen REAL-Klassifiktion handelt es sich um diffuse, großzellige B-Zell-Lymphome.

Eine für die histopathologische Beurteilung von ZNS-Lymphomen sehr wichtige Eigenschaft besteht in der ausgesprochenen Empfindlichkeit dieser Neoplasien für eine Behandlung mit Corticosteroiden oder ionisierenden Strahlen. Bereits wenige Steroiddosen können ausgeprägte regressive Veränderungen bis zum vollständigen Verschwinden der Blastenpopulation verursachen, welche eine Diagnose verunmöglichen. Da die stereotaktische Biopsieentnahme mittlerweile das Diagnoseverfahren der Wahl geworden ist, hat die Problematik von steroidinduzierten Veränderungen des Tumorgewebes noch zugenommen. Wenn immer möglich, sollte deshalb eine Vorbehandlung mit Corticosteroiden vor Biopsiegewinnung vermieden werden.

In einem nicht unerheblichen Prozentsatz der primären ZNS-Lymphome beobachtet man eine Tumorzellaussaat in den Liquor cerebrospinalis. Aus diesem Grund ist in bis zu 30% der Fälle ein Liquor-cytologischer Tumorzellnachweis möglich. Neben standardcytologischen Untersuchungsverfahren haben sich für Liquoranalysen auch immunhistochemische Reaktionen gegen hämatopoetische Antigene bewährt. Für die Liquordiagnostik ist der Befund von Bedeutung, daß die Nachweiswahrscheinlichkeit mit zunehmender Zahl von untersuchten Proben zunimmt.

Immunhistochemie. Immunhistochemische Reaktionen spielen in der histopathologischen Diagnostik von ZNS-Lymphomen eine wichtige Rolle. Da es sich in der überwiegenden Mehrzahl um B-Zell-Lymphome handelt, läßt sich praktisch immer das für B-Zellen spezifische CD20-Antigen nachweisen (Abb. 1.6f, Farbtafel VI). Dagegen ist das panleukozytäre CD45-Antigen häufig auf den Blasten selbst nicht mehr vorhanden. Eine ausgeprägte Infiltration des Tumorgewebes mit reaktiven T-Lymphocyten (Antikörper gegen CD45Ro oder CD3) kann man regelmässig beobachten. Nachweisreaktionen mit dem MIB-1-Antikörper zeigen eine hohe Proliferationsfraktion, welche in der Blastenkomponente nicht selten über 50% der Tumorzellen liegt.

Varianten und Differentialdiagnose. Bei eindeutigem Nachweis einer B-zellulären Blastenpopulation läßt sich die Diagnose eines ZNS-Lymphoms zuverlässig stellen. Schwierigkeiten bereiten insbesondere solche Tumoren, welche im Gefolge einer hoch dosierten Corticosteroid-Vorbehandlung ausgeprägte regressive Veränderungen mit einem weitgehenden Verlust der Blastenkomponente erfahren haben. In solchen Fällen kann es erforderlich werden, nach Absetzen der Corticosteroide mit einem mehrwöchigen Intervall nochmals stereotaktisch zu biopsieren. Je nach Qualität der entnommenen Proben kann auch die Abgrenzung gegenüber entzündlichen Prozessen im Einzelfall Probleme bereiten. Bei Patienten mit AIDS besteht die klassische differentialdiagnostische Fragestellung in der Abgrenzung eines ZNS-Lymphoms von der abszedierenden Toxoplasma-Encephalitis. Diese Differenzierung ist histopathologisch in der Regel eindeutig möglich. Die seltenen primären T-Zell-Lymphome des ZNS werden unter Zuhilfenahme immunhistochemischer und molekularbiologischer Reaktionen zum Nachweis eines klonalen T-Zell-Rezeptor-Rearrangements diagnostiziert.

Molekulare Neuropathologie. Einzelne Arbeiten weisen darauf hin, daß wie in anderen extranodalen Lymphomen Mutationen in ras-Onkogenen, Deletionen der p15- und p16-Tumorsuppressorgene, Amplifikation des rel-Onkogens, Rearrangements des Apoptose-assoziierten bcl2-Onkogens, des bcl6- und des c-myc-Onkogens in 20–30% der Fälle nachweisbar sind. Bei solchen primären ZNS-Lymphomen, die im Rahmen einer ererbten oder erworbenen Immundefizienz auftreten, spielt das Epstein-Barr-Virus eine wichtige pathogenetische Rolle. Es ist in diesen Fällen praktisch immer im Tumorgenom nachweisbar. Bei den häufigeren primären ZNS-Lymphomen ohne Hinweise für Immundefizienz scheint EBV dagegen kein wesentlicher pathogenetischer Faktor zu sein.

Andere Lymphome im Bereich des zentralen Nervensystems

Im Vergleich zu den primären ZNS-Lymphomen, spielen andere Lymphome mit Befall des Nervensystems eine geringere Rolle. Zu berücksichtigen sind in dieser Kategorie vor allem Metastasen primär extracerebraler Lymphome in das Gehirn. Diese treten je nach Lymphomsubtyp in 5–20% der Patienten auf. Im Gegensatz zu den primären ZNS-Lymphomen betreffen metastatische Lymphome häufiger den Subarachnoidalraum und die Dura mater.

Seltene Lymphomentitäten mit primärem Auftreten im ZNS sind zentralnervöse Plasmocytome und Hodgkin-Lymphome, welche vereinzelt als primäre ZNS-Tumoren beschrieben wurden. Das sog. *angiotrope Lymphom* ist eine Variante eines B-Zell-Lymphoms, bei der die Tumorzellen eine ausgeprägte Affinität zu Gefäßlumina aufweisen, praktisch ausschließlich intraluminal wachsen und durch Gefäßverschlüsse zu vaskulären Komplikationen führen können. Klinisch zeigt diese überwiegend im höheren Lebensalter auftretende Lymphomerkrankung Zeichen einer progredienten Demenz sowie multifokale Herdsymptome. Aufgrund des schleichenden Verlaufs ist die Diagnose schwierig.

■ Keimzelltumoren

Keimzelltumoren des ZNS treten überwiegend bei jungen Patienten in Mittellinienstrukturen des Gehirns auf. Ihr histopathologisches Erscheinungsbild entspricht weitgehend dem analoger Tumoren in Hoden und Ovar. Ihre Histogenese im ZNS ist nicht geklärt.

Häufigkeit. Mit einer Häufigkeit von ca. 0,5% aller primären Gehirntumoren und ca. 3% aller kindlichen Gehirntumoren handelt es sich um seltene Neoplasien. Die Inzidenz soll signifikant höher in asiatischen Ländern sein. Betroffen sind überwiegend Kinder im 2. Lebensjahrzehnt und junge Erwachsene, wobei das männliche Geschlecht im Verhältnis von ca. 2:1 überwiegt.

Makroskopie und Lokalisation. Keimzelltumoren betreffen Mittellinienstrukturen des ZNS, wobei die Glandula pinealis mit ca. 80% als Primärlokalisation ganz im Vordergrund steht. Deutlich seltener sind das suprasselläre Kompartiment, die Basalganglien und die Hemisphären betroffen. Kongenital werden gelegentlich große Terratome beobachtet, welche eine ganze Gehirnhemisphäre einnehmen können. Neuroradiologisch wird meist ein relativ scharf begrenzter, signalintenser Tumor im Bereich der Pinealisloge diagnostiziert. Eine Differenzierung verschiedener Typen ist durch Imaging-Verfahren nicht möglich.

Mikroskopische Merkmale. Im ZNS werden verschiedene Entitäten von Keimzelltumoren beobachtet, welche im folgenden kurz abgehandelt sind.

Germinom

Beim Germinom handelt es sich um den häufigsten intracraniellen Keimzelltumor. Im Bereich der Glandula pinealis macht er ca. 50% aller Keimzellneoplasien aus. Das Germinom entspricht in seinen histopathologischen Eigenschaften weitgehend dem Seminom des Hodens und dem Dysgerminom des Ovars. Die Tumorzellen weisen große blasige Kerne mit prominenten Nucleolen sowie einem deutlichen Cytoplasmasaum auf (Abb. 1.5c, Farbtafel V). Eine signifikante mitotische und proliferative Aktivität ist die Regel. Eine zweite zelluläre Komponente besteht in ausgeprägten lymphozytären Infiltraten, bei denen es sich überwiegend um reaktive T-Lymphocyten handelt. Die Kombination dieser beiden Zelltypen ist für das Germinom charakteristisch und weitgehend diagnostisch. Als hilfreicher immunhistochemischer Marker haben sich Antikörper gegen die plazentare alkalische Phosphatase erwiesen, welche in gut erhaltenen Biopsaten von Germinomen praktisch immer eine deutlich positive Reaktion erbringen.

Embryonales Carcinom

Das Tumorgewebe des embryonalen Carcinoms ist aus Strängen und Verbänden undifferenzierter epithelialer Zellen mit blasigen Kernen und prominenten Nucleolen aufgebaut. Vielfach bildet dieses primitive Epithel drüsenartige Architekturen aus sowie Verbände, welche an einen frühen Embryo erinnern (sog. Embryoidkörper). Die Mitoserate ist hoch. Zwischen den primitiven Epithel-Zellverbänden liegen Stromasepten. Die Tumorzellen zeigen eine variabel ausgeprägte Immunreaktivität für Cytokeratine sowie plazentare alkalische Phosphatase.

Dottersack-Tumor (Synonym: endodermaler Sinustumor)

Hier handelt es sich um einen Tumor mit papillär und tubulär angeordneten Zellverbänden und häufig einem ausgeprägten myxoiden Stroma. Als charakteristisch gelten weiterhin cytoplasmatisch oder im Stroma liegende hyaline tropfenförmige Ablagerungen. Immunhistochemisch zeigt dieser Tumor eine Expression von α-Fetoprotein (AFP).

Teratom (reife und unreife Varianten)

Die Teratome stellen Keimzelltumoren dar, in denen Abkömmlinge aller drei embryonalen Keimblätter nachweisbar sind. Das *reife Teratom* ist dabei aus differenzierten, adulten Gewebeanteilen aufgebaut. Typischerweise findet man Plattenepithel, drüsige Strukturen, ZNS-Gewebe, Bindegewebe, Muskulatur, Knorpel und Knochen. Das *unreife Teratom* unterscheidet sich dadurch, daß neben ausgereiften Elementen auch unreife, proliferativ aktive Komponenten vorhanden sind (Abb. 1.5 d, Farbtafel V). Nicht selten besteht dieser Anteil in einem zelldichten, primitiven Mesoderm.

Chorioncarcinom

Das Chorioncarcinom ist wie die entsprechenden Tumoren in extracerebraler Lokalisation durch trophoblastäre Zellelemente und synzytiotrophoblastäre Riesenzellen im Tumorgewebe charakterisiert. Diese Zellen zeigen in der Regel eine ausgeprägte Expression von β-HCG, welches in manchen Fällen auch im Liquor cerebrospinalis nachgewiesen werden kann.

Gemischte Keimzelltumoren

Ein nicht unerheblicher Prozentsatz der intracerebralen Keimzelltumoren enthält Anteile verschiedener Tumorentitäten. Da sich die einzelnen Formen prognostisch und in ihrem Therapieansprechen unterscheiden, ist der Nachweis von Mischformen von erheblicher klinischer Bedeutung. Am günstigsten ist das reine Germinom, welches eine ausgeprägte Radiosensitivität aufweist und durch eine alleinige Strahlentherapie in bis zu 80% der Fälle geheilt werden kann. Die anderen Keimzelltumorvarianten zeigen wesentlich ungünstigere klinische Verläufe.

Immunhistochemie. In der diagnostischen Praxis haben sich vor allem immunhistochemische Reaktionen mit einem Antikörper gegen placentare alkalische Phosphatase (PLAP) bewährt. Dieses Antigen ist beim Germinom stark exprimiert, kann aber auch bei den anderen Formen intracranieller Keimzelltumoren gefunden werden. Dottersack-Tumoren zeigen eine Expression von α-Fetoprotein, im Chorioncarcinom läßt sich in der Regel β-HCG nachweisen. Bei einigen Patienten können diese Marker auch im Liquor cerebrospinalis erfaßt werden.

Varianten und Differentialdiagnose. Die wesentliche differentialdiagnostische Herausforderung besteht darin, reine Keimzelltumoren von gemischten Formen zu unterscheiden. Hier hängt die diagnostische Zuverlässigkeit auch wesentlich von der Größe und dem repräsentativen Charakter der häufig stereotaktisch entnommenen Gewebeproben ab. Von besonderer Bedeutung sind der Ausschluß weiterer Keimzelltumor-Komponenten im Germinom sowie unreifer, proliferierender Tumoranteile in Teratomen.

Molekulare Neuropathologie. Cytogenetische Arbeiten haben Hinweise für Alterationen auf den Chromosomen 1 und 12 beim Germinom erbracht. Die betroffenen Gene sind allerdings noch nicht identifiziert.

■ Tumoren der Sella

In dieser Tumorfamilie werden solche Entitäten zusammengefaßt, welche sich durch eine primäre Lokalisation in der Umgebung der Sella turcica auszeichnen. Zahlenmäßig stehen die Hypophysenadenome deutlich im Vordergrund. Weitere Neoplasien im Bereich der Sella sind die Craniopharyngeome, das Chordom und das Chondrosarkom.

Hypophysenadenome (WHO Grad I)

Die Hypophysenadenome leiten sich von den neuroendokrin aktiven Zellen des Hypophysenvorderlappens her. Nicht selten zeichnen sie sich durch Produktion von Vorderlappenhormonen aus, welche für die klinische Symptomatik und für die Diagnostik von großer Bedeutung sind. Auch bei der neuropathologischen Untersuchung spielt der Nachweis einer Hormonproduktion mittlerweile eine wichtige Rolle.

Häufigkeit. Hypophysenadenome machen 10–20% aller intracraniellen Tumoren aus und zählen damit zu den häufigen Tumorformen. In der Altersverteilung sind Patienten zwischen dem 3. und 5. Lebensjahrzehnt am stärksten vertreten. Das weibliche Geschlecht überwiegt.

Makroskopie und Lokalisation. Im klassischen Fall manifestieren sich diese Tumoren durch eine Raumforderung im Bereich der Sella mit Ausweitung der Sellaloge. Größere Tumoren können sich nach suprasellär ausdehnen und dann das Chiasma opticum sowie die Gehirnbasis mit beeinträchtigen. Da hormonaktive Hypophysenadenome endokrinologische Symptome hervorrufen und Vorderlappenhormone serologisch mit großer Empfindlichkeit nachgewiesen werden können, wird die Adenomdiagnose mittlerweile häufig bereits in einem Stadium gestellt, in welchem der Tumor noch auf die Sella beschränkt bleibt. Im Falle von Mikroadenomen kann es sogar schwierig sein, ein Adenom präoperativ sicher zu lokalisieren.

Makroskopisch erkennt man eine in manchen Fällen diffuse, in anderen Fällen herdförmige Auftreibung anteriorer Hypophysenanteile. Aufgrund der heute üblichen transnasalen Operationstechniken stehen größere makroskopische Präparate allerdings kaum noch zur Verfügung. Typischerweise setzt sich das Biopsat aus zahlreichen kleinen Fragmenten zusammen.

Mikroskopische Merkmale. Das histopathologische Erscheinungsbild wird geprägt durch eine solide Ansammlung epithelialer Zellen, welche prominente Zellkerne und ein gut abgegrenztes Cytoplasma aufweisen. Zusammensetzung und Anfärbbarkeit des Cytoplasmas können zwischen eosinophilen, basophilen und chromophoben Mustern variieren. Für die diagnostische Praxis spielt die cytologische Unterscheidung dieser Zelltypen allerdings keine Rolle mehr. Vielfach finden sich papilläre und rosettenartige Wachstumsarchitekturen. Der Tumor ist von einem delikaten Kapillarnetz durchzogen. Eine signifikante mitotische Aktivität besteht in der Regel nicht. Gelegentlich beobachtet man in Hypophysenadenomen ausgeprägte regressive Veränderungen wie Nekrosen, Fibrosierung, Cystenbildung und Einblutungen. Sie können zum einen Folge von Tumoreinblutungen sein (sog. apoplektisches Adenom) oder auf eine Pharmakotherapie mit Bromocriptin zurückgehen.

Eine wichtige Fragestellung in der histopathologischen Diagnostik von Hypophysenadenomen betrifft die Unterscheidung von Adenomgewebe und kompressions-bedingt verändertem Hypophysenvorderlappen. Hier hat sich als wichtigstes Kriterium der Verlust einer Läppchenarchitektur im Hypophysenadenom gezeigt. Eine gleichmäßige Lobulierung ist auch in artefiziell verändertem Vorderlappengewebe immer noch nachweisbar. Für die Darstellung des Lobulierungsmusters hat sich eine Retikulinfaserfärbung sehr bewährt.

Gradierung. In der ganz überwiegenden Mehrzahl der Fälle handelt es sich bei Hypophysenadenomen um histopathologisch benigne Neoplasien, welche nach dem WHO Grad I eingestuft werden. Anaplastische Hypophysenadenome bzw. Hypophysencarcinome sind außerordentlich selten. Neben ausgeprägten cytopathologischen Anaplasiemerkmalen zeichnet sich diese Variante durch eine hohe mitotische und Proliferationsaktivität aus. Die Invasion des Diaphragma sellae, angrenzender Duraanteile und benachbarten Knochengewebes geht in der Regel nicht mit histologischen Malignitätsmerkmalen einher, kann allerdings mit einer deutlich erhöhten Rezidivrate vergesellschaftet sein.

Immunhistochemie. Als neuroendokrine Tumoren zeigen Hypophysenadenome eine Expression sowohl epithelialer als auch neuronaler Markerantigene. Immunhistochemisch läßt sich in der Regel sowohl Cytokeratin bzw. panepitheliales Antigen als auch Synaptophysin nachweisen. Einen hohen Stellenwert haben Untersuchungen zum immunhistochemischen Nachweis einer Hormonproduktion erlangt. Eine differenzierte Adenomdiagnostik schliesst immunhistochemische Untersuchungen mit Antikörpern gegen Prolaktin, Wachstumshormon (GH), ACTH, LH, FSH und TSH ein. Die immunhistochemische Subtypisierung hat auch die früher übliche cytologische Klassifikation von Hypophysenadenomen abgelöst. Man unterscheidet folgende Varianten:

Prolaktin-produzierendes Hypophysenadenom (sog. Prolaktinom)

Ca. 30% der Hypophysenadenome zeichnen sich durch Prolaktinproduktion aus. Immunhistochemisch finden sich in der Regel perinukleär markante Prolaktinablagerungen (Abb. 1.**6g**, Farbtafel VI). Diese Tumorvariante spricht auf Bromocriptin-Behandlung gut an.

Hypophysenadenome mit Produktion von Prolaktin und Wachstumshormonen

In ca. 15% der Tumoren beobachtet man eine Produktion von Prolaktin und Wachstumshormon, häufig mit einer entsprechend kombinierten neuroendokrinen Symptomatik. Auch diese Tumoren sind häufig Bromocriptin-sensitiv. Es ist noch umstritten, ob es sich um wirkliche bimodale Adenome oder um einen Tumor aus einer gemeinsamen Vorläuferzelle handelt.

Hypophysenadenome mit Wachstumshormon-Produktion (GH)

Eine GH-Produktion, welche klinisch eine Akromegalie verursacht, findet sich in ca. 10% der Hypophysenadenome.

Hypophysenadenome mit ACTH-Produktion

Lediglich ca. 5% der Adenome zeichnen sich durch ACTH-Produktion aus. Hierbei handelt es sich nicht selten um Mikroadenome, welche neuroradiologisch nicht sicher identifiziert und häufig erst intraoperativ unter Zuhilfenahme von systematischen Schnellschnitt-Untersuchungen erfaßt werden können. Diese Tumoren werden auch als Nelson-Tumoren bezeichnet.

Hypophysenadenome mit Produktion von FSH und LH

Diese Variante macht ca. 10% der Hypophysenadenome aus. Sie ist nicht selten endokrinologisch stumm. Neben einem Nachweis von FSH und LH läßt sich immunhistochemisch auch die im FSH, LH und TSH enthaltene, gemeinsame α-Kette lokalisieren.

Hypophysenadenome mit TSH-Produktion

Adenome, welche lediglich TSH produzieren, sind außerordentlich selten und spielen praktisch keine Rolle.

Hyphophysenadenome ohne Hormonproduktion (sog. Null-Zell-Adenome)

Mit einem Anteil von ca. 25% aller Adenome macht diese hormoninaktive Variante den zweithäufigsten Typ des Hypophysenadenoms aus. Histopathologisch bestehen ansonsten keine Besonderheiten. Insbesondere gibt es keine Hinweise für eine ungünstigere biologische Wertigkeit.

Varianten und Differentialdiagnose. Die wesentliche Herausforderung für differentialdiagnostische Überlegungen ist die Abgrenzung eines Hypophysenadenoms gegenüber regressiv verändertem Vorderlappenparenchym. Diese kann insbesondere bei kleinen, fragmentierten Proben Schwierigkeiten bereiten. Neben der Retikulinfaserdarstellung, welche die Lobulierung des normalen Vorderlappengewebes eindrücklich zeigt, können hier auch immunhistochemische Reaktionen zu Hilfe genommen werden. Diagnostische Probleme können weiterhin Biopsate bereiten, welche ganz überwiegend aus nekrotischen und hämorrhagischen Gewebeanteilen bestehen. In solchen Fällen ist die Unterscheidung zwischen einem apoplektiform veränderten Adenom und einer hämorrhagischen Infarzierung der Hypophyse mitunter problematisch. Schließlich müssen auch die seltenen Hypophysitiden in die Differentialdiagnose regressiv veränderter Hypophysenadenome mit einbezogen werden.

Craniopharyngeome (WHO Grad I)

Bei den Craniopharyngeomen handelt es sich um benigne epitheliale Tumoren mit sellärer und suprasellärer Lokalisation, welche überwiegend im Kindes- und jungen Erwachsenenalter auftreten. Klinisch und histopathologisch werden adamantinöse und papilläre Subtypen unterschieden.

Häufigkeit. In verschiedenen Serien machen die Craniopharyngeome 1–4% aller intracraniellen Tumoren aus. Im Kindesalter spielen sie eine wesentliche größere Rolle mit einem Anteil von 5–10%. Sie sind damit bei Kindern der häufigste nicht neuroepitheliale intracerebrale Tumor. Zwischen den beiden histopathologischen Varianten gibt es deutliche Unterschiede in der Altersmanifestation. Der papilläre Subtyp des Craniopharyngeoms wird praktisch nur bei erwachsenen Patienten beobachtet, während das adamantinöse in allen Altersgruppen auftritt und bei Kindern praktisch 100% aller Fälle ausmacht.

Makroskopie und Lokalisation. Die überwiegende Mehrzahl der Craniopharyngeome zeigt eine kombiniert intrasellare und suprasellare Lokalisation. Der suprasellare Anteil kann sich in die vordere, hintere und mittlere Schädelgrube sowie in den 3. Ventrikel ausdehnen. Ektope Craniopharyngeome wurden beschrieben, sind allerdings außerordentlich selten.

Neuroradiologisch bieten diese Tumoren häufig ein gemischtes Bild, welches aus soliden und cystischen Anteilen zusammengesetzt ist. Weiterhin gelten Verkalkungen als relativ charakteristisch bei der adamantinösen Form.

Bei der makroskopischen Untersuchung bietet das Tumorgewebe ebenfalls einen gemischt soliden und cystischen Aspekt (Abb. 1.5e, Farbtafel V). Es erscheint gegenüber den umgebenden Strukturen des ZNS scharf abgegrenzt. Die Cysten sind häufig von einer schmierig-öligen Flüssigkeit ausgefüllt.

Mikroskopische Merkmale. Craniopharyngeome sind epitheliale Tumoren, welche in zwei verschiedenen histopathologischen Varianten auftreten können:

Das häufige *adamantinöse Craniopharyngeom* zeigt Verbände eines geschichteten Plattenepithels, welche häufig cystische Hohlräume umschließen. Zum Lumen dieser Hohlräume hin sind die Tumorzellen palisadenartig aufgereiht (Abb. 1.5f, Farbtafel V). Charakteristisch für die adamantinöse Form des Craniopharyngeoms ist eine ausgeprägte Keratinisierung, häufig mit dystrophen Verkalkungen. Fibrose und entzündliche Begleitreaktion kommen nicht selten vor. Im angrenzenden Gehirngewebe findet man eine ausgeprägte reaktive Gliose, in vielen Fällen mit Ausbildung von Rosenthal-Fasern. Hier beobachtet man beim adamantinösen Subtyp auch einzelne Tumorzellinseln, aus welchen möglicherweise Rezidive entstehen. Das Epithel ist hochdifferenziert, gleichmäßig aufgebaut und weist keine signifikante mitotische Aktivität auf.

Leitstruktur der *papillären Craniopharyngeom-Variante* sind papillenartig angeordnete Plattenepithelverbände, welche auf einem fibrovaskulären Stroma liegen. Bei diesem Subtyp treten keine Keratinisierung und keine Verkalkungen auf. Auch Cholesterinablagerungen und ausgeprägte Cystenbildung fehlen in der Regel. Es handelt sich um benigne, hoch differenzierte Tumoren, welche nach WHO Grad I eingestuft werden. Maligne Entartung scheint nicht vorzukommen.

Immunhistochemie. Immunhistochemisch zeigen diese Tumoren eine ausgeprägte Expression von Cytokeratin bzw. panepithelialem Antigen. In der diagnostischen Praxis spielen immunhistochemische Reaktionen allerdings keine wesentliche Rolle.

Varianten und Differentialdiagnose. Wesentlich ist die Unterscheidung der adamantinösen und papillären Variante, welche mittlerweile als klinisch-pathologische Entitäten akzeptiert sind. Neben der abweichenden Altersverteilung sind auch Unterschiede im klinischen Verhalten beschrieben. Es gibt Hinweise dafür, daß die adamantinöse Form ein wesentlich höheres Rezidivrisiko als die papilläre trägt.

Bei Verfügbarkeit nur kleiner Gewebeproben kann die Unterscheidung eines Craniopharyngeoms und eines Epidermoids sehr schwierig sein. Probleme bestehen insbesondere dann, wenn keine größeren soliden Tumoranteile vorhanden sind. Weiterhin kann im Einzelfall auch die Abgrenzung des Craniopharyngeoms von einer Rathke-Zyste Mühe bereiten. Manche Untersucher sind der Auffassung, daß beide Läsionen histogenetisch aus Resten des embryonalen Hypophysengangs entstehen.

Chordom (WHO Grad I)

Bei den Chordomen handelt es sich um Tumoren, welche sich aus Resten der Chorda dorsalis (Notochord) herleiten. Sie können prinzipiell in allen Abschnitten des Achsenskeletts entlang der gesamten Wirbelsäulenanlage auftreten. Vorzugslokalisation sind der Bereich des Os sacrum (ca. 50%) und der Clivus (ca. 35%). Diese Tumoren zeigen histopathologisch ein benignes Erscheinungsbild, zeichnen sich allerdings durch eine hohe Rezidivrate und ein lokal ausgesprochen invasives Wachstum aus.

Häufigkeit. Das Chordom ist selten. Es tritt überwiegend bei erwachsenen Patienten auf.

Makroskopie und Lokalisation. Im typischen Fall manifestiert sich das Chordom als knochendestruktive raumfordernde Läsion im Bereich des Clivus. Symptome treten durch Mitbeeinträchtigung verschiedener benachbarter Strukturen im Bereich des Hirnstamms und der angrenzenden Kompartimente des knöchernen Schädels auf.

Mikroskopische Merkmale und Gradierung. Das Tumorgewebe zeigt einen charakteristischen histopathologischen Aufbau, welcher zum einen durch strangartig angeordnete Zellen mit wasserhellem Cytoplasma und zum anderen durch eine ausgeprägte myxoide Grundsubstanz geprägt ist (Abb. 1.5 g, Farbtafel V). Neben dem pflanzenzellartigen (physaliformen) Charakter erinnert das Tumorgewebe gelegentlich auch an den Aufbau von Leberläppchen (hepatiformes Erscheinungsbild). Eine seltenere Variante des Chordoms ist durch Knorpelbildung gekennzeichnet (chondroides Chordom).

Histopathologisch handelt es sich um benigne Tumoren mit geringer Proliferationsrate und ohne signifikantes Potential für maligne Progression. Aufgrund ihres lokal invasiven Wachstums verhalten sich Chordome klinisch jedoch nicht selten maligne.

Immunhistochemie. Immunhistochemische Reaktionen zeigen ein charakteristisches bimodales Expressionsmuster mit Nachweis von Cytokeratin bzw. panepithelialem Antigen und von S-100-Protein in den Tumorzellen.

Varianten und Differentialdiagnose. Das klassische histopathologische Erscheinungsbild ist mit praktisch keinem anderen ZNS-Tumor zu verwechseln. Die seltenen Chordome mit einer ausgeprägt chondroiden Komponente sind schwierig von Chondrosarkomen abzugrenzen. Eine weitere Differentialdiagnose sind metastatische hellzellige Carcinome. Bei ihrer Abgrenzung ist die zusätzliche Expression von S-100-Protein in der Regel sehr hilfreich.

Intracranielle Chondrosarkome

Primär intracraniell lokalisierte Chondrosarkome sind sehr seltene Tumoren. Sie sind in der Regel mit der Dura mater bzw. dem angrenzenden Schädelknochen assoziiert und treten nicht primär im Gehirnparenchym auf. Betroffen sind überwiegend Kinder. Nach Diagnose eines intracraniellen Chondrosarkoms ist der Ausschluß eines extracraniell lokalisierten Primärtumors wichtig. Histopathologisch entsprechen diese Tumoren Chondrosarkomen anderer Gewebe. Neben einer proliferativen mesenchymalen Komponente ist der Tumor durch Ausbildung neoplastischen Knorpels gekennzeichnet. Die zellreiche mesenchymale Variante des Chondrosarkoms ist nur schwer von anderen mesenchymalen Neoplasien zu unterscheiden.

■ Metastatische Tumoren

Metastasen extracranieller Primärtumoren in das ZNS zählen zu den häufigsten Gehirntumoren. Sie machen 20–30% aller intracraniellen Tumoren aus und nehmen jenseits des 60. Lebensjahres noch relativ an Bedeutung zu. Eine Gesetzmäßigkeit besteht insofern, als manche Malignome eine ausgesprochen starke Neigung zur Metastasierung in das ZNS aufweisen, während andere diese Eigenschaft praktisch nicht zeigen.

Häufigkeit. In größeren autoptischen Untersuchungen an Carcinompatienten wurde eine Inzidenz von Gehirnmetastasen in der Größenordnung von 25% ermittelt. Der Spinalkanal ist mit ca. 5% deutlich seltener betroffen. Unter den Primärtumoren stehen die Bronchialcarcinome mit ca. 50% ganz im Vordergrund, gefolgt von Mammacarcinomen und malignen Melanomen. Bei ca. 10% der Patienten ist zum Zeitpunkt der Diagnose einer Gehirnmetastase der Primärtumor noch nicht bekannt. Hier kommt der neuropathologischen Diagnostik auch eine wichtige Aufgabe bei der Suche nach dem Primärtumor zu.

Makroskopie und Lokalisation. In bis zu 50% der Fälle treten Gehirnmetastasen solitär auf. Bei Nachweis multipler unabhängig lokalisierter Tumorherde ist die Metastasendiagnose bereits neuroradiologisch sehr wahrscheinlich. Innerhalb des Gehirnparenchyms gilt als gewisse Vorzugslokalisation der Rinden-Mark-Übergang im Bereich der Großhirnhemisphären. Im Prinzip können Tumormetastasen jedoch jeden Abschnitt und jedes Kompartiment des zentralen Nervensystems befallen, einschließlich der Dura mater und der Leptomeningen. Bei Metastasen im Spinalkanal betrifft eine bevorzugte Lokalisation dem Epiduralraum. Nicht selten entwickelt sich diese epidurale Manifestation aus einer angrenzenden Wirbelkörpermetastase. Die Schnittfläche ist bunt, nekrotisch und ähnelt der malignen Gliome (Abb. 1.**5 h**, Farbtafel V).

Mikroskopische Merkmale. In variablem Ausmaß stimmt das histopathologische Erscheinungsbild von Gehirnmetastasen mit dem des zugehörigen Primärtumors überein. Die mikroskopische Untersuchung kann daher wertvolle Aufschlüsse über Natur und mögliche Lokalisation der Primärtumoren geben. Das Tumorgewebe weist in der Regel ausgeprägte Malignitätsmerkmale einschließlich hoher mitotischer Aktivität, zellulärer Polymorphie, ausgedehnten Tumorgewebsnekrosen sowie randständigen Gefäßproliferaten auf. Im Vergleich zu malignen Gliomen grenzen sich metastatische Tumoren in aller Regel scharf gegen das umgebende, ödematöse Gehirnparenchym ab.

Immunhistochemie. Die Identifikation des zugrundeliegenden Tumortyps kann durch immunhistochemische Untersuchungen wesentlich unterstützt werden. Ein eindrückliches Beispiel ist in Abb. 1.**6 d**, Farbtafel VI, dokumentiert. Bei diesem Patienten konnte an einem sehr kleinen Zellverband aus einer stereotaktischen Biopsie die Diagnose eines S-100- und HMB45-positiven malignen Melanoms gestellt werden. Ein extracerebraler Primärtumor war zum Zeitpunkt der Biopsieentnahme noch nicht bekannt gewesen. In Carcinommetastasen sind Cytokeratine sowie panepitheliales Antigen nachweisbar. Maligne Lymphome zeigen je nach Entität eine klonale Tumorzellpopulation der B- oder T-Zellreihe.

Varianten und Differentialdiagnose. Differentialdiagnostische Probleme kann die Abgrenzung eines Plexuscarcinoms von extracellulären papillären Carcinomen bieten. Maligne Plexustumoren sollten insbesondere dann in die Überlegungen einbezogen werden, wenn bei einem Patienten kein extracerebraler Primärtumor aufgefunden werden konnte. Bei hellzelligen Tumoren im Bereich des Kleinhirns kann die Unterscheidung zwischen einem Hämangioblastom und einem hellzelligen Adenocarcinom der Niere im Einzelfall schwierig sein. Der immunhistochemische Nachweis von Cytokeratin und Cytokeratin-assoziierten Antigenen in der Carcinommetatase hilft hier weiter. Schließlich kann auch die Unterscheidung eines metastatischen kleinzelligen Carcinoms von einem primitiven neuroektodermalen Tumor Mühe bereiten. Die Kombination von Cytokeratin bzw. panepithelialem Antigen und neuronalen Markerantigenen wird zur Sicherung der Diagnose eines kleinzelligen Carcinoms herangezogen.

Molekulare Neuropathologie. Die molekulare Onkologie auf dem Gebiet der Metastasen konzentriert sich auf die Suche nach solchen Genen, welche mit dem Metastasierungsvorgang zusammenhängen. Kandidaten sind derzeit das nm23-Gen, Isoformen des CD44-Adhäsionsmoleküls sowie ein putatives Tumorsuppressorgen auf dem langen Arm von Chromosom 15.

Molekularbiologie

A. von Deimling

Die Fehlfunktion und Fehlregulierung proliferationsassoziierter Gene und der von ihnen kodierten Proteine werden zum gegenwärtigen Zeitpunkt als molekulare Ursache der Krebsentstehung angesehen. Die betroffenen Gene werden in zwei Klassen, **Protoonkogene** und **Tumorsuppressorgene** eingeteilt. Für die typischen Vertreter dieser beiden Gruppen gilt, daß bei den Protoonkogenen nur eines der beiden ererbten Gene bzw. Allele aktiviert ist, während bei den Tumorsuppressorgenen beide ererbten Gene inaktiviert sind. Aktivierte Protoonkogene zeichnen sich durch eine unphysiologisch hohe Wirkung aus, wohingegen inaktivierte Tumorsuppressorgene ihre eigentliche Funktion nicht oder nur unzureichend ausüben können. Die in vielen Tumoren nachweisbare transformierende Aktivität bestimmter Gene führte zur Identifizierung einer großen Anzahl von Protoonkogenen. Eine Charakterisierung von Tumorsuppressorgenen erwies sich als schwieriger, da die ungenügende Wirkung von nicht bekannten Genen schwer zu erfassen ist. Im folgenden werden einige Grundzüge der Funktion von Protoonkogenen und Tumorsuppressorgenen sowie Veränderungen dieser Funktion in Gehirntumoren mit bekannten häufig assoziierten molekulargenetischen Veränderungen dargestellt. Allerdings machen die vorgestellten genetischen Läsionen vermutlich nur einen Bruchteil der tatsächlichen Veränderungen aus. Gerade auf diesem Gebiet findet eine rasanter Zuwachs des aktuellen Wissensstandes statt.

Protoonkogene

Sie bilden eine sehr heterogene Gruppe mit zwei charakteristischen Eigenschaften: Diese Gene können über verschiedene Mechanismen unphysiologisch hoch aktiviert werden, und diese Gene tragen im aktivierten Zustand entscheidend zur Tumorentstehung bei. Es muß betont werden, daß die physiologische Funktion dieser Gene natürlich nicht ein Beitrag zur Krebsentstehung ist, sondern daß diese Gene meistens eine entscheidende Rolle bei der Regulation von Wachstum, Differenzierung oder Reparaturprozessen haben. Der Begriff Onkogene entwickelte sich historisch aus der Beobachtung, daß Gene dieser Gruppe in modifizierter Form in einigen tumorauslösenden Retroviren entdeckt wurden. Die Fehlregulation von Protoonkogenen kann in Tumoren auf verschiedenen Wegen erfolgen. Häufig beobachtet werden **Punktmutationen** in funktionell wichtigen Bereichen der Protoonkogene, mit der Folge, daß diese mutierten Gene auf hohem Niveau aktiv sind und sich einer Regulierung entziehen. Dieser Mechanismus liegt z. B. der Aktivierung der Ras-Gene, die bei der Entstehung von verschiedenen Carcinomen eine wichtige Rolle spielen, zugrunde. Die **Translokation** von Protoonkogenen kann dazu führen, daß diese Gene unter die Kontrolle von anderen sog. Promotoren (das sind die Transkription regulierende Genabschnitte) geraten, die eine konstant hohe Aktivität erzwingen. Translokationen werden in einem großen Anteil der lymphatischen Tumoren beobachtet. Der bisher bei den Gehirntumoren am häufigsten zu erkennende Aktivierungsmechanismus von Protoonkogenen ist die Gen-**Amplifikation.** Hierbei erhöht sich die Anzahl der Genkopien des betroffenen Protoonkogens von den regulär vorliegenden zwei Kopien auf bis zu mehrere hundert Genkopien mit der Folge einer immens erhöhten Expression. Amplifizierte Gene können cytogenetisch erkannt werden und stellen sich dann eindrucksvoll als extrachromosomale Elemente, sog. Double minutes (DM), oder als homogen anfärbbare Bereiche auf den betroffenen Chromosomen, sog. Homogeniously staining region (HSR), dar. Charakteristisch für die Protoonkogene ist, daß die Mutation, Translokation oder Amplifikation nur einer der beiden ererbten Genkopien bereits zur Tumorentstehung beitragen kann.

Tumorsuppressorgene

Die Tumorsuppressorgene bilden eine ebenso heterogene Gruppe von Tumor assoziierten Genen wie die Protoonkogene. Das gemeinsame Kennzeichen dieser Gruppe ist ein Funktionsverlust betroffener Tumorsuppressorgene bei der Tumorentstehung. Knudson hatte bereits 1971 postuliert, daß bei Tumorsuppressorgenen dieser Funktionsverlust durch den Ausfall beider ererbter Genkopien hervorgerufen wird (724). In der Regel ist zunächst nur eine Genkopie durch eine ererbte oder durch eine somatische Mutation betroffen und erst in einem zweiten Schritt wird die zweite Genkopie inaktiviert. Die Inaktivierung der zweiten Genkopie geschieht meistens durch den Verlust der dafür kodierenden Nukleotidsequenz. Diese Verluste chromosomalen Materials, sog. Loss of heterozygosity (LOH), umfassen oft erhebliche Teile des betroffenen Chromosoms, ein Umstand, der zur Identifizierung bisher unbekannter Tumorsuppressorgene verwendet wird. Immer wieder auftretender Verlust von umschriebenen chromosomalen Abschnitte in definierten Tumorentitäten spricht für das Vorliegen eines beteiligten Tumorsuppressorgens in dieser Region. In der Tat beruht zur Zeit unser Wissen um Tumorsuppressorgene zum größeren Teil auf solchen indirekten Hinweisen.

Untersuchung von Protoonkogenen und Tumorsuppressorgenen

Für die Untersuchung von Protoonkogenen und Tumorsuppressorgenen steht heute ein weites methodisches Spektrum zur Verfügung. Die Darstellung und Erklärung einiger der eingesetzten Methoden ist der Legende zu Abb. 1.7 zu entnehmen. Analysen können auf der DNA-, der RNA- oder der Proteinebene durchgeführt werden. DNA-Untersuchungen beinhalten die geringsten technischen Probleme, jedoch können sie sehr umfangreich sein. Einige Methoden, wie das Southern Blotting oder die sog. Restriction-Fragment-Length-Polymorphism- (RFLP-) Analyse wurden weitgehend durch die sog. Polymerase Chain Reaction (PCR) Technik unter Verwendung von polymorphen Markern verdrängt. Mit der Mikrosatellitenanalyse lassen sich Allelverluste nachweisen, die Rückschlüsse auf eine Beteiligung von Tumorsuppressorgenen erlauben. Hierbei kann im direkten Vergleich von DNA aus Leukozyten mit DNA aus Tumorgewebe desselben

Patienten der Verlust eines polymorphen DNA-Abschnittes (Allels) erkannt werden (s. Abb. 1.7 u. 1.8, linker Abschnitt). Die SSCP- (single strand conformation polymorphism) Analyse und die DNA-Sequenzierung werden bei der Mutationsanalyse von Genen in großem Umfang eingesetzt (s. Abb. 1.7 u. 1.8, mittlerer Abschnitt). Die Untersuchung von mRNA bietet den großen Vorteil, nur die kodierenden Abschnitte von Genen zu untersuchen, da auf dieser Ebene die nicht kodierenden intronischen DNA-Abschnitte bereits entfernt sind. Hierzu wird mRNA mit Hilfe eines Enzyms, der reversen Transkriptase, in einen „copy"-DNA-Strang (cDNA) zurückübersetzt. Andererseits ist die Materialaufarbeitung für diese Untersuchungen aufwendiger und sehr von einer sorgfältigen Asservierung des zu untersuchenden Gewebes abhängig, da nur frisches bzw. unmittelbar nach der Tumorresektion tiefgefrorenes Gewebe verwendet werden kann. Die genaue Art der Modifizierung von Onkogenen oder Tumorsuppressorgenen kann durch die Sequenzanalyse der DNA/cDNA bestimmt werden (s. Abb. 1.7 u. 1.8, rechter Abschnitt).

Gendefekte in erblichen Tumorerkrankungen als Modelle für sporadische Tumoren

Bei der Erforschung der Tumorsuppressorgene stellten sich erbliche Tumorerkrankungen als besonders brauchbare Modelle heraus. Mit der Hilfe von sog. Genkopplungsanalysen konnten chromosomale Regionen identifiziert werden, in denen Gene für erbliche Tumorerkrankungen liegen. Verschiedene Klonierungsstrategien führten dann unter anderem zur Entdeckung der Tumorsuppressorgene, die beim familiären Retinoblastom (RB; beidseitige Retinoblastome, Osteosarkome), bei der Neurofibromatose Typ 2 (NF2; bilaterale Neurinome des 8. Hirnnervs, Meningeome) und bei dem Hippel-Lindau-Syndrom (VHL; Hämangioblastome, Nierentumoren, Phäochromozytome) beeinträchtigt sind (vgl. Kapitel 2, S. 289). Bei der molekulargenetischen Untersuchung sporadisch auftretender Tumoren stellte sich nun heraus, daß diese oft Mutationen in genau den Genen aufweisen, die auch den entsprechenden erblichen Tumorerkrankungen zugrunde liegen. Es fanden sich also in sporadischen Retinoblastomen Mutationen im RB-Gen, in sporadischen Meningeomen und Neurinomen Mutationen im NF2-Gen und in sporadischen Hämangioblastomen Mutationen im VHL-Gen. Ein interessanter Aspekt ist, daß diese Gene auch in anderen Tumorentitäten mutiert sind. So ist z.B. das RB-Gen oft in Osteoblastomen beeinträchtigt, Mutationen im VHL-Gen finden sich mit hoher Frequenz in sporadischen Nierenzellcarcinomen, und NF2-Mutationen werden in Mesotheliomen beobachtet.

Astrocytäre Gliome

Zu den Gliomen mit überwiegend astrocytärer Differenzierung werden die pilozytischen Astrocytome WHO Grad I, die Astrocytome WHO Grad II, die anaplastischen Astrocytome WHO Grad III und die Glioblastome WHO Grad IV gezählt. Aus klinischer und neuropathologischer Sicht bilden unter diesen Tumoren die pilozytischen Astrocytome WHO Grad I eine eigenständige Gruppe (vgl. Kapitel 2, S. 171). Diese Tumoren zeichnen sich durch ihr Auftreten vorwiegend bei Kindern und Jugendlichen, durch ihre Lokalisation überwiegend in den Mittellinienstrukturen und den temporalen Anteilen des Gehirns und durch ihre verhältnismäßig günstige Prognose wegen des Fehlens einer Tumorprogression zu höhergradigen Tumoren aus. Astrocytome Grad II und anaplastische Astrocytome WHO Grad III durchlaufen sehr oft eine Progression zum Glioblastom WHO Grad IV (sog. sekundäre Glioblastome). Allerdings entstehen die meisten Glioblastome WHO Grad IV, ohne daß in der Vorgeschichte niedergradige Astrocytome bekannt waren (sog. primäre oder „de novo"-Glioblastome).

Die astrozytären Gliome gehören zu den molekulargenetisch am besten untersuchten Tumoren. Bei ihrer Entstehung spielen einige bereits bekannte Gene eine wichtige Rolle. Beachtenswert ist, daß unter diesen Genen viele direkt in die Regulation des Zellzyklus eingebunden sind. Zusätzlich sind durch Allelverluststudien Hinweise auf beteiligte, aber bisher noch nicht identifizierte Gene erbracht worden. Die häufigeren molekulargenetischen Defekte sind im folgenden aufgeführt.

Pilozytische Astrocytome (WHO Grad I)

In diesen Läsionen wurden nur wenige genetische Alterationen aufgefunden. Insbesondere liegen hier keine Mutationen im p53-Gen vor, einem Gen, das bei den anderen Astrocytomen eine wesentliche Rolle spielt. Einzelne Allelverluste auf

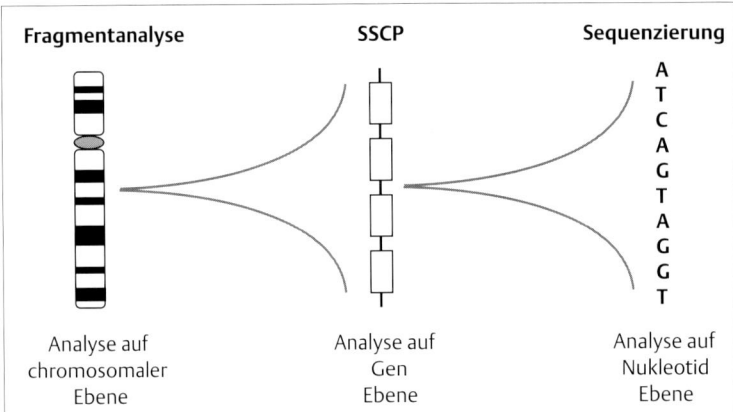

Abb. 1.7 Schematische Darstellung zur Analyse eines Tumorsuppressorgens auf DNA Ebene. Vgl. auch Abb. 1.8.

Die Vermutung auf die Beteiligung eines Tumorsuppressorgens wird oft aufgrund der Fragmentanalyse aufgestellt. Anschließend können Kandidatengene in der betroffenen Region mit der sog. Single-Strand-Conformation-Polymorphism-(SSCP)Analyse voruntersucht werden. Bei auffälligen Befunden wird eine DNA-Sequenzierung der verdächtigen Bereiche angeschlossen.

Die **Fragmentanalyse** (linker Abschnitt) eignet sich für den indirekten Nachweis der Beteiligung von Tumorsuppressorgenen. Mit Hilfe von polymorphen, d. h. in unterschiedlichen Ausprägungen vererbbaren, Mikrosatelliten-Markern können Verluste chromosomaler Abschnitte, sog. Allelverluste, nachgewiesen werden. Mit der Polymerase-Kettenreaktion (PCR) werden gezielt DNA-Abschnitte vervielfältigt, die polymorphe Marker einschließen. Anschließend werden die vervielfältigten DNA-Produkte elektrophoretisch aufgetrennt und können dann mit z. B. einer Silberfärbung dargestellt werden. Jeder Proband kann im untersuchten Marker zwei verschiedene Ausprägungen (Allele) oder zweimal das gleiche Allel von seinen Eltern geerbt haben. Für den Fall, daß der Proband zwei verschiedene Allele aufweist, also informativ ist, ist eine vergleichende Untersuchung seiner DNA aus einem unveränderten Referenzgewebe (meistens DNA aus Leukozyten) mit seiner DNA aus dem Tumorgewebe aufschlußreich. Ergibt diese Untersuchung zwei Allele in der Leukozyten-DNA, jedoch nur ein Allel in der Tumor-DNA, liegt ein Allelverlust (loss of heterozygosity, LOH) vor. Wird sowohl in der Leukozyten-DNA als auch in der Tumor-DNA nur ein Allel gesehen, so ist der Proband nicht informativ für diesen Marker, und finden sich jeweils zwei Allele, so kann ein Allelverlust für diesen Marker ausgeschlossen werden. Da im menschlichen Genom viele Tausende polymorphe Marker, die genau umschriebenen chromosomalen Abschnitten zugeordnet wurden, bekannt sind, können mit dieser Technik alle Bereiche des Genoms auf Allelverluste untersucht werden.

Mit der **SSCP**-Analyse lassen sich gezielt einzelne Gene untersuchen. Diese Methode eignet sich zum Nachweis von DNA-Veränderungen, allerdings erlaubt sie noch keine genaue Bestimmung der Art der Veränderung. Eine Voraussetzung für die SSCP ist, daß die Nukleotidsequenz der zu untersuchenden Gene bekannt ist. Mit der PCR werden vorzugsweise kleinere DNA-Abschnitte vervielfältigt. Diese (doppelsträngigen) DNA-Produkte werden zu Einzelsträngen denaturiert und unter Gelbedingungen, die eine Renaturierung zum doppelsträngigen Zustand erlauben, elektrophoretisch aufgetrennt. Nach Darstellung der aufgetrennten PCR-Produkte sind im Regelfall drei Signale zu erkennen: Ein meist schnell migrierender Doppelstrang (entspricht der Renaturierung eines „+" mit einem „–" Einzelstrang) und zwei unterschiedlich langsam laufende Einzelstränge (die „+" und „–" DNA-Stränge). Da die Einzelstränge in Abhängigkeit von ihrer Nukleotidsequenz mit sich selbst in kürzeren Abschnitten Doppelstrangstrukturen ausbilden, nehmen sie eine dreidimensionale Struktur an, die das elektrophoretische Laufverhalten maßgeblich bestimmen. Schon der Austausch eines einzelnen Nukleotids kann zu einer gänzlich anders aussehenden Struktur und zu einem völlig verschiedenen Laufverhalten führen.

Mit der **Sequenzierung** können die DNA-Veränderungen auf Nukleotid Ebene bestimmt werden. Hierbei werden zunehmend semiautomatische Sequenziergeräte und modifizierte Protokolle der ursprünglich von Sanger beschriebenen Sequenzierungsstrategie eingesetzt. Da die PCR-Technologie auch bei der DNA-Sequenzierung Einzug gehalten hat und somit zahlreiche Arbeitsschritte vereinfacht und beschleunigt, wird diese Technologie zunehmend in der Diagnostik eingesetzt.

dem langen Arm von Chromosom 17 wurden beschrieben (1436). Diese Beobachtungen sind insofern von Interesse, als daß das Neurofibromatose Typ-1-Gen auf 17q liegt. Etwa 30% der Patienten mit einer Neurofibromatose Typ 1 (früher: Neurofibromatose von Recklinghausen) entwickeln ein Opticusgliom, das den pilozytischen Astrocytomen WHO Grad I zugeordnet wird (vgl. Kapitel 2, S. 551).

Fragmentanalyse

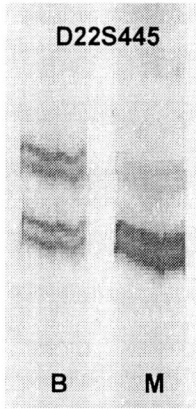

SSCP

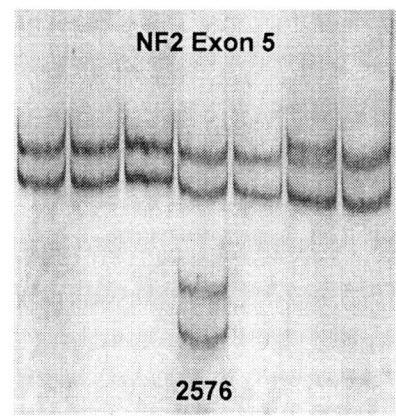

Sequenzierung

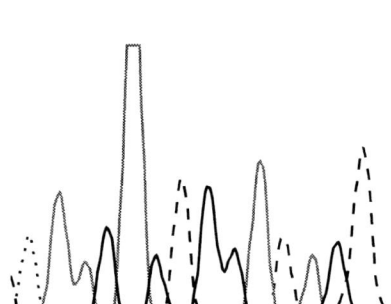

Abb. 1.8 Molekulargenetische Befunde am Beispiel eines Meningeompatienten. Mit der Fragmentanalyse ist ein Allelverlust auf dem langen Arm von Chromosom 22 im Marker D22 S445 nachweisbar. Bei diesem Patienten sind in der DNA aus Leukozyten (B) zwei elterliche Allele zu erkennen, in der Meningeom-DNA (M) dagegen liegt nur noch eines der beiden Allele vor (linker Abschnitt). Mit der SSCP-Analyse ist eine veränderte DNA-Struktur in Exon 5 des NF2-Genes zu sehen (mittlerer Abschnitt). DNA-Sequenzierung von Exon 5 zeigte eine Deletion von 13 Basenpaaren im NF2-Gen dieses Patienten auf (rechter Abschnitt).

Astrocytome (WHO Grad II)

Ungefähr die Hälfte der Patienten weisen im Tumorgewebe eine Mutation des p53-Gens auf, das auf dem kurzen Arm von Chromosom 17 liegt (748, 1440). Zu den vielfältigen Aufgaben des p53-Proteins gehören die Regulation der Transkription zahlreicher anderer Gene und die Einleitung von Apoptose (programmierter Zelltod) in geschädigten Zellen. Mutationen im p53-Gen gehen sehr oft mit Allelverlusten auf dem kurzen Arm von Chromosom 17 einher, so daß ein unmittelbarer Zusammenhang zwischen p53-Mutation des einen Allels und Verlust des anderen Allels angenommen wird. Ob diese Veränderungen einen Einfluß auf die Prognose von den Patienten hat, ist noch nicht sicher geklärt.

Anaplastische Astrocytome (WHO Grad III)

Hier findet sich genau wie bei den Grad-II-Astrocytomen in etwa der Hälfte aller Tumoren eine Mutation im p53-Gen und in der Regel begleitende Allelverluste auf dem chromosomalen Arm 17p. Zusätzlich treten oft zwei weitere Läsionen auf. Hierzu gehören eine homozygote Läsion auf dem kurzen Arm von Chromosom 9. Bei diesen homozygoten Deletionen sind Abschnitte beider (elterlicher) Chromosomen abhanden gekommen. Im betroffen Abschnitt auf dem chromosomalen Arm 9p liegen die Gene MTS1 (p16) und MTS2 (p15). Beide Gene haben eine zentrale Schlüsselfunktion im Zellzyklus, da sie CDK-Inhibitoren (CDK = Cyklin Dependent Kinase) sind. Hierdurch wirken sie steuernd und u. U. verlangsamend auf die Zellteilung. Die andere häufige Veränderung in anaplastischen Astrocytomen WHO Grad III ist ein Allelverlust auf dem langen Arm von Chromosom 19 in der Region 19q13. Diese Veränderung wird in bis zur Hälfte der Tumoren beobachtet. Ein Kandidat für ein Tumorsuppressorgen in dieser Region ist bisher noch nicht gefunden.

Glioblastome (WHO Grad IV)

Ein großes Problem bei der molekulargenetischen Untersuchung in Glioblastomen ist die hohe genetische Instabilität dieser Tumoren. Durch diese bedingt können nahezu alle chromosomalen Abschnitte des menschlichen Genoms bei bis zu jeweils 20% der untersuchten Glioblastome Deletionen aufweisen. Dennoch sind einige chromosomale Bereiche auffällig häufig betroffen. Etwa 75% aller Glioblastome weisen Allelverluste auf Chromosom 10 auf (1437). Da es sich in aller Regel um einen vollständigen Verlust des Chromosoms 10 handelt, ist nicht sicher bekannt, ob es sich nur um ein Gen auf dem langen Arm oder um zwei tumorrelevante Gene auf je dem kurzen und langen Arm des Chromosoms handelt. Allelverluste auf dem kurzen Arm von Chromosom 17, zumeist in Verbindung mit Mutationen im p53-Gen, werden in geringerer Anzahl als in den Grad-II- und -III-Astrocytomen aufgefunden (1438). Die bereits in den anaplastischen Astrocytomen beobachteten homozygoten Deletionen auf 9p im Bereich der MTS1-(p16) und MTS2-(p15)Gene und Allelverluste auf dem chromosomalen Arm 19q sind auch in etwa 40% der Glioblastome zu finden, und Mutationen im RB-Gen (Retinoblastom) und Allelverluste auf dem kurzen Arm von Chromosom 13 kommen in Glioblastomen vor (565, 1403). Bei den Glioblastomen werden Genamplifikationen beobachtet, d.h. die betroffenen Gene liegen im Tumorzellgenom vermehrt vor. Am häufigsten ist das EGF-Rezeptor- (Epidermal Growth Factor Receptor) Gen amplifiziert. Diese spezifische Veränderung wird in einem Drittel der Glioblastome angetroffen (1437). Zwei weitere Gene, das CDK4-Gen (Cyclin Dependent Kinase 4) und das MDM2-Gen (mouse double minute) liegen bei bis zu 10% der Glioblastome amplifiziert vor (1133).

Ein wichtiger Aspekt der Glioblastome ist ihre genetische Heterogenität. Einige der molekulargenetischen Läsionen in Glioblastomen schließen andere Veränderungen nahezu aus. Allelverluste auf dem kurzen Arm von Chromosom 17 werden fast nur bei Patienten ohne Amplifikation des EGF-Rezeptors beobachtet, und umgekehrt schließt eine Amplifikation des EGF-Rezeptors Allelverluste auf 17p in den meisten Fällen aus (1439). Aus molekulargenetischer Sicht kann somit ein Glioblastom Typ 1 mit Allelverlusten auf Chromosom 17p von einem Glioblastom Typ 2 mit Amplifikation des EGF-Rezeptors unterschieden werden (s. Abb. 1.9). Daß diese Unterscheidung von potentieller klinischer Bedeutung ist, wird durch zwei Besonderheiten dieser Glioblastom-Subtypen hervorgehoben. Zum ersten sind Typ-1-Glioblastom-Patienten im Durchschnitt 15 Jahre jünger als Typ-2-Glioblastom-Patienten (1439). Es wird jetzt vermutet, daß die längere Überlebenszeit jüngerer Glioblastom-Patienten nicht durch höhere Vitalität oder Immunkompetenz, sondern durch einen genetisch anderen Tu-

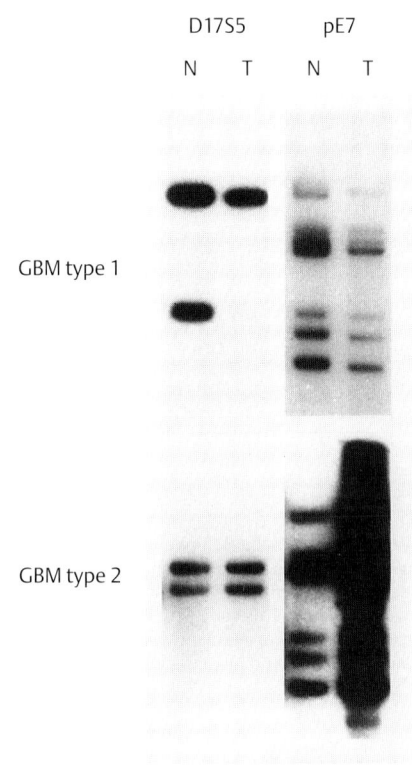

Abb. 1.9 Zwei genetische Untergruppen des Glioblastoms: Das Glioblastom Typ 1 ist durch Allelverluste auf dem kurzen Arm von Chromosom 17 im Bereich des genetischen Markers D17 S5 (oben links) und durch das Fehlen der Amplifikation des EGF-Rezeptors (Marker pE7, oben rechts) gekennzeichnet. Das Glioblastom Typ 2 weist keine Allelverluste auf 17p (unten links) jedoch eine Amplifikation des EGF-Rezeptors (unten rechts) auf.

mortyp bedingt ist. Zum zweiten weisen die Patienten mit einem sekundären Glioblastom molekulargenetisch den Glioblastom Typ 1 auf (1439, 1462). Diese molekulargenetischen Befunde weisen auf mindestens zwei unterschiedliche Entstehungswege von Glioblastomen hin: Die Glioblastome Typ 1 entstehen vermutlich schrittweise durch Progression von Astrocytomen. Die Glioblastome Typ 2 entstehen de novo. Ein ungelöstes Problem dieser genetischen Subklassifikation ist, daß nur etwa die Hälfte der Glioblastome in dieses Schema aufgenommen werden können. Viele Glioblastome mit Allelverlusten auf Chromosom 10, aber ohne Allelverluste auf dem kurzen Arm von Chromosom 17 und ohne Amplifikation des EGF-Rezeptors lassen sich keiner der beiden Subtypen zuordnen. Hieraus folgt, daß weitere molekulargenetische Untergruppen für Glioblastome existieren, und daß die gegenwärtig zur Subklassifizierung verfügbaren molekulargenetischen Parameter einer Erweiterung bedürfen.

Progression in astrozytären Gliomen

Ein typisches Merkmal der Astrocytome ist die schrittweise Progression von niedergradigeren Tumoren bis hin zum Glioblastom. Ausgenommen hiervon sind die pilozytischen Astrocytome, die in aller Regel keine Progression zu histologisch bösartigeren Astrocytomen durchlaufen. Eine der absehbaren wichtigen Folgen der molekulargenetischen Untersuchung von Tumormaterial ist ein Einfluß auf die Bewertung der Dignität der Läsionen. Hierzu ist es erforderlich, charakteristische progressionsspezifische Parameter zu kennen. Von den bisher untersuchten molekulargenetischen Veränderungen treten die Amplifikation des EGF-Rezeptors, die homozygote Deletion der MTS1- und MTS2-Gene und die Allelverluste auf den Chromosomen 10 und 19q fast ausschließlich in den höhergradigen Astrocytomen auf. MTS1- und MTS2-Deletionen und Allelverluste auf Chromosom 19 werden in WHO-Grad-II-Astrocytomen selten beobachtet und sprechen daher für Anaplasie, wobei entweder ein anaplastisches Astrocytom (WHO Grad III) oder ein Glioblastom (WHO Grad IV) vorliegen kann. Die Amplifikation des EGF-Rezeptors und Allelverluste auf Chromosom 10 werden in der Regel nicht in anaplastischen Astrocytomen (WHO Grad III) gesehen und sprechen daher für das Vorliegen eines Glioblastoms WHO Grad IV. Einige der molekulargenetischen Veränderungen, die bei der Entstehung und der Progression von astrozytären Gliomen eine Rolle spielen, sind in dem nebenstehenden Modell dargestellt (s. Abb. 1.10).

Oligodendrogliale Gliome

Zu dieser Gruppe werden die Oligodendrogliome und die Oligoastrocytome oder Mischgliome gezählt (vgl. Kapitel 2, S. 191). Die Oligoastrocytome setzen sich aus Tumoranteilen zusammen, die teils astrozytär, teils oligodendroglial differenziert erscheinen. Die oligodendroglialen Gliome werden in der WHO-Klassifikation entweder nach Grad II oder bei Anaplasie nach Grad III eingeteilt.

Oligodendrogliome

Typisch für Oligodendrogliome der WHO Grade II und III ist ein Allelverlust auf dem langen Arm von Chromosom 19, der in über der Hälfte dieser Tumoren auftritt. Im Gegensatz zu den anaplastischen Astrocytomen WHO Grad II läßt sich in Oli-

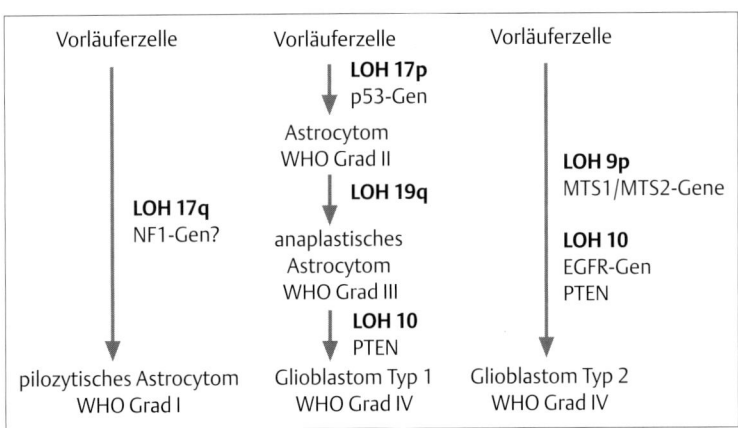

Abb. 1.10 Modell für die molekulare Entstehung von Astrocytomen. Das pilozytische Astrocytom weist molekulargenetische Veränderungen auf, die nur selten in den Astrocytomen des Erwachsenenalters auftreten. Die Glioblastome unterscheiden sich in mindestens zwei genetische Subtypen. Das Glioblastom Typ 1 entsteht vermutlich durch Progression aus Astrocytomen WHO Grad II oder III und weist daher die für jene Tumoren charakteristischen genetischen Läsionen auf. Die Glioblastome Typ 2 entstehen bei älteren Patienten und sind durch die Amplifikation des EGF-Rezeptors charakterisiert.
(Zu PTEN s. Ref. 1552)

godendrogliomen die betroffene Region auf Chromosom 19 nicht einengen, da fast immer der ganze chromosomale Arm fehlt. Eine weitere Veränderung ist der Verlust von Anteilen des kurzen Arms von Chromosom 1 in etwa 50 % der Fälle. Die betroffenen Gene sind weder auf Chromosom 19q noch auf Chromosom 1p bekannt. Die für WHO-Grad II und III Astrocytome charakteristischen p53-Mutationen und Allelverluste auf dem kurzen Arm von Chromosom 17 werden in den Oligodendrogliomen nicht gesehen.

Oligoastrocytome

Die Oligoastrocytome weisen die gleichen molekulargenetischen Veränderungen wie die Oligodendrogliome und Astrocytome auf: chromosomale Verluste auf den Armen 1p, 19q und 17p. Auch bei diesen Tumoren besteht eine enge Assoziation zwischen Allelverlusten auf 17p und Mutationen im TP53-Gen. Die Klonalität von Oligoastrocytomen wurde durch Mikrodissektion von astrozytären und oligodendroglialen Anteilen desselben Tumors überprüft. In allen untersuchten Fällen waren sowohl in den astrozytären, als auch in den oligodendroglialen Anteilen die gleichen genetischen Läsionsmuster nachweisbar. Dieser Befund spricht für einen klonalen Ursprung der Oligoastrocytome, d. h. diese Tumoren gehen aus einer gemeinsamen tumorös veränderten Ursprungszelle hervor.

Arbeiten im Labor des Autors weisen darauf hin, daß die Oligoastrocytome in zwei genetische Untergruppen eingeteilt werden können. Die umfangreichere der beiden Untergruppen macht etwa 70 % der Oligoastrocytome aus und weist das genetische Läsionsmuster der Oligodendrogliome auf, Verluste auf den Chromosomen 1p und 19q.

Die kleinere Untergruppe ist durch das genetische Läsionsmuster der Astrocytome gekennzeichnet, Allelverluste auf 17p und Mutationen im TP53-Gen. Die genetischen Läsionsmuster dieser beiden Untergruppen zeigen nur sehr geringe Überschneidungen. Diese Befunde erlauben die Vermutung, daß es sich bei den Oligoastrocytomen einerseits um Oligodendrogliome mit Bereichen astrozytärer Differenzierung und andererseits um Astrocytome mit Bereichen oligodendroglialer Differenzierung handelt (s. Abb. 1.11). Diese Einteilung könnte wegen der neueren Erfolge mit Kombinationschemotherapie bei oligodendroglialen Tumoren eine erhebliche Bedeutung gewinnen (vgl. Kapitel 1, S. 165 ff).

Meningeome

Die Meningeome waren die ersten intracraniellen Tumoren, bei denen Defekte in der Erbsubstanz nachgewiesen wurden. Bereits 1972 wurde das Chromosom 22 als Ort Meningeom-typischer Deletionen erkannt (1533). Nachfolgende Untersuchungen zeigten, daß mehr als die Hälfte aller Meningeome Verluste genetischen Materials in dieser Region aufwiesen (1532). Mit der Klonierung des Neurofibromatose Typ 2 (NF2-)Gens auf dem chromosomalen Arm 22q12 und dem Nachweis von NF2-Mutationen in sporadischen Meningeomen gelang die Identifizierung eines zentralen Mechanismus in der Entstehung dieser Tumoren (1391) (s. auch Abb. 1.8). Allerdings erscheinen die Meningeome in Bezug auf NF2-Genmutationen genetisch heterogen. Während in etwa 80 % aller fibroblastischen und transitionalen Meningeome (WHO Grad I) NF2-Mutationen nachweisbar sind, finden sich diese in nur einem Viertel der meningotheliomatösen Meningeome

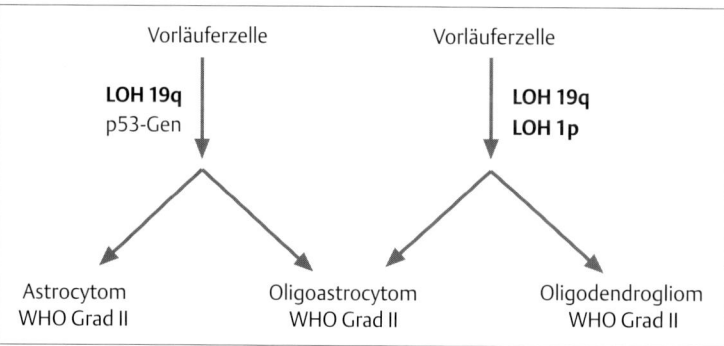

Abb. 1.11 Modell für die molekulare Entstehung der Oligoastrocytome: Viele Oligoastrocytome haben wie die Oligodendrogliome Allelverluste auf den chromosomalen Armen 1p und 19q. Ein kleinerer Teil der Oligoastrocytome ist wie die Astrocytome durch p53 Mutationen und Verluste auf dem kurzen Arm von Chromosom 17 gekennzeichnet.

(WHO Grad I), was für alternative oder zusätzliche genetische Mechanismen spricht (1471). Diese Unterteilung der Meningeome wird weiter dadurch untermauert, daß das NF2-Protein (MERLIN) überwiegend im meningotheliomatösen Typ (WHO Grad I), nicht aber in den fibroblastischen und transitionalen Meningeomen WHO Grad I nachweisbar ist.

Bei der malignen Progression zu den atypischen und anaplastischen Meningeomen spielt das NF2-Gen vermutlich keine Rolle, da die Frequenz der nachweisbaren NF2-Mutationen in den Meningeomen der WHO Grade II und III derjenigen der fibroblastischen und transitionalen Meningeome WHO Grad I entspricht. Vielmehr scheinen hierbei bisher nicht näher bekannte Gene auf den chromosomalen Armen 1p, 10q und 14q beteiligt zu sein, da diese Regionen gehäuft Allelverluste in höhergradigen Meningeomen aufweisen (1289), nicht jedoch in den WHO-Grad-I-Meningeomen.

Bei etwa 5% der betroffenen Patienten treten gleichzeitig mehrere Meningeome auf. Analysen des NF2-Gens haben gezeigt, daß etwa die Hälfte dieser multiplen Meningeome monoklonalen Ursprungs ist. Von Bedeutung ist hierbei, daß diese Patienten keine Mutationen im NF2-Gen in ihrer Keimbahn aufweisen, es sich bei den multiplen Meningeomen also nicht um eine Variante der Neurofibromatose Typ 2 handelt. Daher wird die Ursache der klonalen Tumoren entweder in einer subarachnoidalen Verschleppung und Ansiedlung von Tumorzellen oder aufgrund eines embryonal entstandenen genetischen Mosaiks vermutet (1317). Allerdings wurden auch Patienten mit gesichert genetisch verschiedenen Meningeomen beschrieben.

Neurinome

Diese Tumoren gehen aus den Schwann-Zellen der Markscheiden hervor. Die meisten Neurinome treten spontan auf, stellen jedoch bei einer Fraktion der Patienten eine Manifestation der Neurofibromatose Typ 2 dar. Bilaterales Auftreten von Acusticusneurinomen ist pathognomonisch für diese erbliche Erkrankung (vgl. Kapitel 2). Die Mehrheit aller Neurinome weist Mutationen im NF2-Gen auf, wobei das Spektrum der Mutationen identisch mit dem von Meningeomen und demjenigen in den Keimbahnen von Neurofibromatose-Typ-2-Patienten ist (634).

Neurofibrome und Neurofibrosarkome

Diese beiden Tumortypen treten sowohl spontan als auch bei Patienten mit einer Neurofibromatose Typ 1 auf. Nahezu alle Patienten mit einer Neurofibromatose Typ 1 entwickeln diese Läsionen. Wegen seines komplexen Aufbaus und seiner Größe ist das NF1-Gen bisher nicht in umfangreichen Serien von Neurofibromen und Neurofibrosarkomen untersucht worden. Allelverluste im Bereich des langen Arms von Chromosom 17, auf dem das NF1-Gen liegt, wurden vorwiegend bei den malignen Neurofibrosarkomen und nicht bei den Neurofibromen entdeckt. Neurofibrosarkome erwiesen sich auch gehäuft im p53-Gen als mutiert.

Hämangioblastome

Hämangioblastome treten sporadisch und beim Hippel-Lindau-Syndrom (VHL) auf. VHL-Patienten entwickeln Hämangioblastome im Kleinhirn und Rückenmark und erkranken oft an Nierenzellcarcinomen und Phäochromocytomen. Sowohl in den Tumoren erblich belasteter Patienten als auch in sporadisch auftretenden Hämangioblastomen wurden in etwa der Hälfte der Fälle Mutationen im VHL-Gen nachgewiesen. Ungefähr die Hälfte aller VHL Patienten erkranken auch an einem Nierencarcinom. Interessant ist, daß das auf dem kurzen Arm von Chromosom 3 gelegene VHL-Gen ebenfalls in einem Drittel sporadischer Nierencarcinome mutiert ist. Der Transkriptionsfaktor Elongin wird durch die Bindung intakten VHL-Proteins an die Untereinheiten Elongin B und Elongin C inhibiert. Da in diesen Bindungsstellen des VHL-Proteins gehäuft Mutationen vorliegen wird bei der Entstehung von Hämangioblastomen eine Fehlregulierung dieses Transkriptionsfaktors diskutiert.

Andere Gehirntumoren

Auch weniger häufige Gehirntumoren wurden mit molekulargenetischen Methoden untersucht. Bei den Hypophysenadenomen, die aufgrund ihrer Hormonsekretion unterteilt werden können, zeichnet sich auch eine molekulargenetische Unterteilung ab. So werden in der Untergruppe der Somatotropin bildenden Hypophysenadenome in bis zu 40% der Tumoren Mutationen im sog. G-Protein Gs alpha aufgefunden. Ein weiterer genetischer Defekt in Adenomen ist ein Allelverlust auf dem langen Arm von Chromosom 11. Dieser Bereich beinhaltet das bisher noch nicht identifizierte Gen für die Multiple endokrine Neoplasie Typ 1 (MEN1).

Das überwiegend bei Kindern auftretende Medulloblastom weist Allelverluste auf dem kurzen Arm des Chromosoms 17 auf, allerdings konnte wiederholt gezeigt werden, daß in diesen Tumoren das TP53-Gen nicht mutiert ist. Kürzlich wurde beschrieben, daß Mutationen im „Patched"-Gene in der desmoplastischen Variante des Medulloblastoms auftreten (1081). Über andere Tumoren des Zentralnervensystems liegen nur wenig molekulargenetische Daten vor. Eigene Arbeiten sprechen für die Möglichkeit, daß das seltenere Allel eines Polymorphismus im Tuberösen-Sklerose-Typ-2-(TSC2) Gens einen Risikofaktor für die Entstehung von Gangliogliomen darstellt. Die wesentliche Ursache für das Fehlen molekularer Daten bei selteneren Tumortypen besteht in der Schwierigkeit, Material für ausreichend umfangreiche Untersuchungen zusammenzustellen. Hier ist die Zusammenarbeit mehrerer klinischer und diagnostischer Einrichtungen erforderlich.

Diagnostik

Bildgebung
F. E. Zanella

Allgemeines

Die **Computertomographie** (CT) und die Kernspintomographie oder **Magnet-Resonanz-Tomographie** (MRT) gelten in der bildgebenden Diagnostik intracranieller Raumforderungen als die beiden wichtigsten Untersuchungsmethoden. Sie weisen Neoplasien mit hoher Zuverlässigkeit nach, definieren die anatomische Lage der Raumforderung genau und helfen durch die Auswertung von Dichte bzw. Signalintensitätsänderungen in der artdiagnostischen Zuordnung der Tumoren (44, 63, 611, 1198, 1318).

Andere bildgebende Verfahren wie die konventionelle Röntgendiagnostik, die Filmtomographie, die Sonographie und die selektive cerebrale Angiographie treten in ihrer Bedeutung weit hinter den beiden erwähnten Schnittbildverfahren zurück und besitzen nur noch bei wenigen, genau definierten Fragestellungen eine Indikation.

Die CT beruht auf der schichtweisen queren Durchdringung eines Objektes mit Röntgenstrahlen. Die auch nach Einführung der MRT noch bedeutsamen Vorteile liegen in der besseren Verfügbarkeit, den zur Zeit noch deutlich geringeren Kosten, der besseren Überwachungsmöglichkeit schwerkranker Patienten und der zuverlässigeren Beurteilung von akuten Blutungen, Verkalkungen und Knochenläsionen. Sie wird deshalb heute primär in der Standardversorgung und Notfalldiagnostik eingesetzt (664, 803, 907).

Die Kontrastmittelgabe steigert den Kontrast zwischen Geweben mit unterschiedlicher Durchblutung oder dient dem Nachweis einer Störung der Blut-Hirn-Schranke. In der CT kommen nierengängige jodhaltige (meist 300 mgJ/ml) Kontrastmittel zur Anwendung, die standardmäßig in einer Dosierung von 1–2 ml/kg Körpergewicht intravenös appliziert werden. Die hirneigenen Tumoren zeigen in der nicht kontrastmittelverstärkten CT in aller Regel eine herabgesetzte Dichte. Verkalkungen, Blutungen und eine hohe Zelldichte verursachen innerhalb eines Tumors erhöhte Dichtewerte (63, 158, 790, 1349).

Grundlage der MRT ist das Phänomen der Kernresonanz, deren Nutzung Schichtaufnahmen ohne ionisierende Strahlung erlaubt. Dies kann insbesondere bei häufigen Verlaufskontrollen in der Neuropädiatrie von großer Bedeutung sein. Die routinemäßigen Standarduntersuchungen werden mit der Spin-Echo-(SE-)Technik oder der Turbo-Spin-Echo-(TSE-)Technik durchgeführt, die bei bestimmten Fragestellungen durch die Gradienten-Echo-(GE-)Technik ergänzt werden kann (44, 611, 660, 1198, 1318, 1544).

Die MR-Bildgebung ist in der Entdeckung von intraparenchymatösen cerebralen Läsionen und in der Darstellung von Blutabbauprodukten generell sensitiver als die CT. Weitere wesentliche Vorteile liegen in der hohen Kontrastauflösung und der Möglichkeit der multiplanaren Schichtführung. Daß die MRT der CT nicht grundsätzlich vorgezogen wird, liegt an der noch deutlich geringeren Kapazität und den höheren Kosten.

Das genaue Verständnis für die der kernspintomographischen Bildgebung zugrundeliegenden Vorgänge erfordert ein umfangreiches physikalisches Wissen, das in diesem Zusammenhang nicht weiter ausgeführt werden kann. Es sei nur darauf hingewiesen, daß über die gezielte Wahl bestimmter Parameter verschiedene ‚Wichtungen' der Bilder erzeugt werden können, die im Vergleich zueinander eine gewisse Gewebezuordnung ermöglichen. Als T1-gewichtete Aufnahmen (Liquor dunkel) werden Aufnahmen mit kurzer Echozeit (TE) und kurzer Repetitionszeit (TR) bezeichnet, als T2-gewichtete Aufnahmen (Liquor hell) die mit langer Echo- und Repetitionszeit.

Die überwiegende Zahl diagnostischer Aufnahmen bei der Suche nach Hirntumoren wird bei T1-Wichtung in der Spin-Echo-Technik, bei der T2-Wichtung in dern Turbo-Spin-Echo-Technik durchgeführt. Spezielle Techniken wie die Gradienten-Echo-Technik, die Inversion-Recovery-(IR-)Technik, das Echo-Plana-Imaging (EPI) und das Magnetization-Transfer-Contrast-(MTC-)Imaging haben sich nur bei speziellen und häufig wissenschaftlichen Fragestellungen durchgesetzt. Trotz intensivem Bemühen hat in der gelegentlich erforderlichen präoperativen Gefäßdarstellung die Magnet-Resonanz-Angiographie (MRA) die digitale Subtraktionsangiographie (DSA) als Methode der Wahl nicht verdrängen können. Sie wird lediglich bei der Frage nach groben Gefäßverlagerungen (z. B. in der präoperativen Diagnostik von Hypophysentumoren) routinemäßig eingesetzt.

Eine wichtige Rolle in der Diagnose und Differentialdiagnose intracranieller Raumforderungen fällt der Kontrastverstärkung mit paramagnetischen Gadolinium-(Gd-)haltigen Substanzen zu, die Signalunterschiede zwischen Geweben mit unterschiedlicher Durchblutung oder bei Störungen der Blut-Hirn-Schranke (BHS) verstärken. Auch in der MRT werden in ca. 50–80% der Schädeluntersuchungen Kontrastmittel eingesetzt. Die MR-Kontrastmittel haben sich als sehr effektiv und hinsichtlich allergischer Nebenwirkungen als sicherer als die jodhaltigen Röntgenkontrastmittel erwiesen. Die Standarddosis beträgt 0,1 mMol/kg Körpergewicht, doch kann gelegentlich (z. B. bei Metastasensuche) eine Erhöhung bis auf die zwei- oder dreifache Dosis sinnvoll werden. Die kontrastmittelverstärkten T1-gewichteten Aufnahmen werden unmittelbar nach der Kontrastmittelgabe angefertigt. Der primäre Tumornachweis gelingt zwar meist bereits mit nativen T2-gewichteten Aufnahmen, dennoch hat sich die Kontrastmittelgabe zur artdiagnostischen Eingrenzung und zur Beurteilung von Rest- bzw. Rezidivtumor bewährt. So gilt die Gabe von Kontrastmittel insbesondere in der Rezidivdiagnostik und bei der Suche nach einer Aussaat in die Ventrikel oder den Subarachnoidalraum als zwingend erforderlich (7, 44, 63, 308, 517, 1146, 1372, 1487, 1544).

Die kernspintomographische Darstellung intracranieller Tumoren bevorzugt entsprechend der CT die axiale Schnittführung als Standardeinstellung. Diese „Basisuntersuchung" erfolgt meist in T2- und T1-Wichtung vor und nach intravenöser Kontrastmittelapplikation. Nahezu regelhaft wird bei einem pathologischen Befund der Vorteil der multiplanaren Schichtmöglichkeit genutzt, so daß in Abhängigkeit von der erwarteten Tumorart und -lokalisation ergänzende koronare und/oder sagittale Aufnahmen angefertigt werden.

In der MRT stellen sich die meisten Tumoren hypointens bei T1-Wichtung und hyperintens bei T2-Wichtung dar. Unerwartet hohe Signalintensitäten treten auf T1-gewichteten Aufnahmen bei subakuten/chronischen Blutungen (Methämoglobin), Fettgewebe, hoher Proteinkonzentration, Melanin, paramagnetischen Kationen und flußbedingtem Enhancement innerhalb von Gefäßen auf. Signalintensitätsminderungen auf T2-gewichteten Aufnahmen entstehen durch Abbauprodukte von Blutungen in verschiedenen Stadien (Desoxyhämoglobin in der akuten, intrazelluläres Methämoglobin in der frühen subakuten und Ferritin/Hämosiderin bei chronischer Blutung), Verkalkungen, hohe Zelldichte, hohe Proteinkonzentrationen und flußbedingte Auslöschphänomene (44, 790, 1544). Vor Einführung der MRT galt die CT vor und nach intravenöser Applikation von jodhaltigen Kontrastmitteln als Untersuchungsmethode der Wahl. Heute stellt jedoch die MRT durch die multiplanare Schichtmöglichkeit, den hohen Kontrast zwischen physiologischem neuralem Gewebe und pathologischen Prozessen sowie der höheren Empfindlichkeit nach Kontrastmittelgabe (Gd-DTPA) in der Charakterisierung intracranieller Läsionen das bildgebende Verfahren der Wahl dar (157). Die MRT hat insbesondere die Bildgebung der Mittellinie und der hinteren Schädelgrube verbessert, weil sie neben den bereits erwähnten Vorteilen deutlich weniger anfällig für knöcherne Aufhärtungsartefakte ist, die die computertomographische Beurteilung meist erheblich einschränken. Dieser Vorteil fällt gerade bei Kindern ins Gewicht, weil Raumforderungen der hinteren Schädelgrube in dieser Altersklasse bevorzugt auftreten (10, 63, 1381). Aufgrund dieser hohen Bedeutung der MRT in der Diagnostik wird deshalb im folgenden bevorzugt zu den kernspintomographischen Veränderungen Stellung genommen.

Maligne Gliome

Das kernspintomographische Bild des Glioblastoma multiforme reflektiert viele seiner makro- und mikroskopischen Kennzeichen. Der Tumor bevorzugt die weiße Substanz der Großhirnhemisphären mit Betonung der Frontallappen, eine Infiltration in die zentrale graue Substanz und die Nuclei findet seltener statt (44, 308, 653, 660, 1544). Der in der Regel bereits ausgedehnte Tumor infiltriert häufig ausgiebig die benachbarten Lappen; als ‚Schmetterlingsgliom" dehnt sich das Glioblastoma multiforme mehr oder weniger asymmetrisch über den Balken in beide Großhirnhemisphären aus, wobei neben dem abnormen Signal im Balken insbesondere ein Ödem im kontralateralen Marklager immer auf eine (beginnende) Infiltration hinweist (Abb. 1.**12**). Eine Infiltration in die Rinde, die Leptomeningen und die Dura ist ebenfalls möglich. Maligne Gliome sind typischerweise in ihrer Signalintensität sehr inhomogen mit fokalen nekrotischen oder zystischen Formationen, die hypointense Regionen auf T_1-gewichteten und hyperintense Regionen auf T_2-gewichteten Aufnahmen verursachen. Fokale Areale akuter Blutungen oder Hämosiderin-Ablagerungen werden am zuverlässigsten auf (dann allerdings meist zusätzlich angefertigten) stark T_2-gewichteten Gradienten-Echo-Sequenzen identifiziert. Sie sind aber meist auch auf T_2-gewichteten SE-Aufnahmen durch ihre erheblichen Signalminderungen zu diagnostizieren. Da Glioblastome sehr viel häufiger als anaplastische Astrocytome bluten, kann der Nachweis von Blut und seinen Abbauprodukten bei unbehandelten Tumoren differentialdiagnostische Hinweise geben. Das Glioblastoma multiforme zeigt meist ein moderates heterogenes randbetontes Enhancement, es werden aber auch ein breiter unregelmäßiger Randsaum oder ein mehr knotiges Enhancement beobachtet. Es kann auch zu multiplen nodulären oder fleckförmigen Anreicherungen kommen, was die Differentialdiagnose zu Metastasen und zum malignen Lymphom erschweren kann. Die multiplen Anreicherungen entsprechen dann histologisch Zonen höherer Malignität innerhalb eines größeren niedrigmalignen Anteils, der sich meist an seiner diffusen Signalanhebung bei T_2-Wichtung zu erkennen gibt. Nicht selten werden vergrößerter und oftmals thrombosierte Blutgefäße innerhalb des Tumors identifiziert. Typischerweise zeigt das Glioblastoma multifor-

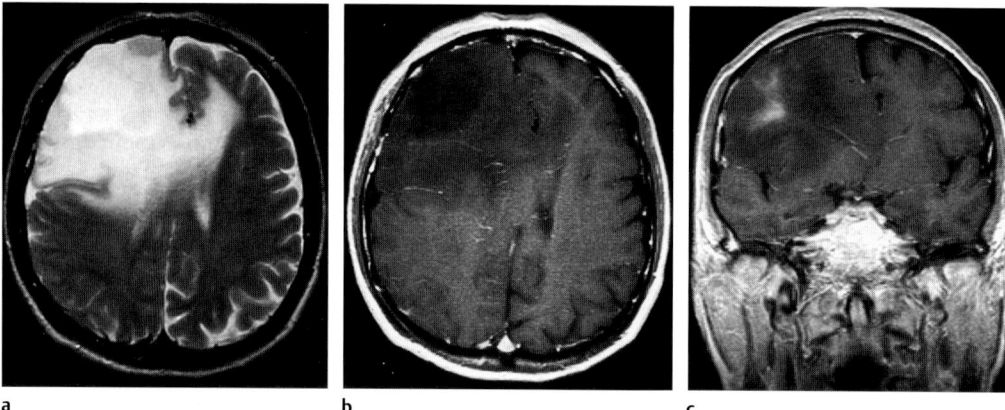

Abb. 1.**12a–c** Schmetterlingsgliom (29 Jahre, männlich). Operation und Histologie: Malignes Astrocytom (Grad III).
a T_2-gewichtete transversale Schichtführung (TE: 90 ms; TR: 3000 ms). Ausgedehntes, rechts frontal betontes malignes Gliom. Bei T_2-Wichtung schlechte Abgrenzbarkeit von Tumorkern und perifokalem Ödem. Tumorausdehnung durch das vordere Balkenknie in das kontralaterale linke frontale Marklager, eindeutig erkennbar an dem links frontalen Ödem.
b T_1-gewichtete transversale Schichtführung (TE: 15 ms; TR: 600 ms) nach Kontrastmittelgabe. Ausgedehnter hypointenser, geringgradig kontrastmittelaufnehmender Tumor rechts frontal mit mittellinienüberschreitendem Wachstum durch den Balken. Tumorinfiltration der Gegenseite schlechter als in der T_2-Wichtung erkennbar.
c T_1-gewichtete koronare Schichtführung (TE: 15 ms, TR: 600 ms) nach Kontrastmittelgabe. Koronar gut erkennbar die mehr lateral gelegene Kontrastmittelaufnahme, die rechtshirnigen Raumforderungszeichen und die Balkeninfiltration.

me angrenzend an den anreichernden Randsaum von aktivem Tumorgewebe ein ausgedehntes perifokales Ödem; zudem findet sich meist zusätzlich ein großer Randsaum abnormaler Signalintensitäten in der den Tumor umgebenden weißen Substanz. Die immer wieder histologisch bestätigte Unterschätzung der Tumorgrenzen in der MRT beruht auf der fehlenden Unterscheidungsmöglichkeit zwischen Ödem und nicht anreichernder Tumorinfiltration in die weiße Substanz, seltener auch in die graue Substanz oder den Subarachnoidalraum. Zwar bleibt die Ausdehnung der mikroskopischen Invasion in den meisten Fällen auf eine 2-cm-Grenze in der Umgebung des anreichernden Tumors begrenzt, Tumorzellen werden aber bis zu 3,5 cm außerhalb der anreichernden Grenzen beschrieben (185, 358, 1372, 1487, 1544).

Die Situation für die bildgebenden Verfahren erweist sich in der Rezidivdiagnostik und in der Verlaufsbeobachtung als komplizierter, weil Veränderungen im Hirngewebe durch die vorangegangene Operation und/oder Radio-/Chemotherapie die Deutung erschweren. Die MRT weist zwar Veränderungen mit hoher Sensitivität nach, vermag aber aufgrund ihrer geringen Spezifität diese ohne zusätzliche klinische Daten oftmals nicht eindeutig zuzuordnen. So wurde bei Rezidivtumoren gezeigt, daß die Signalintensitätsänderung auf den T2-gewichteten Aufnahmen in etwa 50% mit der Tumorausdehnung korrelierte, aber in den restlichen 50% die Tumorausdehnung zu etwa gleichen Teilen erheblich über- oder unterschätzt wurde (653).

Die Positronen-Emissions-Tomographie (PET) und die Single-Photon-Emmissions-Computerized-Tomography (SPECT) können in der Charakterisierung der veränderten Signalintensitäten der weißen Substanz helfen, weil eine erhöhte metabolische Aktivität in der PET oder SPECT in Arealen erhöhter Signalintensität auf T2-gewichteten Aufnahmen in aller Regel Tumor repräsentiert, während hypometabolische Läsionen einem Ödem, einer Gliose oder einer Strahlennekrose entsprechen (266, 568, 839). Es gibt allerdings eine nicht unerhebliche Zahl falsch-positiver und falsch-negativer PET- oder SPECT-Ergebnisse, so daß auch diese Methode nicht als definitiver Test zum Nachweis oder Ausschluß eines Tumorrezidivs gewertet werden darf.

Niedriggradige Astrocytome

In der MR-Bildgebung zeigen die niedriggradigen Astrocytome – beim Erwachsenen handelt es sich hierbei meist um diffus fibrilläre Astrocytome – typischerweise gut abgrenzbare Tumorränder, kein oder ein nur geringes perifokales Ödem und keine oder wenig raumfordernde Wirkung (Abb. 1.13). Sie können überall in den Hemisphären unter ebenfalls relativer Aussparung der Okzipitallappen entstehen, zeigen aber oftmals eine mehr oberfläche Lokalisation, wobei eine Mitbeteiligung der grauen Substanz als eine Verdickung und Unschärfe des corticalen Bandes identifiziert werden kann. Diese Tumoren sind homogen in ihrer Signalintensität, meist iso- bis hypointens bei T1-Wichtung und etwas hyperintens bei T2-Wichtung. Nekrosen oder Blutungen sind kernspintomographisch nicht erkennbar. Allerdings können fokale zystische Areale innerhalb des Tumors auftreten; auch Verkalkungen können vorhanden sein, die in der Regel nicht sehr ausgeprägt sind und deshalb auf konventionellen SE-Bildern häufig nicht erkannt werden. Typischerweise zeigen die niedriggradigen Gliome kein oder seltener ein minimales Enhancement, welches in seinem Muster von fokal oder knotig bis homogen oder ringförmig variieren kann (44, 211, 308, 358, 611, 660, 790, 1372, 1544).

Niedriggradige Gliome können sich als diskrete umschriebene Raumforderungen mit glatten Rändern zeigen, die nur ein oder zwei Gyri betreffen und durch die flache Vorwölbung gegen den benachbarten Knochen und die Verdrängung der benachbarten Gyri differentialdiagnostische Probleme in der Abgrenzung zu extraaxialen Raumforderungen (vor allem Meningeom) bereiten. Normalerweise erlaubt jedoch die typische Signalintensität der Gliome, die fehlende Signalanhebung nach Kontrastmittelgabe und die fehlende Randstruktur zum Hirnparenchym die Differenzierung von einem Meningeom. Dennoch können in Einzelfällen insbesondere atypische Meningeome (z.B. zystische Meningeome) niedriggradige Gliome in der MR-Bildgebung imitieren.

Ein weiteres (aber insgesamt eher seltenes) Bild niedriggradiger Gliome ist das einer diffusen corticalen und subcorticalen Infiltration, was allein bildmorphologisch an einen Infarkt erinnert. Bei diffuser Infiltration in die Bahnen der weißen Substanz imitieren die niedriggradigen Gliome durch die hohe Signalintensität bei T2-Wichtung auch ein vasogenes Ödem oder eine Encephalomalazie.

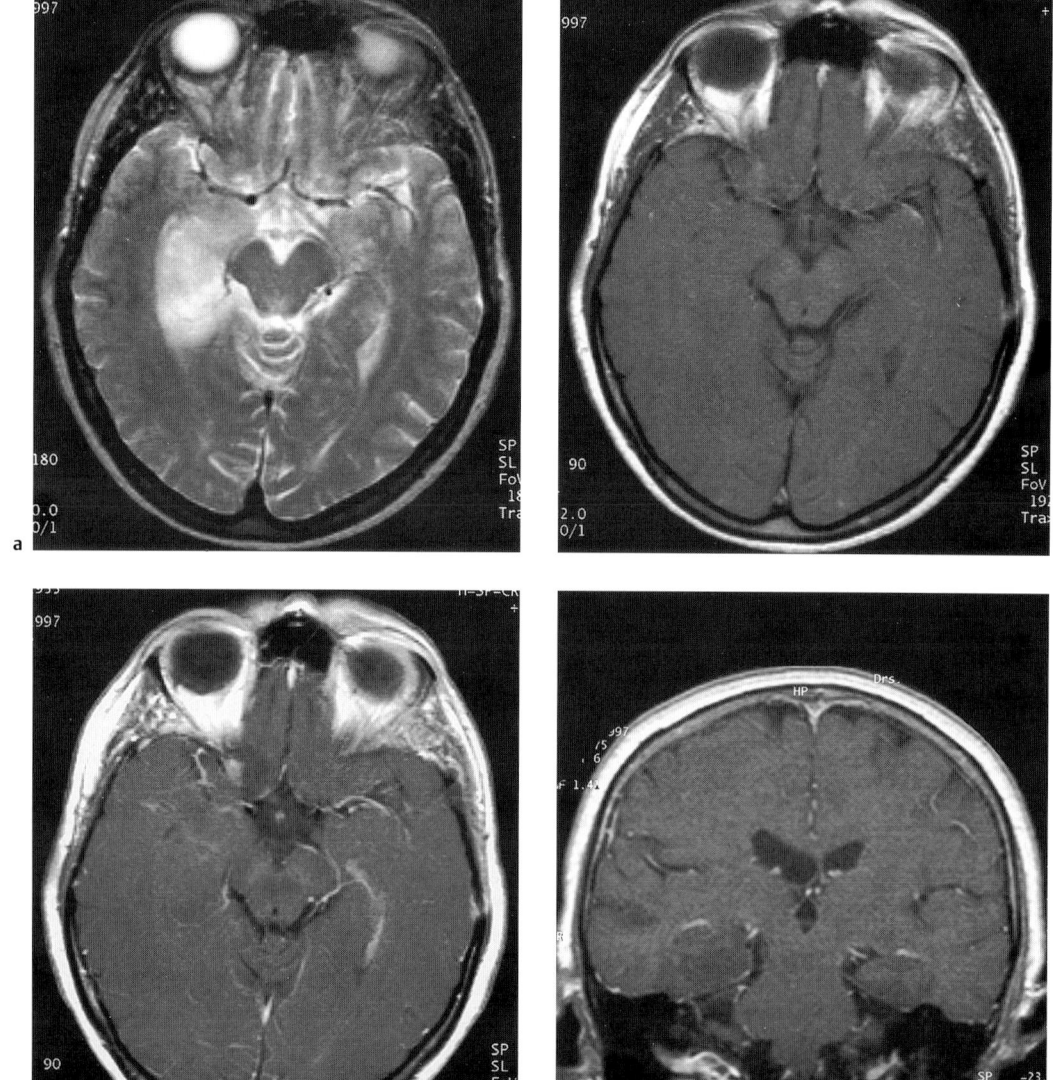

Abb. 1.**13 a–d** Niedriggradiges Astrocytom (63 Jahre, weiblich).
Stereotaxie und Histologie: Niedriggradiges Astrocytom (Grad I).
a T_2-gewichtete transversale Schichtführung (TE: 96 ms; TR: 5000 ms). Bei T_2-Wichtung ausgedehnte signalangehobene Zone im rechten medialen Temporallappen.
b T_1-gewichtete transversale Schichtführung (TE: 17 ms; TR: 722 ms). Tumor im medialen Temporallappen rechts allenfalls an minimalen Signalinhomogenitäten und diskreten Raumforderungszeichen erkennbar.
c T_1-gewichtete transversale Schichtführung (TE: 15 ms; TR: 600 ms) nach Kontrastmittelgabe. Allenfalls angedeutete Signalanhebung im rostralen Tumoranteil möglich.
d T_1-gewichtete koronare Schichtführung (TE: 17 ms; TR: 540 ms) nach Kontrastmittelgabe. Bestätigung der Befunde der transversalen Schichtführung mit diskreter Signalarmut, angedeuteter Raumforderung und fehlender Kontrastmittelaufnahme des Tumors im rechten medialen Temporallappen.

In der CT können sich die leicht hypo- bis isodensen, diffus wachsenden niedriggradigen Gliome auch aufgrund der meist fehlenden Kontrastmittelaufnahme dem Nachweis vollständig entziehen. Deshalb gilt heute bei entsprechender Klinik (z. B. erstmaliger Anfall) die MRT als die Untersuchungsmethode der Wahl (1336).

Pilozytische Astrocytome

Sie treten bevorzugt im Kindes- und frühen Erwachsenenalter auf und sind nicht selten mit der Neurofibromatose Typ I vergesellschaftet. Im supratentoriellen Kompartment bevorzugen sie die Region des Diencephalons unter Einschluß von Hypothalamus, Chiasma opticum, Sehbahn und Basalganglien (Abb. 1.**14**), sie entstehen aber (seltener) auch in den Großhirnhemisphären.

Die CT weist eine gut abgrenzbare hypodense Raumforderung nach, die ein zystisches oder multizystisches Erscheinungsbild zeigen kann. Der hypodense Weichteilanteil reichert gewöhnlich nach Kontrastmittelgabe homogen an. In der MRT präsentiert sich das pilozytische Astrocytom in 55% der Fälle als zystische oder multizystische Struktur mit einem muralen Knoten und in 45% der Fälle als solide Raumforderung (965). Fleckförmige Verkalkungen der soliden Anteile kommen gelegentlich vor, Blutungen sind selten. Die MRT zeigt eine gut abgrenzbare solide oder zystische Raumforderung, die bei T1-Wichtung hypointens, bei T2-Wichtung hyperintens imponiert. Abweichend von dem gewohnten Signalverhalten weisen durch Einblutungen bzw. hohen Proteingehalt bedingt die Tumorzysten oftmals ungewohnt hohe Signalintensitäten bei T1-Wichtung auf. Trotz der Gutartigkeit dieser Tumoren kommt es meist zu einem kräftigen und homogenen Enhancement der soliden Tumoranteile (63, 436, 791, 1318).

Hirnstammgliome

Hirnstammgliome treten typischerweise im frühen Erwachsenenalter, Ponsgliome überwiegend sogar vor dem 10. Lebensjahr auf. Sie entstehen meist innerhalb des Pons, seltener im Mittelhirn oder der Medulla oblongata (1178).

Die CT zeigt überwiegend hypodense, gelegentlich auch isodense Läsionen mit mehr oder weniger ausgeprägtem raumforderndem Charakter. Die sensitivere MRT erweist sich gerade bei Hirnstammgliomen durch die Möglichkeit der Anfertigung direkter sagittaler (und/oder korona-

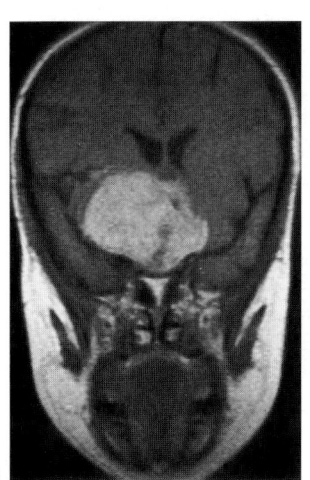
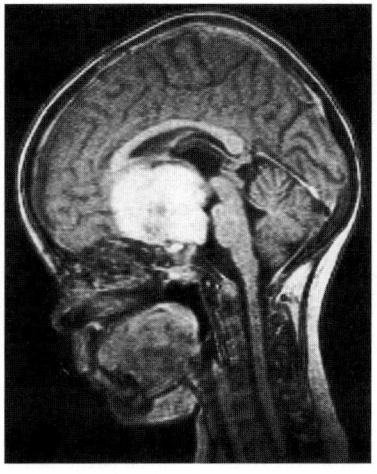

Abb. 1.**14a** u. **b** Pilozytisches Astrocytom der Mittellinie (5 Jahre, männlich).
Operation und Histologie: Pilozytisches Astrocytom.
a T_1-gewichtete koronare Schichtführung (TE: 20 ms; TR: 700 ms) nach Kontrastmittelgabe. Ausgedehnter, gut abgrenzbarer Tumor in der Mittellinie mit leicht rechtsbetontem Wachstum. Typisch für das pilozytische Astrocytom die deutliche und homogene Kontrastmittelaufnahme. Aufgrund der Größe des Tumors keine exakte Zuordnung zum Ausgangspunkt (N. opticus, Chiasma, Hypothalamus) mehr möglich.
b T_1-gewichtete sagittale Schichtführung (TE: 20 ms; TR: 700 ms) nach Kontrastmittelgabe. Eindrucksvolle Darstellung der gelappten Tumorgrenzen im Sagittalbild. Bereits deutlicher raumfordernder Effekt auf die kaudalen Balkenanteile und den Hirnstamm.

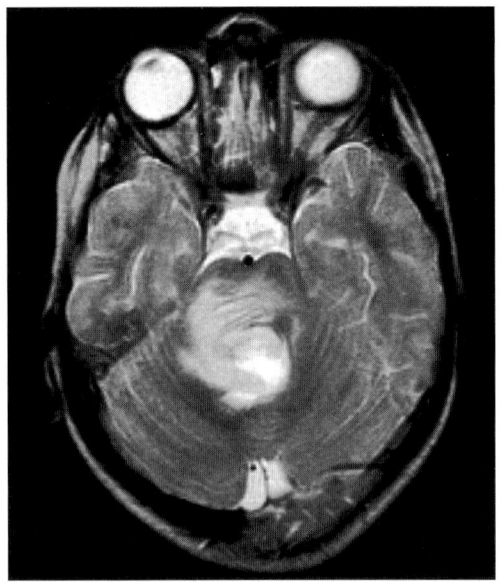
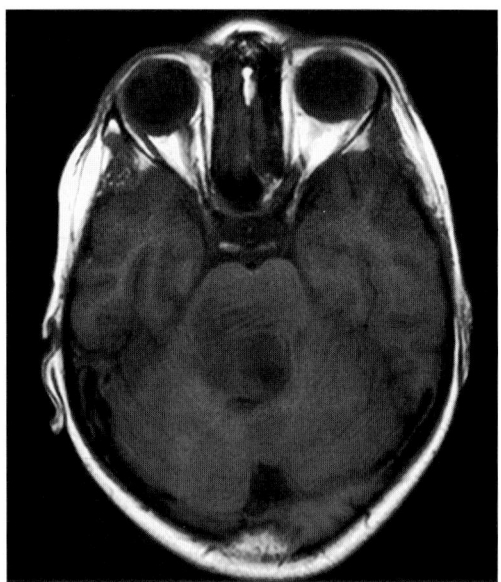
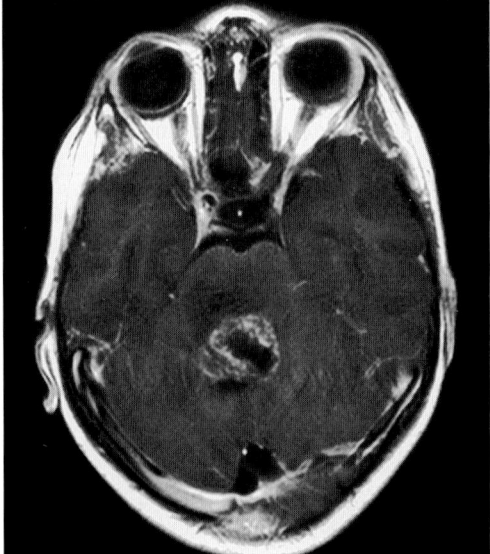
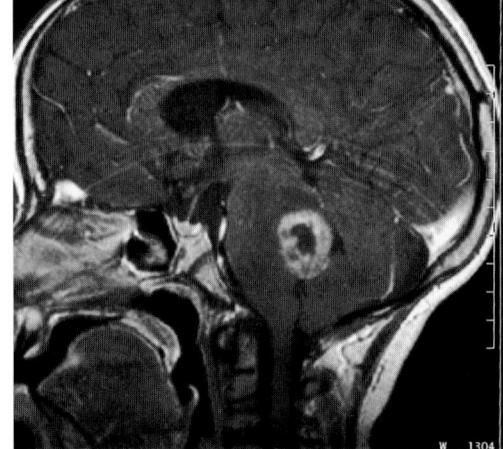

Abb. 1.15 a–d Malignes Ponsgliom (5 Jahre, weiblich). Operation und Histologie: Malignes Ponsgliom.
a T$_2$-gewichtete transversale Schichtführung (TE: 90 ms; TR: 3000 ms). Bei T$_2$-Wichtung diffuse signalreiche Auftreibung der gesamten Brücke. Nekrotischer Anteil mit noch höherer Signalintensität im dorsalen Tumorareal. Deutlicher raumfordernder Effekt auf die A. basilaris und den kaum abgrenzbaren 4. Ventrikel.
b T$_1$-gewichtete transversale Schichtführung (TE: 15 ms; TR: 600 ms). Bei T$_1$-Wichtung signalarme Darstellung mit ebenfalls gut erkennbarer Auftreibung der gesamten Brücke. Nekrotische dorsal gelegene Tumoranteile mit noch geringerer Signalintensität. Nach dorsal verlagerter, schlecht abgrenzbarer 4. Ventrikel.
c T$_1$-gewichtete transversale Schichtführung (TE: 15 ms; TR: 600 ms) nach Kontrastmittelgabe. Bei fehlender Kontrastmittelaufnahme des rostralen Tumoranteils deutliche und inhomogene Signalanhebung im dorsalen Tumorbereich. Nach Kontrastmittelgabe eindeutige Abgrenzbarkeit des komprimierten 4. Ventrikels.
d T$_1$-gewichtete sagittale Schichtführung (TE: 15 ms; TR: 600 ms) nach Kontrastmittelgabe. Übersichtlichere Darstellung der Mittellinienstrukturen. Auftreibung des gesamten Pons, Verlagerung und Kompression der A. basilaris rostral und des 4. Ventrikels dorsal. Höhermaligner, deutlich kontrastmittelaufnehmender Tumoranteil mit zentraler Nekrose im dorsalen Gliombereich.

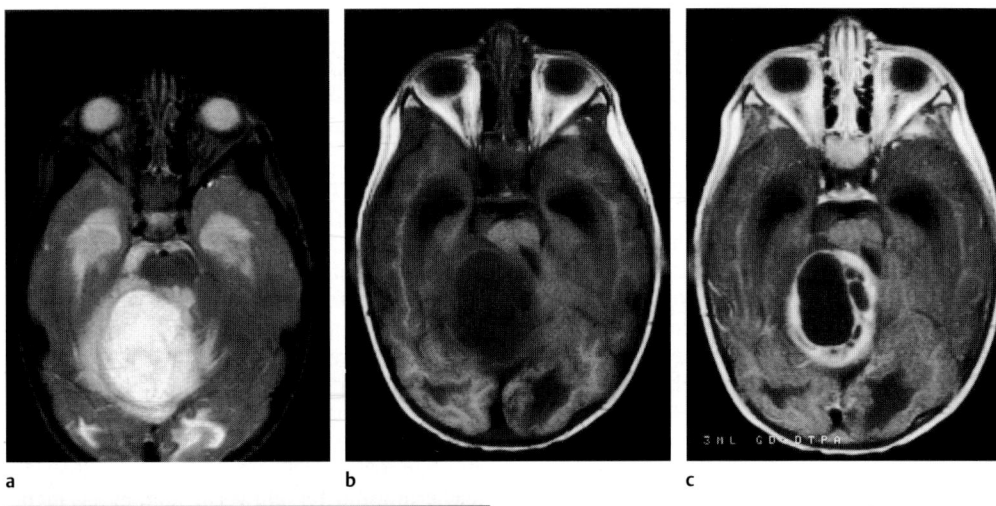

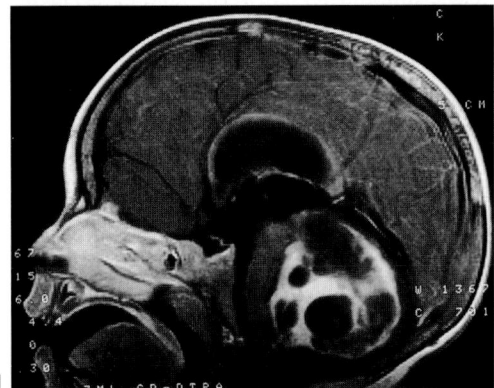

Abb. 1.16a–d Kleinhirnastrocytom (2 Jahre, männlich). Operation und Histologie: Pilozytisches Astrocytom.
a T_2-gewichtete transversale Schichtführung (TE: 90 ms; TR: 3000 ms). Signalreiche Raumforderung in der hinteren Schädelgrube in der Mittellinie etwas rechtsbetont. Keine sichere Differenzierung zwischen Tumor, Tumorzysten, verlagertem 4. Ventrikel und perifokalem Ödem möglich.
b T_1-gewichtete transversale Schichtführung (TE: 15 ms; TR: 670 ms). Signalarmer Tumor besser abgrenzbar. Bessere Differenzierung des nach rostral rechts verlagerten 4. Ventrikels, des perifokalen Tumorödems und des interstitiellen Ödems (beidseits occipital) auf dem Boden eines Hydrocephalus occlusus.
c T_1-gewichtete transversale Schichtführung (TE: 15 ms; TR: 600 ms) nach Kontrastmittelgabe. Massive inhomogene Anreicherung der Tumorwand mit großen zystisch-nekrotischen zentralen Anteilen, typisch für ein pilozytisches Astrocytom. Erhebliche raumfordernde Wirkung von dorsal auf den 4. Ventrikel und den Hirnstamm. Deutlicher Hydrocephalus occlusus.
d T_1-gewichtete sagittale Schichtführung (TE: 15 ms; TR: 670 ms) nach Kontrastmittelgabe. Eindrucksvolle Darstellung der raumfordernden Wirkung mit Kompression des 4. Ventrikels und Hirnstamms von dorsal. Deutlich auch die großen zystischen Anteile des Tumors.

rer) Schichten, dem hohen Gewebekontrast und dem Fehlen knöcherner Aufhärtungsartefakte der CT als deutlich überlegen (44, 63, 1198). Sie demonstriert die diffuse oder exzentrische Auftreibung des Hirnstamms mit Obliteration der benachbarten Zisternen besser, wobei der Tumor bei T1-Wichtung meist hypointens und bei T2-Wichtung hyperintens zur Darstellung kommt (Abb. 1.15). Die MRT belegt bereits ohne Kontrastmittelgabe die Kompression bzw. Obliteration des 4. Ventrikels und in etwa 60% der Fälle exophytisches Tumorwachstum (374, 701, 1178); die exophytische Komponente kann sich in alle Richtungen entwickeln, bevorzugt aber die Ausdehnung nach rostral mit Ummauerung der A. basilaris. Hirnstammgliome weisen in bis zu einem Drittel der Fälle zystische Anteile auf, wohingegen Verkalkungen und Blutungen eher selten sind.

Zur Einschätzung der Dignität und aus differentialdiagnostischen Gründen ist die Kontrastmittelgabe unerläßlich (10). Die in etwa der Hälfte der Fälle erkennbare Anreicherung kommt in der MRT deutlicher als in der CT zur Darstellung. Es können nur umschriebene Tumoranteile anreichern, was insbesondere im Fall einer Stereotaxie zur optimalen Lokalisation des Zielpunktes hilfreich sein kann.

Kleinhirnastrocytome

Etwa 75% der Kleinhirnastrocytome gehören zu den gutartigen juvenilen pilozytischen Astrocytomen, die einen Häufigkeitsgipfel in der ersten Lebensdekade zeigen und eine 25-Jahre-Überlebensrate von 94% aufweisen. Die restlichen Astrocytome werden zu den diffusen infiltrativen Astrocytomen vom fibrillären Typ gezählt, die bei einer 25-Jahres-Überlebenszeit von 40% einen Häufigkeitsgipfel bei Jugendlichen und Erwachsenen zeigen (1178).

In der MRT weisen die Kleinhirnastrocytome aufgrund ihres gutartigen Charakters und langsamen Wachstums zum Zeitpunkt ihrer Entdeckung regelhaft eine erhebliche Größe auf (Abb. 1.16), wobei diese nicht selten im Gegensatz zu der oftmals blanden Klinik steht. Die Tumoren neigen allein aufgrund ihrer Größe zur Kompression des 4. Ventrikels, weshalb die kleinen Patienten häufig primär durch eine Hirndrucksymptomatik auffallen. Die sagittale Schnittführung der MRT erleichtert auch hier die genaue Lokalisation der Tumorentstehung aus dem Wurm oder den Kleinhirnhemisphären und demonstriert zuverlässig die häufige Verlagerung des 4. Ventrikels von dorsal, wobei eine Ausdehnung in den Ventrikel selbst ungewöhnlich ist. Verkalkungen werden kernspintomographisch nur selten erkannt, obwohl sie histologisch in 20% der Fälle beschrieben werden (1178); Blutungen sind selten (965). Es lassen sich auch kernspintomographisch drei morphologische Typen unterscheiden. Etwa 50% der Kleinhirnastrocytome stellen sich überwiegend zystisch mit einem muralen Knoten innerhalb der Zystenwand dar, wobei letztere durch Kompression nicht neoplastischen Kleinhirngewebes entsteht. Etwa 40% bilden sich als überwiegend solide Tumoren mit zystischem oder nekrotischem Zentrum ab. Dabei können die Zystenhöhlen multilokulär auftreten, die Zystenwand besteht aus Tumorzellen. Weniger als 10% gehören in die Gruppe der ausschließlich soliden Tumoren (1178).

Die Zystenflüssigkeit stellt sich durch ihren meist hohen Proteingehalt in der CT dichter als Liquor und in der MRT bei T1-Wichtung nahezu regelhaft signalreicher als Liquor dar. Der murale Knoten reichert nach Kontrastmittelgabe sowohl in der CT als auch in der MRT deutlich und homogen an. Während der solide Tumortyp in der CT eine unterschiedliche Dichte mit variablem Anreicherungsmuster aufweist, kommt er in der MRT im Vergleich mit dem benachbarten Hirngewebe bei T1-Wichtung hypo- bis isointens und bei T2-Wichtung iso- bis hyperintens im Vergleich mit dem benachbarten Hirngewebe zur Darstellung. Die Signalanhebung der soliden Tumoranteile nach Gd-DTPA ist meist kräftig, kann aber sehr heterogen sein (44, 63, 211, 308, 436, 611, 1198).

Differentialdiagnostisch können Kleinhirnastrocytome in ihrer Konfiguration an ein Hämangioblastom erinnern. Dieses zeigt aber bei T1-Wichtung in seinem zystischen Teil eine geringere (und damit liquorähnlichere) Signalintensität

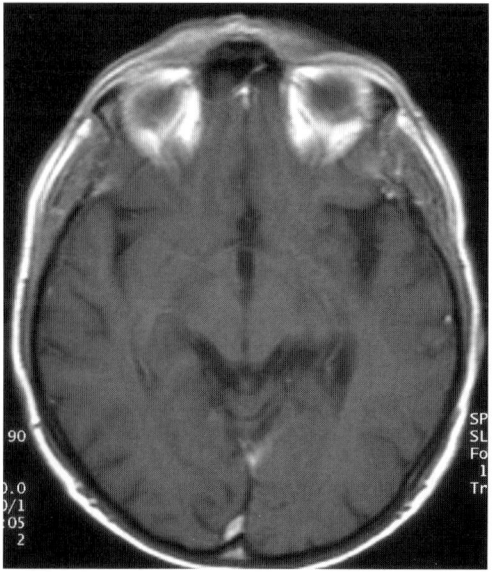
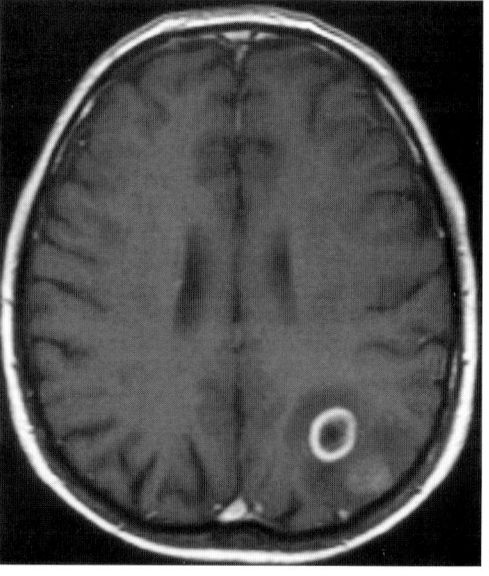

a b

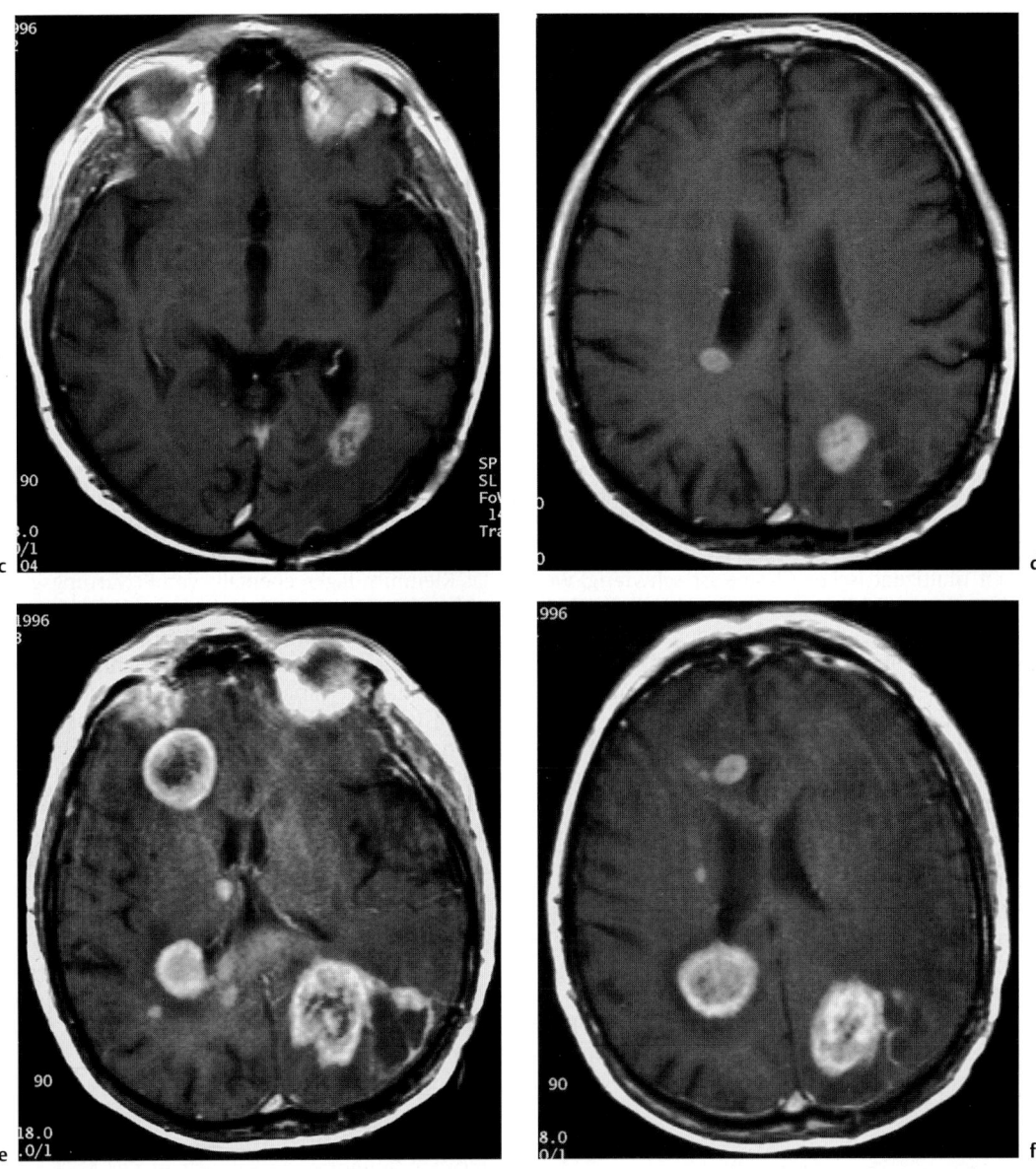

Abb. 1.17a–f Entwicklung eines multizentrischen Glioblastoms (55 Jahre, männlich).
Operation und Histologie: Multizentrisches Glioblastom. Sämtliche Abbildungen sind T_1-gewichtete Aufnahmen nach Kontrastmittelgabe. Bei annähernd identischer Schnittführung und negativem Liquorbefund zeigen sie die Entwicklung eines multizentrischen Glioblastoms. 10/95 Erstdiagnose des Tumors (**a** u. **b**), Kontrallaufnahmen 11/96 (**c** u. **d**) und letzte Kontrolle 12/96 (**e** u. **f**). Bildmorphologisch wurde primär an Metastasen oder ein Lymphom gedacht.

mit meist schärferer Begrenzung des Hämangioblastomknotens nach Kontrastmittelgabe ohne die bei Kleinhirnastrocytomen häufiger zu beobachtende Ausdehnung der Anreicherung in die Zystenwand. Zudem sind Hämangioblastome bei Kindern unter 14 Jahren außerordentlich selten (485, 965). In Zweifelsfällen erlaubt die Angiographie eine sichere Differenzierung. Medulloblastome und Ependymome, die beiden anderen häufigen Kleinhirntumoren des Kindes- und Jugendalters, haben selten derart ausgeprägte zystische Anteile.

Multizentrische Gliome

Multizentrische Gliome lassen definitionsgemäß keine mikroskopisch nachweisbare Verbindung über infiltrierende Tumorzellen oder einen anderen Ausbreitungsweg, wie z.B. über den Liquor, erkennen. Eine genaue Aussage über die Häufigkeit multizentrischer Gliome ist schwierig, weil diese hauptsächlich auf der zur histopathologischen Untersuchung gelangenden Gehirnmasse beruht. Größere Studien aus der Pathologie schwanken in der Häufigkeit zwischen 2,3 und 7,5 % (65, 1178).

Die MR-Bildgebung entdeckt aufgrund ihrer hohen Sensitivität für parenchymatöse Läsionen zunehmend mehr multifokale Tumoren, wobei höhergradige Tumoren – und hier insbesondere das Glioblastome multiforme – überwiegen. Die Signalcharakteristika dieser Läsionen gleichen denen solitärer Tumoren gleichen Grades (308, 660, 766, 1544). Das Wissen um die Möglichkeit derart multifokaler Gliome besitzt durchaus klinische Relevanz, weil multiple Areale vielfach als Kennzeichen eines metastatischen Geschehens gesehen werden und entsprechende Auswirkungen auf Therapie und Prognose zeigen können (Abb. 1.17).

Gliomatosis cerebri

Die Gliomatosis cerebri ist eine sehr seltene Erkrankung, die als Extremform eines diffusen Glioms interpretiert wird. Sie kann in jedem Alter auftreten, bevorzugt aber im Mittel die vierte Lebensdekade. Die Gliomatose ist durch eine diffuse neoplastische Transformation von Gliazellen mit Gliazellvermehrung charakterisiert, die große Teile der Großhirnhemisphären betreffen kann und sich in das Kleinhirn, den Hirnstamm und gelegentlich sogar in das Rückenmark ausdehnt. Die Patienten fallen klinisch mit eher unspezifischen Symptomen auf, die im Vergleich mit der bildmorphologischen Ausprägung oftmals überraschend diskret sind. Die Erkrankung ist progredient, der Krankheitsverlauf kann sich über Wochen bis Jahre erstrecken (397, 453, 1512).

Die CT kann durch den kaum oder nicht vorhandenen Masseneffekt bei der Gliomatosis cerebri normal sein oder nur eine unspezifische Asymmetrie der Ventrikelweite bzw. symmetrische „Schlitzventrikel" erkennen lassen. Die sensitivere MRT zeigt neben einer diffusen Schwellung und Abflachung der individuellen Gyrierung eine schlechte Abgrenzbarkeit der Mark-Rinden-Grenze, wohingegen das darunterliegende neuronale Netzwerk in der Regel erhalten bleibt. Auch die Mittellinienstrukturen können betroffen sein; in einem Bericht von Spagnoli u. Mitarb. über drei Fälle waren Chiasma opticum und Thalami immer beteiligt, eine Ausdehnung in den Hirnstamm und das Kleinhirn lagen ebenfalls vor. Erwartungsgemäß stellen sich die betroffenen Areale etwas heterogen und hypointens auf T1-gewichteten und gleichmäßig signalreich auf T2-gewichteten Aufnahmen dar. Die variable Mitbeteiligung der cerebralen weißen Substanz ist ebenfalls durch abnormal hohe Signalintensitäten bei T2-Wichtung charakterisiert (1279, 1311, 1512). Aufgrund der Seltenheit des Befundes finden sich nur wenige Berichte über das Anreicherungsverhalten nach Kontrastmittelgabe. In den meisten Fällen fehlt eine Signalintensitätsanhebung nach Gd-DTPA völlig, ein Fallbericht zeigte ein fokales parenchymatöses Enhancement in einer Läsion und ein gyriformes Enhancement ein Jahr nach Chirurgie und Radiotherapie, welches bei der Autopsie Arealen corticaler Infiltration und gyraler Ausdehnung entsprach (1146).

Oligodendrogliome

Oligedendrogliome stellen sich in der MRT gewöhnlich solide und häufig unscharf abgrenzbar dar. Zystische Degenerationen, kleine Einblutungen und Nekrosen können in großen Tumoren vorkommen. Bildmorphologisch nachweisbare Nekrosen gelten als Hinweis auf höhere Malignität. Die Abgrenzung gegen Astrocytome bereitet mit der MRT häufig Probleme, obwohl die Oligodendrogliome typischerweise oberflächlicher liegen und den cerebralen Cortex und die subcorticale weiße Substanz der frontotemporalen Regionen beteiligen (Abb. 1.18). Sie treten sehr selten

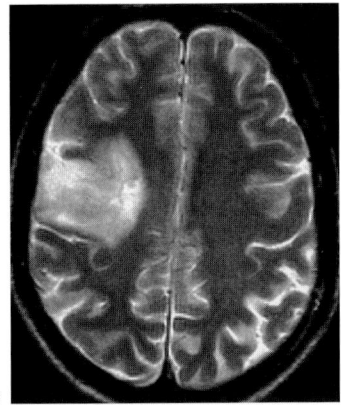
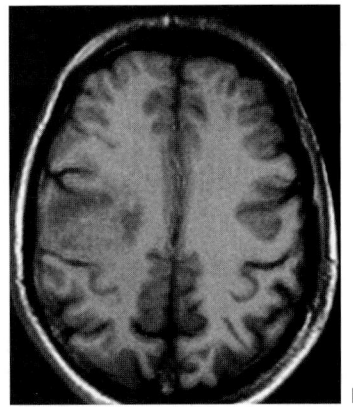
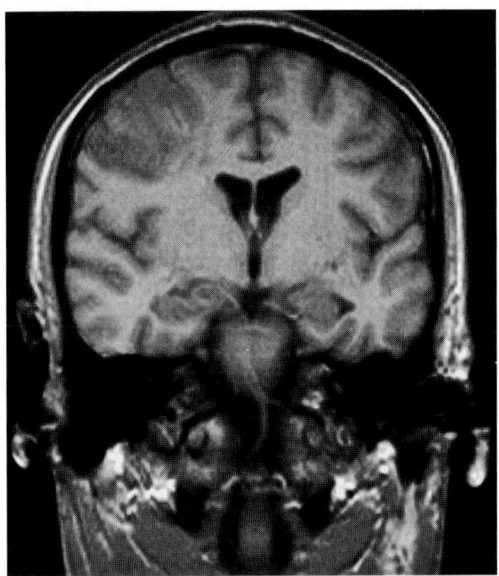

Abb. 1.18a–c Oligodendrogliom (35 Jahre, männlich). Operation und Histologie: Niedriggradiges Oligodendrogliom.
a T_2-gewichtete transversale Schichtführung (TE: 90 ms; TR: 3000 ms). Rechts fronto-präzentral gelegener signalreicher Raumforderung mit für die Ausdehnung der Signalanhebung eher geringem raumforderndem Charakter.
b T_1-gewichtete transversale Schichtführung (TE: 15 ms; TR: 600 ms). Insgesamt sehr inhomogen aufgebauter, bei T_1-Wichtung jedoch überwiegend signalarmer Tumor.
c T_1-gewichtete koronare Schichtführung (TE: 15 ms; TR: 600 ms) nach Kontrastmittelgabe. Keine Signalanhebung innerhalb des Tumors nach Kontrastmittelapplikation. Im koronaren Bild besonders gut erkennbar die eher oberflächliche Tumorlage mit relativ geringer raumfordernder Wirkung.

auch im Kleinhirn, Hirnstamm, Rückenmark und gelegentlich sogar in der Ventrikelwand auf. Von allen Hirntumoren verkalken die Oligodendrogliome am häufigsten. Aufgrund der geringen Sensitivität der MRT gegnüber Verkalkungen kann die ansonsten im Tumornachweis unterlegene CT mit dem Nachweis von Kalk im Tumor einen wichtigen differentialdiagnostischen Hinweis geben. Spontane Blutungen sind ebenfalls häufig (951, 1178).

Die CT zeigt ansonsten eine meist mehr peripher gelegene Raumforderung mit charakteristischerweise hypo- bis isodensen Dichtewerten im Vergleich mit der grauen Substanz, doch können durch Verkalkungen (40% der Tumoren) oder Blutungen (20% der Tumoren) auch Zonen erhöhter Dichte gesehen werden. Etwa 50% der Tumoren zeigen ein dann meist nur geringes fleckförmiges Enhancement, der Rest reichert nicht an. Es besteht in der Regel kein oder nur ein geringgradiges perifokales Ödem.

In der MRT stellen sich Oligodendrogliome durch zystische Veränderungen, Abbauprodukte früherer Blutungen und Tumorverkalkungen meist mit inhomogenen Signalintensitäten dar. Der Tumor selbst stellt sich im Vergleich mit der grauen Substanz auf T1-gewichteten Aufnahmen leicht hypo- bis isointens dar, auf den T2-gewichteten Aufnahmen hyperintens ab. Gradienten-Echo-Sequenzen weisen Verkalkungen und Blutungen empfindlicher als die üblichen Spin-Echo-Sequenzen nach. Obwohl die MRT ein Kontrastmittelenhancement sicherer als die CT belegt, ist es ebenfalls in aller Regel nur moderat, ein nicht unerheblicher Teil von Oligodendrogliomen reichert nicht an (44, 308, 792, 1381).

Ependymome

Die überwiegende Zahl (70%) der intracraniellen Ependymome liegt infratentoriell mit Prädilektion im 4. Ventrikel (965, 1178). Etwa 30% der Ependymome entwickeln sich supratentoriell, wobei die Prozentangaben des supratentoriell häufiger intraparenchymatösen Ausgangspunktes zwischen 56 und 85% variieren. Die häufigere intraparenchymale Lage wird auf eine streifen- oder bandförmige Ausdehnung neuraler Glia in die benachbarte weiße Substanz zurückgeführt, was dann zum Verbleiben von Ependymzellen außerhalb der Ventrikelebene führt, wobei insbesondere scharf gewinkelte Ventrikel prädisponiert erscheinen (38, 1178, 1349).

Die CT belegt bei den supratentoriellen Ependymomen in etwa 50% der Fälle punktförmige Verkalkungen, dennoch ist das Gesamtbild des Tumors in der Regel hypo- oder isodens im Vergleich mit dem benachbarten Hirngewebe. Es kommt nach Kontrastmittelgabe zu einem mäßigen bis deutlichen Enhancement, wobei das Muster von homogen bis inhomogen oder ringförmig variiert.

Die MRT eignet sich insbesondere aufgrund ihrer multiplanaren Schichtmöglichkeit hervorragend zur exakten Bestimmung des Ausgangspunktes infra- und supratentorieller Ependymome. Die supratentoriellen Ependymome liegen bevorzugt im Frontal- und Parietallappen und sind zum Diagnosezeitpunkt bereits sehr groß (Abb. 1.**19**). In einer Studie von Armington war der Tumor in 94% der Fälle größer als 4 cm (38). Typischerweise sind sie gut abgrenzbar und in ihrem Erscheinungsbild homogen, obwohl größere Tumoren zystische Degenerationen zeigen können. Auf T1-gewichteten Aufnahmen stellen sich die soliden Anteile supratentorieller Ependymome hypo- bis isointens und hyperintens auf T2-gewichteten Aufnahmen dar; Areale zystischer Degeneration zeigen gewöhnlich ähnliche Signalintensitäten wie Liquor. Es können jedoch inhomogene Signalintensitäten in solidem Tumor beobachtet werden, wenn Blutabbauprodukte (bei allerdings nur sehr geringer Blutungsneigung su-

Abb. 1.**19a–d** Verlauf eines supratentoriellen Ependymoms (4 Jahre, weiblich).
Operation und Histologie: Ependymom.
a T_1-gewichtete koronare Schnittführung (TE: 15 ms; TR: 570 ms) nach Kontrastmittelgabe. Kontrastmittelaufnehmender und sehr inhomogen imponierender supratentorieller Tumor mit enger Beziehung zum linken Seitenventrikel. Erstdiagnose 6/93.
b T_1-gewichtete koronare Schnittführung (TE: 15 ms; TR: 670 ms). Die frühe postoperative Kontrolle (7/93) zeigt umschriebene signalreiche Areale in der Mittellinie als Ausdruck feinster postoperativer Einblutungen. Die umgebenden signalärmeren Areale sprechen für verbliebenen Resttumor.
c T_1-gewichtete koronare Schnittführung (TE: 15 ms; TR: 670 ms) nach Kontrastmittelgabe. Deutliche Signalanhebung der suspekten Strukturen als Beweis des verbliebenen Resttumors in der Mittellinie. Kräftiges Enhancement, passend zu der Diagnose eines Ependymoms.
d T_1-gewichtete transversale Schnittführung (TE: 12 ms; TR: 450 ms) nach Kontrastmittelgabe. Im weiteren Verlauf diffuse liquorgene Tumoraussaat mit Entwicklung einer ausgeprägten Meningiosis, erkennbar an den knotigen meningealen Anreicherungen (10/95).

pratorieller Ependymome), Nekrosen oder Verkalkungen auftreten. Die Tumorgrenzen können von schlecht bis gut abgrenzbar variieren. Ein perifokales Ödem findet sich in etwa der Hälfte der Fälle und stellt sich als Zone erhöhter Signalintensität in der benachbarten weißen Substanz bei T2-Wichtung dar. Das Kontrastmittelenhancement ist gewöhnlich mäßig bis kräftig und kann in seinem Muster von fleckförmig bis homogen variieren (438, 1314).

Insbesondere der Nachweis infratentorieller Ependymome profitiert von dem hohen Weichteilkontrast und der multiplanaren Schichtführung in der MRT. In der Differentialdiagnose zu den häufigeren Astrocytomen und Medulloblastomen gewinnt insbesondere die topographische Beziehung zum 4. Ventrikel an Bedeutung. So weist die MRT sehr empfindlich den dünnen Randsaum von Liquor innerhalb des im 4. Ventrikel gelegenen Ependymoms. Dieser Liquorsaum wird in etwa der Hälfte der Fälle gesehen. Auch die mögliche Ausdehnung der Ependymome durch die Foramina Luschkae oder das Foramen Magandie in die Vallekula, das Foramen magnum, den Kleinhirnbrückenwinkel und den Subarachnoidalraum lassen sich kernspintomographisch am genauesten darstellen. Ein zungenförmiger Ausläufer des Tumors in das Foramen magnum ist nahezu beweisend für Ependymome (Abb. 1.**20**).

Die in etwa 50% der Ependymome der hinteren Schädelgrube nachweisbaren Verkalkungen

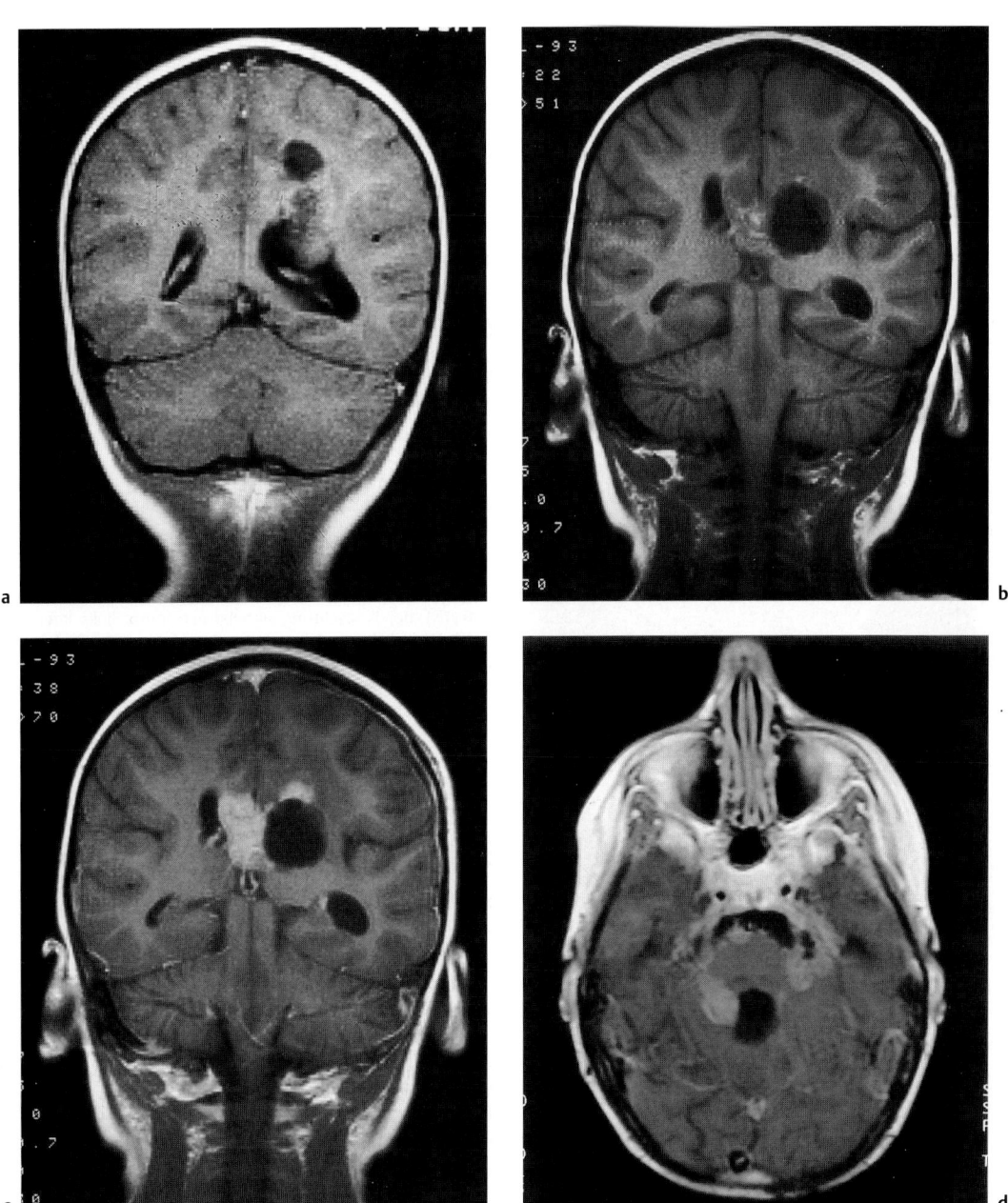

reichen von kleinen stippchenförmigen Verkalkungen bis zu großen Kalkknoten. Verkalkungen in der hinteren Schädelgrube bei Kindern legen immer die Diagnose eines Ependymoms nahe. Es können allerdings auch andere statistisch häufiger vorkommende Tumoren verkalken, so nach Literaturangaben 13% der Medulloblastome und ein kleiner Prozentsatz von Kleinhirnastrocytomen.

Die MRT zeigt die solide Tumorkomponente bei T1-Wichtung hypo- bis isotens zum Hirngewebe und hyperintens bei T2-Wichtung. Aufgrund von Verkalkungen, kleinen zystischen Anteilen, Blut und Blutabbauprodukten und Gefä-

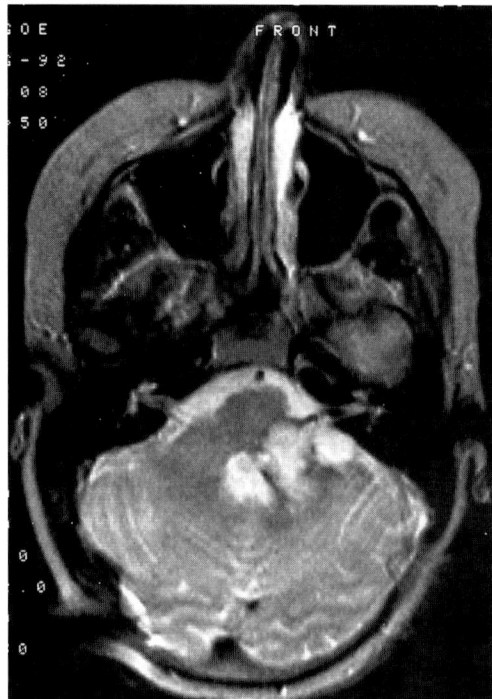

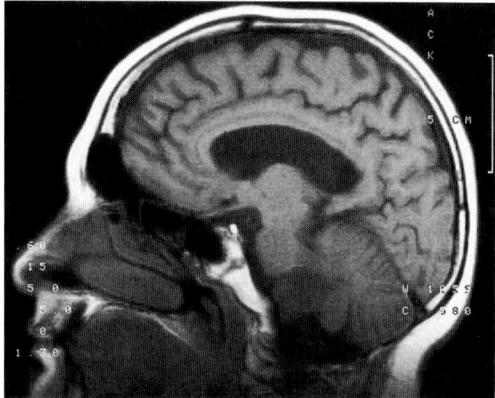

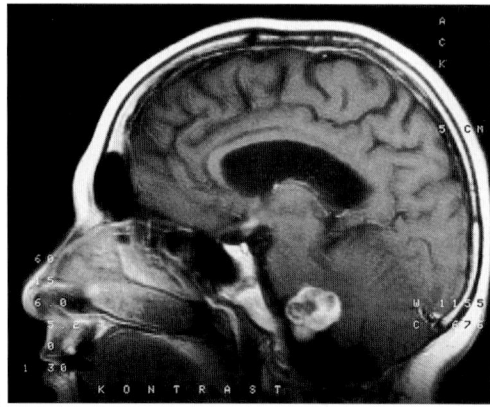

Abb. 1.**20 a – c** Infratentorielles Ependymom (25 Jahre, weiblich).
Operation und Histologie: Ependymom.
a T_2-gewichtete transversale Schichtführung (TE: 90 ms; TR: 3000 ms). Bei T_2-Wichtung signalreicher mehrknotiger Tumor lateral des 4. Ventrikels mit Punctum maximum in der linken Kleinhirnbrückenwinkelzisterne.
b T_1-gewichtete sagittale Schichtführung (TE: 15 ms; TR: 600 ms). Bei T_1-Wichtung signalarmer Tumor links lateral des 4. Ventrikels.
c T_1-gewichtete sagittale Schichtführung (TE: 15 ms; TR: 600 ms) nach Kontrastmittelgabe. Deutliche, inhomogene und randständig betonte Anreicherung des primär hypointensen Tumors.

ßen entsteht häufig ein insgesamt sehr heterogenes Signal, wobei zudem die zystischen Anteile aufgrund ihres höheres Proteingehaltes oftmals auf T1-gewichteten Aufnahmen oftmals ungewohnt hohe Signalintensitäten zeigen (1287, 1314). Ein heterogenes und fleckförmiges, insgesamt aber sehr deutliches Enhancement nach Kontrastmittelgabe ist typisch, eine fehlende Signalanhebung nach Kontrastmittelgabe ist die Ausnahme.

Ependymomblastome stellen die seltene embryonale Form supratentorieller ependymaler Neoplasien bei Kindern dar. Diese Tumoren sind gewöhnlich groß, infiltrieren die Leptomeningen und verteilen sich über den Subarachnoidalraum, sie haben eine schlechte Prognose (1178); ihre Existenz als eigenständige Entität ist umstritten, vgl. S. 19.

Strahlentherapiefolgen

Eine bildmorphologisch oftmals schwierige Differentialdiagnose zu einem Tumorrest oder -rezidiv stellt die Strahlennekrose nach durchgeführter Strahlentherapie dar. Aus diesem Grunde sollen die Strahlentherapiefolgen gesondert abgehandelt werden.

Die resultierende Strahlenverletzung des gesunden Gehirns nach therapeutischer Bestrahlung von Hirntumoren basiert auf der Balance zwischen kumulativer Dosis, Einzeldosis und dem Volumen des bestrahlten Gewebes. Die Schädigungen durch die Radiotherapie manifestieren sich als eine in der Regel transitorische Frühform

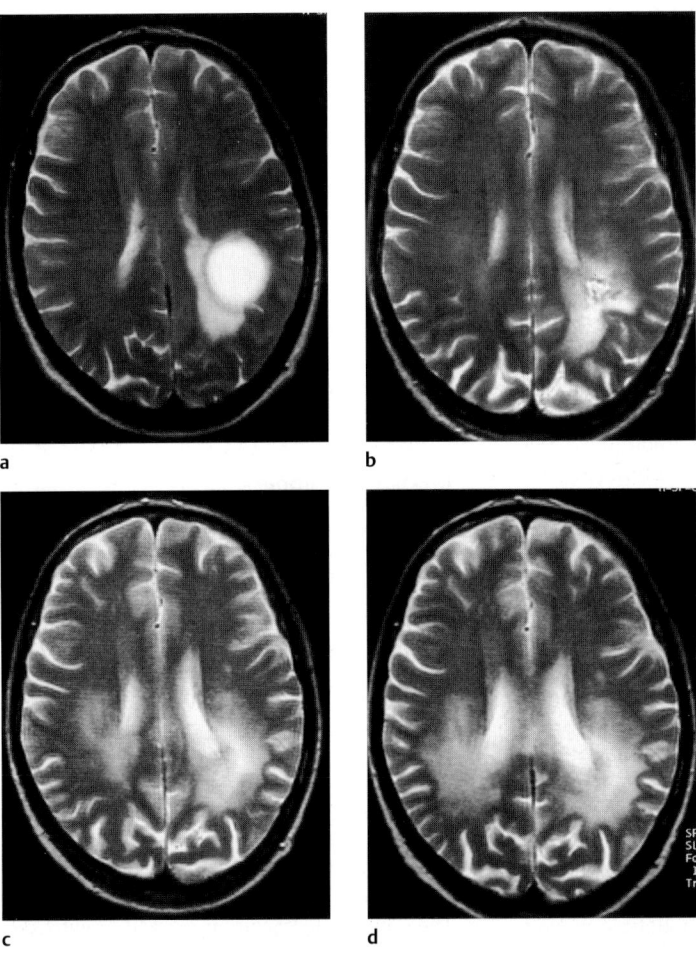

Abb. 1.21 a–d Entwicklung einer diffusen Strahlenencephalopathie auf T$_2$-gewichteten Aufnahmen bei Zustand nach subtotaler Entfernung eines Glioms (5/95) und anschließender Strahlentherapie (bis 8/95) (63 Jahre, weiblich).
a (5/95) Links parietal gelegenes und bei T$_2$-Wichtung überwiegend zystisch imponierendes Gliom mit geringem perifokalem Ödem. Kontralaterales Marklager unauffällig.
b (1/96) Umschriebener Restbefund mit geringem perifokalem Ödem links parietal. Minimale Signalanhebung im kontralateralen rechten parietalen Marklager.
c (5/96) Jetzt deutlich erkennbare Marklagerveränderungen beidseits im Strahlentherapiefeld im Sinne einer einsetzenden Strahlenencephalopathie.
d (1/97) Weitere Zunahme der bilateralen Strahlentherapiefolgen.

oder als eine bleibende Spätfolge, der dann entweder eine permanente Demyelinisierung oder eine fokale Gewebeschädigung durch Gefäßverschlüsse zugrunde liegt. Die Frühform entsteht wenige Wochen bis drei Monate nach der Therapie, sie ist meist vorübergehend und wird sowohl klinisch als auch bildmorphologisch auf ein reaktives Ödem oder transiente Störungen der Myelinsynthese zurückgeführt. Kernspintomographisch werden an die Multiple Sklerose erinnernde demyelinisierende Plaques beschrieben.

Spätfolgen können diffus als Strahlenencephalopathie oder fokal als umschriebene Strahlennekrose imponieren. Strahlenschäden des Gehirns manifestieren sich zunächst in der weißen Substanz, weil diese strahlenempfindlicher als die graue Substanz ist. Die Spätfolgen treten meist sechs Monate oder später nach der Strahlentherapie auf (157, 265, 296, 516, 1238, 1412).

In der CT zeigt sich die diffuse radiogene Schädigung der weißen Substanz als bilaterale, diffuse Dichteminderung des Marklagers ohne Kontrastmittelaufnahme oder raumfordernden Effekt. In der MRT zeigt sich die diffuse Strahlenencephalopathie mit erhöhter Signalintensität auf den T2-gewichteten Aufnahmen. Die Veränderungen in der weißen Substanz können von umschriebenen kleinen periventrikulären Herden bis hin zu flächenhaften Signalanhebungen des gesamten Marklagers ohne Kontrastmittelaufnahme oder Raumforderungszeichen (285, 286, 1398) unter Aussparung der darüberliegenden corticalen grauen Substanz reichen (Abb. **1.21**). Korrespondierend zeigen die T1-gewichteten Aufnahmen eine niedrige Signalintensität der weißen Substanz. Die radiotherapieinduzierte Encephalopathie kann im weiteren Verlauf mit verplumpten Ventrikeln und Zeichen der diffusen Hirnatrophie (60% der Fälle) assoziiert sein (265, 285). Diese Strahlentherapiefolgen in der weißen Substanz können ohne Kenntnis der klinischen Daten in vielen Fällen nicht von den mikroangiopathisch bedingten Signaländerungen bei älteren Patienten unterschieden werden. Das Ausmaß der kernspintomographisch sichtbaren strahleninduzierten Marklagerveränderung korreliert nicht mit dem Ausmaß der klinischen Symptomatik.

Die Strahlennekrose unterteilt sich in drei histologisch definierte Phasen: die akute, subakute und chronische Phase. Die akute Phase manifestiert sich bei T1-Wichtung als hypointense, bei T2-Wichtung als hyperintense Raumforderung mit umgebendem vasogenem Ödem, das oftmals zu deutlichen Schwellungszeichen mit klinischen Zeichen des erhöhten Schädelinnendrucks führt. In der CT stellen sich diese Veränderungen hypodens dar. Nach Kontrastmittelgabe kann sowohl in der CT als auch MRT ein ringförmiges Enhancement entstehen, das in seinem Erscheinungsbild an ein Gliom oder eine Metastase erinnert. Auch in der sensitiveren MRT gelten die Bilder der frühen Phase der Strahlennekrose als unspezifisch und helfen allein bildmorphologisch meist nicht in der Differenzierung zwischen Strahlennekrose und anreicherndem Rest- oder Rezidivtumor. Die Kontrastmittelaufnahme ist Ausdruck des Zusammenbruchs der Blut-Hirn-Schranke und entspricht den histopathologischen Befunden von Koagulationsnekrosen in der weißen Substanz, fibrinoider Nekrose von Gefäßen und Gefäßproliferationen.

Neuere klinische Untersuchungen weisen darauf hin, daß die Positronen-Emissions-Tomographie (PET) mit Anwendung von Glucose-Tracer 18F-2-fluoro-2-D-Deoxyglucose (FDG) in der Differenzierung zwischen anreichernder Strahlennekrose (hypometabolisch) und anreicherndem Tumor (hypermetabolisch) helfen kann.

In der chronischen Phase der Strahlennekrose können die Fibrinexsudate an der Mark-Rinden-Grenze und die parenchymatösen Koagulationsnekrosen aus der akuten Phase verkalken. Die mögliche weiterbestehende Signalanhebung nach Gabe von Gd-DTPA in Arealen mit dystrophen Verkalkungen wird als Ausdruck von Überlappungen der drei pathologischen Phasen der Spätfolgen interpretiert. Die Verkalkungen können sich dem kernspintomographischen Nachweis entziehen oder sich als Bezirke mit hyperintensem Signal auf T1-gewichteten Aufnahmen darstellen und dann auch Blutungen imitieren, die ebenfalls mit Strahlennekrosen assoziiert sein können. Der Nachweis der Verkalkungen und frischen Einblutungen gelingt mit der CT sicherer.

Strahlennekrosen des Hirnstamms betreffen insbesondere den Pons, wobei die weiße Substanz mehr als die graue (pontine Nuclei) betroffen ist (435, 516). In der CT findet sich eine erniedrigte Dichte, auch wurde über pontine Verkalkungen berichtet. In der MRT kommt es zu erhöhten Signalintensitäten in der Brücke, was die Unterscheidung zwischen Radiatiofolgen und Tumor sehr schwierig machen kann.

MR-Spektroskopie

Bei der MR-Spektroskopie (MRS) wird ein definiertes Voxel im Gewebe selektiv angeregt. Durch hier nicht weiter auszuführende Meßtechniken gewinnt man Aussagen über die spektrale Zusammensetzung des Signals mit der Möglichkeit von Rückschlüssen auf die chemische Bindung der Protonen und ihrem prozentualen Anteil im untersuchten Volumen. Die MRS ermöglicht somit die nicht invasive Messung zahlreicher Stoffwechselprozesse. Obwohl durch die In-vivo-MR-Spektroskopie zahlreiche Kerne untersucht werden können, konzentriert sich die Diskussion derzeit ausschließlich auf die klinische Bedeutung von 31P- und 1H-MR-Spektroskopie.

Die potentielle Spezifität der MR-Spektroskopie ist sehr hoch, weil mit ihr direkt Metabolitenkonzentrationen auch im Verlauf analysiert werden können und so zukünftig die oftmals schwierige Differenzierung zwischen verschiedenen Tumorentitäten, Tumorrezidiv und Strahlennekrose sowie von Tumor und Entzündung erleichtert werden kann (568, 761, 972, 1026, 1401). Der bisher nur zögerliche Einsatz der MRS in der klinischen Routine ist auf die aufwendige Technik zurückzuführen. Mit weiterer Verbesserung der Hard- und Software wird sich dieses Verfahren jedoch zunehmend etablieren.

Die Spektroskopie kann bereits heute abnormales Gewebe im Gehirn sicher identifizieren. So sind sowohl die 31P- als auch die 1H-MRS zuverlässig in der Lage, normales Hirngewebe von Tumorgewebe zu differenzieren (Abb. 1.22). Nekrosen oder Infarkte können mit hoher Sicherheit charakterisiert werden, so daß die MR-Spektroskopie nach Bestrahlung von Hirntumoren so-

Bildgebung **73**

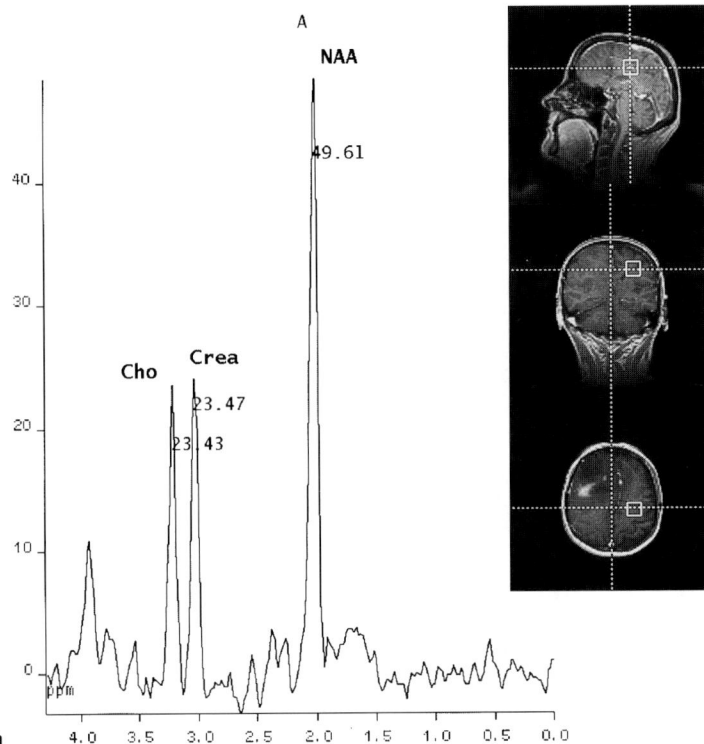

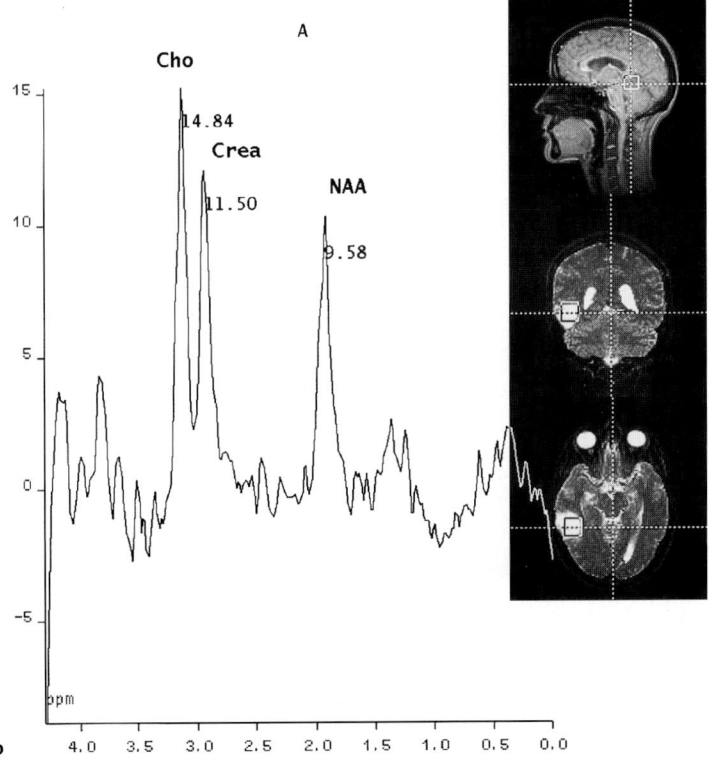

Abb. 1.**22 a – e** MR-Spektroskopie. Mit der Protonen-MR-Spektroskopie sind drei große Peaks nachweisbar. N-Acetyl-Aspartat (NAA) als Marker neuronaler Strukturen, Creatin/Creatinphosphokinat (Crea) als Marker des Energiestoffwechsels und Cholin (Cho) als Marker des Zellmembranumsatzes. Spektrum von gesundem Hirngewebe (**a**), Astrocytom Grad II (**b**), Astrocytom Grad III (**c**) und Astrozym Grad IV (**d**). Mit zunehmender Malignität der Gliome kommt es durch die Verdrängung neuronaler Strukturen zu einer Abnahme der NAA-Peaks und zu einer Zunahme des Cholins als Ausdruck eines erhöhten Zellumsatzes (unterschiedliche Skalierung beachten). Metastasen (**e**) weisen charakteristische Peaks im Bereich von 1,5 bis 1,0 ppm auf, die durch die Resonanzen von an Lipiden und Lactat gebundenen Protonen bedingt sind.

Fortsetzung ▷

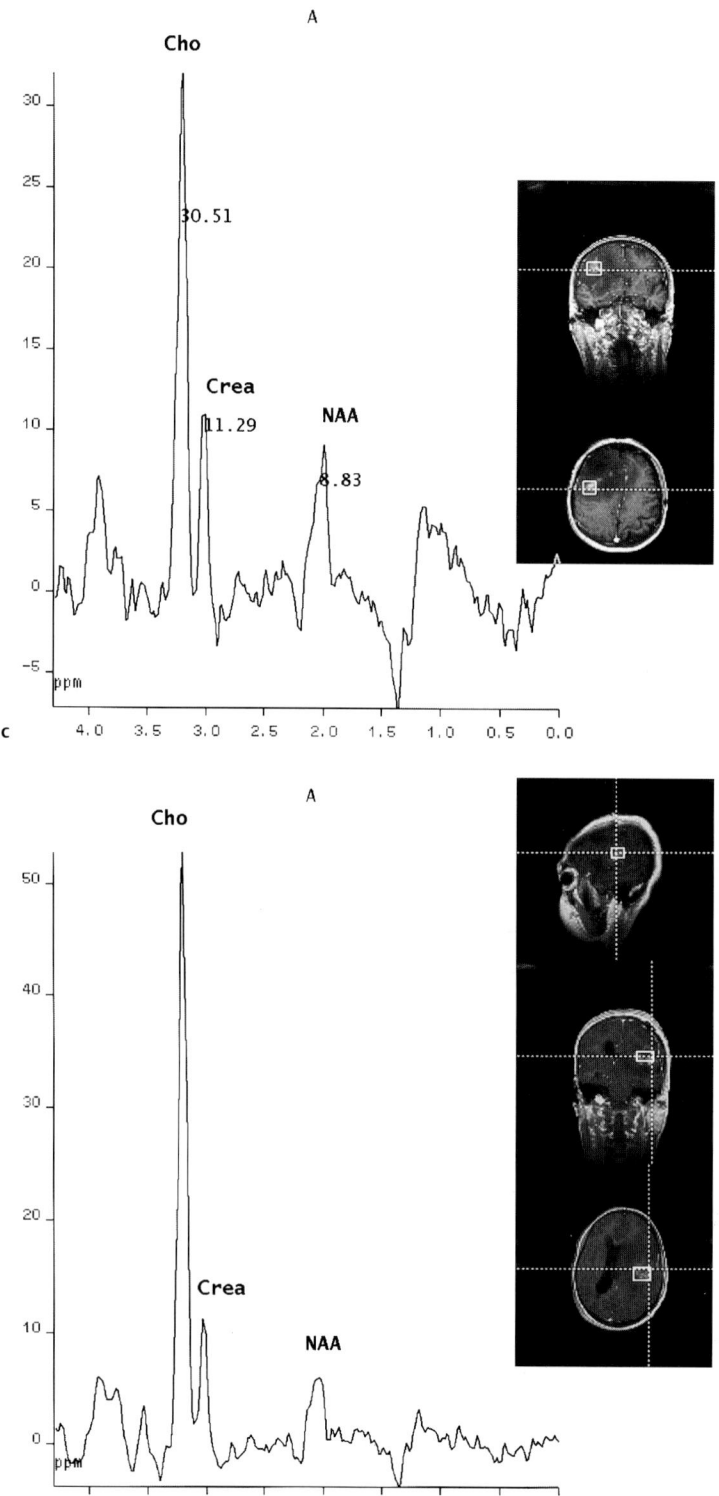

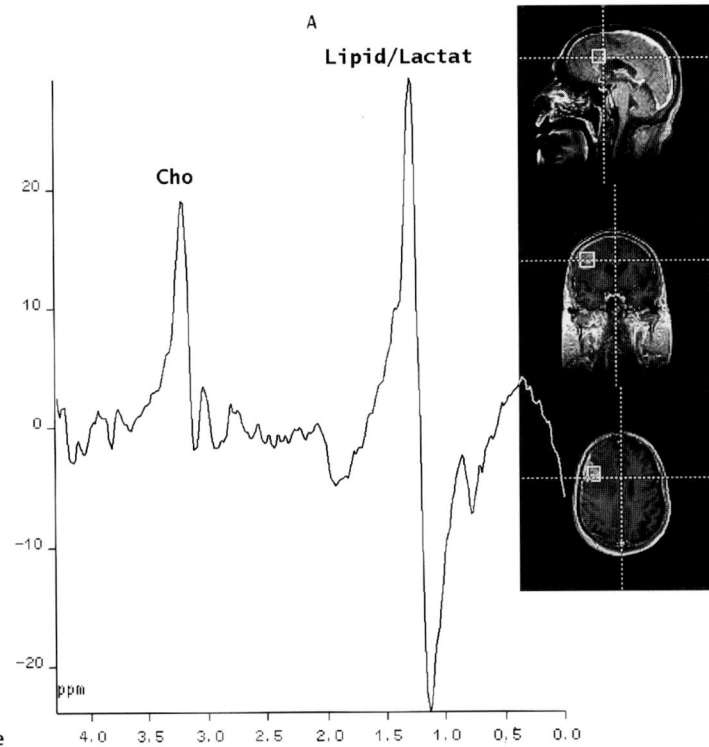

wohl in der frühen als auch in der späten Phase wesentliche Aussagen treffen kann. Insbesondere in der Differenzierung zwischen Rest/Rezidivtumor und Strahlennekrose wird die MRS zunehmend in die Therapieentscheidung eingebunden.

Auch in der Unterscheidung zwischen intracraniellem Tumor von entzündlichen Veränderungen läßt sich die MRS heute einsetzen. Sie ermöglicht eine nicht invasive Differenzierung von Infektionen und niedriggradigen Glomen selbst in den Fällen, in denen die FDG-PET eine geringe Glukoseaufnahme für beide Entitäten zeigt. Auch in der Tumordifferenzierung setzt sich die MR-Spektroskopie sowohl hinsichtlich der artdiagnostischen als auch in der Bestimmung des Malignitätsgrades zunehmend durch.

Obwohl der langfristige Wert der MR-Spektroskopie gegenwärtig noch Gegenstand wissenschaftlicher Forschung ist, sprechen die vorläufigen Ergebnisse für eine zukünftig wichtige, nicht invasive Modalität im Nachweis und in der Differentialdiagnose von cerebralen Läsionen.

Stereotaktische Biopsie

P. C. Warnke, Ch. Ostertag

Einleitung

Durch die moderne digitale Bildgebung (CT, MR) wird eine Vielzahl intracranieller Herde morphologisch dargestellt. Die anfängliche Euphorie, nämlich daß es möglich sei, anhand der Bilder histologische Diagnosen zu erstellen, ist inzwischen verflogen. Auch die Hoffnung, durch ergänzende physiologische Bildgebung (SPECT, PET) oder durch MR-Spektroskopie die Gewebediagnose des Neuropathologen zu ersetzen, hat sich nicht erfüllt (41, 175, 982). Zahlreiche Studien belegen einen so hohen Prozentsatz falsch-positiver oder falsch-negativer Diagnosen, daß eine Planung oder Unterlassung invasiver oder aggressiver Therapien aufgrund der Bildgebung allein nahezu ausgeschlossen werden muß. Nur durch eine gezielte Gewebeentnahme und – nach entsprechender Aufarbeitung – durch den Blick des Neuropathologen in das Mikroskop ist es möglich verläßliche Gewebsdiagnosen zu stellen, welche die Grundlage jeder rationalen Therapie bilden.

Die stereotaktische Biopsie hat sich in der Hand des stereotaktisch ausgebildeten Neurochirurgen und mit entsprechend hoher Frequenz ausgeübt als ein sicheres und mit nur minimaler Morbidität behaftetes Verfahren erwiesen (1022). Die CT/MR-gestützte Biopsie ist heute die diagnostische Methode der Wahl bei allen unklaren Herden (96, 1021).

Indikation

Grundsätzlich besteht bei allen Erkrankungen des Gehirns, bei denen die Bildgebung lokalisierte Herde nachweist und wo auf nicht invasivem Wege die Diagnose (z. B. Encephalitis, Autoimmunerkrankung, Parasitose) nicht gestellt werden kann, die Indikation für eine Hirnbiopsie. Diese kann entweder über die ohnehin indizierte offene Resektion erfolgen oder aber am schonendsten und sichersten über die stereotaktische Serienbiopsie. Die offene Resektion mit dem Ziel einer Exploration und/oder Teilresektion insbesondere von primären Gliomen wird zunehmend kontrovers diskutiert und ist bislang nicht in einem prospektiven, kontrollierten, randomisierten Ansatz validiert worden (750). Ungeachtet dessen besteht Konsens aufgrund der vorhandenen klinisch-empirischen Daten, daß bei großen raumfordernden Prozessen, die einer offenen Resektion mit vertretbarer Morbidität zugänglich sind, zunächst die lebensbedrohliche Raumforderung beseitigt werden sollte, mit dem Ziel die Voraussetzungen für eine adjuvante Therapie (Radiotherapie, Chemotherapie, Immun-/Gentherapie) zu schaffen.

Eine Vielzahl von primären und sekundären Hirntumoren ist allein aufgrund der Lokalisation einem offenen Eingriff nicht zugänglich. In diesem Falle sollte vor weiteren therapeutischen Entscheidungen in jedem Fall die stereotaktische Serienbiopsie erfolgen. Insbesondere bei metastasenverdächtigen multiplen Rundherden sollte rasch die bioptische Sicherung angestrebt werden und dies noch vor einer teuren und den Patienten belastenden umfangreichen Primärtumorsuche. Die stereotaktische Biopsie erlaubt zum einen die exaktere Eingrenzung des Primärtumors. Zum anderen bei Sicherung der Diagnose einer Hirnmetastase die umgehende und sofortige Therapie des cerebralen Herdes, der für die Prognose entscheidende Bedeutung hat.

Wesentlicher Vorteil der stereotaktischen Serienbiopsie cerebraler Prozesse im Vergleich zur histologischen Begutachtung des Operationsresektates ist die Möglichkeit, aufgrund der topographischen Zuordnung der einzelnen Biopsate zum CT oder MR und in Bezug auf das Zentrum der stereotaktischen Biopsiestraße auch Aussagen über den Wachstumstyp des Tumors zu machen, insbesondere die Invasivität, das Ausmaß der Tumorzellmigration etc. (182, 300, 705). Diese Aussagen haben direkte Bedeutung für das weitere therapeutische Vorgehen, z. B. für die Größe des zu wählenden Bestrahlungsfeldes bei einem diffus infiltrierenden Gliom oder für die Indikation zu einer radiochirurgischen Behandlung, die einen abgegrenzten Tumor (z. B. differenziertes Gliom, Metastase) als Zielvolumen verlangt.

Technik

Die stereotaktische Biopsie, die immer als Serienbiopsie erfolgen sollte, kann mittels einer Reihe von stereotaktischen Systemen durchgeführt werden. Das inzwischen von uns an mehr als 5000 Patienten eingesetzte stereotaktische System nach Riechert basiert auf einem stereotaktischen Grundring, der invasiv am Schädel des Patienten befestigt wird. Auf diesem Grundring wird dann während der Operation ein Zielbügel aufgesetzt, der es erlaubt, jeden intracraniellen Zielpunkt, der sich auf der Basis des Grundringes definieren läßt, anzugehen (Abb. 1.**23**). Grundlage der Zielpunktauswahl und der Berechnung des operativen Zugangs zum gewählten Zielpunkt ist das stereotaktisch, d. h. das am fixierten Ring durchgeführte CT oder MR. Für die MR-gestützte stereotaktische Biopsie ist ein spezielles System, entweder aus Titan, Keramik oder Kohlefaser notwendig, welches sich inert gegenüber dem Magnetfeld verhält. Während das CT eine exakte lineare Abbildung der intracraniellen Strukturen erlaubt, findet im Kernspin in Abhängigkeit von der Feldstärke und der Homogenität des Magnetfeldes eine geringe Verzerrung des Bildes in den Randbereichen statt, so daß bei sehr kleinen Prozessen unterhalb 3–4 Voxel des gewählten MR-Bildes die Abbildungsgenauigkeit des MRs auf das stereotaktische Bezugssystem seine Grenze erreicht.

In der Regel bevorzugen wir die CT-gestützte Biopsie. Sofern CT/MR keine eindeutige abgrenzbare Läsion definieren lassen, führen wir zusätzliche Stoffwechseluntersuchungen mittels SPECT

Stereotaktische Biopsie

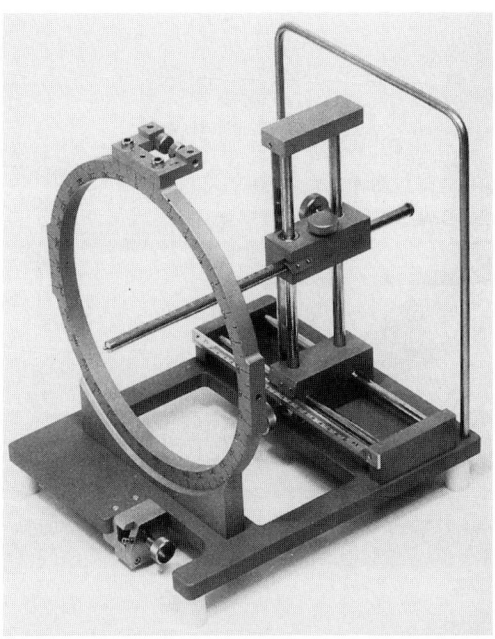

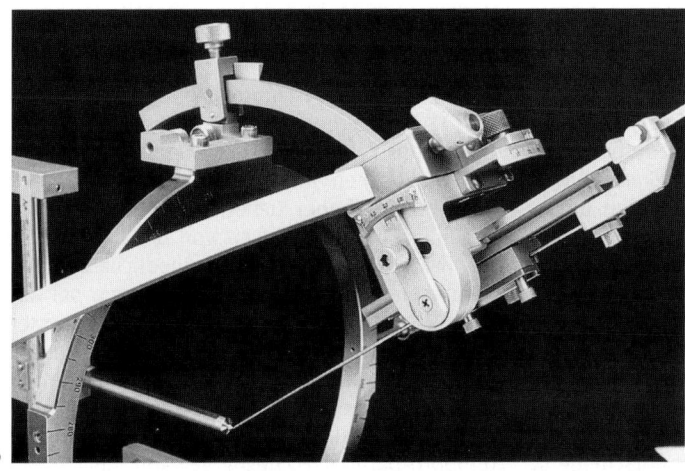

Abb. 1.**23** Stereotaktisches System nach Riechert.
Die Überprüfung der eingestellten Koordinaten findet an einem Phantom statt. Der auf dem Grundring aufgesetzte Zielbügel erlaubt eine freie Zugangswahl.

oder PET durch. Durch Überprojektion mit den zugehörigen MR- oder CT-Bildern wird es möglich, z. B. gezielte hypermetabole Areale, die den malignen Focus repräsentieren, zu biopsieren. Hierdurch läßt sich die diagnostische Validität weiter erhöhen (432, 475, 810, 1504). An unseren Patienten (n = 5348, 1.4.84 – 1.4.96) haben wir in 78 % der Fälle die stereotaktische Biopsie in Lokalanästhesie durchgeführt. Eine Narkose ist nur bei nicht kooperativen Patienten oder bei Kleinkindern indiziert. Nach Erhebung des dreidimensionalen stereotaktischen CT- oder MR-Datensatzes wird dieser auf eine Workstation zur Operationsplanung überspielt. An der Workstation werden dann anhand der axialen sowie der in unterschiedlichsten Ebenen rekonstruierten Bildsequenzen Zielpunkt und Trepanation beim Patienten festgelegt, der Biopsietrakt wird dann in allen 3 Dimensionen simuliert, um so vor dem eigentlichen Eingriff bereits mögliche Interferenzen mit größeren Gefäßen oder eloquenten anatomischen Strukturen darzustellen (Abb. 1.**24**). Trepanation

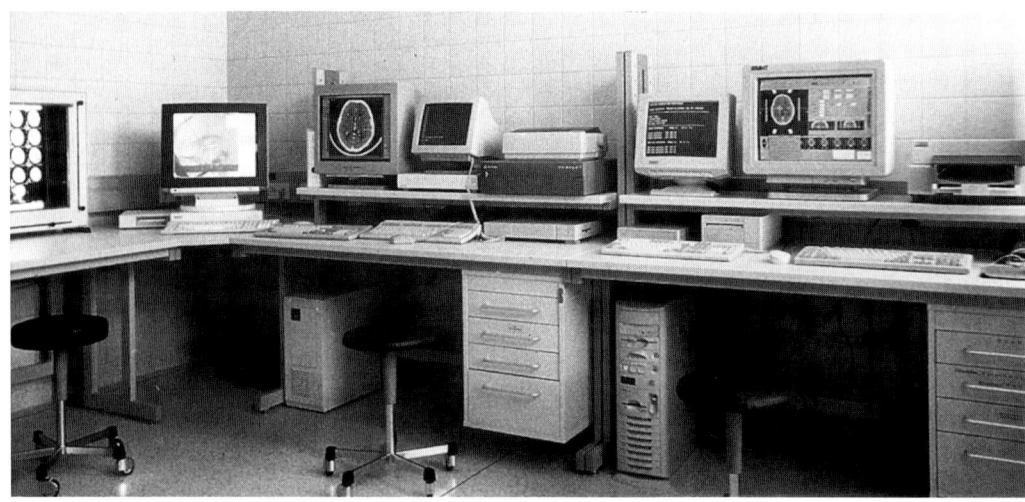

Abb. 1.**24** Stereotaktischer Berechnungsraum mit Workstations zur Operationsplanung und Konsole zur digitalen Bildverarbeitung.

und Zielpunkt können dann an der Workstation solange individuell variiert werden, bis der optimale, die Funktion des Gewebes schonende Zugang zum Prozeß gefunden worden ist (Abb. 1.**25**). Darüber hinaus kann der Biopsietrakt so gewählt werden, daß alle in der Bildgebung erfaßten Tumoranteile (solider Kontrastmittel aufnehmender Anteil, zentrale Nekrose, perifokales Ödem etc.) durch den Biopsietrakt erfaßt werden, um so repräsentative Proben aus allen Arealen zu entnehmen. Bei kleinen umschriebenen Prozessen in der Nachbarschaft kritischer vasculärer Strukturen (z. B. Pinealistumoren in der Nähe der inneren Hirnvenen) oder bei pathologisch vaskularisierten Prozessen kann zusätzlich die stereotaktische Angiographie, d. h. die im stereotaktischen Ring durchgeführte orthogonale biplanare Angiographie zur Planung des Biopsietraktes entscheidend beitragen (Abb. 1.**26**). Die biplanare stereotaktische Angiographie erlaubt es, jedes Gefäß im dreidimensionalen Raum darzustellen, um z. B. auf das CT oder MR zu übertragen und so vasculäre Strukturen während der Biopsie definitiv zu vermeiden und damit das Risiko für den Patienten signifikant zu senken (691).

Biopsien können entweder über Mikrozangen entnommen werden, wobei das Gewebe am wenigsten traumatisiert wird (eine Methode, die wir bevorzugen), oder als Stanzzylinder, die zwar größere Proben erlauben, aber die topographische Zuordnung erschweren und eine höhere mechanische Irritation erzeugen (364). Kritisch gesehen werden muß das Vorbringen einer scharfen Spirale mit anschließendem Zurückziehen in eine Hohlkanüle (52).

Grundsätzlich ist unter den oben dargestellten Voraussetzungen einer dreidimensionalen Operationsplanung und der Durchführung einer stereotaktischen Angiographie jeder intracranielle Prozeß mit hoher Sicherheit für den Patienten angehbar. In Abhängigkeit von der Lokalisation des Prozesses werden unterschiedliche Zugänge für die stereotaktische Biopsie benutzt, bei den ganz überwiegenden supratentoriellen Prozessen wird ein präcoronarer frontaler Zugang den Trajekt der Wahl darstellen. Bei temporo-lateralen Prozessen, aber auch bei einigen Prozessen im Bereich der Pinealisloge wird ein temporaler bzw. temporo-parietaler Zugang gewählt. Bei Prozessen im Bereich der Pons und der Medulla oblongata hat sich ebenfalls der präcoronare transfrontale, den Faserverlauf parallel gehende Biopsietrakt als die sicherste Variante erwiesen (Abb. 1.**27**). Prozesse im Bereich der Kleinhirnhemisphäre werden von einem suboccipitalen infratentoriellen Zugang biopsiert, rein intraselläre Prozesse lassen sich problemlos transphenoidal stereotaktisch angehen.

Abb. 1.**26** Stereotaktischer Operationssaal mit biplanarer, ▷ orthogonaler digitaler Röntgenanlage.

Stereotaktische Biopsie

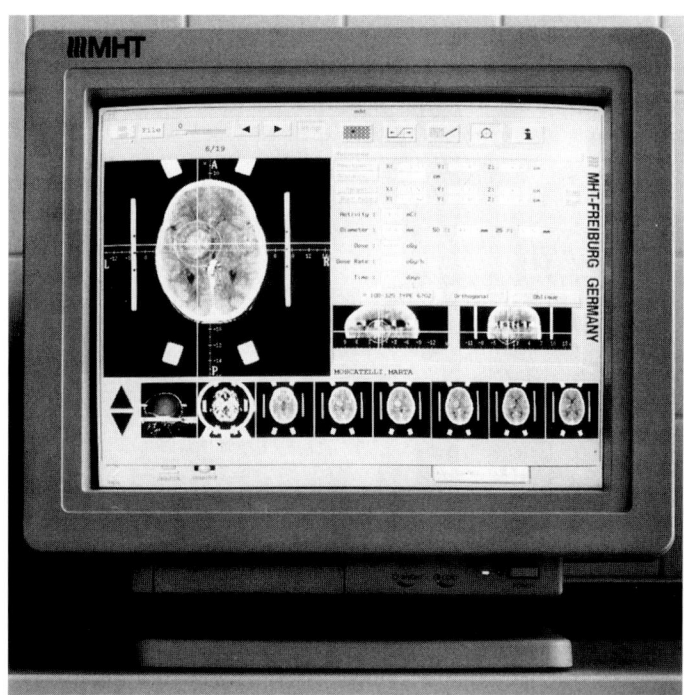

Abb. 1.25 Operationssimulation an der Workstation.
Links ist die CT-Schicht des gewählten ZP gezeigt und rechts ein durch die Ebene des stereotaktischen Zugangs gelegter Schnitt. Unten wird die Position der Biopsiekanüle in jedem einzelnen transversalen CT-Schnitt angezeigt.

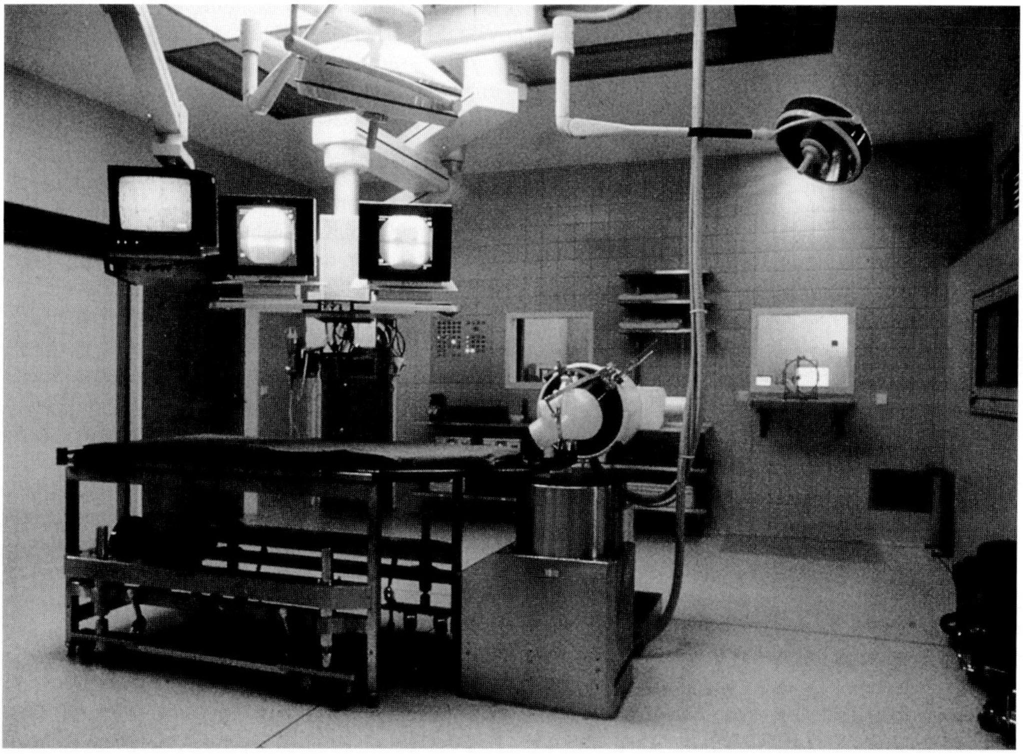

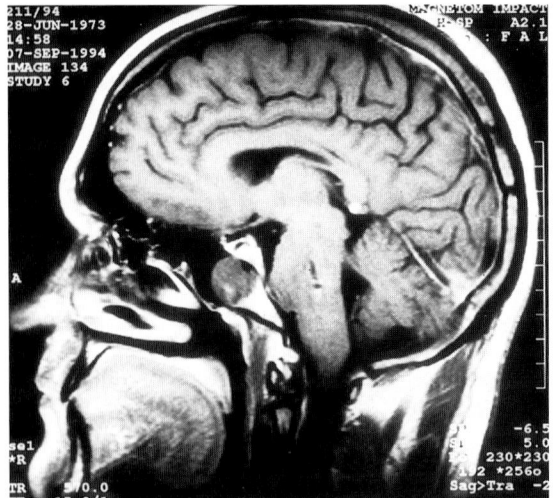
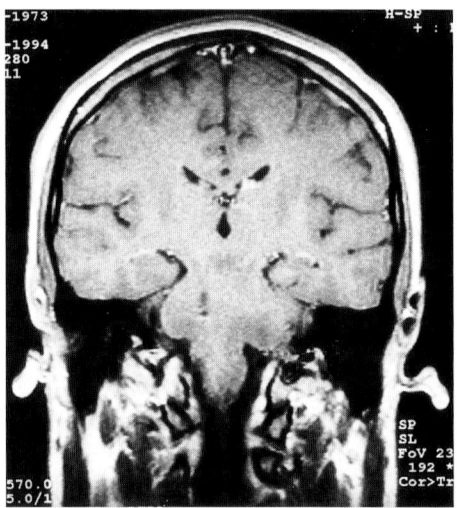
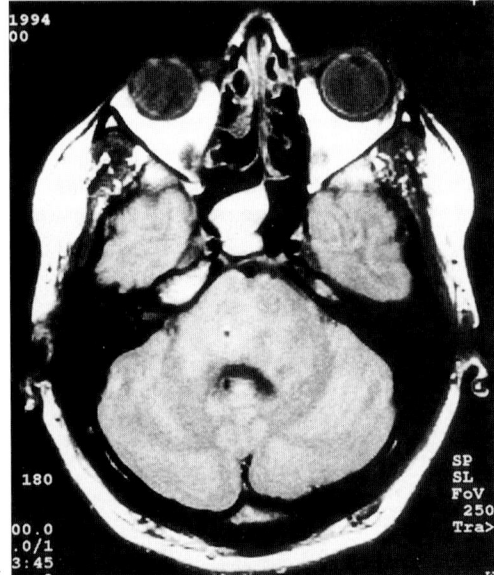

Abb. 1.**27** MR eines biopsierten diffusen Hirnstammglioms. Die zentrale Auslöschung entspricht dem intraoperativ eingebrachten Titanmarker. Das sagittale Bild zeigt den Verlauf des Biopsietrakts über einen präcoronaren, frontalen Zugang.

Intraventriculär gelegene Prozesse oder solche in den großen Zisternenräumen können auch unter direkter endoskopischer Sicht über den vorhandenen Arbeitskanal der gängigen Endoskope biopsiert werden, so daß eine Zuordnung der Biopsate zum makroskopischen Aspekt des Tumors möglich ist (33, 35). Darüber hinaus lassen sich kleine Tumorgefäße an der manchmal reich vaskularisierten Oberfläche gezielt vermeiden. In Einzelfällen können auch kleinere Blutungen per endoskopischem Lasereinsatz sofort gestillt werden. Insbesondere bei Kolloidzysten oder primär zystischen Tumoren sollte endoskopisch vorgegangen werden, um gezielte Biopsate aus der Wand zu erhalten (1511).

Die stereotaktische Biopsie sollte immer in enger Abstimmung mit dem die Proben bearbeitenden Neuropathologen erfolgen. Idealerweise befindet sich der Neuropathologe während der stereotaktischen Biopsie im Operationssaal und fertigt intraoperativ sog. Quetschpräparate an, die mit Methylenblau gefärbt werden und erlaubt so, mit fortschreitender Probenentnahme aus dem vorgewählten Biopsietrakt, bereits eine erste Zuordnung der Proben (Abb. 1.**28**). Ein Aliquot der Proben wird für die Paraffineinbettung aufgearbeitet bzw. sofort tiefgefroren in flüssigem Stickstoff für weitere molekularbiologische und/oder immunhistochemische Aufarbeitungen. Der Operateur bespricht sich während der Biopsie mit dem Neuropathologen und kann so direkt klären, ob das asservierte Probenmaterial für die Sicherung der histologischen Diagnose ausreicht, ob weitere Proben notwendig sind, und der begutachtende Neuropathologe kann seine histologischen Befunde direkt mit der Bildgebung des Patienten und der Einschätzung des Operateurs abstimmen. Durch diese enge Zusammenarbeit zwischen stereotaktischen Neurochirurgen und Neuropathologen läßt sich die Validität der stereotak-

Stereotaktische Biopsie

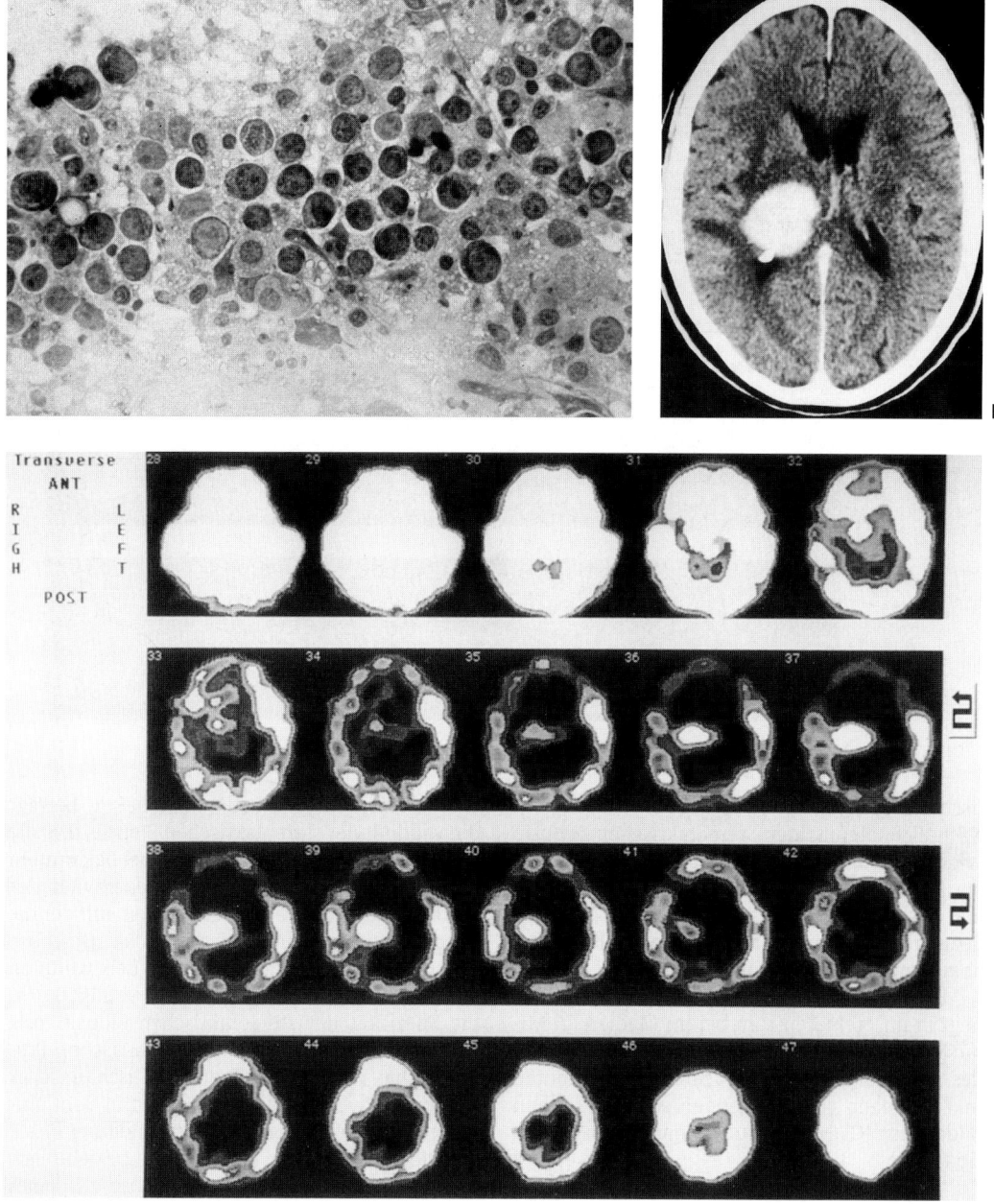

Abb. 1.28 **a** Mit Methylenblau gefärbtes Quetschpräparat eines primär cerebralen Lymphoms.
b CT desselben Patienten mit homogenem Kontrastmittel-enhancement.
c Thallium-SPECT desselben Patienten.
d Fluordeoxyglucose-SPECT des Patienten.

Fortsetzung ▷

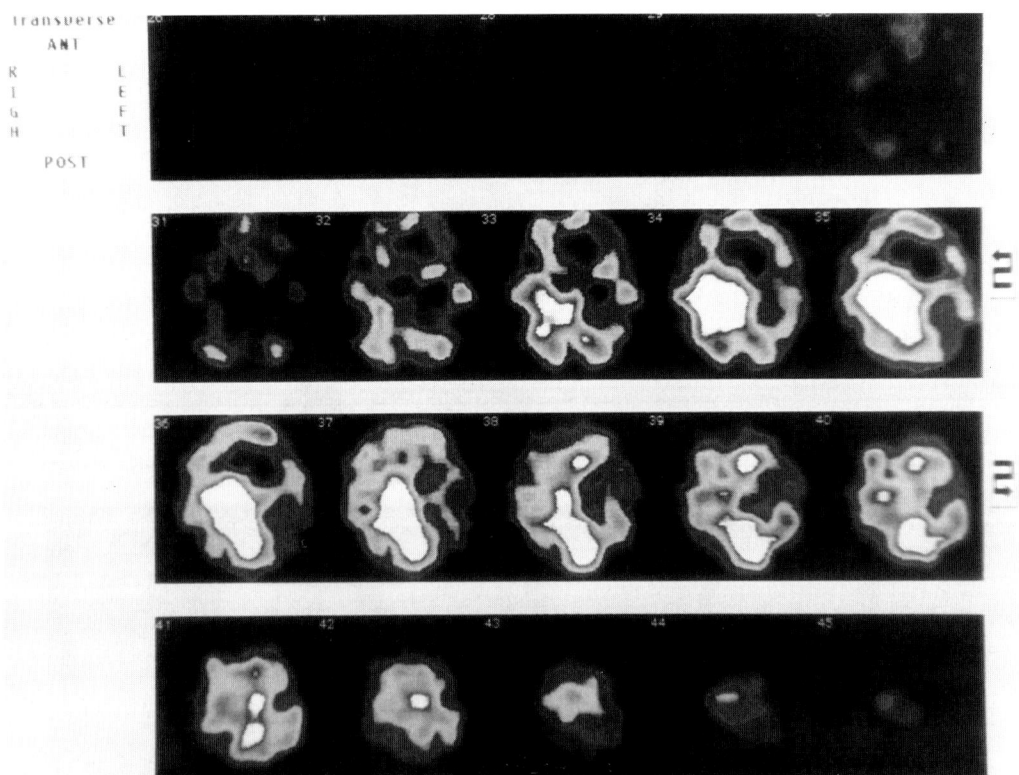

d

tischen Biopsie bis auf deutlich über 85% steigern. Nach Beendigung der stereotaktischen Biopsie wird der zentrale Punkt des Biopsietraktes mit einer Titanmarkierung versehen, so daß jederzeit in der postoperativen Bildgebung dieser Punkt in Bezug zur Ausdehnung des biopsierten Prozesses dokumentiert werden kann.

Die Zeitdauer des stereotaktischen Eingriffes liegt in unserem Zentrum bei im Median 75 Minuten. Dies umfaßt den Zeitraum vom Anlegen des stereotaktischen Grundringes am Patienten inkl. der dann zu verfolgenden stereotaktischen Bildgebung (CT/MR) bis zum Verlassen des Operationssaales.

Material

Die Verteilung der histologischen Artdiagnosen der von uns biopsierten Patienten findet sich in Tab. 1.**6**. Ganz überwiegend wurden uns Gliome zur bioptischen Sicherung überwiesen, gefolgt von Metastasen, primär-cerebralen Lymphomen und pädiatrischen Hirntumoren. In dem in Tab. 1.**6** dargestellten Patientenkollektiv beträgt die Validität der stereotaktischen Biopsie, d.h. die sichere histologische Artdiagnose bei bekanntem intracraniellen Prozeß 87%. Die Sensitivität der Methode, d.h. die Wahrscheinlichkeit, mit der die intraoperativ gestellte histologische Diagnose durch die Paraffineinbettung und den weiteren klinischen Verlauf bestätigt wurde, beträgt 81,7%, die Spezifität der stereotaktischen Biopsie, d.h. das Ausschließen z.B. eines neoplastischen Prozesses bei Fehlen desselben (z.B. ischämischer Defekt, Demyelisierung etc.) beträgt in dem umfangreichen Krankengut unserer Abteilung 97%.

Die histologische Artdiagnose bezieht sich nicht nur auf die primäre Artdiagnose, z.B. eines Astrocytoms bzw. eines Oligodendroglioms, sondern beinhaltet auch das wesentlich schwierigere biologische Grading nach der WHO-Klassifikation. Dies erklärt die Sensitivität und Validität von unter 90%.

In der Literatur wird die diagnostische Validität zwischen 83 und 98% angegeben, wobei die großen Serien von Kelly, Apuzzo und Lunsford alle

Tabelle 1.6 Verteilung der Diagnosen von zwischen 1984 und 1996 biopsierten Prozessen in der Abteilung für Stereotaktische Neurochirurgie in Homburg/Saar und Freiburg. Die aufgelisteten Komplikationen sind intraoperativ und entsprechen nicht der perioperativen Morbidität (innerhalb 30 Tagen nach dem Eingriff). Stereotaktische Biopsien 1. 4. 84 – 1. 4. 96 (n = 5348)

Diagnosen	N	Häufigkeit %	Intraoperative Komplikationen
Abszeß	65	1,7	
Germinom	57	1,1	1 Subdurale Blutung
Blutung	80	1,4	2 Blutungen
Chordom	13	0,2	Schmerzen intraop.
Neurocytom	7	0,1	
Multiple Sklerose	59	1,1	1 Anfall
Infarkt	68	1,2	
Lymphom	181	3,3	6 Blutungen ohne Neurologie
Entzündung	52	0,9	
Metastasen	531	9,9	6 Blutungen, 1 Infektion
Hypophysen	34	0,6	
Colloidzysten	38	0,7	
Epidermoid	18	0,3	
PNET	33	0,6	
Craniopharyngeom	107	2,0	1 Blutung
Pineocytom	46	0,9	
Meningeom	84	1,5	
Ependymom	77	1,4	2 Blutungen
Gliose	160	3,0	1 Blutung
Oligodendrogliom	67	1,2	
Glioblastom	709	13,2	7 Blutungen
Oligoastrocytom	256	4,7	
Anaplastisches Astrocytom	727	13,6	8 Blutungen
Fibrilläres Astrocytom	407	7,6	4 Blutungen
Pilozytisches Astrocytom	389	7,2	
Astrocytom WHO II	869	16,2	8 Blutungen
Unklar	171	3,1	
Pineoblastom	8	0,14	
Zyste	27	0,5	
Sarkom	6	0,11	
Neurinom	2	0,04	

deutlich über 90 % liegen (34, 259, 889, 1023, 1216, 1488). Es handelt sich hierbei um jeweils 543, 500 und 686 Patienten. Seltene Diagnosen, wie sie in unserer wesentlich größeren Serie von 5348 Patienten auch auftreten, kommen hier jedoch nicht vor, so daß eine diagnostische Validität von über 90 % vielleicht auch das selektionierte Krankengut widerspiegelt (704, 1118).

Die Morbidität, d. h. das perioperative Auftreten von temporären oder permanenten zusätzlichen neurologischen Ausfällen, beträgt 2,7 %, die Letalität der stereotaktischen Biopsie bei allen biopsierten Prozessen betrug 0,7 %. Die häufigste Komplikation der stereotaktischen Biopsie ist die intraoperativ auftretende Blutung, gefolgt von der manchmal nur geringfügigen, in der Bildgebung nicht nachweisbaren Zunahme des perifokalen Ödems bei Prozessen mit kritischer Lokalisation (z. B. Tentoriumschlitz). 87,6 % aller Komplikationen in dem oben beschriebenen Krankengut traten innerhalb der ersten 24 Stunden auf. Im weiteren Verlauf post 24 Stunden traten keine letalen Komplikationen mehr auf.

Die Komplikationsrate von größeren Serien mit Einführung der Computertomographie wird als Morbidität zwischen 0,4 und 4,5% und als Mortalität zwischen 0–2,6% angegeben. Hierbei ist festzuhalten, daß sowohl Morbidität als auch Mortalität in den seit 1984 berichteten Serien deutlich geringer liegt, als Ausdruck der zunehmenden Erfahrung mit der Methode (851).

Diese niedrigen Komplikations- und Letalitätsraten sind Ausdruck einer in der Literatur gut beschriebenen exponentiellen Lernkurve in diesem spezialisierten Gebiet der Neurochirurgie (851). Dasselbe gilt für die Validität, Spezifität und Sensitivität der erzielten histologischen Diagnosen, die in einem neuroonkologischen Zentrum mit interdisziplinärer Zusammenarbeit zwischen Neuropathologie und stereotaktischer Neurochirurgie erreicht werden können. Ungeachtet dessen stellen diese Ergebnisse den derzeitigen Standard für die Durchführung von stereotaktischen Biopsien intracranieller Prozesse dar, der nicht unterschritten werden sollte.

Standard

Stereotaktische Biopsien sollten von einem Neurochirurgen durchgeführt werden, der eine Ausbildung in stereotaktischer Neurochirurgie in einem Zentrum absolviert hat.

Wie bei jeder operativen Methode sind Morbidität, Mortalität und Qualität des Eingriffs eng mit der Frequenz der Durchführung verknüpft. Biopsien sollten daher mit einer Mindestfrequenz von 200/Jahr durchgeführt werden, um einen hohen Qualitätsstandard zu etablieren.

Da sich die Diagnose von cerebralen Prozessen aus dem histologischen Bild, den radiographischen Befunden und der Klinik ergibt, sollte der Eingriff zusammen mit einem Neuropathologen erfolgen, der über Erfahrung in der Begutachtung von stereotaktischen Biopsaten verfügt. In jedem Falle sollte der Neuropathologe im Operationssaal anwesend sein und intraoperativ eine Diagnose stellen. So werden Zweiteingriffe vermieden und die diagnostische Treffsicherheit wesentlich erhöht.

Grundvoraussetzungen technischer Art zur Durchführung stereotaktischer Biopsien sind neben der CT-/MR-gestützten Zielpunktbestimmung eine Workstation, die eine dreidimensionale Zugangsplanung erlaubt und eine intraoperative orthogonale Röntgeneinheit.

Die Möglichkeit der stereotaktischen Angiographie muß vorhanden sein, um in jedem Falle den schonendsten Zugang zu garantieren. Die in einem Zentrum vom spezialisierten Neurochirurgen mit dokumentierter Morbidität/Mortalität und diagnostischer Qualität durchgeführte stereotaktische Biopsie ist unter den oben angeführten Bedingungen das sicherste und schnellste Verfahren, um zu einer histologischen Artdiagnose zu gelangen.

Schlußfolgerung

Die stereotaktische Serienbiopsie basierend auf einem dreidimensionalen CT- oder MR-Datensatz ist eine valide Methode zur Sicherung der histologischen Artdiagnose und des Wachstumstyps, d. h. der Invasivität und des Migrationsverhaltens von intracraniellen Prozessen. Der diagnostische Eingriff kann mit minimaler Morbidität und Letalität in kurzer Zeit in Lokalanästhesie durchgeführt werden. Damit ist jeder intracranielle Prozeß auch bei nicht narkosefähigen Patienten einer diagnostischen Sicherung zugänglich. Die offene explorative Biopsie ist heute obsolet. Da weiterhin das wichtigste prognostische Kriterium für den Verlauf von primären Hirntumoren die histologische Artdiagnose und das entsprechende WHO-Grading sind, hat die stereotaktische Biopsie für die Therapieplanung und die Prognose des individuellen Patienten einen hohen Stellenwert. Angesichts der geringen Komplikationsrate in der Hand des stereotaktisch ausgebildeten Neurochirurgen ist eine Therapie eines intracraniellen raumfordernden Prozesses ohne Sicherung der histologischen Artdiagnose nicht mehr zu rechtfertigen.

■ Andere diagnostische Verfahren
M. Westphal, U. Schlegel

Die meisten Tumoren des Nervensystems wird man anhand der bildgebenden Diagnostik eingrenzen können. Beruht eine Therapieentscheidung auf der Gewinnung einer Histologie steht die stereotaktische Biopsie mit einer hohen Aussagekraft zur Verfügung. Darüber hinaus gibt es selten einen weiteren Abklärungsbedarf, der nichtoperative Verfahren zum Einsatz bringt.

Bildgebende Verfahren

Als etablierte Verfahren sind hier insbesondere die Positronen-Emissionstomographie (PET) und Single-Photon Emission Computed Tomography (SPECT) zu nennen (1474). Bei beiden Verfahren handelt es sich um nuklearmedizinische Untersuchungen, die nicht überall verfügbar sind.

Mit der PET kann man sich dynamische Information bezüglich des Metabolismus und der Physiologie eines Tumors verschaffen. Durch die Verwendung von ^{18}F-Deoxyglucose kann der regionale Tumormetabolismus gemessen werden. Dadurch kann man zur präoperativen Einschätzung des Gradings eines Glioms beitragen. In Kombination mit der Stereotaxie kann bei inhomogenen Prozessen somit gewährleistet werden, daß man repräsentative Tumorareale biopsiert und eine adäquate Aussage zum Grading des Tumors machen kann. Darüber hinaus kann man mittels PET in der postoperativen Phase zunächst entscheiden, ob ein kontrastmittelaufnehmendes Areal ein residualer Tumor ist oder eine postoperative Schrankenstörung. Da in den meisten Fällen die postoperative Kontrolle innerhalb von 24 bis 48 Stunden gemacht werden wird, ist diese Indikation für das PET vernachlässigbar. Wichtig ist die Unterscheidung zwischen Tumorrezidiv und Strahlennekrose, aber auch Veränderungen im Tumormetabolismus nach Chemotherapie sind eine Möglichkeit, nichtinvasiv Responder von Non-Respondern zu unterscheiden.

Mit der SPECT sind ähnliche Aussagen zu treffen. Man verwendet ^{201}Thallium-Chlorid zur Unterscheidung zwischen niedergradigen und höhergradigen Tumoren und zum Nachweis von aktivem Resttumor bzw. Tumorrezidiv nach Bestrahlung. Zusammmen mit einem Tracer für cerebrale Durchblutung, ^{99}Technetium-Hexamethylpropylene, ist die diagnostische Aussage in der Unterscheidung zwischen Tumor und Strahlennekrose noch sicherer geworden.

Die Möglichkeiten präoperativer Funktionsanalytik sind auch im Kapitel zur operativen Therapie der Gliome (S. 123) angesprochen. Insbesondere das MRT bietet neue und ausbaufähige Möglichkeiten, z.B. metabolische Aussagen durch Spektroskopie zu machen oder durch Aufzeichnungen bei isolierter Aktivierung von Hand oder Fuß zu funktionellen Aussagen zu kommen. Diese Techniken werden in den nächsten Jahren rasch ausgebaut und in ihrer Aussagekraft zuverlässiger werden.

Elektrophysiologische Verfahren

Das EEG besitzt in der ambulanten Diagnostik von Patienten, hinter deren Beschwerden sich auch einmal eine intracranielle Raumforderung verbergen kann, einen festen Platz. Hirntumoren können zu Herdbefunden, zu Allgemeinveränderungen und zu epilepsietypischen Potentialen im EEG führen. Selbstverständlich schließt jedoch ein normaler EEG-Befund das Vorliegen einer intracraniellen Raumforderung auf keinen Fall aus. Deshalb besitzt es zum Ausschluß einer neuroonkologischen Erkrankung keine diagnostische Bedeutung. In jedem Fall muß beim klinischen Verdacht auf das Vorliegen eines Gehirntumors auch bei normalem EEG eine weiterführende bildgebende Diagnostik durchgeführt werden. Auf die überragende Bedeutung der invasiven elektroencephalographischen Diagnostik im Sinne einer Elektrocorticographie bei intracraniellen Raumforderungen, die eine epilepsiechirurgische Diagnostik und Therapie erforderlich machen, wird im Kapitel 1, S. 100/101 hingewiesen. Auf die diagnostische Bedeutung des EEGs zur Erkennung eines non-konvulsiven Status epilepticus im Rahmen einer unbekannten oder bereits diagnostizierten Gehirntumorerkrankung wird im Kapitel 1, S. 95 ff hingewiesen.

Akustisch Evozierte Hirnstammpotentiale (AEPs) sind eine sensitive, nicht invasive, zuverlässige Methode in der Diagnostik von Kleinhirnbrückenwinkelprozessen. Ein normales Audiogramm und ein Normalbefund bei den akustisch evozierten Potentialen schließen ein Acusticusneurinom mit hoher Zuverlässigkeit aus. Andere, auf evozierten Potentialen beruhende Untersuchungen, sind diagnostische Hilfsmittel, die nicht spezifisch sind und deren Normalbefunde das Vorliegen einer neuroonkologischen Erkrankung naturgemäß nicht ausschließen können.

Untersuchungen des Liquors

Die Bedeutung der Liquordiagnostik bei intracraniellen Läsionen liegt weniger im positiven Nachweis der Tumorerkrankung als vielmehr in der differentialdiagnostischen Abgrenzung von anderen, nicht tumorösen Läsionen. Selbstverständlich ist bei einer intracraniellen Druckerhöhung als Folge einer Raumforderung eine Lumbalpunktion kontraindiziert, da hierdurch eine Hirnstammeinklemmung u. U. mit Todesfolge provoziert werden kann. Die Untersuchung des Liquor cerebrospinalis kann wegweisende Befunde erbringen zur differentialdiagnostischen Abgrenzung von cerebralen Abszessen, Tuberkulomen, Granulomen, Toxoplasmoseherden, anderen Parasitosen und anderen nicht-erregerbedingten entzündlichen Raumforderungen. Nur der Vollständigkeit halber sei angemerkt, daß auch bei diesen Erkrankungen wie bei den intracraniellen Tumoren selbst der Liquor cerebrospinalis ohne pathologischen Befund sein kann. Eine Rarität in den westlichen Industrienationen sind heute sicher die cerebralen Gummata bei Lues; selten kann eine isolierte MS-Plaque ebenfalls das klinische Bild und den radiologischen Charakter einer cerebralen Raumforderung aufweisen, wobei der Liquor dann allerdings meist eindeutige Befunde aufweist.

Integraler Bestandteil der Diagnostik und des Tumorstagings ist die Untersuchung des Liquor cerebrospinalis bei den primären ZNS-Lymphomen (Kapitel 2, S. 231), bei den Tumoren der Pinealis (Kapitel 2, S. 239), bei den infratentoriellen Ependymomen (Kapitel 2, S. 200 und Kapitel 6) sowie bei den Medulloblastomen (Kapitel 6). Wichtigste diagnostische Zusatzuntersuchung ist die Liquorzytologie bei dem Verdacht auf das Vorliegen einer meningealen Carcinomatose und einer meningealen Tumoraussaat bei Lymphomen sowie bei Leukämien (Kapitel 5). Auf die Bedeutung der Bestimmung von Tumormarkern, löslichen Faktoren und Hormonen sowie auf die Bedeutung der immunhistochemischen Aufarbeitung der Liquorzytologie gehen die entsprechenden Kapitel ausführlich ein.

Prognose und Verlauf

M. Westphal

Im Gegensatz zu vielen entzündlichen, metabolischen oder degenerativen Erkrankungen des zentralen und peripheren Nervensystems kann in der Onkologie zum Aspekt der Prognose und zum erwarteten Krankheitsverlauf nur in Abhängigkeit von Tumorhistologie und Tumorlokalisation eine Aussage gemacht werden. So wird ein sporadisches Neurinom an einem peripheren Nerven den betroffenen Patienten wahrscheinlich nur kurz beeinträchtigen und nach der operativen Entfernung kann man von einer Dauerheilung ausgehen, in den meisten Fällen sogar ohne bleibende Ausfälle (s. Kapitel 4). Im Gegensatz dazu kann ein Patient mit einem Glioblastom heute trotz aggressiver Therapie nicht geheilt werden.

Für die intracraniellen Tumoren gilt, daß sich die Prognose und der Verlauf individuell nach der Histologie, der Lage des Tumors und der Wachstumsgeschwindigkeit, dem Lebensalter sowie nach weiteren klinischen Faktoren richtet. Im Gespräch mit Patienten sollte grundsätzlich vermieden werden, von gutartigen und bösartigen Tumoren zu sprechen, die Unterscheidung sollte vielmehr in langsam wachsende und schnell wachsende Tumoren erfolgen. Wie unangemessen der Begriff ‚gutartig' u. U. ist, wird bei den therapeutisch nicht beeinflußbaren niedergradigen, diffus infiltrativen Hirnstammgliomen besonders deutlich. Aufgrund des sehr unterschiedlichen Verlaufes der einzelnen neuroonkologischen Krankheitsbilder werden Prognose, Krankheitsentwicklung, Rezidivwahrscheinlichkeit und Heilungsaussichten in den einzelnen Kapiteln besprochen.

Eine grundsätzliche Frage, die von den Angehörigen von Hirntumorpatienten immer wieder gestellt wird, betrifft die Endphase von nicht mehr behandelbaren intracraniellen Raumforderungen. In eine solche Situation kommen z. B. Patienten mit inoperablen Gliomen bzw. deren Rezidiven, unbehandelbaren cerebralen Metastasen und großen destruierenden Prozessen der Schädelbasis. Man sollte die Angehörigen über einige wichtige Punkte für die terminale Krankheitsphase offen aufklären. Bei fast allen Patienten kommt es zunächst zu einer progredienten Bewußtseinseintrübung und dann zur Bewußtlosigkeit, so daß die letzten Lebenstage in aller Regel nicht mehr bewußt erlebt werden, wodurch auch der Leidensdruck entsprechend abgemildert wird. Diese Erklärung ist für viele Angehörige im Rahmen der Aufklärung über eine infauste Prognose ein gewisser Trost. In einer solchen Terminalphase ist der Patient dann vollständig pflegebedürftig, d. h. er muß über eine Magensonde ernährt werden und ist inkontinent. Da aufgrund des intracraniellen Druckes durchaus Kopfschmerzen auch bei extremer Bewußtseinstrübung wahrgenommen werden können, kann der Patient durchaus einen Analgetikabedarf haben, der dann entweder oral oder parenteral (z. B. intramuskulär) abgedeckt werden sollte, damit die häusliche Betreuung weiterhin möglich ist (vgl. Kapitel 1, S. 103 und Kapitel 8). Im Stadium der Bewußtseinstrübung sollten alle hirndrucksenkenden Medikamente fortgelassen werden. Die Dauer eines solchen Zustandes der Bewußtlosigkeit hängt von der Wachstumsgeschwindigkeit des verursachenden Tumors und der individuellen Compliance ab, kann aber im Extremfall mehrere Wochen andauern. In der Regel kommt es nach dem Bewußtseinsverlust recht rasch durch direkten Druck auf den Hirnstamm und die konsekutiven Perfusionsstörungen schließlich zum Versagen der zentralen Herz-Kreislauf-Regulation.

Klinische Symptomatik und allgemeine Therapie

U. Schlegel

In den folgenden Kapiteln werden die klinischen Symptome intracranieller Tumoren und die Grundzüge ihrer Behandlung besprochen. Dabei wird in den Unterkapiteln die symptomatische, d. h. die palliative Therapie dargestellt. In den letzten drei Unterkapiteln werden die drei Hauptpfeiler der spezifischen Therapie, *Operation*, *Bestrahlung* und *Chemotherapie* besprochen.

Kopfschmerzen sind das häufigste Symptom bei intracraniellen Tumoren; sie betreffen ca. 50 % der Patienten mit primären und metastatischen Gehirntumoren (423). Charakteristika von Kopfschmerzen als Folge einer tumorbedingten intracraniellen Druckerhöhung sind ein Schmerzmaximum in den frühen Morgenstunden, das Neuauftreten von Kopfschmerzen bei bislang beschwerdefreien Personen oder die Änderung des Kopfschmerzcharakters bei Patienten, welche unter chronischen Kopfschmerzen anderer Genese litten. Über die zusätzlichen Symptome und die Therapie der *intracraniellen Druckerhöhung* informiert Kapitel 1, S. 88 ff.

Abhängig von der Lokalisation, von der Histologie, von der Wachstumsgeschwindigkeit und von der Ausbildung eines peritumoralen Ödems können Gehirntumoren initial durch *neurologische fokale Zeichen* symptomatisch werden: Über die lokalisatorisch-topische Bedeutung charakteristischer neurologischer Symptome und über mögliche Beziehungen dieser Symptomkomplexe zu bestimmten Tumorhistologien informiert Kapitel 1, S. 87.

Fokale oder fokal beginnende, sekundär generalisierte *epileptische Anfälle* treten *initial* bei ca. 20 % der Patienten mit Gehirntumoren auf.

Über die Abhängigkeit des Auftretens epileptischer Anfälle von der Tumorlokalisation und von der Tumorhistologie sowie über die Grundzüge der Therapie informiert Kapitel 1, S. 95.

Uncharakteristisch anmutende Symptome wie vermehrte Reizbarkeit, erhöhte Erschöpfbarkeit, erhöhtes Schlafbedürfnis und leichte Persönlichkeitsänderung können ohne nachweisbare neurologische fokale Symptome auf eine Gehirntumorerkrankung hindeuten und werden initial sehr häufig übersehen. Mitunter führen jedoch typische *psychische Alterationen*, die häufig eher den Angehörigen als den Betroffenen selbst auffallen, zum Arztbesuch. Charakteristische „hirnlokale Psychosyndrome" lassen eine grobe Beziehung zu betroffenen Hirnregionen zu und sollten bei diagnostischer Unklarheit zur bildgebenden Diagnostik veranlassen. Diese organischen Psychosyndrome und die davon mitunter schwer abgrenzbaren reaktiven psychischen Störungen werden im Kapitel 1, S. 105 dargestellt. Die Behandlung von im Gefolge einer Gehirntumorerkrankung oder anderen neuroonkologischen Erkrankungen auftretenden *Schmerzen*, die häufig auftretenden *endokrinen Störungen* und *Gerinnungsstörungen* bei Patienten mit Gehirntumorerkrankungen bedürfen oftmals der gezielten Therapie. Die Bedeutung dieser palliativen Behandlung für die Lebensqualität der betroffenen Patienten kann nicht überschätzt werden; die Grundzüge dieser Behandlung werden in den folgenden Kapiteln besprochen.

■ Neurologische fokale Symptome

Im Großhirnparenchym werden tumoröse Neubildungen in Abhängigkeit von ihrer Lokalisation in sog. eloquenten Hirnregionen symptomatisch, d. h. in Gebieten, deren Integrität Voraussetzung ist für die Funktionsfähigkeit von Motorik, Sensorik oder höheren corticalen Leistungen. So verursachen Läsionen von 1–2 mm Ausdehnung im Hirnstamm u. U. erhebliche Störungen, während langsam wachsende Prozesse im Bereich des rechten Frontalhirns bis zu einer Größe von mehr als 100 cm^3 lange Zeit unbemerkt bleiben können. Neurologische fokale Symptome werden verursacht durch die Infiltration neuronaler Strukturen, durch deren unmittelbare Kompression und Druckschädigung oder durch eine Ischämie als Folge einer Kompression der das Parenchym versorgenden Blutgefäße. Insbesondere langsam wachsende Hemisphärentumoren können durch Verlagerung des Hirnstammes und Kompression kontralateraler Hirnstammstrukturen durch die knöcherne Schädelbasis zu neurologischen Zeichen der „falschen" Lokalisation führen (448).

Die folgenden Tabellen geben eine Synopsis über die charakteristische neurologische fokale Symptomatik und Beispiele für typische Gehirntumoren, welche in den betroffenen Lokalisationen besonders häufig auftreten. Die Tabellen beziehen sich auf

1. supratentorielle Tumoren des Parenchyms (Tab. 1.**7**),
2. infratentorielle Tumoren (Tab. 1.**8**) und
3. Tumoren der Schädelbasis (Tab. 1.**9**).

Dabei sei für die detaillierte Darstellung sog. hirnlokaler Psychosyndrome bei supratentoriellen Parenchymläsionen auf das Kapitel 1, S. 108 verwiesen. Die charakteristischen hormonellen Funktionsstörungen und Gesichtsfeldeinschränkungen im Rahmen von Tumoren der Sellaregion werden im Kapitel 2, S. 276 ff ausführlich besprochen.

Intracranielle Druckerhöhung
M. Westphal

Hirntumoren bewirken im allgemeinen eine lokale Raumforderung, die in einem funktionell sensiblen anatomischen Bezirk zu einer entsprechenden fokal neurologischen Ausfallsymptomatik führt. Bei Beteiligung in funktionell eher weniger bedeutsamen Regionen kommt es erst bei erheblicher Größe zu Symptomen, die dann u.U. auch schon auf eine allgemeine Hirndrucksteigerung zurückzuführen sind. Zu den unspezifischen oftmals druckassoziierten Allgemeinsymptomen eines Hirntumors können Übelkeit, Kopfschmerzen, Schwindel, Müdigkeit, Leistungsminderung, Konzentrationsstörungen oder auch psychische Veränderungen im Sinne von Reizbarkeit oder emotionaler Verflachung gehören. Diese Symptome sind allerdings so unspezifisch und weit verbreitet, daß sie erst retrospektiv nach der Diagnose eines Hirntumors damit in Verbindung gebracht werden (s. auch Kapitel 1, S. 87).

Ätiologie der Hirndrucksteigerung

Eine intracranielle Drucksteigerung kommt dadurch zustande, daß im abgeschlossenen Schädelinneren ein neues raumforderndes Kompartiment entsteht (z. B. Tumor, Blutung, Abszeß, Cyste) oder daß eines der bestehenden Kompartimente an Volumen zunimmt. So kann der Interzellulärraum durch ein interstitielles Ödem, das intravasale Kompartiment durch eine venöse Abflußstauung oder Mehrbelastung durch einen hochvaskularisierten Prozeß und der Liquorraum durch Aufstau an Volumen zunehmen. Darüber hinaus ist jede beliebige Kombination denkbar.

Hirndruck wird in den seltensten Fällen ausschließlich durch einen Tumor selbst bedingt. Tumoren verursachen je nach ihrem Sitz zunächst lokale neurologische Ausfallserscheinungen entsprechend der topographischen Organisation des Gehirns; die wichtigsten fokalen neurologischen Symptome und deren neuroanatomische Zuordnung sind in den Tab. 1.7 – 1.9 zusammengefaßt.

Auffällig werden Tumoren oft schon bei einem Volumen von 8 – 30 ml, d.h. bei einem Durchmesser von 2 – 3 cm. Langsam wachsende Tumoren in nicht eloquenten Hirnregionen, die außerdem keine oder nur eine geringe Hirnreaktion hervorrufen, können hingegen sehr groß werden (bis 150 ml), um dann erst durch die Raumforderung aufzufallen. Bis zum Zeitpunkt der dann rasch abnehmenden Compliance werden die Reserveräume des Hirns aufgebraucht, d.h. zunächst die Zisternen und die inneren Liquorräume, es kommt dann auch zur Massenverschiebung. Wird ein solcher Tumor entfernt, bleibt nicht selten ein großer Hirndefekt bestehen, auch wenn es sich um einen extracerebralen Tumor gehandelt hat.

Da die meisten Tumoren ein perifokales Ödem hervorrufen, besteht hierdurch eine zusätzliche Raumforderung, die vom Masseneffekt dem Tumorvolumen gleich sein kann (Abb. 1.**29**), ggf. finden sich auch sehr kleine Tumoren von nicht mehr als 5 ml Volumen, die ein ausgeprägtes, disproportionales Hemisphärenödem hervorrufen.

Tabelle 1.7 und Tabelle 1.8 Supratentorielle und infratentorielle Tumoren des Parenchyms

Lokalisation	Neurologische Symptomatik	Häufigste Tumoren
Supratentorielle Tumoren		
Frontal	Persönlichkeitsveränderung, evtl. latente kontralaterale, armbetonte Hemiparese, evtl. sakkadierte Blickfolge. Dominante Hemisphäre: evtl. motorische Apraxie, motorische Aphasie	Gliome, Metastasen, Meningeome
Bifrontal		
a) frontoorbital	Enthemmtes Psychosyndrom, evtl. Demenz, frontale Enthemmungsphänomene (positiver Schnauzreflex, Greifreflex, u. a.), Anosmie	Meningeome, Balkengliome, primäre ZNS-Lymphome
b) Konvexität	Persönlichkeitsstörung mit Apathie, Verlangsamung, gestörtem Antrieb, evtl. frontale Enthemmungsphänomene, Demenz	Balkengliome, primäres ZNS-Lymphom
Temporallappen	Dominant: eventuell Wortfindungsstörungen, sensorische Aphasie (Gyrus temporalis superior). Nicht dominant: Auffassungsstörungen, räumliche Orientierungsstörung. Temporomesial: Gedächtnisleistungsstörung. Temporo-lateral: Homonyme Hemianopsie oder Quadrantenanopsie	Gliome, Metastasen
Parietal	Kontralaterale Sensibilitätsstörung. Dominant: Räumliche Orientierungsstörung, konstruktive Apraxie, Neglect, Anosognosie. Dominant: Alexie, Akalkulie, Dysgraphie, apraktische Störungen, Rechts-Links-Störung	Gliome, Metastasen
Occipital	Homonyme Hemianopsie, visuelle Wahrnehmungsstörungen und Erkennungsstörungen. Bioccipital: Kortikale Blindheit.	Gliome, Metastasen
Balken	Selten Diskonnektionssyndrom wegen des Erhaltenseins von Faserverbindungen trotz infiltrativem Wachstum.	Gliome, oft Glioblastome
Thalamus, Basalganglien	Selten Thalamussyndrom oder extrapyramidal motorische Bewegungsstörungen; oft intracranielle Druckerhöhung wegen Liquorabflußbehinderung.	Gliome, Lymphome
Mantelkante	Spastische Paraparese der Beine, Blasen-Mastdarm-Störungen.	Falxmeningeome, Gliome
Infratentorielle Tumoren		
Hirnstamm:		
a) Mittelhirn	Konjugierte vertikale Blickparese, Parinaud-Syndrom, reflektorische Pupillenstarre, Verschlußhydrocephalus	über 90% astrozytäre Gliome
b) Pons	Störung des VI., VII. Hirnnerven und der horizontalen Blickmotorik; Läsion der langen Bahnen mit kontralateraler Hemiparese, Extremitätenataxie, Paraparese, Störungen der Sensibilität kontralateral oder bilateral	über 90% astrozytäre Gliome
c) Medulla oblongata	Störungen des VII., IX., X. und später VI. Hirnnerven, Dysarthrie, ocular tilt und head tilt	über 90% astrozytäre Gliome
4. Ventrikel	Hirndrucksymptomatik, Gangataxie und Gleichgewichtsstörungen	Plexuspapillome, bösartige Tumoren des Plexus
Cerebellum	Häufig Symptome der intracraniellen Druckerhöhung; selten Gang-, Rumpf- oder Extremitätenataxie, head tilt, selten Hirnnervensymptome	Im Erwachsenenalter: Gliome, Metastasen. Im Kindesalter: Medulloblastome

Tabelle 1.9 Tumoren der Schädelbasis

Lokalisation	Neurologische Symptomatik	Häufigste Tumoren
Vordere Schädelgrube	Fronto-orbitales Psychosyndrom, Anosmie	Olfaktoriusmeningeome, Carcinome der Nasennebenhöhlen
Fissura orbitalis superior	Läsionen des III., IV., V./1 und VI. Hirnnerven mit Störungen der Okulomotorik und Sensibilitätsstörungen im 1. Trigeminusast, Sehstörungen	Meningeome, primäre Knochentumoren, Carcinome von Nasopharynx
Orbitaspitze	Sehstörungen, Opticusläsion, Papillenödem	Opticusgliome, Meningeome, Orbitatumoren, Morbus Paget
Sinus cavernosus	Läsionen des III., IV., V./1 und VI. Hirnnervs	Meningeome, Neurinome, Sella- und paraselläre Tumoren (Chondrome)
Felsenbeinspitze	Läsionen des V. und VI. Hirnnerven mit motorischen Ausfällen der Kaumuskulatur	Cholesteatome, Chondrome, Meningeome, Trigeminusneurinome, Sarkome
Retrosphenoidalregion	Läsionen des III., IV. u. VI. sowie V. Hirnnerven, fakultativ symptomatische Trigeminusneuralgie, Sehstörungen	Meningeome, Chondrome, nasopharyngeale Carcinome, Metastasen
Kleinhirnbrückenwinkel	Hypakusis, Tinnitus, Schwindel, Läsionen des V. u. VII. und im Verlauf des IX. und XII. Hirnnerven. Spät Hirnstammsymptome u. intracranielle Druckerhöhung	Neurinome des VIII. Hirnnerven, Meningeome, Cholesteatome, metastatische cerebelläre Tumoren
Foramen jugulare	Läsionen des IX., X. und XI. Hirnnerven, Schluckstörungen, Kulissenphänomen, Heiserkeit, Parese des Musculus sternocleidomastoideus	Glomus jugulare Tumoren, Neurinome, Chondrome, Cholesteatome, Meningeome, Metastasen
Foramen magnum	Läsionen des IX. und XII. Hirnnerven	Metastasen, Meningeome
„Hälfte der Schädelbasis"	Läsionen aller 12 Hirnnerven einer Seite sind möglich	Nasopharynxtumoren, Metastasen, primäre Tumoren der knöchernen Schädelbasis

Die Phänomen der tumorbedingten Ödembildung ist zwar schon lange bekannt (713), allerdings sind die Mechanismen noch lange nicht vollständig aufgeklärt. Man weiß mittlerweile, daß tumorproduzierte Cytokine dabei eine große Rolle spielen, so der Vascular Endothelial Growth Factor (VEGF, 667), Interleukine und Bradykinine (114). Diese Substanzen verändern die Blut-Hirn-Schranke im Sinne einer Veränderung der Kapillarpermeabilität, so daß im Tumor bzw. peritumoral z.T. erhebliche Mengen Flüssigkeit in den extrazellulären Raum gelangen. Die Ödemausprägung ist direkt korreliert mit der neurologischen Befundbesserung nach Gabe von Dexamethason, wodurch eine Parese und Sprachstörung u. U. schon in einem halben Tag weitgehend rückläufig sein kann. Cave: Bei Verdacht auf ein cerebrales Lymphom, welches auch mit einem erheblichen Ödem einhergehen kann, sollten keine Steroide gegeben werden, bevor die Diagnose bioptisch gesichert worden ist (s. auch Kapitel 2, S. 231).

Neben diesen direkten Tumorwirkungen im Sinne von Raumforderung und Ödembildung kann ein Tumor auch indirekt zu einer Hirndrucksteigerung führen. Der häufigste Mechanismus einer indirekt vermittelten Drucksteigerung ist ein Liquoraufstau durch eine Liquorpassagebehinderung (Hydrocephalus occlusus). Supratentoriell kann es zunächst durch Tumoren im Bereich des 3. Ventrikels zu einer solchen kommen, wobei es bei Tumoren im vorderen Anteil zu einer beidseitigen Monroi-Blockade und einem biventriculären Hydrocephalus kommt. Ein solches

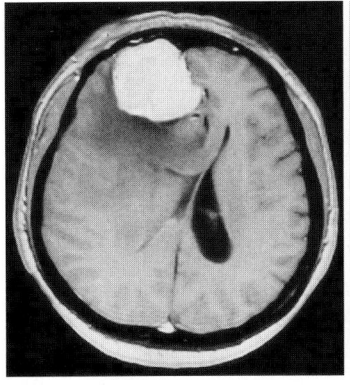 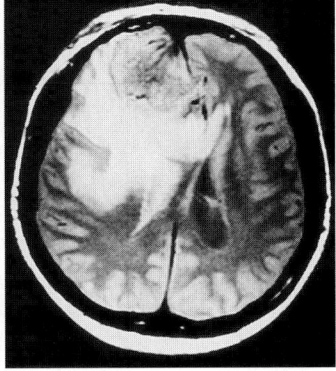

Abb. 1.**29** Rechts frontales Meningeom bei einer 48jährigen Patientin, bei der zusätzlich zu dem Meningeom eine in der kernspintomographischen T_2-Wichtung deutlich sichtbare Raumforderung durch das Ödem besteht.

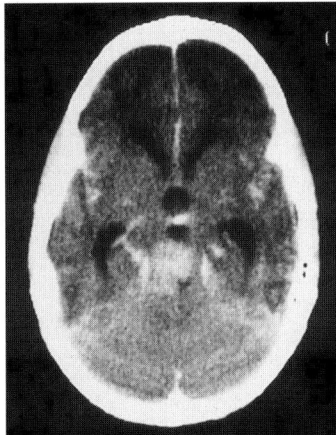 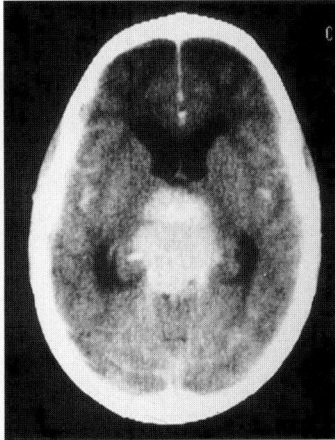

Abb. 1.**30** Große Raumforderung in der Pinealisloge bei einem Kind. Bereits im CCT ist der Hydrocephalus sichtbar.

Bild findet sich bei großen Craniopharyngeomen, großen suprasellären Meningeomen, Hypophysenmakroadenomen und Prozessen an den Foramina Monroi, z.B. Neurocytomen oder Colloidcysten. Bei Prozessen im hinteren Abschnitt, d.h. in der Pinealisloge kommt es zu einer Blockade des Aquäducts und konsekutiv zur Ausbildung eines triventriculären Hydrocephalus, d.h. zu einem Liquoraufstau sowohl der Seitenventrikel als auch des 3. Ventrikels (Abb. 1.**30**). Bei Tumoren, die einen der Seitenventrikel stark deformieren, kann es auch einmal zu einer einseitigen Monroi-Blokkade kommen, die dadurch besonders gefährlich sein kann, daß ein Prozeß, der sowieso schon zu einer Mittellinienverlagerung geführt hat, nun noch ein neues dynamisches Momentum erhält. In solchen Fällen kann notfallmäßig eine externe Liquorableitung indiziert sein, wobei man sich allerdings über die Gesamtprognose und Behandelbarkeit der Grunderkrankung im klaren sein muß und nur handeln sollte, wenn eine solche Maßnahme nicht zu einer eigentlich nicht vertretbaren Leidensverlängerung führt. Infratentorielle Tumoren, die den 4. Ventrikel komprimieren und im Extrem auch zu einem Tonsillentiefstand führen (Abb. 1.**31**) oder solchen, die ihn verlegen (Abb. 2.**25**), führen ebenfalls zu einem triventriculären Hydrocephalus.

Ein sicherlich seltener, aber nicht zu vernachlässigender Mechanismus der Hirndrucksteigerung durch tumorbedingten Hydrocephalus ist zurückzuführen auf eine Erhöhung des Liquoreiweiß und eine konsekutive Liquorresorptionsstörung (Hydrocephalus malresorptivus). Diese führt dann zu einem Hydrocephalus internus der alle Ventrikel betrifft. Ein solcher Pathomechanismus kann in seltenen Fällen sogar auch auf spinale Tumoren zurückzuführen sein. Zu einem sol-

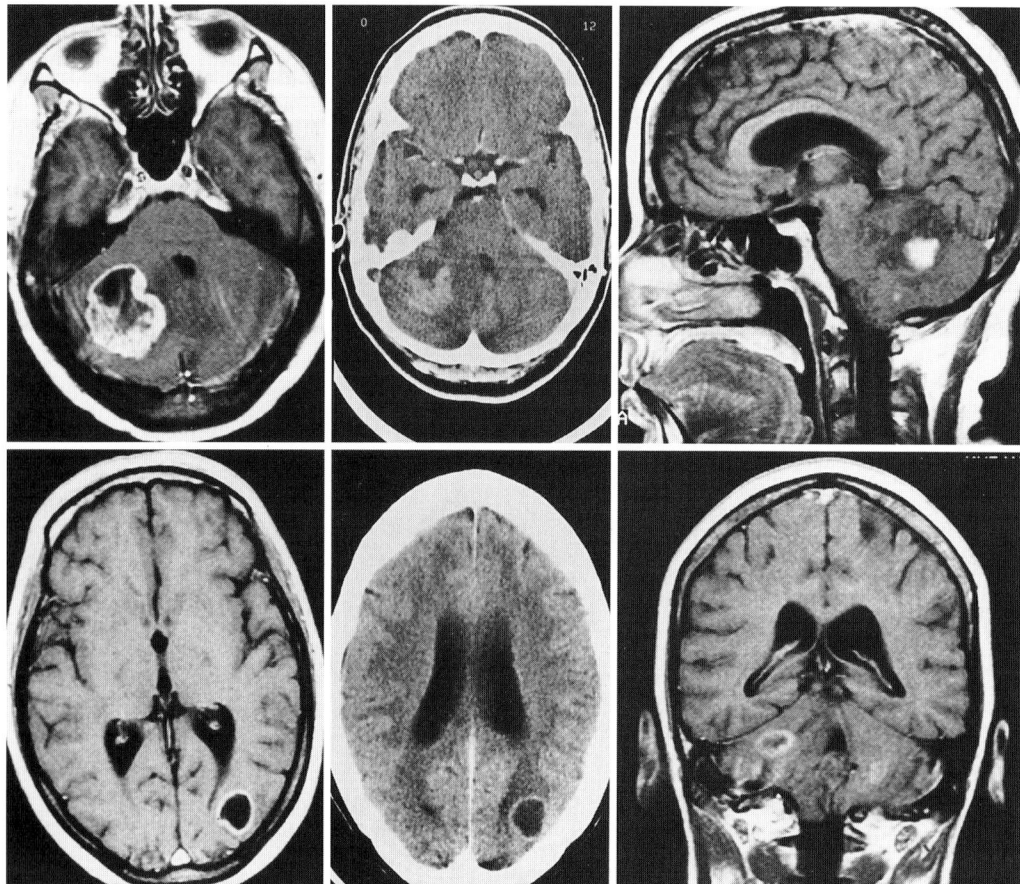

Abb. 1.31 Eine Patientin mit multiplen Metastasen eines Bronchialcarcinoms, die mit einer akuten Hirndrucksteigerung und Nackenschmerzen zur Aufnahme kam. Die Nakken/Hinterkopfschmerzen bei Kopfbeugung sind auf den Tonsillentiefstand zurückzuführen, der der Hirndrucksymptomatik durch Verschluß des Foramen magnum eine zusätzliche Dynamik verleiht.

chen Bild kommt es naturgemäß auch bei einer Meningeosis carcinomatosa, die eine schwere, oft nur palliativ zu behandelnde Komplikation der cerebralen Metastasierung einer systemischen Tumorerkrankung ist (s. auch Kapitel 5).

Das vasculäre Kompartiment kann durch eine tumorbedingte venöse Abflußstörung Teilkomponente einer intracraniellen Drucksteigerung sein, die z.T. auch akut auftreten und lebensbedrohlich sein kann. Sie kommt zustande durch direkten Verschluß eines Sinus oder Kompression einer wesentlichen Drainage z.B. der V. Labee durch einen Tumor. Insbesondere kann dies durch Meningeome ausgelöst werden, wobei diese den Verschluß meist so langsam bewerkstelligen, daß sich schon ausreichend Kollateralen gebildet haben (s. auch S. 217 ff).

Die individuelle Toleranz gegenüber einer Volumenminderung ist von der Größe der Reserveräume abhängig und daher sehr variabel. Im höheren Lebensalter besteht oft eine nicht unbeträchtliche Hirnatrophie, die im Rahmen einer subcorticalen arteriosklerotischen Encephalopathie noch akzentuiert sein kann. Kinder haben dagegen nur sehr geringe Liquoraußen- und Innenräume, so daß sie eine geringe Toleranz gegenüber einer Volumenzunahme haben. Lediglich bei Neugeborenen und Säuglingen besteht durch die Fontanelle und offene Schädelnähte eine Art Ausweichreserve.

Grundsätzlich kann man sagen, daß bezüglich jeder Volumenzunahme die Dynamik entscheidend ist, d.h. die Menge Volumenzunahme pro Zeiteinheit. Langsam wachsende Meningeome können durchaus 100 ml und mehr an Volumen haben. Eine spontan auftretende Hirnblutung in eine kleine Metastase mit einem Volumen von nur 20 ml kann bei schon vorbestehendem perifokalem Ödem zur Einklemmung führen.

Symptomatik der Hirndrucksteigerung

Normalerweise herrscht im Schädelinneren ein Druck von 7 – 13 cm H_2O. Im Rahmen einer akuten Steigerung darüber hinaus werden Patienten symptomatisch. Ausnahme sind Patienten mit einem Pseudotumor cerebri (s. unten), d.h. einer nicht tumorassoziierten, chronischen Hirndrucksteigerung ohne occlusiven Liquoraufstau. Bei ihnen werden im Rahmen der diagnostischen Abklärung lumbale Liquordruckmessungen durchgeführt und Werte bei 35 cm H_2O bis zu 60 cm H_2O gemessen. Diese Patienten haben Stauungspapillen, Kopfschmerzen sind aber nicht somnolent. Ob diese Druckwerte einen relevanten Anhalt dafür geben können, bis zu welchem Hirndruck keine Bewußtseinstrübung eintritt ist zu bezweifeln. Im Rahmen der Hirndrucktherapie bei Schädel-Hirn-Traumen versucht man möglichst den Hirndruck unter 20 cm H_2O zu senken und orientiert sich so an den normalen Druckverhältnissen.

Die meisten Patienten mit **chronischem** Hirndruck haben unspezifische Kopfschmerzen, gelegentlich Nacken-/Hinterkopfschmerzen (Tonsillentiefstand, Abb. 2.**25**), Druckgefühl auf den Ohren, gelegentlich auch Ohrensausen, Übelkeit, schwallartiges Erbrechen ggf. Gangunsicherheit. Als Ursache von unspezifischen Sehstörungen findet sich typischerweise eine Stauungspapille. Bei sehr lange bestehendem erhöhtem Hirndruck kann es zu einer Opticusatrophie kommen, deren Symptomatik auch nach Beseitigung der Ursache und Normalisierung des Hirndrucks noch weiter fortschreiten kann.

Bei **akutem** Hirndruck finden sich ebenfalls die bereits genannten Symptome, aber zusätzlich meist eine Beeinträchtigung des Bewußtseins. Ein fluktuierendes Pupillenspiel kann bereits auf eine Kompression des N. oculomotorius hinweisen. Höchste Gefährdung für den Patienten besteht, wenn eine Bradykardie eintritt und zusätzlich ein Hypertonus vorhanden ist (Cushing-Reflex). Bei weiter fortschreitendem Hirndruck kommt es zu Bewußtseinsverlust, Pupillenerweiterung und pathologischen Bewegungsmustern im Sinne von Beuge- und Strecksynergismen.

Wenn ein Patient mit gesteigertem Hirndruck und einer Läsion in einer iktogenen Zone einen cerebralen Krampfanfall bekommt, kann durch die Hypoxie, den postiktalen pH-Abfall (kurzfristig unter 7.0) und die konsekutive Hirnschwellung eine akute Verschlechterung bis zur Einklemmung eintreten. Deswegen sollte bei Patienten, die sich ambulant mit einer Bildgebung vorstellen, die einen großen Tumor mit Ödem und aufgebrauchten Reserveräumen zeigt, unverzüglich mit einer Anfallsprophylaxe begonnen werden um dieser gefürchteten Komplikation vorzubeugen (s. auch Kapitel 1, S. 98).

Diagnostik der Hirndrucksteigerung

Wenn klinisch aufgrund der Anamnese, Symptome und körperlichen Untersuchung (Stauungspapillen) der Verdacht auf eine Hirndruckerhöhung besteht, sollte unverzüglich eine CCT angefertigt werden. Da die CCT im Vergleich zur MRT rascher zur Verfügung steht und eine kürzere Untersuchungszeit bietet, ist sie für den Nachweis einer intracraniellen Druckerhöhung als Folge einer Raumforderung zunächst ausreichend. Man erkennt z. B. eine allgemeine Hirnschwellung/Hirnödem, aufgebrauchte äußere Liquorräume, ein erweitertes Ventrikelsystem, Massenverschiebung, Zeichen der beginnenden Tentoriumschlitzeinklemmung. Eine Lumbalpunktion verbietet sich bei klinischen Hirndruckzeichen.

Therapie der Hirndrucksteigerung

Bevor eine Operation z.B. bei einem Tumor angegangen wird, können zunächst allgemeine Maßnahmen erfolgen.

In erster Linie kann bei einer Hirndrucksteigerung durch Tumor mit Ödem oder Liquorpassagebehinderung zunächst eine Dexamethasonbehandlung begonnen werden (Bolus 40 mg, dann 4 x 4 mg). Die Corticoidwirkung besteht in einer Abdichtung der Kapillaren und einer Reduktion der Liquorproduktion durch Hemmung der Na/K-ATPase des Plexus chorioideus .

Eine weitere Senkung der Liquorproduktion kann durch die Gabe von Diamox erreicht werden, dessen Effekt auf einer Hemmung der Carboanhydrase beruht.

U.U. kann es bei einem massiven Ödem notwendig sein, mit intravenöser Gabe von Glycerosteril oder Mannitol zu entwässern. Die Diurese kann durch Furosemid gesteigert werden.

Bei allen entwässernden Maßnahmen sind die Elektrolyte engmaschig zu überwachen.

Sind die Patienten schon stark bewußtseinsgetrübt, kann eine Intubation mit Hyperventilation und Barbituratnarkose notwendig sein, wobei dann eine entlastende operative Maßnahme unverzüglich erfolgen muß.

Die bei Hirndruck zu ergreifenden Maßnahmen sind nachfolgend zusammengefaßt (Tab. 1.**10**).

Bei Tumoren, die einen der Sinus komprimiert oder verschlossen haben und dadurch zu einem Stauungsödem verursachten, sollte keine Lyse versucht werden, da sie erstens nichts nutzen kann und zweitens die große Gefahr einer Tumoreinblutung besteht.

Bei behandelbaren Tumoren sollte nach der medikamentösen Stabilisierung möglichst rasch eine Operation erfolgen. In ausweglosen therapeutischen Situationen, d. h. großen infiltrativ wachsenden Tumoren in funktionell wichtigen Zentren insbesondere im höheren Lebensalter, sollten keine hirndrucksenkenden Maßnahmen erfolgen, da so ein rascher Bewußtseinsverlust eintreten kann und damit u.U. ein Krankheitsgeschehen rasch ein würdiges Ende finden kann.

Bei cystischen Tumoren kann u.U. erst einmal in örtlicher Betäubung eine Punktion nach Bohrlochtrepanation mit Anlage eines Rickham-Reservoirs erfolgen, um Zeit zu gewinnen und den Patienten in eine bessere Ausgangslage zu bringen. Bei einem solchen Reservoir handelt es sich um eine Kapsel mit einem Silikondom und einer Stahlbodenplatte von der Größe eines Daumennagels, die in ein Bohrloch subgaleal eingepaßt wird und deren Silikomdom wiederholt punktiert werden kann. Die Kapsel ist mit einem Silikonschlauch verbunden, der intracerebral z. B. im Ventrikel oder in einer Tumorcyste liegt. Ein anderer Typ solcher Reservoire ist als Ommaya bekannt. Dieses Reservoir kann wiederholt punktiert werden, so daß man Zeit gewinnt, um Druckwirkung und direkte Tumorauswirkung voneinander zu trennen, bevor man die Indikation zur Operation stellt.

Bei infratentoriellen Prozessen und Hydrocephalus wird immer wieder die Frage auftauchen, inwiefern eine externe Ventrikeldrainage gelegt werden soll. Eigentlich sollte diese Maßnahme möglichst umgehend von der eigentlichen Resektion gefolgt werden, da es Einklemmungen nach oben geben kann oder bei Pinealisprozessen bei Normalisierung des Ventrikelsystems operative Freiräume aufgegeben werden. Auf keinen Fall sollte als erste Maßnahme ein liquorableitendes System implantiert werden, da sich dadurch zusätzlich zur oberen Einklemmung auch die Gefahr der Metastasierung z. B. bei einem Germinom der Pinealisloge erheblich erhöht. In den meisten Fällen wird bei occlusivem Hydrocephalus die Liquorzirkulation nach Entfernung des verursachenden Tumors normalisiert. Die Anlage eines Ventils bei Verschlußhydrocephalus ist nur in einer palliativen Situation indiziert, in der keine rasche operative Entlastung geschaffen werden kann oder angesichts einer komplexen klinischen Gesamtsituation nicht geschaffen werden soll.

Pseudotumor cerebri oder „benign intracranial hypertension"

Dieses Krankheitsbild beschreibt einen Zustand mit Kopfschmerzen, Stauungspapillen, gelegentlich auch Schwindel und Übelkeit. Im CCT zeigt sich eine generelle Hirnvolumenzunahme mit reduzierten Liquorräumen. Andernfalls können die Liquorräume auch normal weit sein, aber nie erweitert. Es bestehen intracranielle Drücke von bis zu 60 cm H_2O, die sich entweder direkt oder durch Lumbalpunktion messen lassen. Typischerweise findet sich dieses Krankheitsbild bei jüngeren, übergewichtigen Frauen.

Schon aus dem Namen läßt sich ersehen, daß man bezüglich der Ätiopathologie dieses Krankheitsbildes nur unklare und keine einheitlichen

Tabelle 1.**10** Konservative Therapiemaßnahmen bei intracranieller Druckerhöhung

- Lagerung (Oberkörper mindestens 45° Hochlagerung)
- Dexamethason Bolus 40 mg i. v., danach 4 × 4 mg
- Entwässerung z. B. Mannitol 20% 125 ml 30′ 3 × täglich, Glycerol 85 oral zb 4 × 40 ml
- (alternativ nur als Ausweichmöglichkeit 20 mg Furosemid i. v.)
- bei extremer Hirndrucksymptomatik als nächster Schritt: Intubation und Hyperventilation. Barbituratnarkose mit EEG Kontrolle (burst-suppression)
- Experimentell: H15 (Boswelliensäure, 1495)

Vorstellungen hat. Wahrscheinlich handelt es sich um einen unspezifischen Endzustand einer Reihe von unterschiedlichen entzündlichen und metabolischen Erkrankungen, die zu einer Störung der Compliance im Hirn führen (1131, 1309). In den letzten Jahren ist es nichtsdestotrotz gelungen, eine Gruppe von Patienten zu definieren, bei denen als Ursache eine venöse Abflußstörung durch partielle Sinusvenenthrombosen besteht (638), die auch mit einer venösen „Überlast" einhergehen kann, z.B. durch eine Durafistel (80), die auch wieder infolge einer pathologisch rekanalisierten Sinusvenenthrombose entstehen kann. Besteht eine Durafistel, profitieren diese Patienten dauerhaft von einer neuroradiologischen interventionellen Maßnahme im Sinne einer Embolisation allein oder in einigen Fällen kombiniert mit neurochirurgischem Verschluß (49).

In vielen Fällen wird sich weiterhin keine faßbare Ursache finden lassen. Den Patienten kann mit einer Liquorableitung also einem lumboperitonealen oder ventrikuloperitonealen Shunt geholfen werden.

Schwer zu differenzieren ist in sehr seltenen Fällen eine ganzhirnige Gliomatosis cerebri, die zu einer diffusen Gewebsvermehrung führt, ohne daß irgendwo in irgendeiner Bildgebung Zeichen eines Tumors zu finden sind. Es handelt sich dann um eine histopathologisch gestellte Diagnose.

■ Epileptische Anfälle
U. Schlegel, J. Schramm

Die Häufigkeit von epileptischen Anfällen, welche eine Gehirntumorerkrankung initial oder im Verlauf komplizieren, kann nach der Datenlage auf 50% geschätzt werden. Nach Sichtung der Literatur (160, 244, 256, 416, 786, 788, 1321, 1483, 1494, 1537) können folgende Fakten festgehalten werden.

1. Bestimmte Tumorhistologien sind mit einer sehr viel höheren Anfallsbereitschaft assoziiert als andere: Oligodendrogliale Tumoren und Gangliogliome führen bei ca. 75% der Patienten zu epileptischen Anfällen; differenzierte Astrocytome sind zu zwei Drittel mit epileptischen Anfällen assoziert, maligne Gliome und Meningeome bei ca. 40–50% der Patienten, cerebrale Metastasen bei ca. 30% der betroffenen Patienten und primäre ZNS-Lymphome bei etwa 15%.
2. Bestimmte Tumorlokalisationen sind mit einer erhöhten Anfallsbereitschaft assoziiert: In absteigender Häufigkeit sind dies der Temporallappen, der Frontal- und Peritallappen und danach andere Hirnregionen. Insbesondere temporomesiale Tumorlokalisationen sind mit einer hohen Anfallsbereitschaft assoziiert.
3. Cortexnahe Läsionen führen sehr viel häufiger als Tumoren im Marklager zu cerebralen Anfällen. Tumoren der Hypophyse und infratentorielle Tumoren führen praktisch nie zu epileptischen Anfällen, falls nicht über eine Liquorabflußbehinderung eine intracranielle Druckerhöhung ausgelöst wird.
4. Bestimmte krankheits- und behandlungsbedingte Komplikationen können die cerebrale Anfallsbereitschaft deutlich erhöhen. Dazu gehören die Zunahme eines peritumoralen Ödems unter Bestrahlung und die Gabe bestimmter Medikamente. dies sind unter den Cytostatica vor allem Methotrexat, unter den Antibiotika vor allem Gyrasehemmer und des weiteren Neuroleptika, Cytocine und Narkotica. Außerdem können metabolische Entgleisungen und Elektrolytstörungen im Rahmen eines SIADH (vgl. Kapitel 1, S. 119, und Kapitel 2, S. 269) die Krampfschwelle erheblich senken.
5. Ein erstmalig auftretender epileptischer Anfall im Erwachsenenalter ist mit einer Häufigkeit von 10–20% auf einen bis dahin nicht diagnostizierten intracraniellen Tumor zurückzuführen. In dieser Situation gilt eine intracranielle Raumforderung so lange als potentielle Ursache des epileptischen Anfalls bis das Gegenteil bewiesen ist. Dies impliziert eine umfassende bildgebende Diagnostik, wobei das MRT dem CCT vorzuziehen ist.

Die epileptischen Anfälle als Symptome einer cerebralen Tumorerkrankung können als einfachpartielle Anfälle, als komplexpartielle Anfälle oder als fokal beginnende, sekundär generalisierte Grand maux auftreten. Die Symptomatik des Anfalls ist abhängig von der Tumorlokalisation. Grundsätzlich kann jeder einfachpartielle Anfall und jeder komplexpartielle Anfall sekundär in einen Grand-mal-Anfall mit Bewußtlosigkeit münden. Ca. 50% der Patienten ist der fokale Anfallsbeginn nicht mehr erinnerlich. Nicht jeder epileptische Anfall als Symptom einer Gehirntumorerkrankung muß zu einer Bewußtseinsstörung oder einem Bewußtseinsverlust führen. Immer wieder

Tabelle 1.11 Symptomatik epileptischer Anfälle bei verschiedenen Tumorlokalisationen

Tumor-lokalisation	Symptomatik
Frontal-lappen	Haltungsschablonen, Blickwendung und Kopfwendung, fakultativ Spracharrest. Oft abrupter Anfallsbeginn und abruptes Anfallsende. Mitunter bizarre und psychogen anmutende Symptomatik; oft keine Bewußtseinsstörung
Frontal-lappen; motorische Area	Kloni einer Körperregion; fakultativ Ausdehnung der Kloni über eine Körperseite im Sinne eines Jackson-Anfalles
Temporal-lappen	Evtl. isolierte olfaktorische, gustatorische oder vegetative Auren. Oft komplexpartielle Symptomatik mit Bewußtseinsstörung, oralen Automatismen und Nestelbewegungen
Parietal-lappen	Einfachpartielle Anfälle mit sensibler Symptomatik; sensible Jackson-Anfälle
Occipital-lappen	Einfachpartielle Anfälle mit visueller Symptomatik; eher selten

werden Patienten medikamentös insuffizient behandelt, weil z. B. isolierte Kloni nicht als epileptische Anfälle erkannt werden. Tab. 1.11 gibt einen vereinfachten Überblick über die Symptomatik epileptischer Anfälle bei verschiedenen Tumorlokalisationen.

Die operative Resektion eines Gehirntumors allein kann die Anfallssituation eines betroffenen Patienten erheblich verbessern (244). Häufig wird jedoch eine zumindest vorübergehende medikamentöse Anfallstherapie erforderlich sein. Über die pragmatische pharmakologische Therapie epileptischer Anfälle bei Gehirntumoren informiert das folgende Unterkapitel; Indikation, Risiken und Erfolgsaussichten epilepsiechirurgischer und tumorchirurgischer Eingriffe aus epileptologischer Sicht werden in einem weiteren Unterkapitel (S. 99 ff) besprochen.

Medikamentöse Therapie epileptischer Anfälle
U. Schlegel

Bei der **Pharmakotherapie** symptomatischer epileptischer Anfälle im Rahmen von Gehirntumoren muß zwischen der *Akuttherapie* des Status epilepticus, der *medikamentösen Anfallsbehandlung* und der *medikamentösen Anfallsprophylaxe* unterschieden werden.

Akuttherapie

Eine *Akuttherapie* bei einem erstmaligen, einmalig bleibendem Anfall als Initialsymptom einer Gehirntumorerkrankung oder im Verlaufe einer bekannten Gehirntumorerkrankung ist nicht zwingend erforderlich. Die Akuttherapie bleibt der Unterbrechung einer Anfallsserie oder der Therapie des Grand-mal-Status vorbehalten. Die Prinzipien der Therapie des Grand mal Status sind in Tab. 1.12 dargestellt. Der Status epilepticus einfachpartieller oder komplexpartieller Anfälle stellt eher ein diagnostisches als ein therapeutisches Problem dar. Insbesondere der neurologisch unerfahrene Arzt wird mitunter Schwierigkeiten haben, einen partiell komplexen Anfall

Tabelle 1.12 Akuttherapie des Grand-mal-Status (nach 73)

Begleitende Maßnahmen:
Diagnosesicherung durch Anfallsbeobachtung, Sauerstoffgabe mit Nasensonde, notfalls Intubation (s. unten). Sicherung der Vitalparameter, EKG-Monitoring, intravenöser Zugang, Bestimmung von BZ, BB, ggf. Blutabnahme für Antiepileptikakonzentrationsbestimmung. Oxymetrie, ggf. arterielle Blutgasbestimmung.

1. Bei unbekannten Patienten: 50 ml 20%ige Glukose i.v. + 100 mg Thiamin langsam i.v.)
2. 10 mg Diazepam über 2–5 Minuten i.v.
3. Bei ausbleibendem Erfolg nach 5 Minuten Punkt 2 wiederholen.
4. Bei ausbleibendem Erfolg nach weiteren 5 Minuten: Phenytoin 750 mg Infusionskonzentrat in 500 ml 0,9% NaCl über 30–60 Minuten (nach Therapieerfolg) i.v. Bei ausbleibendem Erfolg erneut 750 mg Phenytoin über 30–60 Minuten i.v. (nach Therapieerfolg). Die Phenytoininfusion muß unter EKG- und RR-Monitoring erfolgen.
5. Bei Nichterfolg von Punkt 4 Phenobarbital 600 mg i.v. in 6 Minuten (maximal 18–20 mg/kg KG). Die Phenobarbital-Injektion muß in Intubationsbereitschaft und ggf. beim intubierten Patienten durchgeführt werden.
6. Bei Nichterfolg von Punkt 5 Thiopental Narkose des intubierten und beatmeten Patienten auf der Intensivstation.

oder einen Status komplexpartieller Anfälle bei Temporallappentumoren zu erkennen. Der sog. geordnete Dämmerzustand kann mit einem organischen Psychosyndrom nicht-epileptischer Ursache oder gar mit einer psychotischen Episode verwechselt werden. Diagnostische Klarheit verschafft das EEG mit einer pathologischen Theta- oder Deltarhythmisierung über dem betroffenen Temporallappen oder über der betroffenen Hemisphäre, die unter einer i. v. Gabe von Diazepam 10–20 mg oder Clonazepam 1–2 mg nach wenigen Minuten verschwindet oder zumindest rückläufig ist.

Medikamentöse Anfallsbehandlung

Mit einem Abstand von wenigen Stunden bis wenigen Tagen wiederholt auftretende epileptische Anfälle machen ebenfalls eine rasche Therapie erforderlich.

Beim Auftreten von mehr als einem Grandmal-Anfall pro Tag ist aus der Sicht des Autors eine intravenöse Therapie erforderlich. Diese kann z. B. bestehen in der initialen Gabe von 10 oder 20 mg Diazepam. Danach sollten zunächst 250 mg Phenytoin über 10 Minuten intravenös verabreicht werden, wobei wegen der drohenden Gewebsnekrosen bei paravenöser Injektion auf einen sicheren Zugang zu achten ist und die Injektionsgeschwindigkeit wegen der Gefahr von Herzrhythmusstörungen nicht beschleunigt werden darf. Danach erfolgt eine Aufsättigung mit Phenytoin-Konzentrat 750 mg über ein bis sechs Stunden, ebenfalls intravenös unter kontinuierlicher EKG- und RR-Kontrolle mit Hilfe eines Monitors. Eine darauffolgende orale Therapie mit Phenytoin, wie im folgenden Abschnitt beschrieben, ist danach erforderlich.

Bei Drucklegung des Buches stand Valproat in einer parenteral applizierbaren Form zur Verfügung. Es wird im Rahmen von klinischen Studien zur Notfalltherapie des Status epilepticus und von Anfallsserien eingesetzt. Umfangreiche, gesicherte Erfahrungen mit intravenös applizierbarem Valproat bei dieser Indikation liegen bislang noch nicht vor.

Die Grundlagen einer *medikamentösen Anfallstherapie* sind aus neuroonkologischer Sicht bei einmaligen epileptischen Anfällen nicht abgesichert. Es gibt keine prospektive kontrollierte Studie zum Nachweis der Wirksamkeit spezieller Antiepileptika bei Patienten mit primären Gehirntumoren.

Bei einer Untersuchung von 63 Patienten mit Meningeomen, welche präoperativ epileptische Anfälle erlitten hatten, war das postoperative Auftreten von neuerlichen epileptischen Anfällen bei den Patienten mit antiepileptischer Medikation jedoch signifikant seltener als bei den Patienten ohne antiepileptische Medikation (244). Bei einfachpartiellen, komplexpartiellen oder fokal beginnenden, sekundär generalisierten Grand-mal-Anfällen sind die Medikamente der ersten Wahl Carbamazepin und Phenytoin. Diese Substanzen sind bei den genannten Anfallstypen insgesamt in ihrer Wirksamkeit gleichwertig (559), wenngleich Carbamazepin bei rezidivierenden komplex partiellen Anfällen überlegen ist. Die Vorteile von Phenytoin sind, daß es rascher aufdosiert werden kann, daß es in parenteraler Form zugeführt werden kann und daß es seltener zu einer Granulozytopenie führt als Carbamazepin. Die Nachteile bestehen in der kosmetisch störenden Gingiva-Hyperplasie und bei langjähriger Gabe in der Gefahr einer cerebellären Schädigung. Carbamazepin hat z. T. ein anderes Nebenwirkungsprofil; eine Leukozytopenie bis zu einer Grenze von $2000/\mu m^3$ ist prinzipiell tolerabel, macht jedoch die Beurteilung einer Cytostatica-induzierten Granulozytopenie schwer; Carbamazepin kann in der Regel nicht so rasch aufdosiert werden wie Phenytoin; es steht nicht als parenteral applizierbare Darreichungsform zur Verfügung. Bei einem einmaligen symptomatischen Anfall ist keine Schnellaufdosierung erforderlich. Aus der Sicht des Autors sollte Carbamazepin in unretardierter Form aufdosiert werden, z. B. mit 2 x 100 mg/die initial und dann mit einer Dosissteigerung von jeweils 100 mg jeden zweiten Tag bis zu einer Dosis von 3 x 200 mg/die. Danach sollte der Carbamazepin-Serumspiegel gemessen und die Dosierung angepaßt werden. Bei dieser langsamen Aufdosierung werden Nebenwirkungen selten beobachtet. Bei mehr als einem Anfall innerhalb weniger Tage sollte die Carbamazepin-Aufdosierung erfolgen unter der gleichzeitigen Gabe von Clobazam, je nach Körpergewicht zwei- bis dreimal 10 mg/die. Ist ein mittlerer therapeutischer Serumspiegel von Carbamazepin erreicht, kann die Clobazam-Medikation dann über insgesamt eine Woche ausgeschlichen und abgesetzt werden. Die Carbamazepin-Medikation kann dann nach Erreichen eines ausreichenden Serumspiegels von der Einfachpräparation auf eine Retardpräparation umgesetzt werden. Dabei muß bedacht werden, daß für eine gleichhohe Serumkonzentration ca.

20% mehr der Retardpräparation als der unretardierten Präparation gegeben werden müssen. Alternativ zu Carbamazepin kann Phenytoin eindosiert werden. Dabei kann bereits initial eine Dosis von 3 x 100 mg/die verabreicht werden. Nach ca. fünf bis sechs Tagen sollte dann der Phenytoin-Serumspiegel gemessen und nach dem Ergebnis die Dosierung angepaßt werden. Zu berücksichtigen ist bei Phenytoin der exponentielle Anstieg der Serumkonzentration bei Dosiserhöhung nach Erreichen des oberen therapeutischen Bereichs. Sollten nach der Aufdosierung von Carbamazepin oder Phenytoin weitere Anfälle auftreten, sollte zunächst die Monotherapie bis zum Auftreten von Nebenwirkungen bei Serumkonzentrationen im oberen sog. therapeutischen Bereich, aufdosiert werden. Erst dann kann eine Kombinationstherapie vertreten werden. Carbamazepin und Phenytoin sollten möglichst nicht miteinander kombiniert werden, da sie beide Leberenzym-induzierend wirken und hierdurch Nebenwirkungen vermehrt auftreten und die Dosierungen relativ hoch gewählt werden müssen. Eine Kombination von Carbamazepin oder alternativ von Phenytoin mit Valproat oder Lamotrigen ist möglich, wobei die zusätzlich gegebene Substanz langsam aufdosiert und dann nach klinischem Erfolg dosiert werden sollte. Vigabatrin besitzt in der Kombination mit Phenytoin oder Carbamazepin bei Temporallappenanfällen möglicherweise noch eine bessere Wirkung als Valproat oder Lamotrigen; es sollte jedoch bei einer psychiatrischen Erkrankung in der Anamnese eher zurückhaltend eingesetzt werden.

Die Indikation zur *Beendigung* einer medikamentösen Anfallsbehandlung ist ungesichert. Aus der Sicht des Autors ist es vertretbar, bei einem einmaligen cerebralen Krampfanfall vor Operation und Radiatio die antiepileptische Medikation bis zum Abschluß der Behandlung fortzusetzen und dann – falls kein weiterer Anfall aufgetreten ist – langsam über mehrere Wochen zu reduzieren und schließlich versuchsweise abzusetzen. Bei mehreren präoperativ oder perioperativ aufgetretenen epileptischen Anfällen oder bei Anfällen, die erst im Verlauf der Behandlung oder nach deren Abschluß auftreten, sollte eine antiepileptische Medikation mindestens über ein Jahr fortgesetzt werden. Sollte unter Therapie kein Anfall auftreten und sollte das Tumorleiden selbst nicht progredient sein, kann dann ebenfalls ein langsamer Reduktions- und Absetzversuch unternommen werden. Beim Auftreten erneuter Anfälle ist die antiepileptische Medikation dann wieder aufzunehmen und fortzusetzen.

Antiepileptische Prophylaxe

Völlig unbeantwortet ist die Frage, ob eine medikamentöse antiepileptische Prophylaxe erforderlich ist bei Patienten mit Gehirntumoren, die noch nie einen epileptischen Anfall erlitten haben. Hier liegen nur Untersuchungen bei cerebralen Metastasen an durchweg kleinen, nur in einer Studie prospektiv untersuchten Patientenkollektiven vor (194, 256, 468). Zwar konnte in der Untersuchung von Cohen keine Wirksamkeit einer antiepileptischen Prophylaxe nachgewiesen werden; zwei Drittel der evaluierten Patienten hatten jedoch eine antiepileptische Medikation mit untertherapeutischem Serumspiegel (256). Bei der Entscheidung über eine antiepileptische Prophylaxe ist sicher zu erwähnen, daß alle Antiepileptika fakultativ zu zentralen Nebenwirkungen wie Gedächtnisleistungsstörungen, Konzentrationsstörungen, Schwindel, Gleichgewichtsstörungen und anderen führen können. Diese Nebenwirkungen können die Lebensqualität beeinträchtigen. Es darf jedoch auf der anderen Seite keinesfalls die Gefahr eines Grand-mal-Anfalls für Gehirntumorpatienten unterschätzt werden, z.B. für ältere, polymorbide, alleinstehende Patienten. Ebensowenig dürfen die erheblichen beruflichen, sozialen und gesellschaftlichen Auswirkungen eines potentiell vermeidbaren epileptischen Anfalles für Patienten verkannt werden, deren Gehirntumorerkrankung selbst soziale oder berufliche Nachteile noch nicht verursacht hat. Da keine gesicherten Daten vorliegen, erscheint es gerechtfertigt, bei temporaler Tumorlokalisation und bei den oben genannten Tumorhistologien, die mit einer hohen Anfallsbereitschaft assoziiert sind (s. oben) und bei anderen anfallsauslösenden Faktoren (s. oben) eine prophylaktische orale, antiepileptische Therapie durchzuführen bis zur Ausheilung der Tumorerkrankung, bis zwei Jahre nach Abschluß der Akuttherapie oder bei malignen Prozessen ggf. lebenslang. Wesentlich für die Indikationsstellung ist zudem die Bereitschaft (Compliance) des Patienten zur chronischen Medikamenteneinnahme.

Im Kapitel über sozialmedizinische Auswirkungen neuroonkologischer Erkrankungen werden die Auswirkungen der Tumorerkrankung auf die Fahrtauglichkeit ausführlich dargestellt und diskutiert (Kapitel 8). Bereits an dieser Stelle sei jedoch darauf hingewiesen, daß nach den Richtlinien des Bundesministers für Verkehr zu „Krankheit und Kraftverkehr" Patienten mit epileptischen Anfällen grundsätzlich zwei Jahre anfallsfrei sein müssen, bevor sie ein Kraftfahrzeug selbständig im Straßenverkehr führen dürfen (813). Ausnahmen von dieser Regel sind nur möglich, wenn bei einem einmaligen Anfall ein wesentliches Risiko von Anfallsrezidiven nicht anzunehmen ist.

Hierfür ist bei einem einmaligen epileptischen Anfall der Nachweis erforderlich, daß die Bedingungen, welche zu seiner Auslösung geführt haben, nicht mehr gegeben sind. Aus diesem Grund weist der Autor Patienten, welche prä- oder perioperativ einen epileptischen Anfall erlitten haben und die keinen Tumorrest und kein Tumorrezidiv in der postoperativen Bildgebung aufweisen, darauf hin, daß sie für mindestens ein Jahr bei Anfallsfreiheit kein Auto fahren dürfen. Nach Ablauf des Jahres sollte dann eine neurologisch-klinische und ggf. bildgebende Untersuchung durchgeführt werden.

In allen anderen Fällen ist eine mindestens zweijährige Anfallsfreiheit erforderlich, bevor aus ärztlicher Sicht die Erlaubnis zum Führen eines Kraftfahrzeuges erneut erteilt werden kann.

Anfälle als Leitsymptom – Epilepsiechirurgische Überlegungen bei Hirntumoren

J. Schramm

In diesem Abschnitt sollen einige Überlegungen zu den Begriffen „Tumorchirurgie und Epilepsiechirurgie" angestellt werden, einmal um zum besseren Verständnis dieser nicht immer scharf abgegrenzten Bereiche aus der Sicht eines epilepsiechirurgisch erfahrenen Neurochirurgen beizutragen, zum anderen um epilepsiechirurgische Konzepte und Techniken für den tumorchirurgisch tätigen Neurochirurgen zu erläutern.

Definition und Voraussetzungen der Epilepsiechirurgie

Epilepsiechirurgie im engeren Sinne meint die Entfernung oder Deafferenzierung einer **Hirnstruktur** mit dem **ausschließlichen** Ziel der Anfallskontrolle. Neben dieser engeren, eigentlichen Definition von der Epilepsiechirurgie steht in etwa gleichberechtigt eine weiter gefaßte Definition: Diese meint die Entfernung einer **Hirnläsion** mit dem **gleichzeitigen** Ziel der Anfallskontrolle.

Beide Definitionen müssen aber im Zusammenhang gesehen werden mit den üblicherweise geforderten Voraussetzungen für die Anwendung der Epilepsiechirurgie. Hierzu zählt:

1. Das Versagen einer ausreichend langen Pharmakotherapie (mit wenigen Ausnahmen über einen Zeitraum von mindestens 2 Jahren beobachtet),
2. der Nachweis einer resezierbaren epileptogenen Zone (ohne große postoperative, funktionelle Beeinträchtigung),
3. ein von der Anzahl und Schwere der Anfälle ausreichendes Ausmaß der neuropsychologischen und kognitiven Beeinträchtigungen, um einen solchen invasiven Schritt zu begründen.

Betrachtet man das Patientengut einer epilepsiechirurgischen Serie, so steht hier ein meist langjähriges, therapierefraktäres Anfallsleiden im Vordergrund. Diese Patienten gelangen zum Neurochirurgen über einen Epileptologen, nachdem dieser wegen des therapierefraktären Anfallsleidens eine bildgebende Diagnostik und in der Regel auch eine prächirurgische, elektrophysiologische und neuropsychologische Evaluation durchgeführt hat.

Dem ist im Fall der Tumorchirurgie bei Patienten, die neben dem Tumor auch Anfälle haben, ein ganz anderes Krankengut gegenüber zu stellen. Hier handelt es sich häufig um Patienten, bei denen es im Rahmen einer Tumorerkrankung auch zum Auftreten von Anfällen gekommen ist, wobei diese dabei aber keineswegs zwingend pharmakoresistent sind. Die Unterschiede zwischen Tumorchirurgie bei einem Patienten, der auch Anfälle hat und Epilepsiechirurgie, bei einem Patienten mit pharmakoresistenter, chronischer Epilepsie, können an zwei Beispielen veranschaulicht werden.

1. Eine weibliche Patientin um die 50 hat ohne äußeren Anlaß einen ersten fokalen Anfall erlitten. Bei der Abklärung durch den Neurologen findet sich ein normaler neurologischer Befund, im EEG eine parietale Verlangsamung und im Computertomogramm mit Kontrastmittel ein Konvexitätsmeningeom. Die Operation, die in diesem Fall durchgeführt wird, ist nicht epilepsiechirurgisch. Es ist ein rein tu-

morchirurgisches Vorgehen, und die Aussichten für die Patientin, nach der Entfernung ihres Meningeoms anfallsfrei zu werden, sind gut. Der Chirurg braucht dazu keine zusätzlichen Resektionen am Gehirn durchführen.

2. Im zweiten Fall kommt ein 19jähriger Mann, der seit 12 Jahren an komplexpartiellen Anfällen leidet, nach mehrjährigen frustranen medikamentösen Therapieversuchen schließlich in eine epileptologisch orientierte Abteilung. Dort werden weitere Einstellungsversuche mit modernen Antiepileptika durchgeführt, die auch keine Anfallsfreiheit erbringen. Ein mit speziellen Untersuchungstechniken durchgeführtes Kernspintomogramm ergibt den Verdacht auf das Vorliegen einer Hippocampus-Sklerose. Die daraufhin eingeleitete Langzeitregistrierung von Video-EEG-Aufzeichnungen mit Tiefen-Elektroden läßt den Anfallsbeginn mehrfach eindeutig in den Bereich des vermutlich sklerosierten Hippocampus lokalisieren. Die Operation dieser mesialen Temporallappenepilepsie wird indiziert, und es wird eine vordere Zweidrittel-Resektion des Temporallappens mit Hippocampektomie durchgeführt. Die histologische Untersuchung bestätigt den Verdachtsbefund einer Hippocampus-Sklerose.

Für jeden erkennbar, handelt es sich hier um einen klassischen epilepsiechirurgischen Fall. Beim ersten Fall wird die Indikation zur Operation in erster Linie wegen des Vorliegens eines Tumors gestellt, der durch sein zu erwartendes, expansives Wachstum weitere Probleme bereiten wird. Diese Läsion wäre auch operiert worden, wenn der Patient keine Anfälle gehabt hätte. Im zweiten Fall lag eine epilepsiespezifische Läsion vor (wie es nur wenige gibt). Die Vorgeschichte ist ganz anders. Der Hauptgrund für die Operation waren ausschließlich die Anfälle.

Nicht immer ist die Abgrenzung zwischen tumorchirurgischen Aspekten und epilepsiechirurgischen Aspekten so einfach. So wie ein Gliom oder ein Meningeom mit wenigen Anfällen immer im Rahmen einer reinen Tumorchirurgie operiert werden wird und eine temporomesiale Tumorläsion im Hippocampus **mit therapierefraktären Anfällen** in erster Linie – trotz des Vorliegens einer tumorösen Läsion – als ein epilepsiechirurgischer Eingriff angesehen wird, gibt es Übergangsfälle, bei denen diese Differenzierung schwierig ist. Denkt man zum Beispiel an ein temporales dorsolaterales Gliom, WHO Grad II, mit vielen Anfällen, die durch Pharmakotherapie nur mäßig gut zu beeinflussen sind, könnte man sich durchaus überlegen, ob hier der läsionschirurgische Gedanke oder der epilepsiechirurgische Gedanke in den Vordergrund gestellt wird. Aus ökonomischen Gründen ist es auch in diesem Fall wahrscheinlich das Vernünftigste, wenn man zunächst eine reine Läsionschirurgie betreibt, denn diese kann ohne sehr kostenaufwendige prächirurgische Evaluation in jeder Neurochirurgischen Abteilung durchgeführt werden und hat auch gute Aussichten, neben der Tumorentfernung, die ja auf jeden Fall durchgeführt werden müßte, auch eine Anfallsfreiheit oder eine deutliche Reduktion der Anfälle zu erreichen. Würde man nach dieser normalen Tumorchirurgie keine Anfallsfreiheit erreicht haben und auch keine Besserung, sondern würde es im Gegenteil weiterhin zu vielen therapierefraktären Anfällen kommen, könnte man über eine sekundäre, epilepsiechirurgische Evaluation mit einem Zweiteingriff, nunmehr mit dem ausschließlichen Ziel der Anfallsbefreiung, nachdenken. Dieser Verlauf kennzeichnet sicher nur seltene Fälle.

Befunde bei Epilepsiechirurgie wegen Tumoren

Epilepsiechirurgische Aspekte spielen in der normalen Tumorchirurgie keine so große Rolle, wie man vermuten könnte, wenn man die histologischen Daten aus epilepsiechirurgischen Zentren analysiert. In epilepsiechirurgischen Serien kann der Anteil von Patienten mit einer Tumorerkrankung zwischen 11 und 35 % liegen (1312, 1538). In epidemiologischen Untersuchungen liegt die Inzidenz von Hirntumoren bei Patienten mit wiederholten Krampfanfällen jedoch deutlich niedriger, z. B. bei 3,5 % in einer Serie von 516 Patienten, die von 1935 bis 1967 untersucht wurden (548). In drei epilepsiechirurgischen Serien, die in den Jahren 1984, 1990 und 1989 publiziert wurden, lag die Inzidenz von Tumoren bei 10–12 % (953, 1312, 1377). Mit den moderneren subtileren Untersuchungstechniken, die heute im MR möglich sind, wird die Anzahl von entdeckten Tumoren im Krankengut chronisch pharmakoresistenter Epilepsien eher höher sein, so war sie z. B. im eigenen Krankengut 44 % bei 178 Temporallappenepilepsien (1538).

Warnend muß darauf hingewiesen werden, daß der Nachweis einer Läsion bzw. eines Tumors bei einem Anfallspatienten nicht unbedingt beweist, daß der Tumor die Anfälle hervorruft.

Man könnte vielleicht glauben, daß bei chronischer Epilepsie, die mit einem Tumor assoziiert ist, aufgrund des unterstellten Tumorwachstums eine Anamnese von sich verstärkenden Anfällen vorliegen müsse. Dies scheint nicht immer so zu sein.

Von verschiedenen Autoren ist bei Patienten *mit chronischer Epilepsie* und einem Tumor beobachtet worden, daß sich bei radiologischen Nachuntersuchungen keine große oder überhaupt keine Tendenz zur Progression im bildgebenden Verfahren nachweisen ließ (478, 953, 1312). Chronische Epilepsien haben trotz Assoziation mit Tumoren sehr lange Vorgeschichten. In der eigenen Temporallappenserie war die durchschnittliche Anfallsdauer bei den Tumoren 12,1 Jahre (1502).

Ein weiterer Unterschied bei den mit Temporallappenepilepsie assoziierten Tumoren liegt in der Bevorzugung bestimmter Tumorarten. In 178 Fällen mit Temporallappenepilepsie fanden sich bei 79 Patienten Tumoren. Unter den Tumoren waren 40% Gangliogliome und 22,7% pilozytische Astrocytome. Auch dysembryoplastische neuroepitheliale Tumoren waren überdurchschnittlich häufig im Vergleich zu nicht epilepsiechirurgisch vorselektierten Hirntumorserien, wo die Gangliogliomrate von 0,4% (1549) bis zu 4,3% bei Kindern (1343) reicht. Dysembryoplastische, neuroepitheliale Tumoren, vor kurzem erstmals beschrieben (299), sind ebenfalls überdurchschnittlich häufig in epilepsiechirurgischen Serien vertreten, nämlich in 10% bei einer Serie von 79 epilepsiechirurgischen Temporallappentumoren (1538). Die neuroradiologischen Befunde bei diesen beiden seltenen Tumorarten sind von 51 Gangliogliomen und 16 dysembryoplastischen neuroepithelialen Tumoren detailliert beschrieben worden (1025, 1537).

Epilepsiechirurgische Überlegungen in der Tumorchirurgie

Welche Rolle können epilepsiechirurgische Überlegungen bei der normalen Hirntumorchirurgie spielen? Soll man überhaupt epilepsiechirurgische Aspekte bei der normalen Tumorchirurgie berücksichtigen? Dies wäre nur dann gerechtfertigt, wenn man bei der Tumorchirurgie (bei einem Patienten, der auch Anfälle hat) die der Epilepsiechirurgie zugrundeliegenden Konzepte kennt und ausreichende, prächirurgische Befunde erhoben hat, um sie dann auch fachgerecht anzuwenden. Lüders u. Mitarb. haben 1993 neben der **epileptogenen Läsion** (z. B. einem Tumor) noch eine **epileptogene Zone** beschrieben und eine **irritative Zone**. Weiterhin postulierten sie eine sog. **Schrittmacherzone**, die Zone der **funktionellen Störung** und die **Zone**, die zur **Anfallssemiologie** beiträgt (845). Der Epilepsiechirurg wird im allgemeinen versuchen, neben der epileptogenen Läsion noch die epileptogene Zone und ggf. die irritative Zone zu entfernen, wenn dies ohne funktionelle Einbußen möglich ist. Die prächirurgische Abklärung, oftmals mit invasiven Ableitungen, bemüht sich nun, die epileptogene Zone und die irritative Zone zu definieren. Epilepsiechirurgische Eingriffe können am besten erfolgen, wenn diese Zonen bekannt sind. Diesen Aufwand zu betreiben, dürfte bei normaler Tumorchirurgie im allgemeinen nicht gerechtfertigt sein.

Bei den unterschiedlichen Läsionen, die in der epilepsiechirurgischen Läsionschirurgie vorkommen, werden schon jetzt verschiedene Resektionsarten durchgeführt, die sich leider auf schwer beweisbare Hypothesen stützen. So kann neben der Entfernung der Läsion allein, auch die Läsion plus die epileptogene Zone entfernt werden, was im allgemeinen angestrebt ist. Hilfsweise wird häufig die Läsion mit einem Rand entfernt, von dem man der Einfachheit halber unterstellt, daß er die aktivsten Anteile der epileptogenen Zone enthält. Andere Varianten meinen die Entfernung der Läsion mit Randzone und epileptogener Zone. Die Literatur zur Frage ob bei der zusätzlichen Exzision epileptogener Areale das Anfallsergebnis wirklich besser ist, ist immer noch uneinheitlich, wobei der Einfluß von Tumorart, -lokalisation und -dignität komplizierend dazu kommt (48, 208, 346, 429, 1122).

Schlußendlich soll der komplexe Sonderfall der sog. dualen Pathologie im Temporallappen diskutiert werden. Hier liegt neben einer Läsion mit eigener epileptogener Zone eine weitere epileptogene Zone im sklerotisch veränderten Hippocampus vor. Diese Situation muß prinzipiell immer in Betracht gezogen werden, wenn ein neocorticaler, temporaler Tumor zu klassischen, komplex partiellen Anfällen führt, obwohl er außerhalb des Hippocampus liegt. Eine Entscheidung darüber, ob in solchen Fällen der Hippocampus mit zu entfernen ist oder nicht, ist nur mit aufwendigen, invasiven Ableitemethoden zu erlangen.

Wenn bei der Epilepsiechirurgie der tumorösen Fälle klare Vorteile bei bestimmten Resektionsverfahren erkennbar wären, könnten eventuell Rückschlüsse für normale Tumorchirurgie bei symptomatischer Epilepsie gezogen werden. Aber auch bei den epilepsiechirurgisch angegangenen Tumoren ist folgende Frage noch nicht geklärt: Ist die Resektion des umgebenden epileptogenen Cortex zusätzlich zur Tumorentfernung für ein gutes Ergebnis bezüglich der Anfälle erforderlich? In der eigenen Temporallappenserie waren 68,5% der Tumorpatienten anfallsfrei, wobei es sich hier um die vordere 2/3-Resektion handelt, also um eine Resektion des Tumors mit angrenzendem Temporallappengewebe, keine reine Läsionschirurgie. Da zusätzlich auch immer der Hippocampus mit entfernt wurde, ist dieses Ergebnis bezüglich der Anfallsfreiheit nicht mit einer normalen tumorchirurgischen Serie zu vergleichen (1538). Die Bonner Serie (146 Fälle) von Hirntumor-Patienten mit konservativ nicht einstellbarer Epilepsie ergab Anfallsfreiheit in 71% und deutliche Anfallsreduktion in weiteren 11% (1539). Interessanterweise gab es keinen signifikanten Unterschied bezüglich der Anfallsfreiheit zwischen Patienten, die prächirurgisch mit intracraniellen Elektroden abgeklärt waren und solchen, bei denen diese Abklärung nicht erfolgt war, ein Hinweis darauf, daß reine Läsionschirurgie keine schlechten Ergebnisse bringen muß (1539). Fried u. Mitarb. hatten 82% anfallsfreie Patienten bei 65 Tumoren mit chronischer Epilepsie (429). Zahlreiche Autoren haben bei einem „epilepsiechirurgischen" Patientenkollektiv mit reiner Läsionschirurgie über Raten von Anfallsfreiheit zwischen 65 und 80% berichtet (48, 208, 426, 581, 1083, 1312). In der Epilepsiechirurgie können also bei Tumoren die Läsionschirurgie und die erweiterte Resektion zu ähnlichen Raten von Anfallsfreiheit führen.

Es ist aber auch die Bedeutung der Exstirpation der epileptogenen Zone betont worden (48, 89, 148, 1312, 1510). Awad et al. (48) stellten z.B. bei 47 Patienten fest, daß der Anfallsherd bei 23% ausschließlich in der Region der Läsion lag und bei weiteren 38% Anfallsherde außerhalb der strukturellen Läsion gefunden wurde. In einer rein tumorchirurgischen Serie (788) konnte bei 171 Patienten mit niedriggradigen, glialen Tumoren trotz elektrocorticographischer Definition der epileptogenen Zone und Nachresektion auch nur Anfallsfreiheit in 41% der Patienten erreicht werden, und bei weiteren 29% deutliche Reduktion. In zwei weiteren Studien (208, 581) konnte bei reiner Tumorchirurgie Anfallsfreiheit in 78% und 75% erreicht werden. Dem sind gegenüberzustellen die Ergebnisse aus zwei Serien (655, 948), bei denen durch zusätzliche elektrophysiologisch gesteuerte Resektionen, der Anteil der anfallsfreien Patienten von 19% auf 93% gesteigert werden konnte (948) bzw. die Anfallsfreiheit auf 90% stieg, wenn der Lappen entfernt wurde, während es nur 50% bei reiner Läsionektomie waren.

Da die Ergebnisse selbst in der Epilepsiechirurgie trotz gewisser Tendenzen noch widersprüchlich sind, darf man für normale Tumorchirurgie mit symptomatischer Epilepsie schlußfolgern, daß es keinen ausreichenden Beweis dafür gibt, daß hier prächirurgische Evaluationen mit dem deutlich erhöhten Kostenaufwand erforderlich sind. Zur weiterführenden Literatur sei auf einige Übersichten verwiesen (90, 953, 1114).

Zusammenfassend lassen sich einige Kernpunkte festhalten:

1. Die beiden hier betrachteten Patientengruppen, die an Hirntumoren und Anfällen litten, unterscheiden sich klinisch deutlich voneinander.
2. Die klassischen epilepsiechirurgischen Patienten haben eine sehr lange Anfallsvorgeschichte und kommen in der Regel zur Operation, nachdem im Rahmen der Abklärung einer therapierefraktären Epilepsie im MR der Verdacht auf eine tumoröse Läsion gestellt wurde.
3. Epilepsiechirurgische Tumorfälle liegen oft im Temporallappen und erzeugen meist außer Anfällen keine neurologischen Defizite (1539). Außerdem bestand in der eigenen Tumorserie eine Bevorzugung der corticalen Tumorlage und des jugendlichen Patientenalters.
4. Tumorpatienten dagegen haben primär nicht unbedingt eine therapierefraktäre Epilepsie, der Hauptanlaß der Operation ist das Vorliegen eines nachgewiesenen Tumors, und die Krankheitsvorgeschichte ist in der Regel deutlich kürzer.

Es gibt derzeit keine ausreichenden Beweise dafür, daß ein normales, neurochirurgisches Vorgehen bei einem gliösen Hirntumor bezüglich der Anfallsbehandlung bei einem symptomatischen Anfallsleiden unzureichend wäre und ein epilepsiechirurgisches Vorgehen rechtfertigen würde, weil dadurch nicht notwendigerweise bessere Ergebnisse erreicht würden. Es ist daher auch nicht gerechtfertigt, bei einem tumorchirurgischen Eingriff bei einem Patienten mit symptomatischer, kurz dauernder, nicht pharmakoresistenter Epilepsie von einem epilepsiechirurgischen Eingriff zu sprechen. Wegen der hohen Kosten bei unsicherem, höherem Nutzen für den Patienten ist eine prächirurgische Evaluation hier nicht gerechtfertigt. Auf der anderen Seite ist es erforderlich, einen Patienten, dessen Gehirntumor (oft temporaler Lokalisation) im Rahmen der Diagnostik eines *langdauernden therapiefraktären* Anfallsleidens entdeckt wurde, zur präoperativen Diagnostik und Operation einem epilepsiechirurgischen Zentrum zuzuweisen.

Schmerzen

U. Schlegel

Tumorbedingte Schmerzen stellen bei Krebserkrankungen, vor allem im fortgeschrittenen Stadium, eine erhebliche Beeinträchtigung dar. Eine wirksame Schmerztherapie trägt deshalb entscheidend zur Verbesserung der Lebensqualität der betroffenen Patienten bei. Im Rahmen dieses Buches kann und soll die wirksame Schmerztherapie in der Onkologie nicht erschöpfend abgehandelt werden. Hierzu sei auf weiterführende Monographien und Übersichten verwiesen (145, 417, 531, 812, 1093). Es sollen im folgenden lediglich die Grundzüge einer pragmatischen Schmerztherapie bei neuroonkologischen Erkrankungen dargestellt werden.

Schmerzsyndrome

Gehirntumoren selbst führen im Gefolge einer Hirndruckerhöhung zu Cephalgien, die bei wirksamer Senkung des Hirndruckes jedoch in der Regel sistieren (vgl. Kapitel 1, S. 93 ff). Da das Parenchym des ZNS selbst nicht schmerzempfindlich ist, stellen Schmerzen im Verlaufe von primären oder sekundären Gehirntumoren selten ein therapeutisches Problem dar. Anders ist dies bei infiltrativ wachsenden Prozessen im Bereich der Meningen, meningealer Gefäße, der Schädelbasis, von Nerven- oder Nervenwurzeln sowie im Bereich des Rückenmarks und der Wirbelkörper. Pathophysiologisch und aus schmerztherapeutischer Sicht ist es sinnvoll, den *nociceptiven Schmerz* vom *neuropathischen Schmerz* zu trennen. Dies ist für die klinische Praxis sicher willkürlich, da bei Tumorschmerzen häufig beide pathophysiologischen Entstehungsmechanismen zusammenkommen. Der nociceptive Schmerz entsteht durch Aktivierung afferenter Schmerzfasern als Folge einer somatischen oder visceralen Schädigung. Der neuropathische Schmerz wird ausgelöst durch eine Alteration zentraler schmerzleitender Nervenbahnen oder durch periphere Nervenschädigungen. Seine pathophysiologischen Grundlagen sind eine Denervations-Hypersensitivität zentraler Nervenverbindungen, ein Verlust inhibitorischer Kontrollen und/oder ephaptische Verbindungen zwischen geschädigten peripheren Axonen.

Kausale Schmerztherapie

Der Kopfschmerz als Folge einer Gehirntumorerkrankung wird in aller Regel durch eine wirksame Hirndrucksenkung ausreichend behandelt. Sollte die in Kapitel 1, S. 93 ff dargestellte Therapie allein zur Schmerzbekämpfung nicht erfolgreich sein, kann zusätzlich eine Therapie zunächst mit nichtsteroidalen Antiphlogistika, bei Nichterfolg mit schwachen und bei weiterer Therapieresistenz mit starken Opioiden durchgeführt werden (s. unten). Die meningeale Carcinomatose im Bereich des Cerebrums und im Bereich des Spinalkanals kann zu heftigen Cephalgien, radikulären Schmerzen und Dysästhesien führen. Wenn auch die intrathekale oder besser intraventriculäre Chemotherapie keinen wesentlichen Einfluß auf den malignen Verlauf der Erkrankung hat (vgl. Kapitel 5) führt diese Therapie doch häufig zu einer erheblichen Schmerzlinderung oder Schmerzfreiheit. Zusätzlich kann hier die Gabe von Dexamethason, z.B. in einer Dosierung von 3 x 4 mg/die, schmerzlindernd sein.

Wirbelkörpermetastasen als Folge einer ossären Metastasierung durch Mammacarcinome, Prostatacarcinome, Plasmocytome und andere Tumoren (vgl. Kapitel 7) werden bei über 90% der Patienten zunächst durch heftige Rücken- oder Nackenschmerzen, im Verlauf dann durch radikuläre Schmerzen und Dysästhesien symptomatisch. Die Therapie dieser Schmerzen ist ebenfalls überwiegend kausal im Sinne einer Bestrahlung der Wirbelkörpermetastasen und/oder einer neurochirurgischen Dekompression. An dieser Stelle sei eingefügt, daß bei knöchernen Metastasen zusätzlich zu den im folgenden aufgeführten Schmerztherapien adjuvante Therapiemöglichkeiten bestehen: So führt offenbar die intravenöse Gabe von Pamidronsäure, welche die Osteoklastentätigkeit hemmt, zu einer Besserung der

Tabelle 1.13 Therapie bei neuropathischen Schmerzen

1. „Akut"-Therapie:
   Schwach wirksame Opioide, z. B. Tramadol 100–200 mg retard 3–4×/die. Bei Nichterfolg: Stark wirksame Opioide, z. B. Buprenorphin 0,2 bis 0,4 mg, 3–4×/die.
2. „Schnell"aufsättigung mit Antiepileptikum, z. B. Carbamazepin.
   Tag 1: 100–100–200 mg
   Tag 2: 200–100–200 mg
   Tag 3: 200–200–200 mg
   Carbamazepin-Serumspiegel-Bestimmung; Anpassung der Dosis nach Wirksamkeit und Serum-Konzentration. Cave: Obligates Auftreten von ZNS-Nebenwirkungen wie Schwindel, Gangstörung, Fallneigung, Konzentrationsstörungen und andere.
   Bei ausreichender Serum-Konzentration des Antiepileptikums Absetzen der Opiate.
3. Bei unzureichender Wirkung von 2. zusätzliche neuro-thymoleptische Schmerztherapie (s. Tab. 1.13).
4. Bei unzureichender Wirkung Versuch weiterer Substanzgruppen, z. B. Baclofen, Mexiletin (Literatur bei 812).
5. Bei unzureichendem Erfolg von 2., 3. und 4. ggf. transcutane Elektrostimulation (TENS), ggf. Nervenblockaden oder invasive neurochirurgische Verfahren.
6. Die vorübergehende Gabe von Corticosteroiden kann bei neuropathischen Schmerzen zusätzlich wirksam sein.

Tabelle 1.14 Neurothymoleptische Schmerztherapie

1. **Aufdosierung des Thymoleptikums**
   z. B. Amitryptilin; initial 10 mg zur Nacht, dann jeden Tag oder jeden zweiten Tag zusätzlich 10 mg bis zu einer Erhaltungsdosis von 100–150 mg/die, die am besten in zwei Tagesdosen als Retard-Medikation verabreicht werden sollte.
   Alternativ Nortriptylin bis zu einer Maximaldosis von 150 mg/die oder Desipramin bis zu einer Enddosis von 200 mg/die, ebenfalls langsam aufdosierend. (Cave: zentrale Nebenwirkungen, Schwindel, Konzentrationsstörungen).
2. **Begleitende neuroleptische Therapie**
   z. B. Promethazin; initial z. B. 10 mg morgens, 10 mg mittags und 25 mg zur Nacht; langsam aufdosierend bis z. B. zu 150 mg/die.
   Alternativ Chlorprothixen oder Laevomepromazin.
   Cave: Blutdruckabfall, Sedierung, andere zentral wirksame Nebenwirkungen.

Die thymoleptische Therapie sollte unter mehrfachen **EKG-Kontrollen** aufdosiert werden. Kontraindikationen: Herzrhythmusstörungen, AV-Block II. Grades. Bei ausreichender Dosierung und Wirksamkeit des Thymoleptikums kann das Neuroleptikum unter Umständen langsam reduziert und schließlich abgesetzt werden.

Tabelle 1.15 Stufenplan der Analgetika-Therapie bei Tumorschmerzen (nach Empfehlungen der WHO)

1. Nicht-Opioid-Analgetika, ggf. + Adjuvanz (z. B. Thymoleptika, Muskelrelaxantien, Steroide).
2. Schwache Opioide + Nicht-Opioid-Analgetika.
3. Starke Opioide + Nicht-Opioid-Analgetika (obligate Obstipationsprophylaxe mit Laxantien, z. B. Lactulose 3 × 2 EL/die).

Schmerzen bei Wirbelkörpermetastasen in 25–50% (812). Nociceptive Schmerzsyndrome, die von chemotherapiesensiblen Tumoren ausgelöst werden, können ggf. durch eine wirksame cytostatische Therapie ebenfalls ausreichend behandelt werden. Neuropathische Schmerzen durch Affektion neuraler Strukturen im Bereich der Schädelbasis, im Bereich der Nervenwurzeln oder der peripheren Nerven müssen jedoch häufig begleitend zur kausalen Therapie mit einer spezifischen Schmerztherapie behandelt werden, wie sie im folgenden Abschnitt dargestellt wird.

Neuropathische Schmerzen

Neuropathische Schmerzen werden durch raumfordernde Prozesse ausgelöst, die periphere oder zentrale neuronale Strukturen infiltrativ wachsend oder komprimierend zerstören. Sie zeichnen sich durch elektrisierende, brennende, nadelstichartige, ständig bestehende Mißempfindungen aus, die nur grob dem Versorgungsgebiet der betroffenen nervalen Strukturen entsprechen, und die durch zusätzliche, heftige, z. T. attackenartig auftretende Schmerzexazerbationen charakterisiert sind. Typische Beispiele sind Schmerzen im Versorgungsgebiet eines Plexus brachialis oder lumbosacralis bei Lymphknotenmetastasen oder Schmerzen im Bereich einer oder mehrerer Nervenwurzeln bei destruierenden Wirbelkörperprozessen. Zu erheblichen neuropathischen Schmerzen führen multiple Neurinome und Neurofibrome der Nervenwurzeln und der Plexus bei der Neurofibromatose von Recklinghausen. Mas-

Tabelle 1.16 Analgetika, die z. B. im WHO Stufenplan eingesetzt werden können

Substanz	Dosierung	Nebenwirkungen, Bemerkungen
1. Nicht-Opioid-Analgetika (orale Gabe oder als Suppositorien)		
ASS	3–4×/die 500–1000 mg	gastrointestinale Blutungen, allergische Reaktionen Cave: ASS kontraindiziert vor OP oder Chemotherapie
Paracetamol	4×/die 500–1000 mg	relativ schwache analgetische Wirkung, Lebertoxizität bei hohen Dosen
Novaminsulfon	4–6×/die 500–1000 mg	starke analgetische Wirkung; selten Agranulozytose, deshalb Vermeiden der Substanz bei Chemotherapie. Parenterale Applikation vermeiden (RR-Abfall)
Ibuprofen	3–4×/die 400–800 mg	Gastrointestinale Nebenwirkungen
Indomethacin	3–4×/die 100 mg	Gastrointestinale Nebenwirkungen
2. Schwach wirksame Opioide (orale Gabe oder als Suppositorien)		
Codein codi OPT® 60 mg Tabletten	4–5×/die 60 mg	Sedation, Obstipation
Tramadol Tramal® 100 mg Supp. Tramal® Tropfen	6–8×/die 50–100 mg, Tageshöchstdosis 600 mg	Sedation, Psychosyndrom, darf nicht mit starken Opiaten kombiniert werden
Tilidin + Naloxon Valoron N® Tropfen	6–8×/die 50–100 mg, Tageshöchstdosis 400 mg	Psychosyndrom. Darf nicht mit starken Opiaten kombiniert werden
3. Stark wirksame Opiate		
Buprenorphin Temgesic® 0,2 mg Tabletten 0,4 mg Tabletten (forte) Temgesic® 0,3 mg Ampullen	3–4×/die 0,2–0,6 mg	Sedation, Psychosyndrom, Obstipation
Morphinsulfat MST® Tabletten MSI® Ampullen	2–3×/die 10–200 mg oral i. m. oder s. c.	Sedierung, Atemdepression, Obstipation. Obligate Obstipationsprophylaxe Quotient parenteral : oral 3 : 1

Die dargestellten Substanzen stellen eine willkürliche Auswahl durch den Autor dar. Der Einsatz alternativer Substanzen in jeder Substanzgruppe ist möglich und sollte sich nach den persönlichen Erfahrungen im Umgang mit den Substanzen durch den Therapeuten richten.
Zum detaillierten Studium der Schmerztherapie bei onkologischen Patienten sei auf die entsprechende weiterführende Literatur hingewiesen (145, 419, 1093).

sivste, brennende, unerträgliche Mißempfindungen können infiltrativ wachsende, intramedulläre Tumoren begleiten, so daß die betroffenen Patienten hoch suizidgefährdet sind.

Bei neuropathischen Schmerzen ist eine rasche Aufdosierung mit Antiepileptika und/oder eine neurothymoleptische Schmerztherapie pharmakologische Grundlage der Behandlung (s. Tab. 1.13 u. 1.14). Zentrale Nebenwirkungen können und sollen hierbei in Kauf genommen werden. Obwohl Opiate bei neuropathischen Schmerzen oft nur eine begrenzte Wirksamkeit besitzen, kann ihr Einsatz initial oder begleitend zu einer neurothymoleptischen Schmerztherapie und zu einer Gabe von Antiepileptika sinnvoll sein. Tab. 1.13 u. 1.14 zeigen Beispiele für Therapieschemata bei Behandlung neuropathischer Schmerzen. Bei Unwirksamkeit der Pharmakotherapie kann die transcutane Elektrostimulation (TENS) versucht werden. Bei Erfolglosigkeit ist die Indikation zu Nervenblockaden und ggf. zu weiteren invasiven neurochirurgischen Techniken zu prüfen (Chordotomie, Dorsal Root Entry Lesion (DREZ), Deep Brain Stimulation und andere) (145).

Nociceptive Schmerzen

Chronische Tumorschmerzen, bei denen nicht neurale Strukturen affiziert sind, entsprechen in aller Regel sog. *nociceptiven viszeralen Schmerzen*. Diese chronischen Tumorschmerzen sollen nach einer Empfehlung der WHO in einem Drei-Stufen-Plan behandelt werden, wie er in Tab. 1.**15** dargestellt ist. Im ersten Schritt sollen Nicht-Opioid-Analgetika und ggf. Adjuvantien eingesetzt werden, im zweiten Schritt schwache Opioide in Kombination mit Nicht-Opioid-Analgetika, bei Unwirksamkeit dieser Medikation starke Opioide in Kombination mit Nicht-Opioid-Analgetika. Tab. 1.**16** gibt einen Überblick über eingesetzte Substanzen, deren mittlere Tagesdosis und das mögliche Nebenwirkungsprofil. Dabei handelt es sich um eine willkürliche Auswahl durch den Autor, die Gabe anderer Substanzen in jeder Substanzgruppe ist alternativ möglich und sollte sich nach den persönlichen Erfahrungen des Therapeuten im Umgang mit diesen Substanzen richten. Grundsätzliche Fehler bei der analgetischen Medikation sind Unterdosierung, zu lange Zeitabstände zwischen den einzelnen Analgetika-Gaben (dies gilt insbesondere für Opioide) und das zu lange Verharren bei schwach wirksamen Analgetika trotz offensichtlicher Unwirksamkeit. Die Zeitintervalle für die Gabe von Opiaten müssen so gewählt werden, daß zum einen Schmerzexazerbationen verhindert werden und zum anderen eine zu häufige Einnahme vermieden wird. Es muß dabei eine „aggressive Auftitration" der Opiate betrieben werden. Bei schweren Schmerzzuständen sollen die Opiate um 50–100% alle 24 Stunden, bei mäßiggradigen Schmerzzuständen um 25–50% alle 24 Stunden gesteigert werden (812). Bei Auftreten von unakzeptablen Nebenwirkungen kann die Gabe von ein oder zwei Einzeldosen ausgesetzt werden und die Gesamtdosis um ca. 50% alle 24 Stunden gesenkt werden.

Tumorpatienten haben oft eine infauste Prognose und begrenzte Lebenserwartung; ihre Lebensqualität wird durch Schmerzen häufig massiv beeinträchtigt. Deshalb ist eine zögerliche oder zurückhaltende analgetische Therapie nicht zu rechtfertigen.

▬ Psychische Störungen
K. Broich

Wenn primäre Hirntumoren, cerebrale Metastasen oder paraneoplastische Syndrome das ZNS betreffen, sind die neurologischen und psychiatrischen Konsequenzen oft komplex und schwerwiegend mit ausgeprägten psychosozialen Auswirkungen auf den betroffenen Patienten und sein soziales Umfeld. Typische Anpassungsstörungen mit Angst, depressiven Reaktionen, Trauer und Verzweiflung, die bei Patienten mit Tumoren außerhalb des ZNS auftreten, finden sich prinzipiell auch bei Patienten mit Hirntumoren. Neuroonkologische Patienten fürchten aber zusätzlich, daß ihre Erkrankung und deren Behandlung zu schwerwiegenden neurologischen und psychischen Behinderungen mit Verlust ihrer persönlichen Integrität und Unabhängigkeit sowie zu sozialer Isolation führt. Die Fähigkeit der Patienten, mit solchen Befürchtungen umzugehen hängt wesentlich von ihrer prämorbiden Persönlichkeit, ihren Bewältigungsmöglichkeiten und ihrer sozialen Integration ab. Hilfen und therapeutische Ansätze zur Bewältigung sind dadurch eingeschränkt, daß die Patienten ein deutlich erhöhtes Risiko für ein Delir, eine Demenz und andere organische psychiatrische Störungen haben.

Daß psychiatrische Störungen bei Hirntumoren auftreten, ist zum einen durch die direkten Effekte des Tumors oder dessen Behandlung auf das Gehirn zu erklären, es kommt zu deutlichen Störungen von Bewußtsein, Kognition, Affekt, Psychomotrik und Persönlichkeit als Ausdruck einer organischen Hirnschädigung (605, 825, 1028, 1452). Patienten realisieren häufig die dramatischen Veränderungen ihrer Affektlage und kognitiven Fähigkeiten, und erfahren allein schon dadurch zahlreiche Einschränkungen und den Verlust ihrer Unabhängigkeit. Neben den organisch bedingten Störungen treten daher ausgeprägte, reaktiv bedingte psychiatrische Störungen hinzu, bei denen es sich meist um affektive Störungen und Angsterkrankungen handelt, bei denen Trauer und Verzweiflung zentrale Themen für Patienten und deren Familien sind. Im Einzelfall ist daher immer zu prüfen, ob es sich um eine eher organische oder reaktive Störung oder eine Kombination von beidem bei dem betroffenen Patienten handelt, um dies bei der Therapie der psychischen Störungen zu berücksichtigen.

In diesem Kapitel soll das Spektrum psychiatrischer Erkrankungen im Zusammenhang mit neuroonkologischen Problemen und deren Auswirkungen für den Patienten diskutiert werden.

Organisch bedingte psychische Störungen

Bei raumfordernden intracraniellen Prozessen treten neben den neurologischen Symptomen fast immer schon initial psychopathologische Veränderungen auf, die für die Diagnose und Frühdiagnose wichtig sind. Veränderungen in der Persönlichkeit, in Stimmung und Affekt sowie den intellektuellen Funktionen und kognitiven Fähigkeiten können früh nachweisbar und in manchen Fällen auch die einzige Auffälligkeit sein. Generell ist festzuhalten, daß Hirntumoren alle psychiatrischen Symptome hervorrufen können, wie diese bei primären psychiatrischen Störungen nachweisbar sind (514, 605, 958, 1144). Folgende organisch bedingte psychische Störungen kommen vor bei Patienten mit neuroonkologischen Erkrankungen, die sich direkt auf den Hirntumor bzw. dessen Therapie zurückführen lassen:

- Organische Persönlichkeitsstörung
- Delir
- Demenz
- Affektive und Angststörungen
- Schizophreniforme Störungen

Der Tumorerkrankung vorausgehen oder die Therapie komplizieren als reaktive Störungen können Anpassungsstörungen, eine Depression mit endomorphen Zeichen und Angststörungen.

Zur absoluten Häufigkeit psychischer Störungen bei Patienten mit Hirntumoren liegen nur wenige Zahlen vor. Derogatis u. Mitarb. (327) beschrieben das Spektrum von psychiatrischen Erkrankungen bei einer Population von Patienten mit allgemeinen Krebserkrankungen. 215 Patienten wurden mit einem strukturierten Interview nach DSM-III-Kriterien (Diagnostic and Statistical Manual of Mental Disorders, Third Edition, American Psychiatric Association 1980) befragt. 53 % der Patienten waren ohne psychiatrische Auffälligkeiten, während die andere Hälfte der Patienten Störungen aufwies. Anpassungsstörungen (in der Regel Depressionen und/oder Angststörungen) waren bei 68 % dieser Patienten nachweisbar, 13 % hatten eine Major-Depression, 8 % eine organisch bedingte psychische Störung, bei 7 % fanden sich Persönlichkeitsstörungen. Massie u. Mitarb. (896) untersuchten demgegenüber die psychiatrischen Diagnosen von Patienten, die an einem spezialisierten neuroonkologischen Zentrum betreut wurden. Wie zu erwarten war in diesem Kollektiv der Anteil mit organisch bedingten psychischen Störungen mit 42 % der Patienten deutlich höher, 11 % hatten eine Major-Depression und 26 % hatten eine Anpassungsstörung mit vorwiegend ängstlich-depressiver Symptomatik. In terminalen Krankheitsstadien zeigen sich bei bis zu 85 % der Patienten psychische Störungen gravierenden Ausmaßes.

Während die psychiatrischen Auffälligkeiten im Verlauf von neuroonkologischen Patienten also zunehmend häufig auftreten und diagnostisch eingeordnet werden können, finden sich auf der anderen Seite in der Literatur immer wieder Warnungen, daß psychische Störungen initial bei fehlender bzw. geringer neurologischer Symptomatik auftreten können und der zugrundeliegende Tumor übersehen wird (111, 906). Herrschaft gibt anhand des eigenen Krankengutes und einer Literaturübersicht eine Rate von 15 % an, bei der psychopathologische Veränderungen als Erstsymptom oder dominierendes Symptom auftreten und nennt dabei am häufigsten neurasthenische Syndrome (573). Am häufigsten betrifft dies langsam wachsende Tumoren der Frontal- und Temporalregion (553, 573, 1452). Diese und andere klassische Studien hierzu stammen aber alle aus der Vor-CT-Ära und sind daher nicht ohne weiteres hkauf die heutige Zeit übertragbar.

Bei genauer Überprüfung zeigten die betroffenen Patienten psychopathologisch aber ein „organisches Kolorit" und leichtere neurologische Auffälligkeiten. Psychopathologische Symptome, die ein solches „organisches Kolorit" ausmachen, wurden von Peters in psychoorganische Symptome ersten und zweiten Ranges unterteilt in Analogie zu Kurt Schneiders Einteilung bei der Schizophrenie (1064). Zu den exogenen Symptomen 1. Ranges gehören dabei psychomotorische Verlangsamung, Vigilanzstörungen, inkohärentes Denken, Entdifferenzierung und Verarmung von Sprachinhalten, deutliche Merkfähigkeits- und Gedächtnisstörungen, explosive Reizbarkeit, Affektlabilität, optische (vor allem szenische) Halluzinationen und akustische Halluzinationen von „organischem" Charakter. Als organische Symptome 2. Ranges werden organische Euphorie, Perseveration, Konzentrationsstörungen, Orientierungsstörungen zu Zeit, Ort und Person, illusionäre Verkennungen und Wahn gerechnet. Die Berücksichtigung dieser organischen Hinweiszeichen bei vorher psychisch unauffälligen Patienten und die Qualität der heutigen bildgebenden Verfahren sollten auch kleinere Tumoren des ZNS frühzeitig erkennen lassen. In diesem Zusammenhang ist aber darauf hinzuweisen, daß aufgrund der zunehmenden Häufigkeit von Hirntumoren eine Komorbidität bei psychiatrischen Patienten möglich ist, und der neurologische Befund auch bei Patienten mit langjähriger psychiatrischer Anamnese kontrolliert werden sollte (1158).

Organische Persönlichkeitsstörung und hirnlokale Psychosyndrome

Grundsätzlich lassen sich zwei Symptomkomplexe unterscheiden, allgemeine Symptome, die auf einen erhöhten intracraniellen Druck oder auf eine andere diffuse zentrale Funktionsstörung zurückgehen und Symptome, die auf eine fokale Läsion hinweisen. Allgemeinsymptome sind Kopfschmerzen, Übelkeit und Brechreiz (s. auch Kapitel 1, S. 93), Persönlichkeitsveränderungen und eine Verlangsamung der psychomotorischen Funktionen. Die Veränderung der Persönlichkeit oder des üblichen Verhaltens kann direkte Folge oder ein Begleitphänomen einer Schädigung oder Funktionsstörung des Gehirns sein. Eine solche organische Persönlichkeitsstörung ist charakterisiert durch eine auffällige Veränderung des gewohnten Verhaltens im Vergleich zur prämorbiden Situation. Diese Veränderungen betreffen vor allem die Äußerung von Affekten und Emotionen, subjektiven Bedürfnissen und Impulsen. Kognitive Funktionen sind nur insoweit beeinträchtigt, daß die Fähigkeit, eigene Handlungen zu planen und deren wahrscheinliche persönliche und sozialen Folgen abzuschätzen, herabgesetzt ist (vgl. Diagnosekriterien der organischen Persönlichkeitsstörung nach ICD-10: F07.0, Tab. 1.**17**).

Einige dieser organischen Persönlichkeitsveränderungen können relativ charakteristische, wenn auch wenig spezifische Symptomkonstellationen zeigen und wurden als hirnlokale Psychosyndrome beschrieben (282, 825). Während diese psychopathologischen und neuropsychologischen Veränderungen früher zur Topodiagnostik mit herangezogen wurden, haben pathologisch-anatomische Nachuntersuchungen und Ergebnis-

Tabelle 1.**17** Diagnosekriterien der organischen Persönlichkeitsstörung nach ICD-10 (F07.0) (334)

1. Andauernd reduzierte Fähigkeit, zielgerichtete Aktivitäten über längere Zeiträume durchzuhalten und Befriedigungen aufzuschieben.
2. Verändertes emotionales Verhalten, das durch emotionale Labilität, flache und ungerechtfertigte Fröhlichkeit (Euphorie, inadäquate Witzelsucht) und leichten Wechsel zu Reizbarkeit oder kurz andauernde Ausbrüche von Wut und Aggression charakterisiert ist; in manchen Fällen kann Apathie mehr im Vordergrund stehen.
3. Äußerungen von Bedürfnissen und Impulsen meist ohne Berücksichtigung von Konsequenzen oder sozialen Konventionen (der Patient kann unsoziale Handlungen begehen, wie Stehlen, unangemessene sexuelle Annäherungsversuche, gieriges Essen oder die Körperpflege vernachlässigen).
4. Kognitive Störungen in Form von Mißtrauen oder paranoidem Denken und/oder exzessiver Beschäftigung mit einem einzigen, meist abstrakten Thema (z. B. Religion, Recht und Unrecht).
5. Auffällige Veränderung der Sprachproduktion und des Redeflusses, Umständlichkeit, Begriffsunschärfe, zähflüssiges Denken und Schreibsucht.
6. Verändertes Sexualverhalten (verminderte Sexualität oder Wechsel in der sexuellen Präferenz).

se mit Computertomographie und Magnet-Resonanz-Tomographie gezeigt, daß nur eine schwache Korrelation zwischen Läsionsort durch den Hirntumor und psychopathologischen Veränderungen besteht. Einige Prägnanztypen hirnlokaler Psychosyndrome werden im folgenden mit ihren psychopathologischen Besonderheiten, die wahrscheinlich mit dem Tumorsitz zusammenhängen, beschrieben.

Tumoren des Frontallappens

Frontallappentumoren führen psychopathologisch meist zu deutlichen Veränderungen der Persönlichkeit mit Störungen von Stimmung, Antrieb, Aufmerksamkeit, Merkfähigkeit, formalen Denkstörungen mit Verlangsamung, Umstellungserschwernis und Perseverationsneigung, sowie von Kritik- und Einsichtsfähigkeit (282, 1390). Bei bifrontalem Befall zeigt sich vor allen

Dingen ein Psychosyndrom mit Affektlabilität, intellektuellen Einbußen bis zur Demenz. Neben Kopfschmerzen und epileptischen Anfällen stehen die psychopathologischen Veränderungen bei 20% der Patienten oft über lange Zeit im Vordergrund. Bei Orbitalhirntumoren findet sich ein eher enthemmtes Psychosyndrom, bei Sitz innerhalb oder an der Konvexität des Stirnhirns zeigen sich eher Abwandlungen des dynamischen Teils der Persönlichkeit mit Apathie, Verlangsamung und Antriebsarmut (Tab. 1.18). Bei relativer intakter formaler Intelligenz kann sich der intellektuelle Abbau auch nur in Einbußen an Kritik- und Urteilsfähigkeit und Fähigkeit zu zielgerichtetem Denken äußern (573, 1390).

In der Literatur finden sich in bis zu 50% der Patienten mit Frontallappentumoren solche organischen Psychosyndrome (553), die teilweise nach Operationen oder Bestrahlung auch als Dauererfolge zurückbleiben können (309) (Abb. 1.32 u. 1.33).

Tabelle 1.18 Klinische Symptome von Frontallappensyndromen (nach 282)

Orbitofrontales Syndrom (enthemmt)
Impulskontrollstörungen
inadäquater Affekt, Euphorie
Affektlabilität
mangelnde Kritik- und Einsichtsfähigkeit
erhöhte Ablenkbarkeit

Frontales Konvexitätssyndrom (apathisch)
Apathie, Lethargie
Psychomotorische Verlangsamung
plötzliche Affektdurchbrüche
Perseveration
reduziertes Abstraktionsvermögen

Mediales Frontalhirn-Syndrom (akinetisch)
Mangel an Bewegung und Gestik
sensomotorische Störungen der unteren Extremitäten
Inkontinenz

Tumoren des Temporallappens

Bei Schläfenhirntumoren findet man in einem Viertel als Früh- und Erstsymptom psychopathologische Störungen, dabei besonders depressive Verstimmungen und auch schizophreniforme Störungen (875, 958, 1144). Für die Diagnose und Frühdiagnose sind Merkfähigkeitsstörungen, olfaktorische und gustatorische, akustische und optische Halluzinationen, paroxysmale Déjà-vu-Erlebnisse und Depersonalisationsphänomene, illusionäre Verkennungen und flüchtige Störungen der Zeitwahrnehmung und des Körperschemas auch deshalb bedeutsam, weil vor allem rechtsseitige Temporallappentumoren lange Zeit „neurologisch stumm" bleiben können (605, 825). Eine

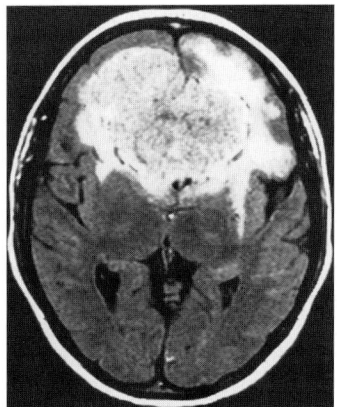

Abb. 1.32 Magnet-Resonanz-Tomogramm bei großem, bifrontalem Meningeom. Bei der 50jährigen Patientin bestand seit 3 Jahren ein zunehmendes depressives Syndrom mit Antriebsminderung, emotionaler Verflachung und psychomotorischer Verlangsamung. Neurologisch außerdem Anosmie. Bildgebung wegen Gangunsicherheit, Synkopen und Cephalgien.

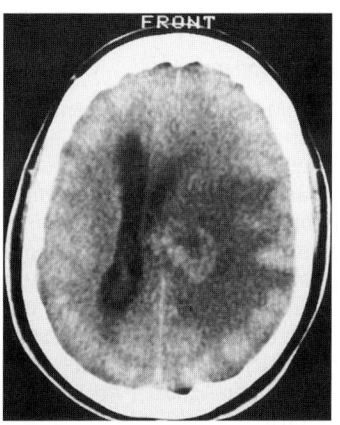

Abb. 1.33 Cerebrales Computertomogramm eines 60jährigen Patienten mit Metastase eines Hypernephroms und akuter Hirndrucksymptomatik. Bereits einige Monate vor Bildgebung wechselnd affektive Störungen mit wechselnder depressiver oder manischer Ausprägung.

Beeinträchtigung des nichtdominanten Temporallappens kann zu einer minimalen Wahrnehmungseinschränkung und räumlichen Desorientiertheit führen, eine Schädigung des dominanten Temporallappens kann zu Benennensstörungen, Sprachverständnisstörungen etc. führen. Bitemporale Läsionen sind eher selten, aber nicht ausgeschlossen und treten z. B. auch nach einer Strahlenbehandlung von Hirntumoren auf, dabei zeigte sich dann häufig eine deutlichere Gedächtnisstörung bis hin zum Vollbild einer Demenz (309), s. auch Kapitel 1, S. 156 ff.

Die genannten psychopathologischen Phänomene und vor allem depressive Störungen und paranoid-halluzinatorische Syndrome, die zeitweise kaum von „typischen" endogenen Depressionen oder einer Schizophrenie zu unterscheiden sind, sind bei Tumoren im Bereich bestimmter Anteile des Temporallappens und des Diencephalons, d. h. des limbischen Systems, wahrscheinlich häufiger als bei Hirntumoren anderer Lokalisation. Bei Befall limbischer Strukturen sind wiederholt auch Psychosyndrome mit ausgeprägter Affektinkontinenz, Affektlabilität und Impulskontroll-Störungen mit aggressiven Verhaltensweisen beschrieben worden. Nach einer Übersicht von Herrschaft (573) ist bei Temporallappentumoren die Rate psychopathologischer Veränderungen als Erst- und Frühsymptom mit 30% doppelt so hoch wie bei den Hirntumoren insgesamt, dabei bei rechtsseitiger Tumorlokalisation noch häufiger als bei linksseitigen Tumoren.

Tumoren des Parietallappens

Bei Parietallappentumoren sind vorwiegend sensorische und Wahrnehmungsfunktionen beeinträchtigt, bei größeren Parietallappentumoren ist meist eine Hemiparese nachweisbar. Die Beteiligung des nondominanten Parietallappens führt zu Wahrnehmungsanomalien, Anosognosie und einer Ankleideapraxie. Tumoren des dominanten Parietallappens führen zu einer Lese- und Schreibstörung und zu anderen apraktischen Störungen. Die sich schleichend entwickelnde Symptomatik mit z. B. leichter Agnosie, Apraxie und Aphasie und kontralateralen Orientierungs- und Sensibilitätsstörungen sowie sensiblen Jackson-Anfällen werden oft lange Zeit übersehen. Vereinzelt wurden bei Parietallappentumoren schizophreniforme und affektive Störungen berichtet (606, 825, 1109).

Tumoren der übrigen Hirnregionen

Tumoren des Okzipitallappens führen zu Gesichtsfelddefekten, in deren Bereich optische Halluzinationen auftreten können. Bei rechtsseitigem Sitz wurden Störungen des Gesichtererkennes beschrieben. Bei Stammhirn- und Zwischenhirntumoren, vor allem im Bereich des 3. Ventrikels, wurde wiederholt in kasuistischen Mitteilungen berichtet, daß endogenomorphe, paranoid-halluzinatorische, katatone, depressive und manische Syndrome Prägnanztypen körperlich begründbarer Psychosen sein können (605, 606). Tumoren des Balkens führten bei bis zu 90% der betroffenen Patienten zu psychiatrischen Auffälligkeiten (1260), meist bei Befall von rostralen Anteilen des Balkens. Das Spektrum der psychiatrischen Auffälligkeiten reicht von endogen erscheinenden Depressionen bis zu schizophren anmutenden produktiven Psychosen. In einer Vergleichsuntersuchung wurden bei Balkentumoren aber signifikant häufiger depressive Störungen gefunden als bei Tumoren anderer Lokalisation (968). Thalamische und Basalganglientumoren können 3 bis 4 cm im Durchmesser erreichen, bevor sie symptomatisch werden. Häufige Symptome sind zum einen diffuse Kopfschmerzen, die auf einen Hydrocephalus und erhöhten intracraniellen Druck zurückgehen, es können auch kontralaterale sensorische Störungen sowie ein schweres neuropathisches Schmerzsyndrom bestehen. Bei Tumoren der hinteren Schädelgrube zeigen sich psychopathologische Veränderungen meist nur in Zusammenhang mit rasch ansteigendem Hirndruck (606, 825, 1109), sie sind oft ein Spätsymptom wenige Stunden vor Einklemmung.

Delir

Das Delir ist ein ätiologisch unspezifisches Syndrom, welches durch Störungen vegetativer Funktionen, neurologische Defizite und bestimmte psychopathologische Auffälligkeiten charakterisiert ist (Tab. 1.**19**). Der Beginn ist in der Regel plötzlich. An typischen vegetativen Funktionsstörungen sind Hyperhidrosis, Tachykardie, Nausea und Erbrechen sowie eine Umkehr des Schlaf-Wach-Rhythmus zu nennen. Neurologisch bestehen ein zunächst feinschlägiger, später grobschlägiger Tremor, ataktische Störungen und eine Dysarthrie. Psychopathologisch zeigen die Patienten eine qualitative und quantitative Bewußtseinsstörung (Somnolenz bis Koma), Konzentrations-

Tabelle 1.19 Diagnostische Kriterien eines Delirs (334)

1. **Störung des Bewußtseins und der Aufmerksamkeit** (auf einem Kontinuum zwischen leichter Bewußtseinsminderung und Koma; reduzierte Fähigkeit, die Aufmerksamkeit auszurichten, zu fokussieren, aufrechtzuerhalten und umzustellen).
2. **Globale Störungen der Kognition, Wahrnehmungsstörungen,** wie Verzerrungen der Wahrnehmung, Illusionen und meist optische Halluzinationen; **Beeinträchtigung des abstrakten Denkens und der Auffassung,** mit oder ohne flüchtige Wahnideen, aber typischerweise mit einem gewissen Grad an Inkohärenz; **Beeinträchtigung des Immediat- und des Kurzzeitgedächtnisses,** aber mit relativ intaktem Langzeitgedächtnis; **zeitliche Desorientiertheit,** in schweren Fällen auch Desorientiertheit zu Ort und Person.
3. **Psychomotorische Störungen** (Hypo- oder Hyperaktivität und nicht vorhersehbarer Wechsel zwischen beiden; verlängerte Reaktionszeit; vermehrter oder verminderter Redefluß; verstärkte Schreckreaktion).
4. **Störung des Schlaf-Wach-Rhythmus** (Schlafstörungen, bei schweren Fällen völlige Schlaflosigkeit oder Umkehr des Schlaf-Wach-Rhythmus. Schläfrigkeit am Tage, nächtliche Verschlimmerung der Symptomatik; unangenehme Träume oder Alpträume, die nach dem Erwachen als Halluzinationen weiterbestehen können).
5. **Affektive Störungen,** wie Depression, Angst oder Furcht, Reizbarkeit, Euphorie, Apathie oder staunende Ratlosigkeit.

fähigkeit und Auffassung sind erheblich reduziert bis aufgehoben, was in der Regel zu einer Amnesie für den deliranten Zustand führt. Zeitweise bestehen extreme psychomotorische Unruhe, eine Desorientierung zu Zeit, Ort und Situation, verschiedene, aber vor allem optische Wahrnehmungsstörungen und eine erhöhte Schreckhaftigkeit. Das Verhalten ist durch zahlreiche illusionäre Verkennungen („Pflegepersonal als Soldaten" etc.) und eine ausgeprägte Suggestibilität („Fadentest") geprägt. Vielfältige optische Halluzinationen (Schlangen, Mäuse, Spinnen, Fratzen etc.) mit oft szenenartigen Abläufen (Kriegsszenen, Hinrichtungen etc.) werden als sehr bedrohlich erlebt und führen zu teilweise erheblichen psychomotorischen Erregungszuständen mit aggressiven Verhaltensweisen.

Risikofaktoren für ein Delir sind höheres Lebensalter, reduzierter Allgemein- und Ernährungszustand, Fieber, Hirnleistungsstörungen, medikamentöse Dauertherapien (Antihypertonika, Diuretika, Kortisonderivate, Opiate, Anticholinergika u.a.), Operationen, Unfälle und Infekte. Unter den Chemotherapeutika wurden delirante Syndrome nach Methotrexat, 5-Fluorouracil, Vincristin, Vinblastin, Carmustin (BCNU), Cisplatin, Asparaginase, Procarbazin, Cytosin, Arabinosid, Ifosfamid und auch nach Interleukin-2- und Interferon-Präparaten gesehen. Je mehr dieser Faktoren zusammenkommen, desto größer ist das Risiko, ein Delir zu entwickeln (823, 896). Patienten mit Hirntumoren haben im Vergleich zu anderen Tumorpatienten ein noch höheres Risiko, ein Delir zu erleiden. Dies beruht auf der direkten Schädigung des Gehirns mit entsprechenden Funktionsstörungen (164, 165, 896). In fortgeschrittenen Krankheitsstadien erleiden bis zu 85% der Hirntumor-Patienten ein Delir, welches aber oft diagnostisch verkannt wird (164, 165).

Das Delir, am bekanntesten als Alkoholentzugsdelir, ist eine potentiell lebensbedrohliche Erkrankung, durch eine adäquate Therapie hat sich die Letalität des Delirs aber von ca. 15% auf 0,5 bis 3% je nach betroffenem Krankengut senken lassen. In europäischen Ländern stellt Clomethiazol immer noch das Mittel der 1. Wahl zur Akutbehandlung des Delirs dar und zeigte sich in retrospektiven Vergleichsstudien allen anderen bisher untersuchten Substanzen überlegen. Vorteile von Clomethiazol bei neuroonkologischen Patienten bestehen neben den sedierenden und hypnotischen vor allem in den antikonvulsiven Eigenschaften und guter Steuerbarkeit (Halbwertszeit: 3–3,5 Stunden). Wenn möglich sollte eine orale Therapie mit Clomethiazol durchgeführt werden, da unter intravenöser Behandlung mit stärkeren Nebenwirkungen (Atemdepression, schwer therapierbare Hypotonie) zu rechnen ist und diese nur unter Überwachungsbedingungen mit Möglichkeit zur Beatmung durchgeführt werden darf (Tab. 1.**20**). Die therapeutisch erforderlichen Dosen liegen bei Tumorpatienten in der Regel aber deutlich niedriger als z.B. beim Alkoholentzugsdelir. Initial sollte mit 1–2 Kapseln begonnen werden und dann nach klinischer Symptomatik weiterdosiert werden, bis der Patient eine deutliche Beruhigung und Sedierung zeigt, aus der er aber noch leicht erweckbar ist. Bei Kontraindikationen gegen Clomethiazol (deutlich eingeschränkte Lungenfunktion, kreislaufbile

Tabelle 1.20 Therapiemöglichkeiten des Delir

• Clomethiazol (Distraneurin®)	Initial 1–2 Kapseln oder 5–10 ml Mixtur, in den ersten 2 h bis zu 8 Kapseln oder 40 ml Mixtur, anzustreben ist eine Sedierung, aus der der Patient erweckbar ist.	
	Fortsetzung mit 2 Kapseln oder 10 ml Mixtur alle 2 h (Maximaldosis: 20–24 Kapseln/24 h).	
	In schweren Fällen: Infusion der 0,8 %igen Lösung unter Intensivbedingungen (nicht über 2500 ml, bzw. 20 g/24 h), Cave: Atemdepression, verstärkte Bronchosekretion, schwer therapierbare Hypotonie!	
Alternativ:		
• Haloperidol (Haldol®)	5 mg oral/i. v./i. m.	wegen Senkung der Krampfschwelle und besserer Sedierung in Kombination mit
Diazepam (Valium®)	5 mg oral/i. v./i. m.	Cave: Atemdepression!
	Wiederholung der Dosen alle 30 Minuten bis ein ausreichender Sedierungsgrad erreicht ist!	

Situationen) besteht eine Alternative in der Gabe von Haloperidol, wegen des erhöhten Risikos für cerebrale Anfälle in Kombination mit Diazepam (Tab. 1.20). Psychomotorische Erregung, Wahrnehmungsstörungen und Angst werden durch diese Kombination gut beeinflußt. Da die vegetativen Symptome aber nur unzureichend beeinflußt werden, wird in manchen Zentren bei ausgeprägtem Delir zusätzlich Clonidin (0,15–0,6 mg i. v., Tagesdosis 0,6–3 mg) gegeben.

Das Vollbild eines Delirs entwickelt sich aber nicht bei allen neuroonkologischen Patienten, wesentlich häufiger sind passagere Erregungs- und Verwirrtheitszustände im Verlauf der Erkrankung. Bei diesen stehen mehr Denkstörungen mit umständlichem, sprunghaftem und inkohärentem Denken und leichtere Orientierungsstörungen zu Zeit und Ort im Vordergrund. Es fehlen die Suggestibilität und die vegetativen sowie neurologischen Symptome des Delirs. Bedürfen solche Erregungs- und Verwirrtheitszustände einer medikamentösen Therapie, reichen oft niedrige Dosen klassischer Neuroleptika wie z. B. Haloperidol 2–5 mg oral aus (Tab. 1.21). Niedrigpotente Neuroleptika wie z. B. Promethazin (Atosil®) oder Levomepromazin (Neurocil®) sollten wegen ihrer anticholinergen und kreislauflabilisierenden Wirkung vermieden werden.

Frühstadien oder leichtere Formen eines Delirs werden bei neuroonkologischen Patienten oft verkannt als Depression oder Demenz. In Frühstadien des Delirs wirken die Patienten oft zurückgezogen, psychomotorisch verlangsamt und stimmungsmäßig wenig modulationsfähig. Es ist also nicht überraschend, daß diese Patienten häufig als depressiv eingeschätzt werden. Unterschiede in Beginn, Verlauf und Symptomatik lassen aber meist eine klare Unterscheidung zwischen Depression und Delir zu.

Demenz

Im Gegensatz zum Delir ist bei der Demenz das Bewußtsein quantitativ nicht eingeschränkt, die

Tabelle 1.21 Therapie des akuten psychomotorischen Erregungszustandes

• Haloperidol (Haldol®)	2–5 mg	oral/i. v./i. m.	wegen Senkung der Krampfschwelle in Kombination mit
Diazepam (Valium®)	5 mg	oral/i. v./i. m.	Cave: Atemdepression!
• Wenn notwendig, Wiederholung der Dosen alle 30 Minuten, bis ein ausreichender Sedierungsgrad erreicht ist!			
• Alternativen zu Haloperidol:	Flupentixol (Fluanxol®)	2–5 mg initial	oral/i. v./i. m.
	Benperidol (Glianimon®)	2–4 mg initial	oral/i. v./i. m.
• bei leichteren Fällen:	Pipamperon (Dipiperon®)	20–80 mg	oral
	Melperon (Eunerpan®)	25–50 mg	oral

Demenz entwickelt sich schleichend und im Vordergrund stehen Merkfähigkeitsstörungen, zeitliche und örtliche Orientierungsstörungen und Störungen der höheren corticalen Funktionen (Tab. 1.22). Hirntumoren führen durch lokale Schädigung „strategischer Hirnregionen" oder Kompression mit der Folge von auftretenden Durchblutungsstörungen, erhöhtem Hirndruck oder Entwicklung eines Hydrocephalus zur Demenz. Durch die neuen bildgebenden Verfahren ist der Anteil von Hirntumoren als Ursache einer voll ausgebildeten Demenz aber deutlich zurückgegangen, und das Vollbild der Demenz wird nur noch selten gesehen, es findet sich meist bei langsam wachsenden Tumoren der Frontalregion, gefolgt von der Temporalregion. Eine Demenz kann sich auch im Rahmen einer Behandlung des Hirntumors entwickeln, so z. B. nach einer Strahlenbehandlung, nach der sich deutlichere Gedächtnisstörungen bis hin zum Vollbild einer Demenz zeigten.

Wenn sich eine Demenz relativ früh im Krankheitsverlauf entwickelt hat, entstehen nicht selten juristische Probleme in der Betreuung der Patienten. Da Einsichts-, Kritik- und Geschäftsfähigkeit nicht mehr gegeben sind, ist der Patient nicht mehr aufklärungs- und einwilligungsfähig, was sich auf erforderliche diagnostische und therapeutische Maßnahmen auswirken kann. Wenn sich eine solche Entwicklung abzeichnet, kann die frühzeitige Einrichtung einer Betreuung (nach § 1896 BGB) für den Patienten mit bestimmten Wirkungskreisen über das zuständige Amtsgericht hier juristische Sicherheit und klare Regeln im Umgang auch mit den Angehörigen, von denen in der Regel einer als Betreuer bestellt wird, schaffen. Diese Ausführungen gelten auch für die zuvor genannten organisch bedingten psychischen Störungen, bei denen Kritik- und Einsichtsfähigkeit, nicht mehr in ausreichendem Maße gegeben sind. Hingewiesen werden soll in diesem Zusammenhang auf die meist unzureichende Dokumentation des psychopathologischen Befundes zu bestimmten Zeiten im Krankheitsverlauf und deren Ausmaß im Hinblick auf Kritik-, Einsichts- und Geschäftsfähigkeit. Eine Sonderform der Geschäftsfähigkeit ist die Testierfähigkeit, d. h. die Fähigkeit, ein Testament zu errichten. Der Autor mußte als Gutachter schon mehrfach in Gerichtsverfahren zur Frage der Testierfähigkeit bei Testamentsanfechtungen feststellen, daß die Dokumentationspflicht von ärztlicher Seite hierzu sträflich vernachlässigt wird. Falls von Patient oder Angehörigen entsprechende Fragestellungen an den Arzt herangetragen werden, empfiehlt es sich immer, auf die Hinzuziehung eines Notars zu drängen. Dieser ist verpflichtet, die Voraussetzungen für die Annahme der Testierfähigkeit zu prüfen.

Kasuistik

Ein 35jähriger Patient entwickelte einen Hydrocephalus nach Operation eines Hirntumors. Nach Anlage eines Shunts entwickelten sich mehrfach Shuntkomplikationen mit Hirndruckspitzen, die mehrere Re-Operationen mit Ventilwechsel erforderten. Während des stationären Aufenthaltes zeigte sich ein fluktuierender Verlauf mit wechselnder Bewußtseinslage, Desorientiertheit, Auffassungs- und Merkfähigkeitsstörungen, aphasischen und apraktischen Störungen. Die Ehefrau ließ sich in der Mitte des stationären Aufenthaltes

Tabelle 1.**22** Diagnostische Kriterien für Demenz (nach DSM-IV) (Saß et al. 1996)

A. Die Entwicklung multipler kognitiver Defizite, die sowohl (1) wie auch (2) betreffen:
  (1) Gedächtnisbeeinträchtigungen (verminderte Fähigkeit, neue Informationen zu lernen oder zuvor gelernte Informationen abzurufen),
  (2) mindestens eines der folgenden kognitiven Störungsbilder:
    a) Aphasie (Sprachstörung),
    b) Apraxie (verminderte Fähigkeit, Bewegungen auszuführen, obwohl die Bewegungsfunktionen erhalten sind),
    c) Agnosie (Unfähigkeit, Objekte wiederzuerkennen oder zu benennen, obwohl die sensorischen Fähigkeiten erhalten sind),
    d) Störungen der Exekutivfunktionen (Planen, Organisieren, Reihenfolgen einhalten, Abstrahieren).
B. Die kognitiven Defizite in Kriterium A(1) und A(2) verursachen in bedeutsamer Weise Beeinträchtigungen in sozialen und beruflichen Funktionsbereichen und stellen eine bedeutsame Verschlechterung gegenüber dem vorbestehenden Leistungsniveau dar.
C. Es gibt Hinweise aus der Krankengeschichte, der körperlichen Untersuchung oder den Laborbefunden, daß das Störungsbild die direkte körperliche Folge eines der unten aufgeführten medizinischen Krankheitsfaktoren ist.
D. Die Defizite treten nicht ausschließlich im Verlauf eines Delirs auf.

größere Vermögensanteile überschreiben, die Ehefrau und ihr Bruder (als Zeuge bei der Überschreibung dabei) gaben später an, daß der Patient bei klarem Bewußtsein gewesen sei und den Sinn und die Tragweite dieser Transaktionen vollständig erfaßt habe. Dies wurde von den Eltern des Patienten vehement bestritten und der Rechtsweg beschritten. In der Krankenakte waren keinerlei Aufzeichnungen zum psychopathologischen Befund aus dieser Zeit dokumentiert. Nach klinischer Erfahrung dürfte der Patient ein hirnorganisches Psychosyndrom gehabt haben, da eine Woche vorher und drei Tage nach der Überschreibung der Vermögensanteile jeweils eine Not-Operation wegen Shuntproblemen notwendig war. Wegen des persistierenden Psychosyndroms ließ sich die Ehefrau von dem Patienten scheiden, der wieder bei den Eltern lebt. Da aber nicht widerlegt werden konnte, daß die Aussagen der Ehefrau und ihres Bruders zutrafen, wurde die Überschreibung des Vermögens anerkannt. Rechtlich ist es nämlich so, daß grundsätzlich von der Geschäftsfähigkeit des Betroffenen ausgegangen wird, die Geschäftsunfähigkeit ist zu beweisen. Der Zweifel an der Geschäftsfähigkeit reicht nicht aus, da der psychopathologische Befund zur Anlaßzeit aber nicht dokumentiert war, ließ sich ein solcher Beweis nicht führen.

Affektive und Angststörungen

Organisch bedingte affektive Störungen können bei allen Hirntumoren verschiedener Lokalisation auftreten, weitaus am häufigsten aber bei Tumoren, die das limbische System betreffen. In früheren Arbeiten wird immer wieder darauf hingewiesen, daß diese psychischen Störungen der Entdeckung des Tumors bis zu Jahren vorausgehen können und in seltenen Fällen von z. B. klassischen endogenen Depressionen nicht unterscheidbar sind (514, 1109, 1144). Organisch bedingte Depressionen treten weitaus häufiger auf als Manien, insgesamt sind die organisch bedingten affektiven Störungen mit einer Häufigkeit zwischen 0,5 und 4 % bei Hirntumoren aber deutlich seltener (514, 553, 1452) als bei anderen hirnorganischen Erkrankungen wie der Post-Schlaganfall-Depression (1319) oder bei Parkinson-Syndromen (284). Darüber hinaus treten organisch affektive Störungen als Folge der Therapie mit einer Vielzahl von Medikamenten auf, so auch nach Steroiden und Chemotherapeutika. Die Therapie besteht in erster Linie natürlich in der Behandlung der Grunderkrankung, bei persistierenden affektiven Störungen sind diese einer psychopharmakologischen Therapie aber zugänglich. Erwähnenswert sind Berichte, daß affektive Symptome als Nebenwirkung von Steroiden nach Vorbehandlung mit Lithiumsalzen (mittlere therapeutische Serumspiegel zwischen 0,4 und 0,7 mmol/l) nicht mehr auftraten. Organische Angststörungen mit unspezifischen Angstzuständen bis hin zu typischen Panikattacken treten ebenfalls bei Tumoren mit Beteiligung des limbischen Systems auf, müssen aber von komplex-partiellen Anfällen abgegrenzt werden, in deren Verlauf es ebenfalls häufig zu Angstsymptomen kommen kann. Die Behandlung erfolgt hierbei symptomatisch mit Benzodiazepinen oder Antiepileptika.

Schizophreniforme Störungen

Wie die affektiven Störungen kommen auch schizophreniforme Störungen mit anhaltenden oder immer wieder auftretenden Wahninhalten vor, begleitet oft von Halluzinationen. Auch sog. Erstrangsymptome nach Kurt Schneider wie Wahnwahrnehmungen, Ich-Erlebnisstörungen und kommentierende oder dialogisierende Stimmen wurden vereinzelt beschrieben (283, 306, 875, 958). In größeren Serien zeigten sich rein schizophrene Symptome aber nur in 1–2 % der Kollektive, meist waren zusätzlich organisch hinweisende Symptome wie im Vordergrund stehende optische Halluzinationen nachweisbar (1028, 1452, 1453). Bezogen auf die Wahninhalte finden sich bei den organisch bedingten Störungen häufig ein Verfolgungs- und Beeinträchtigungswahn sowie ein Beziehungswahn, welcher sich nicht auf den Patienten selbst, sondern auf Personen des Umfeldes bezieht (289). Lokalisatorisch sind vom Tumor häufig die Strukturen des limbischen Systems betroffen (875). Therapeutisch werden schizophreniforme Symptome mit hochpotenten Neuroleptika wie Haloperidol oder Flupentixol in niedrigen bis mittleren Dosierungen (5–10 mg/die) behandelt. Aufgrund der organischen Hirnschädigung ist auf das erhöhte Risiko von Nebenwirkungen, vor allem der Senkung der Krampfschwelle (s. auch Kapitel 1, S. 97) und des Auftretens von extrapyramidalmotorischen Nebenwirkungen, zu achten. Eine Alternative könnte in der Verordnung von neueren atypischen Neuroleptika wie Risperidon oder Olanzapin bestehen, da extrapyramidalmotorische Nebenwirkungen dieser Substanzen selten sind.

Reaktive Störungen

Patienten, die erfahren, daß sie an einer Tumorerkrankung leiden, daß ein Rezidiv aufgetreten ist oder daß die Therapie ohne Effekt war, zeigen eine relativ charakteristische emotionale Reaktion: eine initiale Phase von Schock und Unglauben, gefolgt von einer Phase mit Unruhe, Verzweiflung, Angst und depressiven Symptomen und Schlafstörungen, was zu deutlichen Beeinträchtigungen der Alltagsaktivitäten führt. Das Denken und Fühlen ist bestimmt von den Gedanken an die Erkrankung und Befürchtungen für die Zukunft. Diese Symptome dauern in der Regel 7–10 Tage. Mit der Hilfe von Angehörigen, Freunden und behandelnden Ärzten mit Entwurf eines Therapieplans fangen sich die meisten Patienten (164, 895, 1047, 1048). Spezielle Interventionen, die über empathisches Verhalten von behandelnden Ärzten und anderen Beteiligten des therapeutischen Teams hinausgehen, sind in der Regel nicht erforderlich. Durch die vorübergehende Verordnung eines Benzodiazepins lassen sich Unruhe und Angst während des Tages bessern, der Schlaf kann ebenfalls durch ein Benzodiazepin oder ein sedierendes Antidepressivum in niedriger Dosis normalisiert werden.

Nur wenn die Symptome außergewöhnlich schwer sind und sich im Alltag stark beeinträchtigend auswirken bzw. wenn die Symptome ungewöhnlich lange andauern, sind weitere Maßnahmen erforderlich. Bei einem nicht geringen Teil der Patienten bleiben die Symptome der initialen Krisenphase bestehen oder nehmen sogar zu über mehrere Wochen und Monate. Diese Störungen werden nach DSM-IV (1201) zu den Anpassungsstörungen gerechnet.

Anpassungsstörungen

Bei den Anpassungsstörungen handelt es sich um längerdauernde Zustände mit subjektiver Not und deutlicher emotionaler Beeinträchtigung, die als Folge auf ein belastendes Lebensereignis wie die Tumorerkrankung auftreten. Die individuelle Prädisposition oder Vulnerabilität scheint von größerer Bedeutung, ohne die Tumorerkrankung oder ein ähnlich belastendes Ereignis wäre die Symptomatik aber nicht aufgetreten. Die Symptomatik ist unterschiedlich, diese kann vorwiegend ängstlich-agitiert, depressiv oder mit gemischten affektiven Symptomen gefärbt sein und benötigt eine psychiatrische Betreuung durch in der Onkologie erfahrene Psychiater und Psychologen (164, 895, 1047, 1048). Bewährt haben sich in der Betreuung solcher Patienten kurzdauernde, supportiv ausgerichtete psychotherapeutische Verfahren, die auf Kriseninterventionsmodellen beruhen. Dieser Zugang gewährt emotionale Unterstützung, vermittelt Informationen zu Bewältigungsmöglichkeiten und betont frühere Fähigkeiten und Leistungen des Patienten in Belastungs- und Krisensituationen (165, 595, 596, 1251). In manchen Fällen ist die zusätzliche Gabe von Anxiolytika oder Antidepressiva erforderlich. Neuroonkologische Patienten können, wenn sie nicht zu sehr in ihrer Aufmerksamkeit und Konzentration gestört sind, von Relaxationstechniken und anderen kognitiven Verhaltenstechniken profitieren, ein Familienmitglied kann dabei als Co-Therapeut dienen. Ein solcher Co-Therapeut ist hilfreich, um z.B. bestimmte kognitive Funktionen des Patienten zu verbessern und die Anwendung der erlernten Techniken auch außerhalb der regulären Therapiesitzungen fortzuführen (1047).

Depressive Störungen

Obwohl Depressionen bei Patienten mit Tumoren eine starke reaktive Komponente aufweisen, kommen mittelgradige und schwere depressive Verstimmungen, teilweise auch mit endomorphen Zeichen, vor und sind vor allem aber einer entsprechenden Therapie mit Antidepressiva zugänglich. Unglücklicherweise wird bei diesen Patienten jedoch häufig angenommen, daß sie „adäquat" depressiv sind, von daher ist die Depression als behandlungsbedürftige psychiatrische Erkrankung nicht nur oft unterdiagnostiziert, sondern zum Nachteil der Patienten häufig auch unbehandelt. Eine sog. „Major-Depression" betrifft bis zu 25% hospitalisierter Krebspatienten, in einer kürzlich veröffentlichen Studie zeigte sich jedoch, daß nur 3% der Tumorpatienten Antidepressiva aus unterschiedlichen Gründen erhalten (165).

Wegen der Grunderkrankung kann die Diagnose einer Depression nicht auf vegetativen Zeichen (Schwächegefühl, Schlafstörungen, Gewichtsverlust) beruhen, sondern muß sich auf die psychologischen und rhythmologischen Kriterien stützen: Dysphorische oder traurige Verstimmung, Gefühle von Hilflosigkeit und Hoffnungslosigkeit, Gefühle von Versagen, Wertlosigkeit und Schuld, psychomotorische Verlangsamung sowie passive Todeswünsche. Durchschlafstörungen mit Früherwachen und zwanghaftem Grübeln mit vorwiegend negativen Denkinhalten sowie typisch „endomorpher" Schuld- und Verarmungswahn wurden beschrieben. Patienten mit einem hohen Risiko für eine solche „melancholische" Depression sind diejenigen mit einer depressiven Verstimmung in der Vorgeschichte, unzureichender Schmerztherapie, fortgeschrittenen Krankheitsstadien und Tumorerkrankungen bestimmter Organe, wie z.B. Pankreas und Gehirn (164, 895, 897). Verschiedene Medikamente können schwere Depressionen auslösen, unter den in der Neuroonkologie gebräuchlichen Chemotherapeutika sind Interferon-Präparate, Steroide, BCNU, Vincristin, Tamoxifen und L-Asparaginase zu nennen. Andere häufig gebrauchte Medikamente, die depressive Symptome auslösen können, sind Antihypertensiva, Benzodiazepine, Antiparkinson-Mittel und Beta-Blocker.

Zu betonen ist, daß diese oft schwerwiegenden Depressionen auf eine antidepressive Therapie ansprechen. Kontrollierte Studien zur Anwendung von Antidepressiva bei dieser Risikopopulation wurden zwar selten durchgeführt, Imipramin, Nortriptylin, Mianserin und das Benzodiazepin Alprazolam zeigten bei dieser Indikation aber signifikante Besserungen (897, 1331). In Tab. 1.23 sind verschiedene Antidepressiva zur Behandlung depressiver Verstimmungen aufgeführt, die sich untereinander vor allem im Nebenwirkungsprofil unterscheiden.. In den Dosierungsempfehlungen ist berücksichtigt, daß Tumorpatienten geringere Dosen von Antidepressiva benötigen.

Bei neuroonkologischen Patienten besteht das Risiko, daß unter den tri- und tetrazyklischen Substanzen die anticholinergen Effekte zu Verwirrtheitszuständen und Delirien führen können und auch die Krampfschwelle (vor allem Maprotilin) gesenkt wird, so daß mit niedrigen Einstiegsdosen begonnen und eine langsame Aufdosierung erfolgen muß (1089, 1331). Bei ängstlich-agitierten Depressionen und deutlicheren Schlafstörungen, bei denen ein sedierendes Antidepressivum erforderlich ist, stellen diese Substanzen die Mittel der Wahl dar. In der Erfahrung des Autors sind Doxepin und Nortriptylin bei Berücksichtigung dieser Regeln gut tolerierbar.

Bei Depressionen mit Antriebsschwäche und psychomotorischer Hemmung sind die Antidepressiva der zweiten und dritten Generation vorzuziehen, da sie keine deutlichen sedierenden Eigenschaften und keine gravierenden anticholinergen Nebenwirkungen besitzen. Bei Verordnung von selektiven Serotonin-Wiederaufnahmehemmern (SSRI), Venlafaxin und Mirtazapin sind als initiale Nebenwirkungen gastrointestinale Beschwerden und leichte Unruhe möglich, was sich aber innerhalb weniger Tage verliert. Kontrollierte Studien mit diesen neueren Substanzen sind wegen ihres günstigeren Nebenwirkungsprofils bei schwerkranken Patienten dringend erforderlich, um weitergehende Therapieempfehlungen geben zu können (165, 897).

Im Einzelfall sollte das geeignete Antidepressivum in Absprache mit einem in der Therapie onkologischer Patienten erfahrenen psychiatrischen

Tabelle 1.23 Therapie mit Antidepressiva bei Patienten mit Hirntumoren

	Antidepressivum	Startdosis (mg)	therapeutische Tagesdosis (mg)
Tricyclica	Amitriptylin (Saroten®)	25	75 – 100
	Doxepin (Aponal®)	25	75 – 150
	Nortriptylin (Nortrilen®)	25	75 – 100
	Desipramin (Petylyl®, Pertofran®)	25	75 – 100
Tetracyclica	Maprotilin (Ludiomil®)	25	50 – 75
	Mianserin (Tolvin®)	30	60 – 90
SSRI	Fluoxetin (Fluctin®)	20	20 – 60
	Paroxetin (Seroxat®, Tagonis®)	20	10 – 40
	Fluvoxamin (Fevarin®)	25	75 – 100
	Citalopram (Cipramil®)	10	20 – 30
MAO-Hemmer	Moclobemid (Aurorix®)	150	150 – 300
neuartig	Viloxazin (Vivalan®)	50	100 – 200
	Venlafaxin (Trevilor®)	37,5	150 – 225
NaSSA	Mirtazapin (Remergil®)	15	30 – 45

Kollegen ausgewählt werden. Günstige Erfahrungen mit Psychostimulantien wurden von amerikanischen Autoren bei depressiven Patienten mit Tumoren außerhalb des ZNS gemacht, aufgrund der Nebenwirkungsrisiken stellen diese Substanzen bei neuroonkologischen Patienten aber keine Alternative dar (166, 1448).

Sobald die depressive Symptomatik sich gebessert hat, sollte die medikamentöse Therapie mit kurzdauernden, supportiv ausgerichteten psychotherapeutischen Verfahren ergänzt werden, wie unter den Anpassungsstörungen beschrieben.

Suizidalität

Besondere Beachtung bei depressiven Störungen erfordern Suizidgedanken. Grundsätzlich ist zu unterscheiden, ob die suizidalen Gedanken im Rahmen der depressiven Erkrankung aufgetreten sind oder „rational" begründet sind in dem Wunsch, eine ultimative Kontrolle über intolerable Symptome oder Schmerzen zu erhalten (267, 595, 596). Im Vergleich zur Normalbevölkerung haben onkologische Patienten ein doppelt so hohes Risiko, einen erfolgreichen Suizid durchzuführen, vor allem in fortgeschrittenen Krankheitsstadien haben zahlreiche Patienten suizidale Gedanken. Breitbart u. Mitarb. haben Faktoren herausgearbeitet, die bei einem Tumorpatienten ein hohes Risiko für Suizidabsichten darstellen: Eine schlechte Prognose und fortgeschrittene Krankheitsstadien, Depressionen mit Hoffnungslosigkeit, schwer therapierbare Schmerzzustände, Delirien, frühere psychiatrische Erkrankungen und frühere Suizidversuche in der Anamnese (163, 164). Des weiteren gehören dazu der Tod von Freunden oder nahen Angehörigen in der jüngeren Vorgeschichte, Alkoholabusus und soziale Isolierung (Tab. 1.24).

Die Etablierung einer vertrauensvollen und offenen Beziehung zwischen Arzt und Patient ist besonders wichtig im Umgang mit suizidalen Patienten. Es ist ein häufiges Vorurteil bei Ärzten und Betreuungspersonen, daß das Ansprechen dieses Themas suizidale Gedanken aktivieren oder Handlungen auslösen könnte. Im Gegenteil, der Patient fühlt sich in der Regel ernst genommen und erleichtert, daß er seine Gefühle, Befürchtungen und Gedanken aussprechen kann. Er erhält damit auch ein Stück Verantwortung und nicht zuletzt Kontrolle, ein oft vernachlässigter Aspekt bei chronisch kranken Patienten. Hauptrisikofaktoren bei Tumorpatienten sind wie schon genannt Hoffnungslosigkeit bei depressiver Grundstimmung und länger andauernde, nur schwer behandelbare Schmerzzustände. Zur Abschätzung des akuten individuellen Suizidrisikos sollten daher die Fragen nach den zuvor genannten Risikofaktoren offen gestellt werden. Von Bedeutung ist vor allem, wie drängend diese suizidalen Gedanken sind. Wichtig ist insbesondere, ob die Suizidgedanken lediglich passiven Charakter haben („ich wünschte, ich könnte sterben") oder ob konkrete Gedanken über die Art der Methode (Tabletten, Fenstersprung etc.) und über mögliche Gelegenheiten bestehen.

Ist ein Patient suizidal, sind neben sedierenden und anxiolytischen Psychopharmaka vor allem aber psychotherapeutisch supportive Maßnahmen erforderlich. Bei Tumorpatienten bieten sich dazu Kriseninterventionstechniken und Kurzpsychotherapien an. Deren Möglichkeiten hängen von Intellekt, Sprache, Persönlichkeit und psychosozialer Situation des Patienten ab. Die Klärung und Besprechung der kognitiven und emotionalen Beweggründe für die suizidalen Gedanken in der aktuellen Situation führen zur Erörterung alternativer Verhaltens- und Konfliktlösestrategien, zwischen denen der Patient dann wählen kann. Dabei kann es aber immer nur um

Tabelle 1.24 Risikofaktoren für einen Suizid bei Tumorpatienten (nach 163; 897)

Psychopathologische Faktoren
Depression mit Hoffnungslosigkeit
organische Psychosyndrome (Delir, Persönlichkeitsveränderung)
Störungen der Impulskontrolle
Störungen von Kritik- und Einsichtsfähigkeit

Tumorbedingte Faktoren
unkontrollierte Schmerzen
fortgeschrittenes Stadium mit schlechter Prognose
Erschöpfung, Schwäche
Therapie mit Steroiden (Stimmungsschwankungen)

Anamnestische Risikofaktoren
psychiatrische Störungen in der Vorgeschichte
früherer Suizidversuch, Suizidversuch bei Angehörigen
kürzlicher Verlust eines Angehörigen
Alkoholabhängigkeit
soziale Isolation

die nächste Zukunft gehen: die nächste Stunde, der nächste Tag, der nächste Behandlungszyklus etc. Als Therapeut sollte man sich akzeptierend und verständnisvoll für den Patienten zeigen, um ihn von zusätzlichen Schuldgefühlen wegen seiner Suizidgedanken oder -absichten zu entlasten. Vermieden werden sollten autoritär vorgebrachte Ratschläge, Kritik oder Hinweise auf die Unsinnigkeit solcher Gedanken, sie helfen und beruhigen mehr den Ratgebenden als den Patienten, der sich zusätzlich unter Druck fühlt. In diese Gespräche zur Krisenintervention sind häufig Partner und nahe Angehörige mit einzubeziehen, dies hilft nicht nur dem Patienten, es darf auch nicht vergessen werden, daß durch die Gesamtsituation die Angehörigen ebenfalls häufig lebensmüde Gedanken und ein erhöhtes Suizidrisiko haben (897, 1047).

Ist ein Patient akut suizidal, sind kustodiale Maßnahmen bis hin zu einer Sitzwache neben dem Krankenbett erforderlich. In der Akutsituation können sedierend wirkende niedrig oder mittelpotente Neuroleptika und Antidepressiva oder Benzodiazepine (z. B. Lorazepam 1–2,5 mg oder Alprazolam 2 mg) Entspannung der Situation und affektiv-emotionale Distanzierung ermöglichen.

Angststörungen

Persistierende Angststörungen und phobische Symptome stellen in der Regel Aktivierungen oder Verschlimmerungen vorbestehender Probleme dar. Klaustrophobische Patienten sind oft extrem durch Untersuchungen wie Computertomographie oder MR-Tomographie belastet, agoraphobische Patienten tolerieren nur schwer die Betriebsamkeit in Kliniken oder die Isolation in der Nacht vor der Operation. In seltenen Fällen sind sogar spezielle Phobien gegenüber Nadeln, Spritzen, Blut u. ä. zu berücksichtigen und erfordern ein individuelles Vorgehen mit medikamentösen (Benzodiazepine), supportiven und verhaltenstherapeutischen Maßnahmen, damit auch diese Patienten in der Lage sind, die Therapie fortzusetzen.

■ Endokrine Störungen
M. Westphal

Endokrine Störungen im Rahmen von neuroonkologischen Erkrankungen sind nahezu immer von intracraniellen Prozessen ausgelöst. Somit handelt es sich im engeren Sinne um neuroendokrine Störungen. Dabei muß eine direkte Hormonproduktion durch einen Tumor selbst von einer indirekten Auswirkung des Tumors auf das Endokrinium unterschieden werden.

Direkte Hormonproduktion, Beispiele:
- Pinealislogentumoren, z. B. Gonadotropine
- Hypophysenadenome, z. B. ACTH, TSH, Prolaktin, Wachstumshormon

Indirekte Hormonproduktion, Beispiele:
- Reaktive Hyperprolaktinämie bei Kompression des Hypophysenstiels bei perisellären Prozessen. (Craniopharyngeome, Opticusgliome, selläre Meningeome.)

Verminderung der Hormonproduktion, Beispiele:
- Hypophyseninsuffizienz bei intrasellärem Tumor
- Hypothalamische Insuffizienz nach Bestrahlung

Entsprechend kann man „Plus-Syndrome" von „Minus-Syndromen" unterscheiden.

Plus-Syndrome: Riesenwuchs bzw. Akromegalie, Laktation bei Hyperprolaktinämie, Cushing-Syndrom, Hyperthyreose, Pubertas praecox, SIADH (Syndrom der inadäquaten Sekretion von ADH, dem antidiuretischen Hormon)

Minus-Syndrome: Minderwuchs, Hypogonadismus, Nebenniereninsuffizienz, Infertilität, Hypothyreose

Grundsätzlich kann bezüglich endokriner Störungen im Rahmen neuroonkologischer Erkrankungen davon ausgegangen werden, daß die meisten Plus-Syndrome auf der Basis einer hypophysären Funktionsstörung beruhen, also meist einem hormonaktiven Hypophysenadenom (s. Kapitel 2, S. 265 ff). Ausgenommen ist die Hyperprolaktinämie, die durch Fortfall der tonischen Inhibition bei Kompression des Hypophysenstiels entsteht. Davon unabhängige Plus-Syndrome sind bei Kindern wesentlich häufiger als bei Erwachsenen und meist mit Germinomen assoziiert und im weitesten Sinn auch als paraneoplastische Syndrome einzustufen.

Minus-Syndrome sind entweder auf eine längerwährende allgemeine Hirndrucksteigerung zurückzuführen oder wiederum auf eine Hypophyseninsuffizienz infolge direkter sellärer Druckwirkung z. B. durch ein inaktives Adenom oder einen anderen, die Hypophyse oder den Hypophysenstiel komprimierenden Tumor. Im Gegensatz dazu stehen die endokrinen Störungen, die häufig als Therapiefolge insbesondere bei Kindern anzusehen sind, z. B. als Folge einer Bestrahlung (47, 159), Chemotherapie, Glucocorticoidtherapie oder auch Dauermedikation mit Antikonvulsiva (629).

Abgesehen von spezifischen Krankheitsbildern, wie den Hypophysenadenomen oder Pinealistumoren, ist allein eine intracranielle Drucksteigerung schon oft mit einer Störung des Endocriniums verbunden, gleich ob die Ursache ein Tumor, Hirnschwellung nach Trauma oder eine raumfordernde/drucksteigernde intracranielle Blutung ist. Die hirndruckassoziierten Störungen betreffen hauptsächlich die Regulation des Wasser und Elektrolythaushaltes.

Endokrine Störungen und intracranielle Drucksteigerung

Elektrolytstörungen. Da nahezu alle Hirntumoren im Laufe ihrer Entwicklung zu einer intracraniellen Drucksteigerung führen, kommt es dabei zu einer Störung der Osmoregulation als Reaktion des Körpers im Sinne eines Kompensationsversuches. Das Syndrom ist seit langer Zeit bekannt, es handelt sich um die inappropriate Ausschüttung des antidiuretischen Hormons (ADH), dem sog. SIADH.

Bevor man in der Lage war, die beteiligten Hormone zu messen wurde das Syndrom in der Neurochirurgie allgemein schon als *Cerebral salt wasting* beschrieben. Dieses ist nicht unbedingt synonym mit dem SIADH, da es auch andere Mechanismen gibt, auf die das zurückzuführen sein kann, nämlich eine Störung in der Regulation des atrialen natriuretischen Peptides (ANP) (868, 884). Aus der ursprünglichen Benennung, dem *Salt wasting* ist schon zu erkennen, daß es im Rahmen der Störung zumeist zu einer Hyponatriämie begleitet von einer Hypochloriämie kommt. Das Syndrom ist keinesfalls auf Hirntumoren beschränkt, sondern findet sich auch bei der Subarachnoidalblutung, Schädel-Hirn-Traumen oder im Rahmen benigner intracranieller Hypertension (670).

Therapie

Die Patienten mit einer Hyponatriämie sollten zunächst mit einer Flüssigkeitsrestriktion, Natriumzufuhr und einem synthetischen Aldosteronanalog, dem Aldocorten behandelt werden. Die Flüssigkeitszufuhr kann auf 1000 ml/Tag beschränkt werden, wobei der Hämatokrit beachtet werden muß, damit es nicht zu einer zu großen Eindickung kommt. Die externe Zufuhr von Natrium kann bei bewußtseinsklaren oral ernährbaren Patienten mit NaCl-Kapseln erfolgen, wobei bis zu 10 g/Tag bei Mahlzeiten gegeben werden können. Die intravenöse Natriumtherapie ist vorsichtig zu handhaben. Es wird eine 20%ige NaCl-Lösung zusätzlich zu einer regulären Infusion verabreicht und zwar optimalerweise über einen Perfusor gleichmäßig über den Tag verteilt mit einer Dosierung von 2–4 ml/h. Damit führt man dem Patienten bis zu 20 g NaCl pro Tag zu. Aldocorten wird jeweils eine Ampulle morgens und abends gespritzt. Diese Therapie erfordert strenge Kontrolle des Serum-Natrium-Spiegels, so daß kein zu rascher Ausgleich erfolgt, denn dann kommt es zur zentralen pontinen Myelinolyse (49a, 1329, s. unten). Um eine Hyponatriämie von 120 mmol/l auszugleichen, sollte man mindestens 3 bis 4 Tage kalkulieren. Unvorhersehbar kann eine Elektrolytstörung auch in den gegenteiligen Bereich eingleiten, so daß Patienten plötzlich nach einer vorübergehenden Normalisierung wieder psychisch auffällig werden und dann bei Natriumwerten von 160 mmol/l liegen. Entsprechend muß hier eine strenge Natriumrestriktion erfolgen und eine forcierte Diurese. Man beachte, daß auch manche i. v. Antibiotika erhebliche Mengen Natrium enthalten und so u. U. eine Umsetzung erfolgen muß.

Die zentrale pontine Myelinolyse erfolgt als Komplikation nach zu rascher Rekonstitution des Natriums. (781, 1101). Hierbei handelt es sich um eine symmetrische, umschriebene Läsion des Brückenfußes in Form einer nichtentzündlichen Demyelinisierung der langen absteigenden Bahnen, der pontocerebellären Fasern und der Brückenkerne (21). Diese Komplikation kann zu schwerwiegenden neurologischen Störungen führen und u. U. tödlich verlaufen.

Störungen der Hypophysenfunktion. Langsam wachsende Tumoren, die zu einer chronischen Hirndrucksteigerung geführt haben, können die Hypophysenfunktion beeinträchtigen. In der Regel sind davon die empfindlicheren Funktionen betroffen, d. h. insbesondere die Reproduktionsfunktion. Die adrenale bzw. die thyreoidale Achse ist in der Regel sehr stabil. So wird darüber berichtet, daß im Rahmen der Abklärung einer männlichen Infertilität ein Hirntumor mit konsekutiver Hypophysenunterfunktion gefunden wurde (639), was illustriert, daß zur Abklärung einer ätiologisch unklaren Infertilität unbedingt eine cerebrale Diagnostik gehört.

Pubertas praecox („Paraneoplastische Syndrome")

Eines der klinisch eindrucksvollsten Plus-Syndrome abgesehen von den hormonaktiven Hyphysenadenomen (Kapitel 2) ist die verfrühte Pubertät. In 20% ist sie bei Jungen und in etwa 5% bei Mädchen auf eine intracranielle Raumforderung zurückzuführen. Ursächlich kommen Pinealislogentumoren in Betracht (s. auch Kapitel 2), die selbst in der Lage sind, Gonadotropine zu bilden, aber auch Hypothalamustumoren, wie Astrocytome und insbesondere Hamartome (1409). Die häufigste Ursache einer Pubertas praecox sollen Opticusgliome sein (159). Man geht davon aus, daß letztere dazu führen können, daß die hypothalamisch-hypophysäre gonadotropine Achse angeregt wird (947).

Hormonproduzierende Tumoren, hormonabhängige Tumoren

Hämangioblastom und Erythropoese. Ein klinisch eher seltenes und angesichts der Grunderkrankung zurücktretendes Phänomen ist die Polycythämie, die sich bei einigen Patienten mit einem Hämangioblastom findet und die auf eine direkte Erythropoetinbildung durch die Tumorzellen zurückzuführen ist (1444). Liegt also ein zystischer Kleinhirntumor vor, der stark Kontrastmittel anreichert und besteht eine Erhöhung von Hb und Erythrocytenzahl, ist indirekt schon die histologische Diagnose gesichert. Die Knochenmarksaktivität kommt nach Tumorentfernung rasch wieder auf das normale Niveau zurück. Es ist heute noch nicht klar, ob die Hormonbildung im Zusammenhang mit der Histogenese gesehen werden muß, da die Ursprungszellen des Hämangioblastoms noch nicht definiert sind. Man weiß allerdings, daß die Tumoren über das Erythropoetin hinaus auch andere Wachstumsfaktoren produzieren, so VEGF, FGF und TGF(1498).

Meningeome und Hormonregulation. Im Rahmen dieses Kapitels muß auch die seit langer Zeit bekannte Tatsache erwähnt werden, daß in einigen Fällen, Meningeome in der Schwangerschaft zu erheblicher Wachstumsbeschleunigung neigen (104) und dadurch auch zu akutem Hirndruck z. B. durch Einblutung oder Verlegung der Liquorwege bei Lokalisation im Bereich der Foramina Monroi oder in der hinteren Schädelgrube führen können. Man ging lange davon aus, daß diese schwangerschaftsassoziierte Beschleunigung der Proliferationsrate von Progesteron abhängig ist, da Meningeome viele Progesteronrezeptoren haben. Die Versuche, mit entsprechenden Antagonisten das Wachstum dieser Tumoren einzuschränken bzw. das Wachstum in vitro zu modulieren, sind allerdings wenig ermutigend verlaufen (656, 1237), so daß der Zusammenhang zwischen Progesteronrezeptoren und Zellproliferation eher in Frage gestellt werden muß. Man muß u. U. eher davon ausgehen, daß die Vielzahl der in der Schwangerschaft von der Placenta produzierten Wachstumsfaktoren, z. B. Insulin-like Growth Factor (IGF-1, IGF-2), Analoge des Epidermal Growth Factor (EGF) oder der Platelet derived growth factor (PDGF), wofür auf Meningeomen oder Meningeomzellen in Kultur Rezeptoren nachgewiesen werden konnten, an der raschen Größenzunahme bei Schwangerschaft beteiligt sind. Man sollte sich dieser Zusammenhänge bei der Beratung schwangerer Frauen mit einem bekannten Meningeom bewußt sein, da z. B. ein supraselläres Meningeom bei raschem Wachstum und möglicher Einblutung zu einer akuten Sehstörung bis zur Erblindung führen kann. In solchen Fällen ist eine engmaschige Kontrolle anzuraten, um ggf. auch während der Schwangerschaft den Tumor zu operieren.

Minus-Syndrome als Therapiefolge

Tumoren im Bereich der Sella, d. h. Opticusgliome, periselläre Meningeome, Germinome am Hypophysenstiel und hypothalamische Tumoren wie Hamartome können direkt oder als Therapiefolge zu Hormonstörungen führen, wobei dieser Aspekt ausführlicher im Rahmen der Sellatumoren abgehandelt wird (s. auch Kapitel 2, S. 265 ff). Zu den Therapiefolgen gehören die direkten Folgen der chirurgischen Therapie, die insbesondere bei Kindern nicht unerheblich sind (1148), aber auch Strahlenfolgen. Unter den direkten, operationsbedingten endokrinen Störungen nach Therapie von perisellären Läsionen mit Kompromittierung des Hypophysenstiels steht der Diabetes insipidus ganz im Vordergrund. Es handelt sich dabei um ein Syndrom das durch Fehlen einer funktionell relevanten ADH-Sekretion mit einem erheblichen Flüssigkeitsumsatz von bis zu 12 l/d einhergeht, wenn der Zustand nicht erkannt wird und unbehandelt bleibt. Die Patienten laufen sehr große Gefahr mit ihren Elektrolyten zu entgleisen und bedürfen sehr sorgfältiger Führung. Im Rahmen einer perioperativen Störung kann sich die Wasserregulation innerhalb weniger Tage wieder normalisieren. Kommt es zu einer dauerhaften Störung muß das ADH dauerhaft ersetzt werden. Als Medikament wird hierzu das synthetische ADH eingesetzt, wobei die Applikation auf Dauer mittels eines Nasensprays erfolgt, das von den Patienten selbst appliziert werden kann. Die Dosierung ist individuell und muß nach Stabilisierung des Defizits für jeden Patienten im Einzelfall ermittelt werden.

Insbesondere dann, wenn eine großvolumige Strahlentherapie im Rahmen von Erkrankungen angewendet wird, bei denen mit einer langen Überlebenszeit zu rechnen ist, gehört eine Störung der Hypothalamus-Hypophysenachse zu den möglichen Spätfolgen (1264, s. auch S. 156). Insbesondere trifft dies natürlich auf Prozesse zu, die anatomisch eine Beziehung zur Sella haben, aber auch Prozesse, die ein großes Bestrahlungsfeld erfordern wie ausgedehnte niedergradige Gliome (263, 830). Auch im Rahmen von prophylaktischer Ganzhirnbestrahlung bei Leukosen oder adjuvanter kraniospinaler Bestrahlung bei Medulloblastom oder anaplastischem Ependymom sind endokrine Störungen beobachtet worden.

Aufgrund der Inzidenz der Erkrankungen, die u. U. zu einer Ganzhirnbestrahlung führen, sind Bestrahlungsfolgen in der pädiatrischen Patientengruppe besonders augenfällig (s. auch Kapitel 6), also z. B. bei Patienten mit anaplastischem Ependymom, Medulloblastom und Germinom. Bei Kindern steht der Minderwuchs als isolierte Wachstumshormondefizienz mit konsekutiv niedrigem Somatomedin C im Vordergrund (47). Kombinationen mit anderen Hormonen, d. h. TSH oder Gonadotropinen, sind deutlich seltener, relativ stabil erscheint die adrenotrope Achse. Ein Wachstumshormonmangel wird bei Kindern in unterschiedlichen Serien bei 40–80 % der Patienten beobachtet und kann 6 Monate bis 5 Jahre nach der Behandlung festgestellt werden.

Bei Erwachsenen verhält sich die Verteilung der endokrinen Störungen nach Bestrahlung für Hirntumoren etwas anders (1364). Bei dieser Patientengruppe steht eine Beeinträchtigung der adrenalen Achse im Vordergrund, wobei diese subklinisch blieb und allein durch pathologische Stimulationstests ermittelt wurde (1364). Bei den Patienten dieser Studie war nur eine fokale Bestrahlung (36 Gy) erfolgt, wobei das Hypothalamus/Hypophysensystem im Strahlengang lag. In einer anderen Studie, in der eine Ganzhirnbestrahlung erfolgte und eine höhere Dosis appliziert wurde, traten hauptsächlich klinisch relevante gonadotrope und thyreotrope Störungen auf, die bis zu 7 Jahre nach der Bestrahlung festgestellt wurden (263). Interessanterweise scheint es nicht voraussagbar zu sein, welcher Patient in welchem Ausmaß mit einer endokrinen Störung auf eine cranielle Bestrahlung reagiert. Festzuhalten bleibt, daß bei Patienten nach einer craniellen Bestrahlung langfristig mit einer endokrinen Störung zu rechnen ist, und daß u. U. ein Endokrinologe zur fachgerechten Nachsorge mitherangezogen werden muß. In der Regel lassen sich die meisten Hormonstörungen heute medikamentös zufriedenstellend einstellen. Offen bleibt die Frage, ob der auch bei Erwachsenen oft zu bemerkende Wachstumshormonmangel substituiert werden sollte, da auch im Erwachsenenalter dieses Hormon mit der Lebensqualität und der körperlichen Leistungsfähigkeit verknüpft ist (320).

Gerinnungsstörungen
U. Schlegel

Patienten mit Gehirntumoren sind einem hohen Risiko ausgesetzt, tiefe Bein- und Beckenvenenthrombosen sowie Lungenembolien zu erleiden. Die Häufigkeitsangaben thrombembolischer Komplikationen bei Patienten mit malignen und benignen Gehirntumoren schwanken allerdings abhängig von der Erhebungsart beträchtlich:

In einer umfassenden Autopsie-Serie an über 300 Patienten mit primären intracraniellen Gehirntumoren lag die Rate thrombembolischer Veränderungen bei 27,8 % (682); dem gegenüber wurden in einer retrospektiven klinischen Analyse an über 1700 Patienten mit Meningeomen, Gliomen und cerebralen Metastasen thrombembolische Komplikationen nur bei 1,6 % der Patienten nachgewiesen (806). Dabei wurden jedoch ausschließlich klinisch **und** phlebographisch bzw. lungenszintigraphisch nachgewiesene Thrombembolien in einem Zeitraum von vier Wochen nach einer Gehirntumoroperation gewertet; Patienten mit bereits präoperativ aufgetretenen thrombembolischen Ereignissen wurden ausgeschlossen (806). Insgesamt dürfte die Häufigkeit thrombembolischer Komplikationen bei Patienten mit malignen Gehirntumoren bei ca. 15–40% liegen (234, 1175, 1212, 1213). Zahlreiche krankheits- und behandlungsbedingte Faktoren erhöhen die Disposition zu thrombembolischen Ereignissen, hierzu gehören:

1. Die Freisetzung prokoagulatorischer Substanzen während der Operation, in der postoperativen Phase, während einer Strahlen- und während einer Chemotherapie.
2. Bettlägerigkeit und Immobilität.
3. Reduzierte Muskelpumpe in einer paretischen Extremität.
4. Zentrale Kreislauf- und Vasomotorenregulationsstörungen (1379).

Weitere, primär nicht krankheitsassoziierte Risikofaktoren sind unter anderem Übergewicht, orale Antikonzeptiva und eine familiäre oder erworbene Thrombophilie, d. h. Thromboseneigung. Die pathophysiologischen Veränderungen im Gerinnungssystem bei intracraniellen Tumoren sind mannigfaltig; sie sind Gegenstand einer umfassenden Übersicht (1379). Ob bestimmte Tumorhistologien, z. B. Meningeome (806) oder bestimmte Tumorlokalisationen, z. B. eine hypothalamische Tumormanifestation (1211), ein zusätzliches Risiko bedingen, muß offen bleiben.

Von klinischer Bedeutung ist dagegen die Tatsache, daß zwei Drittel aller thrombembolischen Komplikationen in einem Zeitraum von sechs Wochen nach einer Craniotomie auftreten (1175), die Mehrheit hiervon wiederum in einem Zeitraum zwischen zehn Tagen und vier Wochen post OP (234, 806, 1491). Es gibt Hinweise darauf, daß die Mehrheit der thrombembolischen Komplikationen im Verlaufe der Besserung des neurologischen Zustandes und bei Einleitung einer postoperativen Therapie auftreten (234, 806).

Diagnostik

Aus gerinnungsphysiologischer Sicht sind bei Patienten mit Gehirntumoren keine weiteren als die üblichen präoperativen diagnostischen Maßnahmen erforderlich. Bei Patienten mit Hinweisen auf eine angeborene Thrombophilie (thrombembolische Ereignisse in der Vorgeschichte von Patienten unter 40, rezidivierende tiefe Venenthrombosen, positive Familienanamnese) empfiehlt sich bereits präoperativ die Bestimmung von Antithrombin III, Protein C, Protein S und Fibrinogen/Thrombinzeit zum Nachweis einer Dysfibrinogenämie sowie die Bestimmung der aktivierten partiellen Thromboplastinzeit (aPTT). Bei erworbenen Thrombophilien sollten neben der aPTT die Anticardiolipin Antikörper untersucht werden. Patienten mit angeborener oder erworbener Thrombophilie sind als Hochrisikopatienten für Thrombembolien anzusehen. Kritisch ist die Frage zu prüfen, wie umfangreich beim klinischen Verdacht auf eine tiefe Bein- oder Beckenvenenthrombose die Diagnostik bei einem Patienten betrieben werden muß, der einen malignen Gehirntumor hat. Die einzige sichere Nachweismethode ist die Phlebographie, zu der man sich jedoch nur dann entschließen würde, wenn daraus therapeutische Konsequenzen erwachsen (z. B. die Implantation eines V.-cava-Schirmes und/oder eine therapeutische Vollheparinisierung).

Prophylaxe und Therapie

Patienten mit Gehirntumoren, die operiert werden, erhalten eine Low-dose-Heparinisierung, Thrombosestrümpfe, krankengymnastische Übungstherapie und frühzeitige Mobilisierung. Alle Patienten, die keinem operativen Eingriff zugeführt werden, die jedoch aufgrund ihrer Gehirntumorerkrankung vorübergehend oder dauerhaft immobilisiert sind, müssen entsprechend behandelt werden. Dies gilt insbesondere für Patienten mit primären ZNS-Lymphomen oder anderen Gehirntumoren, bei denen eine Chemotherapie durchgeführt wird.

Prinzipiell besteht bei Patienten, die trotz dieser prophylaktischen Maßnahmen eine tiefe Bein- oder Beckenvenenthrombose erleiden, die Indikation zur therapeutischen Heparinisierung, d. h. zur intravenösen Heparintherapie mit dem Ziel, die partielle Thromboplastinzeit (PTT) auf das Eineinhalb- bis Zweifache des Ausgangswertes zu verlängern. Hierunter ist das Risiko einer Heparin-induzierten intracraniellen Blutung, zumindest ab dem 7. postoperativen Tag, gering (22, 240, 1008, 1491). Bei Tumoren, die bereits zu einer intracraniellen Blutung geführt haben, ist dies selbstverständlich nicht möglich. In diesem Falle muß man sich auf die Hochlagerung und Kompression der betroffenen Extremität bei Low-dose-Heparinisierung beschränken. Abhängig von der Gesamtprognose wäre dann die Indikation zur Implantation eines V.-cava-Schirmes zu stellen (1008). Bei therapeutischer Heparinisierung ist grundsätzlich zweimal pro Woche die Bestimmung der Thrombozytenzahl erforderlich, um eine Heparin-induzierte Thrombozytopenie rechtzeitig zu erkennen. Sollte diese auftreten, besteht die Indikation zu einer Antikoagulation mit Orgaran. Bei im Verlaufe der Erkrankung erlittener Thrombose oder Lungenembolie empfiehlt sich nach Abschluß der Vollheparinisierung bei Patienten mit malignen Gehirntumoren eine dauerhafte Prophylaxe mit Low-dose-Heparin oder besser mit einem niedermolekularen Heparinoid, z. B. mit Fragmin P als Einmalgabe subcutan. Ob dies bei Patienten mit malignen Gliomen und einer angeborenen oder erworbenen Thrombophilie ebenfalls notwendig ist, ist nicht untersucht, kann nach Auffassung des Autors jedoch erwogen werden.

Operative Therapie
M. Westphal

Die operative Therapie von primären Hirntumoren umfaßt die gesamte Neurochirurgie und übergreifend auch Bereiche des HNO-Fachgebietes und der ZMK-Chirurgie. Die Therapie richtet sich nach allgemeinen Grundsätzen der neurochirurgischen Operationslehre. Die Komplexität des chirurgischen Vorgehens richtet sich nach Art und Lage des Tumors sowie angestrebtem Ziel, d. h. ob eine radikale kurative Tumorentfernung möglich erscheint oder ob eine Entlastung zur Vorbereitung weiterer Therapieformen erfolgen soll. Wenn eine Entlastung erstes Therapieziel ist, wird soviel Gewebe gewonnen, daß sich aus einer sicheren Histologie weitere therapeutische Schritte ergeben. Ist das Vorgehen schon primär von der zu erwartenden Histologie abhängig und liegt der Tumor ungünstig, so kann zur Sicherung der Histologie eine stereotaktische Biopsie erfolgen, wonach die weiteren Optionen gegeneinander abgewogen werden (s. auch Kapitel 1, S. 75 ff). In manchen Fällen ist lediglich eine palliative Therapie möglich. Grundsätzlich steht bei der Indikation zur chirurgischen Therapie die Lebensqualität im Vordergrund, d. h. die bestehende und die zu erwartende. Ohne hier eine verkürzte neurochirurgische Operationslehre zusammenstellen zu wollen, soll im folgenden grundsätzlich auf die operativen Möglichkeiten und die Wertigkeit der operativen Therapie eingegangen werden. Dabei wird berücksichtigt, daß bezüglich einiger Tumorentitäten das operative Vorgehen zu anderen Verfahren in Konkurrenz steht.

Die Grundlagen der modernen Chirurgie der Hirntumoren wurden im Anfang dieses Jahrhunderts gelegt, wobei zunächst die exakte neurologische Diagnostik und Zuordnung von Funktion und Hirnregion mitentscheidend war. Zunehmende Erfahrung und technische Verbesserungen, Antibiotika, Medikamente gegen Krampfanfälle und andere begleitende Therapiemaßnahmen haben die neurochirurgischen Behandlungsmöglichkeiten von Hirntumoren ständig erweitert. Die Einführung des Operationsmikroskops und die Bildgebung durch die Computertomographie haben in den letzten 25 Jahre für eine neue Ära gesorgt. Schließlich ist die Kernspintomographie und die Lasertechnologie hinzugekommen, so daß Läsionen anatomisch exakt dargestellt und schonende Resektionen vorgenommen werden können. Danach hat die rasche Entwicklung der Datenverarbeitung und Bildgebung in den letzten Jahren Einzug in die moderne Neurochirurgie gehalten, so daß es zunehmend flankierende Maßnahmen gibt, die die operative Sicherheit erhöhen können, mit dem Erfolg, daß die moderne Neurochirurgie auf einem sehr hohen technischen Stand ist (1209).

In ausgesuchten Fällen können so die Grenzen der Indikationsstellung immer weiter hinausgeschoben werden, indem z. B. durch 3D-Darstellung der Tumor in seiner Lagebeziehung zu funktionellen Zentren dargestellt werden kann und so die Planung erleichtert wird. Die Funktionalität der Randzone eines Tumors kann durch funktionelles MRT untersucht werden (765). Im Rahmen einer ausführlichen präoperativen Diagnostik ist es z. B. möglich, daß die corticale Funktionsanalyse (mapping) mit einer dreidimensionalen Rekonstruktion der Bildgebung verschmolzen werden kann und somit ein Bild der Läsion und der darum lokalisierten Funktionen entsteht. Eine solche Analytik erlaubt für jeglichen Tumor, sei es ein hirneigenes Gliom, eine tiefliegende Metastase oder eine ungünstig gelegene Gefäßmalformation eine optimale Operationsplanung. Solche Untersuchungen sind allerdings sehr zeitaufwendig und an teure Gerätschaften mit dediziertem Untersuchungspersonal gebunden (z. B. Biomagnetometer), so daß solche Untersuchungen noch lange nicht in die tägliche klinische Praxis aufgenommen werden können, was in der Regel auch nicht notwendig ist. (1140).

In einigen Fällen kann es sinnvoll sein, die präoperativ gewonnenen Bildinformationen für eine stereotaktische Führung während der Operation hinzuzuziehen, wobei dies in der Regel aber ebenfalls nicht notwendig ist. Die tägliche klinische Praxis dieser Methode hat gezeigt, daß der technische Aufwand nur bei einer kleinen Gruppe von Läsionen gerechtfertigt ist. Dazu gehören Tumoren der Schädelbasis, die wichtige Strukturen beinhalten und deren Nähe der Operateur z. B. anhand einer intraoperativen Einspielung der Bildinformation in Beziehung zur bis dahin erfolgten Resektion erkennen kann. Tiefer liegende Prozesse in den Hemisphären können zwar auch so genau angepeilt werden, wobei aber die Massenverschiebung nach Ablassen von Liquor bei der Operation zu einer erheblichen Verschiebung führen kann. Viel eher sind in solchen Fällen die neuen Ultraschallgeräte mit kleinen Schallköpfen gut dazu geeignet, intraoperativ direkt im Hirn auch kleine tiefer liegende Läsionen sicher aufzufinden (804, 1342).

Eine weitere Maßnahme, die die operative Sicherheit erhöhen, kann ist das elektrophysiologische Monitoring mit evozierten Potentialen, was allerdings auch wieder eingeschränkt für definierte Prozesse, z. B. Hirnstammtumoren und Prozesse an Hirnnerven, sinnvoll sein kann (943a, 877, 1258).

Abgesehen von vielen technischen Möglichkeiten und Zusatzoptionen gilt allerdings grundsätzlich, daß die neurochirurgisch/operative Behandlung der meisten neuroonkologischen Krankheitsbilder mittlerweile in der modernen Neurochirurgie standardisiert ist und flächendeckend sicher und einheitlich gehandhabt wird. Die zuvor ausgeführten ständigen Erweiterungen der technischen Möglichkeiten dienen hauptsächlich der Erweiterung des Indikationsspektrums auf bisher nicht oder nur unzureichend behandelbare Läsionen, wobei kritisch anzumerken ist, daß immer kleinere Fortschritte immer teurer erkauft werden müssen und nicht immer gerechtfertigt werden können.

Supratentorielle hirneigene Tumoren, Gliome

In der operativen Therapie der hirneigenen Tumoren haben sich die operationstechnischen Möglichkeiten beständig erweitert, doch sind die Fragen, nach denen die Indikation zur Therapie entschieden wird, immer die gleichen. Insbesondere muß man sich bei der Indikation zur chirurgischen Therapie der Gliome immer wieder vor Augen führen, daß diese Tumoren aufgrund ihres erheblichen Potentials zur diffusen Infiltration des umgebenden Gehirns oft über die Grenzen der Bildgebung hinaus im eigentlichen Sinn fast nicht heilbar sind (460b).

Neue Perspektiven ergeben sich einerseits aus der beständig fortscheitenden diagnostischen Technik und den damit zunehmenden Möglichkeiten, präoperativ die funktionelle Bedeutung eines erkrankten Hirnareals zu bestimmen. Zu den bereits etablierten sowie aktuellen Weiterentwicklungen rechnet man das Operationsmikroskop mit optimaler Ausleuchtung, die stereotaktische Führung und darauf aufbauende Verfahren der Neuronavigation, verschiedene Typen von Laser und das offene MRT, in dem unter Bildkontrolle ein Patient operiert werden kann. Auch Operationen an wachen Patienten, wie sie in der Anfangszeit der Neurochirurgie üblich waren, werden wieder ausgeführt, um die Funktion eines Hirnareals aus dem ein Tumor herausoperiert werden soll zu testen „awake craniotomy" (522, 1003). Der Stellenwert der chirurgischen Therapie muß anhand der einzelnen Tumorentitäten und Grade erörtert werden.

Indikation zur chirurgischen Therapie

Die Indikation zur chirurgischen Therapie ergibt sich z. T. aus den Symptomen oder aus einer vitalen Bedrohung. Eine symptomatische Indikation sind Anfälle (s. Kapitel 1, S. 101) oder ein fokales neurologisches Defizit. Eine vitale Indikation ist eine akute Massenverschiebung mit konsekutiver Bewußtseinstrübung. In letzterem Falle kann auch keine andere Behandlungsmöglichkeit eingesetzt werden, da eine rasche Volumenreduktion erreicht werden muß. Handelt es sich um einen cystischen Tumor kann zunächst eine Bohrlochtrepanation und Zystenpunktion erfolgen, wodurch eine rasche Entlastung erreicht wird und Zeit für weitere Diagnostik zur Verfügung steht. Eine Kontraindikation zur chirurgischen Therapie ergibt sich aus unserer Sicht bei ausgedehnten Prozessen der Mittellinie bzw. des Balkens (Abb. 1.**34**) oder offensichtlich malignen Prozessen, die sich weit in der dominanten Hemisphäre ausgedehnt haben und die insbesondere bei höherem Lebensalter nicht mehr zu beeinflussen sind. Insbesondere gehören zu dieser Gruppe auch die Prozesse, die die ganze He-

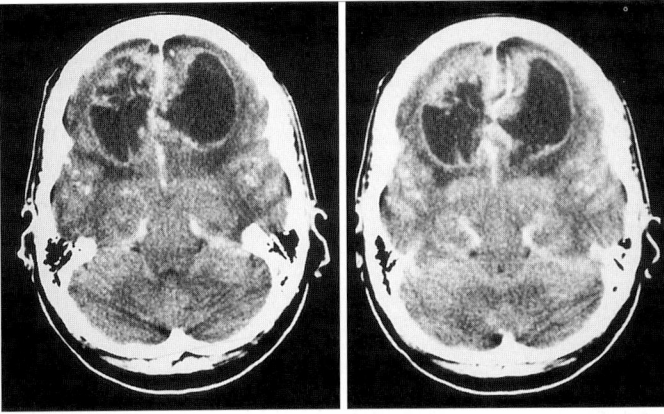

Abb. 1.34 Computertomogramme einer 35jährigen Patientin mit einer kurzen Anamnese zunehmender Müdigkeit und Bewußtseinstrübung aufgrund eines bifrontalen hirneigenen Tumors. Eine beidseitige Cystenpunktion brachte eine kurzfristige Besserung und aus dabei gewonnenem Gewebe wurde die Diagnose eines Glioblastoms gestellt. Die Patientin ist wenige Tage nach Diagnosestellung verstorben.

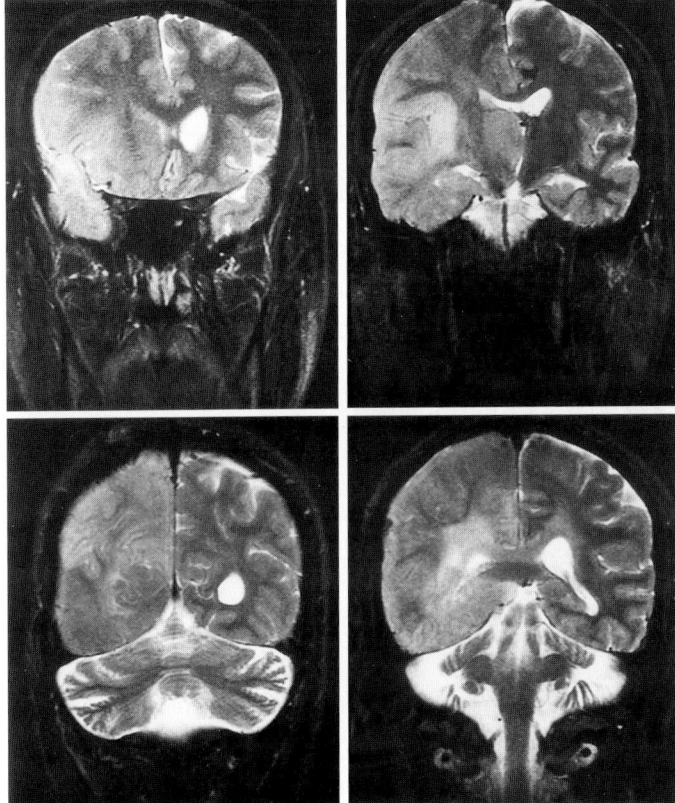

Abb. 1.35 T_2-gewichtete, weit auseinander liegende Schichten eines 45jährigen Patienten, bei dem eine Auftreibung der gesamten rechten Hemisphäre zu sehen ist. Bei diesem Patienten ist keine histologische Sicherung erfolgt, da sich daraus keine therapeutischen Konsequenzen ergeben hätten.

misphäre betreffen und als Gliomatose anzusehen sind (Abb. 1.**35**).

Wird unter Berücksichtigung der o.a. Einschränkungen eine Operationsindikation gestellt, so profitieren nach allgemeinem Konsens eine Vielzahl von Patienten von einer Cytoreduktion, deren klinische Relevanz von Salcmann und anderen zusammengestellt worden ist (25, 1113). Die Cytoreduktion wird allerdings, insbesondere bei Patienten im höheren Lebensalter durchaus kontrovers diskutiert (688).

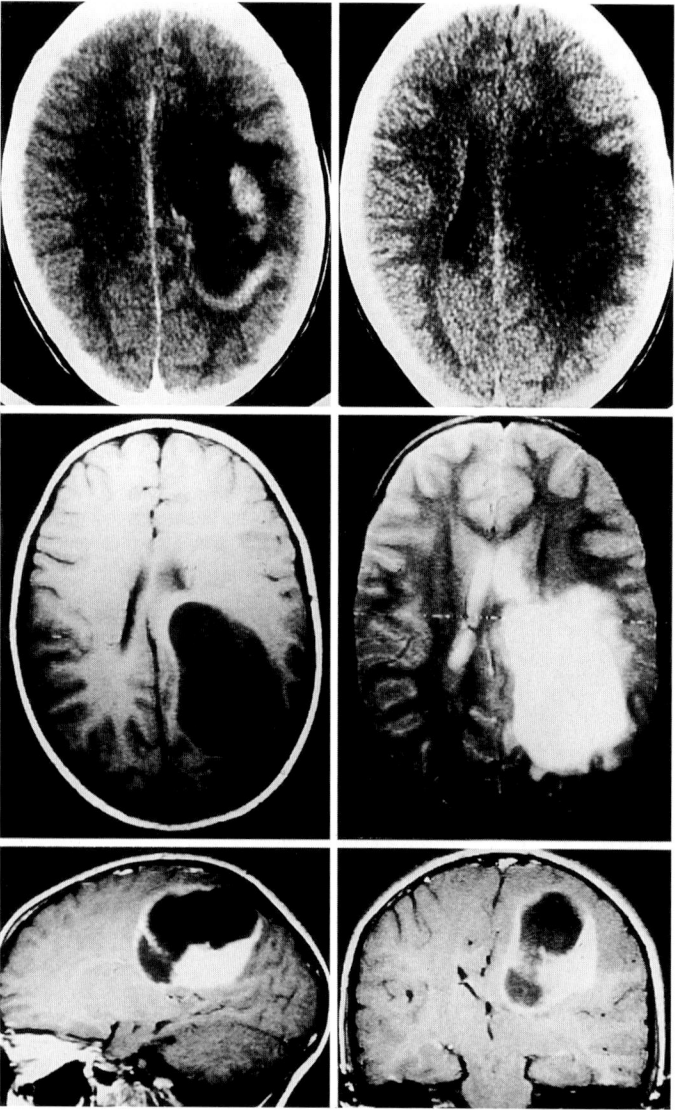

Abb. 1.36 Computertomogramme mit Kontrastmittel (oben) und Kernspintomogramme einer erwachsenen Patientin mit einem großen, cystischen pilozytischen Astrocytom, das chirurgisch vollständig entfernt werden konnte.

Astrocytom WHO Grad I, pilocytisches Astrocytom

Bei dieser Tumorentität handelt es sich um einen eigentlich kindlichen Tumor, der aber auch im höheren Lebensalter noch vereinzelt auftreten kann. Diese Tumoren sind zu einem großen Teil zystisch (Abb. 1.36) und zu einem größeren Teil chirurgisch kurativ behandelbar (als einzige Gliome). Da diese Tumoren oft gut umschrieben sind und in anatomisch kritischen Regionen wie Hypothalamus auftreten können, wird eine größere Zahl dieser Tumoren auch stereotaktisch radiochirurgisch behandelt (s. auch Kapitel 1, S. 152/ 153). Zumeist finden sich diese Tumoren mittelliniennahe oder cerebellär, insbesondere bei Kindern. Bei den temporal gelegenen Prozessen ist eine möglichst radikale Entfernung vonnöten, um das meistens bestehende symptomatische Anfallsleiden günstig zu beeinflussen bzw. zu heilen. Dabei ist u. U. nach epilepsiechirurgischen Kriterien auch der epileptogene Fokus im nichttumorösen Randbereich mitzuentfernen (s. auch Kapitel 1, S. 101 ff).

Die Ergebnisse der offenen chirurgischen Therapie der pilocytischen Astrocytome sind gut. In kritischen Regionen, z. B. Hirnstamm, Opticus, Hypothalamus, Pinealis kann durch den CO_2-Laser eine schonende, komplette Resektion erreicht werden. Im Bereich des Hirnstammes gilt dies allerdings nur für die soliden, exophytischen Tumoren. Insbesondere bei Kindern gibt es die Notwendigkeit aufgrund einer symptomatischen Indikation in kritischer Lage lediglich eine Teilresektion durchzuführen, wonach der verbliebene Rest sich oft über Jahrzehnte ruhig verhält. Es wird allgemein empfohlen, den cystischen Teil mitzuentfernen.

Eine therapeutisch und prognostisch eigene Entität stellt das Opticusgliom dar (590–592 s. auch Kapitel 2, S. 251 ff). Teilaspekt der Operation von Opticusgliomen ist die Sicherung der Histologie in Abgrenzung zu Craniopharyngeomen, Germinomen oder Lymphomen. Die chirurgische Therapie steht auch nach vielen Untersuchungen im Vordergrund bei diesen Tumoren und ist in ihrem Wert unumstritten (592, 1410). Unterschiedlich ist die Bewertung von Tumorresten, die bei diesen den Hypothalamus, den Tractus opticus oder das Chiasma mitbeteiligende Tumoren fast regelhaft bestehen bleiben. Insbesondere bei älteren Kindern (> 7 Jahre) kann zunächst zugewartet werden, um die Entwicklung des Tumorrestes zu beobachten. Kommt es zu einem weiteren Progress, kann nochmal operiert werden oder Chemotherapie (592) oder Bestrahlung (1410) gegeben werden. Die Zurückhaltung einiger Autoren gegenüber der Strahlentherapie ergibt sich aus einer z. T. hohen Rate an endokrinologischen Störungen oder intellektuellen Auffälligkeiten bei bestrahlten Kindern und insbesondere der hohen Rate (10%) an sekundären malignen Astrocytomen im Bestrahlungsfeld (592).

Differenzierte Gliome, WHO Grad II
Astrocytome

Die differenzierten Astrocytome können histologisch nach der WHO-Klassifikation (s. auch Kapitel 1, S. 10) noch unterteilt werden in fibrilläre, protoplasmatische und gemistozytäre Tumoren. Präoperativ müssen die Tumoren bezüglich der Indikation zur chirurgischen Therapie aber zunächst von der Lage, der Symptomatik und der Abgrenzung unterschieden werden. Wie im Abschnitt über die Bildgebung erwähnt wurde (s. auch Kapitel 1, S. 59) haben diese Tumoren bildgebend eine sehr unterschiedliches Erscheinungsbild. Dabei unterscheiden sich zunächst die Tumoren voneinander, die sich im CCT als hypodense Zone darstellen, von denen, die sich im CCT fast überhaupt nicht darstellen lassen, sondern nur kernspintomographisch erkennbar sind. Darüber hinaus unterscheiden sich die gut abgegrenzten Tumoren von denen, die diffus große Teile der Hemisphäre durchwachsen, ohne dabei aber zu einer größeren Raumforderung zu führen. Letztere sind keiner chirurgischen volumenreduzierenden Therapie zugänglich. Sie werden allenfalls stereotaktisch zur Sicherung einer Diagnose biopsiert und je nach Einstellung des behandelnden Zentrums teilweise einer Strahlentherapie zugeführt. Eine schlüssige kontrollierte Studie über den Wert der Strahlentherapie bei diesen diffusen, niedriggradigen Gliomen gibt es derzeit noch nicht, wobei retrospektive Analysen den Wert eher in Frage stellen (1074).

Chirurgische Therapie. Naturgemäß ist die chirurgische Therapie der niedergradigen Gliome ein anspruchsvolles Kapitel der Neurochirurgie. Die Patienten sind oft jung, die Tumoren haben eine gute Prognose mit langen Überlebenszeiten, aber die Tumoren selbst sind oft schlecht vom Hirn abgegrenzt und im Gegensatz zum pilocytischen Astrocytom meist diffus infiltrativ. Es ist schon darauf hingewiesen worden, daß es mittlerweile möglich wird, präoperative Funktionsanalysen zu machen, und es ist diese Tumorgruppe, für die diese Verfahren wahrscheinlich am sinnvollsten sind (93). Nicht zu vergessen ist allerdings die Tatsache, daß auch in den Randbereichen eines Tumors noch funktionelles Hirngewebe enthalten ist und somit durchaus eine Überlappung von Tumor und präoperativ lokalisierter Funktion bestehen kann (1004).

Die Indikation zur operativen Therapie ergibt sich aus der klinischen Symptomatik, der Raumforderung und der Lage des Tumors zu funktionell wichtigen Zentren. Der Wert der Tumorreduktion ist anhand mehrerer Studien belegt (786, 1074, 1306), deren Nachteil allerdings darin besteht, daß es sich um retrospektive Analysen handelt (1170). Nach diesen Studien ist die Überlebenszeit direkt korreliert mit dem Ausmaß der Resektion und dem Lebensalter der Patienten, die eine bessere Prognose haben, je jünger sie sind.

Nachdem aufgrund einer erheblichen Raumforderung, einem schwer einstellbaren Anfallsleiden oder einem neurologischen Defizit infolge indirekter Kompression durch den Tumor die Indikation zur Operation gestellt wurde, sollte in kritischen Regionen noch der Versuch einer corticalen Funktionsanalyse gemacht werden (Abb. 1.**37**, 522). Mit den heutigen mikrochirurgischen Instrumenten, moderner Operationstechnik und der zur Verfügung stehenden kumulativen Erfahrung (s. auch 1517), kann dann auch in eloquenten Regionen weitgehend reseziert werden (Abb. 1.**38**, 1536). Intraoperativ wird man dabei die natürlichen Spalträume, d. h. Sulci bis nahe an die Läsion heran ausnutzen und mit möglichst kleinen Corticotomien auszukommen versuchen. Die intraoperative Führung erfolgt in vielen Kliniken mittels Ultraschall.

Umschriebene, idealerweise sphärische Prozesse eignen sich für eine alternative Methode, nämlich die stereotaktische Biopsie mit anschließender Radiochirurgie. Diese erfolgt entweder durch Implantation einer Strahlenquelle, meist 125-I, anläßlich der stereotaktischen Biopsie und Sicherung der Histologie oder im Anschluß daran durch eine fokussierte Bestrahlung mit dem Linearbeschleuniger oder einem Gamma-Knife (s. auch Kapitel 1, S. 152).

Oligodendrogliome

Oligodendrogliome sind oft schon präoperativ aufgrund von im CCT sichtbaren Verkalkungen zu vermuten (Abb. 1.**39**). Makroskopisch erkennt man sie bei der Freilegung an der oft abgeblaßten Erscheinung, wobei diese Tumoren oft einen Gyrus imitieren und dabei auch oft besser abgegrenzt sind als ein niedriggradiges Astrocytom oder die oligoastrozytäre Mischform. Operativ geht man nach denselben Prinzipien vor wie bei den anderen hirneigenen Tumoren. Aufgrund der sulkalen Wuchsform ist der Tumor oberflächlich gelegentlich rundherum von Sulci begrenzt, wodurch sich klare Resektionsgrenzen ergeben. Die Verkalkungen bestehen aus intrazellulärem Mikrokalk, so daß man diesen intraoperativ nicht erkennen kann, und er auch in keiner Weise eine Orientierungshilfe sein kann.

Der Wert der chirurgischen Therapie insbesondere bei Oligodendrogliomen als histologische Untergruppe ist in einigen, leider nur retrospektiven Analysen untersucht (758, 985, 1272). Bei weitgehender Resektion haben Patienten mit einem niedergradigen Oligodendrogliom eine gute Prognose wobei die 5-Jahres-Überlebensrate bei 75% liegt. Da z. B. frontal großzügiger operiert wird als z. B. parietal, ist die Region in der sich der Tumor befindet anscheinend ein wesentlicher prognostischer Parameter, denn bei frontaler Lage ist es wohl so, daß der WHO-Grad eigentlich keine Rolle spielt im Gegensatz zu anderen Regionen (758). Indirekt wird dadurch eine aggressive Resektion gestützt. Ein weiterer günstiger Parameter ist wieder ein jüngeres Lebensalter. Ungeklärt ist aufgrund der Studien der Wert der Radiotherapie. Obwohl in einigen Studien von regelhafter Bestrahlung insbesondere höhergradiger Tumoren berichtet wird (1450) (s. unten), gibt es Hinweise darauf, daß die Strahlentherapie nach makroskopisch vollständiger Resektion keinen statistisch gesicherten Effekt bringt (758, 985).

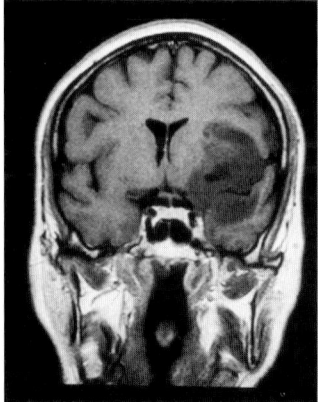
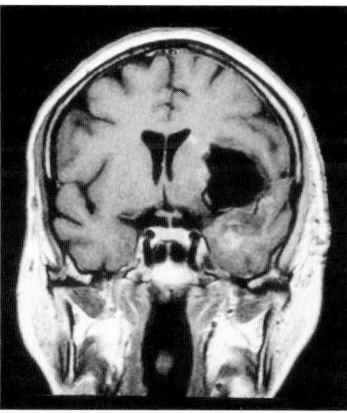

Abb. 1.37 Vergleichbare prä- und postoperative Schichten einer Kernspintomographie einer 43jährigen Patientin mit einem histologisch gesicherten Astrocytom WHO Grad 2. Die Resektion konnte aufgrund der eindeutigen Konsistenzunterschiede bis nach medial makroskopisch „radikal" ausgeführt werden.

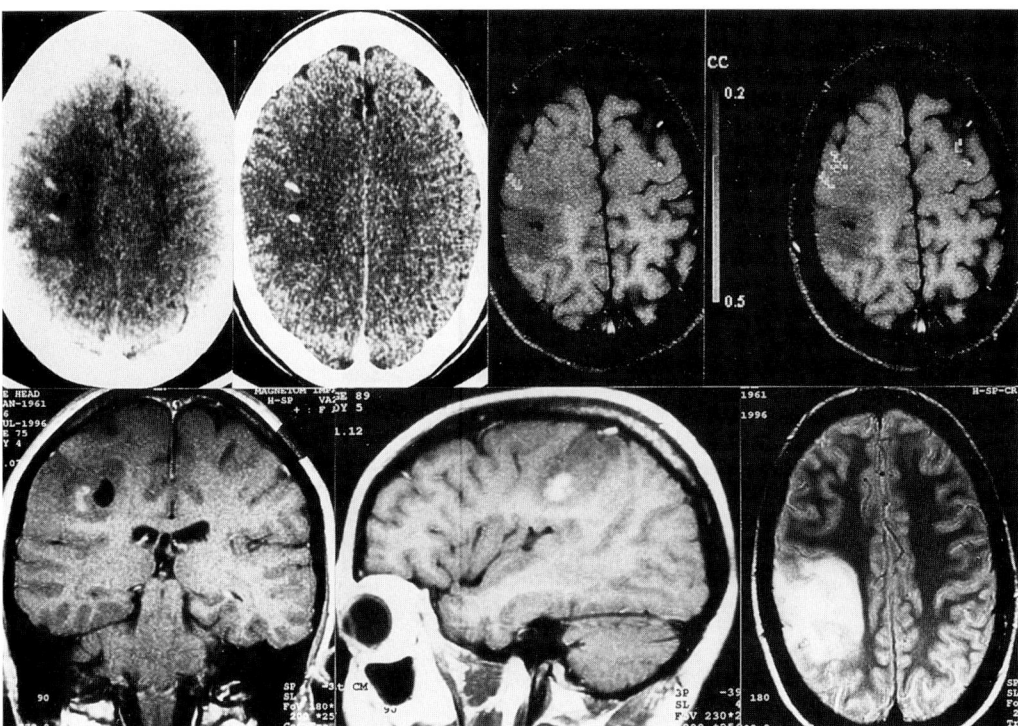

Abb. 1.38 Computertomogramme einer 38jährigen Patientin mit einem erstmaligen cerebralen Krampfanfall (oben links). Zusätzlich angefertigte Kernspintomogramme (untere Reihe) lassen vermuten, daß der Tumor in der Zentralregion liegt. Ein funktionelles MRT (oben rechts) zeigt hingegen, daß der Gyrus praecentralis vor dem Tumor liegt, so daß eine großzügige Biopsie des intraoperativ kaum abgrenzbaren Tumors möglich war. Histologisch handelt es sich um ein Mischgliom mit beginnender Anaplasie, also am Übergang zu WHO Grad 3.

Anaplastische Gliome (WHO Grad III)
Astrocytome, anaplastische Mischgliome

Klinisch ist zwischen dem WHO Grad II und III eine bedeutende Grenze für die Tumoren der astrozytären Reihe. Die Tumoren der WHO Grade III und IV werden auch als höhergradige Tumoren bezeichnet und haben eine wesentlich schlechtere Prognose als die niedergradigen Tumoren, wobei auch zwischen Grad III und IV ein erheblicher prognostischer Sprung ist (191b, 1187–1189b). Die chirurgische Therapie ist immer wieder in ihrem absoluten Stellenwert umstritten und ist sicher nur Teil einer multimodalen, multidisziplinären Behandlung (1187, 1474).

Vorausgesetzt, es besteht keine Kontraindikation zur chirurgischen Therapie, ist das Ziel auch bei den höhergradigen Gliomen die möglichst weitgehende Entfernung. Die Operationstechnik unterscheidet sich prinzipiell nicht von den niedergradigen Gliomen. Mehrere Studien gehen davon aus, daß die Prognose mit dem Ausmaß der Resektion korreliert (94, 1291), wobei andere Studien eine Korrelation mit dem Tumorrest sehen, was zunächst nur wie eine andere Bewertung der Radikalität erscheint (971, 1456), aber die tatsächliche „Tumorlast" eines Patienten realistisch und vergleichbar mit anderen onkologischen Zusammenhängen beschreibt.

Durch eine weitgehende Massenreduktion werden optimale Voraussetzungen geschaffen für die nachfolgenden Therapien. Aktuelle Zusammenstellungen zeigen, daß die Kombination mit Strahlentherapie oder/und Chemotherapie bessere Ergebnisse hat, wenn die Tumorentfernung möglichst radikal ist. Die Resektion selber hat ein durchaus vertretbares Morbiditätsrisiko (245).

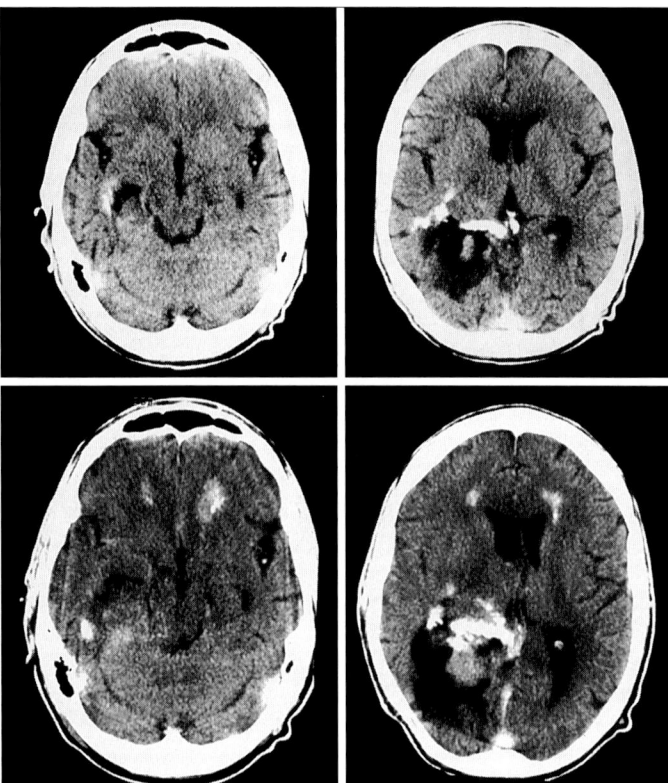

Abb. 1.**39** Computertomogramme im Verlauf bei einem 32jährigen Patienten mit einem typischen Oligodendrogliom. Man erkennt die typischen Verkalkungen im postoperativen Resttumor, aber gleichzeitig auch im Verlauf nach der Teilentfernung die Ausbreitung durch die gesamte Hemisphäre in relativ kurzer Zeit.

Anaplastische Oligodendrogliome

Diese Tumoren stellen eine besondere Entität dar weil man für diesen dem WHO Grad III zugerechneten Tumor eine effektive Chemotherapie mit Procarbazin, CCNU und Vincristin zur Verfügung hat (s. auch Kapitel 1, S. 165). Wie für fast alle anderen Therapien in der Onkologie gilt aber auch hier, daß die Tumoren möglichst weitgehend entfernt werden sollten. Hat ein malignisierter Tumor die Dura invadiert, sollte diese exzidiert oder zumindest koaguliert werden. Im Gegensatz zu den Tumoren WHO Grad II sind die Tumoren schlechter abgegrenzt und können zur diffusen Ausbreitung neigen, s. Abb. 1.**39**. Im Sinne der Glaubwürdigkeit der PCV-Therapie sollte dazu gesagt werden, daß reine, anaplastische Oligodendrogliome recht selten sind und anaplastische Mischgliome viel häufiger sind, wobei wohl die astrozytäre Komponente den Verlauf bestimmt.

Glioblastom (Astrocytom oder astrozytärer Tumor WHO Grad IV)

Ein Glioblastom kann oft schon aufgrund der Bildgebung, des Lebensalters und der Anamnese vermutet werden (s. Abb. 1.**40**), s. auch Kapitel 1, S. 156 ff). Differentialdiagnostisch kommen präoperativ Metastasen in Betracht oder gelegentlich auch ein Hirnabszeß. Der Verlauf der Erkrankung ist durch eine Operation allein allenfalls kurzfristig beeinflußbar, wenn es darum geht, akuten Hirndruck zu beseitigen. Die operative Morbidität und Mortalität ist mit 8 bzw. 2,7 % vertretbar niedrig (1187). Über den Wert der chirurgischen Therapie beim Glioblastom gibt es reichlich Zusammenstellungen, wobei insgesamt die Schlußfolgerung gezogen wird, daß die Radikalität der Resektion mit der Überlebenszeit positiv korreliert (1291). Man muß dabei berücksichtigen, daß das Lebensalter, die Lage des Tumors und der präoperative Karnofski-Performance-Score eine wesentliche Rolle spielen, wobei jüngere Patienten eine deutlich bessere Prognose haben. Darüber hinaus

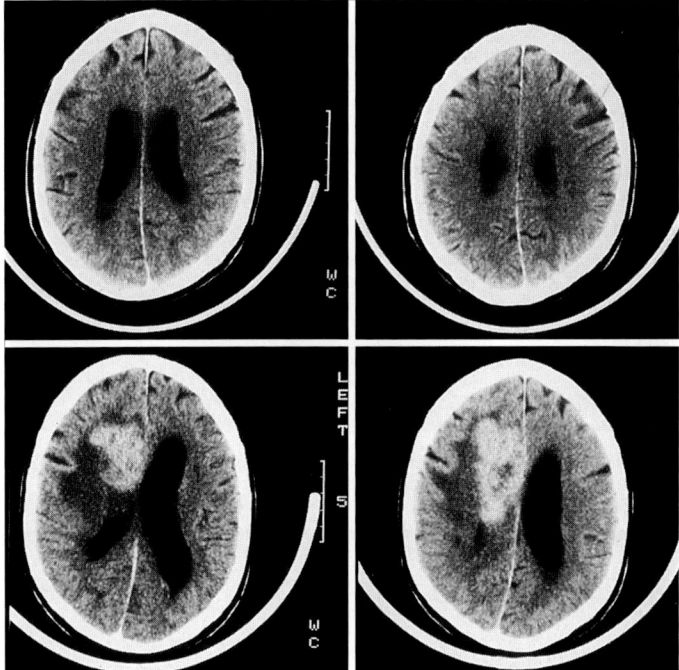

Abb. 1.**40** Computertomogramme eines 54jährigen Patienten mit einer kurzen Anamnese von Orientierungsstörungen. Bei dem Patienten war nach einem Bagatelltrauma zufällig sechs Monate vor dieser Symptomatik eine Computertomographie gemacht worden, die einen unauffälligen Befund zeigte (oben). Die typische Bildmorphologie und kurze Anamnese läßt bereits präoperativ ein Glioblastom vermuten und dies wurde bei der weitgehenden Entfernung vor Radiatio histologisch bestätigt.

können jüngere Patienten in einem guten Allgemeinzustand aggressiver therapiert werden. In diesem Zusammenhang bereitet eine weitgehende Resektion lediglich die weiteren Therapien vor (402).

Trotz des potentiell kurzfristig positiven Effektes der chirurgischen Therapie ist bei einer größeren Zahl der Tumoren eine Indikation zur operativen Therapie sehr relativ oder nicht zu stellen, da die Tumoren aus ihren scheinbar normalen gesunden Randbereichen sofort unvermindert weiterwachsen (s. Abb. 1.**41**). Die Entfernung eines Tumors kann z. B. im frontalen Bereich oder rechts temporal großzügig in der ödematösen Marklagergrenze erfolgen. In Regionen, die in der Nähe funktionell wichtiger Zentren sind, erfolgt die Resektion von innen heraus zumeist durch Absaugen und z. T. unter Zuhilfenahme von einem Ultraschallaspirator.

Für die Indikation zur operativen Therapie des GBM steht unbedingt der Grundsatz im Vordergrund, dem Patienten nicht zu schaden, da man ihm langfristig auch kaum nützen kann. Dies steht im Gegensatz zu den niedriggradigen Tumoren, wo eine Heilung oder längerfristige Krankheitskontrolle erreicht werden kann und ein Patient dafür nach entsprechender Aufklärung ein vertretbares Risiko einer Funktionseinbuße einzugehen bereit ist. Alternativ besteht die Möglichkeit, einen Tumor lediglich stereotaktisch zu biopsieren und danach zu bestrahlen bzw. zu chemotherapieren. Es besteht außerdem die Möglichkeit, einen Tumor durch PET und SPECT in seiner Physiologie zu charakterisieren und so Voraussagen über Stoffwechselaktivität, regionale Durchblutung und Permeabilität für Chemotherapeutika zu machen (193). Bei Gliomen, die diffus den Balken durchsetzen, kann man durchaus vertreten, keine therapeutischen Maßnahmen zu ergreifen (Abb. 1.**42**).

Rezidivoperationen für Gliome

Bei allen abgehandelten Tumorentitäten muß davon ausgegangen werden, daß die Erkrankung trotz makroskopisch weitgehender Entfernung rezidiviert bzw. daß aus den mikroskopisch in der Infiltrationszone verbliebenen Resten, neue Tumormassen nachwachsen. In einem solchen Falle stellt sich die Frage nach der Rezidivoperation. Bei niedergradigen Tumoren ist die Frage nach einer Rezidivoperation meist positiv zu beantworten

132　1. Diagnostik, Klinik und allgemeine Therapie

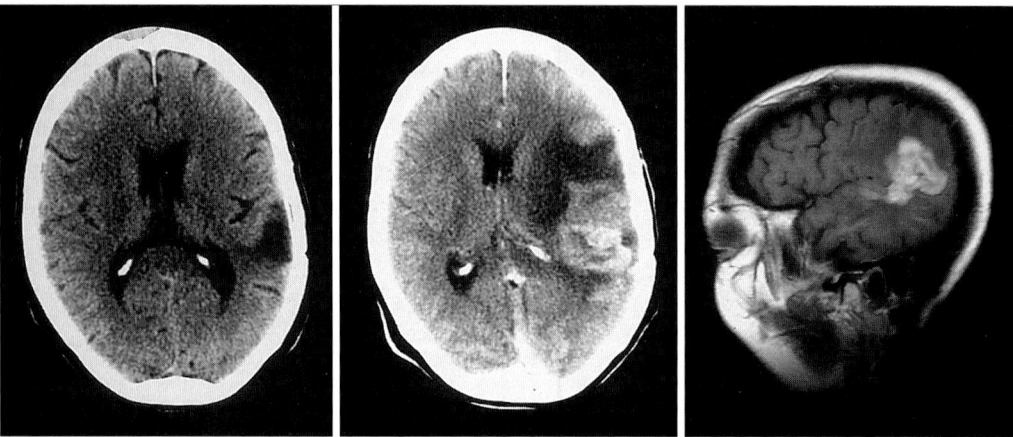

Abb. 1.**41**　Rezidiv eines im linken Gyrus angularis gelegenen Glioblastoms, welches sich noch weitgehend der Resektion (linkes Bild) vom OP-Defekt ausgehend weiter ausgebreitet hat (Mitte und rechts).

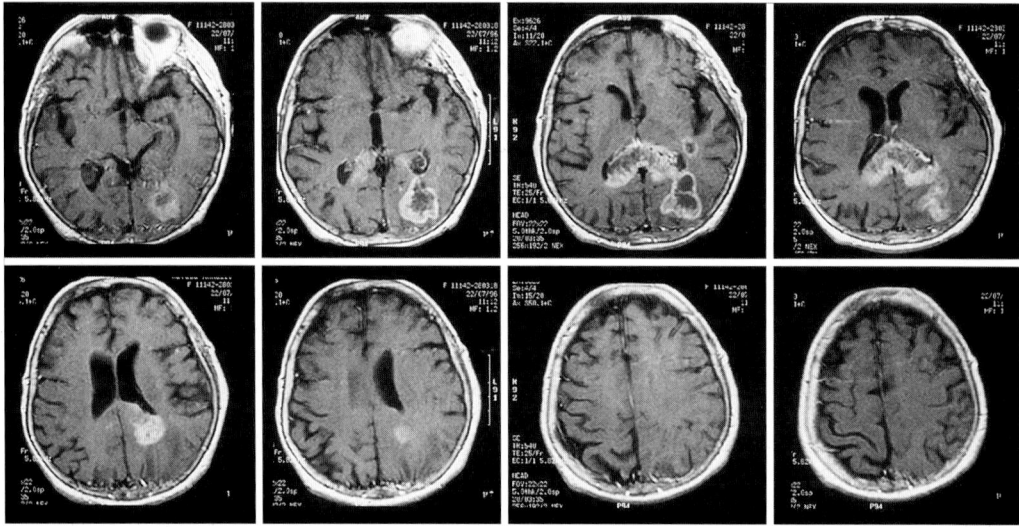

Abb. 1.**42**　Hochgradig invasives Glioblastom, welches von occipital gegen den Balken vorgewachsen ist und sich nach Erreichen desselben in dieser optimalen Matrix rasch entlang der Fasern ausgebreitet hat.

(1080). In vielen Fällen entwickelt sich der Tumor erneut in die alte Resektionshöhle hinein und kann mit einem ähnlichen Risiko wie bei der Erstoperation entfernt werden. Auch wenn der Tumor insgesamt an Größe zugenommen hat und sich weiter in des Gehirn ausgedehnt hat, kann eine Massenreduktion „debulking" gerechtfertigt sein, um zusätzliche Lebenszeit zu gewinnen. Inwiefern Rezidivoperationen auch aus epilepsiechirurgischer Sicht gerechtfertigt sein können, wird im Detail an anderer Stelle abgehandelt (s. auch Kapitel 1, S. 101 ff). Insbesondere muß bei der Indikation zur Rezidivoperation niedriggradiger Gliome berücksichtigt werden, daß das Rezidiv bzw. der sichtbar werdende Progress in einem beträchtlichen Anteil schon Anzeichen einer beginnenden Anaplasie zeigt (s. auch Kapitel 1, S. 11) und somit weitere Therapiemodalitäten zur Anwendung kommen können. Ausgenommen hiervon sind die pilocytischen Astrocytome (WHO Grad I) die bei dem Auftreten eines Rezidivs oder bei Wachstum eines bekannten Resttumors nur extrem selten in eine höhergradige Form übergehen. Insofern dient die Re-Operation sowohl der erneuten Cytoreduktion und Raumschaffung, aber auch der erneuten histologischen Bewertung zur Entscheidungsfindung für Chemotherapie oder/und Strahlentherapie.

Die Indikation zur Rezidivoperation bei höhergradigen Tumoren ergibt sich aus dem zu erwartenden Gewinn an Lebensqualität. Da die Strahlentherapie und Chemotherapie oft schon ausgeschöpft sind, bleibt die Massenreduktion die einzige Möglichkeit. International bestehen durchaus unterschiedliche Auffassungen über die Wertigkeit einer Rezidivoperation, – nicht zuletzt aus dem Grunde, daß unterschiedliche volkswirtschaftliche Leistungsfähigkeiten bestehen und der Wert der Lebensverlängerung unterschiedlich eingeschätzt wird (z. B. 50000 US$ als adäquater „Preis" für ein Jahr Lebensverlängerung, 520). Unter der ganz unbestrittenen Prämisse, daß ein anaplastischer hirneigener Tumor chirurgisch nur in ganz seltenen Ausnahmefällen heilbar ist, kann eine Rezidivoperation gerechtfertigt sein, wenn der Patient in gutem Zustand ist und der Tumor ohne weiteren Verlust von Lebensqualität nocheinmal weitgehend zu entfernen ist. Ebenso ist es möglich, daß es sich bei dem vermeintlichen Rezidiv um eine Strahlennekrose handelt, die zwar präoperativ anhand metabolischer Untersuchungen differenziert werden könnte (s. auch Kapitel 1, S. 71), was aber nur in den Fällen geschehen soll, in denen die Bildmorphologie Zweifel am Tumorrezidiv aufkommen läßt, denn es ist kaum zu rechtfertigen, daß alle Gliomrezidive einer teuren nuklearmedizinischen Untersuchung zugeführt werden. Eine Alternative besteht erneut in der stereotaktischen Biopsie (s. auch Kapitel 1, S. 75 ff). In der Regel liegt die durchschnittliche Überlebenszeit nach Rezidivoperationen bei 15 – 22 Monaten für anaplastische Astrocytome und 5 – 9 Monaten bei Glioblastompatienten, wobei das Intervall zwischen Erstoperation und Rezidivoperation ein wichtiger Parameter ist (24, 1987; 337, 541; 1523).

Es soll in diesem Zusammmenhang auch erwähnt werden, daß aufgrund der Struktur der biomedizinischen Therapieentwicklung die Gruppe der Rezidivpatienten diejenige ist, in der neue experimentelle Therapieverfahren zur Anwendung kommen. Die Patienten mit Rezidiv eines Glioblastoms sind mit den etablierten Therapieverfahren meistens ausbehandelt, und so besteht seitens der Patienten häufig der Wunsch neue Möglichkeiten zur Anwendung zu bringen. Voraussetzung der meisten Therapieprotokolle ist eine nochmalige Resektion, da die Histologie bestätigt werden muß und eine erneute adjuvante Situation entsteht. Auch dieser Aspekt sollte bei der Indikation zur Rezidivoperation einbezogen werden, allerdings darf der Wunsch, einen Patienten in ein experimentelles Therapieprotokoll einzubeziehen nicht im Vordergrund stehen.

Nachsorge bei hirneigenen Tumoren

Nach Operation eines Glioms wird noch während des stationären Aufenthaltes eine neuroradiologische Kontrolle angefertigt. Will man über den postoperativen Tumorrest verläßliche Aussagen machen, sollte die Bildgebung schnellstmöglich erfolgen, d. h. nach 24 – 48 Stunden postoperativ ohne und mit Kontrastmittel, da sich damit Tumorreste noch vor Beginn der operationsbedingten Schrankenstörung nachweisen und in ihrer Größe definieren lassen.

Patienten mit niedergradigen Tumoren werden zunächst in den meisten Fällen keiner weiteren Therapie zugeführt und bleiben in der Nachsorge, die entweder von der operativen Abteilung selbst vorgenommen wird oder der kooperierenden neuroonkologischen Einrichtung bzw. der mitversorgenden onkologischen Sprechstunde. Zu empfehlen sind zunächst Kontrolluntersuchungen in 6monatigen Abständen bis zwei Jahre postoperativ, wonach auf einjährige Kontrolluntersuchungen, vorzugsweise mittels Kernspintomographie übergegangen werden kann. Eine Veränderung eines bekannten Anfallsleidens sowohl bezüglich der Frequenz als auch der Semiologie oder neue neurologische Symptome sollen zur sofortigen Wiedervorstellung führen.

Bei höhergradigen Tumoren WHO Grad III und IV erfolgt zunächst die Bestrahlung ggf. mit Chemotherapie. Am Ende dieser Therapie wird standardgemäß erneut eine Bildgebung erfolgen. Danach sollten die Kontrollen zunächst in mindestens vierteljährlichen Abständen erfolgen. Nach einem Jahr kann auf vier- bis sechsmonatige Intervalle übergegangen werden, es sei denn, es ergeben sich klinische Aspekte die eine unverzügliche Bildgebung zu einem anderen Zeitpunkt rechtfertigen.

Ventrikeltumoren

Als Ventrikeltumoren bezeichnet man Prozesse, die entweder von der Ventrikelwand ausgehen und sich exophytisch in die Ventrikel entwickeln wie Ependymome, Astrocytome oder Oligodendrogliome oder Tumoren, die im Ventrikel entstehen, d. h. Plexuspapillome, seltene Meningeome, Metastasen, Hämangioblastome oder Neurocytome (Abb. 1.**43**, 1.**44**). Auch Cavernome können im Ventrikel vorkommen (Abb. 1.**45**). Ventrikeltumoren sind grundsätzlich der chirurgischen Therapie zugänglich. Tumoren des Seitenventrikels werden in den meisten Fällen transcortical, bei Mittelliniennähe auch transcallosal, also durch den Balken, angegangen. Tumoren des 3. Ventrikels werden häufig transcallosal angegangen, aber auch transcortical, je nach Ausdehnung (570). Zur optimalen präoperativen Vorbereitung gehört heute ein Kernspintomogramm in allen drei Ebenen, das ggf. schon während der ambulanten Diagnostik prästationär angefertigt werden kann. Bei einigen Prozessen braucht man eine Angiographie, z. B. um die Lage der inneren Hirnvenen zu sehen oder die Gefäßversorgung eines Tumors abzuschätzen. Diese Diagnostik sollte in der Klinik, in der der Eingriff stattfindet, durchgeführt werden. Insbesondere bei Prozessen im hinteren 3. Ventrikel sollten auch Hormone der Pinealislogentumoren bestimmt werden.

Mit den modernen mikrochirurgischen Verfahren können unter Zuhilfenahme von Mikroskop, geeigneten Retraktoren, Ultraschallaspirator oder Laser die meisten Tumoren schonend entfernt werden. In der Operationsplanung und Indikationsstellung, insbesondere der Abwägung zwischen stereotaktischer Biopsie, endoskopischer Biopsie und mikrochirurgischer Resektion sind einige Komplikationsmöglichkeiten zu bedenken. Insbesondere bei Prozessen um die Foramina Monroi kann es bei großen Tumoren oder diffus infiltrativen Prozessen zu einer Beeinträchtigung der Fornices kommen, so daß diese Patienten für mehrere Wochen neuropsychologisch auffällig sein können, hauptsächlich mit Störungen der Kurzzeitgedächtnisfunktion. Eine weitere seltene Komplikation von Operationen im Seitenventrikel ist eine Kompromittierung der thalamischen Venen, die zu einem thalamischen Stauungsödem führen kann. Sind durch eine länger bestehende Liquorpassagestörung die Ventrikel stark erweitert, kann es zu einem Ventrikelkollaps kommen,

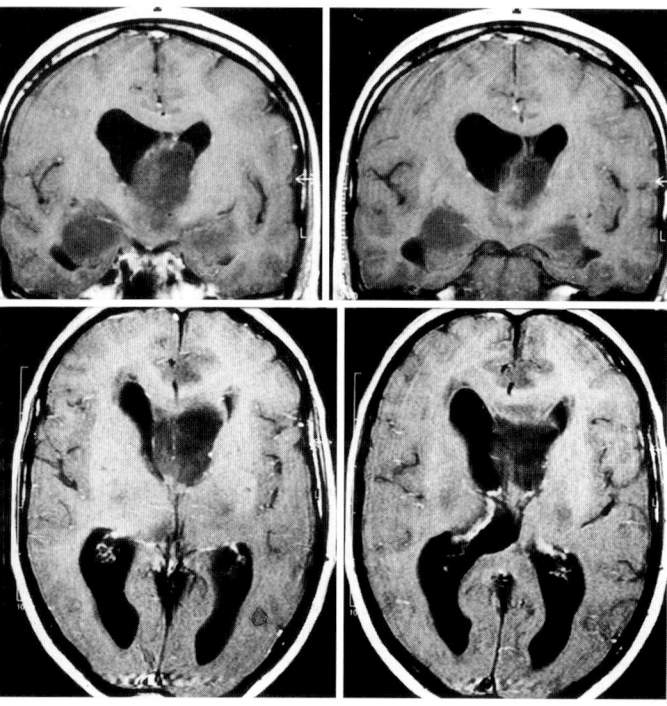

Abb. 1.**43** Mischgliom WHO Grad 3 bei einer 38jährigen Patientin. Der Tumor findet sich im Bereich der Foramina Monroi und wurde auf transventrikulärem Weg teilreseziert.

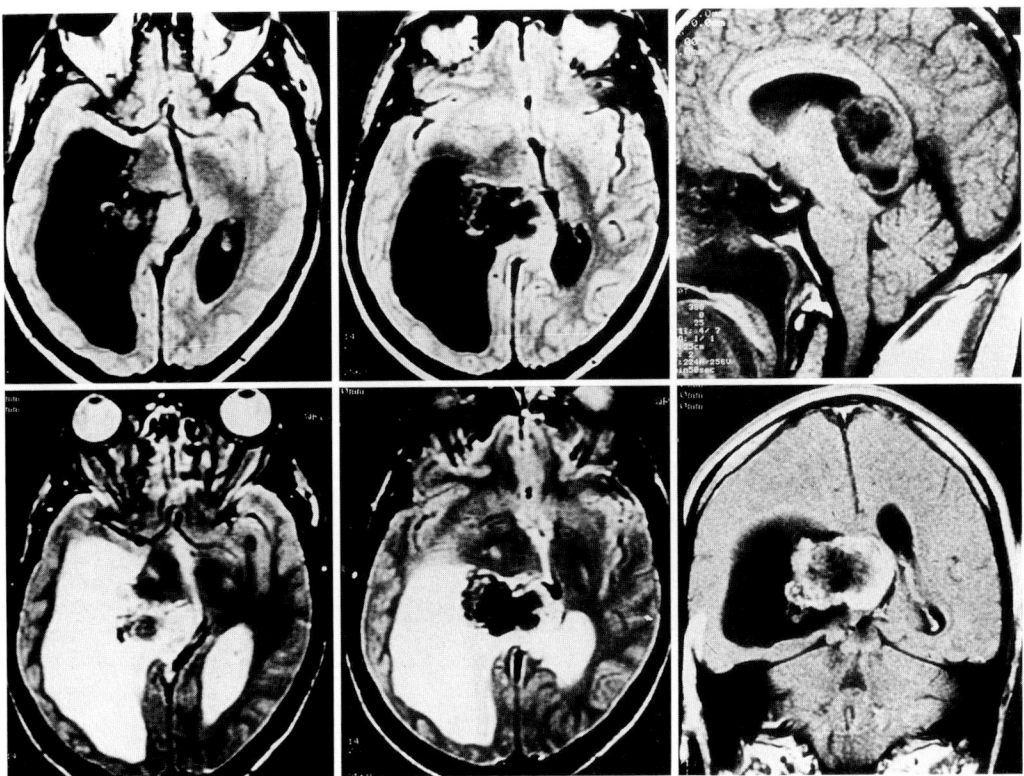

Abb. 1.44 Plexuspapilom im rechten Seitenventrikel.

so daß diese Patienten postoperativ dahingehend gefährdet sind, durch Brückenveneneinriß ein chronisch subdurales Hämatom zu entwickeln. Insofern wird bei den meisten Operationen am Ventrikelsystem postoperativ eine externe Ventrikeldrainage belassen, um etwaige Druckgradienten abzufangen und die ventrikulären Druckverhältnisse beobachten zu können. Man muß davon ausgehen, daß es in der Kontrollbildgebung lange dauert, bis sich die Raumverhältnisse stabilisiert haben und etwaige Entlastungsergüsse zurückgebildet sind. Diese können zwar zu erheblichen Verformungen der Hemisphäre führen, sind jedoch nahezu immer ohne Krankheitswert und bedürfen nur dann einer Drainage, wenn es durch eine sekundäre Einblutung zu einem chronisch subduralen Hämatom gekommen ist.

Im Rahmen der Ventrikelchirurgie hat sich die Neuroendoskopie als technische Weiterentwicklung dahingehend einen Platz gesichert, als daß unklare Prozesse so auf endoskopische Weise durch ein kleines Bohrloch angegangen und unter Sicht biopsiert werden können. Zystische Kompartimente von Tumoren lassen sich so entlasten, um zu einer raschen Druckentlastung zu kommen, falls diese notwendig sein sollte. U. U. wird es möglich sein, mit weiterentwickelten Geräten in der Zukunft einige Tumoren auch gänzlich neuroendoskopisch anzugehen (253).

Balkentumoren

Im Balken kommen fast ausschließlich Gliome vor. In den meisten Fällen sind diese Tumoren keiner chirurgischen Resektion zugänglich (s. a. Abb. 1.42). Diese Tumoren werden nur in ganz seltenen Fällen volumenreduziert um für andere Therapieformen bessere Voraussetzungen zu schaffen. In den meisten Fällen wird die Diagnose stereotaktisch gesichert, um ggf. eine Bestrahlung oder eine Chemotherapie anzuschließen. Die sehr seltenen Lipome des Balkens haben keinen Krankheitswert und bedürfen weder einer operativen noch einer anderen Therapie.

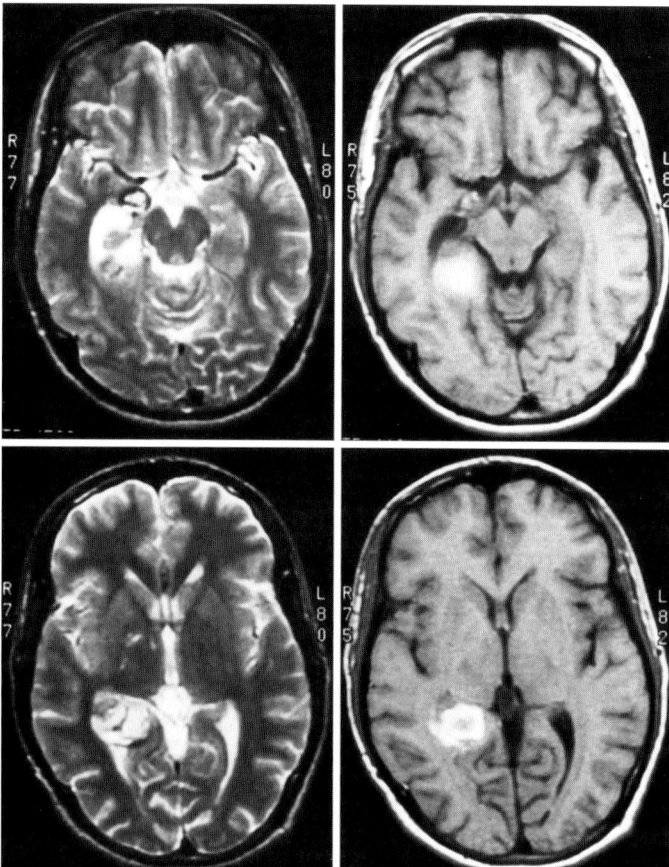

Abb. 1.45 Kernspintogramme eines Patienten mit spontaner intraventrikulärer Blutung und Anfallsleiden. Die Blutung ist auf das im rechten Trigonum liegende cavernöse Hämangiom zurückzuführen, die Anfälle auf das zweite Cavernom an der Spitze des rechten Temporalhorns. Beide Läsionen wurden ohne Morbidität transventrikulär entfernt.

Infratentorielle Tumoren

Das infratentorielle Kompartiment zeichnet sich dadurch aus, daß neurologische Ausfälle oder neuropsychologische Auffälligkeiten (s. auch Kapitel 1, S. 110) bei Raumforderungen erst sehr spät und Krampfanfälle als Warn- oder Leitsymptom praktisch gar nicht auftreten. Infratentorielle Tumoren werden somit zumeist durch Hirndruck infolge einer Behinderung der Liquorpassage auffällig und bedürfen dann oft einer raschen Therapie. Ausgenommen sind die Tumoren der Hirnnerven, die meist direkte Symptome verursachen und Hirnstammtumoren, die durch Irritation von Kerngebieten oder Bahnsystemen auch richtungsweisende neurologische Ausfälle machen.

Cerebellär finden sich ausgehend von den Hüllen zunächst Meningeome, die z.T. aufgrund ihres langsamen Wachstums eine stattliche Größe erreichen können. Ebenfalls zu den Hüllstrukturen gehören die weitaus selteneren Tumoren der Knochenanlage, die Chordome des Clivus (s. Schädelbasistumoren). Sehr häufig sind dann im Erwachsenenalter die sekundären Tumoren, die Metastasen. Hirneigene Tumoren sind im Erwachsenenalter eher selten, stellen aber im Kindesalter den größten Teil der Tumoren dar. Das Kleinhirnangioblastom ist eine gesonderte Entität, da diese Tumoren oft mit einer Hippel-Lindau-Erkrankung und multipler Lokalisation vergesellschaftet sind (Abb. 1.46).

Vorwiegend im Kindesalter finden sich die meist cystischen pilocytischen Astrocytome, die Ependymome in Bereich des 4. Ventrikels und die Medulloblastome ausgehend von der Mittellinienstruktur, dem Wurm (Abb. 1.47).

Eine wichtige Gruppe der infratentoriellen Tumoren sind die Neurinome der Hirnnerven, die aber im Kapitel 2, S. 249 besprochen werden.

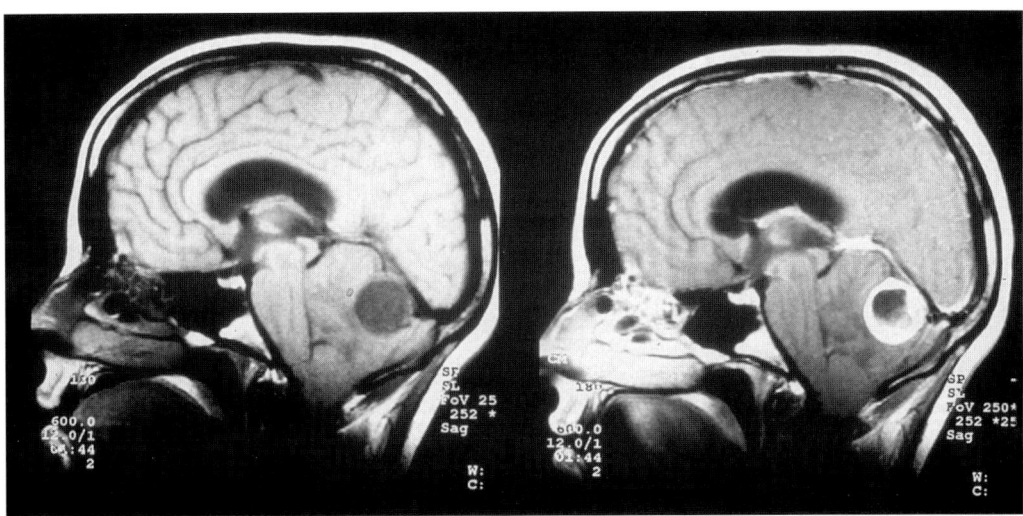

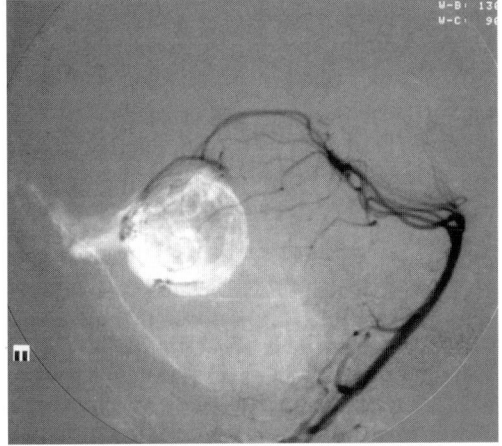

Abb. 1.**46** **a** Kernspintomogramme eines Angioblastoms bei einer 26jährigen Patientin, die eine akute Hirndrucksymptomatik bemerkte.
b Die Angiographie erhärtet mit der starken Vaskularisierung die präoperative Vermutungsdiagnose.

Mit Ausnahme der Hirnstammtumoren und der Chemodektome (Tumoren des Glomus jugulare) ist die Therapie der infratentoriellen Tumoren zunächst chirurgisch. Die Vorgehensweise bei Hirnstammtumoren ist komplex und bedarf individueller gesonderter Erwägungen (s. dort). Chemodektome werden heute zunächst endovaskulär embolisiert und dann extern bestrahlt oder operiert.

Die Operation von Kleinhirntumoren erfolgt zumeist in Bauchlage oder Seitenlage (park bench) oder gelegentlich auch in sitzender Position, wenn der Prozeß weit rostral im Oberwurm gelegen ist. Die modernen Anästhesieverfahren erlauben es heute, fast jeden Patienten mit einem cerebellären Tumor zu operieren. Die operativen Techniken unterscheiden sich nicht von den supratentoriellen Operationen für Metastasen (s. dort), Gliome (s. dort) oder Meningeome (s. dort). Erfolgt die Eröffnung der hinteren Schädelgrube osteoklastisch, d. h. unter Fortnahme des Knochens, wird eine Schädeldachplastik eingepaßt, um eine feste Deckung zu rekonstruieren. Bei einigen Prozessen erscheint es ratsam, perioperativ eine externe Drainage der Seitenventrikel anzulegen, da diese einen Aufstau mit konsekutiver Einklemmung verhindert, wenn es zu einer postoperativen Schwellung in der hinteren Schädelgrube kommt. Grundsätzlich sollte man bei Anlage einer Drainage auch in der Lage sein, den Druck in der hinteren Schädelgrube danach rasch zu entlasten, da es sonst zu einer Einklemmung nach oben mit erheblichen Schädigungen der Vierhügelplatte kommen kann.

Die kindlichen Tumoren, d. h. die Ependymome und Medulloblastome, werden ebenfalls mikrochirurgisch möglichst radikal entfernt. Insbesondere bei Medulloblastomen erfolgt danach eine intensive adjuvante Therapie mit Radiatio und Chemotherapie, für die man bei einer möglichst radikalen Entfernung die besten Voraussetzungen hat. Die Vorgehensweise ist für kindliche und erwachsene Medulloblastome identisch.

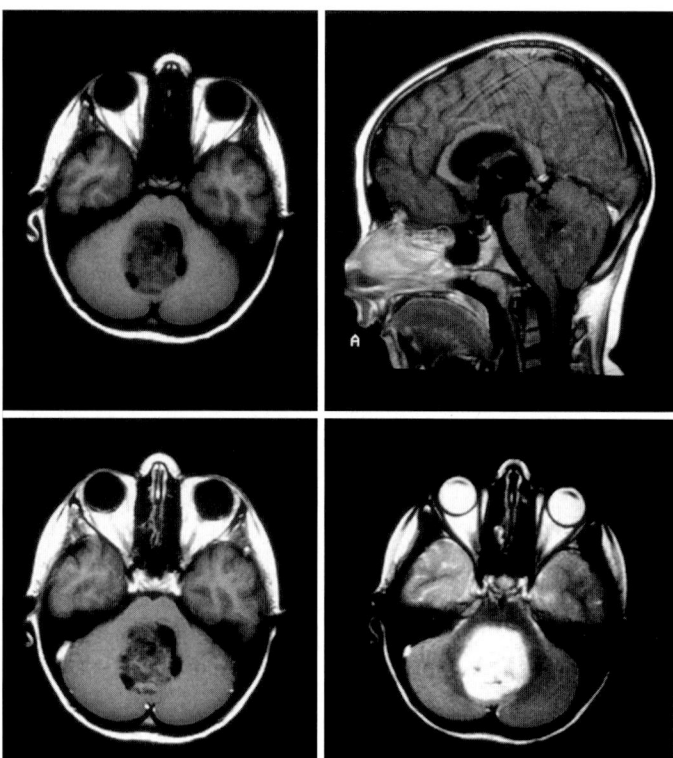

Abb. 1.47 Typische Kernspintomogramme eines 7jährigen Kindes mit einem in der Mittellinie infratentoriell gelegenen Medulloblastoms.

Ependymome stellen ein besonderes Problem dar, da sie relativ selten vorkommen, sich in ihrer Biologie je nach Lokalisation unterscheiden sollen, d. h. in Abhängigkeit davon, ob sie supratentoriell oder infratentoriell lokalisiert sind oder intraventriculär oder rein intraparanchymatös. Darüber hinaus treten diese Tumoren in allen Altersgruppen auf, wobei es Serien gibt, in denen die kindlichen Erkrankungen überwiegen, und Serien, in denen die Erwachsenen in der Mehrzahl sind (857, 970). Schon daraus ergibt sich eine Begründung dafür, daß verläßliche, prospektive große Serien mit statistisch sicheren Aussagen fehlen. Die meisten Serien sind retrospektiv und dazu noch in der adjuvanten Therapie, was Bestrahlungsdosis, Strahlenfelder und zur Anwendung gebrachte Chemotherapie angeht, nicht vergleichbar und dadurch eigentlich eher eine Sammlung von Kasuistiken. Aus den vorliegenden Daten kann allerdings geschlossen werden, daß auch die Ependymome möglichst radikal entfernt werden sollten und Patienten mit einer makroskopisch radikalen Entfernung bessere Langzeitergebnisse haben (857, 970). Das ist insbesondere in einer Studie klar geworden, in der die prognostische Bedeutung von postoperativ nachgewiesenem Resttumor untersucht wurde (551). Hinzukommt, daß Patienten mit postoperativ darstellbarem residualem Tumor ein 5fach höheres Risiko haben, im weiteren Verlauf ihrer Erkrankung eine Dissemination zu erfahren (1141). Bezüglich der operativen Aggressivität ist allerdings zu bedenken, daß in den meisten Serien Kinder eine insgesamt schlechtere Prognose haben und angesichts dessen, keinesfalls eine chirurgische Radikalität z. B. am Boden des 4. Ventrikels mit erheblichem Morbiditätsrisiko angestrebt werden darf, da der fragliche Zugewinn an Überlebenszeit keine neurologischen Defizite rechtfertigen würde (857, 1141). Man muß damit rechnen, daß die meisten Tumoren, insbesondere in der hinteren Schädelgrube lokal rezidivieren (857, 1272), woraus schon auf das infiltrative Wachstumsverhalten des Tumors geschlossen werden kann.

Zwei weitere Unsicherheiten bezüglich des richtigen Therapiekonzeptes für Ependymome bestehen in der prognostischen Bedeutung des Gradings und der Notwendigkeit einer kraniospinalen Bestrahlung. Mehrere Untersuchungen stellen den prognostischen Wert der klassischen histologischen Malignitätskriterien in Frage (1123, 1169, 1225) und betonen die Notwendigkeit, ependymomspezifische Kriterien zu definieren, anhand derer eine bessere oder schlechtere Prognose ablesbar ist (1225). Entscheidend für die Prognose ist wohl eher das Erkrankungsalter und die Lokalisation des Tumors. In einer aktuellen Serie wurde die Bedeutung der Histologie für das Disseminationsverhalten untersucht und diesbezüglich scheint es so zu sein, daß Patienten mit einem myxopapillären Tumor oder einem höheren WHO-Grading bzw. einem hohen Proliferationsindex (13%) ein höheres Risiko haben, wobei das höhere Risiko der myxopapillären Variante eher die spinalen Ependymome betrifft (1141, s. auch Kapitel 2).

Zwar werden bei Ependymomen autoptisch in spinale Mikrometastasen gefunden, klinisch relevante spinale Absiedelungen sind in einer Zusammenstellung von Lyons aber eher selten und fanden sich in einer Metaanalyse bei insgesamt 42 von 729 Patienten mit Ependymonen der hinteren Schädelgrube, wobei die Inzidenz bei höhergradigen Tumoren höher war (857). Demzufolge wird nach Operation eines Ependymoms in der hinteren Schädelgrube zusätzlich zur obligaten und allgemein anerkannten fokalen Nachbestrahlung eine „prophylaktische" craniospinale Bestrahlung diskutiert, deren Wert aber anhand von Studien keinesfalls erwiesen ist (1272).

Ependymome können in jedem Lebensalter auftreten und sind bei Kindern zwar absolut relativ selten, aufgrund der begrenzten Zahl der im Kindesalter auftretenden histologischen Tumorvarianten aber relativ häufig. Infolgedessen sind die entscheidenden chemotherapeutischen Entwicklungen bei Kindern erfolgt. Insofern sollte die Frage einer Chemotherapie eines erwachsenen Patienten mit einem höhergradigen Ependymom durchaus mit Kollegen aus der Pädiatrie diskutiert werden und ggf. sogar entsprechend der verfügbaren Protokolle erfolgen (s. auch Kapitel 1, 2 und 6).

Auf die Problematik spinaler Ependymome wird gesondert eingegangen (Kapitel 3).

Bei Operationen, die eine Spaltung des Wurmes beinhalten, und dies ist sowohl bei den Ependymomen des 4. Ventrikels als auch bei den Medulloblastomen nicht selten der Fall, kann es zu vorübergehend zu schweren mutistischen Störungen kommen, die in der Regel nach zwei bis drei Wochen wieder zurückgehen („posterior fossa syndrome"). In hartnäckigen Fällen kann diese Operationsfolge insbesondere bei Kindern so ausgeprägt sein, daß das Kind ein Schuljahr wiederholen muß. Als Ursache hierfür wird eine Affektion sekundärer Sprechzentren postuliert (379, 1136).

Tumoren des Hirnstammes

Diese Gruppe von Tumoren ist in ihrer Zusammensetzung sehr heterogen. Die Hirnstammgliome werden in intrinsische Tumoren, die den Hirnstamm diffus auftreiben, und exophytische Tumoren unterschieden (Abb. 1.**48**). Die intrinsischen Hirnstammgliome haben eine außerordentlich schlechte Prognose, insbesondere wenn die Anamnese kurz ist und im kernspintomographischen Signalverhalten schon Zeichen der beginnenden Anaplasie zur postulieren sind. Die Diagnosesicherung erfolgt stereotaktisch, wonach eine Bestrahlung angeschlossen werden kann (s. auch Kapitel 1, S. 80). Wird bei langsam wachsenden Prozessen die Liquorpassage behindert, erfolgt die Anlage eines ventrikulo-peritonealen Shunts. Eine Shuntimplantation sollte nie bei Metastasen erfolgen, da dadurch eine therapeutisch auswegslose Situation für einen Patienten sehr belastend verlängert wird.

Bei exophytischen Hirnstammtumoren kann der Versuch einer weitgehenden mikrochirurgischen Tumorentfernung gemacht werden.

Einen Sonderfall stellen die cavernösen Hämangiome dar, die zwar eigentlich keine neuroonkologische Entität sind, aber nicht selten im Hirnstamm auftreten. Da sie meist an die Oberfläche kommen und von einer Glioseschicht umgeben sind, kann die vollständige Entfernung in dieser Glioseschicht mikrochirurgisch erfolgen.

Meningeome

Der Therapie der Meningeome liegt eine gänzlich andere Philosophie zugrunde als der der Chirurgie der Gliome. Bei den Meningeomen handelt es sich zumeist um langsam wachsende Tumoren, die prinzipiell chirurgisch heilbar sein können und bei denen andere als chirurgische Maßnahmen nur eine untergeordnete Rolle spielen. Alternativ steht für einige kleine Tumoren im Bereich der Schädelbasis die stereotaktische Radiochirurgie zur Verfügung (s. auch Kapitel 1, S. 153). Eine etablierte pharmakologische Therapie der Meningeome gibt es derzeit noch nicht. Die chirurgi-

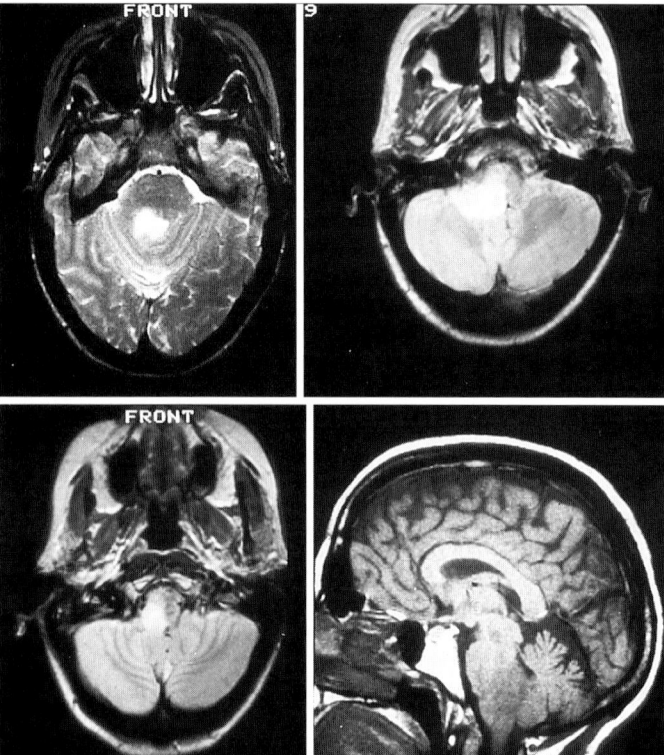

Abb. 1.**48** Kernspintomogramme eines teils exophytischen Hirnstammtumors, der einer weitgehenden laserchirurgischen Teilentfernung zugänglich ist.

sche Kurabilität eines Meningeoms und damit die Rezidivrate ist abhängig von der anatomischen Lokalisation (657, 1075, 1290). Sie beträgt nahezu 100% bei den reinen Konvexitätsmeningeomen im Gegensatz zu den nur ganz selten chirurgisch heilbaren, ausgedehnten Meningeomen der Schädelbasis und insbesondere des Sinus cavernosus. Um eine Vergleichbarkeit verschiedener Serien zu ermöglichen, ist schon vor langer Zeit eine Konvention eingeführt worden, die das Ausmaß chirurgischer Radikalität beschreiben soll (1290) (Tab. 1.**25**).

Die einfachen Konvexitätsmeningeome werden zumeist in toto unter Resektion des Duraansatzes entfernt (Simpson Grad 1), wobei in den Duradefekt entweder als Autotransplantat Periost eingenäht wird oder künstliches Duraersatzmaterial. Die Durabeteiligung kann dabei den eigentlichen Tumor weit überschreiten und zu einer Gadolineum-Anreicherung führen, dem sog. „meningeal sign". Die Verwendung lyophylisierter, heterologer Dura als Ersatz ist mittlerweile obsolet. Bei Patienten, bei denen anläßlich einer Meningeomoperation Lyodura verwendet worden

Tabelle 1.**25** Gradierung der chirurgischen Radikalität bei Meningeomen (nach Simpson, 1290)

Grad 1	Vollständige Entfernung inklusive Ansatz
Grad 2	Vollständige Entfernung und Koagulation des Ansatzes
Grad 3	Vollständige Entfernung ohne Koagulation des Ansatzes, z. B. bei infiltriertem Sinus
Grad 4	Unvollständige Entfernung
Grad 5	Dekompression, erweiterte Biopsie

ist, sind anekdotisch ganz vereinzelte Fälle von Creutzfeldt-Jakob-Erkrankung bekannt geworden. Wenn der Knochen durchwachsen ist (Abb. 2.**34a**), muß auch dieser mitentfernt werden, wobei der Defekt mit plastischen Materialien, z. B. Palacos® gedeckt wird.

Ein weiterer Prädilektionsort für Meningeome ist die Falx, mit oder ohne Beteiligung der Sinus saggitalis superior, inferior, rectus oder transversus. Falx/Tentoriumkantenmeningeome können wie große Pinealislogentumoren aussehen

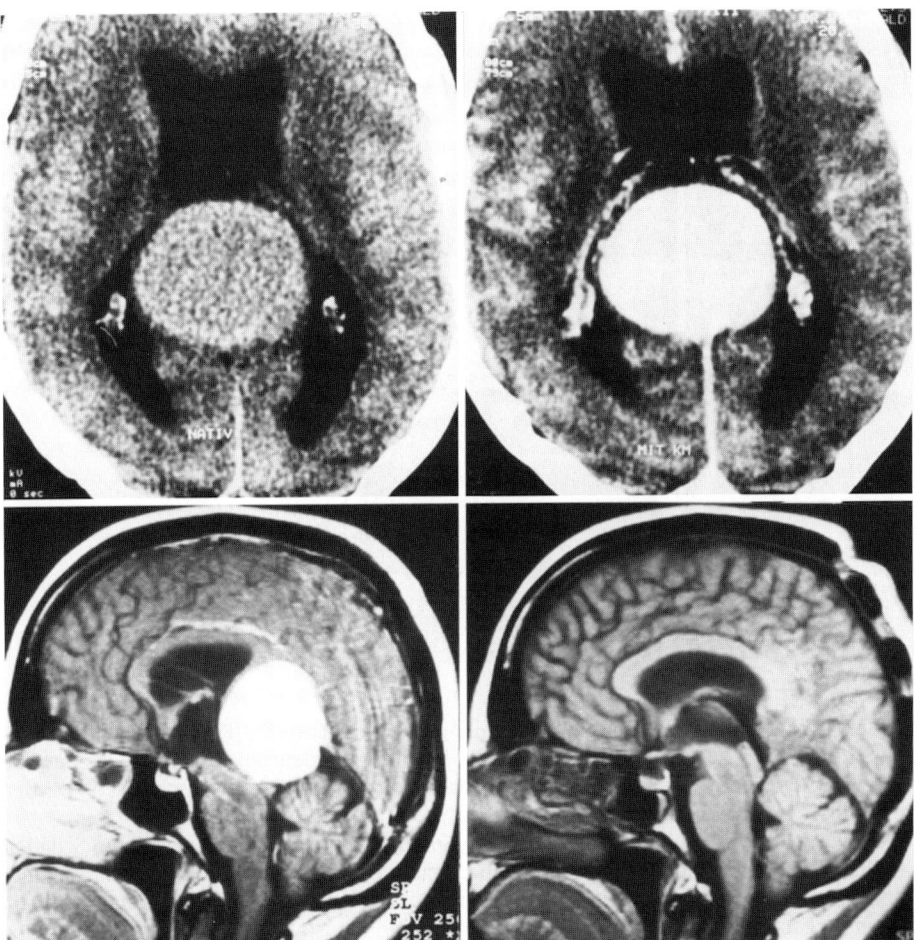

Abb. 1.49 Computertomogramme ohne und mit Kontrastmittel eines Meningeoms der hinteren Falx das sich in die Pinealisloge hineinentwickelt hat. Die darunter abgebildeten Kernspintomogramme zeigen noch einmal die präoperative Topographie und das postoperative Resultat.

(Abb. 1.49, 732). Diese Tumoren können oft makroskopisch vollständig entfernt werden, aber auch bei Entfernung z. B. des äußeren Blattes des Sinus saggitalis können in der Wand Zellen zurückbleiben, wobei eine weitere Koagulation nicht möglich ist (Simpson Grad 3). Diese Tumoren neigen sehr häufig zu Rezidiven, die aber ausschließlich innerhalb des Sinus liegen können (Abb. 1.50). Ist der Sinus bereits präoperativ verschlossen, kann er insbesondere im frontalen Abschnitt sogleich mitentfernt werden (Abb. 1.51).

Ganz im Gegensatz zu den Meningeomen der Konvexität stehen die Meningeome der Schädelbasis, deren radikale Entfernung manchmal die Zusammenarbeit von mehreren Disziplinen erfordert und zu sehr ausgedehnten Operationen führen kann. Ausnahme sind kleine Meningeome mit sehr umschriebenem Ansatz, z. B. am Clinoidfortsatz oder an der Pyramidenhinterkante, wo auch die Koagulation und Exzision bzw. Abfräsung des Ansatzes möglich ist (Simpson Grad 2). Bei ausgedehnten petroclivalen Meningeomen kann es nach Anlage eines komplexen operativen Zuganges erforderlich sein, durch den Tumor ziehende Gefäße und Hirnnerven durch Interponate zu rekonstruieren, wobei längerfristige oder bleibende funktionelle Einbußen hinzunehmen sind.

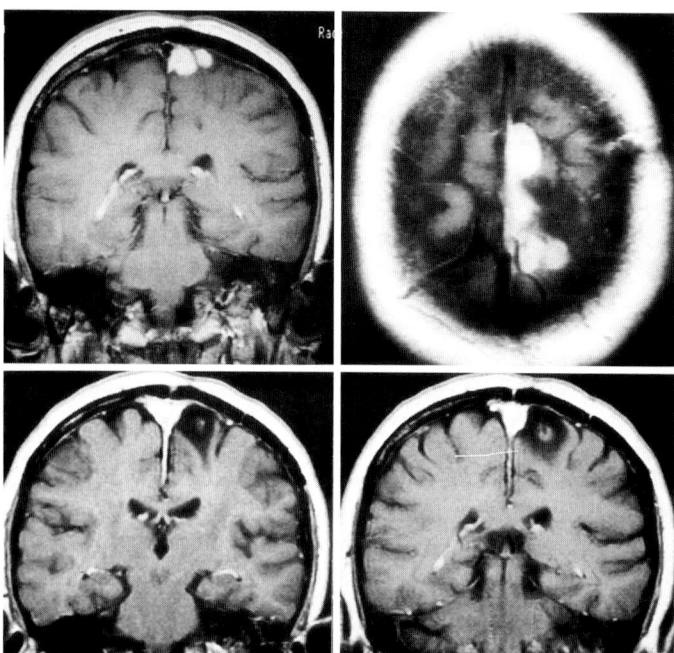

Abb. 1.50 Kernspintomogramme eines rein im Sinus saggitalis superior gelegenen Meningeomrezidivs (unteres Bildpaar) einer 53jährigen Patientin, bei der vier Jahre zuvor ein Falxmeningeom mit Infiltration des Sinus (oberes Bildpaar) entfernt worden war.

Gerade auf diesem Gebiet der Schädelbasischirurgie hat sich allerdings durch die interdisziplinäre Zusammenarbeit das Spektrum der behandelbaren Läsionen erheblich erweitert, wobei einige dieser Tumoren nur in speziell geeigneten und in dieser Behandlung erfahrenen Zentren versorgt werden sollten.

Unter diesen Vorgaben sind heute nahezu alle Meningeome chirurgisch angehbar. Die Operabilität kann dabei zusätzlich in einigen Fällen durch eine vorausgehende Embolisation erleichtert werden. Diese erfolgt endovasculär durch Mikrokatheter, die in die versorgenden meningealen Gefäße vorgeschoben werden und über die dann Fibrinkleber in den Tumor injiziert werden kann. Bei Konvexitätsmeningeomen ist diese Option nicht so bedeutend, weil man durch die initiale Duraumschneidung bereits schnell an die versorgenden Gefäße kommt. Hilfreich ist die Embolisation hingegen besonders bei Meningeomen an der hinteren Pyramide, wenn die Versorgung aus der Meningica mastoidea kommt und man Blutversorgung intraoperativ erst relativ spät erreicht und diese zudem diffus aus einem breiten Ansatz im Knochen kommt. Besondere Situationen können sich auch bei der Operation von älteren Patienten ergeben, die aus Glaubensgründen eine Bluttransfusion ablehnen und bei denen z. B.

ein gut vaskularisiertes Keilbeinflügelmeningeom operiert werden soll und eine Transfusion nicht von vornherein ausgeschlossen werden kann.

Soll die Embolisation z. B. bei einem Schädelbasismeningeom auch dazu beitragen, daß der Tumor zunächst etwas schrumpft und so einem bedrängten Hirnstamm wieder etwas Raum gibt, muß sorgfältig auf den zeitlichen Verlauf geachtet werden. Bisherige Erfahrungen zeigen, daß man nicht zu lange warten darf (d. h. maximal zwei Monate), da die Tumoren dann nachdem sie teilnekrotisch geworden sind, zu vernarben beginnen und dann jegliche Dissektion noch schwieriger wird. U. U. können hier metabolische Untersuchungen, z. B. PET in Zukunft helfen, den optimalen Operationszeitpunkt zu finden.

Zusammenfassend kann man sagen, daß Meningeome eine unbestrittene Domäne der chirurgischen Therapie darstellen, wobei sich die Frage nach der Operationsindikation nach dem Lebensalter, der bestehenden Symptomatik und den zu erwartenden Ausfällen sowie Größe und Wachstumstendenz richtet. Ggf. ist es sinnvoll insbesondere bei kleinen größtenteils verkalkten Meningeomen mit geringer Symptomatik zuzuwarten und den Patienten regelmäßig zu kontrollieren. (s. auch Kapitel 3).

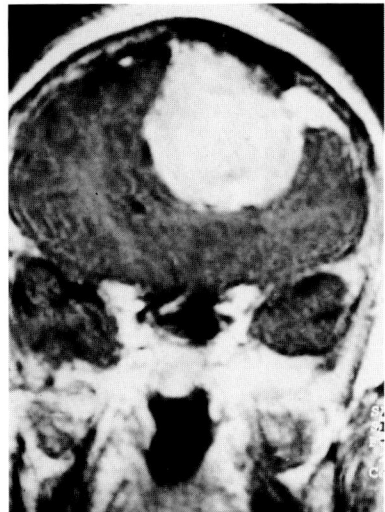
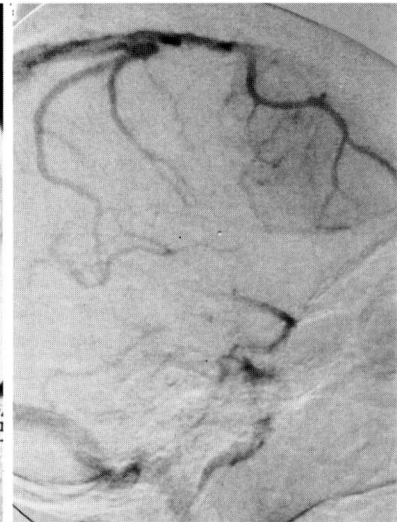

Abb. 1.**51** Kernspintomogramm eines frontalen Meningeoms (links), bei dem bereits präoperativ eine Obliteration des Sinus saggitalis superior in seinem vorderen Abschnitt angiographisch nachgewiesen ist (rechts). Hier erfolgte eine komplette Entfernung des Tumors mitsamt der Falx und des Sinus bis an den gesunden Abschnitt heran.

Hämangiopericytome stellen eine Sonderform der meningealen Tumoren dar, die allerdings von den Meningeomen getrennt zu betrachten sind. Eigentlich handelt es sich hierbei auch nicht um meningeale Tumoren, denn die Meningen sind lediglich einer der Manifestationsorte, weswegen man eigentlich auch korrekterweise vom meningealen Hämangiopericytom sprechen sollte (657). Bei diesen Tumoren muß als Grundvoraussetzung für eine Therapie eine möglichst radikale Entfernung angestrebt werden (s. auch Kapitel 2, S. 229). Dabei soll der Ansatz unbedingt mitentfernt werden. Da die Tumoren eine sehr hohe Rezidivneigung haben, erfolgt im Anschluß an die Operation regelhaft eine Strahlentherapie. In Ausnahmefällen verbietet sich eine Operation, so daß erst eine Bestrahlung erfolgt (Abb. 1.**52**).

Tumoren der Schädelbasis

Aus neuroonkologischer Sicht zählt man zu den Tumoren der Schädelbasis die Hypophysentumoren (s. auch Kapitel 2, S. 265ff), basale Meningeome (s. auch Kapitel 2, S. 227ff), Tumoren der Hirnnerven, insbesondere Acusticusneurinome und Trigeminusneurinome (s. auch Kapitel 2, S. 254ff), die Chordome des Clivus (Abb. 1.**53**) und die Chemodektome, d. h. Tumoren des Glomus jugulare. Auf die spezielle Behandlung der meisten dieser Tumoren wird in den entsprechenden Spezialkapiteln über die Therapie ausführlich eingegangen.

Darüber hinaus gibt es eine Fülle von Tumoren, die primär die Schädelbasis selbst betreffen oder beteiligen, so die Nasopharynxcarcinome und die Chondrosarkome bzw. Osteosarkome der Schädelbasis. Hinzukommen Dermoide, Epidermoide und Cholesteatome. Ein Großteil dieser letztgenannten Tumoren wird zunächst interdisziplinär operiert, um danach einer Strahlentherapie und/oder Chemotherapie zugeführt zu werden. Es gibt eine Fülle von Zugangswegen, die je nach Lage des Tumors transfacial (Nasopharynx), transoral (z. B. Chordome des Clivus), transpyramidal (Cholesteatome, Clivustumoren) oder transcondylär (ventrale Prozesse des Foramen magnum) sein können. In einer kürzlich zusammengestellten Serie sind bei 23 Patienten mit Chordomen der Schädelbasis allein 8 unterschiedliche Zugangswege gewählt worden (19). Nachdem die neurochirurgische Therapie der meisten intracraniellen Tumoren weitgehend standardisiert wurde, hat sich in den letzten Jahren gerade die Schädelbasischirurgie rasch weiterentwickelt (787, 1001). Im Zusammenhang mit solchen Operationen können auch ausgedehnte

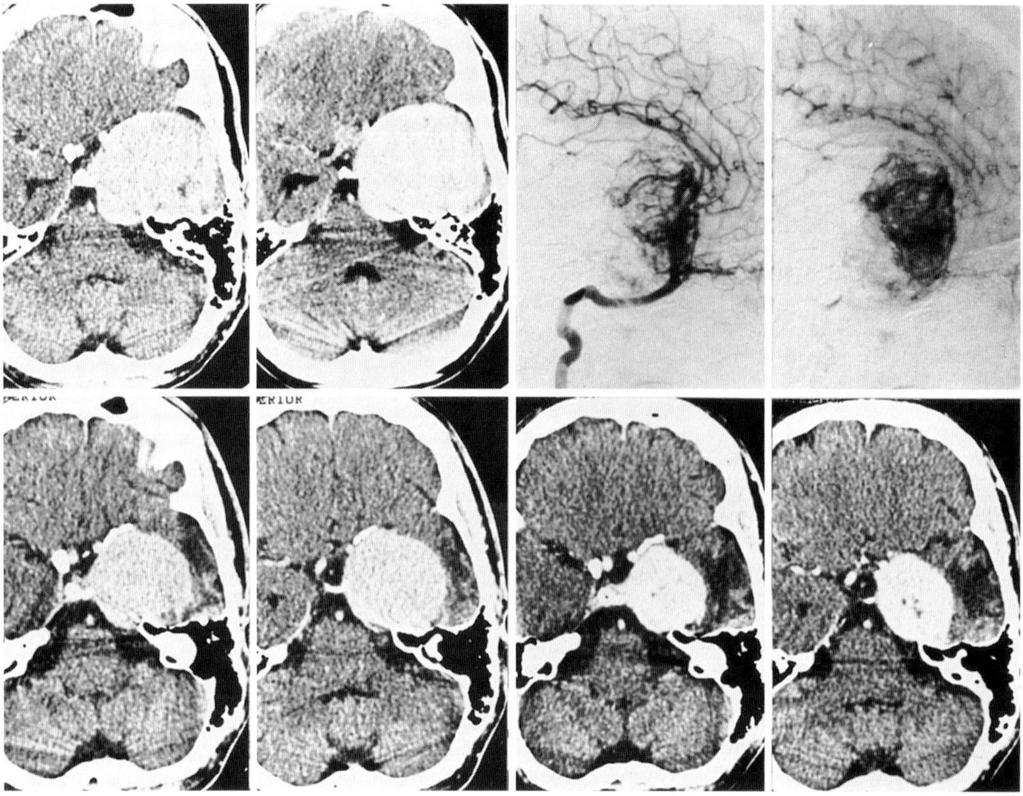

Abb. 1.52 Computertomographischer Verlauf eines bei Diagnosestellung 22 Jahre alten Mannes, bei dem bioptisch ein Hämangiopericytom gesichert werden konnte. Da dieser Tumor die Gefäße der dominanten Hemisphäre einge-nommen hat (oben rechts), hat man sich in diesem Fall für eine primäre Strahlentherapie entschlossen und der Verlauf nach zwei und vier Jahren (unten links bzw. unten rechts) zeigt eine deutliche Verkleinerung des Tumors.

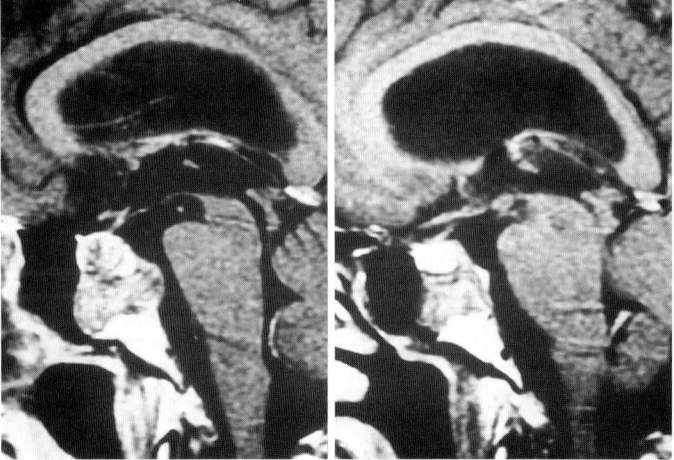

Abb. 1.53 Chordom des Clivus, das durch transnasale Biopsie histologisch gesichert worden ist.

Rekonstruktionen (1261) oder Gewebstransplantationen notwendig sein. Die Entscheidung, ob oder auf welchem Weg ein Tumor der Schädelbasis operiert wird, wird individuell gefällt und hängt auch von den Gegebenheiten des lokalen Zentrums und der Fokussierung der kooperierenden Abteilungen wie HNO und ZMK ab.

Eine Besonderheit sind die Glomustumoren, die sich im Bereich des Foramen jugulare befinden. Diese Tumoren sind sehr stark vaskularisiert und so hat es sich allgemein bewährt, die Tumoren zunächst endovasculär zu embolisieren. Dadurch kommt es aber nicht oder nur kaum zur Schrumpfung, so daß dieses Verfahren als Vorbereitung für eine weitere Therapie gesehen werden muß. Es hat größere Serien gegeben, in denen die Tumoren nur bestrahlt wurden, ohne daß damit eine Heilung erreicht wurde, sondern lediglich eine gute Kontrolle. Demgegenüber steht die Chirurgie, die je nach Erfahrung in der Behandlung dieser eher seltenen Tumoren eine bessere Langzeitkontrolle erreicht, wobei aber die operative Schädigung der Hirnnerven mit Schluckstörungen und der Gefahr einer Aspirationspneumonie zu bedenken sind (1151).

Metastasen

Etwa 25% der Patienten mit einer Krebserkrankung entwickeln im Laufe ihrer Erkrankung eine intracranielle Metastase. Beschränkt man sich auf Hirnmetastasen, so betrifft dies nochimmer 16%. In den USA kommt es somit zu 80000 bis 100000 Neuerkrankungen im Jahr, woraus sich eine große Patientengruppe ergibt (443, 1050). Von diesen Patienten kommt ein kleiner Teil für eine neurochirurgische Resektion in Frage. Die Wertigkeit der chirurgischen Metastasenentfernung ist immer wieder kontrovers diskutiert worden, wobei bei Patienten mit gutem Allgemeinzustand und solitären Metastasen der Wert der Operation anerkannt und auch durch zwei randomisierte Studien belegt worden ist (1053, 1423, 1522). Auch bei multiplen Metastasen kann ein aggressives neurochirurgisches Vorgehen indiziert sein, insbesondere wenn keine sonstigen weiteren Metastasen bekannt sind, die Grundkrankheit in stabiler Remission ist oder vielversprechende Therapieoptionen noch auszuschöpfen sind (443, 1050). Insbesondere in akuten Situationen kann eine Druckentlastung mit einer Diagnosestellung verbunden werden (Abb. 1.**31**). Die Therapie der Metastasen ist allerdings komplex und wird in einem größeren Zusammenhang, in dem auch die Strahlentherapie, Chemotherapie und Radiochirurgie zur Sprache kommen, diskutiert.

Die chirurgische Therapie der Metastasen hat zwei Besonderheiten. Zunächst ist es wichtig, eine Metastase in toto zu entfernen, um eine weitere Aussaat bzw. ein Rezidiv zu vermeiden. Dies ist bei hauptsächlich cystischen Tumoren gelegentlich unmöglich (Abb. 1.**54**). In diesen Fällen muß das Operationsgebiet intraoperativ mit Watten dicht umlegt werden, damit eine Aussaat vermieden wird. Darüber hinaus liegen Metastasen oft subcortical und stellen höhere Anforderungen an die exakte Lokalisation. Eine stereotaktische Anpeilung kann hilfreich sein oder eines der neuen Neuronavigationsverfahren. Sicher und einfach ist in vielen Abteilungen der intraoperative Ultraschall, der auch von den intraoperativen Verschiebungen unabhängig ist.

Multiple Metastasen können durchaus in einer Sitzung operiert werden, sogar wenn sie supra- und infratentoriell gelegen sind. Aufgrund der zunehmenden Erfahrung und der wachsenden Verfügbarkeit konkurriert die chirurgische Therapie der Hirnmetastasen mit der Radiochirurgie. Die Entscheidung, welchem Patienten welche Therapie angeboten werden sollte, muß auf individueller Basis erfolgen und so wird kaum jemand eine kleine (0.5 cm), tiefliegende Metastase z. B. auf dem Ventrikeldach operativ angehen. Andererseits sind viele Metastasen gut erreichbar und eine kürzliche Untersuchung zeigt, daß die Überlebenszeiten der offen operierten Patienten besser sind, weil die radiochirurgisch behandelten Patienten in einem höheren Anteil einen lokalen Progreß zeigten (107).

Allgemeine Punkte

Vorbeugung und Therapie von cerebralen Krampfanfällen

Die perioperative Anfallsprophylaxe wird durchaus nicht einheitlich gehandhabt. Haben vor der Operation Anfälle bestanden, sollte auch eine postoperative Therapie durchgeführt werden. Der Wert der Prophylaxe und die bevorzugten Medikamente werden im Kapitel 1, S. 95 ausführlicher diskutiert.

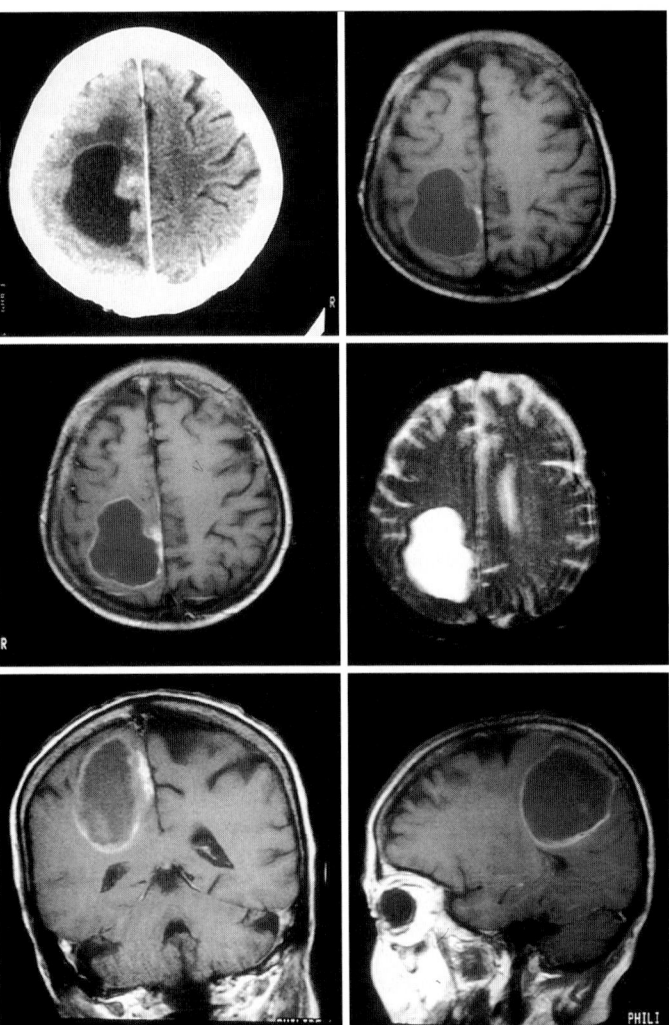

Abb. 1.54 Große cystische Metastase eines Mammacarcinoms mehrere Jahre nach der Brustoperation. Eine solche Metastase ist nicht in toto operabel, sondern kann nur schrittweise aus dem Hirn herausgelöst werden.

Blutverlust bei neurochirurgischen Eingriffen

In den Zeiten der modernen Mikrochirurgie sind Operationen, bei denen Blutkonserven benötigt werden, eher eine Seltenheit. Gelegentlich kann bei einem Schädelbasismeningeom oder einem Chemodektom eine Transfusion notwendig werden. Wenn eine solche Situation absehbar ist, kann zunächst versucht werden, die Blutzufuhr zum Tumor durch eine präoperative Embolisation zu reduzieren. Darüber hinaus kann intraoperativ durch Hämodilution und langsame Autotransfusion des während der Narkoseeinleitung gewonnenen Blutes der tatsächliche Blutverlust minimiert und begrenzt ausgeglichen werden. Ist eine Tansfusion wahrscheinlich und die Operation zeitlich nicht dringlich, sollte mit dem Patienten die Eigenblutspende diskutiert werden.

Postoperative Kontrollen und Nachsorge

Jede histologisch definierte, in diesem Kapitel abgehandelte Tumorgruppe hat ihre eigenen Nachsorgekriterien, auf die im Rahmen der speziellen Krankheitsbilder eingegangen wird. Man kann allgemein sagen, daß bei niedergradigen Tumoren oder Meningeomen postoperativ oder zum Entlassungszeitpunkt eine Kontrolle erfolgen sollte. Niedergradige und höhergradige Gliome sollten kernspintomographisch nachuntersucht werden. Je rascher das Wachstum eines Tumors war, um so enger müssen die Kontrollen gewählt werden.

Strahlentherapie

R. Engenhart-Cabillic, M. Wannenmacher

Die Behandlung primärer und sekundärer Hirntumoren stellt ein lokales Problem und damit für die Strahlentherapie eine besondere Herausforderung dar. Verbesserungen der strahlentherapeutischen Planung und Technik, systematische Untersuchungen zur Festlegung des strahlentherapeutischen Zielvolumens und rationale Kombinationen der Bestrahlung mit neurochirurgischen Verfahren und der systemischen Therapie haben die Behandlungsergebnisse bei den primären Hirntumoren in den letzten Jahrzehnten deutlich verbessert. Auch bei den cerebralen Metastasen stellt die Radiotherapie nach der Resektion die wirksamste Behandlungsmethode dar.

Indikationen zur Strahlentherapie

Obgleich die ersten kasuistischen Beiträge zur Anwendung der Strahlentherapie bei Hirntumoren bis in das Jahr 1913 zurückreichen, konnte eine Klärung der Leistung der Radiotherapie bei Hirntumoren erst durch systematische Analysen eines großen Krankengutes in den 60er und 70er Jahren erfolgen. Wesentliche Erkenntnisse der Strahlenwirkung auf das normale Hirnparenchym und insbesondere auf die unterschiedlichen Histologien, die als Grundlage für die Indikationsstellung zur Strahlentherapie, dienen, verdanken wir Zülch (1549).

Die Strahlentherapie in der Neuroonkologie stellt überwiegend eine adjuvante Therapieform und nur selten die primäre Behandlungsmodalität dar. Im Gegensatz zum operativen Vorgehen hängt die Indikation zur Strahlentherapie in erster Linie von der histologischen Klassifikation, aber auch von der Tumorlokalisation und Ausdehnung ab (Tab. 1.**26**). Die histologische oder zytologische Sicherung sollte grundsätzlich vor Einleitung einer Strahlentherapie erfolgen. Nur in Ausnahmefällen, z. B. bei einem gesicherten, metastasierenden Primärtumor, kann hierauf verzichtet werden.

Kontraindikationen zur Strahlentherapie sind eine vorausgegangene hochdosierte Strahlenbehandlung der identischen Region, der Nachweis einer diffusen degenerativen Encephalitis (z. B. Urämie), eine schwere Anorexie und ein vorbestehendes generalisiertes Hirnödem mit ausgeprägter intracranieller Drucksteigerung. Diese sollte vor Einleitung der Strahlentherapie medikamentös (Steroide, Saludiuretika, Osmodiuretika), s. auch Kapitel 1, S. 93 ff, kontrolliert sein. Bei Patienten mit deutlich reduziertem Allgemeinzustand bei malignem Gehirntumor bzw. disseminierter metastasierender Grunderkrankung sollte die Indikation sehr zurückhaltend gestellt werden.

Primäre Radiotherapie. Sie ist indiziert bei dem hochstrahlensensiblen Germinom, den Markerpositiven Pinealistumoren sowie in der Regel bei allen malignen inoperablen Hirntumoren, sofern sie symptomatisch sind oder radiologisch eine Progredienz aufweisen. Bei multiplen Hirnmetastasen erfahren durch eine palliative Ganzhirnbestrahlung 75–85 % der Patienten eine deutliche Besserung der neurologischen Symptomatik (524).

Der Stellenwert der *adjuvanten* postoperativen perkutanen Strahlentherapie ist bei den malignen intracraniellen Geschwülsten unbestritten (820, 970, 1447). Auch nach kompletter Resektion ist eine postoperative Bestrahlung obligat. Im randomisierten Vergleich läßt sich ein signifikant längeres Überleben und eine längere Symptomfreiheit mit verbesserter Lebensqualität nachweisen (150, 939, 1053, 1186).

Die postoperative Strahlentherapie wird zwei bis vier Wochen nach mikrochirurgischer Resektion bei Abschluß der Wundheilung und kontrolliertem Hirndruck ggf. unter Corticosteroidmedikation und Antikonvulsiva begonnen.

Voraussetzung für die Anwendung der perkutanen Strahlentherapie bei den differenzierten, benignen Tumoren ist der Nachweis einer Prognoseverbesserung. Wie bei anderen Tumorentitäten stehen die Resultate prospektiv randomisierter Studien noch aus und retrospektive Verlaufsbeobachtungen berichten über teils widersprüchliche Ergebnisse. Der Einsatz der Strahlentherapie ist daher noch umstritten und nur bei Inoperabilität, inkompletter Resektion, radiologisch dokumentierter und klinischer Progredienz und in der Rezidivsituation gerechtfertigt. Nicht randomisierte Studien geben einen Hinweis darauf, daß eine postoperative Bestrahlung subtotal operierter Tumoren zu einer verbesserten Rezidiv-

1. Diagnostik, Klinik und allgemeine Therapie

Tabelle 1.26 Strahlentherapie der Hirntumoren

Tumorgruppe	Tumortyp	GI	GII	GIII	GIV	Strahlenther.	Indikation	Zielvolumen
Astrozytäre Tumoren	Pilozytisch	•				fakultativ	inop., inkompl. Res.	TU,
	Niedriger Malignitätsgrad		•			fakultativ	inop., inkompl. Res., Rez.	TU,
	Anaplastisch			•		obligat		erweiterte TU
	Glioblastom				•	obligat		erweiterte TU
Oligodendrogliome	Niedriger Malignitätsgrad		•			fakultativ	inop., inkompl. Res., Rez.	TU,
	Anaplastisch			•		obligat		erweiterte TU
Ependymome	Subependymom	•				fakultativ	inkompl. Res., Rez.	erweiterte TU
	Myxopapillär	•				fakultativ	inkompl. Res., Rez.	erweiterte TU
	Niedriger Malignitätsgrad		•			empfohlen		erweiterte TU
	Hoher Malignitätsgrad				•	obligat		supratent. erw. TU infratent. NA
Plexus-choroideus-tumoren	Papillom	•				nein	nur mehrfache Rezidive	TU
	Carcinom			•		obligat		NA
Neuronale/gliale Tumoren	Gangliogliom	•				nein		
	Anaplastisches Gangliogliom			•		empfohlen		erweiterte TU
	Gangliocytom	•				nein	keine	
Tumoren der Epiphyse	Pineocytom		•			nein		NA
	Pineoblastom				•	obligat		NA
	Germinom			• •		obligat	primär komb. Chemo-/Strahlenther.	Liquor −, erw. TU Liquor +, NA
	Sezernierende Keimzelltumoren				• • •	obligat		erw. Tu, Liquor +/ spinale Met., NA
	Teratome					fakultativ	inkompl. Res.	
Embryonale Tumoren	Medulloblastom					obligat	unter 3 Jahren Chemoth.	NA
	Andere PNET					obligat		NA
	Medulloepitheliom					obligat		NA

Tumoren der kranialen und spinalen Nerven	Schwannom	•		fakultativ	inop., inkompl. Res.	TU, Radiochirurgie
	Neurofibrom	•		fakultativ	inop., inkompl. Res.	TU
	Maligner peripherer Nervenscheidentumor			obligat		
Meningeale Tumoren	Meningeom	•		fakultativ	inop., inkompl. Res.	TU
	Atypisch	•		fakultativ	inop., inkompl. Res.	TU
	Papillär	•		fakultativ	inop., inkompl. Res.	TU
	Anaplastisch			obligat		erweiterte TU
Mesenchymal nicht meningeale Tumoren	Hämangioperizytom	•		fakultativ	kompl. Res.	erweiterte TU
	Histiocytom	•		fakultativ	inop., inkompl. Res.	TU

Erweiterte lokale Bestrahlung bei negativem Liquorbefund. Bei positivem Liquorbefund Bestrahlung der Neuroachse.
TU: Tumorregion mit minimalem Sicherheitssaum;
erweiterte TU: Tumorregion mit einem Sicherheitssaum bis zu 2 cm in Abhängigkeit von der Histologie;
NA: Kraniospinalbestrahlung mit Aufsättigung der Dosis auf die primäre Tumorregion

und Überlebensrate führt (484, 941, 1116, 1130). Bei den hormonaktiven medikamentös refraktären Hypophysenadenomen ist mit der Radiotherapie nach einer Latenz von Monaten bis Jahren eine Normalisierung der Serumspiegel mit meist parallel verlaufender Rückbildung der klinischen Symptomatik erzielbar (1542). In retrospektiven Studien wurde für niedriggradige Gliome gezeigt, daß durch eine zusätzliche postoperative Radiatio eine Verlängerung der medianen rezidivfreien Zeit und der Überlebenszeit möglich ist (91, 135, 1271). Diese Frage abschließend zu klären, ist Gegenstand einer derzeit laufenden EORTC-Studie wie der Deutschen Multi-Center-Studie über niedriggradig maligne Gliome.

Eine radikale Tumorexstirpation stellt bei den benignen Formen im allgemeinen keine Indikation zur Strahlentherapie dar. Ausnahmen bilden jedoch jene Tumorentitäten, die aufgrund der Lokalisation und des invasiven Wachstumsverhaltens trotz makroskopisch kompletter Exzision sehr häufig rezidivieren, wie z. B. cerebrale Chordome, Hämangiopericytome (46, 631, 650, 1357).

Strahlentherapeutische Methodik

Die Methodik bei der Behandlung von Hirn- und Rückenmarktumoren muß individuell gewählt werden. Sie wird insbesondere von der Lokalisation, dem Operationsbericht und der Histologie bestimmt.

Entsprechend der histologischen Vielfalt der Hirntumoren variiert auch die Strahlensensibilität und weist gegenüber normalem Hirnparenchym eine teils erhöhte, teils gleiche und teils geringere Empfindlichkeit auf. Relativ strahlensensibel sind Pinealome, Hypophysenadenome, Lymphome, Medulloblastome und anaplastische oligodendrogliale Tumoren. Die Kraniopharyngeome, Meningeome, niedriggradigen Oligodendrogliome und anaplastischen Astrocytome (WHO Grad III) zählen zu den weniger strahlensensiblen Tumoren, relativ strahlenresistent sind die Glioblastome (WHO Grad IV).

Fraktionierung

Entscheidend für den Effekt einer Strahlentherapie am Tumor und den Normalgeweben ist die zeitliche Aufteilung der erforderlichen Gesamtdosis, die Fraktionierung. Um die Toleranz des Hirnparenchyms zu erhöhen und die therapeutische Breite zu vergrößern, wird meist die Gesamtdosis fraktioniert, mit Einzeldosen bei Erwachsenen von 1,8–2 Gy/Tag bei Kinder von 1,5–1,8 Gy/Tag, appliziert. Konventionelle Bestrahlungsrhythmen (Fraktionierungen) beinhalten 5 Bestrahlungen pro Woche. Bei hyperfraktionierter Bestrahlung erfolgt die Dosisapplikation über mehrfache, täglich reduzierte Einzeldosen in gleicher Gesamtbehandlungszeit. Die Gesamtdosis ist im Vergleich zur konventionellen Fraktionierung allerdings um 5–20% erhöht (1031). Bei der akzelerierten Hyperfraktionierung wird neben der Reduktion der Einzeldosis auch die Gesamtbehandlungszeit reduziert. Der Einsatz der Akzelerierung kann bei schnell proliferierenden Tumoren von Vorteil sein. Ein wesentlicher Vorteil liegt bei Patienten mit limitierter Lebenserwartung in der Verkürzung der Behandlungszeit. Alternative Fraktionierungsschemata (Einzeitbestrahlung, Hypofraktionierung) werden derzeit für einige Tumorentitäten im Rahmen von Therapiestudien untersucht (251, 372, 414). Tab. 1.27 enthält die empfohlenen Tumordosen bei konventioneller Fraktionierung. Gesamtdosen über 60 Gy und Einzeldosen über 2 Gy sind mit einem deutlich höheren Risiko an radiogen bedingten Veränderungen des gesunden Hirnparenchyms verbunden (316, 1276).

Bestrahlungsplanung

Um die Heilungsraten zu erhöhen und die Strahlenbelastung der Nachbarregionen auf ein vertretbares Minimum zu reduzieren, kommt eine ausgefeilte Bestrahlungsplanung und -technik zum Einsatz. Der Prozeß der Strahlentherapieplanung kann in verschiedene unabhängige Schritte unterteilt werden (Abb. 1.55). Nach der Tumorlokalisation, die auf klinischen und radiologischen Daten basiert, werden das Zielvolumen und die Risikostrukturen in den modernen bildgebenden Schnittbildverfahren definiert. Die Form der Dosisverteilung wird durch Variation der Bestrahlungstechniken und -parameter (z.B. Anzahl der Strahlenfelder, Einstrahlwinkel, Absorber) optimiert. Bei der Dosisberechnung erlauben physikalische Modelle eine Abschätzung der Tumorkontrollwahrscheinlichkeit (Tumor Control Probability, TCP) und der Nebenwirkungswahrscheinlichkeit (Normal Tissue Complication Probability, NTCP) des gesunden Gewebes und insbesondere der Risikoorgane (156).

Grundlage für die Bestrahlungsplanung sind CT- und MRT-Bilder. Bei Tumoren des ZNS ist die Kernspintomographie der Computertomographie durch die verbesserte Abgrenzung der Tumoren überlegen (584, 1198). Moderne Bestrahlungsplanungssysteme erlauben, die Bildinformationen der verschiedenen Untersuchungsverfahren und Sequenzen zu korrelieren, was im Einzelfall zu einer optimalen Konturierbarkeit von Tumor und Risikostruktur führt. Speziell bei den niedriggradigen Gliomen sollte die Planungsuntersuchung auf der Basis einer T_2-gewichteten MRT-Untersuchung erfolgen, was durch Abb. 1.56 verdeutlicht wird. Eine optimale Planungsgrundlage der Schädelbasistumoren (Meningeome, Chordome, Hypophysenadenome, Opticusgliome etc.) stellen fettunterdrückte Gradienten-Echosequenzen dar.

Der 3D-Bestrahlungsplanung kommt wegen der engen Nachbarschaft zu den Risikostrukturen eine besondere Bedeutung zu. Sie ermöglicht die räumliche Darstellung der Zielvolumina und der Risikostrukturen, die beliebige Wahl planarer und nonkoplanarer irregulärer Feldformen, Feldein-

Tabelle 1.27 Empfohlene Tumordosen für primäre Hirntumoren unterschiedlicher Histologie. Die Daten beziehen sich auf die übliche Fraktionierung mit 1,8–2 Gy/d Einzeldosis und 10 Gy/Woche

Histologie	Tumordosis (Gy)	Zielvolumen
Hypophysenadenom	45–50	TU
Kraniopharyngeom	50	TU
Germinom	50	NA
Malignes Lymphom	50	Hirnschädel
Ependymom	55	erweiterte TU
Malignes Ependymom	55–60	NA
Medulloblastom	55	NA
Astrocytom WHO Grad I, II	50–60	TU
Meningeom	55–60	TU
Astrocytom WHO Grad III	55–60	erweiterte TU
Glioblastoma multiforme	55–60	erweiterte TU

TU: Tumorregion mit minimalem Sicherheitssaum
erweiterte TU: Tumorregion mit Sicherheitssaum von bis zu 2 cm in Abhängigkeit der Histologie
NA: Kraniospinalbestrahlung mit Aufsättigung der Dosis auf die primäre Tumorregion

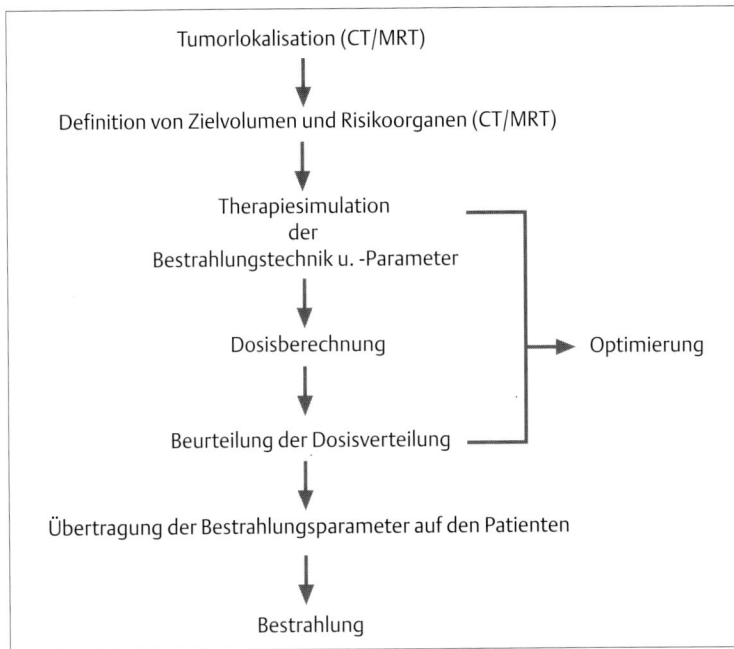

Abb. 1.55 Unabhängige Schritte beim Ablauf einer Strahlentherapieplanung.

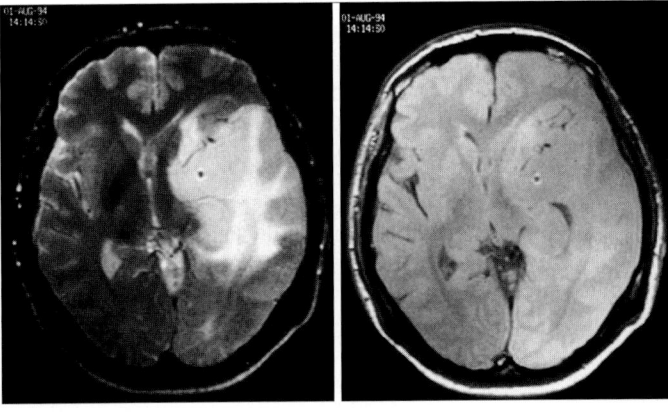

Abb. 1.56 Patienten mit inoperablem WHO-Grad-2-Gliom (rechts: T_2-gewichtetes MRT, links: CT). Die stereotaktische Bildkorrelation ermöglicht die optimale Erfassung der Zielvolumenausdehnung, indem die Information des T_2-gewichteten MRTs in das CT übertragen wird. Die Biopsiestelle ist durch eine Titankugel markiert.

trittspforten und die echte räumliche Dosisverteilung. Räumliche Dosisverteilungen lassen sich durch Dosis-Volumen-Histogramme quantitativ beschreiben. Der Vergleich der Dosis-Volumen-Histogramme erlaubt durch Optimierung der Technik eine qualitative Aussage über die Erfassung des Zielvolumens und Abschätzung des radiogenen Risikos (Abb. 1.57, Farbtafel VII).

Externe, konventionelle Bestrahlung

Die perkutane Strahlentherapie von ZNS-Tumoren erfolgt heute mit künstlich erzeugten stark gebündelten ultraharten Photonen bzw. Elektronen eines Linearbeschleunigers. Die Verwendung schneller Elektronen mit ihrer steuerbaren Eindringtiefe ist für spezielle Indikationen wie z. B. die Behandlung peripher gelegener oder die Kalotte infiltrierender Tumoren geeignet. Die Orthovolt-Behandlung mit Röntgen-Therapiegeräten

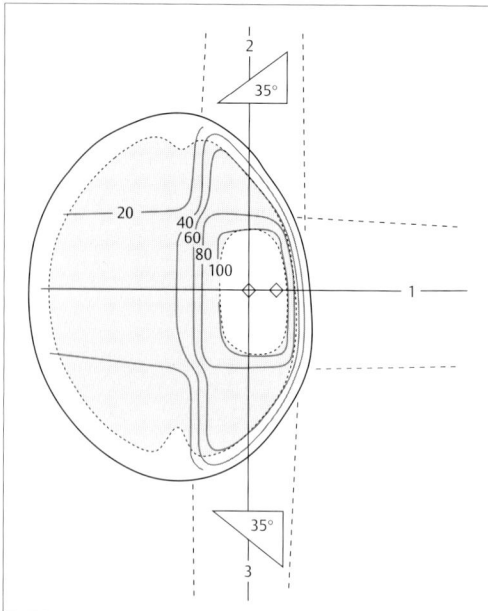

Abb. 1.58 Beispiel für die Bestrahlung eines links parietal lokalisierten malignen Glioms. Durch drei gewichtete isozentrische 6-MeV-Photonen-Felder ist das Zielvolumen von der 100 % Isodose erfaßt. Die Dosisverteilung wird durch geeignet gewählte Keilfilter des ventralen und dorsalen Feldes homogen angepaßt (1183).

ist obsolet. Protonen und dicht ionisierende Strahlenarten besitzen gegenüber den Photonen und Elektronen teils biologische, teils physikalische Vorteile. So werden Protonen in speziell ausgewiesenen Zentren bei bestimmten Indikationen wie z. B. Clivuschordomen und Chondrosarkomen eingesetzt (316, 961). Dicht ionisierende Strahlenarten wie Neutronen, Pi-Mesonen, Bor-Neutroneneinfang haben bisher keinen klinischen Vorteil erbracht.

Ziel jeder Bestrahlungstechnik ist, die Zielvolumina homogen zu bestrahlen und soweit möglich empfindliche Strukturen wie Sehnerv, Chiasma, Hirnstamm nicht mit zu erfassen. Je nach Topographie werden unterschiedliche Techniken eingesetzt. In der Regel kommen Rotations- oder Mehrfeldertechniken zur Anwendung. Bei einseitig frontal lokalisierten Tumoren eignen sich besonders 2 konformierende, zueinander gekippte isozentrische Felder mit Keilfilterausgleich von 4 bis 6 MeV-Photonen oder Telekobalt. Eine Alternative stellt die Kombination aus einem ipsilateralen Stehfeld mit hochenergetischen Photonen und schnellen Elektronen dar. Bei parietalem Tumorsitz ist eine 3-Felder-Technik vorzuziehen (Abb. 1.58).

Die individuelle tumorkonforme Anpassung der räumlichen Dosisverteilung während der Bestrahlung erfolgt durch Gießen von Individualabsorbern oder durch im Strahlerkopf des Therapiegerätes integrierte Lamellenblenden (Multi-leaf-Kollimator, MLC). Diese modernen Verfahren der Konformationsstrahlentherapie dienen dazu, daß das zu bestrahlende Volumen möglichst eng individuell erfaßt wird, Risikostrukturen ausgespart werden und die Bestrahlungsdosis außerhalb des Zielvolumens steil abfällt (Abb. 1.57, Farbtafel VII). Durch Implementierung der modernen stereotaktischen Verfahren „stereotaktische Radiotherapie" wird eine optimale Reproduzierbarkeit der Bestrahlungsparameter erreicht (318, 1228). Hierbei wird das zu bestrahlende Volumen bereits mit stereotaktischer CT- bzw. MRT-Bildakquisition dreidimensional erfaßt und geplant. Die Bestrahlungsdosis wird tumorkonform mit Hilfe sehr schmaler Lamellenblenden, welche eine beliebige Anpassung an ganz irreguläre Zielvolumina erlauben, appliziert. Das Verfahren der fraktionierten stereotaktischen Radiotherapie erlaubt eine weitere deutliche Reduktion des Bestrahlungsvolumens mit Minimierung von radiogen bedingten Nebenwirkungen und eine weitere Wirkungssteigerung. Die Methode ist daher besonders sinnvoll anzuwenden bei bestimmten benignen Tumoren (vgl. Kapitel 1, S. 75 ff) und bei der Dosisaufsättigung im Bereich der hinteren Schädelgrube bei kindlichen Tumoren (356). Eine Re-Bestrahlung bei kleineren Rezidiven kann mit dieser Technik ebenfalls in Betracht gezogen werden.

Stereotaktische Radiochirurgie

Die Erfahrung des vergangenen Jahrzehnts zeigt, daß die radiochirurgischen Methoden bei einigen Indikationen eine vielversprechende Variante zur chirurgischen Resektion wie auch zur perkutanen Radiotherapie darstellen (371, 779, 850, 1325). Unter diesem Begriff werden Behandlungsmethoden und Techniken zusammengefaßt, die mit Hilfe stereotaktischer Koordinaten eine extrem konzentrierte hochdosierte Dosisapplikation auf ein genau definiertes Gewebsvolumen ermöglichen. Die tumorzellspezifische Strahlenempfindlichkeit spielt, im Gegensatz zur perkutanen Radiotherapie, nur eine untergeordnete Rolle. Ziel der Radiochirurgie ist die komplette Devitalisierung gesunder und pathologischer Zellen innerhalb des Gewebsvolumens. Die Schonung des angrenzenden gesunden Hirnparenchyms wird durch einen steilen Dosisgradienten am Rand des Zielvolumens erreicht.

In der klinischen Routine werden vorwiegend zwei Verfahren angewandt: Die Implantation von radioaktivem Material in das Gewebe oder die perkutane stereotaktische Photonenstrahl-Radiochirurgie mit dem Gamma-Knife oder X-Knife (Abb. 1.**59**, Farbtafel VII). Bei der interstitiellen Therapie mit radioaktiven Seeds bzw. der intrakavitären Therapie, bei welcher radioaktive Kolloidlösungen in präformierte Zysten deponiert werden, ist die Dosisleistung durch Wahl des Isotops (Ir-192; J-125) und die Dauer modifizierbar. Im Gegensatz zu dieser interstitiellen protrahierten Dosisapplikation wird bei der perkutanen Radiochirurgie mit dem Gamma-Knife oder X-Knife die gesamte Dosis in kurzer Zeit (wenige Minuten) appliziert. Generell sind jedoch beide radiochirurgischen Verfahren nur auf wenige Indikationen mit radiologisch gut abgrenzbaren umschriebenen, bis 3 cm großen Prozessen anwendbar.

Die einmalige Applikation der gesamten Strahlendosis in Form der „Radiochirurgie" stellt höchste Anforderungen an die Reproduzierbarkeit der Patientenlagerung während der Bildakquisition, Simulation und Behandlung. Die erforderliche Präzision läßt sich am sichersten durch eine in Lokalanästhesie erfolgte invasive Fixation des stereotaktischen Rahmens am Kopf des Patienten erreichen. Die stereotaktische Bildgebung wird gestützt durch ein externes Referenzsystem. Es dient als Grundlage für die Berechnung der stereotaktischen Koordinaten und des exakten Schichtabstandes. Die Abgrenzung des Zielvolumens ist für die unterschiedlichen radiochirurgischen Techniken identisch. Zur Festlegung des Zielvolumens dienen CT- und MRT-Untersuchungen.

Radiochirurgische Methoden
Interstitielle Radiochirurgie

Gestützt auf die stereotaktische Bildinformation wird bei der interstitiellen Radiochirurgie der radioaktive Strahler direkt in das Tumorareal oder die Zysten eingebracht. Das operative Vorgehen ist auf eine fast atraumatische stereotaktische Punktion beschränkt, die in Lokalanästhesie durchgeführt wird. Die Möglichkeit der stereotaktischen Serienbiopsie erlaubt die Sicherung der Artdiagnose. Unmittelbar im gleichen Arbeitsschritt werden dann ein oder mehrere Kunststoffkatheter tumorkonform eingeführt, welche mit temporären, radioaktiven Strahlern beladen werden. Jod-125 ist das heute am häufigsten verwendete Radioisotop. Die temporäre Implantation macht eine optimale Dosisverteilung durch Zeit- und Ortswichtung möglich (Abb. 1.**60 a**). Auch wenn Langzeitergebnisse prospektiv randomisierter Studien bisher fehlen, sind die Erfahrungen bei niedriggradigen Gliomen groß. Insbesondere bei der Lokalisation in eloquenten Hirnarealen ist die interstitielle Radiochirurgie der Resektion u. U. überlegen (749, 1019). Bei den malignen Gliomen scheint ein Überlebensvorteil von wenigen Monaten durch eine interstitielle Dosisaufsättigung möglich zu sein (515).

Externe Radiochirurgie

Mit dieser Methode können radiologisch abgrenzbare kleine Tumorvolumina effizient und sicher behandelt werden. Das Spektrum der Indikationen ist bei den unterschiedlichen Methoden identisch, es wird von der Größe der Läsion und Histologie begrenzt. Bereits heute gelten aus radiologischer Sicht als Einsatzbereiche inoperable arteriovenöse Gefäßmißbildungen, Acusticusneurinome und solitäre Hirnmetastasen (371, 372, 414, 833, 834, 991, 1325).

Gamma-Einheit nach Leksell „Gamma-Knife"

Die Bestrahlungseinheit mit dem Leksell-System, welches als „Gamma-Knife" bekannt ist, wurde speziell für die Radiochirurgie konzipiert und besteht aus einem schalenförmig angeordneten Zentralkörper mit 201 ^{60}Co-Quellen. Die Co-Quellen sind im Zentralkörper so positioniert, daß sich die Strahlen in einem Punkt, dem Isozentrum, treffen (Abb. 1.**60 b**). Die Größe der Kollimatoröffnung variiert zwischen 4, 8, 14 und 18 mm Durchmesser. Dosisverteilungen größerer bzw. irregulär geformter Zielvolumina werden durch Kombination verschiedener Zielpunkte mit unterschiedlicher Wichtung der Quellen erreicht. Bei diesen Superpositionsmethoden treten im Zielvolumen Dosisinhomogenitäten mit Dosisüberhöhungen auf.

Die Gamma-Einheit ist apparativ einfach zu handhaben, mechanisch äußerst stabil und erreicht eine Reproduzierbarkeit der physikali-

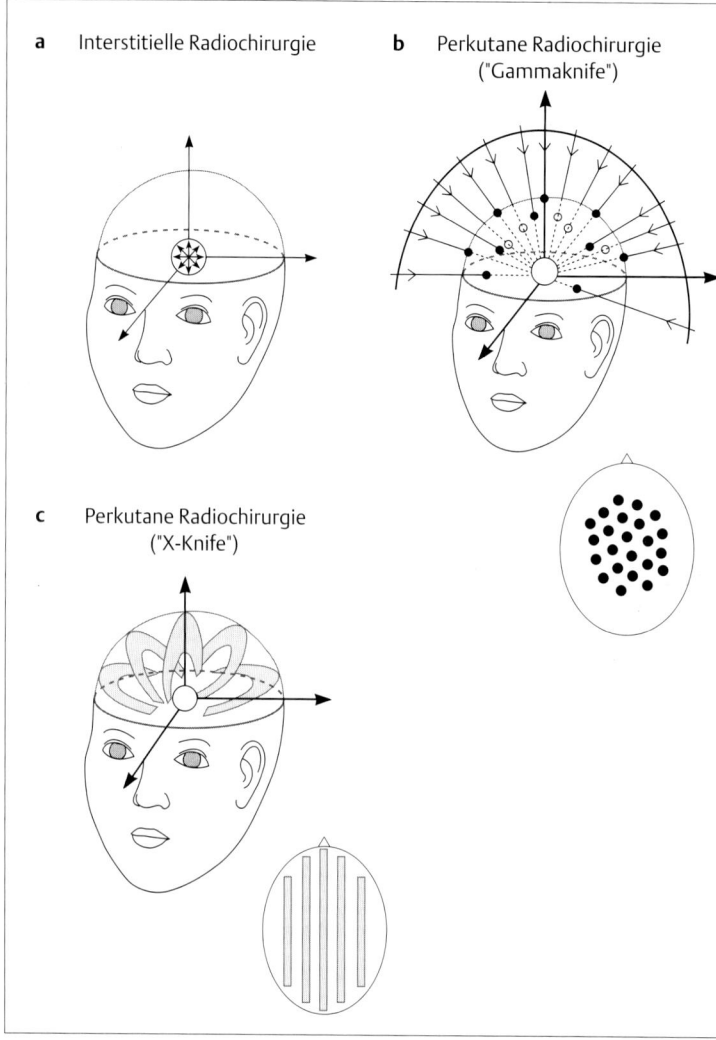

Abb. 1.60 Schematische Darstellung der Dosiskonzentrierung durch unterschiedliche radiochirurgische Verfahren.
a Radiochirurgie mit aktiven Seeds. Die Strahler werden interstitiell in das Zielvolumen eingebracht.
b Radiochirurgie mit der Gammaeinheit („Gammaknife"). Schematische Darstellung der Einstrahlrichtung der 201 konzentrisch angeordneten Kobalt-60-Quellen. Die Einzelstrahlen sind so fokussiert, daß sie sich über die gesamte Kopfhaut verteilen und in einem Punkt, dem Isozentrum, schneiden.
c Radiochirurgie mit dem Linearbeschleuniger („X-Knife"). Die Dosiskonzentrierung erfolgt, indem der eingeengte Strahl in mehreren Böden um den Patientenkopf rotiert und sich in einem Punkt, dem Isozentrum, schneidet. Während der Dosisapplikation führt sowohl die Strahlenquelle als auch die Patientenliege sequentielle oder simultane Bewegungen durch.

schen Bestrahlungsparameter von < 1 mm. Sie gilt daher als Standard für die Präzision, mit der neuere Verfahren der externen Radiochirurgie verglichen werden müssen (799, 856).

Radiochirurgie mit dem Linearbeschleuniger „X-Knife"

Die extreme Konzentration der Energiedosis auf das vorgegebene Zielvolumen wird bei der Radiochirurgie mit dem Linearbeschleuniger durch unterschiedliche Rotationstechniken ermöglicht (Abb. 1.60 c). Die geforderte Präzision von < 1 mm wird durch Überschneiden der einzelnen Bewegungsabläufe in einem Punkt, dem Isozentrum erreicht (543). Die hohe Genauigkeit konnte in mehreren Multi-Center-Studien bestätigt werden (856).

Durch die computergesteuerten Bewegungsabläufe werden mit dem X-Knife nahezu kugelförmige Dosisverteilungen erzielt. Für irregulär geformte Zielvolumina stehen neben der Superpositionsmethode auch die dynamischen Bestrahlungstechniken zur Verfügung. Sie erlauben in Kombination mit dem MLC eine homogene Bestrahlung des Zielvolumens bei individuell angepaßter Feldgeometrie.

Planungszielvolumen

Die Festlegung des Planungszielvolumens wie die optimale Bestrahlungstechnik sind keine frei wählbaren Parameter, sondern werden maßgeblich von der Ausbreitungscharakteristik, der radiologischen Abgrenzbarkeit und der Dosis-Wirkungs-Beziehung von Tumorgewebe und benachbarten Risikostrukturen bestimmt. Entsprechend der Ausbreitungscharakteristik werden folgende drei Volumina strahlentherapeutisch erfaßt, unterschiedliche Strahlenqualitäten und -techniken eingesetzt und entsprechend der zu behandelnden Tumorentität mit unterschiedlichen Strahlendosen belastet. Abb. 1.**61** zeigt schematisch die drei unterschiedlichen Zielvolumina.

1. Bestrahlung der (erweiterten) Tumorregion

Das strahlentherapeutische Zielvolumen erfaßt den neuroradiologisch abgrenzbaren Tumor unter Einschluß einer Sicherheitszone. Diese richtet sich nach der lokalen Infiltrationstiefe des Tumors, der Präzision der gewählten Technik und reproduzierbaren Einstellgenauigkeit.

Erfolgt bei den benignen, lokal verdrängend wachsenden Tumoren wie Meningeomen, Acusticusneurinomen, Kraniopharyngeomen vgl. Abb. 1.**57**, Farbtafel VII, Hypophysenadenomen oder gut abgrenzbaren Gliomen WHO Grad I, die Abgrenzung des Tumorvolumens auf der Grundlage der modernen bildgebenden Verfahren mit MRT, sind nur wenige Millimeter erforderlich. Der Einsatz der stereotaktischen Techniken erlaubt auf-

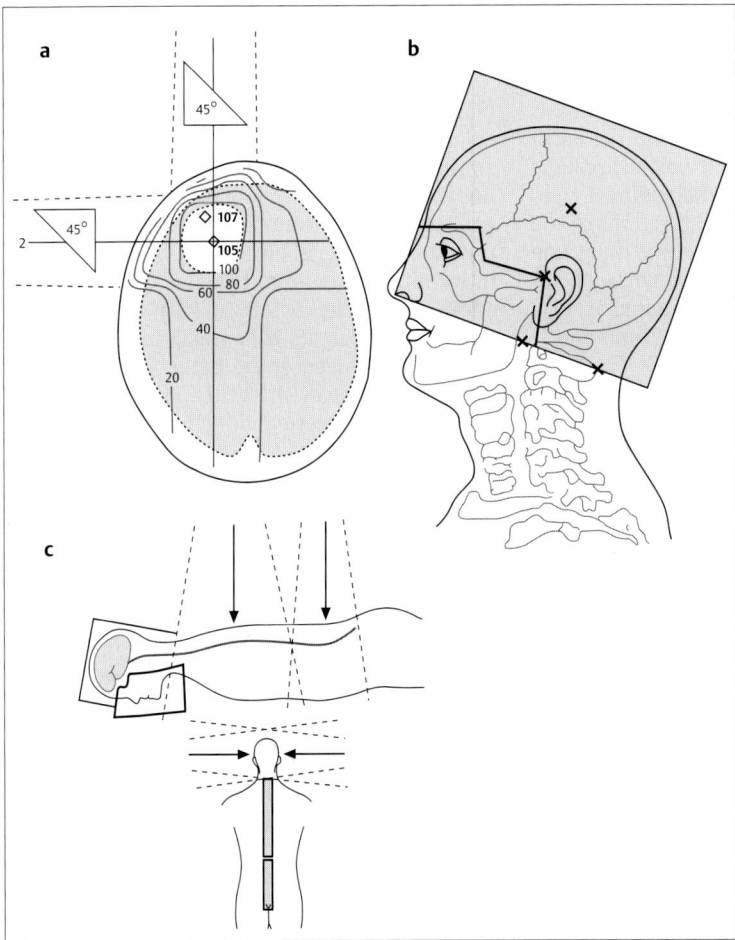

Abb. 1.**61** Schematische Darstellung der drei unterschiedlichen Zielvolumina.
a Bestrahlung der erweiterten Tumorregion eines rechts frontal lokalisierten malignen Glioms mit 6-Mev-Photonen. Durch zwei orthogonale gleichgewichtete Photonenfelder mit geeignet gewählten Keilfiltern wird eine homogene Dosisverteilung erreicht.
b Ganzhirnbestrahlung über ein Helmfeld bei kurativer Intention. Der Gesichtsschädel unterhalb der Lamina cribrosa und des Bodens der mittleren Schädelgrube wird durch ein Individualblock abgedeckt.
c Kraniospinalbestrahlung über 4 Felder: Die Schädelbestrahlung erfolgt mit der Helmtechnik über seitlich opponierende Gegenfelder mit Beldendrehung, die Spinalbestrahlung wird durch dorsal angepaßte Felder erfaßt (57 a, 1193).

grund der hohen Repositioniergenauigkeit bei den nicht infiltrativ wachsenden Tumoren eine weitere Reduktion des Sicherheitsbereiches und dadurch Volumeneinsparung.

Chordome, Hämangiopericytome oder niedriggradige Gliome (WHO Grad II) erfordern aufgrund der Infiltration eine größere Sicherheitszone. Diffus infiltrierende maligne Läsionen müssen großräumig erfaßt werden. Ausgehend von der computer- oder kernspintomographisch nachgewiesenen Tumorgrenze soll die Bezugsisodose so gewählt werden, daß ein zumindest 2 cm großer Sicherheitsbereich einbezogen wird, wobei das Planungszielvolumen auf der Basis der präoperativen CT- oder MRT-Daten festgelegt werden muß (Abb. 1.61 a).

2. Ganzhirnbestrahlung

Die Ganzhirnbestrahlung erfolgt adjuvant (maligne Systemerkrankungen, kleinzellige Bronchialcarcinome) oder aus therapeutischer Notwendigkeit. Bei der adjuvanten Strahlenbehandlung ist darauf zu achten, daß die gesamte Schädelbasis unter Einschluß der Retrobulbärräume, der Fossa cribriformis und der teils seitlich weit nach caudal reichenden Temporallappen erfaßt wird. Eingeschlossen werden all diese Strukturen durch die Helmtechnik (Abb. 1.61 b). Zur Vermeidung von Rezidiven ist eine Abweichungen von dieser Feldform lediglich in der palliativen Situation, bei Vorliegen von Hirnmetastasen solider Tumoren erlaubt (737).

3. Kraniospinalbestrahlung

Die Bestrahlung des gesamten Liquorraumes ist als systemische Therapie bei bestimmten Tumorentitäten des ZNS indiziert, die zur liquorgenen Metastasierung neigen wie z. B. Medulloblastome, Ependymoblastome, maligne Keimzelltumoren und andere.

Das Planungszielvolumen schließt den cerebralen Liquorraum ein, umfaßt den gesamten Spinalbereich einschließlich der Durataschen an den Spinalwurzeln und reicht bis in Höhe von S3. Für die Bestrahlung der Spinalachse werden in Abhängigkeit von der Körpergröße ein oder zwei dorsale spinale Bestrahlungsfelder angeschlossen. Die Schädelbestrahlung erfolgt über zwei seitlich opponierende individuell geformte Helmfelder (Abb. 1.61 c). Diese Technik erfordert einen hohen Qualitätsstandard mit exakter Lagerung und individueller, reproduzierbarer Fixierung der Patienten, so daß an den Schnittstellen der Felder Dosislücken bzw. Überschneidungen ausgeschlossen sind.

Aus Gründen der Prophylaxe wird die Liquorraumbestrahlung beim Medulloblastom, den primitiv neuroektodermalen Tumoren (PNET), den malignen Ependymomen durchgeführt. Bei den intracraniellen Keimzelltumoren orientiert sich das Therapiekonzept anhand der Artdiagnose und dem Nachweis von Tumormarkern in Serum und Liquor (476). Die reinen Germinome sollten primär entsprechend der SIOP-95 Studie mit alleiniger Strahlenbehandlung der gesamten Neuroachse therapiert werden. Bei den sonstigen Keimzelltumoren kann bei multimodalem Therapiekonzept eine lokale Bestrahlung erwogen werden. Bei positivem Liquornachweis oder spinaler Metastasierung ist eine Bestrahlung der kraniospinalen Achse erforderlich. Bei malignen Lymphomen ist die gesamte Liquorraumbestrahlung nur bei positiver Liquorzytologie indiziert (974, 1088).

Zur palliativen Therapie der Meningiosis neoplastica wurde die Kombination einer intraventriculären/-intrathekalen Chemotherapie und Bestrahlung der gesamten Neuroachse durchgeführt und wiederholt als Therapiekonzept vorgeschlagen. Unter dieser Kombinationstherapie werden u. U. längere Überlebenszeiten erzielt als mit der intraventriculären/intrathekalen Chemotherapie allein (vgl. Kapitel 5, S. 335 ff). Bei dieser Kombination ist jedoch die hohe Gefahr einer therapieinduzierten Leucencephalopathie und/oder Myelopathie zu beachten (vgl. Kapitel 5, S. 337). So sollte bei kombiniertem Vorgehen die intrathekale Chemotherapie zeitlich (mindestens 24 h) der Strahlenbehandlung vorausgehen, bzw. bei wiederholter Gabe nicht simultan erfolgen (1217).

Radiogene Strahlenfolgen

Im Vordergrund der morphologisch faßbaren Strahlenveränderungen des ZNS stehen Veränderungen an Kapillaren und Endstrombahngefäßen mit Störung der Blut-Hirn-Schranke, die meist reversibel sind. Entsprechend der unterschiedlichen Differenzierung der einzelnen Zellsysteme des ZNS weisen die proliferierenden Endothelzellen des Blut- und Bindegewebes die höchste Strahlensensibilität auf; sie werden gefolgt von Oligodendroglia und Astroglia. Die Neurone und Ganglien besitzen eine hohe Strahlenresistenz, die auf den ausgereiften Zustand zurückzuführen ist.

An radiogen bedingten Folgen ist bei der ZNS-Bestrahlung auf die Beeinträchtigung der endokrinologischen, neuropsychologischen und intellektuellen Funktionen zu achten, die aber teils multifaktoriell durch Tumorwachstum, Hirndruck, chirurgische Resektion, Chemo- und Strahlentherapie verursacht sind (425, 516, 996, 1475). Auch individuelle Faktoren wie, Hypertonie und Diabetes mellitus nehmen durch Gefäßveränderungen auf die Strahlentoleranz Einfluß.

Die Kenntnis der unterschiedlich topographisch-funktionellen Gebiete ist für die Abschätzung des Therapierisikos für den Strahlentherapeuten von immenser Wichtigkeit. Bei Schädigung der Hirnrinde sind in Abhängigkeit von der Lokalisation und Dominanz der Hemisphäre unterschiedlich ausgeprägte, neurologische Symptombilder zu erwarten. Radiogen gesetzte Läsionen der sprachdominanten Region führen bis zur Aphasie. Bei Schädigung des visuellen Systems folgt ein Visus- und Gesichtsfeldausfall bis zur Blindheit. Eine radiogene Beeinträchtigung der Sehfunktion nach Bestrahlung am Sehnerv und/oder Chiasma opticum mit Gesamtdosen bis 50 Gy und vorsichtiger Fraktionierung kann weitestgehend ausgeschlossen werden (651). Aus den vitalen Funktionen der Mittellinienstruktur kann eine besondere Strahlenempfindlichkeit abgeleitet werden, welche dosis- und volumenabhängig ist (316, 593). Bei Einschluß des hypophysär-hypothalamischen Systems ist noch nach Jahren durch die radiogen bedingte Obliteration der Kapillaren in ca. 10% mit endokrinologischen Ausfällen zu rechnen. In Abhängigkeit von der auf die Haut verabreichten Dosis ist im Bereich des Bestrahlungseintrittfeldes mit dem Auftreten eines Erythems und einer temporären Alopezie zu rechnen.

Ist im Kindesalter eine kraniospinale Bestrahlung erforderlich, ist von einer Verkürzung des Längenwachstums auszugehen. Bei Kindern ist der Reifungsgrad des Gehirns zu berücksichtigen. Die abgeschlossene Ausreifung mit einer Radiotoleranz, die der des Erwachsenen entspricht, wird erst im 5. Lebensjahr erreicht. Um Spätfolgen an diesen vulnerablen Hirngeweben zu vermeiden, wird empfohlen, die Einzel- und Gesamtdosen um bis zu 20% zu reduzieren oder, wenn möglich, mit einer Chemotherapie den Zeitpunkt der Strahlentherapie hinauszuzögern. Zu bedenken ist jedoch, daß dies mit einer Einbuße an Heilungschancen verbunden sein kann (136).

Eine multimodale Therapie mit sensibilisierenden Substanzen, Hyperthermie oder Zytostatika stellen besondere Risikofaktoren dar. Methotrexat ist die am häufigsten in Kombination mit der Strahlentherapie verwendete Substanz. Spätfolgen sind charakterisiert durch Persönlichkeitsveränderungen, auch werden neurologische Ausfälle und Krampfanfälle beschrieben. Weitere Substanzen, die eine Leukencephalopathie verursachen können, sind BCNU und Cytosinarabinosid (54, 131, 425). Neben der sorgfältigen Nutzen-Risiko-Abwägung sollte bei multimodalen Therapien die Einzeldosis herabgesetzt und die Zahl der Fraktionen erhöht werden, da zuverlässige Daten zur Dosis-Wirkungs-Beziehung bisher fehlen.

Die Carcinominduktion nach ionisierender Strahlung ist bekannt, jedoch bei Verwendung der modernen Hochvolttherapie extrem selten (1396). Als häufigste Zweittumoren nach hochdosierter Orthovoltbestrahlung wurden Meningeome nach einer medianen Latenz von 16 Jahren, gefolgt von Fibrosarkomen mit einer Latenz von 7,5 Jahren beschrieben.

Die Strahlenreaktionen des Hirnparenchyms lassen sich nach ihrem zeitlichen Verlauf in 3 Phasen unterteilen (1202).

Die *akute Phase* ist eine Frühreaktion, die innerhalb von Stunden bis Wochen nach Bestrahlung auftreten kann und in der Regel vollständig reversibel ist. Gelegentlich kann es zu einer akut auftretenden Vasculitis mit Ödembildung und Hirndrucksteigerung kommen.

Die *frühe Spätphase* tritt Wochen bis Monate nach erfolgter Strahlentherapie auf und ist ebenfalls voll reversibel. Sie ist durch uncharakteristische neurologische Symptome wie Übelkeit, Erbrechen, Lethargie und selten Somnolenz gekennzeichnet. Im Verlauf weniger Wochen bildet sich das Krankheitsbild zurück. In Verbindung mit Methotrexat kann es jedoch zu Intelligenzdefekten und selten auch zum Tod durch Ausbildung einer nekrotischen Leukoencephalopathie führen (54, 131).

Die *späte Spätphase* ist durch eine progrediente Hirnschrankenstörung mit Ausbildung einer Hirnnekrose Monate bis Jahre nach der Strahlentherapie charakterisiert. Neuroradiologisch ist die Differenzierung gegenüber einem Tumorrezidiv in der Regel nicht möglich. Ein erhöhter Stoffwechsel im PET kann differentialdiagnostisch richtungsweisend sein. Die Behandlung der Hirnnekrose besteht in der medikamentösen Therapie des Ödems mit Steroiden.

Neben individuellen Faktoren, wie Alter bzw. Reifungsgrad, Traumata, Stoffwechselerkrankungen, und den gewebsspezifischen Unterschieden wird die Toleranz des Gehirns vor allem von Bestrahlungsparametern beeinflußt: Die Höhe der Gesamtdosis, die Höhe der Einzelfraktion, also die Zahl der Fraktionen, die Gesamtbehandlungsdauer und die Größe des bestrahlten Volumens stellen die entscheidenden Faktoren dar.

Zur Charakterisierung der Strahlentoleranz der unterschiedlichen Organe (Funktionsgruppen) dienen $TD_{5/5}$- und $TD_{50/5}$-Werte. Hierunter versteht man die Gesamtdosis eines homogen bestrahlten Organs, bei der in etwa 5 bzw. 50% der Fälle innerhalb von 5 Jahren nach Bestrahlung eine schwere Schädigung zu erwarten ist (369, 1173). Einen ganz wesentlichen Beitrag zur Abschätzung des Strahlenrisikos bildet das von Sheline et al. entwickelte Nominal-Standarddosis-Konzept (NSD-, Neuret-Konzept). Danach liegt das Risiko einer Hirnnekrose bei einer Ganzhirnbestrahlung bei 52 Gy ± 2 Gy Gesamtdosis in üblicher Fraktionierung mit 2 Gy Einzeldosis unter 0,5%. Erhöht man die Gesamtdosis auf 60 Gy, liegt das Risiko bei 5% (254, 1071, 1202). Wird die Einzeldosis auf 2,5 Gy und mehr erhöht, steigt das Risiko einer radiogenen ZNS-Schädigung deutlich an (212).

Ein weiterer entscheidender Faktor für die Strahlentoleranz des ZNS stellt die Größe des bestrahlten Volumens dar. Das Bestrahlungsvolumen ist kein frei wählbarer Parameter, sondern von dem Zielvolumen und der Bestrahlungstechnik abhängig. Im Idealfall stimmt das Bestrahlungsvolumen mit dem Zielvolumen überein und ist nur durch die Tumorausdehnung unter Einschluß eines Infiltrationssaumes definiert. Boden zeigte schon 1950 die Volumenabhängigkeit (141). Emami publizierte 1991 Toleranzdosen des gesunden ZNS in Abhängigkeit der Bestrahlungsvolumina (369). Bei Ganzhirnbestrahlung über 60 Gy, mit Einzeldosen von täglich 2 Gy, wird ein steiler Anstieg der Nekrosewahrscheinlichkeit beobachtet. Bei 70 Gy gibt er das Nekroserisiko innerhalb von 5 Jahren mit 50% an ($TD_{50/5}$). Bei einer Volumenbelastung von nur 1/3 beläuft sich das Nekroserisiko bei 60 Gy auf nur 5% in 5 Jahren ($TD_{5/5}$), bei 75 Gy hingegen auf 50% /$TD_{50/5}$) (369, 1071). Entscheidend für die Vermeidung von Spätfolgen ist die Höhe der Einzeldosis, welche 1,8 Gy in der Risikostruktur nicht überschreiten sollte. Tab. 1.28 zeigt die Toleranzdosen unterschiedlicher Risikostrukturen in Abhängigkeit der Größe des bestrahlten Volumens bei konventioneller Fraktionierung (316, 369). Da die Therapiefolgen oft erst nach Jahren manifest werden, sind regelmäßige langjährige Nachkontrollen notwendig.

■ Chemotherapie
P. Warnke, U. Schlegel

Die Chemotherapie besitzt in der Behandlung von Gehirntumoren eine nachgeordnete Bedeutung nach Operation und Strahlentherapie. Die umfangreichsten und am besten dokumentierten Daten liegen für die malignen Gliome vor, bei denen die Erfolge der Chemotherapie jedoch trotz erheblicher Anstrengungen in den letzten drei Jahrzehnten äußerst unbefriedigend sind. Dies wiegt um so schwerer, als die beiden anderen Therapiemodalitäten, Resektion und fraktionierte externe Strahlentherapie, in ihren Möglichkeiten und Ergebnissen durch die Biologie des Tumors

Tabelle 1.28 Toleranzdosen von Risikoorganen in Abhängigkeit des bestrahlten Volumens (1173, 369, 316)

Organ	Strahlenfolge	TD 5/5 (Gy)	TD 50/5 (Gy)	Zielvolumen
Gehirn	Nekrose, Infarkt	60 70	70 80	gesamt 25%
Hirnstamm	Nekrose, Infarkt	50 60	65	gesamt 1 cmm
Chiasma opticum	Erblindung	50	65	gesamt
N. opticus	Erblindung	50	65	V-unabhängig
Retina	Visusverlust	55	70	gesamt
Linse	Katarakt	5	12	V-unabhängig
Rückenmark	Myelopathie, Nekrose	50	70	10 cm Länge
Peripherer Nerv	Neuropathie	60	75	10 cm Länge

und durch die begrenzte Toleranzdosis des umgebenden normalen Gehirngewebes limitiert sind und keine wesentlichen lebensverlängernde Entwicklungsmöglichkeiten mehr aufzeigen. Bei Glioblastomen erzielen Operation und Bestrahlung zusammen lediglich eine Lebensverlängerung von einigen Monaten. Darüber hinaus wäre ein chemotherapeutischer Ansatz bei diffus infiltrierend wachsenden Tumoren, wie es die malignen Gliome sind, theoretisch wesentlich angemessener als der therapeutische Angriff auf ein unscharf definiertes Volumen, wie dies für die operative Resektion und Strahlentherapie charakteristisch ist. Trotz der insgesamt enttäuschenden therapeutischen Situation in der Chemotherapie für maligne Gliome haben sich in den letzten Jahren bei den hirneigenen Tumoren histologische Untergruppen herauskristallisiert, bei denen eine zumindest palliativ wirksame Chemotherapie sehr wohl sinnvoll ist: Dies sind die anaplastischen Oligodendrogliome, die primären ZNS-Lymphome, eine Untergruppe der Medulloblastome und in geringerem Maße die astrozytären Gliome WHO Grad III sowie vielleicht eine 10–20% ausmachende Untergruppe der Glioblastome. Inwieweit eine in unkontrollierten Serien erfolgreiche Chemotherapie bei anderen Histologien, z.B. bei Keimzelltumoren des ZNS, bei Primitiven Neuroektodermalen Tumoren (PNETs) und bei cerebralen Metastasen von Bronchial- und Mammacarcinomen sich etablieren wird, muß zum gegenwärtigen Zeitpunkt noch offen bleiben. Der Wirksamkeitsnachweis einer Therapie, also auch der Chemotherapie, kann nach Auffassung der Autoren nur durch zwei Kriterien belegt werden:
1. Nachweis einer Verlängerung der Überlebenszeit und des rezidivfreien Intervalls in einer prospektiven, randomisierten, kontrollierten Therapiestudie.
2. Ansprechen (Response) eines Tumors in Bezug auf seine Tumorgröße nach standardisierten Kriterien. Für supratentorielle maligne Gliome haben MacDonald u. Mitarb. 1990 aus unserer Sicht verbindliche Kriterien vorgeschlagen (863); danach werden vier Response-Kategorien unterschieden:

1. *Complete Response* bedeutet Verschwinden der kontrastmittelaufnehmenden Tumormasse im CCT oder MRT.
2. *Partial Response* bedeutet Reduktion des kontrastmittelaufnehmenden Tumorvolumens um mindestens 50% in der Bildgebung. Für 1. und 2. gilt, daß hierbei die Steroiddosis nicht erhöht werden darf.
3. *Progressive Disease* bedeutet Zunahme des Tumorvolumens um mindestens 50% oder Neuauftreten von Tumormassen. Für 1., 2. und 3. gilt, daß die Beurteilung mindestens einen Monat nach Einleitung der zu testenden Therapie zu erfolgen hat.
4. *Stable Disease* bedeutet alle anderen Situationen (863).

Für den neuroonkologisch tätigen Arzt gilt, daß jede Mitteilung über die angebliche Wirksamkeit eines neuen Therapieverfahrens kritisch unter den oben genannten Kriterien geprüft werden muß. Sehr viele kasuistische, anekdotische oder unkontrollierte Therapieergebnisse halten diesen Kriterien nicht stand. Im folgenden soll ein kurzer Überblick gegeben werden über die Prinzipien der Chemotherapie bei Gehirntumoren, die verwendeten Substanzgruppen, die Datenlage bei bestimmten Tumorhistologien und die Möglichkeiten einer zukünftigen Entwicklung. In Tab. 1.29 wird eine Chemotherapieempfehlung ausgesprochen für verschiedene Tumorhistologien, welche die Auffassung der Autoren widerspiegelt.

Da das Ansprechen von Untergruppen auf die Chemotherapie wahrscheinlich auf intrinsischen biologischen Variablen beruht (z.B. Durchblutung, Permeabilität, Glucose-Utilisation), sind diese womöglich in die Therapieentscheidung miteinzubeziehen. Dies wird durch Nutzung der funktionellen Bildgebung (PET, Xe-CT, NMR, SPECT) zunehmend möglich sein und die Chemotherapie auf eine rationale Grundlage stellen.

Prinzipien der Chemotherapie intracranieller Tumoren

Die meisten *pharmakologischen* und *pharmakokinetischen* Daten zur Chemotherapie von Hirntumoren wurden an experimentellen Gliommodellen und durch pharmakokinetische Untersuchungen bei menschlichen Gliomen gewonnen (126, 433, 503, 1459). Die Chemotherapie von malignen Gliomen ist im Vergleich zur Chemotherapie anderer systemischer Tumoren durch eine Vielzahl von Faktoren erschwert: Neben der biologischen Heterogenität der Tumoren mit einem hohen Prozentsatz primär chemotherapieresistenter Zellpopulationen in malignen Gliomen bestehen auch erhebliche physiologische bzw. pharmako-

Tabelle 1.29 Chemotherapie bei Gehirntumoren

Tumor	empfohlene Chemotherapie	Dosis und Zeitpunkt der Therapie, Besonderheiten
Glioblastome	keine	Ausnahme: Glioblastome oligodendroglialer Herkunft (s. unten) und Glioblastome im Kindesalter
Anaplastische Astrocytome, WHO Grad III	Procarbazin, CCNU und Vincristin (PCV)	s. Tab. 1.30; Beginn 14 Tage nach Abschluß der Bestrahlung
Anaplastische Oligodendrogliome, anaplastische Oligoastrocytome, WHO Grad III, Glioblastome oligodendroglialer Herkunft, WHO Grad IV	PCV	Falls Tumorrest im CT Chemotherapie Falls kein Tumorrest im CT abwartende Haltung bis zum Rezidiv oder Einschluß in Multi-Center-EORTC-Studie bei nicht operablen Tumoren ggf. primäre Chemotherapie
Primäre ZNS-Lymphome	Methotrexat systemisch, ggf. andere, ggf. begleitende intraventrikuläre Chemotherapie mit Methotrexat (Ara C/Dexamethason)	Ggf. bereits initial systemische Methotrexattherapie 3,5 g/m² Körperoberfläche als Monotherapie, Modifikationen s. Kapitel 2, S. 237 ff
Medulloblastome	Chemotherapie empfohlen bei Lebensalter unter vier und bei Hochrisikopatienten (Klassifikation nach Chang III oder IV)	Ggf. „Sandwich" Therapie vor und nach der Bestrahlung, Einschluß in pädiatrische Therapieprotokolle, s. S. 365 ff
PNETS	Verschiedene Chemotherapieschemata	Nur unkontrollierte Studien
Keimzelltumoren des ZNS	Ggf. Polychemotherapie mit Carboplatin, Etoposide und Bleomycin	Bei lokalem Befund Radiatio Therapie der ersten Wahl bei Germinomen Radiatio allein
Cerebrale Metastasen	Ggf. indiziert bei Bronchialcarcinomen, Mammacarcinomen, Malignen Melanomen	Verwendete Substanzen Procarbazin, Etoposide, Fotemustine, andere

kinetische Probleme bei der Chemotherapie von Hirntumoren. Für wasserlösliche Cytostatica stellt die in Gliomen teilweise intakte *Blut-Hirn-Schranke* bzw. *Blut-Tumor-Schranke* ein pharmakokinetisches Hindernis dar, das um so ausgeprägter ist, je wasserlöslicher das Cytostaticum ist bzw. je intakter die Blut-Hirn-Schranke im individuellen Tumor ist. Wenngleich maligne Gliome sich durch einen partiellen Zusammenbruch der Blut-Hirn-Schranke mit entsprechender Kontrastmittelaufnahme im CT und MR darstellen, ist es eine unzulässige Vereinfachung, vom Vorhandensein oder Nichtvorhandensein der Blut-Hirn-Schranke in diesen Gliomen zu sprechen. Das Ausmaß der Permeabilitätsveränderung in malignen Gliomen kann in individuellen Tumoren um den Faktor von bis zu 100 schwanken, woraus sich erhebliche Konsequenzen für die Anreicherung von Cytostatica in diesen Tumoren ergeben (504, 1458). Unabhängig von der Funktion der Blut-Hirn- bzw. Blut-Tumor-Schranke in malignen Tumoren ist auch die Durchblutung in diesen Tumoren häufig stark herabgesetzt (126, 505, 774, 1356). Für die lipophilen Cytostatica, die selbst bei intakter Blut-Hirn-Schranke gut via passiver Diffusion in den Tumor gelangen, ist jedoch die Tumordurchblutung der entscheidende pharmakokinetische Parameter für die Anreicherung des Cytostaticums im Tumor (1457). Bei schlecht perfundierten Tumoren kommt es sogar zu der pharmakologisch „kontraproduktiven" Situation, daß wesentlich mehr Cytostaticum in das normale Gehirn gelangt als in den eigentlichen Tumor (128). Umfangreiche Untersuchungen mittels Positronen-Emissionstomographie und stabilem Xenon-CT haben gezeigt, daß leider die Mehrzahl der malignen Gliome, insbesondere in ihrem proliferierenden Randbereich schlecht perfundiert

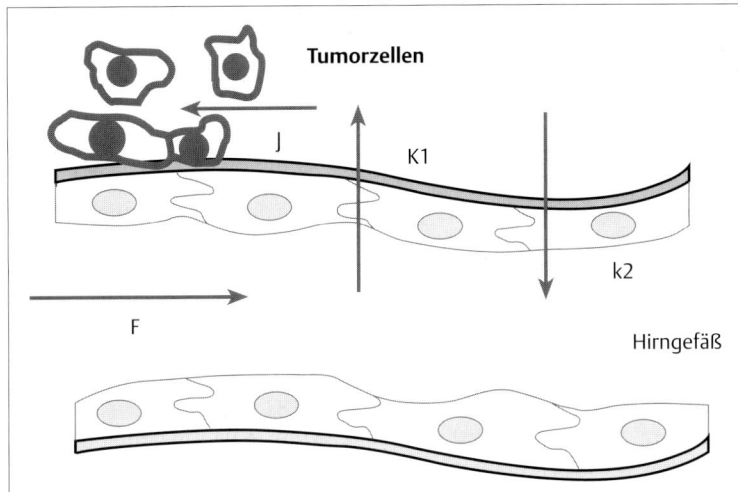

Abb. 1.**62** Pharmakokinetische Einflußgrößen für die Chemotherapie von Hirntumoren
F = Durchblutung
K_1 = Capilläre Permeabilität
k_2 = Efflux-Konstante
J = Bulk Flow

ist, so daß hier mit ungünstigen Voraussetzungen für die Therapie mit lipophilen Cytostatica zu rechnen ist (76). Die oben ausgeführten pharmakokinetischen Überlegungen beziehen sich in erster Linie auf die *intravenöse* oder *orale* **systemische** Applikation eines Cytostaticums. Abb. 1.**62** zeigt schematisch die Pharmakokinetik bei systemischer Applikation. Weitere in der Chemotherapie intracranieller Tumoren zur Verfügung stehende Applikationsformen sind die **intraarterielle** Chemotherapie, die **intrathekale** bzw. **intraventriculäre** Applikation und schließlich die **lokale** Applikation, z.B. in die Resektionshöhle des Tumors als Einmalgabe während einer Operation oder über ein subcutanes Reservoir mit Anschluß an die Resektionshöhle für Mehrfachgaben; das stereotaktische Einbringen von Substanzen in das Tumorvolumen selbst ist ebenfalls als lokale Applikationsform möglich.

Intraarterielle Chemotherapie

Die *intraarterielle*, superselektive Gabe eines Cytostaticums, das bedeutet die Applikation der Substanz über einen Katheter proximal der Abgangsstelle der A. ophthalmica, sollte den Vorteil besitzen, ein begrenztes Hirnkompartiment mit der Wirksubstanz zu perfundieren. Neben der Reduktion der systemischen Toxizität durch geringere systemische Dosen war das Ziel der intraarteriellen Applikation, die schon früh erprobt wurde, die Dosis lokal im Tumor exponentiell zu erhöhen, um so das Zeit x Konzentrations-Produkt für Cytostatica im Tumor zu verbessern. Dieser Ansatz besitzt jedoch nur für wenige Substanzen Gültigkeit (127, 398). Zunächst muß das intraarteriell anflutende Cytostaticum rasch in den Tumor diffundieren können, was im wesentlichen nur für lipophile Cytostatica zutrifft. Darüber hinaus sollte die Halbwertszeit kurz sein, so daß Rezirkulationsphänomene keine Rolle spielen. Unter dieser Prämisse durchgeführte Studien mit BCNU und ACNU führten allerdings zu enttäuschenden Ergebnissen: Eine kontrollierte prospektive, randomisierte Studie der Brain Tumor Cooperative Group (BTCG) zeigte, daß so behandelte Patienten in Bezug auf ihre Überlebenszeit schlechter als die Kontrollpatienten abschnitten und von einer höheren Komplikationsrate betroffen waren (1268). Ähnliche Ansätze mit Cisplatin konnten sich ebenfalls nicht durchsetzen, wobei die Kombination einer wasserlöslichen Substanz mit der intraarteriellen Applikation ohnehin einer pharmakokinetischen Ratio entbehrte.

Darüber hinaus entstehen erhebliche „streaming"-Phänomene bei intraarterieller Applikation, die zu einer ganz heterogenen Perfusion des Tumors mit Cytostatica führen (121, 855).

Ein weiterer Ansatz zur Erhöhung der lokalen Cytostaticakonzentration im Tumor war die temporäre Eröffnung der Blut-Hirn-Schranke für wasserlösliche Chemotherapeutika durch osmotischen Schock (z.B. 980). Die intraarterielle Gabe hyperosmolarer Lösungen führt zu einer kurzdauernden Erhöhung der kapillären Permeabilität, die bei Gabe in die A. carotis jedoch nicht nur auf den Tumor beschränkt ist, sondern nahezu die gesamte Hemisphäre umfaßt. D. h., auch in überwiegend gesundem Gewebe kommt es zu einer weit größeren Anreicherung von teilweise neurotoxischen Cytostatica. Damit entsteht eine kontraproduktive Situation. Darüber hinaus konnten experimentelle Studien bislang keinen Effekt auf die Permeabilität des Tumors nachweisen (628, 967, 1460). Untersuchungen an Patienten zeigten einen nur marginalen Effekt auf die Permeabilität des Tumors bei deutlichem Effekt auf das gesunde Gehirn (1550). Eine selektive, auf den Tumor beschränkte Modifikation der Blut-Hirn-Schranke mit dem Bradykinin-Analog RMP7 zeigte in einem Tiermodell günstige Ergebnisse (901). Prospektive, kontrollierte, randomisierte klinische Studien zur Wirksamkeitsüberprüfung dieser Methode werden durchgeführt.

Intrathekale Chemotherapie

Bei der *intrathekalen* oder *intraventrikulären* Gabe wird das Cytostaticum unmittelbar in das Liquorkompartment instilliert. Dabei kommen vor allem die Cytostatica Methotrexat, Cytosin-Arabinosid, seltener Thiotepa und Steroide zur Anwendung. Einsatzbereich für die intraventrikuläre Chemotherapie sind die meningeale Carcinomatose, die meningeale Leukämie- und Lymphomaussaat (Kapitel 5) und die primären ZNS-Lymphome (Kapitel 2, S. 237 ff). Aus der Sicht der Autoren ist die intraventrikuläre Gabe über ein Ommaya-Reservoir oder Rickham-Reservoir grundsätzlich der intrathekalen Gabe über eine Lumbalpunktion vorzuziehen, da bei intraventrikulärer Applikation eine wesentlich gleichmäßigere Verteilung des Cytostaticums im Liquorkompartment gewährleistet ist (1266). Da die applizierten Substanzen hydrophil sind, ist mit einer Eindringtiefe von nur wenigen Millimetern aus dem Liquorkompartment in das angrenzende Hirnparenchym zu rechnen. Auf die Toxizität der intraventrikulären Chemotherapie (aseptische Meningitis, Cephalgien, cerebrale Krampfanfälle, Leukencephalopathie und Myelopathie) wird in den speziellen Kapiteln hingewiesen.

Lokale Chemotherapie

Die *lokale* Applikation einer Wirksubstanz in die Tumor- oder Resektionshöhle selbst kann intraoperativ als Einmalgabe oder über ein subcutanes Reservoir mit Anschluß an den Hohlraum beliebig häufig durchgeführt werden. Bei zahlreichen immunologischen und experimentellen Therapieverfahren bedient man sich dieser Applikationsform (s. Kapitel 9). In den USA wurde eine große Multi-Center-Studie durchgeführt, in der die Wirksamkeit von lokal in die Resektionshöhle von Rezidiv-Gliomen eingebrachte Cytostatica, welche an bioabbaubare Polymere gekoppelt waren, untersucht wurde (167, 168).

Dabei zeigten Patienten nach Rezidiv-Operation eines malignen Glioms eine mediane Überlebenszeit von 31 Wochen nach BCNU-Polymer-Applikation versus 23 Wochen nach Placebo. Von weit größerer prognostischer Signifikanz als die Therapie war jedoch das Alter der Patienten. Wesentliche Komplikationen wurden unter der Therapie nicht beobachtet (168). Eine Multi-Center-Phase-III-Studie in Europa bei de novo Tumoren soll in naher Zukunft initiiert werden.

Im folgenden sollen einige der Substanzen kurz angesprochen werden, die in der Chemotherapie von primären und metastatischen Hirntumoren Anwendung finden.

Nitrosoharnstoffe

Aufgrund des bekannten Problems der Blut-Hirn-Schranke wurden zunächst lipophile Cytostatica und hier vornehmlich das BCNU (1,3- bis 2-chloroethyl-1-nitro-surea), aber auch das CCNU (bis 2-chloroethyl-3-cyclohexyl-1-nitrosurea) und das Methyl-CCNU in die Chemotherapie maligner Gliome eingeführt. Nitrosoharnstoffverbindungen wirken alkylierend und hemmen darüber die DNA- und RNA-Synthese. Die Nitrosoharnstoffe sind die bestuntersuchten Cytostatica zur Chemotherapie von malignen Gliomen. Dies gilt sowohl für die klinischen randomisierten prospektiven kontrollierten Studien (s. unten) wie auch für pharmakokinetische Untersuchungen und die Untersuchungen zur zellulären Resistenz.

Die Hauptnebenwirkungen der Nitrosoharnstoffe bestehen in einer wenige Stunden nach Applikation auftretenden heftigen Übelkeit, Brechreiz und Erbrechen, in einer verzögerten Myelotoxizität mit einem Nadir der Leukozyten- und Thrombozytenzahlen ca. 4–6 Wochen nach Therapie und bei BCNU in ca. 5–10% der Fälle in der Entwicklung einer interstitiellen Lungenfibrose, die letal verlaufen kann. Diese letztgenannte Komplikation veranlaßte dazu, in der großen Deutsch-Österreichischen Gliomstudie, BCNU durch das ebenfalls intravenös applizierbare

ACNU zu ersetzen, welches nach japanischen Studien (1359) und nach den Daten der bislang nicht publizierten Deutsch-Österreichischen Gliomstudie eine dem BCNU vergleichbare Wirksamkeit hat, wenngleich die Penetration der etwas hydrophileren Substanz durch die Blut-Tumor-Schranke schlechter ist als für BCNU oder CCNU.

Procarbazin

Procarbazin hat als sehr lipophiles Cytostaticum ebenfalls früh Eingang in die Chemotherapie der malignen Gliome gefunden. Es führt zur Methylierung der DNA und Bildung eines spezifischen DNA-Adduktes (O^6-Methyldeoxyguanosin), welches die Replikation von DNA und RNA sowie die Proteinsynthese der Tumorzelle verhindert. Es konnte gezeigt werden, daß die Bildung der oben genannten DNA-Addukte abhängig ist von der Dosis Procarbazin, die individuell gegeben wird, sowie auch abhängig von der individuellen Tumordurchblutung (1457). Dies unterstreicht den Wert der regionalen Tumorperfusion für die Anreicherung lipophiler Cytostatica. In der Behandlung der malignen Gliome hat Procarbazin zu vergleichbaren Ergebnissen wie BCNU geführt (495).

Dibromodulcitol

Dibromodulcitol (DBD) ist ein Alkylanz, welches möglicherweise zusätzlich über eine Synthesehemmung von DNA, RNA und Proteinen cytostatisch wirkt. Es wurde als Monotherapie während der Bestrahlung und nach der Bestrahlung (3) sowie in Kombination mit CCNU (3) und BCNU (576) bei malignen Gliomen angewendet. Es besitzt möglicherweise eine den Nitrosoharnstoffen und dem Procarbazin vergleichbare Wirksamkeit bei malignen Gliomen, ist heute jedoch in der Neuroonkologie kaum noch gebräuchlich.

Podophyllotoxinderivate

Die Podophyllotoxinderivate VP16 (Etoposid) und VM26 (Teniposide) wirken möglicherweise über eine kurzfristige Hemmung der Mitose und hemmen auch die DNA-Synthese. VM26 wurde in der Deutsch-Österreichischen Gliomstudie in einem Therapiearm zusätzlich zur ACNU verabreicht, wobei für die Gesamtheit der malignen Gliome möglicherweise noch eine marginal bessere Wirksamkeit durch die Kombination als durch ACNU allein erzielt wurde (unpublizierte Daten).

Etoposid ist in einer Kombinationschemotherapie mit Platin-Derivaten und anderen Cytostatica Bestandteil mehrerer Therapieprotokolle in der pädiatrischen Neuroonkologie und bei Rezidiven maligner Oligodendrogliome sowie cerebraler Metastasen bei Bronchialcarcinomen.

Hydrophile Cytostatica

Vincristin

Das Vinca-Alkaloid Vincristin ist ein Mitosehemmer, der in Kombinationschemotherapieprotokollen häufig eingesetzt wurde. Es ist Bestandteil der PCV-Chemotherapie, die aus CCNU, Procarbazin und Vincristin besteht (s. Tab. 1.**30**). Das theoretische Rationale dieser Therapie besteht darin, einen Mitosehemmer mit alkylierenden Cytostatica zu kombinieren, um so eine Synchronisation der Zellpopulation zu erreichen und damit günstigere Voraussetzungen für die Wirksamkeit der Chemotherapie zu schaffen.

Methotrexat

Der Folsäureantagonist Methotrexat (MTX) ist ein Antimetabolit, der in der Neuroonkologie als intrathekal applizierbares Chemotherapeutikum und als intravenös applizierte Substanz Verwendung findet. Obwohl Methotrexat extrem schlecht blut-hirn-schrankengängig ist, werden bei hohen systemischen Dosen (> 1 g/m^2 Körperoberfläche intravenös) cytotoxische Methotrexatspiegel im Liquorkompartiment erreicht (314). Dies beweist allerdings nicht notwendigerweise, daß auch wirksame Parenchymspiegel erreicht werden (1119). Hochdosis-Methotrexatgaben sind möglich durch die Verabreichung von Tetrahydrofolsäure (Leukovorin) mit einem gewissen zeitlichen Abstand nach Methotrexattherapie, wodurch im blutbildenden Knochenmark die Blockierung des Folsäure-Stoffwechsels kompensiert werden kann. Methotrexat als intrathekales Chemotherapeutikum spielt eine wesentliche Rolle bei Prophylaxe und Therapie der meningealen Leukosen und der meningealen Lymhomaussaat (Kapitel 5 und 6) sowie in der palliativen Therapie der meningealen Carcinomatose (Kapitel 5). Neue Therapieprotokolle unter Einschluß von systemischer Methotrexat- und intrathekaler Methotrexatgabe sind Bestandteil der Therapie der primären ZNS-Lymphome (s. Kapitel 2).

Tabelle 1.30 PCV Polychemotherapie (Procarbazin, CCNU und Vincristin)

Durchführung	Beginn ca. 2 Wochen nach Abschluß oder während der Radiatio Tag 1/15: Vincristin 1 mg/m² KOF i. v. (nicht > 2 mg gesamt) + CCNU 50 mg/m² KOF oral. Tag 2–29: Procarbazin 75 mg/m² KOF oral in 3 Einzeldosen/Tag dann einen Monat Pause Erneuter Cyclus, falls Leukocyten über 3500/mm³ und Thrombozyten über 100 000/mm³ liegen. Wiederholung 5–7mal (ein Jahr) bzw. bis zur Tumorprogression/Rezidiv. Beendigung der Chemotherapie nur, wenn kein Tumor im CCT nachweisbar ist.
Toxizität	Kumulative Myelotoxizität unter Procarbazin + CCNU mit Thrombocyten- und Leukocytennadir oft erst nach 4–6 Wochen. Heftige Nausea und Erbrechen durch CCNU, Vermeidung durch Ondansetron i. v. Fakultativ Nausea unter Procarbazin (MCP, Ondansetron oral), allergische Hautreaktionen auf Procarbazin. Periphere Neuropathie unter Vincristin, die zum Absetzen von Vincristin zwingen kann.
Kontrollen	Wöchentlich BB mit Thrombocyten, DiffBB, evtl. Gabe von GCSF s. c., vor jedem Cyclus Leber- und Nierenwerte. Bei Leukocytennadir unter 1500/mm³ oder Thrombocytennadir unter 50 000/mm³ Reduktion der täglichen Procarbazindosis auf 50 mg/m² KOF, ggf. auch Reduktion der CCNU Dosis auf 75%. Mitunter kann bei zunächst guter Verträglichkeit im Verlauf eine zunehmende Myelosuppression auftreten, die eine Reduktion der Dosis und Verzögerung der einzelnen Zyklen erforderlich macht. Thrombocytopenien sind gefährlicher als Granulocytopenien, da sie durch die Gabe von GCSF nicht beeinflußt werden können.

Cytosinarabinosid

Cytarabin oder Ara-C ist ein Hemmer der DNA-Synthese und des Zellstoffwechsels durch die wirksamen Metaboliten Ara-C-Diphosphat und Ara-C-Triphosphat. Es ist besser blut-hirnschrankengängig als Methotrexat und steht ebenfalls für die systemische wie für die intrathekale Applikation zur Verfügung. Im Rahmen einer intrathekalen Therapie kann es als Monosubstanz zweiter Wahl bei meningealer Carcinomatose (Kapitel 5) und als Teil des Tripel-Schemas (MTX, Ara-C, Dexamethason) bei Prophylaxe und Therapie der meningealen Leukose und Lymphomaussaat angewendet werden (Kapitel 5). Eine Hochdosis-Ara-C-Therapie ist außerdem Bestandteil von Chemotherapieprotokollen bei primären ZNS-Lymphomen (Kapitel 2).

Steroide

Prednison, Prednisolon und Dexamethason besitzen bei lymphoproliferativen Erkrankungen einen echten cytotoxischen Effekt. Sie sind deshalb Bestandteil einer systemischen Therapie bei primären Lymphomen des ZNS und bei einer Beteiligung des Nervensystems im Rahmen primär extraneuraler Lymphome (Kapitel 2 und 5), und außerdem sind sie Bestandteil des Tripel-Schemas zur intrathekalen Therapie und Prophylaxe der meningealen Leukosen (Kapitel 5). Der ausgeprägte cytotoxische Effekt bei Lymphomen kann dazu führen, daß die Gabe von Dexamethason zur Behandlung eines peritumoralen Ödems bei einer neudiagnostizierten Raumforderung zum Verschwinden oder zumindest zur erheblichen Größenregredienz eines primären ZNS-Lymphoms führt, was dann eine histologische Diagnostik u. U. unmöglich macht (vgl. Kapitel 1, S. 40).

Andere

Platin-Derivate, vor allem Carboplatin, werden im Rahmen von Kombinationschemotherapien bei Rezidiven maligner Gliome in Phase I und II Studien eingesetzt (z. B. 1067). Darüber hinaus zeigten zahlreiche in der Therapie der malignen Gliome untersuchte Substanzen im Vergleich zu den hier dargestellten Cytostatica keine bessere Wirksamkeit; exemplarisch seien erwähnt das Diazoquon (AZQ), der Nitrosoharnstoff PCNU, Hydroxyharnstoff, Streptozocin, Dianhydrogalacticol (DAG), Bleomycin, Imidazolcarboxamide (DTIC), und die „Radiosensitizer" Misonidazol, halogenierte Pyrimidine und andere.

Aufgrund der therapeutisch äußerst unbefriedigenden Situation bei malignen Gliomen befinden sich derzeit weitere Substanzgruppen in der klinischen Erprobung.

Dies sind unter anderem Temozolomide, dessen Wirksamkeit bei malignen Gliomen derzeit besonders in Großbritannien untersucht wird

(1016) und das Antiöstrogen Tamoxifen, welches in der Zellkultur über eine Hemmung der Proteinkinase C die DNS-Synthese und Zellproliferation inhibiert (1111, 1425). Derzeit in der ersten Phase einer klinischen Erprobung ist der Leukotrien-Synthesehemmer H15, der in der Schweiz als Antirheumatikum zugelassen ist und nach ersten Ergebnissen in einer Dosierung von 3x1200 mg oral pro Tag bei einigen Patienten möglicherweise eine antiödematöse Wirkung aufweist (1495). Es muß darauf hingewiesen werden, daß die mit diesen Substanzen erzielten vorläufigen Ergebnisse den eingangs erwähnten Kriterien der Wirksamkeitsüberprüfung aufgrund der frühen Phase ihrer Erprobung gar nicht gerecht werden können.

Es überrascht dennoch für einige Substanzen die rasche Akzeptanz bei betroffenen Patienten und verschreibenden Ärzten, die z.B. vor dem Hintergrund des hohen Thromboserisikos unter einer Dosis von 200 mg Tamoxifen/die (vgl. auch Kapitel 1, S. 121) nicht gerechtfertigt erscheint.

Im folgenden sollen die Ergebnisse der Chemotherapie bei verschiedenen Tumorhistologien kurz angesprochen werden; diese sind in den speziellen Kapiteln ausführlich referiert.

Maligne Gliome

Die prospektiven, randomisierten, kontrollierten Studien zur Wirksamkeitsüberprüfung der Chemotherapie bei malignen Gliomen sind Legion (Literatur bei 402, 404, 736). An der unbefriedigenden Situation, die sich seit den grundlegenden Arbeiten der Brain Tumor Study Group ergeben hat (1446, 1447), hat sich leider nichts geändert: Bei der **Gesamtheit** der malignen Gliome führt eine Chemotherapie mit einem Nitrosoharnstoff, in den zitierten Studien BCNU, zusätzlich zur Operation und Strahlentherapie zu einer zwar statistisch nachweisbaren, insgesamt jedoch marginalen Verlängerung der Überlebenszeit. Von dieser Verlängerung der Überlebenszeit profitieren nur ca. 20–25% aller Patienten, d.h. bei mindestens 75% aller Patienten bleibt der fatale klinische Verlauf durch die Applikation einer Chemotherapie völlig unbeeinflußt. An dieser Situation haben auch zahlreiche Modifikationen der Chemotherapie nichts geändert (Literatur bei 404, 736).

Vor dem Hintergrund dieser enttäuschenden Daten muß jedoch unbedingt eine differenzierte Betrachtung der **einzelnen Tumorentitäten** durchgeführt werden. Nur eine der von Fine u. Mitarb. 1993 (402) einer systematischen Metaanalyse unterworfenen 16 großen Multi-Center-Studien stellte die Behandlungsergebnisse für anaplastische Astrocytome gesondert dar (223). Gerade für diese Gruppe der **Anaplastischen Astrocytome** erwies sich jedoch in der Metaanalyse, daß die Chemotherapie einen deutlicheren Effekt erzielt als bei den **Glioblastomen**. Zwar übersteigt die Verlängerung der mittleren Überlebenszeit, erzielt durch die Chemotherapie, auch bei Anaplastischen Astrocytomen nicht 17%, bemißt sich bei Glioblastomen jedoch im Schnitt unter 10% (402). Berücksichtigt man die deutlich längere mittlere Überlebenszeit bei Anaplastischen Astrocytomen von drei bis vier Jahren im Vergleich zu den Glioblastomen mit unter einem Jahr, wirkt sich diese prozentuale Lebensverlängerung in absoluten Zahlen noch stärker aus; d.h. die Chemotherapie führt bei Anaplastischen Astrocytomen im Mittel zu einer Verlängerung der Überlebenszeit von einem halben bis einem Dreivierteljahr, bei Glioblastomen von weniger als einem Monat. Dies wird durch die randomisierten, kontrollierten Therapiestudien zur Wirksamkeit der Chemotherapie bei Anaplastischen Astrocytomen von Levin u. Mitarb. sowie der EORTC noch untermauert (576, 807). Obwohl die Studie von Levin u. Mitarb. zu methodischer Kritik herausfordert, war der in ihr nachweisbare deutliche Effekt einer PCV-Polychemotherapie auf die Überlebenszeit und rezidivfreie Zeit von Patienten mit Anaplastischen Astrocytomen Grundlage für die weitgehende Akzeptanz dieser Therapieform in den USA. Das PCV-Polychemotherapieschema wird von den Autoren auch in ihren Kliniken angewendet und führt nach ihren Erfahrungen zu Behandlungsergebnissen, die den in der Literatur mitgeteilten entsprechen.

Oligodendrogliome

Den Arbeiten von Cairncross u. Mitarb. ist es zu verdanken, daß die malignen Oligodendrogliome heute unter therapeutischen Gesichtspunkten als histologische Sonderform der malignen Gliome angesehen werden. Maligne oligodendrogliale Tumoren sprechen mit einer Wahrscheinlichkeit von mindestens 60–80% auf eine palliative Chemotherapie mit PCV (vgl. Tab. 1.**30**) an (707, 1067). Dabei spielt es keine Rolle, ob es sich dabei um metastasierende Oligodendrogliome handelt (862), ob die oligodendroglialen Tumoren eine ausgeprägte astrozytäre Tumorzellkomponente aufweisen, also Oligoastrocytome sind (470, 771) oder ob die malignen Oligodendrogliome Nekrosen aufweisen, also nach der WHO-Klassifikation als Glioblastome, WHO Grad IV, eingeordnet werden müssen (197). Insbesondere die Bedeutung des letzten Befundes kann gar nicht überschätzt werden: Grundlage einer therapeutischen Entscheidung in Deutschland ist heutzutage die WHO-Klassifikation. Diese kennt jedoch kein malignes Oligodendrogliom, WHO Grad IV, die malignen Oligodendrogliome mit Nekrosen werden also als Glioblastome diagnostiziert und entsprechend behandelt. Dies hat wahrscheinlich zweierlei Konsequenzen: Zum einen werden sicher an vielen Zentren in Deutschland die potentiell chemotherapiesensiblen **Glioblastome oligodendroglialer Herkunft** nicht mit der adäquaten PCV-Therapie behandelt; zum zweiten verbergen sich hinter den Therapierespondern in den großen Malignen-Gliom-Studien sicher zahlreiche der Glioblastome oligodendroglialer Herkunft, die insgesamt ca. 3–5% der Glioblastome ausmachen. In unseren Kliniken wird bei makroskopisch inkomplett resezierten malignen Oligodendrogliomen, unabhängig von ihrer Zuordnung zum WHO Grad III oder WHO Grad IV, eine PCV-Polychemotherapie durchgeführt. Allerdings wurde die Wirksamkeit der PCV-Chemotherapie bei oligodendroglialen Tumoren bislang lediglich nach dem „Response" der Tumoren untersucht. Konsequenterweise kann zum jetzigen Zeitpunkt nicht die Empfehlung gegeben werden, nach makroskopisch kompletter Resektion eines malignen Oligodendroglioms und nach postoperativer Radiatio eine Chemotherapie durchzuführen, wenn nach Abschluß der Bestrahlung kein Tumorrest im CCT oder MRT nachweisbar ist. Es wird empfohlen, nur bei einem Tumorrest oder bei einem im Verlauf auftretenden Tumorrezidiv die PCV-Polychemotherapie einzuleiten, also dann, wenn ein Ansprechen des Tumors überhaupt beurteilt werden kann. Eine große multizentrische EORTC-Studie zur Beantwortung der Frage, ob eine solche Therapie zusätzlich zur Operation und Bestrahlung bei malignen Oligodendrogliomen auch zu einer Lebensverlängerung führt, ist in Vorbereitung (1413). Andererseits sollte bei histologisch verifizierten (stereotaktische Biopsie) malignen Oligodendrogliomen, bei denen aufgrund der Lokalisation oder der fehlenden Raumforderung keine Operations-Indikation besteht, eine primäre PCV-Chemotherapie begonnen werden, die zu exzellenten Ergebnissen führen kann (s. Abb. 1.**63**).

Primäre ZNS-Lymphome

Es besteht kein Zweifel darüber, daß primäre Lymphome des ZNS, welche überwiegend hochmaligne Non-Hodgkin-Lymphome der B-Zell-Reihe sind, chemosensible Tumoren sind. Es besteht jedoch nach der Datenlage keine Klarheit darüber, ob eine Chemotherapie allein, in Kombination mit einer Bestrahlung, nur in einem bestimmten Lebensalter (z. B. bis zum 60. Lebensjahr), allein systemisch gegeben oder in Kombination mit einer intraventriculären Therapie verabreicht werden soll. Praktisch alle in der Therapie primär extraneuraler Lymphome eingesetzten Cytostatica wurden in vielen verschiedenen, überwiegend unkontrollierten Studien zusätzlich zu einer Bestrahlung eingesetzt (s. Kapitel 2, S. 237ff). Nach Sichtung der Literatur sind die überzeugendsten Ergebnisse erzielt worden mit einer systemischen hochdosierten Methotrexattherapie und mit einer systemischen, ebenfalls hochdosierten Cytosinarabinosid-Therapie (vgl. S. 237ff). Die zusätzliche intraventriculäre Applikation von Methotrexat, Cytosinarabinosid und einem Steroid hat ihr Rationale in der Tatsache, daß praktisch alle Patienten eine liquorogene Lymphomaussaat aufweisen (310). Die am besten dokumentierten Chemotherapieschemata sind eine Kombinationstherapie aus systemischem + intraventriculärem Methotrexat, einer darauffolgenden Ganzhirnbestrahlung mit 54 Gy und einer sich daran anschließenden systemischen Cytosinarabinosid Therapie (310) und die systemische Gabe von Methotrexat 3,5 g/m^2 Körperoberfläche, z.T. als Monotherapie, z.T. in Kombination mit anderen Cytostatica ohne oder mit anschließender Radiatio (230, 471).

Medulloblastome

Die Chemotherapie der Medulloblastome wird im Kapitel 6 ausführlich dargestellt. Prospektive, kontrollierte, randomisierte Studien konnten für die Gesamtpopulation der Medulloblastome keinen signifikanten Vorteil einer zusätzlichen Chemotherapie zur Operation und Radiatio zeigen (381, 752, 1358). Untergruppen profitieren jedoch signifikant, insbesondere Patienten, die einer Hochrisikogruppe für einen ungünstigen Verlauf angehören, d.h. deren Tumor nach der Chang-Klassifikation sehr ausgedehnt ist (763, 1358). Mit Hilfe der Chemotherapie ist es jedoch häufig möglich, Kinder unterhalb des 4. Lebensjahres, deren Gehirn besonders strahlensensibel ist, so lange effektiv zu behandeln, bis mit einer Strahlentherapie begonnen werden kann (763). Die Entwicklung einer adjuvanten Chemotherapie bei Medulloblastomen, welche möglicherweise in Zukunft die Strahlentherapie ganz ersetzen kann, ist in vollem Fluß. Zu weiteren Details sei auf das Kapitel 6 verwiesen.

Keimzelltumoren des ZNS

Intracranielle Keimzelltumoren sind grundsätzlich chemotherapiesensible Tumoren (571, 1521). Die Germinome der Pinealis und die nichtgerminomatösen Keimzelltumoren der Pinealis werden heutzutage überwiegend strahlentherapeutisch behandelt (vgl. Kapitel 1, S. 148 und S. 150). Im Fall der Germinome ist die Strahlentherapie kurativ. Umfassende unkontrollierte Studien mit einer Polychemotherapie aus Carboplatin, Etoposide und Bleomycin zeigen jedoch hohe Ansprechraten dieser Tumoren ohne Bestrahlung (55). Inwieweit sich die primäre Chemotherapie der Germinome und der nichtgerminomatösen Keimzelltumoren des ZNS als alternative Therapie zur Strahlentherapie etablieren wird, muß zum gegenwärtigen Zeitpunkt offen bleiben.

Cerebrale Metastasen

Anekdotische Mitteilungen und nicht kontrollierte Therapiestudien sprechen für eine begrenzte Beeinflußbarkeit cerebraler Metastasen auf eine Chemotherapie bei **bestimmten Grunderkrankungen**; dies sind unter gewissen Umständen kleinzellige Bronchialcarcinome und Mammacarcinome sowie ein geringer Prozentsatz der malignen Melanome. Grundsätzlich kann bei jeder cerebralen Metastasierung von Primärtumoren, die auf eine Chemotherapie noch ansprechen, eine solche auch zur Behandlung der Metastasen versucht werden. Zu Einzelheiten sei auf die Kapitel 5, S. 325 ff verwiesen.

Zukünftige Entwicklungen der Chemotherapie

Pharmakologische Modifikation

Bedauerlicherweise profitiert nur eine Untergruppe von Patienten mit malignen Gliomen von einer Chemotherapie. Die Wirksamkeit von Cytostatica ist zum einen abhängig von der histologischen Zuordnung (s. oben), zum anderen von der Tumorphysiologie, d. h. von der Funktion der Blut-Hirn-Schranke und von der regionalen Tumordurchblutung. Leider findet sich bei der Mehrzahl der malignen Gliome eine ungünstige pharmakokinetische Ausgangslage mit eher herabgesetzter Perfusion und niedriger kapillärer Permeabilität. Bei einer Untergruppe von Tumoren mit sehr permeabler Blut-Hirn-Schranke und einer hohen regionalen Durchblutung können wasserlösliche Cytostatica wirksam sein. So macht es u. U. die allerdings methodisch und apparativ sehr aufwendige Quantifizierung der individuellen Tumorphysiologie (Durchblutung, kapilläre Permeabilität, Größe der Diffusionsstrecke etc.) möglich, das Ansprechen eines malignen Glioms auf eine Chemotherapie vorherzusagen (125), s. auch Abb. 1.**63**, Farbtafeln VIII u. IX.

Eine Modifikation der Tumorbiologie, so z. B. die selektive Steigerung der regionalen Durchblutung im Tumor durch die Gabe von Adenosin (51, 1041) und die Modifikation der Blut-Hirn- bzw. Blut-Tumor-Schranke vermögen in Zukunft hier die therapeutischen Aussichten vielleicht zu bessern.

Gentherapeutische Sensibilisierung

Die im Kapitel 9 dargestellte Gentherapie, welche in der Behandlung von Patienten mit malignen Gliomen bereits angewendet wird, ist eine gentherapeutisch modifizierte Chemotherapie. Das Prinzip besteht darin, Gliomzellen gentherapeutisch so zu verändern, daß sie für das Virustatikum Ganciclovir angreifbar werden, welches für normale eukaryote Zellen unschädlich ist. Dies gelingt durch die Einschleusung der DNA, welche für das virale Enzym Herpes simplex Thymidinkinase kodiert, in das Tumorzellgenom. Da die Virus-DNA mit Hilfe sog. Retroviren in das Gewebe eingeschleust wird, können nur sich teilende, d. h. nur Tumorzellen das Virusgenom aufnehmen. Diese Zellen produzieren dann das virale Enzym, welches für die toxische Wirkung von Ganciclovir, das später intravenös verabreicht wird, verantwortlich ist. Nachteil des Systems ist die bislang geringe Transfektionseffizienz im Tumor, die jedoch durch Einsatz neuer Vektoren verbessert werden kann. Darüber hinaus ist auch der Transport des wasserlöslichen Ganciclovir durch die Blut-Tumor-Schranke behindert. Zu den Einzelheiten, Erfolgsaussichten und vor allem zu den jetzt noch bestehenden erheblichen methodischen Limitationen dieser Therapie sei auf das Kapitel 9 verwiesen.

Wenngleich die Chemotherapie für die Mehrheit der Patienten mit malignen Gehirntumoren noch keinen therapeutischen Durchbruch erzielt hat, haben die Arbeiten in den letzten 20–30 Jahren in Teilbereichen doch zu wesentlichen Fortschritten geführt:

1. Einige histologische Untergruppen wurden als chemotherapiesensibel identifiziert und können heute mit Hilfe der Chemotherapie effizient palliativ behandelt werden.
2. Die tumorphysiologischen und tumorbiologischen Determinanten, die einen wesentlichen Einfluß auf die Chemotherapierbarkeit eines Glioms haben, sind heute sehr gut verstanden und können in Zukunft möglicherweise effizient beeinflußt werden.
3. Ist ein Tumor chemotherapiesensibel, kann die Cytostase sehr rasch zu einer Schrumpfung und mitunter sogar zu einem Verschwinden auch großer Tumormassen im Gehirn führen (s. Abb. 1.**63**).

Dies sollte Untersuchungen gegenüber kritisch stimmen, welche bei der Wirksamkeitsüberprüfung einer neuen Substanz den über wenige Monate „stabilen Verlauf" oder geringfügige Veränderungen der Tumorgröße als Indiz für einen therapeutischen Erfolg werten. Die Chemotherapie maligner Gliome muß sich also an der Biologie des Tumors orientieren und nicht allein an morphologischen Kriterien. Mit zunehmenden Möglichkeiten der funktionellen Bildgebung (627) und molekularbiologischer Klassifikation der Tumoren wird es aber sicher zu einer individualisierten Chemotherapie der malignen Gliome kommen, die effizienter sein wird in der Gruppe der „chemosensiblen" Patienten und die den „chemoresistenten" Patienten unnötige Nebenwirkungen erspart.

Spezielle Neuroonkologie

2. Primäre Tumoren des Gehirns und seiner Häute

Gliome

U. Schlegel, M. Westphal

Gliome machen etwa 30–40% der intracraniellen Tumoren aus (1178, 1549), vgl. auch Kapitel 1. Zu den Gliomen zählen astrozytäre Tumoren, die Glioblastome, oligodendrogliale und ependymale Tumoren. Grundlage jeder histologischen Zuordnung, jeder kontrollierten Behandlungsstudie und jeder Beurteilung von Therapieerfolgen muß heute die revidierte Fassung des WHO-Klassifikationsschemas von 1993 sein (716). Zahlreiche der im folgenden referierten Ergebnisse von Therapiestudien haben andere Klassifikationsschemata als Grundlage, so das Klassifikationsschema von Bailey u. Cushing (52a), das Gradierungsschema nach Kernohan (697), das erste Klassifikationsschema der WHO (1548), die Klassifikation nach Daumas-Duport u. Mitarb. (297) und andere. Den amerikanischen Multicenter-Studien der Brain-Tumor-Study-Group (BTSG) bzw. der heutigen Brain-Tumor-Cooperation-Group (BTCG) lag eine Klassifikation in Anlehnung an Burger zugrunde, die niedriggradig maligne Astrocytome, anaplastische Astrocytome und Glioblastome voneinander trennte (191a). Dabei dient als Unterscheidungskriterium zwischen Anaplastischem Astrocytom und Glioblastom in einem astrozytären Tumor das Vorhandensein von Nekrosen, welches histologisch das Glioblastom definiert. Diese Differenzierung wird in dem Klassifikationsschema der WHO ebenso vorgenommen (716). Die WHO-Klassifikation unterscheidet vier astrozytäre Tumorgrade: Danach ist das Astrocytom Grad I das pilozytische Astrocytom des Kindes- und jungen Erwachsenenalters. Astrocytome WHO Grad II sind differenzierte astrozytäre Tumoren mit niedrigem Proliferationspotential und histologisch ohne Malignitätskriterien. Anaplastische Astrocytome stellen die Astrocytome WHO Grad III dar, welche sich durch histologische Malignitätskriterien wie Mitosenreichtum, Zell- und Kernpolymorphien, ausgeprägte Neovaskularisation und durch ein hohes Proliferationspotential auszeichnen. Die astrozytären WHO-Grad-IV-Gliome sind die Glioblastome, welche die Malignitätskriterien der WHO-Grad-III-Astrocytome besitzen und zusätzlich Nekrosen aufweisen, z.T. verbunden mit intratumoralen Blutungen (716). Auch die oligodendroglialen Tumoren werden nach der WHO klassifiziert, wobei differenzierte Oligodendrogliome dem WHO Grad II, anaplastische Oligodendrogliome dem WHO Grad III und oligodendrogliale Tumoren mit Nekrosen ebenfalls den Glioblastomen (WHO Grad IV) zugerechnet werden. Auf die Besonderheiten der Glioblastome oligodendroglialer Herkunft wird auf S. 194 hingewiesen. Oligodendrogliale und astrozytäre Gliome leiten sich von unterschiedlichen undifferenzierten Gliavorläuferzellen, sog. Progenitorzellen, ab. Befunde aus Tiermodellen legen nahe, daß eine Klasse dieser Progenitorzellen sich nur in Astrozyten zu differenzieren vermag (Typ-I-Astrozyten) und daß die anderen Progenitorzellen, die sog. O-2A-Progenitorzellen, sich unter bestimmten Umständen in astrozytäre Zellen oder in oligodendrogliale Zellen zu differenzieren vermögen (989a). Außerdem weisen astrozytäre Tumorzellen und oligodendrogliale Tumorzellen unterschiedliche molekulargenetische Charakteristika auf (vgl. Kapitel 1, S. 51 ff). Diese unterschiedliche Biologie ist möglicherweise verantwortlich für das differente klinische Verhalten von astrozytären und von oligodendroglialen Tumoren. Sie könnte außerdem erklären, warum oligoastrozytäre Mischgliome, die sich offenbar ebenfalls von den O-2A-Progenitorzellen ableiten, biologisch eher den Oligodendrogliomen entsprechen und ein gleichartiges Ansprechen auf eine zytotoxische Therapie zeigen (vgl. Kapitel 1, S. 165 ff und Kapitel 2, S. 195). Ependymale Tumoren gehen vom Ependym der Ventrikel, des Zentralkanales oder von versprengten Ependymzellen des Filum terminale aus. Sie stellen den kleinsten Anteil der Gliome des Gehirnes, anders als im Rückenmark, wo sie bei weitem die häufigsten intramedullären Tumoren sind (vgl. Kapitel 3, S. 291 ff).

Glioblastome machen etwa 50% der Gliome und damit allein etwa 15–20% der intracraniellen Tumoren aus (1549). Astrocytome (WHO Grad I–III) machen etwa 20–30% der Gliome aus; Oligodendrogliome sind für 3–8% der intracraniellen Neubildungen verantwortlich, ependymale Tumoren für 2–6% (1178, 1549). Unabhängig vom zunehmenden Lebensalter der Durchschnittsbevölkerung in den westlichen Industrienationen verzeichnen wir seit Anfang der 60er Jahre einen nachweisbaren Anstieg der Inzidenz von intracraniellen Tumoren und von Gliomen im besonderen, dessen Ursache unklar ist (871a, 1145a). Eine kurative Therapie der malignen Gliome ist heute nicht möglich. Für die Glioblastome liegt die mittlere Überlebenszeit immer noch unter einem Jahr und dies trotz des Einsatzes von operativer Resektion, postoperativer Radiatio, Chemotherapie, Immuntherapie und zahlreicher experimenteller Therapieverfahren (404); bei unselektionierten Patienten ist die mittlere Überlebenszeit noch deutlich niedriger (1494a). Deshalb sind diese Tumoren in den letzten 30 Jahren Gegenstand intensiver klinischer und wissenschaftlicher Untersuchungen gewesen. In den folgenden Abschnitten soll die etablierte Therapie dieser Tumoren dargestellt werden; über darüber hinausgehende experimentelle Therapieansätze informiert Kapitel 9.

Pilozytische Astrocytome, WHO Grad I

Pilozytische Astrocytome zeichnen sich morphologisch durch bipolare, fusiforme oder piloide astrozytäre Tumorzellen aus, die z.T. in kompakten Bündeln gelagert sind. Diese können mit einer lose angeordneten Komponente astrozytärer Tumorzellen mit mikrozystischen Gewebsanteilen assoziiert sein (716). Möglicherweise ist die Zuordnung dieser Tumorgruppe zu den astrozytären Gliomen etwas willkürlich, da sie sich durch einige biologische und molekulargenetische Besonderheiten auszeichnet (s. Kapitel 1, S. 51). Sie treten fast ausschließlich im Kindesalter und jugendlichen Erwachsenenalter auf und bevorzugen die Mittellinienstrukturen, wie den N. opticus, den 3. Ventrikel, den Thalamus, den medialen Temporallappen (s. Abb. 2.1) und das Cerebellum (s. Abb. 2.2). Sie können durch eine komplette chirurgische Resektion kurativ behandelt werden, wenn diese möglich ist, und zeigen selten eine maligne Progression (1271). Bei der klinischen Initialsymptomatik führen Anfälle mit über 60% (1039a); die langsam wachsenden Tumoren verursachen im Bereich der hinteren Schädelgrube in der Regel keine cerebelläre Symptomatik, son-

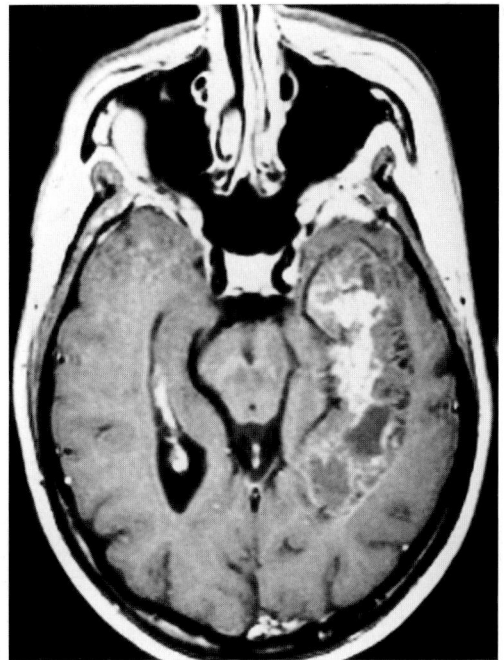
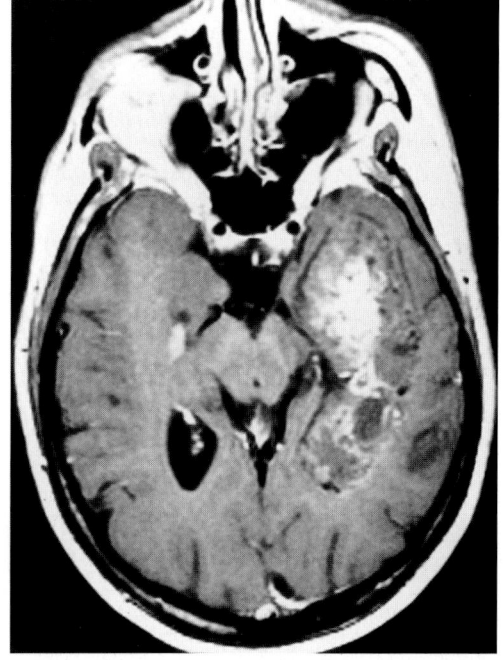

Abb. 2.1 Legende s. S. 172.

dern werden durch eine Behinderung des Liquorabflusses mit Hirndruckzeichen symptomatisch. Gliome des Opticus bei Kindern zeigen histologisch oft das charakteristische Bild eines pilozytischen Astrocytoms und werden in den Kapiteln 2, S. 251, und 6, S. 356 ff besprochen. Diese Opticusgliome des intra- oder retroorbitalen Abschnittes und/oder des Chiasmas können sich nach intra-

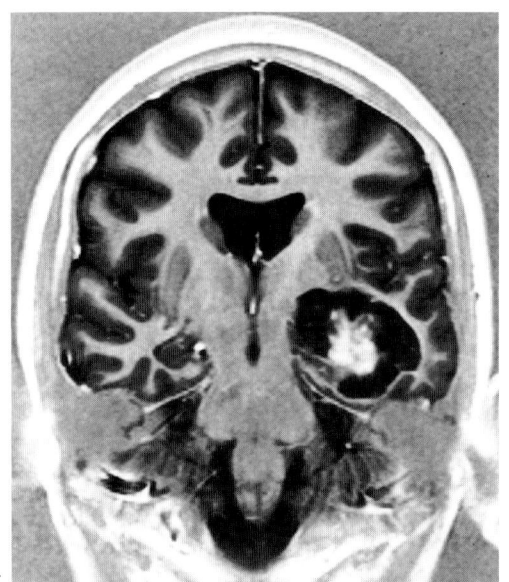

c

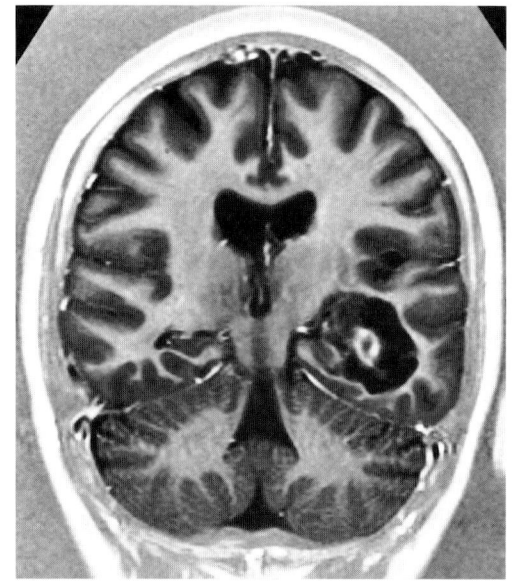

d

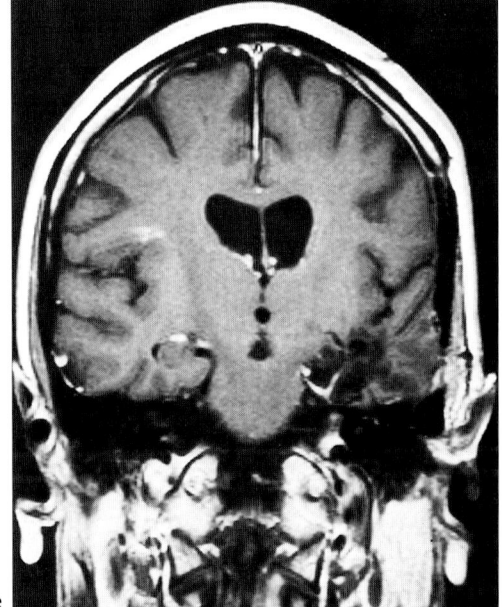

e

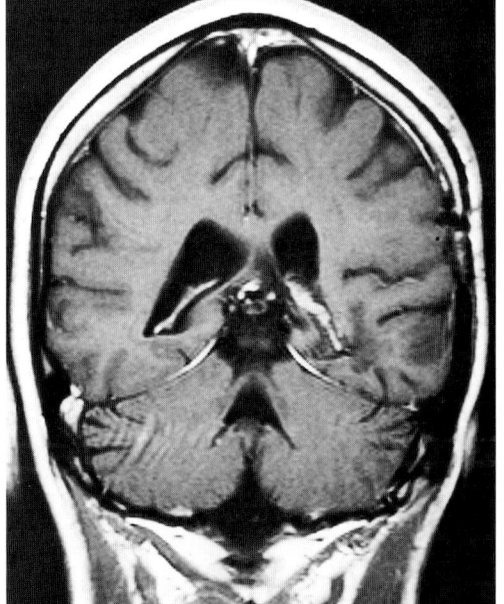

f

Abb. 2.1 Intraventriculär gelegenes pilozytisches Astrocytom, WHO Grad I, bei 35jähriger Patientinin mit pharmakoresistentem Anfallsleiden.
a–d Präoperativer Befund.

e u. f Nach kompletter Resektion des Tumors.
a, b, e, f MRT in T1-Wichtung mit Kontrastmittel.
c, d T1-gewichtete IR-Sequenz.

Pilozytische Astrocytome, WHO Grad I

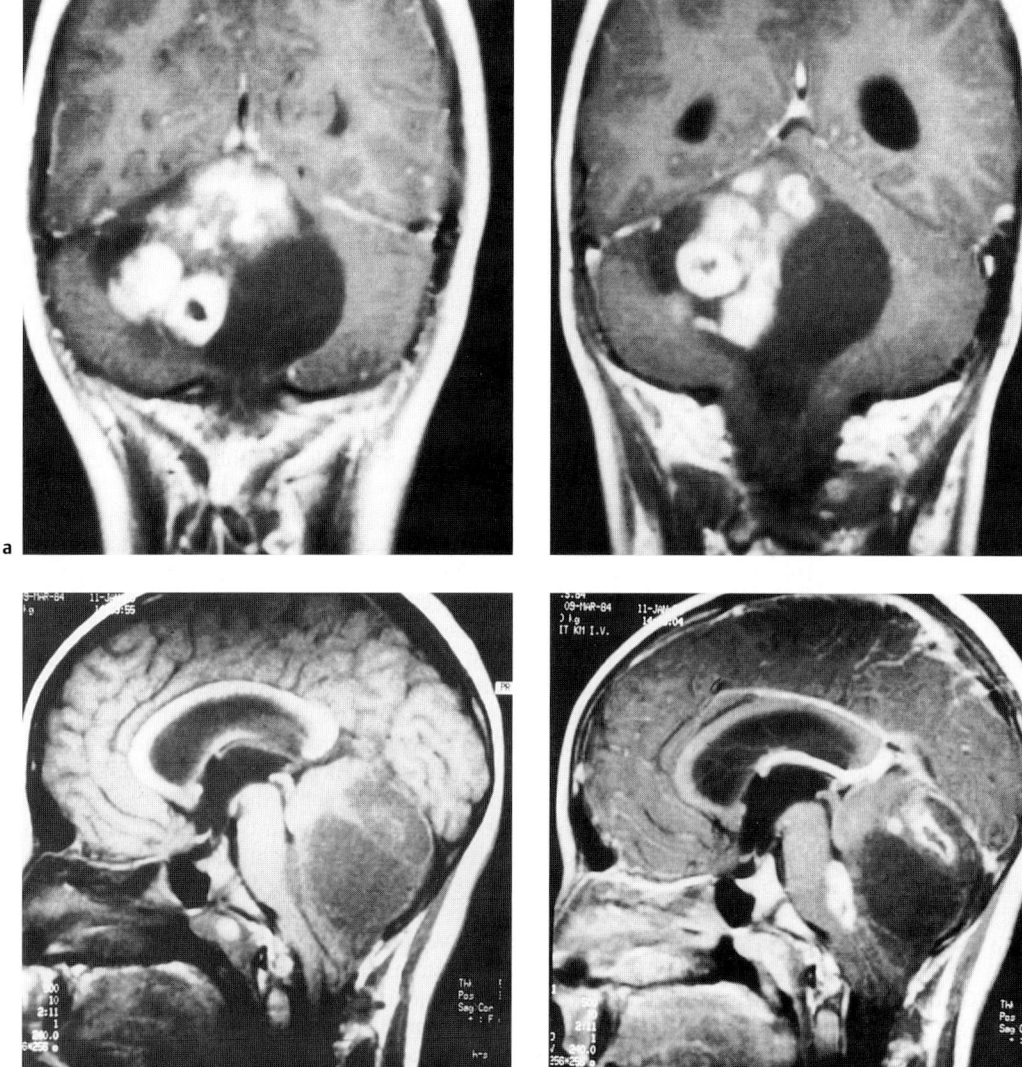

Abb. 2.2 Infratentorielles pilozytisches Astrocytom bei 10jährigem Mädchen.

a, b, d MRT in T1-Wichtung mit Kontrastmittel.
c MRT in T2-Wichtung.

craniell in den 3. Ventrikel oder vorderen Hypothalamus ausdehnen (vgl. Kapitel 6, S. 356 ff).

Die hemisphärischen pilozytischen Astrocytome erkennt man computertomographisch und kernspintomographisch als zystische, stark kontrastmittelanreichernde Tumoren, die in der Regel gut abgegrenzt sind (Abb. 2.1). Bei typischem Manifestationsalter, charakteristischer Lokalisation und kernspintomographischem Befund kann die Diagnose häufig mit großer Wahrscheinlichkeit bereits präoperativ vermutet werden. Die **Therapie** der Wahl ist die komplette chirurgische Resektion (vgl. Abb. 2.1). Kann der Tumor makroskopisch komplett entfernt werden, ist keine Nachbehandlung erforderlich. Über die Indikation und Notwendigkeit einer Strahlentherapie bei inkompletter Resektion liegen keine verläßlichen Daten vor. In Ausnahmefällen rezidivieren diese Tumoren auch nach mehreren Jahrzehnten und können dann immer noch eine benigne Histologie aufweisen (1038a). In größeren retrospektiven Serien, in denen zwischen Grad-I- und Grad-II-Astrocytomen (unterschiedliche Klassifikationsschemata!) nicht differenziert wird, wird über einen günstigeren Verlauf nach postoperativer Radiatio eines inkomplett resezierten Tumors berichtet als ohne Bestrahlung (786, 1271). Heute ist in Fällen einer inkompletten Tumorresektion vor dem Hintergrund einer nicht belastenden und zuverlässigen bildgebenden Diagnostik jedoch eine abwartende und beobachtende Haltung auf jeden Fall gerechtfertigt. In Kapitel 1, S. 148 (vgl. Tab. 1.**26**) wird die Indikation zur Strahlentherapie bei pilozytischen Astrocytomen als *fakultativ* eingeschätzt. Dies ist so verstehen, daß supratentorielle pilozytische Astrocytome oft komplett reseziert werden können; in Fällen einer inkompletten Resektion ist, wie bereits erwähnt, eine Verlaufsbeobachtung und ggf. eine neuerliche Resektion indiziert. Die pilozytischen, nicht operablen Astrocytome des Hirnstammes können extern bestrahlt werden (vgl. Kapitel 2, S. 196 und Kapitel 6, S. 355). Bei umschriebenen Prozessen ist die stereotaktische Radio-Neurochirurgie mit passageren J125-seeds wahrscheinlich die überlegene Therapiemethode (vgl. Kapitel 1, S. 153); sie sollte zumindest als alternatives Verfahren zur externen Strahlentherapie erwogen werden. Die Indikation zur Strahlentherapie bei den Opticusgliomen ist nach wie vor umstritten und wird in den Kapiteln 2, S. 254, und 6, S. 356ff ausführlich diskutiert.

■ Astrocytome, WHO Grad II

WHO-Grad-II-Astrocytome sind Tumoren des jüngeren und mittleren Erwachsenenalters mit einem Gipfel des Auftretens im 3. und 4. Lebensjahrzehnt; sie machen etwa 20–30% der astrozytären Gliome aus (1178, 1549). Histologisch werden Malignitätskriterien vermißt; so zeigen sich keine oder nur ganz vereinzelte Mitosefiguren und in der Regel eine niedrige Zelldichte; Zellkern- und Zellatypien fehlen, eine Neovaskularisation ist nicht nachweisbar; die Infiltrationszone in das gesunde Gewebe ist diffus (716). Nach dem vorherrschenden Zelltyp werden mit absteigender Häufigkeit fibrilläre, protoplasmatische und gemistozytische Astrocytome voneinander unterschieden. Dabei finden sich in der Regel bei gemistozytischen Astrocytomen große, angulierte Tumorzellen mit exzentrischen Kernen, die u. U. zu einer Fehleinschätzung des Tumorgrades führen können. Tatsächlich finden sich in der Literatur vereinzelt Hinweise darauf, daß gemistozytische Astrocytome insgesamt eine schlechtere Prognose besitzen und rasch eine maligne Progression zeigen können (749a, 797, 1178). WHO-Grad-II-Astrocytome werden in ca. zwei Drittel der Fälle durch Anfälle, seltener durch neurologische fokale Symptome oder durch Hirndruckzeichen symptomatisch (786, 848a, 1271). Computertomographisch stellen sie sich als hypodense, selten homogen isodense oder hyperdense Läsion ohne Kontrastmittelanreicherung dar, kernspintomographisch sind diese Tumoren im T1-gewichteten Bild hypointens und zeigen keine Gadoliniumaufnahme (s. Abb. 2.**3**). Die Tumoren können relativ scharf begrenzt sein und dabei anatomische Strukturen respektieren (Abb. 2.**3**), in der Regel sind sie jedoch diffus infiltrativ wachsend ohne radiologische oder intraoperativ bestimmbare Grenze der Infiltrationszone (Abb. 2.**4**). Bei Einsatz der zur Verfügung stehenden therapeutischen Möglichkeiten ist die mittlere Überlebenszeit nach Diagnosestellung 7–8 Jahre (749a, 786, 1271, 1425a). Dabei ist die interindividuelle Varianz extrem und kann zwischen 1 Jahr und mehr als 15 Jahren nach Diagnosestellung liegen. Der entscheidende prognostische Parameter für die Überlebenszeit ist die Entwicklung eines malignen Rezidivs dieser Tumoren. Mindestens 60% dieser Tumoren zeigen im Verlauf von mehreren Jahren eine maligne Progression und weisen beim Auftreten eines Rezidivs oder eines Tumorprogresses biologische Merkmale eines Anaplastischen Astrocytoms, WHO Grad III, oder eines Glioblastoms, WHO Grad IV, auf (1425a). In einer umfassenden klinischen Untersuchung von 250 WHO-Grad-II-Astrocytomen wiesen mindestens 35% der Patienten nach 5 Jahren ein malignes Rezidiv auf (749a). Der Zeitpunkt der malignen Progression ist extrem variabel und nicht vorhersehbar. Rasche maligne Rezidive nach vermeintlicher kompletter Resektion sind möglich; auf der anderen Seite kann selbst bei subtotaler Resektion der radiologisch nachweisbare Tumorrest über viele Jahre ohne wesentliche Wachstumstendenz bleiben. Leider erlaubt das histologische Bild bei Erstoperation, möglicherweise mit der Ausnahme gemistozytischer Astrocytome, keine Vorhersage über den wahrscheinlichen klinischen Verlauf. Für einige molekulare Marker konnte eine Assoziation mit der malignen Progression von astrozytären Gliomen gezeigt werden, der Nachweis jedoch, daß das Vorhandensein einer solchen mole-

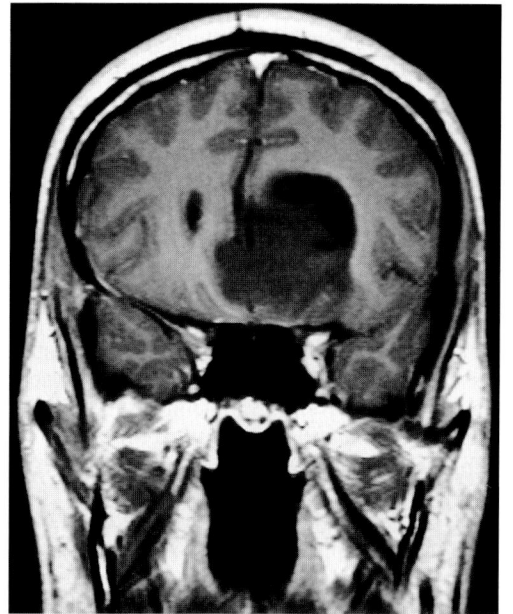
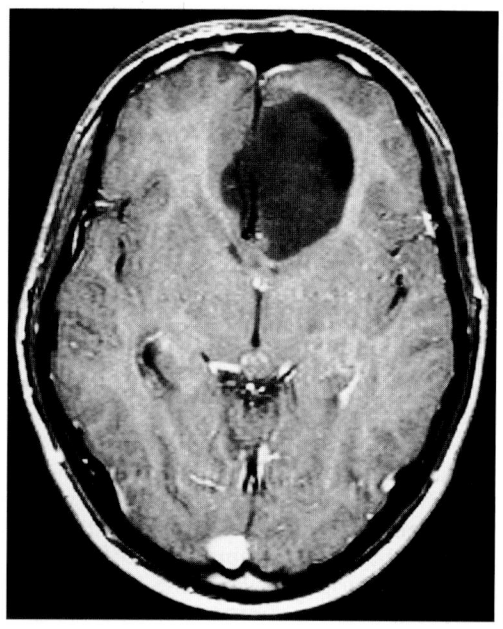

Abb. 2.3 a u. b   Fibrilläres Astrocytom, WHO Grad II, links frontal bei 25jährigem Mann, MRT in T1-Wichtung mit Kontrastmittel.

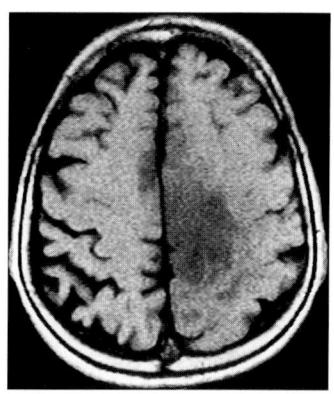
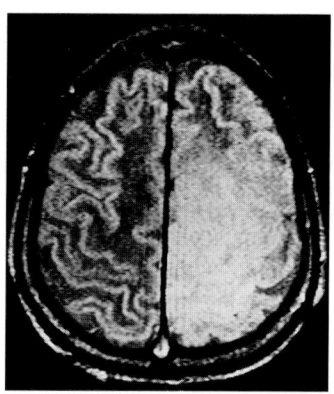

Abb. 2.4   Diffus infiltrativ wachsendes differenziertes Astrocytom, WHO Grad II, 54jähriger Mann mit Neurofibromatose Typ I. MRT in T1-Wichtung mit Kontrastmittel (**a**), in T2-Wichtung (**b**).

kulargenetischen Alteration bereits im WHO-Grad-II-Astrocytom zu einem malignen Verlauf disponiert, wurde jedoch bislang nicht geführt (vgl. Kapitel 1, S. 53).

Therapie

Chirurgische Resektion

Es besteht ein breiter Konsens darüber, daß ausgedehnte, symptomatische, chirurgisch angehbare, relativ gut abgegrenzte WHO-Grad-II-Astrocytome operativ reseziert werden sollten; dies gilt auch, wenn durch den Tumor ein Verschlußhydrocephalus droht oder wenn sich ein sekundäres, pharmakoresistentes Anfallsleiden entwickelt hat (1426a), vgl. auch Kapitel 1, S. 99 ff. Der therapeutische Nutzen einer Tumorresektion ist allerdings nie in einer randomisierten, kontrollierten Studie nachgewiesen worden ist (198a, 786, 1271, 1426a). Die Indikation zur Tumorresektion wird heute unterstützt durch die geringe

Operationsmorbidität und -mortalität, die relativ zuverlässige Identifikation der Tumorgrenzen durch die moderne Bildgebung und durch die Möglichkeit, funktionell bedeutsames gesundes Hirngewebe durch ein intraoperatives neurophysiologisches Monitoring zu schonen (120a). Außerdem weisen mehrere große retrospektive Evaluierungen von vielen hundert Patienten mit niedriggradig malignen Astrocytomen darauf hin, daß die Prognose günstiger ist bei einer makroskopisch vollständigen Resektion als bei einer inkompletten Tumorentfernung (393, 786, 797, 948a, 1074, 1271).

Daneben wird die Indikation zur operativen Resektion untermauert durch die Notwendigkeit, Gewebe für die histologische Diagnose zu erhalten. Allerdings hat die stereotaktische Biopsie zum Zwecke einer exakten histologischen Diagnosestellung ebenfalls ein hohes Maß an Zuverlässigkeit erreicht (vgl. Kapitel 1, S. 75 ff).

Einzelne anaplastische Foci im Tumorgewebe machen aus einem Tumor, welcher kernspintomographisch und computertomographisch durchaus wie ein WHO-Grad-II-Astrocytom imponiert, nach WHO-Kriterien ein Grad-III-Astrocytom und ändern damit das therapeutische Vorgehen (s. unten). Außerdem spricht das Vorliegen von oligodendroglialen Tumoranteilen, wodurch der Tumor ein Oligoastrocytom wird, für eine andere Biologie und damit für ein gutes therapeutisches Ansprechen des Tumors auf eine Cytostase (s. unten). So eindeutig die Indikation zur operativen Resektion bei ausgedehnten, relativ gut abgegrenzten, operativ angehbaren Tumoren zur Operation vertreten werden kann, so differenziert muß eine Therapieentscheidung abgewogen werden in komplizierten klinischen Situationen: so bei diffus infiltrierend wachsenden Tumoren mit Betroffensein funktionell wichtiger Hirnregionen und bei umschriebenen, relativ gut abgegrenzten Tumoren, für die eine interstitielle Brachy-Therapie als konkurrierendes und alternatives Therapieverfahren in Frage kommt.

Radio-Neurochirurgie

Die Methode der interstitiellen Strahlentherapie beruht auf der stereotaktischen Implantation von temporären oder permanenten Radionukleotid-Strahlenquellen in den Tumor, welche nur über eine sehr kurze Distanz von wenigen Zentimetern eine biologisch wirksame Strahlendosis besitzen (749a, 1018a). Voraussetzung hierfür ist in aller Regel eine histologische Diagnosesicherung nach stereotaktischer Gewebegewinnung, wie in Kapitel 1, S. 75 ff beschrieben. Zur Anwendung kamen bei der interstitiellen Strahlentherapie Jod-125, Iridium-192 und Gold-198 (^{125}I, ^{192}Ir, ^{198}Au). Heute werden überwiegend temporäre Jod-125 Strahler benutzt (749a), die nach stereotaktischer Festlegung der Koordinaten in das Tumorbett an mehrere Stellen eingebracht werden und nach einer exakt berechneten Dosimetrie insgesamt 30–70 Gy Gesamtdosis, in der Regel 60 Gy, auf den Tumor applizieren (1018a). Die Strahlenquellen werden nach 20–30 Tagen entfernt und hinterlassen eine Strahlennekrose am Ort des Tumors. Da die nekrotisierende Strahlendosis in ihrer Begrenzung exakt kalkuliert wird, kommt es zu einer umschriebenen Nekrose, die idealerweise mit dem Tumorvolumen identisch ist.

Die interstitielle Strahlentherapie wurde von den Arbeitsgruppen, die diese Behandlungsmethode in Deutschland maßgeblich entwickelt haben, als Strahlen-Neurochirurgie bezeichnet (z. B. 1018a). Ganz offensichtlich besitzt diese Therapieform ihre Domäne bei der Behandlung umschriebener, chirurgisch nicht angehbarer oder nur mit erhöhtem Risiko angehbarer Läsionen, z. B. in den Stammganglien oder im Hirnstamm (960a). Allerdings ist diese Therapieform nicht überall verfügbar und sollte nur einigen ausgewiesenen Zentren vorbehalten bleiben. Als obere Grenze für die Ausdehnung des Tumors in seiner Maximalabmessung werden 4 cm angegeben (1018a). In der Regel wird die Methode beschränkt sein auf Tumoren, die nicht mehr als 2–3 cm in ihrer Maximalausdehnung messen. Die Behandlungsergebnisse und Überlebenszeiten der so therapierten Patienten sind in bezug auf Überlebenszeit und rezidivfreie Zeit vergleichbar mit den Ergebnissen der chirurgischen Resektionen (749a, 1018a).

Konventionelle Strahlentherapie

Die Notwendigkeit und Indikation einer postoperativen Radiatio bei WHO-Grad-II-Astrocytomen wurde wiederholt kontrovers diskutiert (198a, 1270a). Es gibt keine randomisierte, kontrollierte Multicenter-Studie, die den Nutzen einer postoperativen Radiatio bei diesen Tumoren untersucht hat. Mehrere retrospektive Untersuchungen scheinen den Wert einer postoperativen Radiatio zumindest für WHO-Grad-II-Astrocytome, die makroskopisch inkomplett reseziert wurden, zu belegen (393, 786, 797, 1271). Die Aussagen über einen positiven Effekt gehen jedoch weit auseinander: Während in einer Studie für inkomplett resezierte niedriggradige maligne Astrocytome ohne postoperative Radiatio die 5-Jahres-Überlebensquote bei 19% und für die mit Nachbestrahlung bei 46% lag (797), ist der Effekt in der größten untersuchten retrospektiven Serie sehr viel geringer, wenngleich statisch signifikant (786). Die Einschränkungen dieser retrospektiven Untersuchungen liegen neben fehlenden randomisierten Kontrollen in unterschiedlichen Klassifikationsschemata, heterogenen Behandlungsschemata, unzureichender Bestimmung der Resttumorgröße durch die damals unzulängliche Bildgebung und durch z.T. zu kleine Untersuchungskollektive. Eine kontrollierte, prospektive, randomisierte Multicenter-Studie der EORTC verglich bei insgesamt 343 Patienten mit differenzierten Gliomen eine postoperative Strahlentherapie von 45 Gy in einem Therapiearm mit einer postoperativen Strahlentherapie von 59,4 Gy im anderen Therapiearm. Dabei zeigten sich keine Unterschiede für die Überlebenszeit und für das rezidivfreie Intervall (676a). In einer prospektiven, unkontrollierten Studie an insgesamt 35 Erwachsenen mit WHO-Grad-II-Astrocytomen wurde nach stereotaktischer Biopsie und Diagnosesicherung als *Primärtherapie* eine externe Strahlentherapie mit einer mittleren Dosis von 56 Gy auf das Tumorbett durchgeführt (848a). Dabei hatten 27 der 35 Patienten einen Karnofsky-Index von 100; die mittlere Überlebenszeit für das Gesamtkollektiv lag bei 9,8 Jahren; Strahlenspätfolgen seien nicht aufgetreten; eine neuropsychologische Evaluierung der Patienten erfolgte jedoch nicht (848a). Die Strahlentherapie als Primärtherapie der WHO-Grad-II-Astrocytome ist jedoch sicher nicht etabliertes Therapieverfahren. Patienten mit WHO-Grad-II-Astrocytomen überleben mit den heute zur Verfügung stehenden Möglichkeiten eine postoperative Radiatio im Schnitt um 7–8 Jahre. Damit besteht ein Risiko von mindestens 5%, daß sich als Folge einer therapeutischen Bestrahlung eine Strahlenleukencephalopathie oder eine Strahlennekrose mit Demenz, Ataxie und/oder neurologischen fokalen Ausfällen entwickelt (627a, 797, 886a, 1276) (vgl. Abb. 2.5). Da der Wert einer postoperativen Radiatio bei WHO-Grad-II-Astrocytomen nicht eindeutig belegt ist und da auf der anderen Seite die Gefahr einer Strahlenencephalopathie nicht zu vernachlässigen ist, ist eine prospektive, kontrollierte Untersuchung zu dieser Frage unbedingt erforderlich. Eine solche multizentrische Studie wird von der Neuroonkologischen Arbeitsgemeinschaft (NOA) der Deutschen Krebsgesellschaft zur „Therapie der differenzierten Großhirngliome" durchgeführt. Es soll dies eine nicht randomisierte Fallsammelstudie sein, in der Patienten standardisierte Therapieverfahren wie operative Resektion oder Radio-Neurochirurgie und fakultativ eine externe Strahlentherapie erhalten. Der Einschluß von Patienten in Deutschland in diese Therapiestudie ist aus den oben dargestellten Gründen sicher von erheblichem Interesse und wird hoffentlich eine wesentliche therapeutische Unsicherheit bei diesen Tumoren beseitigen.

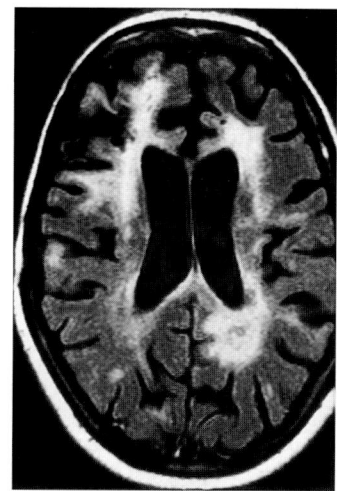

Abb. 2.5 Leukencephalopathie bei 36jähriger Patientin nach therapeutischer Radiatio eines niedriggradig malignen Astrocytoms. Klinisch Demenz, Inkontinenz, Ataxie.

Abwartende Haltung

Bei einem gewissen Anteil der Patienten mit niedriggradig malignen Astrocytomen liegen keine oder nur unwesentliche neurologische Beeinträchtigungen vor, zumal bei Patienten, die als Erstmanifestation ihrer Tumorerkrankung einen cerebralen Anfall erleiden. Eine Gruppe von 26 Patienten, die nach bildgebenden Kriterien ein niedriggradig malignes Gliom aufwiesen, wurde initial nicht behandelt und retrospektiv verglichen mit 20 Patienten, welche bei vergleichbarer klinischer Situation unmittelbar nach Diagnosestellung operativ behandelt wurden (1126a). Bei einem Teil der initial unbehandelten Patienten

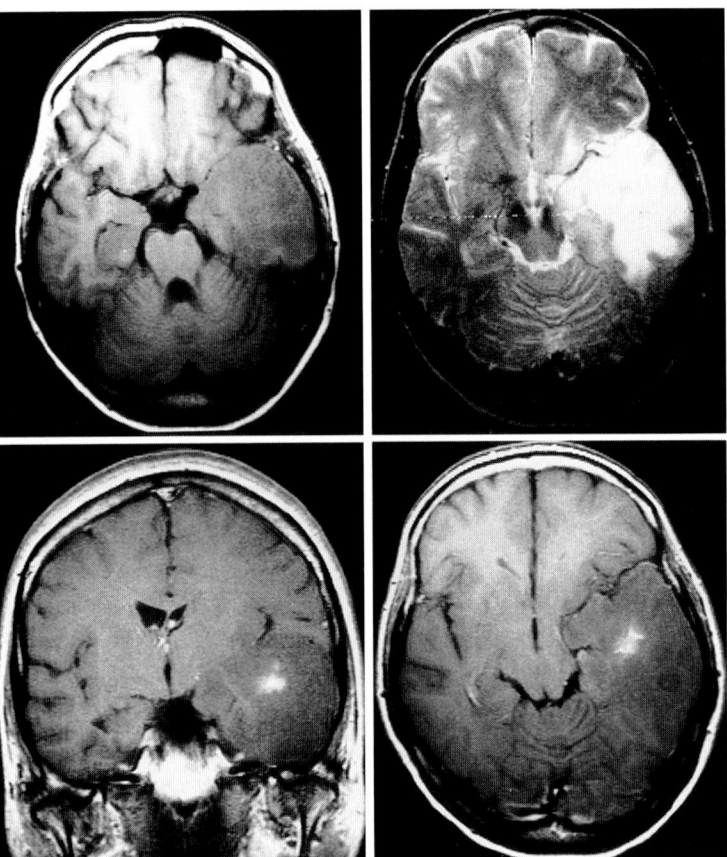

Abb. 2.6 Links temporaler Tumor bei 44jährigem Mann. Initial niedriggradig malignes Gliom mit fokaler Kontrastmittelaufnahme als Zeichen der Malignisierung. Keine histologische Sicherung, am ehesten astrozytäres Gliom.

wurde im Verlauf wegen eines Tumorprogresses, dem Auftreten von neurologischen Symptomen oder bildgebenden Hinweisen auf eine Malignisierung des Prozesses eine Operation durchgeführt. Gemessen vom Zeitpunkt der Diagnosestellung an seien die beiden Gruppen im Hinblick auf Überlebenszeit und Lebensqualität ohne Unterschiede gewesen (1126a). Ob aus dieser kleinen retrospektiven, unkontrollierten Untersuchung die Konsequenz gezogen werden darf, auch bei chirurgisch gut angehbaren Läsionen die Operation hinauszuzögern, muß bezweifelt werden (1266a). Anders ist die Situation bei Tumoren, die ein schlecht abgegrenztes, infiltratives, diffuses Wachstum zeigen und eine eloquente Hirnregion betreffen, in der eine operative Resektion mit einem hohen Risiko behaftet wäre. Bei diesen Patienten, sofern keine Kompression des Hirnstammes und keine intracranielle Druckerhöhung durch Masseneffekt zu befürchten ist, ist eine abwartende Haltung gerechtfertigt (1426a). Eine symptomatische Therapie (z.B. antiepileptische Einstellung) in Verbindung mit einer regelmäßigen, z.B. halbjährigen kernspintomographischen Kontrolluntersuchung ist bei solchen Patienten eine empfehlenswerte Alternative. Ein radiologisch nachweisbares Tumorwachstum und/oder eine Gadoliniumanreicherung als Hinweis auf eine fokale Anaplasie (vgl. Abb. 2.6) muß dann im Sinne einer dynamisch sich wandelnden Nutzen/Risiko-Analyse berücksichtigt werden. Ein operatives „Debulking" kann bei einer bedrohlichen raumfordernden Wirkung dann immer noch erwogen werden. Besteht keine Möglichkeit einer schonenden Teilentfernung des Tumors, z.B. bei einem diffus das Großhirnparenchym durchsetzenden Tumorinfiltration, kann bei Größenprogredienz eine Ganzhirnbestrahlung mit 60 Gy erwogen werden. Dies ist vor dem Hintergrund der Ergebnisse der oben zitierten Studien zu rechtfertigen, weil dann keine andere therapeutische Option besteht.

Auf die besondere Schwierigkeit der Therapie eines lang bestehenden Anfallsleidens bei einem niedriggradig malignen Astrocytom, welches mit Antiepileptika nur unzureichend eingestellt werden kann, sei an dieser Stelle nur hingewiesen. Kapitel 1, S. 99 ff diskutiert umfassend die schwierige Abgrenzung von Epilepsiechirurgie und Tumorchirurgie bei pharmakoresistenten symptomatischen Epilepsien.

Anaplastische Astrocytome, WHO Grad III

Anaplastische Astrocytome sind Tumoren des mittleren Lebensalters mit einem Häufigkeitsgipfel im 4. und 5. Lebensjahrzehnt (1178, 1549). Sie betreffen überwiegend die Großhirnhemisphären, den Stammganglienbereich und nur in Ausnahmefällen die Strukturen der hinteren Schädelgrube. Neuropathologisch zeichnen sie sich aus durch Mitosenreichtum, eine hohe Zelldichte, ausgeprägte Zell- und Zellkernpolymorphien und eine ausgeprägte Neovaskularisation mit Endothelzellproliferationen. Nekrosen werden nicht gesehen (716). Computertomographisch und kernspintomographisch zeichnen sich diese Tumoren im Gegensatz zu den WHO-Grad-II-Astrocytomen durch ein ausgeprägtes perifokales Ödem und durch eine heterogene Kontrastmittelaufnahme aus (Abb. 2.7). Nativ sind sie computertomographisch z. T. hypodens, z. T. isodens oder hyperdens und im kontrastmittelverstärkten T1-gewichteten Kernspintomogramm signalhyperintens. Klinisch werden anaplastische Astrocytome manifest durch das Auftreten cerebraler Krampfanfälle, durch neurologische fokale Symptome, durch eine Hirndrucksymptomatik und mitunter unter dem Bild einer globalen Encephalopathie. Die mittlere Überlebenszeit bei diesen Tumoren nach Diagnosestellung liegt zwischen 3 und 4 Jahren (973a, 1443a, 1494); es gibt Hinweise darauf, daß sich anaplastische Astrocytome jenseits des 65. Lebensjahres klinisch und biologisch wie Glioblastome verhalten (223, 878a). Eine gesonderte Besprechung der Therapie anaplastischer Astrocytome erscheint im folgenden aus mehreren Gründen geboten: Die überwiegende Mehrheit der randomisierten, kontrollierten Multicenter-Studien zu Evaluierung der Therapie bei malignen Gliomen stellt die Behandlungsergebnisse zusammengefaßt für maligne Gliome dar (z. B. 495, 1446, 1447). Es ist leider oft unmöglich, die erzielten Therapieerfolge für anaplastische Astrocytome bzw. für WHO-Grad-III-Gliome getrennt von den Ergebnissen für die Glioblastome zu erfassen. In neurologischen und neurochirurgischen Übersichtsartikeln, Textbüchern und neuroonkologischen Therapiestudien werden diese beiden biologisch differenten Tumorentitäten der WHO Grade III und IV als höhergradig maligne Gliome ebenfalls immer noch zusammengefaßt. Aus diesem Grunde werden die enttäuschenden Chemotherapie-Ergebnisse für Glioblastome in einem therapeutischen Nihilismus häufig auch für anaplastische Astrocytome extrapoliert. Dies ist nicht gerechtfertigt, da es eindeutige Hinweise darauf gibt, daß die Wirksamkeit einer Chemotherapie bei anaplastischen Astrocytomen anders einzuschätzen ist als bei Glioblastomen (223, 402, 576, 807); vgl. auch Kapitel 1, S. 165.

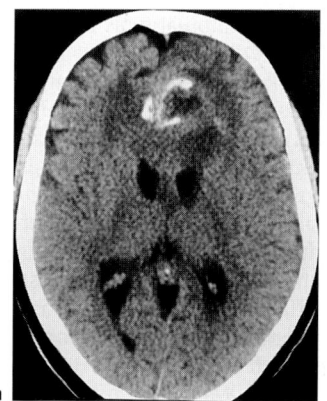 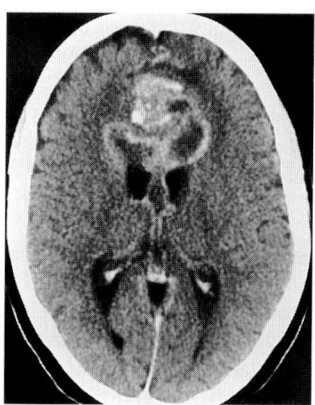

Abb. 2.7 Balkengliom bei 35jähriger Patientin, histologisch anaplastisches Astrocytom, WHO Grad III.
a CCT ohne Kontrastmittel.
b CCT mit Kontrastmittel. Inhomogen kontrastmittelaufnehmender Tumor mit Verkalkungen, geringgradiges Ödem.

2. Primäre Tumoren des Gehirns und seiner Häute

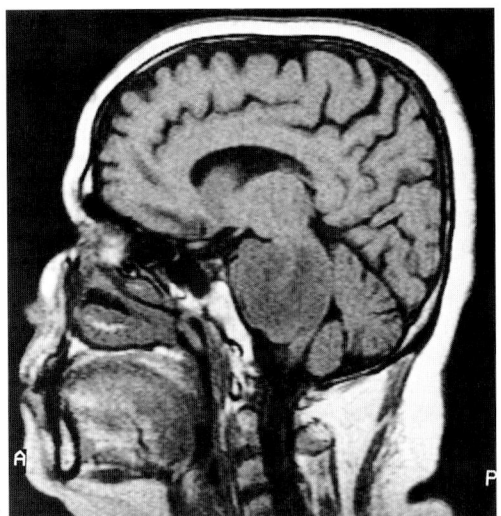
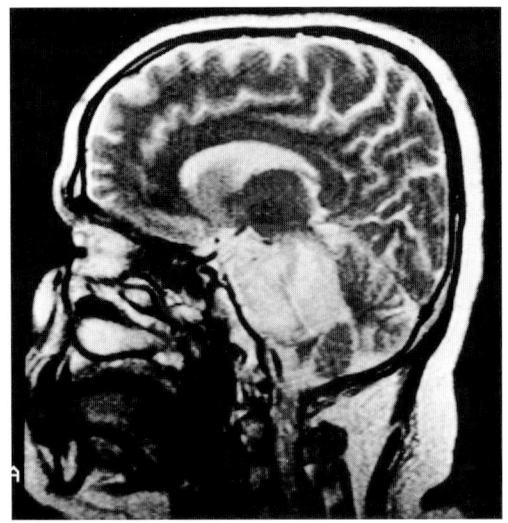
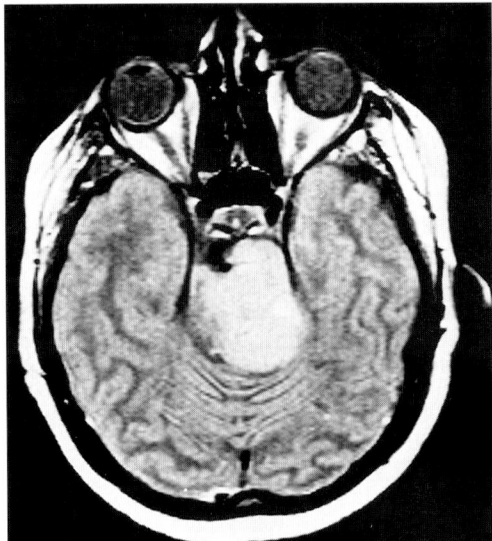

Abb. 2.8 a–c Hirnstammgliom bei 22jähriger Patientin, histologisch anaplastisches Astrocytom, WHO Grad III.

Therapie

Operation

Für die Indikation zur operativen Resektion des Tumors bestehen dieselben Kriterien wie für Glioblastome: Eine randomisierte, kontrollierte Studie zum Nachweis des therapeutischen Nutzens einer operativen Resektion ist für maligne Gliome nie durchgeführt worden. Dennoch besteht ein breiter Konsens darüber, daß eine operative Resektion bei neurochirurgisch angehbaren Tumoren bei Patienten in einem ausreichenden Allgemeinzustand mit einer Lebenserwartung von mehr als 6 Monaten indiziert ist. Einerseits kann eine Gewebsdiagnose gestellt werden, andererseits gibt es Indizien aus zahlreichen großen Therapiestudien, daß die Prognose des Tumorleidens neben anderen Faktoren auch vom Ausmaß der operativen Reduktion der Tumormasse abhängig ist. Die in großen prospektiven, randomisierten Studien und in großen retrospektiven Studien untersuchten Parameter von günstiger prognostischer Bedeutung sind: Junges Lebensalter bei Diagnosestellung (223, 450a, 1494), guter klinischer Zustand vor und nach Abschluß der Therapie, gemessen als Karnofsky-Index (223, 748a, 1447), das Auftreten von cerebralen Anfällen als Initialsymptom (223, 450a, 1494), eine kurze Dauer vom Beginn der Symptomatik bis zur Diagnosestellung (450a, 1494) und eine kleine Resttumorgröße bzw. kein Resttumor nach Operation (1267, 1503a). Dabei besteht für Glioblastome und für anaplastische Astrocytome ein Konsens darüber, daß die Resttumorgröße am zuverlässigsten im Computertomogramm mit Kontrastmittel innerhalb von 48 Stunden nach der Operation (199a), d.h. vor Beginn einer operationsbedingten Blut-Hirn-Schrankenstörung, zu bestimmen ist; diesem Nachweisverfahren scheint die kontrastmittelunterstützte Kernspintomographie innerhalb von 48 Stunden nach Operation noch überlegen zu sein (8). Mehrfach wurde in Übersichten der Wert einer aggressiven, d.h. makroskopisch „kompletten" chirurgischen Resektion maligner Gliome angezweifelt (971, 1113). Die zahlenmäßig größten und am besten dokumentierten prospektiven und retrospektiven Studien identifizieren jedoch immer die postoperative Resttumorgröße im Computertomogramm mit hoher statistischer Signifikanz als prognostischen Parameter (223, 973a, 1267, 1494); ebenso besteht sicher kein Zweifel daran, daß es in Zukunft eine randomisierte Multicenter-Studie zur Untersuchung des Wertes der operativen Resektion nicht geben wird. Eine solche Studie wäre bei einer Operationsmortalität von unter 2% und einer dauerhaften Operationsmorbidität von unter 5% auch nicht sinnvoll.

Strahlentherapie

Seit der Veröffentlichung der BTSG-Studien 1978 und 1980 (1446, 1447) ist die therapeutische Rolle einer externen konventionellen Strahlentherapie mit einer Gesamtdosis von 55–60 Gy bei den malignen Gliomen, d.h. auch bei den anaplastischen Astrocytomen etabliert. Da gezeigt werden konnte, daß über 90% der Tumorrezidive bei malignen Gliomen in einem Saum von 2 cm um den ursprünglichen Tumorfocus auftreten (240a, 445a, 586a, 813a) wurde das ursprüngliche Vorgehen einer Ganzhirnbestrahlung verlassen. Heute wird üblicherweise ein Areal mit einer Ausdehnung von 2–3 cm um das ursprüngliche Tumorbett herum mit 40 Gy bestrahlt und dann mit einer anschließenden Strahlendosis von 20 Gy auf das ursprüngliche Tumorbett kombiniert; die Bestrahlung wird in Einzelfraktionen von 1,8–2 Gy appliziert (57a), s. auch Kapitel 1, S. 147 ff. Die detaillierten Angaben zu Modifikationen der Strahlentherapie und zur lokalen Strahlentherapie bei Rezidiven sind im Abschnitt über die Therapie der Glioblastome aufgeführt.

Chemotherapie

Zahlreiche, große, randomisierte, kontrollierte Multicenter-Studien und einzelne kontrollierte randomierte Studien an einem Zentrum konnten für maligne Gliome insgesamt einen zwar statistisch signifikanten, insgesamt jedoch nur marginalen Therapieeffekt durch eine Gabe von zytotoxischen Substanzen zusätzlich zu Operation und Strahlentherapie nachweisen (402). Zu den Grundlagen der Chemotherapie bei Hirntumoren sei auf das Kapitel 1, S. 158 ff hingewiesen. Als zytotoxisch wirksame Substanzen bei malignen Gliomen haben sich bislang lediglich die Nitrosoharnstoffe, Procarbazin, Dibromodulcitol und möglicherweise bei intraarterieller Applikation für Rezidivtumoren Cisplatin erwiesen (871a). Dabei bemißt sich für maligne Gliome der statistisch nachweisbare Zuwachs an Verlängerung der Überlebenszeit lediglich in Wochen bis mehreren Monaten (z.B. 495, 1446, 1447). Weitgehend unabhängig von den eingesetzten Substanzen (ACNU, BCNU oder CCNU) oder von den durchführenden Zentren (BTCG, South West Oncology Group, EORTC) ergibt sich bei Darstellung der Kaplan-Meier-Überlebenszeitkurven grundsätzlich immer ein ähnliches Bild: Bis zur 20er oder 25er Perzentile verlaufen die Kaplan-Meier-Überlebenskurven für die Behandlungsarme Operation+Bestrahlung und Operation+Bestrahlung+Chemotherapie nahezu identisch, um sich bei der 20er bzw. 25er Perzentile aufzutrennen, wobei diese Untergruppe von „Langzeitüberlebern" dann von einer Chemotherapie profitiert und einen flacheren Kurvenverlauf zeigt. Dieses Phänomen, nach dem nur eine Subgruppe von sog. Langzeitüberlebern von einer zusätzlichen zytotoxischen Therapie offenbar profitiert, wurde wiederholt diskutiert (s. Kapitel 1, S. 165 ff). Zuverlässige klinische Kriterien, mit deren Hilfe es möglich wäre, diese potentiellen Langzeitüberleber vor Therapieplanung zu identifizieren, konnten bislang nicht identifiziert werden, wenngleich es Hinweise dafür gibt, daß junge Patienten (jünger als 45 Jahre) und Patienten in einem klinischen Zustand eine höhere Chance haben, von einer Chemotherapie zu profitieren als andere (958a).

An dieser Stelle soll jedoch mit Nachdruck darauf hingewiesen werden, daß anaplastische Astrocytome in Bezug auf ihre Chemotherapie-Empfindlichkeit anders zu bewerten sind als Glioblastome. Hierfür gibt es mehrere Indizien: Die einzige kontrollierte, randomisierte Studie, die den Nutzen einer Chemotherapie für anaplastische Gliome getrennt untersucht und evaluiert hat (807), konnte für Patienten, die zusätzlich zu einer Operation und Strahlentherapie mit einer Polychemotherapie unter Einschluß von Vincristin, Probacarbazin und CCNU (PCV) behandelt wurden, im Vergleich zu solchen Patienten, die statt dessen BCNU erhalten hatten, eine statistisch signifikant verlängerte Überlebenszeit und rezidivfreie Zeit nachweisen (807). Diese Verbesserung der Prognose durch PCV konnte bei Glioblastomen nicht erzielt werden. Wenngleich die zitierte Studie zu methodischer Kritik herausfordert und die erreichte Verlängerung der Überlebenszeit und der Zeit bis zum Tumorprogress skeptisch stimmen, ist diese Arbeit jedoch Grundlage für die weitgehende Akzeptanz und Etablierung einer Therapie mit Procarbazin, CCNU und Vincristin (PCV) bei anaplastischen Astrocytomen in den USA (404). Dies wird auch unterstützt durch eine sorgfältige Meta-Analyse der 16 größten, kontrollierten Multicenter-Studien zur Überprüfung der Chemotherapie bei malignen Gliomen, welche eine signifikante Verlängerung der mittleren Überlebenszeit um 10–15% bei Patienten mit anaplastischen Gliomen, welche mit einer Chemotherapie behandelt werden, aufweist (402). Ein vergleichbares Ergebnis wurde durch die EORTC-Studie erzielt (576); in dieser prospektiven, randomisierten Studie wurde für maligne Gliome der Erfolg von Operation+Radiatio allein verglichen mit der Kombination von Operation, Bestrahlung und Chemotherapie mit Dibromodulcitol und BCNU: Es zeigte sich eine marginale Verbesserung unter Chemotherapie für die Glioblastome, jedoch eine deutliche Verbesserung unter Chemotherapie für die WHO-Grad-III-Gliome. Für diese Tumorgruppe lag die Überlebensfraktion nach 24 Monaten unter Chemotherapie bei 45%, ohne Chemotherapie bei ca. 20% (576). Mit der Einschränkung, daß eine solche Therapieempfehlung nur für Patienten unter 65 und mit einem Karnofsky-Index von mindestens 70 gegeben werden kann, werden Patienten in unseren Zentren mit anaplastischen Astrocytomen zusätzlich zu Operation und Strahlentherapie mit einer PCV-Therapie behandelt. Tab. 1.**30** im Kapitel 1, S. 164, stellt die Dosierung, mögliche Nebenwirkungen und die Dosierungsintervalle der **PCV-Polychemotherapie** dar.

■ Glioblastome

Glioblastome machen 15–20% der intracraniellen Tumoren aus, sie sind mit 50% die häufigsten Gliome (871, 1178, 1549). Sie entsprechen den astrozytären Gliomen, WHO Grad IV. Glioblastome weisen in kontrollierten Therapiestudien eine mittlere Überlebenszeit von ca. 9 Monaten auf (973a). In einem unselektionierten Patientengut ist die Prognose noch ungünstiger und die mittlere Überlebenszeit liegt dann bei unter 30 Wochen (1494a). Umfassende molekulargenetische Untersuchungen haben gezeigt, daß histologisch gleichförmige Glioblastome durchaus unterschiedlichen biologischen Tumorgruppen angehören: Glioblastome, die sich im Rahmen einer malignen Progression aus Astrocytomen WHO Grad II entwickeln, betreffen jüngere Patienten, haben eine etwas günstigere Prognose und zeichnen sich durch andere molekulargenetische Alterationen aus als sog. „de novo"-Glioblastome des älteren Menschen mit einer noch ungünstigeren Prognose, s. Kapitel 1, S. 52. Die Frage, ob diese biologische Differenzierung einen Einfluß auf die Therapie haben wird, muß in Zukunft sehr intensiv bearbeitet werden. Als histologische Varianten des Glioblastoms kennt die WHO Klassifikation das Gliosarkom und das sog. Riesenzell-Glioblastom. Das Gliosarkom zeichnet sich durch ausgeprägte „sarkomatöse" Proliferation von Kapillarendothelzellen aus, die bei der immunhistochemischen Färbung keine Expression von astrozytären Proteinen, z.B. des sauren Gliafaser-Proteins (GFAP) zeigen; vgl. hierzu Kapitel 1, S. 13. Für die histologischen Varianten des Glioblastoms gelten dieselben diagnostischen und therapeutischen Kriterien wie für das eigentliche Glioblastoma multiforme. Glioblastome können jedes Lebensalter betreffen, also auch schon im Kindesalter auftreten (vgl. Kapitel 6, S. 351 ff), ein Häufigkeitsgipfel liegt im 5. und 6. Lebensjahrzehnt (871, 1178, 1549).

Klinisch werden Glioblastome manifest durch Zeichen erhöhten intracraniellen Druckes mit Kopfschmerzen, Sehstörungen, Übelkeit, Nausea und Vomitus, mit neurologisch fokalen Symptomen wie Hemiparese, Hemianopsie und Hirnwerkzeugstörungen sowie seltener durch das Initialsymptom eines cerebralen Krampfanfalles (871). Computertomographisch zeigt sich eine oft ringförmig kontrastmittelanreichernde Läsion mit einem hypodensen Zentrum, die oft einer Nekrose entspricht, einem ausgeprägten perifokalen Ödem, welches sich mitunter fingerförmig innerhalb des umgebenden Marklagers ausbreitet (Abb. 2.**9**). Kernspintomographisch ist eine im T1-gewichteten Bild signalhyperintense, heterogen gadoliniumaufnehmende Läsion mit ausgedehntem Ödem im T2-gewichteten Bild nachweisbar (Abb. 2.**10**, 2.**11**). Glioblastome sitzen häufig in der Konvexität der Großhirnhemisphären, in einem geringeren Anteil in tiefen Mittellinienstrukturen mit einer Prädilektion zum Balken, über den sich die Tumoren als charakteristisches Schmetterlingsgliom in beide Hemisphären ausdehnen. Sel-

Glioblastome

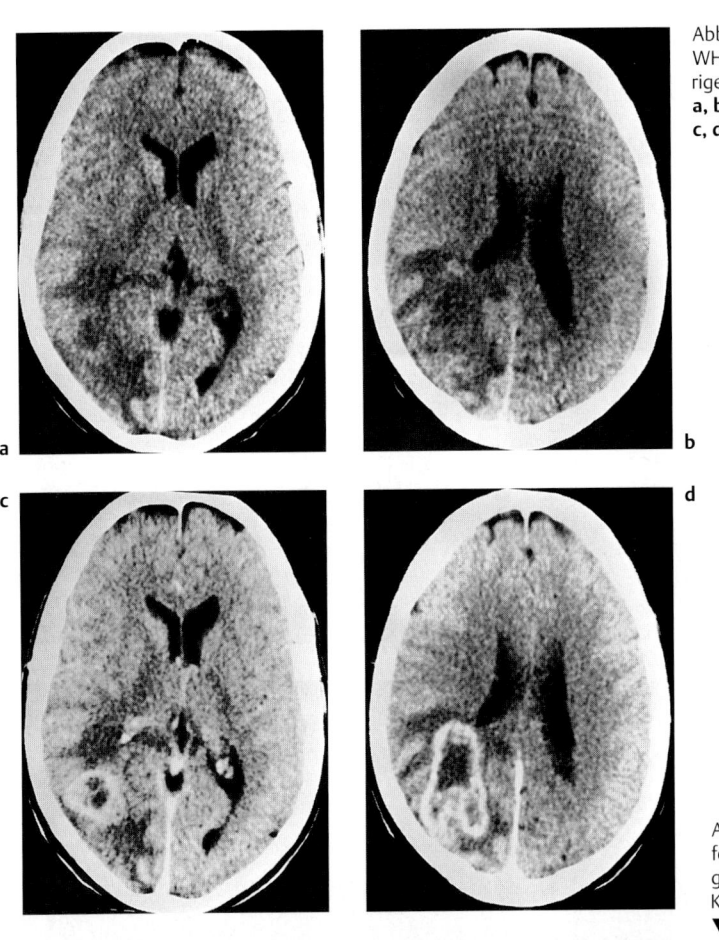

Abb. 2.**9** Glioblastoma multiforme, WHO Grad IV, rechts occipital bei 55jährigem Mann.
a, b CCT ohne Kontrastmittel,
c, d CCT mit Kontrastmittel.

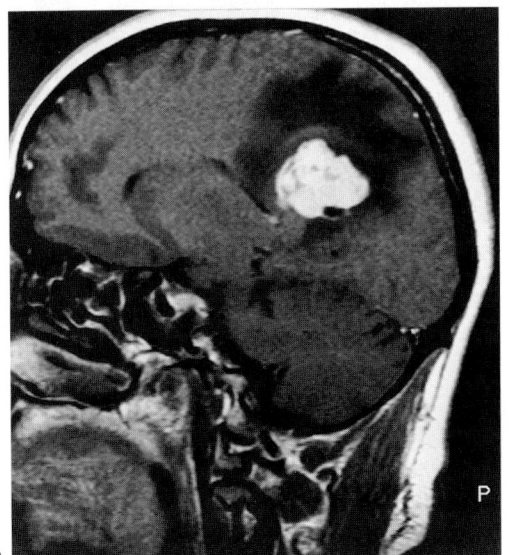
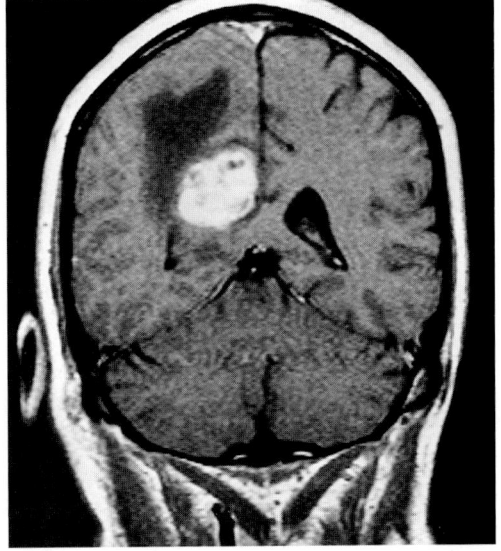

Abb. 2.**10 a** u. **b** Glioblastoma multiforme rechts parasagittal bei 48jährigem Mann. MRT in T1-Wichtung mit Kontrastmittel.
▼

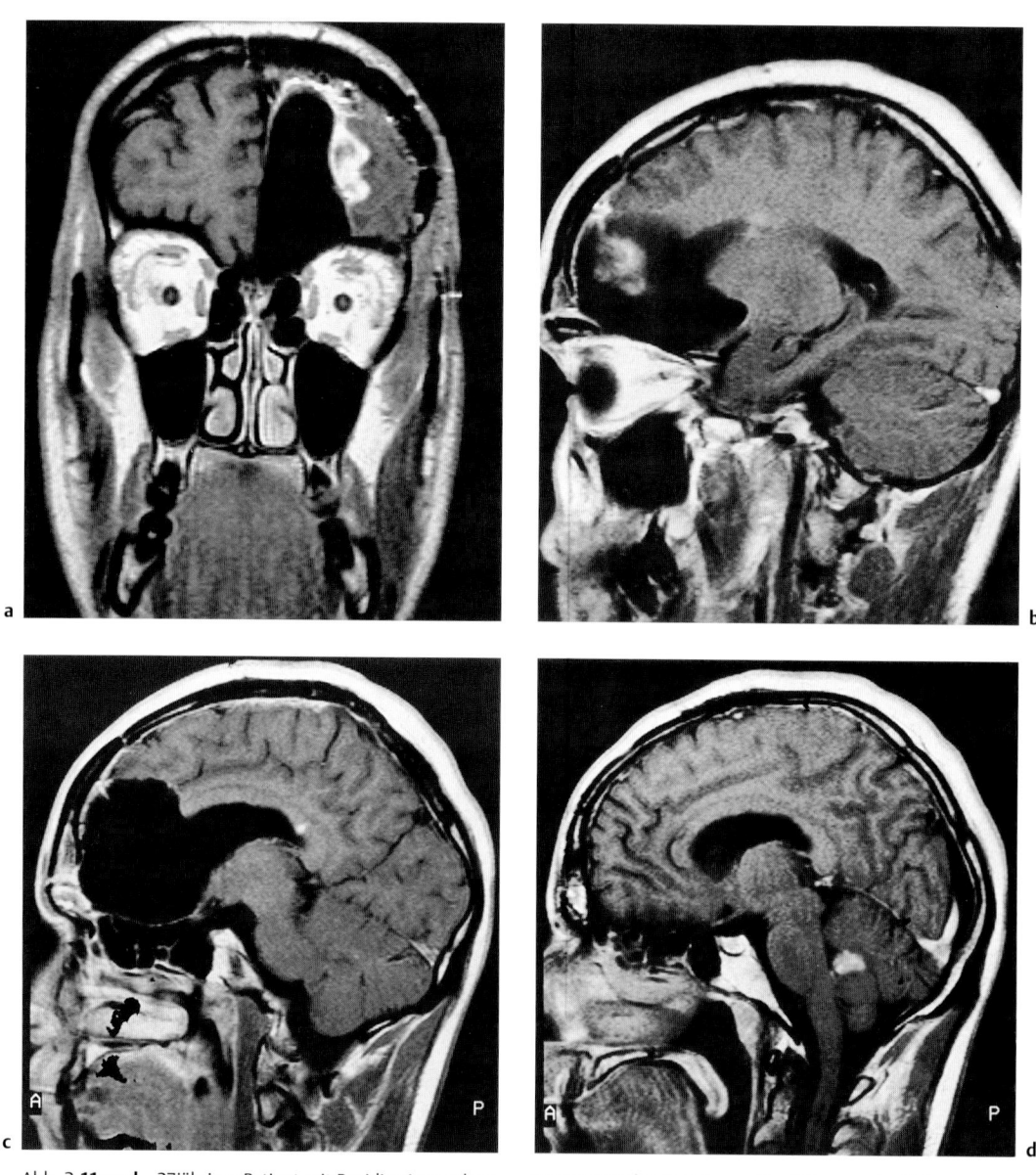

Abb. 2.**11 a–d** 27jähriger Patient mit Rezidiv eines sekundär malignisierten astrozytären Tumors, initial WHO Grad II. Ein Jahr nach Operation eines Glioblastoms, WHO Grad IV. Locoregionales Rezidiv am Resektionsrand mit liquorgener Metastase im 4. Ventrikel. Derselbe Patient wie in Abb. 2.**3**. MRT in T1-Wichtung mit Kontrastmittel.

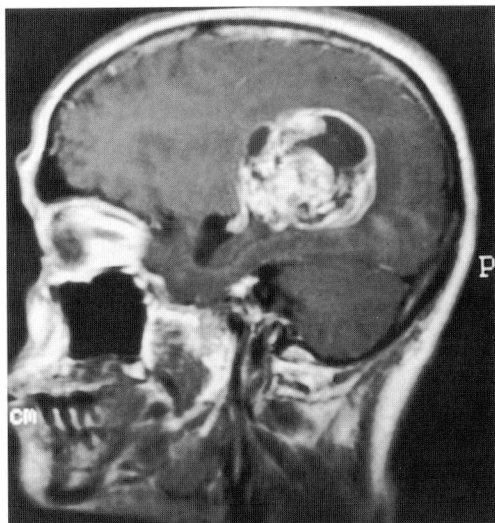
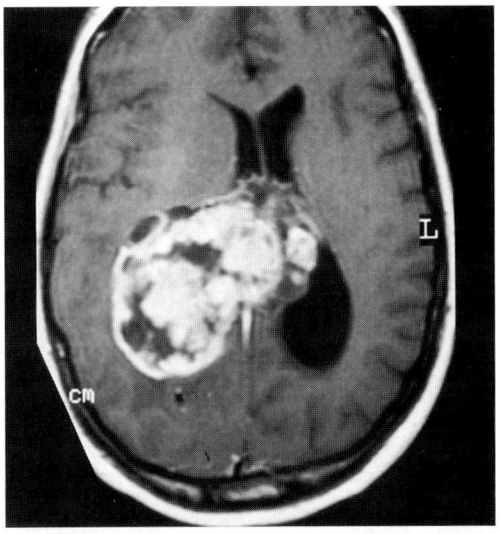

Abb. 2.12 a u. b   Intraventrikulär wachsendes Glioblastom bei 46jähriger Patientin mit inhomogener Kontrastmittelaufnahme und cystischen Tumoranteilen.

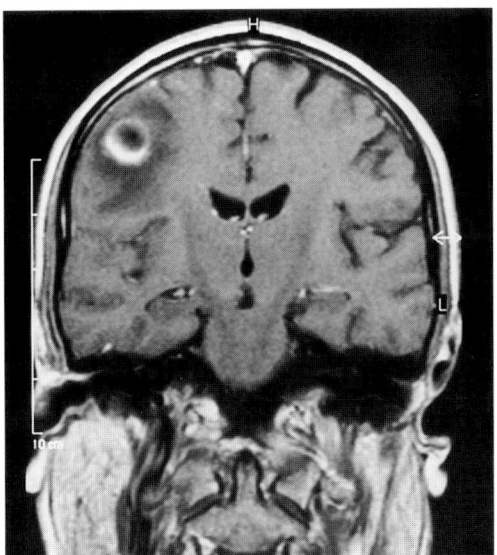
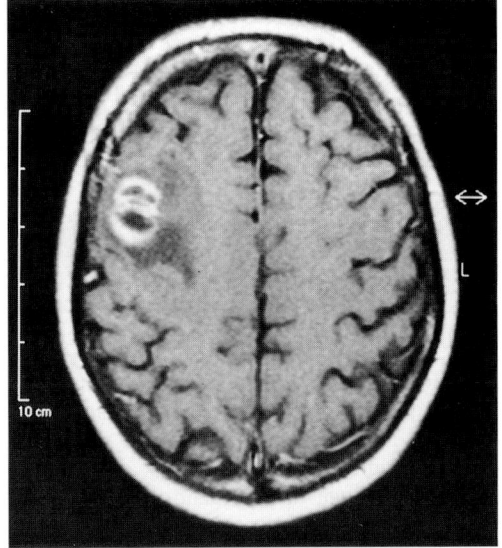

Abb. 2.13 a u. b   Ringförmig kontrastmittelaufnehmende, z. T. gekammerte Raumforderung mit perifokalem Ödem bei 60jährigem Patienten. Abszeß. MRT in T1-Wichtung mit Kontrastmittel.

ten kann der Tumor einmal große zystische Anteile aufweisen (Abb. 2.12) und bei Anschluß an das Liquorkompartiment liquorgene Metastasen setzen (vgl. Abb. 2.11). Radiologisch nicht nachweisbar ist die viele Zentimeter über den sichtbaren Infiltrationssaum hinausreichende Lokalisation vitaler Tumorzellen, die z. T. das gesamte Gehirn durchsetzen können (185a). Wahrscheinlich handelt es sich dabei um eine echte Migration von Tumorzellen (460a).

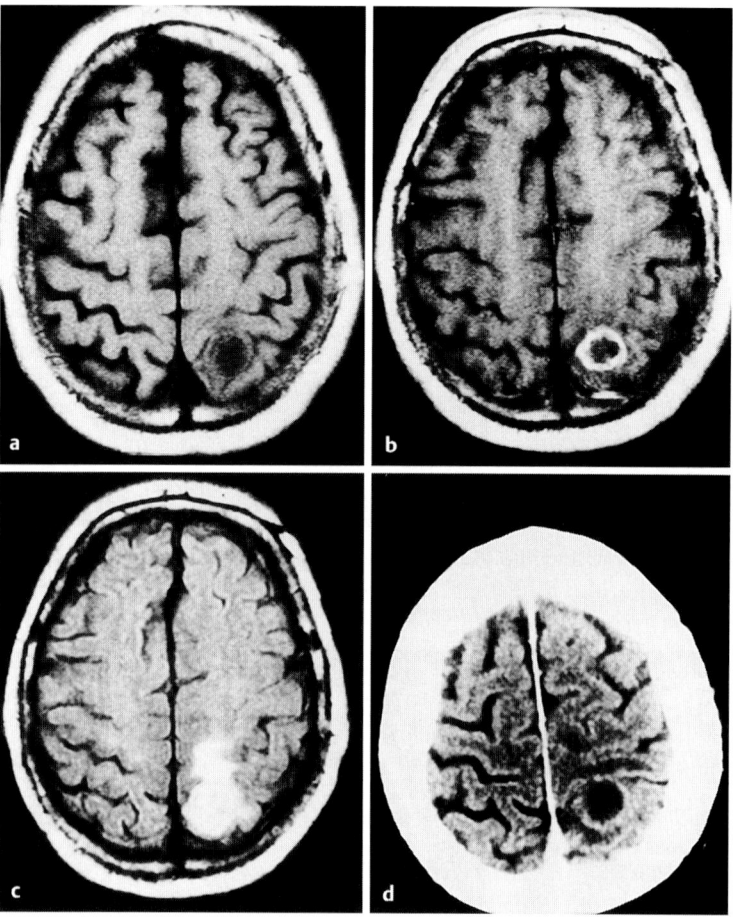

Abb. 2.14 60jähriger Mann mit Tuberkulom. Zustand nach abgeheilter Lungentuberkulose.
a MRT in T1-Wichtung ohne Kontrastmittel,
b mit Kontrastmittel.
c FLAIR-Sequenz.
d CCT mit Kontrastmittel.

Differentialdiagnose

Bei Auftreten der oben genannten klinischen Symptomatik ist heute die umgehende Durchführung einer bildgebenden Diagnostik die Regel. Deshalb ist die Differentialdiagnose des Glioblastoms heutzutage überwiegend eine radiologische. Die typische ringförmige Kontrastmittelanreicherung, das perifokale Ödem, die zentrale Hypodensität und die typische klinische Symptomatik einer intracraniellen Druckerhöhung lassen differentialdiagnostisch an einen Abszeß denken, wobei sich diese Differentialdiagnose dann klinisch und ggf. intraoperativ nur sehr selten bestätigt (Abb. 2.**13**). Das Vorliegen eines bakteriellen Focus (z.B. Sinusitis, Zahnwurzelvereiterung, bakterielle Endokarditis), unklare Fieberschübe in der Vorgeschichte, ein Schädel-Hirn-Trauma mit Liquorleck, labordiagnostisch eine Leukozytose mit Linksverschiebung können in diese differentialdiagnostische Richtung deuten. Ebenfalls extrem selten sind andere entzündliche Raumforderungen, z.B. ein isoliertes Tuberkulom (vgl. Abb. 2.**14**) u.a. Singuläre Metastasen sind die wichtigste und häufigste Differentialdiagnose zum Glioblastom; sie sind oft radiologisch kleiner, werden eher durch das ausgedehnte perifokale Ödem als durch die tumorbedingte Raumforderung selbst klinisch symptomatisch und zeigen in der Regel keine ringförmige Kontrastmittelanreicherung (vgl. Kapitel 5). Wenn kernspintomographisch weitere Herde nachgewiesen werden, die computertomographisch nicht zur Darstellung kommen, ist das Vorliegen von Metastasen wahrscheinlich. Auch bei Vorliegen eines bekannten systemischen Tumorleidens sind nur 90% der dann im Verlauf auftretenden cerebralen Raumforderungen Metastasen (1053); auch in dieser Situation muß das Vorliegen eines zusätzlichen primären cerebralen Tumors differentialdiagnostisch in Erwägung gezogen werden (s. auch Kapitel 5).

Bei periventrikulärer Lokalisation einer nativ hypodensen Raumforderung mit intensiver Kontrastmittelaufnahme muß differentialdiagnostisch an das Vorliegen eines primär cerebralen Lymphoms gedacht werden, wobei der kernspintomographische Nachweis einer ependymalen und subependymalen Kontrastmittelanreicherung, ein diffuses Wachstum und klinisch das Vorliegen eines organischen Psychosyndroms zur richtigen Diagnose führen können. Kann in dieser Situation auf die Gabe von Steroiden verzichtet werden, sollte bis zum möglichen stereotaktischen Nachweis oder Ausschluß eines primär cerebralen Lymphoms keine Therapie mit Steroiden durchgeführt werden, da die Tumoren verschwinden können und die Diagnose dann histologisch nicht mehr gestellt werden kann (s. Kapitel 2, S. 234).

Nach Abschluß einer postoperativen Radiatio kann eine fokale Strahlennekrose mit einem Gliomrezidiv verwechselt werden. Die Strahlennekrose kann hypodens, kontrastmittelanreichernd, raumfordernd und von einem perifokalen Ödem begleitet sein (Abb. 2.**15**).

Therapie

Operation

Die operative Resektion eines Glioblastoms dient der Gewebegewinnung für eine histologische Diagnose und der Reduktion der Tumormasse. Wenngleich der Nachweis einer therapeutischen Wirkung der chirurgischen Resektion nie im Rahmen einer kontrollierten, randomisierten, prospektiven Studie geführt worden ist (120a, 971, 1209a), besteht ein breiter Konsens darüber, daß Patienten mit einer sog. makroskopisch kompletten Tumorresektion eine wesentlich günstigere Prognose haben als Patienten, deren Tumor makroskopisch nur inkomplett entfernt werden kann. Darüber hinaus sprechen alle großen, gut dokumentierten, prospektiven und retrospektiven Studien dafür, daß die computertomographisch und kernspintomographisch nachweisbare Resttumorgröße einen erheblichen Einfluß auf Überlebenszeit und rezidivfreie Zeit hat, vgl. Kapitel 2, S. 181. Aus diesem Grunde wird es auch in Zukunft eine randomisierte, kontrollierte Therapiestudie zum Wirkungsnachweis einer operativen Resektion nicht geben. Die Operationsmortalität liegt in erfahrenen Zentren unter 2%, die permanente Morbidität unter 5%. Durch die modernen Methoden der Neuronavigation, der intraoperativen Ultraschallkontrolle und des intraoperativen neurophysiologischen Monitorings (120a) ist es heute möglich, unter Schonung von gesundem Gewebe auch Glioblastome operativ anzugehen, die in sog. eloquenten Hirnarealen liegen (s. Kapitel 1, S. 123 ff). Verbindliche Richtlinien darüber, wann keine Indikation zur Operation vorliegt, gibt es nicht. Dies wird in verschiedenen Staaten, abhängig von den Möglichkeiten des versorgenden Gesundheitssystems, auch unterschiedlich gehandhabt: So werden Patienten in Großbritannien nach CT-Diagnose eines Glioblastoms in der Regel nicht operiert, während in Deutschland und Frankreich nicht selten sogar Rezidivoperationen bei Glioblastomen durchgeführt werden. Man wird auf eine Operation in der Regel verzichten bei einem Schmetterlingsgliom, bei Betroffensein tiefer Mittellinienstrukturen, bei einer Lebenserwartung von unter 6 Monaten und bei einem hohen Lebensalter. Auch scheinen Glioblastome, die in der Inselregion liegen, mit einem schlechten postoperativen Ergebnis assoziiert zu sein (1536).

Strahlentherapie

Seit der BTSG-Studie 69–01 (1446) ist der palliative Wirksamkeitsnachweis einer externen Strahlentherapie bei Glioblastomen belegt: Die mittlere Überlebenszeit wurde durch eine Ganzhirnbestrahlung mit 50–60 Gy bei malignen Gliomen insgesamt von 17,5 Wochen nach Operation allein auf 37,5 Wochen nach Operation und Bestrahlung in der Gesamtgruppe der malignen Gliome erhöht. Es konnte in anderen Arbeiten gezeigt werden, daß die mittlere Überlebenszeit bei einer Gesamtdosis von 55–60 Gy signifikant länger ist, als mit Dosierungen von unter 55 Gy (128a, 1445). Ob eine Dosiserhöhung auf 70–75 Gy Gesamtdosis noch einen zusätzlichen Effekt bringt, ist umstritten (57a, 223, 1186a). Das Auftreten von Strahlenspätschäden, insbesondere das einer Radionekrose, ist bei einer Gesamtdosis von 70 Gy jedoch signifikant häufiger als bei 60 Gy (797a). Aus diesem Grunde ist eine Gesamtstrahlendosis bei externer konventioneller Strahlentherapie der Glioblastome von 55–60 Gy etabliert (57a); s. auch Kapitel 1, S. 150. Die externe konventionelle

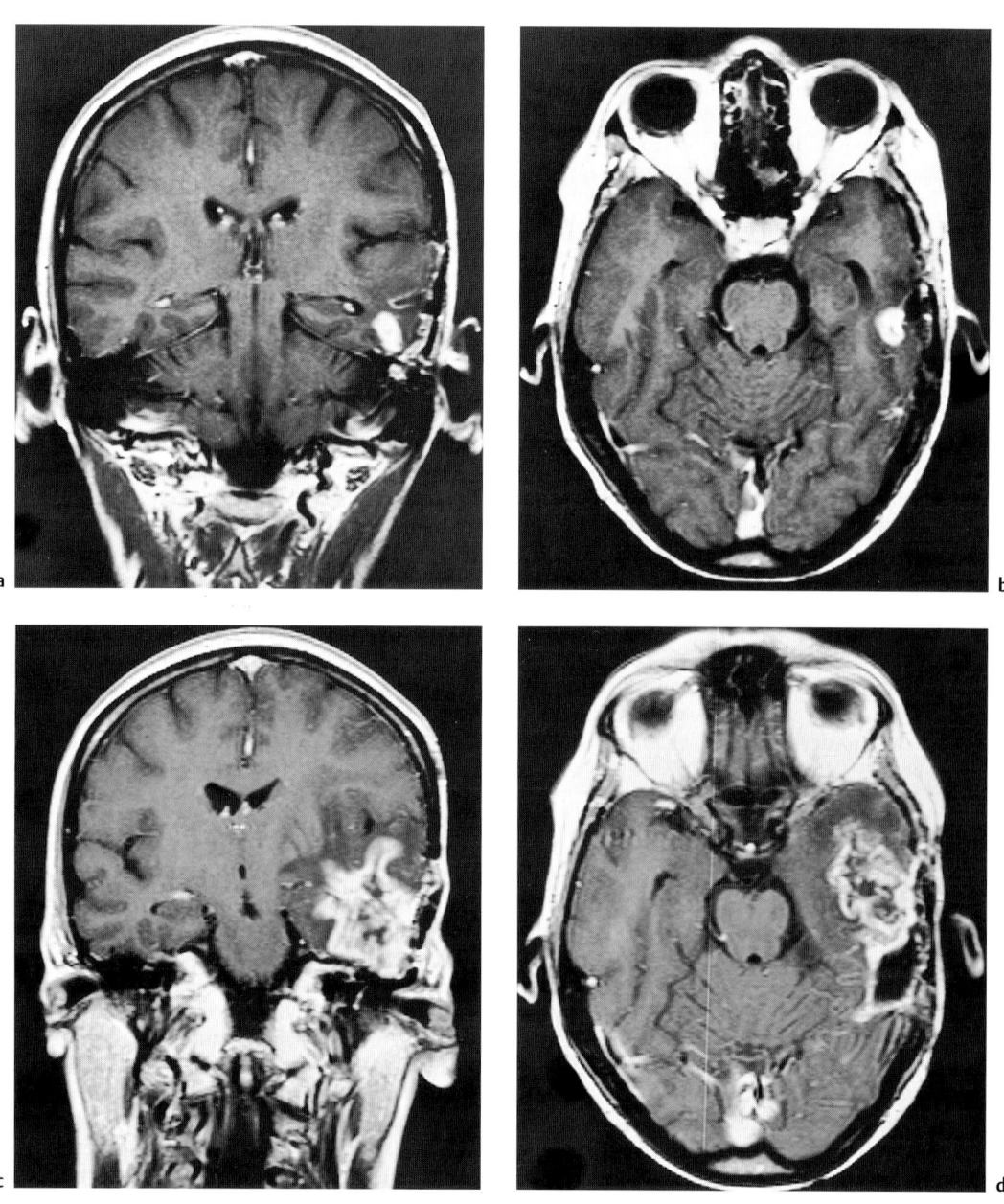

Abb. 2.15 Strahlennekrose bei 43jähriger Patientin mit Zustand nach Operation eines Glioblastoms links temporal. a, b histologisch Strahlennekrose. c, d Zunahme der Raumforderung ein halbes Jahr später. Differentialdiagnose Rezidiv, Strahlennekrose.

Strahlentherapie der Glioblastome entspricht der bei anaplastischen Astrocytomen, s. Kapitel 1, S. 150, und 2, S. 181. Mehrere Spezifikationen dieser Therapie, wie eine hyperfraktionierte Verabreichung der Strahlendosis und die Benutzung sog. Strahlensensitiser (z.B. Misonidazol, Hydroxyharnstoff und Bromodeoxyuridin) haben bislang keine Verbesserung der Überlebenszeit erbracht (57a, 1076a, 1154c, 1460a). Modifizierte Strahlentherapieverfahren wie der Hochlinearenergie-Bestrahlung mit schnellen Neutronen oder schweren Eisenatomen, andere Teilchen-Bestrahlungen und die sog. Bor-Neutronen-Capture-Therapie (BNCT) befinden sich in verschiedenen Zentren derzeit in der Erprobung (Literatur bei 57a); s. auch Kapitel 9, S. 426 ff.

Die Anwendung einer lokalen Strahlentherapie, d. h. die interstitielle Brachy-Therapie oder Radio-Neurochirurgie (878a, 1018a) oder die stereotaktische Zielbestrahlung mit einem Linearbeschleuniger (Gamma-Knife) ist auch bei Glioblastomen limitiert durch die Größe und das infiltrative Wachstum des Tumors. Bei selektionierten Fällen von gut abgrenzbaren, einen Größendurchmesser von 4 cm nicht überschreitenden Tumoren, können diese Verfahren an spezialisierten Zentren, insbesondere bei neurochirurgisch nicht gut angehbarer Tumorlokalisation auch bei neu diagnostizierten Glioblastomen eingesetzt werden (833a, 843a, 878a, 1018a). Eine Kombination mit einer externen konventionellen Strahlentherapie ist dann möglich (515, 878a); das Auftreten einer raumfordernden Radionekrose ist bei der Kombination von Brachy-Therapie und externer Strahlentherapie jedoch häufig (515, 878a). Insbesondere beim Tumorrezidiv nach Erstoperation und „Ausbestrahlung" mit konventioneller externer Strahlentherapie stellt die lokale focussierte Strahlentherapie bei selektionierten Fällen eine therapeutische Option dar (515, 833a, 878a).

Chemotherapie

Randomisierte, kontrollierte Multicenter-Studien und zahlreiche unkontrollierte, nicht randomisierte Studien zur Überprüfung der Wirksamkeit bei Glioblastomen (häufig zusammen mit den anderen malignen Gliomen WHO Grad III) sind an vielen tausend Patienten durchgeführt worden (Literatur bei 404, 871a); s. auch Kapitel 1, S. 165. Für die Gesamtheit der malignen Gliome konnte 1980 gezeigt werden, daß eine zusätzliche Therapie mit dem Nitrosoharnstoff BCNU (Carmustin) zu Operation und Radiatio eine statistisch signifikante Lebenszeitverlängerung bewirkt, von 36 Wochen nach Operation und Radiatio allein auf 51 Wochen nach Operation, Radiatio und BCNU (1447). Dieser Effekt war statistisch erst signifikant bei einer Untersuchungspopulation von mehr als 100 Patienten pro untersuchtem Therapiearm und war in der Vorläuferstudie 1978 (1446) noch nicht nachweisbar. An dieser grundlegenden Situation, daß eine Chemotherapie mit Nitrosoharnstoffen bei malignen Gliomen zwar einen statistisch signifikanten, aber marginalen Therapieerfolg bewirkt, hat sich seither nichts geändert (404, 736, 1228a). Die geringe mittlere Lebenszeitverlängerung durch eine Chemotherapie kommt dadurch zustande, daß nur eine Untergruppe von nicht mehr als 20–25 % der Patienten, die sog. Langzeitüberleber, von der Chemotherapie überhaupt profitieren. Es gibt zwar Hinweise darauf, daß es sich dabei überwiegend um junge Patienten und Patienten mit einem guten klinischen Zustand handelt, eine sichere Vorhersage über ein Ansprechen auf eine Chemotherapie ist jedoch nicht möglich (958a). Zur Wertigkeit der Chemotherapie bei Glioblastomen muß berücksichtigt werden, daß fast alle großen Therapiestudien anaplastische Gliome (entspricht WHO Grad III) und Glioblastome (entspricht WHO Grad IV) zusammenfassen (z. B. 495, 1267, 1446, 1447). Unterstellt man eine höhere Effektivität der Chemotherapie bei anaplastischen Astrocytomen (223, 404, 807) und berücksichtigt man, daß in großen Gliomstudien ca. 5 % oligodendrogliale Tumoren ebenfalls eingeschlossen sein dürften, die chemotherapiesensibel sind (s. Kapitel 2, S. 194), dann reduziert sich die Zahl möglicher Therapieresponder bei Glioblastomen noch weiter. Dies entspricht auch der klinischen Erfahrung, nach der nur Einzelfälle von Glioblastomen ein nachweisbares Ansprechen auf eine Chemotherapie aufweisen (vgl. auch Kapitel 1, S. 165). Eine allgemeine Empfehlung zu einer Chemotherapie bei Glioblastomen kann deshalb nicht ausgesprochen werden. Jeder neuroonkologisch tätige Arzt wird jedoch in Einzelfällen auch einmal einen Therapieversuch mit Nitrosoharnstoffen unternehmen. Falls man sich hierzu, z. B. bei jungen Patienten mit gutem klinischen Zustand, bei denen keine andere therapeutische Option mehr bleibt, entschließt, sollte unseres Erachtens eine Monotherapie mit ACNU 100 mg/m^2 Körperoberfläche als Kurzinfusion alle 6–8 Wochen durchgeführt werden. Ein antiemetischer Schutz mit Ondasetron 8 mg i. v. eine halbe Stunde vor Kurzinfusion und dann 2 weitere Gaben 4 mg oral in jeweils 8stündigem Abstand sollte durchgeführt werden. Eine regelmäßige wöchentliche Blutbildkontrolle beginnend 3 Wochen nach der Chemotherapie sollte dann bis zur nächsten Chemotherapie-Gabe durchgeführt werden. Eine Leukozytenzahl von über 3500/mm^3 und eine Thrombozytenzahl von über 100000 sind notwendig, um den nächsten Zyklus durchführen zu lassen. Nach spätestens 2

Zyklen sollte dann der Verlauf mit Hilfe eines Computertomogramms kontrolliert werden. Zeigt sich dann ein Tumorprogress, ist eine Weiterführung der Chemotherapie nicht gerechtfertigt. ACNU ist dem BCNU vorzuziehen, da es keine pulmonale Fibrosen verursacht und da es in japanischen Untersuchungen einen dem BCNU vergleichbaren Effekt bei malignen Gliomen aufweist (1359). Anders ist die Wirksamkeit der Chemotherapie einzuschätzen bei Glioblastomen im Kindesalter (vgl. Kapitel 6, S. 352 ff) und bei Glioblastomen oligodendroglialer Herkunft (vgl. Kapitel 2, S. 194), da es sich bei diesen beiden Tumorentitäten um biologisch andere Tumoren handelt.

Immuntherapie, andere Behandlungsverfahren

In zahlreichen klinischen Studien wurden immunmodulatorische Substanzen eingesetzt; es handelt sich dabei fast ausschließlich um unkontrollierte, nicht randomisierte Phase-I- und Phase-II-Studien (Literatur bei 636a). Insbesondere die Interferone als immunmodulatorische Substanzen mit einer zytotoxischen Wirkung bei bestimmten Tumorerkrankungen waren und sind Gegenstand klinischer Untersuchungsserien. Interferon Alpha, Beta und Gamma wurden sowohl systemisch als auch lokal, d.h. intratumoral eingesetzt (178a, 400a, 870a, 964a, 1520a, 1530a). Dabei kann nicht ausgeschlossen werden, daß bei Megadosen von Interferon Beta die Tumorprogredienz verlangsamt werden kann (1530a); die Toxizität ist dann jedoch erheblich. Die einzige kleine, kontrollierte Interferon-Studie liegt über die intratumorale Applikation von Interferon Gamma in einer aufsteigenden Dosierung bis auf 50 μg 2x pro Woche bei 14 Patienten und bei 17 unbehandelten randomisierten Kontrollpatienten mit neu diagnostizierten WHO-Grad-III- und -IV-Gliomen zusätzlich zur Standardtherapie vor; die Überlebenszeiten von Therapiegruppen und Kontrollgruppe waren identisch (390a). Bei der jetzt vorliegenden Datenlage kann der Einsatz von Interferonen in der Gliombehandlung nicht empfohlen werden.

Es gibt Einzelfallberichte über die Wirksamkeit des Antiöstrogens Tamoxifen, welches eine inhibitorische Wirkung auf die den Zellzyklus vorantreibende Proteinkinase C hat (56a). In einer größeren, unkontrollierten Untersuchung wurde Tamoxifen in der Dosis von 2mal 20 mg oral bei insgesamt 32 Patienten mit Gliomrezidiv gegeben. Dabei sei es bei insgesamt 2 Patienten zu einer Verbesserung gekommen, wobei dies nicht näher definiert wurde, und bei 7 Patienten zu einer Stabilisierung für 6 Monate (1425). Eine übliche palliative Therapie, z. B. die Gabe von Steroiden, wurde beibehalten. Unter einer Therapie mit 200 mg Tamoxifen/die war bei 2 von 12 Patienten eine tiefe Beinvenenthrombose aufgetreten (1111). Aus der Gesamtheit dieser Beobachtungen kann keine Empfehlung abgeleitet werden, Tamoxifen bei Glioblastom-Rezidiven zu geben, wenngleich wiederholt auf die Unbedenklichkeit des Präparates hingewiesen wird. Andere experimentelle Therapieverfahren werden im Kapitel 9 dieses Buches besprochen.

Therapie bei Rezidiv

Häufig beschränkt sich die therapeutische Möglichkeit beim Tumorrezidiv auf eine antiödematöse Therapie mit Steroiden, wodurch der Verlauf der Tumorerkrankung mitunter noch über mehrere Monate stabilisiert werden kann, und auf rein palliative Maßnahmen. Notwendigkeit, Chancen und Indikation für eine Rezidivoperation sind Gegenstand umfassender Diskussion (s. auch S. 131 ff): Für die Gesamtheit der malignen Gliome beträgt die mittlere Überlebenszeit nach einer Rezidivoperation zwischen 9 Wochen bei Glioblastom-Patienten in schlechtem Allgemeinzustand vor der Operation und 83 Wochen für Patienten mit anaplastischen Astrocytomen und einem guten klinischen Zustand (541, 1523a). Wenngleich die Daten z.T. widersprüchlich sind, z.T. unterschiedliche adjuvante Therapieverfahren nach der Operation durchgeführt wurden und die Studien sämtlich unkontrolliert sind, ergeben sich jedoch Hinweise darauf, daß der positive Effekt einer Rezidivoperation abhängig ist davon, ob der Patient jung ist, einen guten klinischen Zustand vor der Rezidivoperation zeigt und ob es gelingt, eine weitgehende Tumorresektion durchzuführen (541, 955a, 1189a, 1523a). In jedem Fall wird man berücksichtigen müssen, daß eine Rezidivoperation einen Eingriff in proliferierendes Tumorgewebe darstellt, welches durch die Operation selbst naturgemäß seine Proliferationstendenz nicht einbüßt. Eine adjuvante zusätzliche Therapie ist deshalb in den Fällen einer Rezidivoperation wünschenswert. Von nachgewiesener Wirksamkeit sind z. B. lokale Strahlentherapieverfahren (515, 833a, b, 878a, 1018a). Durch die

Tumorausdehnung und Infiltration erfährt diese Therapie jedoch ihre Limitationen. Die von einigen Autoren vermutete Wirksamkeit zytotoxischer Substanzen wie Cisplatin oder Carboplatin sowie Procarbazin und AZQ beim Tumorrezidiv ist nicht belegt (1154a, 1234a, 1530b). In einer prospektiven, randomisierten Multicenter-Studie wurde bei 222 Patienten in den USA nach Rezidivoperation maligner Gliome die Wirksamkeit von einer lokalen BCNU-Chemotherapie mit Placebo verglichen (168): Nach Einbringen von Polymeren in die Tumorhöhle, an die entweder BCNU oder keine Wirksubstanz gekoppelt war, betrug die mittlere Überlebenszeit für Patienten mit BCNU Polymeren 31 Wochen versus 23 Wochen für die placebobehandelten Patienten. Diese Therapie soll im Rahmen einer geplanten Multicenter-Phase-III-Studie in Europa demnächst getestet werden. Die bislang erzielten Ergebnisse unterstreichen jedoch trotz einer statistisch signifikanten Wirksamkeit eher das Dilemma der sehr begrenzten Therapiemöglichkeiten durch Chemotherapie bei Glioblastomen.

Insgesamt ist die Therapie bei Glioblastomen immer noch so unbefriedigend und die über eine Operation und Strahlentherapie hinausgehenden Verfahren so wenig abgesichert, daß ein Einschluß von evaluierbaren Patienten in Multicenter-Studien jeglicher Art mit *begründeten* Therapieansätzen unbedingt wünschenswert ist und einer wie immer gearteten *unkontrollierten*, experimentellen Therapieform vorzuziehen ist (s. Kapitel 9).

Palliative Therapie

Die symptomatische und palliative Therapie ist in ihrer Bedeutung mindestens ebenso hoch einzuschätzen wie die anderen genannten Therapieformen. Es handelt sich hierbei um die effiziente und schnelle Therapie von epileptischen Anfällen, eines gesteigerten Hirndrucks, die Behandlung von Schmerzen, die Verhütung einer tiefen Bein- und Beckenvenenthrombose, die Behandlung eines organischen Psychosyndroms und nicht zuletzt die psychagogische Führung, d. h. die ärztliche Begleitung durch die Erkrankung und ggf. eine supportive Psychotherapie und evtl. eine psychiatrische Krisenintervention. Zu Details dieser Behandlungsformen sei auf die S. 89–123 sowie auf das Kapitel 8 verwiesen.

Oligodendrogliome

Oligodendrogliale Tumoren machen ca. 2% der intracraniellen Tumoren aus (871, 951); ca. 5–8% der Gliome sind oligodendrogliale Tumoren (1178, 1549). Nach der WHO-Klassifikation werden niedriggradig maligne Oligodendrogliome von malignen Varianten unterschieden; dabei entsprechen niedriggradig maligne Oligodendrogliome dem WHO Grad II und anaplastische Oligodendrogliome dem WHO Grad III. Oligodendrogliale Tumoren, die Nekrosen aufweisen, werden nach der WHO-Klassifikation als Glioblastome eingeordnet (716). Diese Tumoren sollen im folgenden **Glioblastome oligodendroglialer Herkunft** genannt werden. Dabei können maligne Rezidive von Oligodendrogliomen histologisch von Glioblastomen mitunter nicht mehr unterscheidbar sein.

WHO-Grad-II-Oligodendrogliome zeigen histologisch eine mäßige Zelldichte, rundliche, chromatinreiche Kerne mit deutlichem Zytoplasmasaum und einer scharf abgegrenzten Zellmembran, die dem Tumor ein typisches „Honigwaben"-Muster verleiht. Fokale Kalzifikationen sind ein typisches Kennzeichen der Oligodendrogliome und betreffen häufig den Infiltrationsrand des Tumors (716). Eine hyaline Auftreibung der Kapillarendothelien ist möglicherweise für kleine Blutungen verantwortlich (1549). Oligodendrogliome betreffen in etwa 50% der Fälle den Frontallappen (843b, 1549), seltener den Temporal- und Parietallappen und nur in einem geringen Prozentsatz den Occipitallappen, tiefe Mittellinienstrukturen und praktisch nie den Hirnstamm (22a, 843b, 1549). Niedriggradig maligne Oligodendrogliome kommen im jungen bis mittleren Erwachsenenalter vor; sie haben einen Häufigkeitsgipfel im 4. Lebensjahrzehnt (1178, 1549). Die klinische Symptomatik wird an Häufigkeit angeführt durch epileptische Anfälle, die in etwa 70–80% das Initialsymptom der Tumorerkrankung darstellen (234a, 843b), vgl. auch Kapitel 1, S. 95.

Mit absteigender Häufigkeit folgen dann Zeichen einer intracraniellen Druckerhöhung, neurologisch fokale Symptome, ein organisches Psychosyndrom u.a. (843b).

Die zuverlässigste radiologische *diagnostische Methode* zum Nachweis dieser Tumoren ist die Computertomographie, welche einen nativ z.T. hypodensen, z.T. isodensen und hyperdensen Tumor mit in bis zu 50% der Fälle nachweisbaren fokalen Verkalkungen zeigt (s. Abb. 2.**16**). Eine Kon-

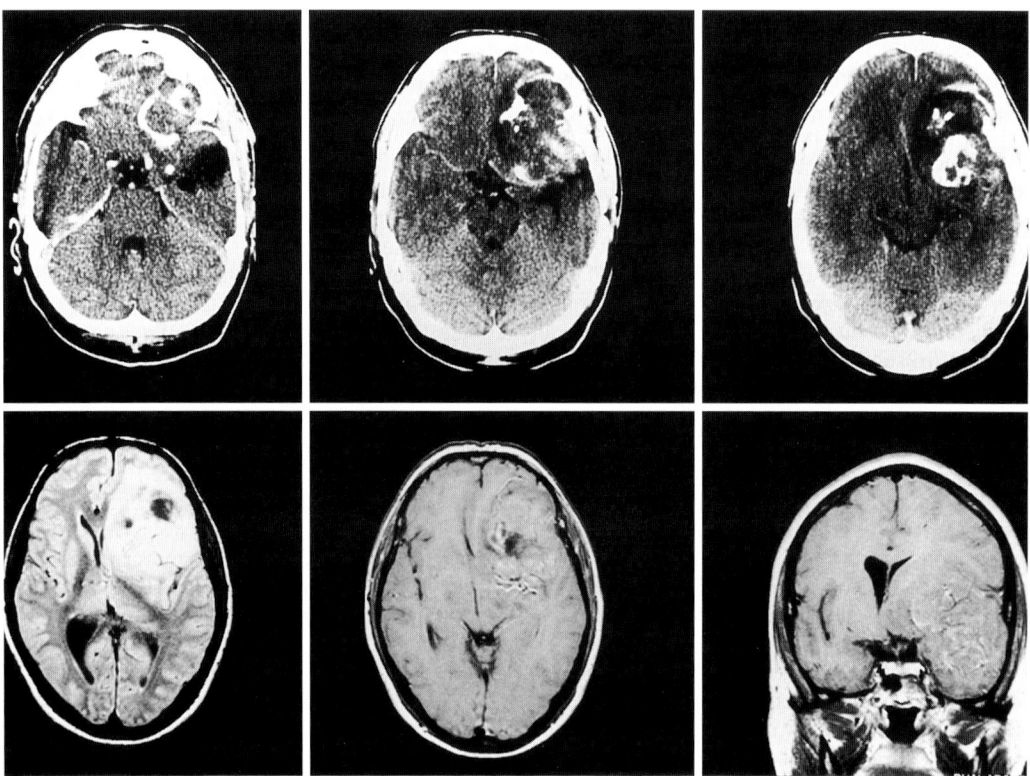

Abb. 2.16 Oligodendrogliom, WHO Grad II, bei 50jährigem Patienten mit Aphasie und mehrjährigem Anfallsleiden. CCT mit Kontrastmittel (obere Reihe). MRT in protonendichte-gewichteter SE-Sequenz (links unten) und in T1-Wichtung mit Kontrastmittel.

trastmittelaufnahme und ein peritumorales Ödem werden nicht gesehen.

Therapie

WHO-Grad-II-Oligodendrogliome besitzen eine bessere Prognose als WHO-Grad-II-Astrocytome. Auch wenn nur Daten vorliegen, die sich nicht auf die WHO-Klassifikation beziehen, zeigen umfassende retrospektive klinisch-pathologische Untersuchungen, daß niedriggradig maligne Oligodendrogliome eine mittlere Überlebenszeit von 10–15 Jahren aufweisen (843b) mit einer Überlebensfraktion nach 5 Jahren von mehr als 60% (871a). Auch bei oligodendroglialen Tumoren wird die Prognose hauptsächlich bestimmt durch eine maligne Progression des Tumors (1549). Die Therapie der niedriggradig malignen Oligodendrogliome besteht in einer möglichst kompletten chirurgischen Resektion, wobei die gleichen Einschränkungen gelten wie für WHO-Grad-II-Astrocytome (vgl. Kapitel 2, S. 175). Unkontrollierte, retrospektive Serien untersuchten wiederholt den Wert einer postoperativen Radiatio (z.B. 182a, 951, 1450). Die zitierten Studien setzen sich aus heterogenen Patientenpopulationen zusammen, schlüsseln die Untersuchungskollektive nur unvollständig nach Malignitätskriterien auf und kommen außerdem zu diskrepanten Ergebnissen. Aus den vorliegenden Daten darf deshalb keine grundsätzliche Indikation zur Strahlentherapie bei niedriggradig malignen Oligodendrogliomen abgeleitet werden.

Mit den heute zur Verfügung stehenden Operationstechniken und den zuverlässigen bildgebenden Verfahren ist die weitgehende chirurgische Resektion und die regelmäßige Verlaufskontrolle mit Computertomogramm und/oder Kernspintomogramm für niedriggradig maligne Oligodendrogliome die Therapie der Wahl, zumal beim Auftreten eines malignen Rezidivs mit der Reoperation, einer postoperativen Radiatio und ggf. einer Chemotherapie effiziente Behandlungsmöglichkeiten zur Verfügung stehen (s. unten). Eine Strahlentherapie wird nur dem Ausnahmefall vorbehalten bleiben, in dem keine chirurgische Dekompression möglich ist und ein Tumorwachstum den Versuch einer cytoreduktiven Therapie erforderlich macht. Anekdotische Mitteilungen berichten über Therapieerfolge auch in dieser Situation mit einer PCV-Polychemotherapie (894a).

Anaplastische Oligodendrogliome

In der Regel als Rezidivtumoren primär niedriggradig maligner Oligodendrogliome zeigen anaplastische Varianten dieser Tumoren eine erhöhte Zelldichte, eine ausgeprägte Neovaskularisation, Zellkern- und Zellpolymorphie, die ein WHO-Grad-III-Oligodendrogliom kennzeichnen. Das Auftreten von Gewebsnekrosen ordnet die Tumoren dann dem WHO Grad IV zu. Initial niedriggradig maligne Oligodendrogliome können beim malignen Rezidiv das typische histologische Bild eines Glioblastoms aufweisen. Computertomographisch ist bei malignen Oligodendrogliomen häufig eine inhomogene Kontrastmittelaufnahme und ein perifokales Ödem nachweisbar; mitunter werden jedoch auch radiologische Kriterien einer Tumormalignisierung vermißt. Maligne Oligodendrogliome haben eine größere Tendenz als astrozytäre Gliome, liquorgene Metastasen zu streuen. Diese können bevorzugt den 4. Ventrikel, die basalen Cisternen und das Spinalmark betreffen (s. Abb. 2.17). Auch werden bei anaplastischen Oligodendrogliomen während eines längeren Krankheitsverlaufes in Einzelfällen dann systemische Metastasen gesehen, vor allem in cervicalen Lymphknoten nach mehrfachen Craniotomien und im Skelett (197c).

Therapie

Bei umschriebenen, nicht diffus metastasierten Prozessen ist die operative Resektion die Therapie der Wahl. Bei malignen Oligodendrogliomen wird in der Regel wie bei anderen malignen Gliomen eine postoperative Radiatio mit einer Gesamtdosis von 55–60 Gy durchgeführt. Allerdings ist der Wert einer solchen Therapie nie in einer prospektiven, kontrollierten, randomisierten Studie für oligodendrogliale Tumoren allein untersucht worden. Die unvollständige und z.T. widersprüchliche Datenlage retrospektiver Studien wurde auf S. 192 referiert. Die Indikation zur Strahlentherapie maligner Oligodendrogliome wird lediglich aus den Ergebnissen zur Radiatio anderer maligner Gliome extrapoliert.

Für maligne Oligodendrogliome konnte bereits 1988 an einer kleinen unkontrollierten Serie

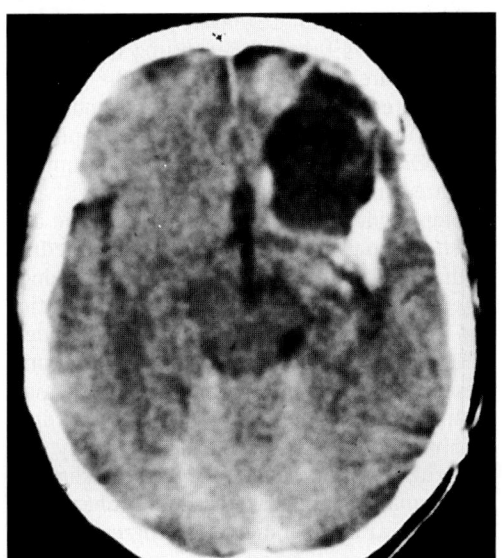 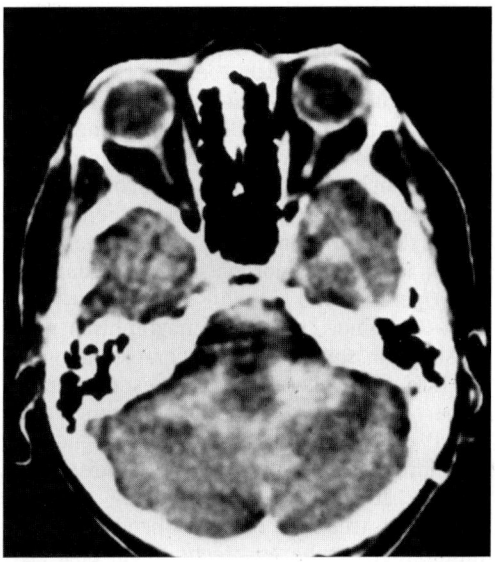

Abb. 2.17 a u. b Anaplastisches Oligodendrogliom links frontal. Rezidiv am Resektionsrand und liquorgene Metastasierung in die basalen Cisternen. CCT mit Kontrastmittel.

wahrscheinlich gemacht werden, daß es sich dabei um eine histologische Sonderform maligner Gliome handelt, die ganz offensichtlich gut auf eine Chemotherapie ansprechen (197a). Es wurden unterschiedliche Zytostatika eingesetzt; bei der Mehrheit der Patienten war eine Polychemotherapie mit Procarbazin, Vincristin und CCNU durchgeführt worden. Dieses Chemotherapieschema erwies sich in der Folgezeit auch an umfassenden Patientenkollektiven und bei neu diagnostizierten malignen Oligodendrogliomen vor einer Radiatio als wirkungsvoll (197b, c, 199b, 470, 707, 862a, 1067). Die Ansprechrate maligner oligodendroglialer Tumoren lag in diesen Arbeiten durchweg über 70%; die Dauer der erzielten Voll-oder Teilremissionen lag zwischen 18 und 60 Monaten. Es handelte sich bei den bislang vorliegenden Untersuchungen durchweg um unkontrollierte Studien, deren Stärke in den strikten radiologischen und klinischen Kriterien für ein Ansprechen des Tumors liegt (863), vgl. auch Kapitel 1, S. 159. Die Wirkung einer PCV-Chemotherapie bei malignen Oligodendrogliomen ist nur palliativ; es konnte jedoch gezeigt werden, daß auch systemische Metastasen unter dieser Chemotherapie eine Vollremission für einen Zeitraum von mehreren Monaten bis Jahren aufwiesen (197c). Obwohl die Wirksamkeit einer Chemotherapie bei malignen Oligodendrogliomen allgemein anerkannt ist, kann die Frage, ob bei neu diagnostizierten malignen oligodendroglialen Tumoren eine Chemotherapie zusätzlich zu Operation und Radiatio die Überlebenszeit und die Zeit bis zum Rezidiv verlängert, nicht beantwortet werden. Um dies zu klären, befindet sich eine Phase-III-Multicenter-Studie der EORTC in Planung (1413). Solange sollten die von Cairncross ausgesprochenen Empfehlungen gelten, daß nach Operation und postoperativer Radiatio keine Chemotherapie durchgeführt wird, wenn computertomographisch kein Resttumor nachweisbar ist. Sollte nach Operation und Abschluß der Radiatio jedoch noch Resttumor computertomographisch nachweisbar sein, sollte eine PCV-Therapie über mehrere Zyklen durchgeführt werden, es sei denn, der Tumor wäre unter Chemotherapie progredient (197d). Die PCV-Chemotherapie bei malignen Oligodendrogliomen wird an unseren Zentren wie in der Tab. 1.**30**, Kapitel 1, durchgeführt.

Die Tatsache, daß maligne oligodendrogliale Tumoren eine hohe Ansprechrate auf eine PCV-Chemotherapie aufweisen, gilt auch für anaplastische Oligoastrocytome (vgl. Kapitel 2, S. 195) und für **Glioblastome oligodendroglialer Herkunft** (197d). Ein Glioblastom, welches sich aus einem initial niedriggradig malignen Oligodendrogliom entwickelt, ist ein biologisch anderer Tumor als ein „de-novo"-Glioblastom.

Die Überlebenszeit der Glioblastome oligodendroglialer Herkunft nach Operation und Radiatio allein ist deutlich länger und liegt nach eigenen Erfahrungen bei ca. 2 Jahren. Zehn von 15 mit PCV behandelte oligodendrogliale Glioblastome zeigten eine mehr als 50%ige Reduktion der Tumormasse im Computertomogramm (197d). Deshalb gelten die für Glioblastome angebrachten Vorbehalte gegen eine Chemotherapie bei der histologischen Sondergruppe der Glioblastome oligodendroglialer Herkunft nicht.

■ Oligoastrocytome

Oligoastrocytome machen nur einen sehr kleinen Teil gliomatöser Tumoren aus (871a). Sie zeichnen sich histologisch durch Zellen aus, die eine Mischung der Charakteristika von Oligodendroglia und Astroglia aufweisen. Diese „transitionalen" Zellen weisen jedoch einen perinukleären Halo auf, der ihre oligodendrogliale Herkunft belegt (1549). Dennoch gehört die differentialdiagnostische Abgrenzung dieser Tumoren zu Astrocytomen, die eine mucoide Degeneration durchgemacht haben, zu den schwierigen neuropathologischen Entscheidungen, die jedoch für die Biologie der Tumoren im Gegensatz zu früheren Auffassungen (1549) große Bedeutung besitzt. Oligoastrozytäre Tumorzellen können die gleichen molekularen Charakteristika wie oligodendrogliale Tumorzellen aufweisen (vgl. Kapitel 1, S. 54). Dies erklärt möglicherweise, warum die maligne Variante dieser Tumoren eine gleichartige Empfindlichkeit auf eine Chemotherapie aufweist wie maligne Oligodendrogliome. Niedriggradig maligne Oligoastrocytome ohne histologische Anaplasiezeichen, ohne Neovaskularisation und mit einer niedrigen Mitoserate werden dem WHO Grad II zugeordnet. Die maligne Variante dieser Tumoren, anaplastische Oligoastrocytome (s. unten) werden dem WHO Grad III zugeordnet. Im übrigen unterscheiden sich Oligoastrocytome in bezug auf das radiologische Bild, die klinische Symptomatik und den Verlauf und in bezug auf ihre Tendenz zu einer malignen Progression nicht von Oligodendrogliomen.

Therapie

Es gibt keine systematischen Studien zur Evaluierung der geeigneten Therapie bei dieser histologischen Untergruppe. In Anlehnung an die Therapieempfehlung bei niedriggradig malignen Oligodendrogliomen, WHO Grad II, ist eine weitgehende chirurgische Resektion anzustreben. Der Wert einer postoperativen Radiatio bei niedriggradig malignen Tumoren ist unbewiesen und sollte unseres Erachtens deshalb einem möglichen malignen Rezidiv vorbehalten bleiben. Wiederholt wurden Einzelbeobachtungen mitgeteilt, nach denen diese niedriggradig malignen Tumoren eine Teilremission unter einer Chemotherapie mit PCV (wie in Kapitel 1, Tab.1.**30**, S. 164 beschrieben) aufwiesen (894a, 1306a). Die Anwendung einer zytotoxischen Therapie mit nicht unbelastenden und potentiell gefährlichen Nebenwirkungen sollte derzeit jedoch grundsätzlich malignen Tumoren mit einem hohen Proliferationspotential vorbehalten bleiben.

Die *anaplastische Variante* dieser Tumoren wird dem WHO Grad III zugerechnet. Histologisch zeichnen sich diese Tumoren durch Zell- und Zellkernpolymorphien, durch eine hohe Mitoserate und durch eine Neovaskularisation aus (1178). Auch bei diesen Tumoren wird, sofern dies möglich ist, eine weitgehende chirurgische Resektion mit einer postoperativen Radiatio mit einer Gesamtdosis von 55–60 Gy kombiniert. Wiederholt wurde darauf hingewiesen, daß auch anaplastische Oligoastrozytome wie anaplastische Oligodendrogliome auf eine Polychemotherapie mit PCV ansprechen (470, 707, 771). Wahrscheinlich werden bei diesen Tumoren durch verschiedene Chemotherapieschemata (771) nur partielle Remissionen erzielt mit einem Zeitgewinn von einigen Monaten bis zum neuerlichen Tumorprogress. Abb. 2.**18** zeigt ein Beispiel eines anaplastischen Oligoastrozytoms, welches unter einer Therapie mit PCV allein eine dramatische Teilremission aufwies, die allerdings nur über 7 Monate anhielt. Aus den vorliegenden Daten kann die Indikation zu einer routinemäßigen palliativen Chemotherapie zusätzlich zu Operation und Radiatio nicht abgeleitet werden, wenn computertomographisch kein Resttumor nachweisbar ist (197d). Unseres Erachtens besitzt diese Therapie ihre Indikation beim Rezidiv dieser Tumoren nach initialer Operation und Strahlentherapie oder falls nach Operation und Radiatio noch Resttumorgewebe vorhanden ist.

Hirnstammgliome

Hirnstammgliome weisen histologische Charakteristika der im Kapitel 2, S. 170–191 und S. 200–203 besprochenen Tumoren auf. In absteigender Häufigkeit sind dies maligne astrozytäre Gliome (WHO Grad III und IV), fibrilläre Astrocytome (WHO Grad II), pilozytische Astrocytome (WHO Grad I), Ependymome und selten andere Gliome (374a, 589a, 1178).

Die Hirnstammgliome sind also keine histologische Sonderform, sondern rechtfertigen eine Besprechung als Entität aufgrund ihrer Tumorlokalisation. Die Hirnstammgliome gehen zu über 80% von der Pons aus, seltener vom Mesencephalon, vom pontomedullären Übergang oder vom cervicomedullären Übergang (64, 374a, 1178). Sie wachsen überwiegend zentral, diffus infiltrierend und den Hirnstamm auftreibend, selten fokal und mit sog. exophytischen Tumoranteilen, die sich in die peripontinen Cisternen, in den 4. Ventrikel oder in beide Lokalisationen ausdehnen (64). Hirnstammgliome sind überwiegend Tumoren des Kindes- und frühen Jugendalters; sie werden auch im Kapitel 6, S. 354 ff besprochen. Manifestationen im frühen Erwachsenalter kommen jedoch vor (s. Abb. 2.**8**), Einzelfälle betreffen auch noch das 7. Lebensjahrzehnt (1178).

Die differenzierten Astrocytome des Hirnstammes sind überwiegend fibrilläre WHO-Grad-II-Astrocytome, welche diffus ohne klar definierte Infiltrationszone wachsen und eine 60–80%ige Wahrscheinlichkeit aufweisen, eine maligne Progression zu einem anaplastischen Astrocytom oder häufiger zu einem Glioblastom durchzumachen (1174a). Eine Minderheit dieser Tumoren, nicht mehr als 20%, zeigen histologische Charakteristika der pilozytischen Astrocytome, WHO Grad I, mit niedriger Zelldichte, fehlender mitotischer Aktivität und ohne Zeichen einer Anaplasie. Jedoch können diese Tumoren eine ausgeprägte Vaskularisation mit endothelialer Proliferation und in Einzelfällen sogar Nekrosen und Blutungen aufweisen (1178). Diese Tumoren zeichnen sich oft durch ein fokales Wachstum mit scharfen Grenzen aus (1174a), sie sind oft im pontomedullären oder cervicomedullären Übergang lokalisiert (374a, 589a).

Die **Diagnostik** von Hirnstammgliomen ist eine Domäne des Kernspintomogramms, das bei fibrillären oder anaplastischen Astrocytomen eine diffuse Vergrößerung der Pons zeigt (vgl. Abb. 6.**8**, Kapitel 6), welche im T2-gewichteten Bild als si-

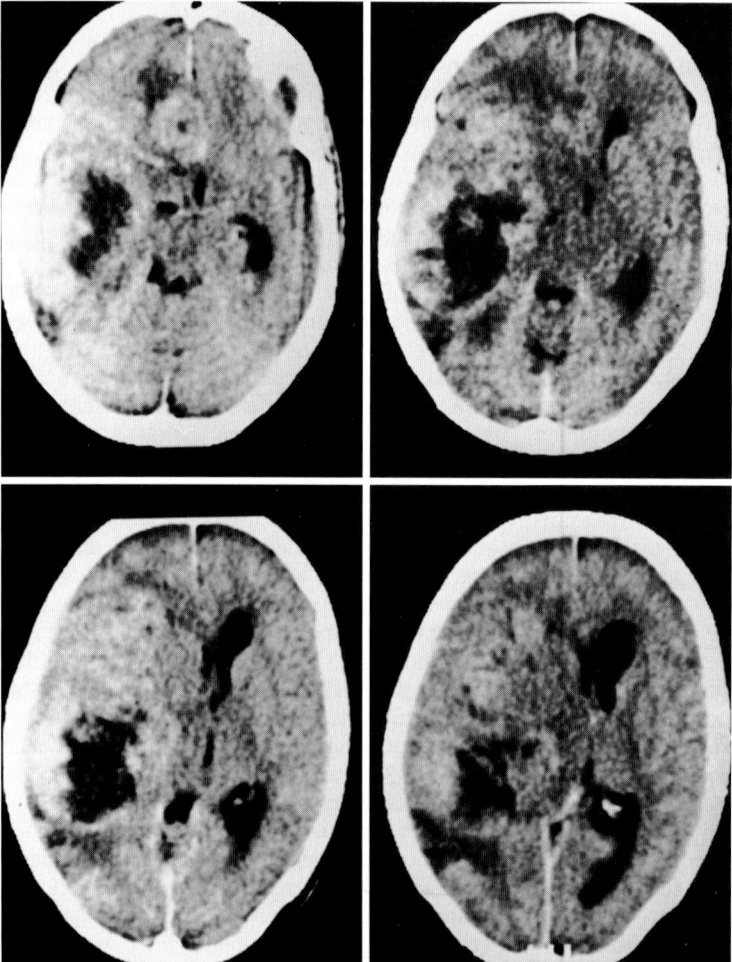

Abb. 2.**18** Anaplastisches Oligoastrocytom, WHO Grad III, bei 29jähriger Patientin.
a Massiv raumfordernder Tumor der rechten Hemisphäre mit Kompression der Seitenventrikel und erheblicher Mittellinienverlagerung.

Fortsetzung ▷

gnalhyperintense Läsion imponiert. Heterogene Kontrastmittelaufnahmen und zystische Tumoranteile bei scharf abgegrenzter Läsion sprechen für ein pilozytisches Astrocytom (vgl. Abb. 2.2). Inhomogene Kontrastmittelaufnahme und hypointense zentrale nekrotische Anteile werden bei anaplastischer Progression gesehen. Moderne kernspintomographische Techniken erlauben es, mit hoher Sicherheit, intrinsische Hirnstammgliome von Clivus-Tumoren, Meningeomen im Bereich des Foramen magnums, arteriovenösen Malformationen und Hirnstammabszessen abzugrenzen (64). Bei der stereotaktischen Biopsie zur Diagnosesicherung werden, wenn möglich, Entnahmen aus einem Bereich mit Kontrastmittelanreicherung angestrebt. Ob vor der Behandlung auf eine histologische Diagnosesicherung verzichtet werden kann, wird kontrovers diskutiert: Einige Autoren stellen die Indikation zur bioptischen Diagnosesicherung vor einer Radiatio nicht (vgl. Kapitel 6, S. 355); die Zuverlässigkeit und geringe Morbidität der Stereotaxie erlaubt jedoch häufig eine histologische Diagnosesicherung in Verbindung mit einer dann folgenden Radio-Neurochirurgie (vgl. Kapitel 1, S. 75 ff), s. unten.

Therapie

Die chirurgische Resektion dieser Tumoren wird nur in Ausnahmefällen angestrebt. Hierfür kommen ohnehin nur fokale, exophytisch wachsende Tumoren mit scharfen kernspintomographisch bestimmbaren Grenzen in Frage, welche in der Regel einem pilozytischen Astrocytom, WHO Grad I,

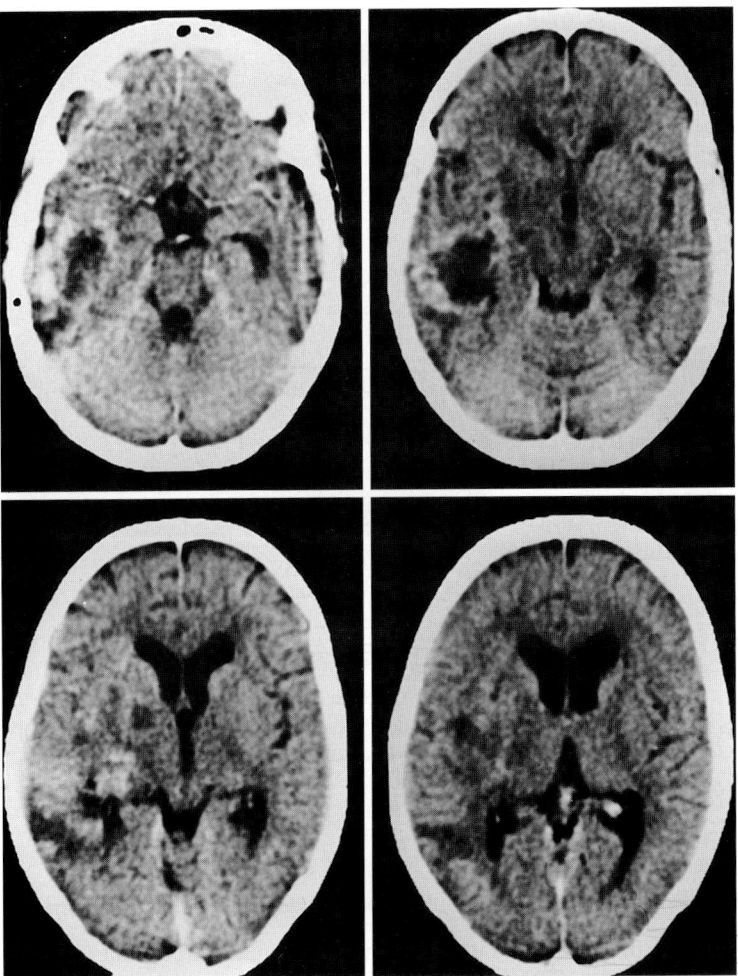

Abb. 2.**18b** Massive Volumenabnahme und klinische Beschwerdefreiheit nach einem Zyklus einer PCV-Chemotherapie. CCT mit Kontrastmittel.

entsprechen. Bei makroskopisch kompletter Resektion eines pilozytischen Astrocytoms kann auf eine Nachbestrahlung verzichtet werden. Zur Behandlung von pilozytischen Hirnstammgliomen steht auch die stereotaktische Radio-Neurochirurgie zur Verfügung (749a, 1018a); diese Methode besitzt ihre Domäne in der Behandlung umschriebener, chirurgisch nicht angehbarer Hirnstammgliome. Bei 97 radio-neurochirurgisch behandelten pilozytischen Astrocytomen unterschiedlicher Lokalisation lagen die 5- und 10-Jahres-Überlebensfraktionen jeweils über 80 %, wobei in dieser Serie enthaltene 17 Hirnstammgliome vergleichbar gut abschnitten (749a).

Bei intrinsischen, diffus wachsenden Tumoren verbietet sich jeder Versuch einer chirurgischen Resektion (374a, vgl. auch Kapitel 6, S. 354 ff). Für diese Tumoren ist eine primäre Strahlentherapie die Behandlung der Wahl. Dabei wird überwiegend eine konventionelle, externe Strahlentherapie mit einer Dosierung von 50–60 Gy eingesetzt, vgl. Kapitel 1, S. 147 ff. Alternativ steht auch hier u. U. die stereotaktische Radio-Neurochirurgie zur Verfügung, welche naturgemäß bei dieser Indikation schlechtere Ergebnisse als bei den fokalen, pilozytischen Astrocytomen erzielt (749a, 960a). Hyperfraktionierte Bestrahlungsschemata mit einer Gesamtdosis von 72–75 Gy führen möglicherweise zu einer höheren Ansprechrate, wahrscheinlich aber nicht zu einer verlängerten Überlebenszeit (364a, 1031). Für die Gesamtheit der intrinsischen, strahlentherapeutisch behandelten Hirnstammgliome liegen die mittleren Überlebenszeiten immer noch zwischen 1 und 2 Jahren (364a, 960a, 1031).

Chemotherapeutische Behandlungsversuche haben bislang nicht überzeugt. Die Chemotherapie der Hirnstammgliome im Kindesalter wird im Kapitel 6, S. 355 ff diskutiert. Für erwachsene Patienten liegen keine verläßlichen Daten vor. Bei anaplastischen Astrocytomen des Erwachsenenalters im Hirnstamm wird in Anlehnung an die Therapie bei supratentoriellen anaplastischen Astrocytomen in unseren Zentren zusätzlich zur Strahlentherapie eine PCV-Polychemotherapie durchgeführt.

Die **cerebellären Astrocytome** sind eine Sonderform der infratentoriellen Astrocytome. Es handelt sich dabei praktisch ausschließlich um Tumoren des Kindes- und Jugendalters, die zu über 80% von pilozytischen Astrocytomen, WHO Grad I, ausgemacht werden. Diese Tumoren können häufig makroskopisch komplett reseziert werden und besitzen dann eine hervorragende Prognose. Sie werden in Kapitel 6, S. 353 ff besprochen.

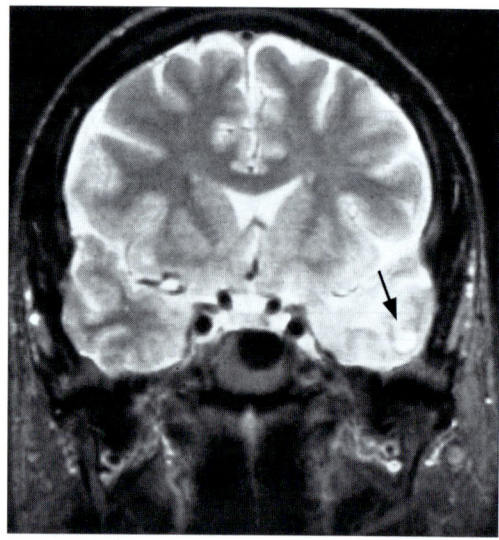

Abb. 2.**19** Pleomorphes Xanthoastrocytom links temporal bei 46jährigem Patienten. T2-gewichtetes MRT.

■ Astrozytäre Varianten

Pleomorphes Xanthoastrocytom

Dieser seltene, vorwiegend das Kindes- und Jugendalter betreffende Tumor stellt eine astrozytäre Variante dar, die z.T. recht ausgedehnte leptomeningeale Tumoranteile hat und überwiegend oberflächliche Anteile der cerebralen Hemisphären, häufig den Temporallappen (s. Abb. 2.**19**) betrifft. Mikroskopisch zeichnen sich diese Tumoren durch ein dichtes interzelluläres reticulines Netzwerk als Folge von perizellulären Basalmembranen aus (716). Mitosen sind selten; Nekrosen und Gefäßproliferationen kommen nur bei den anaplastischen Varianten des Tumors vor. Makroskopisch und mikroskopisch ist der Tumor oft scharf begrenzt. Wegen des oft gutartigen biologischen Verhaltens wird der Tumor als WHO-Grad-II-Gliom klassifiziert. Ein Tumorprogress zu einem anaplastischen Astrocytom oder zu einem Glioblastom kommt jedoch vor. Vereinzelt wurden Hämorrhagien in das Parenchym und in den Subarachnoidalraum als Folge dieses Tumors beschrieben (812a). Eine kürzlich veröffentlichte Literaturübersicht von insgesamt 79 Fällen ergab eine günstigen Verlauf bei ca. 80% der betroffenen Patienten (1038b). Anfälle als Initialsymptom sind mit 80% der betroffenen Fälle sehr häufig und am ehesten Folge der temporalen Tumorlokalisation (1038b). Eine definitive Therapieempfehlung kann aus der Literatur nicht abgeleitet werden (1038b). Bei Operabilität kann eine weitgehende chirurgische Resektion angestrebt werden (1414a).

Subependymales Riesenzellastrocytom

Subependymale Riesenzellastrocytome sind intraventrikuläre Tumoren, die von der Wand der Seitenventrikel ausgehen und mit der tuberösen Sklerose assoziiert sind (vgl. auch Kapitel 2, S. 286) (Abb. 2.**20**). Es handelt sich dabei um gutartige, astrozytäre Tumoren, die sehr langsam oder über Jahre gar nicht wachsen und die durch eine komplette chirurgische Resektion kurativ behandelt werden können. Die Tumoren werden dem WHO Grad I zugeordnet. Von klinischer Bedeutung ist die Tatsache, daß diese Tumoren zu einer Foramen-Monroi-Blockade führen können und dadurch eine Liquorabflußbehinderung auslösen. Mikroskopisch finden sich große, plumpe Zellen von astrozytärem Aussehen, Pseudopalisadenbildungen und Tumorzellcluster. Die Tumorzellen können sowohl gliale als auch neuronale Differenzierungsmerkmale zeigen (579). Neuroradiologisch imponieren diese Tumoren als große, teils verkalkte, nicht kontrastmittelanrei-

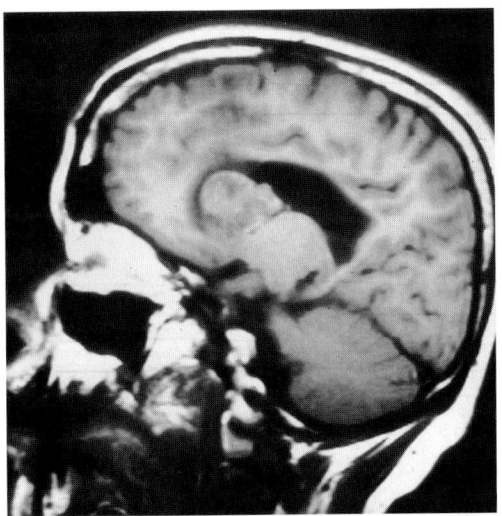

Abb. 2.**20** Subependymales Riesenzellastrocytom im Vorderhorn des rechten Seitenventrikels bei 17jähriger Patientin mit Tuberöser Sklerose. T1-gewichtetes MRT ohne Kontrastmittel.

chernde Ventrikeltumoren der Seitenventrikel (357a), s. auch Abb. 2.20. Das Auftreten dieser Tumoren in typischer Lokalisation in jungem Lebensalter in Verbindung mit anderen Stigmata der Tuberösen Sklerose läßt mit hoher Sicherheit bereits eine präoperative Diagnose zu (vgl. auch Kapitel 2, S. 286).

Gliomatosis cerebri

Die Gliomatosis cerebri stellt eine diffuse Infiltration des Parenchyms durch gliale Tumorzellen in mehreren Lobi dar. Die Gliomzellen dehnen sich entlang der weißen Substanz praktisch im gesamten Parenchym aus und können mitunter sogar den N. opticus und das Chiasma infiltrieren (397a). Histologisch lassen sich astrozytäre Tumorzellelemente nachweisen, die selten einem pilozytischen Astrocytom, häufiger einem fibrillären Astrocytom oder anaplastischen Varianten entsprechen; fokale Transformationen zum Bild eines typischen Glioblastoms treten ebenfalls auf (320a, 1232a). Abb. 2.**21** zeigt ein typisches Bild einer Gliomatosis cerebri im T1-gewichteten MRT und in der FLAIR-Sequenz. Das MRT in dieser Wichtung ist dem Computertomogramm an Sensitivität überlegen. Häufig sind Balken, Basalganglien und Thalamus von der Gliomastose betroffen; eine Ausdehnung nach infratentoriell kommt ebenfalls vor (320a). *Klinische Symptome* der Erkrankung sind häufig Persönlichkeitsveränderungen, dementieller Abbau, epileptische Anfälle, Cephalgien und selten neurologische fokale Symptome (320a, 1232a). Die Gliomatosis cerebri kann jedes Lebensalter betreffen; Fälle im Neugeborenenalter, im Kindesalter und jenseits des 80. Lebensjahres (320a) wurden mitgeteilt. Offensichtlich findet sich jedoch eine Häufung der Fälle in der 4. Lebensdekade. In der Regel ist die Prognose schlecht, und die Erkrankung führt innerhalb weniger Monate bis Jahre zum Tode (320a, 1232a); Einzelfälle mit mehr als 20jährigem Verlauf lassen jedoch vermuten, daß die Gliomatose selten der Biologie eines niedriggradig malignen astrozytären Tumors entspricht. Entsprechend schwierig und aus der Literatur praktisch nicht abzuleiten ist eine *Therapie*empfehlung. Die progrediente Gliomatosis cerebri mit zunehmenden neurologischen Symptomen kann aus der Sicht der Autoren mit einer Ganzhirnbestrahlung von 55–60 Gy behandelt werden. Therapieergebnisse sind jedoch nicht dokumentiert. Entsprechend der diffusen Ausdehnung der Neubildung verbietet sich ein chirurgischer Eingriff.

Astroblastom

Das Astroblastom ist eine sehr seltene astrozytäre histologische Variante, deren Einordnung heftig diskutiert wurde (1549). Es handelt sich dabei um astrozytäre Tumoren, deren Zellen ausgeprägt GFAP exprimieren und die eine perivasculäre Anordnung um ein zentrales Blutgefäß zeigen mit breiten Fortsätzen um das Blutgefäß herum (716). Die histologische Klassifikation ist nicht klar und kann dem WHO Grad II, III oder IV entsprechen. Rubinstein (1178) postulierte diese histologische Sonderform astrozytärer Tumoren und unterschied darüber hinaus eine niedriggradig maligne Variante, welche die ersten 3 Lebensdekaden betrifft, von einer malignen Variante im höheren Lebensalter (1178). Ob aus den sehr sorgfältig dokumentierten Einzelbeobachtungen die Therapieempfehlung einer ausschließlichen chirurgischen Resektion bei fehlenden Malignitätskriterien abgeleitet werden kann, muß offen bleiben. Eine chirurgische Resektion und Nachbestrahlung bei Astroblastomen mit histologischen Malignitätsmerkmalen ist wahrscheinlich zu empfehlen.

Das *Spongioblastom* wird als Tumorentität in der WHO-Klassifikation nicht aufgeführt (716).

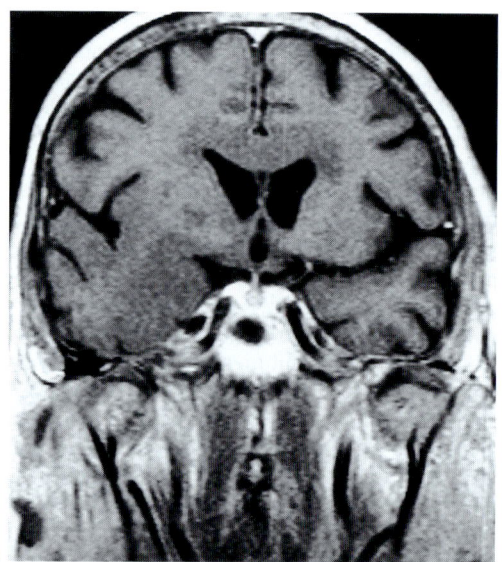 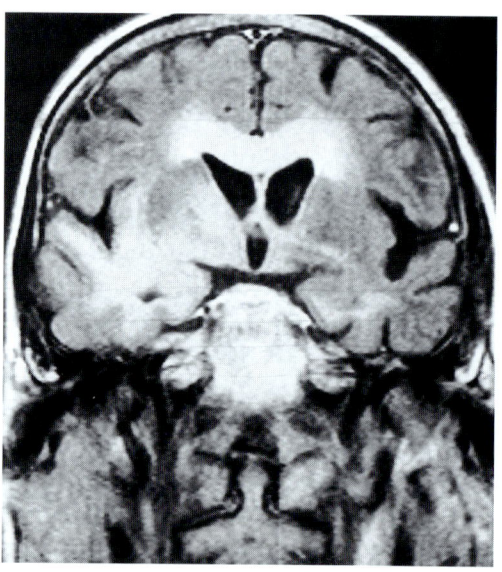

Abb. 2.21 Gliomatosis cerebri bei 80jährigem Patienten. Im T1-gewichteten MRT flaue signalhypointense Bezirke im Balken, periventrikulär und in den Hemisphären (**a**). In der FLAIR-Sequenz deutliche Darstellung der diffusen multiloculären Infiltration (**b**).

Das polare Spongioblastom (1174a) entspricht in der revidierten Klassifikation dem pilozytischen Astrocytom, WHO Grad I. Bei dem von Zülch als *primitives polares Spongioblastom* bezeichneten Tumor (1549) handelt es sich nach der heutigen Klassifikation in aller Regel um primitive neuroektodermale Tumoren (PNETs).

■ Ependymome

Die ependymalen Tumoren machen etwa 2–4% der intracraniellen Tumoren aus (871a, 1549); sie sind jedoch verantwortlich für ca. 60% aller Gliome des Spinalmarkes (1549) und werden als solche im Kapitel 3, S. 291 besprochen. Die intracraniellen Ependymome sind ganz überwiegend Tumoren des Kindesalters und der Adoleszens mit einem Häufigkeitsgipfel zwischen dem 8. und 15. Lebensjahr; sie sind die häufigsten Gliome der Großhirnhemisphären in der Kindheit (1549); die Ependymome des Kindesalters werden auch im Kapitel 6, S. 358ff besprochen. Intracranielle Ependymome des Erwachsenenalters sind seltener; sie wurden jedoch in umfassenden klinischen und neuropathologischen Serien ebenfalls bearbeitet (z.B. 857, 1225). Die ependymalen Tumoren werden nach der WHO-Klassifikation in 3 Malignitätsgrade eingeteilt. Dabei entsprechen die „klassischen" Ependymome ohne Malignitätskriterien dem WHO Grad II. Das sog. myxopapilläre Ependymom des Filium terminale und das sog. Subependymom werden dem WHO Grad I zugeordnet. Das anaplastische Ependymom zeichnet sich durch erhöhte Zelldichte, zahlreiche Mitosen, Kernatypien und eine erhebliche Neovaskularisation aus; dieser Tumor wird dem WHO Grad III zugeordnet (716). Selten weist ein Glioblastom, WHO Grad IV, Kennzeichen einer ependymalen Herkunft auf. Das Ependymoblastom gehört nicht zu den ependymalen Tumoren; es ist ein embryonaler Tumor, der im Kapitel 6, S. 361 Erwähnung findet, und dessen Einordnung umstritten ist (vgl. S. 30).

Die intracraniellen Ependymome wachsen in der Nachbarschaft des Ependyms mit absteigender Häufigkeit im 4. Ventrikel, den Seitenventrikeln, dem 3. Ventrikel, dem Aquädukt und extraventrikulär in den Hemisphären. Die zuletzt genannten Tumoren zeigen eine Prädilektion zur Verbindung von Temporal-, Parietal- und Occipitallappen (1549). Die infratentoriellen Ependymome können sehr fest mit dem Boden des 4. Ventrikels verwachsen sein, wo ihre komplette operative Resektion wegen der Nähe zu den caudalen Hirnnervenkerngebieten schwierig und mitunter unmöglich ist. Liquorgene Metastasen

Ependymome

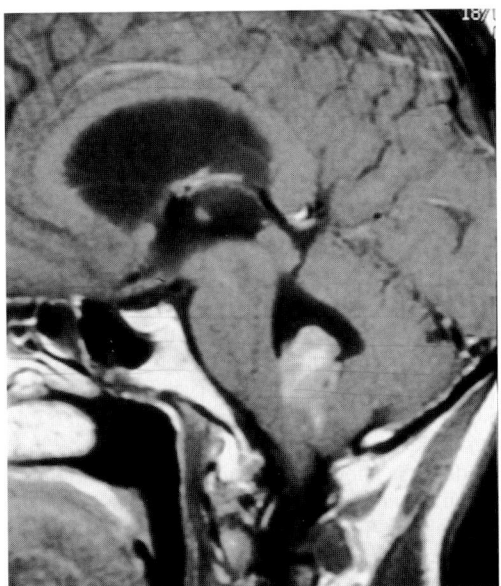

Abb. 2.22 Ependymom, WHO Grad II, bei 50jähriger Patientin im 4. Ventrikel. MRT in T1-Wichtung mit Kontrastmittel.

im Sinne einer craniospinalen Tumorabsiedelung betreffen ca. 5–20% der Fälle (1088a, 1272a, 1421a). Disponierend hierfür sind möglicherweise eine vorausgegangene Operation (1549), eine anaplastische Form des Tumors (1421a) und das Kleinkindalter (1088a). Extraneurale Metastasen in Lunge, Leber, Lymphknoten und bei ventrikuloperitonealen Shunts im Peritoneum wurden in Einzelfällen beschrieben, wobei spinale und intracranielle Ependymome als Primärtumor in Frage kommen und nicht notwendigerweise eine maligne Form des Ependymoms vorliegen muß (983a).

Die klinische Symptomatik wird überwiegend geprägt von den Zeichen einer intracraniellen Druckerhöhung durch eine Liquorabflußbehinderung mit Hydrocephalus, Übelkeit, Brechreiz, Ataxie, Kopfschmerzen und Stauungspapille. Etwa ein Drittel der Patienten mit intracraniellen Ependymomen erleiden cerebrale Krampfanfälle (551). Computertomographisch und kernspintomographisch finden sich hyperdense bzw. hyperintense, kontrastmittelanreichernde Läsionen, in einem Drittel der Fälle mit Verkalkungen und seltener mit Cysten (857), s. Abb. 2.22, 2.23. Häufig ist die Läsion scharf berandet und läßt sich, mit Ausnahme der Calcifikationen, im Kernspintomogramm besser zur Darstellung bringen als im Computertomogramm. Bei einem Teil der betroffenen Patienten finden sich in der Bildgebung die Zeichen eines Verschlußhydrocephalus.

Therapie

Die Therapieempfehlungen stützen sich durchweg auf unkontrollierte, z. T. sehr umfassende klinische und klinisch-pathologische Untersuchun-

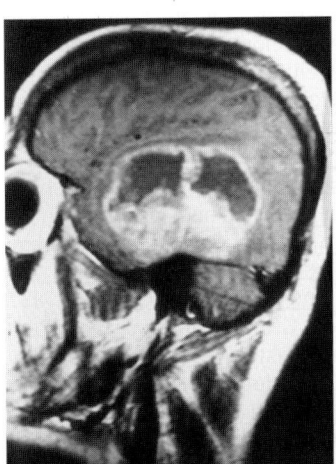 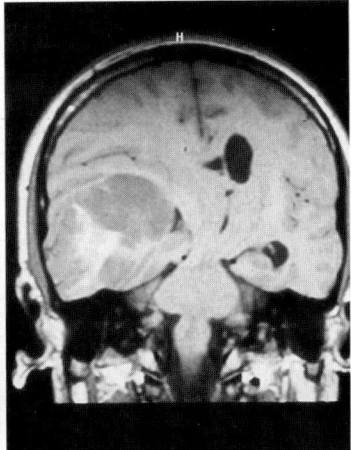 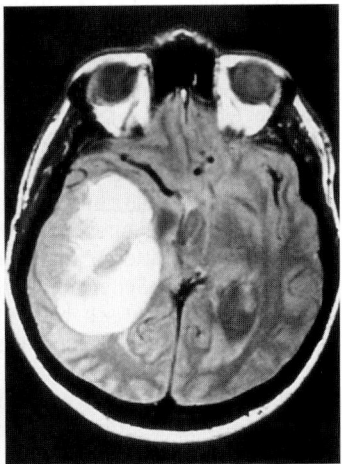

Abb. 2.23 50jähriger Patient mit rechts temporalem Ependymom, WHO Grad III, mit intratumoralen Zysten. Der Tumor erschien intraoperativ den Ventrikel zu erreichen aber nicht vom Ependym auszugehen, MRT in T1-Wichtung + KM, in Protonen-Wichtung, in T2-Wichtung (von links).

gen an heterogenen Patientenkollektiven, die mit unterschiedlichen Therapieschemata behandelt wurden. Naturgemäß beziehen sich die vorliegenden Daten überwiegend auf die Behandlungsergebnisse bei Kindern; die Implikationen für ein Tumorstaging und für eine Therapieplanung werden im Kapitel 6, S. 358 ff diskutiert. Es herrscht eine gewisse Unsicherheit bei der Beurteilung des zu erwartenden Krankheitsverlaufes und bei der Frage, wie aggressiv eine postoperative Therapie sein muß, vor allem, ob eine Bestrahlung der gesamten Neuroachse erforderlich und sinnvoll ist. Von einigen Autoren wird bezweifelt, daß die Unterscheidung zwischen differenzierten und anaplastischen Ependymomen einen wesentlichen Einfluß auf die Prognose hat (1088a, 1225). In anderen Serien waren die klinischen Verläufe bei malignen Ependymomen jedoch eindeutig ungünstiger als bei den differenzierten Ependymomen (740, 1272a). Auch wenn die WHO-Klassifikation möglicherweise keine absolute Zuverlässigkeit für die prognostische Vorhersagbarkeit besitzt, haben doch offenbar bestimmte histologische Anaplasiezeichen wie hohe Zelldichte und hoher Mitose-Index einen ungünstigen Einfluß auf die Prognose (1225). Von erheblichem Einfluß auf die Prognose ist sicher das Lebensalter. Kinder unter 4 Jahren haben in der Regel einen wesentlich ungünstigeren klinischen Verlauf als ältere Kinder und Erwachsene (481, 551, 857, 1088). Der Prozentsatz der Patienten ohne Rezidiv nach dem 5. Krankheitsjahr liegt für Kinder unter 4 Jahren zwischen 0 und 12%, für ältere Kinder und Erwachsene bei ca. 60% (551, 1088). Dieser ungünstige klinische Verlauf ist in erster Linie Folge des häufigen locoregionalen Rezidivs, die Rate einer craniospinalen Tumorabsiedelung ist bei kleinen Kindern jedoch ebenfalls höher als bei älteren Kindern und Erwachsenen (1088).

Es besteht ein breiter Konsens darüber, daß Ependymome primär chirurgisch behandelt werden. WHO-Grad-I-Subependymome können als umschriebene, mitunter multiple Knoten im 4. Ventrikel und im Seitenventrikel auftreten und können asymptomatisch bleiben. Beschwerden sind Ausdruck einer Liquorabflußbehinderung. Die chirurgische Exploration und Resektion ist zu empfehlen. Auch ependymale Tumoren anderer Histologie werden primär chirurgisch reseziert, wenn dies möglich ist.

Häufig gelingt es jedoch nicht, die Tumoren, vor allem Ependymome am Boden des 4. Ventrikels, vollständig zu entfernen (551). Da ein verbleibender Tumorrest zu einem locoregionalen Rezidiv disponieren kann (551) empfehlen einige Autoren nach bildgebender Darstellung eines ggf. verbliebenen Tumorrestes eine Reoperation (857). Nach Sichtung der Daten ist ein locoregionales Rezidiv bei malignem Ependymom und bei verbliebenem Tumorrest insgesamt häufiger als bei differenzierten Ependymomen, welche makroskopisch komplett reseziert werden können. Für inkomplett resezierte Tumoren (unabhängig vom Malignitätsgrad) und für maligne Ependymome wird eine externe Strahlentherapie von mehr als 50 Gy auf das Tumorbett mit einem Sicherheitsabstand empfohlen (vgl. auch Kapitel 6, S. 359 ff). Bei Kindern unter 4 Jahren werden wie bei anderen intracraniellen Tumoren des Kleinkindalters chemotherapeutische Behandlungsschemata eingesetzt, um den Zeitpunkt der Strahlentherapie hinauszögern zu können (763); s. auch Kapitel 6, S. 359 ff. Allerdings gibt es auch Berichte über locoregionale Rezidive bei makroskopisch komplett entfernten differenzierten infratentoriellen Ependymomen (481, 551, 740, 857, 1088). Eine Aussage über die Indikation zur lokalen Strahlentherapie kann für diese Tumoren nicht getroffen werden, weil randomisierte prospektive Studien nicht vorliegen. Für komplett resezierte differenzierte Ependymome des Kindesalters wird deshalb im Kapitel 6, S. 359 ff die alleinige chirurgische Resektion empfohlen. Nach der vorliegenden Datenlage noch schwerer zu untermauern ist die Indikation für eine craniospinale Bestrahlung, wenn nicht im Rahmen des Tumorstagings (Liquorcytologie, spinale Kernspintomographie und/oder Myelographie) bereits eine spinale Tumorabsiedelung nachgewiesen wurde. Die überwiegende Mehrheit der klinischen Studien konnte keinen positiven Effekt einer prophylaktischen craniospinalen Bestrahlung bei intracraniellem Ependymom nachweisen; dies deshalb, weil die ohnehin eher seltenen spinalen Tumorabsiedelungen im Verlauf fast regelhaft mit einem locoregionalen Rezidiv des intracraniellen Tumors assoziert sind (481, 483a, 551, 740, 857, 1421a). Aus diesem Grunde wird in unseren Zentren keine prophylaktische craniospinale Bestrahlung nach Operation und fakultativer externer fokaler Bestrahlung eines intracraniellen Ependymoms durchgeführt; eine verbindliche Therapieempfehlung kann angesichts der Datenlage jedoch nicht gegeben werden. Über die *Chemotherapie* bei intracraniellen Ependymomen des Erwachsenenalters liegen nur anekdotische

Mitteilungen vor (z. B. 807, 857). Die Entwicklung der Chemotherapie bei Ependymomen im Kindesalter ist in vollem Fluß; die entsprechenden Studien sind im Kapitel 6, S. 359 ff referiert. Bei der Indikation zur Chemotherapie im Falle eines ausbestrahlten oder disseminierten Rezidivs sollte man sich an dem entsprechenden Therapieprotokoll der Pädiatrischen Onkologischen Einrichtung orientieren. Alternativ kann aus Sicht der Autoren auch eine Polychemotherapie mit PCV, wie im Kapitel 1, Tab. 1.30, S. 164 dargestellt, versucht werden.

„Pädiatrische" Tumoren bei Erwachsenen

M. Westphal

■ Embryonale Tumoren

Unter diesen Tumoren versteht die neue WHO-Klassifikation Medulloblastome, primitive neuroektodermale Tumoren außerhalb des Medulloblastoms (PNETs), Medulloepitheliome, Ependymoblastome und das Neuroblastom. Auf das Medulloblastom und die PNETs wird gesondert und ausführlich eingegangen (Kapitel 6, S. 361 ff). Das Neuroblastom ist eigentlich kein neuroonkologischer Tumor, sondern gehört in die allgemeine Kinderchirurgie und pädiatrische Onkologie. Im Erwachsenenalter ist dieser Tumor sehr selten und liegt in seiner Behandlung außer in Fällen der Mitbeteiligung des ZNS in den Händen der Abdominalchirurgen und internistischen Onkologen.

Medulloblastome

Medulloblastome sind Tumoren primitiver neuroektodermaler Vorläuferzellen, die ein breites Spektrum an unterschiedlicher Zelldifferenzierung durchlaufen können, wobei sowohl neuronale als auch gliale Elemente vorkommen können (1159, 1393). Entsprechend diesem Stammzellstatus ist das Medulloblastom hauptsächlich ein kindlicher Tumor mit einem Erkrankungsgipfel im 5. Lebensjahr (11a). 20% der Medulloblastompatienten sind jedoch älter als 15 Jahre und werden somit zu den „erwachsenen" Medulloblastomen zusammengefaßt (1065). Bei den Erwachsenen machen die Medulloblastome allerdings max. 1% der Tumoren aus (1223).

Die Medulloblastome des Erwachsenenalters werden in den meisten Serien gesondert herausgestellt, obwohl sie eigentlich keine andere Biologie oder Prognose haben als die kindlichen Tumoren (1086). Histologisch gibt es wohl Varianten, die im Kindesalter fast nicht vorkommen, so das lipomatöse Medulloblastom (1310) und fraglich auch die desmoplastisch differenzierte Variante. Ungeachtet dieser möglichen Verschiebung des histologischen Spektrums im Erwachsenenalter, scheint die histologische Differenzierung die Prognose und den Krankheitsverlauf nicht zu beeinflussen (242), wobei in einigen Serien der desmoplastischen Variante eine bessere Prognose zugeschrieben wird (228, 1065). Mittlerweile ist diese Hypothese entkräftet, wobei die z.T. besseren Ergebnisse dadurch zustande kommen, daß die desmoplastische Medulloblastomvariante relativ häufiger weiter lateral/cerebellär lokalisiert ist und dadurch in der Regel eine bessere chirurgische Radikalität erreicht wird.

Die Behandlung der erwachsenen Patienten mit Medulloblastom unterscheidet sich von der pädiatrischer Patienten nur in den besseren Grundvoraussetzungen für eine aggressive Strahlentherapie aufgrund der abgeschlossenen Reifung neuraler Strukturen. Die Behandlung besteht zunächst in der möglichst weitgehenden Entfernung des Tumors, wobei letzte Radikalität nach Auffassung vieler Autoren nicht erreicht werden muß, insbesondere dann nicht, wenn dabei ein Risiko für wichtige Strukturen eingegangen werden müßte (603). Besteht ein ausgeprägte Hydrocephalus, muß präoperativ eine externe Ventrikeldrainage angelegt werden, wobei darauf zu achten ist, daß diese eher eine Sicherheitsmaßnahme ist, und nicht zu viel Liquor abgelassen werden sollte, damit es nicht zur Einklemmung nach oben („upward herniation") und Einblutung in den Tumor kommt (375, 1422). Die externe Drainage wird postoperativ zunächst belassen bis eine möglicherweise in der hinteren Schädelgrube vorhandene Schwellung zurückgegengen und die Liquorpassage wieder frei ist. Kann die Drainage danach nicht über längere Zeit abgeklemmt werden, ohne daß der Patient Hirndruckzeichen entwickelt und wird die Liquorzirkulationsstörung zusätzlich durch eine kontinuierliche Messung bewiesen, muß eine permanente Ableitung implantiert werden, wodurch leider das Risiko der systemischen Aussaat erhöht wird (589).

Der Resektion folgt zunächst ein sorgfältiges Staging um ggf. eine bereits bestehende spinale

Aussaat zu erfassen, da diese ein eher ungünstiger prognostischer Parameter ist. Bestandteil des Stagings ist ein sorgfältiges MRT ohne und mit Gadolineum und eine Liquorcytologie, wobei bedacht werden muß, daß sich bis zu 10 Tage postoperativ operationsbedingt Zellen im Liquor befinden können. Der chirurgischen Therapie folgt eine kraniospinale Bestrahlung in der die hintere Schädelgrube 52–55 Gy erhält (523). Der Rest der Neurachse wird mit 35 Gy bestrahlt, wobei einige Serien der Meinung sind, daß 25 Gy ausreichen (in 603). Wie bei den Kindern sind die Extrempunkte der Neurachse besonders kritisch, d. h. die spinalen Wurzeltaschen, insbesondere die sacral, die Frontobasis und der retroorbitäre Raum, wo tote Winkel durch die Ausblendung des Opticus (Abb. 2.24) entstehen. Metastasen innerhalb des Liquorraumes können noch bis zu 10 Jahren nach der Therapie auftreten. Die Rolle der Chemotherapie bei den erwachsenen Patienten ist noch nicht definiert. Aufgrund der sehr guten Erfahrungen mit der aggressiven Chemotherapie im Kindesalter, die sogar die Strahlentherapie in die zweite Reihe zu drängen scheint, sollten auch die Er-

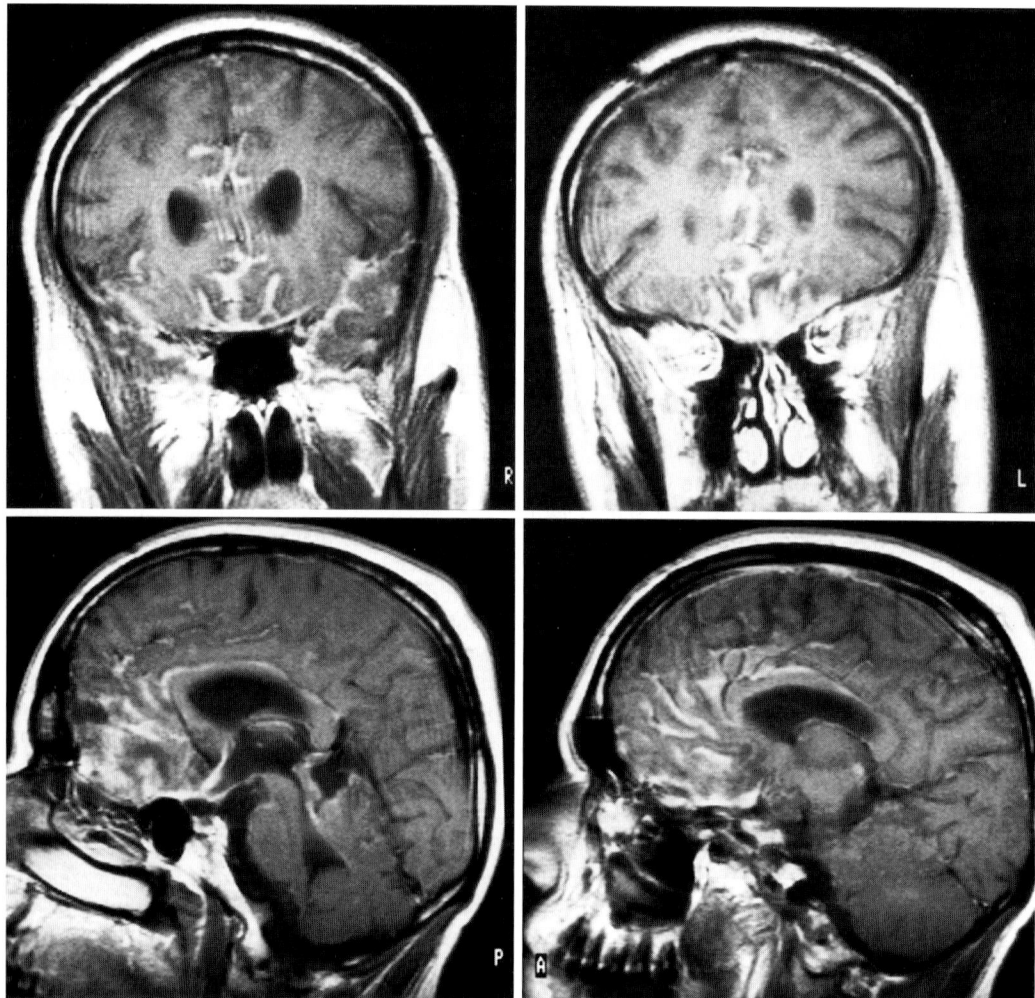

Abb. 2.24 Diffuses meningeales Rezidiv eines Medulloblastoms eines 28jährigen Patienten ein Jahr nach Chemotherapie und Bestrahlung. In der Kernspintomographie erkennt man die vollständige „Ausgießung" der Sulci im Interhemisphärenspalt. Es ist davon auszugehen, daß dieses typische Rezidiv aus der Riechgrube hervorgegangen ist.

wachsenen chemotherapiert werden und zwar nach den Protokollen, die sich in der Pädiatrie bewährt haben (s. auch Kapitel 6) und zwar aus der schon erwähnten Vorstellung heraus, daß diese Erkrankung keine unterschiedliche Biologie im höheren Lebensalter hat.

Primitive neuroektodermale Tumoren

Diese Tumoren sind im Erwachsenenalter extrem selten und werden wie auch die Medulloblastome in den meisten Zentren zusammen mit den pädiatrischen Neuroonkologen oder entsprechend ihrer Behandlungsprotokolle behandelt. Per Definition kommen diese Tumoren supratentoriell vor und sind histologisch dem cerebellären Medulloblastom sehr ähnlich. Im Unterschied zu den Medulloblastomen sind die klinischen Verläufe allerdings ungünstiger.

Aufgrund der Diskussion über die Gültigkeit des Begriffes PNET innerhalb der WHO-Arbeitsgruppe besteht eigentlich kein grundlegender biologischer Unterschied zwischen Medulloblastomen und PNETs. Man hat sich allein aufgrund der vermuteten Herkunft des Medulloblastoms aus der äußeren Körnerzellschicht dazu entschlossen, diesen Tumor schon weiter entlang der neuronalen Differenzierung zu sehen als die histologisch fast nicht davon unterscheidbaren Tumoren, die supratentoriell auftreten und hat deshalb letztere mit dem Begriff PNET belegt und für die derzeit gültige WHO-Klassifikation nocheinmal von den Medulloblastomen getrennt (717).

■ Andere Tumoren

Dysembryoblastische neuroepitheliale Tumoren

Im Gegensatz zu den PNETs handelt es sich bei diesen Tumoren um langsam wachsende Fehlbildungen, die den neuronalen bzw. neuroglialen Tumoren zugerechnet werden (s.auch Kapitel 2, S. 215, 298). Die Tumoren sind meist cortical lokalisiert und in der Regel mit einer medikamentös schwer zu beherrschenden Epilepsie vergesellschaftet (s.auch Kapitel 1, S. 99 ff). Die Tumoren sind vom histologischen Bild her heterogen und enthalten sowohl Neuronen als auch ausgereifte Oligodendrocyten und Astrocyten. Charakteristischerweise finden sich säulenartig angeordnete Neuron/Glia-Elemente. Im weitesten Sinne handelt es sich bei dieser Läsion um ein dysplastisches Syndrom. Die Tumoren bestehen oft schon so lange, daß der darüber befindliche Schädelknochen im CCT ausgedünnt erscheint, etwa wie bei einer Arachnoidalcyste. Ansonsten sind die Tumoren von der Bildgebung her kaum charakteristisch einzuordnen, da sie z.T. wie Oligodendrogliome verkalken können, teils homogen hypodens bzw hypointens sind, aber auch kontrastmittelaufnehmende Elemente enthalten können. In der Regel findet sich kein Ödem.

Die Tumoren sind vom Wachstum her stabil und werden nur aus epilepsiechirurgischer Sicht behandlungsbedürftig. Die Prognose ist gut.

Esthesioneuroblastom

Es handelt sich hierbei um einen Tumor des jungen Erwachsenenalters mit einem 2. Häufigkeitsgipfel bei 50 Jahren. Die Zellen dieses Tumors gehen vermutlich von neurosensorischen Rezeptorzellen in der olfaktorischen Mukosa aus und finden sich an der vorderen Schädelbasis (1178). Die Behandlung des Tumors besteht zunächst in der möglichst weitgehenden Entfernung, wozu gelegentlich ausgedehnte Schädelbasiszugänge notwendig sind (950). Danach kann eine Bestrahlung erfolgen, wobei der Wert der Bestrahlung noch unsicher ist (1534). Kommt es zu Rezidiven, kann erneut operiert werden und die ggf. noch nicht ausgeschöpfte Bestrahlungsoption zur Anwendung gebracht werden. Über die Chemotherapie liegen ebenfalls nur wenige Erfahrungen vor (864). Über diese Tumorentität ist auch bereits im Rahmen der Tumoren der Hirnnerven ausführlicher gesprochen worden (s. auch Kapitel 2, S. 217 u. S. 249).

Ventrikeltumoren

M. Westphal

■ Tumoren des Plexus Chorioideus

Der Plexus chorioideus findet sich entlang des gesamten Ventrikelsystems und dient physiologischerweise der Produktion von Liquor cerebrospinalis, wovon – individuell unterschiedlich – 300–600 ml täglich gebildet werden. Der Plexus neigt schon in der späten Jugendzeit zur Verkalkung, insbesondere symmetrisch im Bereich des Trigonums, d.h. dort wo der Seitenventrikel sowohl in Unterhorn (Temporalhorn) als auch Hin-

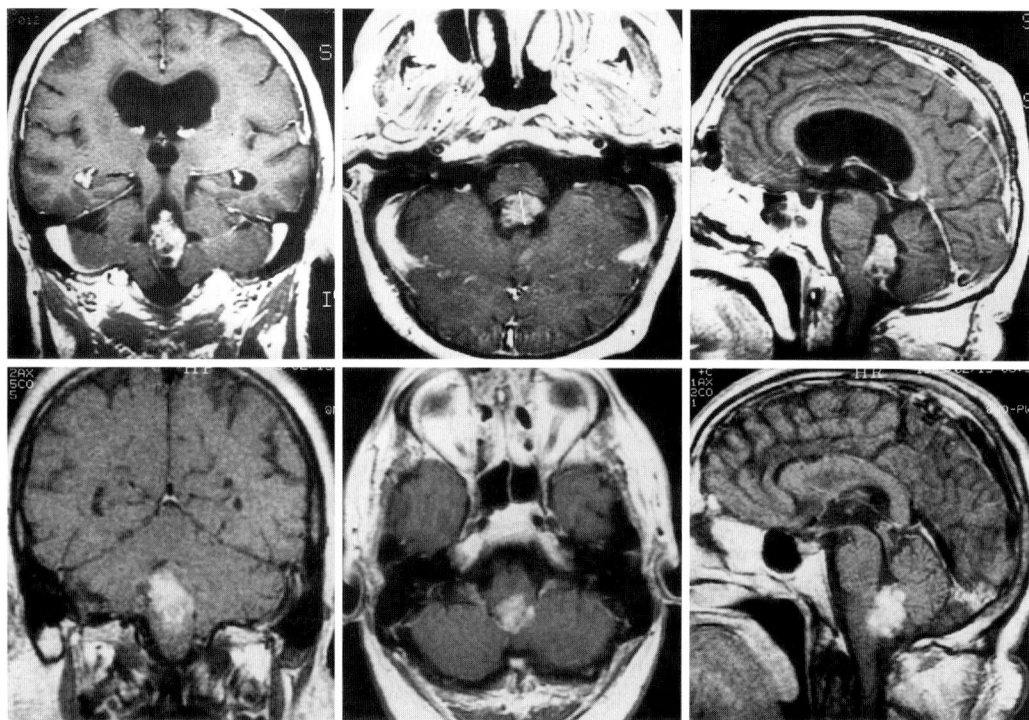

Abb. 2.**25** Im Vergleich sind in der oberen Reihe ein Plexuspapillom bei einem 56jährigen Patienten und ein ungewöhnliches pilozytisches Astrocytom bei einem 65jährigen Patienten, beide am Ausgang des 4. Ventrikels in drei Ebenen des MRT dargestellt. Bei dem pilozytischen Astrocytom scheint eine breitere Auflage auf dem Boden der Rautengrube zu erkennen zu sein.

terhorn übergeht. Die plexuseigenen Tumoren sind die Plexuspapillome und deren maligne Erscheinungsform, das Plexuscarcinom. Plexuspapillome und Plexuscarcinome sind seltene Tumoren mit einem Erkrankungsgipfel in Kindheit und Jugend. Etwa 10% der autochtonen Plexustumoren sind Carcinome. Im Erwachsenenalter sind die Tumoren fast ausschließlich im 4. Ventrikel lokalisiert (Abb. 2.25), im Kindesalter häufiger im Seitenventrikel (S. 360).

Im Plexus können aber auch eine Vielzahl anderer Tumoren vorkommen. Da der Plexus ist ein sehr stark vaskularisiertes Gewebe ist, ist es nicht verwunderlich, daß insbesondere Metastasen im Plexus zu finden sind. Diese sind insbesondere beim Bronchialcarcinom nur sehr schwer vom Plexuscarcinom zu unterscheiden, was zusätzlich dadurch erschwert wird, daß die Bronchialcarcinommetastasen häufiger sind. Typischerweise metastasieren auch Hypernephrome gern in den Plexus, was u.U. auch damit zusammenhängt, daß die Gewebsmatrix eine Ähnlichkeit zum Nierengewebe hat. Eine radiologisch schwierige Differentialdiagnose zum Plexuspapillom kann das seltene Meningeome des Plexus chorioideus sein, auch Ventrikelmeningeom genannt (Abb. 2.**26**, 2.**27**). Ein seltener Tumor im Plexus ist das Hämangioblastom (Abb. 2.**28**).

Symptomatisch werden Plexustumoren meist erst spät, wenn es zu einer Liquorpassagebehinderung gekommen ist. Deshalb ist es nicht verwunderlich, daß die Plexustumoren des 4. Ventrikels relativ zu ihrer Größe am frühesten diagnostiziert werden. Anfälle finden sich nur dann, wenn es zu einer Reaktion mit Begleitödem im benachbarten Hirnparenchym gekommen ist.

Therapie aller Tumoren des Plexus ist zunächst die transventrikuläre Operation, wobei eine großzügige Resektion des Plexus nichts ausmacht. Bei der Operation im Bereich des Seitenventrikels muß darauf geachtet werden, daß keine thalamischen Drainagevenen kompromittiert

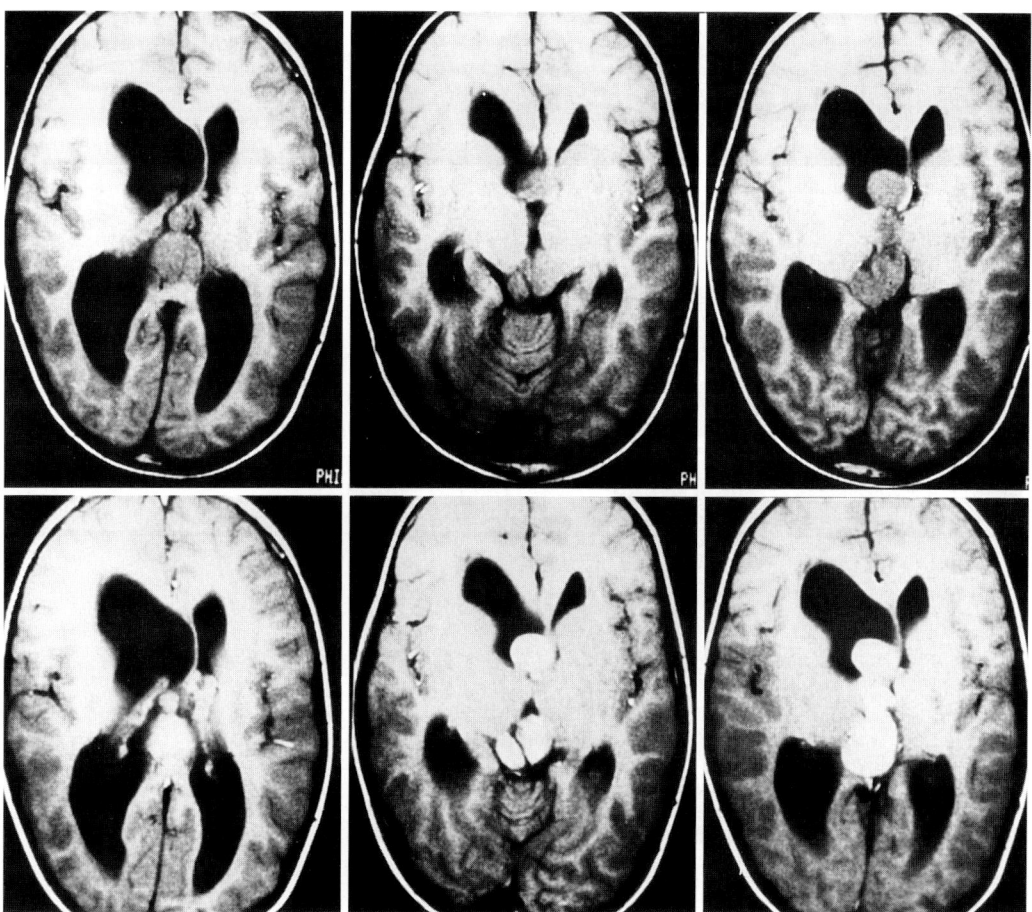

Abb. 2.26 Histologisch verifizierte Ventrikelmeningeome bei einem 8jährigen Jungen.

werden, da es sonst zu Stauungsblutungen mit erheblichen neurologischen Ausfällen kommen kann. Die Zugangswege sind weitgehend standardisiert und richten sich nach dem Ventrikelabschnitt in dem sich der Tumor befindet und der Hemisphärendominanz. Der Zugangsweg zum 3. Ventrikel richtet sich auch nach der Lage des Tumors, aber auch nach der Größe der Seitenventrikel und der Foramina Monroi (570). Oftmals wird der 3. Ventrikel transcallosal angegangen, sind die Seitenventrikel allerdings stark aufgestaut und erweitert, kann man auch einen transcorticalen Weg wählen.

Bei gut differenzierten Tumoren, d. h. Plexuspapillom und Meningeom, ist die chirurgische Resektion ausreichend und kurativ. Bei Metastasen ist die Prognose ungünstiger, wobei den Therapieempfehlungen für die Grundkrankheit gefolgt werden sollte, insbesondere bei der Frage der adjuvanten Radiatio oder Chemotherapie (s. auch Kapitel 5, S. 322 ff). Für das Plexuscarcinom ist die Prognose sehr ungünstig, da der Tumor aufgrund seines infiltrativen Verhaltens meist nicht radikal zu entfernen ist, und es weder eine rationale Begründung für eine Bestrahlung oder eine Chemotherapie gibt.

Andere Ventrikeltumoren

Neurocytom

Dem Neurocytom ist erst kürzlich sein eigener Platz eingeräumt worden (545). Zuvor hat man diesen Tumor als Ependymom des Foramen Monroi, Oligodendrogliom des Seitenventrikels und zentrales Neuroblstom bezeichnet. Der Tumor

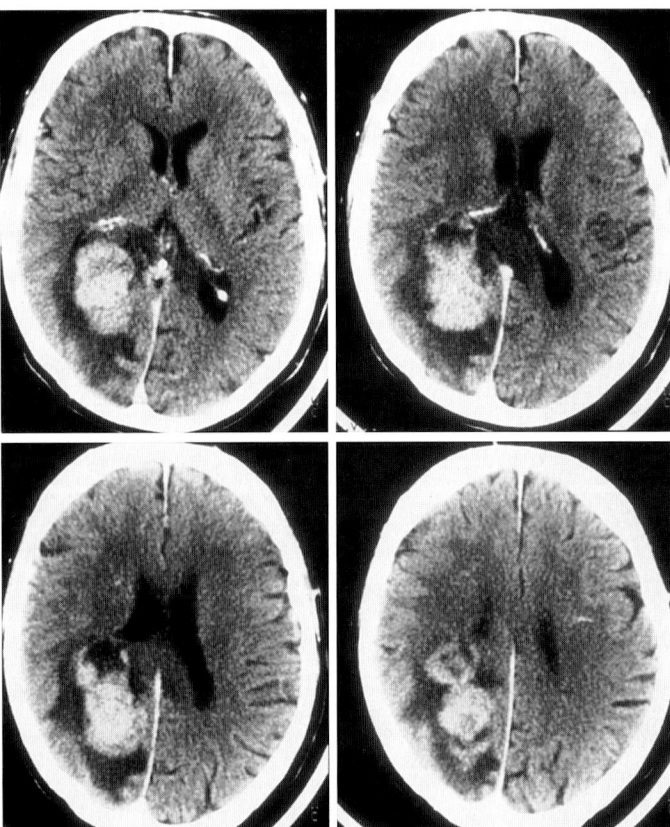

Abb. 2.27 Ein zunächst unter Metastasenverdacht operiertes Ventrikelmeningeom bei einem 68jährigen Patienten.

findet sich wie schon aus der Namensgebung zu ersehen ist im Bereich des Foramen Monroi, entweder mittelständig oder in einen der Seitenventrikel ausladend (Abb. 2.29). Der Tumor ist primär moderat hyperdens und diskret kontrastmittelanreichernd. Cysten im Tumor kommen vor, desgleichen Kalzifikationen. Die Patienten sind in der Regel junge Erwachsene zwischen 20 und 30. Aufgrund der Lage bewirkt der Tumor häufig eine Liquorpassagestörung, so daß die meisten Patienten mit Zeichen eines Hydrocephalus (biventrikulär) und allgemeiner Hirndrucksteigerung auffällig werden (s. auch Kapitel 1, S. 88 ff). Aufgrund der Lokalisation um die Fornices kann es auch zu auffälligen Gedächtnisstörungen und Antriebsarmut kommen.

Die Therapie besteht zunächst in der transventrikulären möglichst radikalen Tumorentfernung, wobei unbedingt auf die Schonung der dem Tumor oft eng anliegenden Fornices zu achten ist. Ggf. kann hier ein CO_2-Laser die Präparation erleichtern. Je nach Lage des Tumors wird man einen frontalen transcortikalen Zugang oder einen transcallosalen Zugang wählen. Da es aufgrund der Ventrikelerweiterung bei der Operation zu einem Ventrikelkollaps kommen kann, muß auf die Möglichkeit eines Brückenveneneinrisses geachtet werden. Eine intraoperativ eingebrachte Ventrikeldrainage wird zunächst zum Auffüllen des Ventrikelsystems am Ende der Operation genutzt und als perioperative Sicherheitsmaßnahme belassen, bis sich die Liquorzirkulation normalisiert hat. Eine permanente Ableitung ist nicht vonnöten.

Die Rolle der Strahlentherapie ist nicht letztendlich geklärt. Wenn der Tumor nicht radikal entfernt ist, ist eine anschließende fokale Bestrahlung indiziert und hat zum völligen Verschwinden des Tumors geführt (987, 1408). Eine Aussat im Liquorraum kommt praktisch nicht vor, weswegen eine kraniospinale Bestrahlung, wie sie in einer Studie berichtet wurde (966) unbedingt nicht durchgeführt werden sollte. Nach ra-

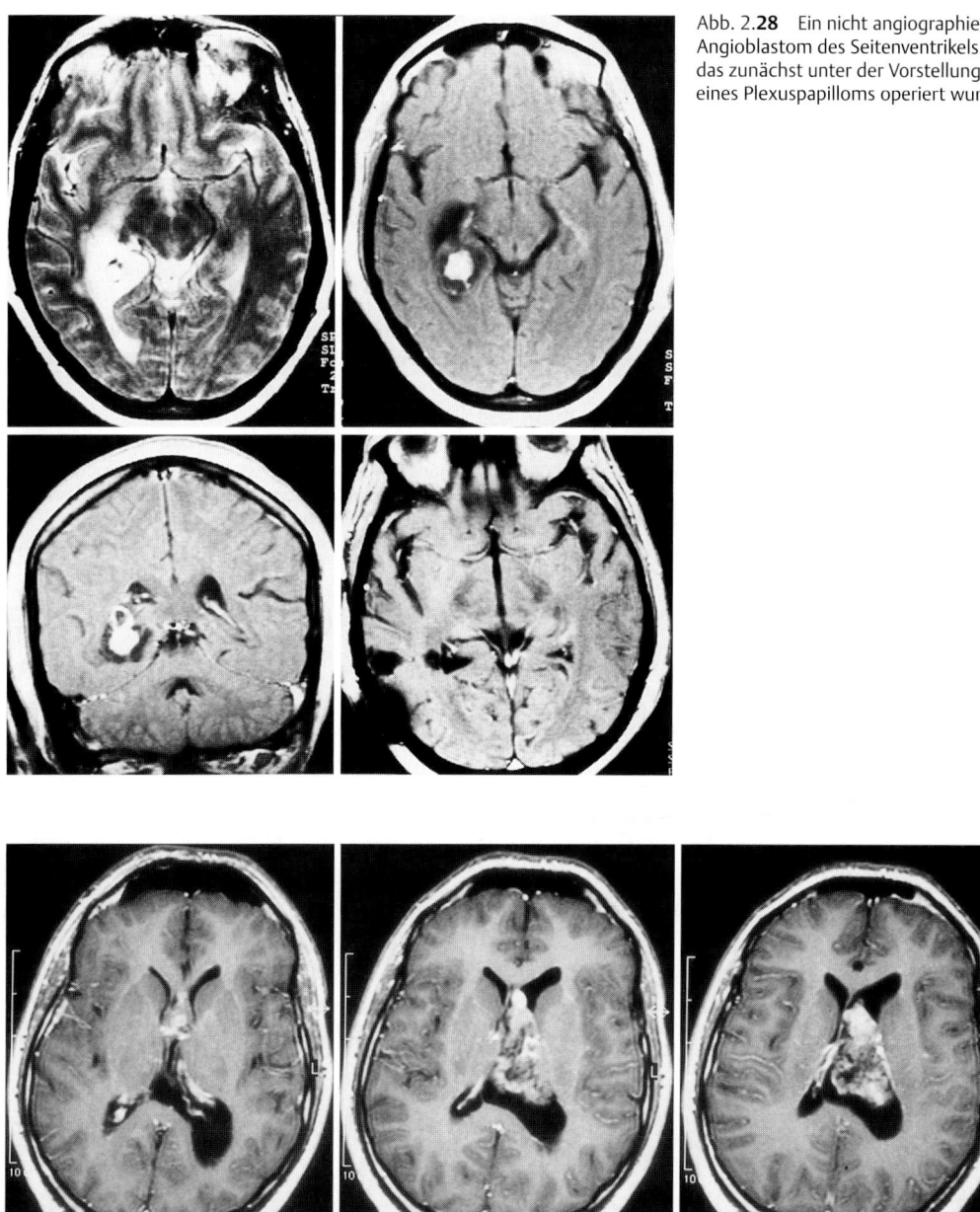

Abb. 2.28 Ein nicht angiographiertes Angioblastom des Seitenventrikels, das zunächst unter der Vorstellung eines Plexuspapilloms operiert wurde.

Abb. 2.29 Neurocytom des linken Seitenventrikels mit Ausdehnung bis zum Foramen Monroi.

dikaler Tumorentfernung sollte man ebenfalls keine Bestrahlung anschließen, da es mehrere Verläufe mit bisher langer rezidivfreier Zeit gibt. Im Falle eines Rezidives sollte nochmals eine Operation erfolgen, der sich dann eine Bestrahlung anschließen sollte. Es gibt bei dieser Erkrankung keinen Platz für Chemotherapie.

210   2. Primäre Tumoren des Gehirns und seiner Häute

Interessant ist die noch ungelöste Frage nach der Histogenese. Es handelt sich aller Wahrscheinlichkeit um einen Tumor der subependymalen Keimschicht des Seitenventrikels, aus der in der Embryonalentwicklung neurogliale Vorläuferzellen hervorgehen (1432). Die neurogliale Bipotentialität des Tumors wurde kürzlich durch Zellkulturexperimente erhärtet (1477).

Gliome, Ependymome

Grundsätzlich können sich die Tumoren der ventrikulären Auskleidung und des umgebenden Ge-

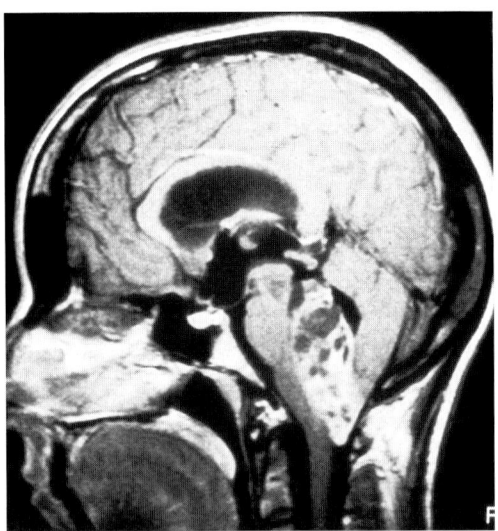

◀ Abb. 2.30   Typisches Ependymom des 4. Ventrikels mit Verlegung. Der Tumor selbst ist kernspintomographisch nach Gadolineumgabe sehr inhomogen und hatte operativ starke regressive Veränderungen.

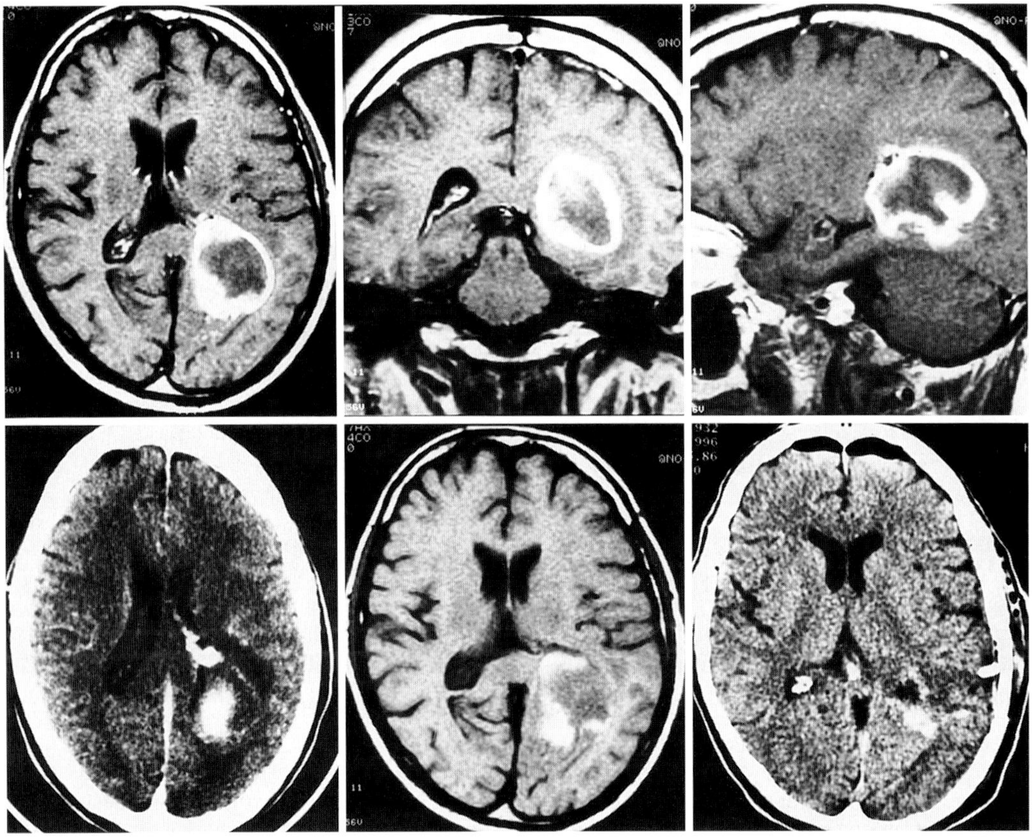

Abb. 2.**31**   Glioblastom im Plexus des rechten Seitenventrikels bei einem 68jährigen Mann bei dem der Versuch einer weitgehenden Entfernung unternommen wurde. Postoperative Kontrollen finden sich rechts in der unteren Reihe.

webes in den Ventrikel hineinentwickeln. Diesbezüglich kommen natürlich in erster Linie Ependymome in Betracht (Abb. 2.**30**). Auf diese Tumoren ist im Kapitel 2, S. 200 ausführlich eingegangen. Grundsätzlich gilt, auch hier zunächst eine Resektion zur Diagnosesicherung anzustreben. Die weitere Therapie richtet sich nach histologischem Grading, Lokalisation, Radikalität und Lebensalter.

Auch niedergradige differenzierte Gliome (Astrocytome, Oligodendrogliome und Oligoastrocytome) können ausgehend von der periventrikulären Glia exophytisch in die Ventrikel vorwachsen. Ebenso kann ein Glioblastom hauptsächlich im Ventrikel lokalisiert sein (Abb. 2.**31**). Die Wahl der chirurgischen Therapie und weiterer Modalitäten richtet sich nach der Lokalisation und der Histologie (s.auch Kapitel 1, S. 134 ff).

Colloidcysten

Als eine besondere Variante der Raumforderungen im Bereich des Foramen Monroi sind die Colloidcysten zu nennen, die im eigentlichen Sinne keine tumoröse Neubildung darstellen, aber auch klinisch durch die Liquorpassagebehinderung eine erhebliche Störung hervorrufen können. Die Diagnose kann oft schon durch den Neuroradiologen gestellt werden. Die Therapie ist neurdings wieder zum Gegenstand der Diskussion geworden, da die offene Freilegung und Resektion mit der endoskopischen Punktion und Entleerung konkurriert. Letztere ist minimal invasiv und daher sicherlich eine anstrebenswerte Verbesserung der Therapieoptionen. Da sich Cysten aber nach Punktion wieder füllen können, wird eine echte Verbesserung nur die ventrikuloskopische Resektion sein, die auch in einigen Zentren schon ausgeführt wird.

Neuronale und neurogliale Tumoren

J. Schramm, R. A. Kristof

Die neuronalen und gemischt neuronal-glialen Tumoren stellen eine der 9 Untergruppen der neuroepithelialen Tumoren dar. Den Tumoren dieser Gruppe ist gemeinsam, daß sie alle reife, neuronale Elemente enthalten. Sie machen im pädiatrischen Krankengut ca. 5% (77) und in unserem altersmäßig gemischten Krankengut von 1525 intracraniellen Tumoren 5% aus (Tab. 2.1).

Tabelle 2.1 Häufigkeit neuronaler und neuroglialer Tumoren im eigenen Krankengut. Zum Vergleich sind die übrigen intracraniellen Tumoren des gleichen Beobachtungszeitraumes aufgeführt, mit Berücksichtigung epilepsiechirurgischer Eingriffe (Freundlicherweise überlassen von Herrn Prof. Dr. H. K. Wolf und Herrn Prof. Dr. A. von Deimling, Institut für Neuropathologie Bonn)

	n	%
Neuronale und neurogliale Tumoren (4,8%)		
Gangliogliome	59	81,0
Anaplastische Gangliogliome	1	1,3
Desmoplastische infantile Gangliogliome	0	0
Gangliocytome	0	0
Dysplastische cerebelläre Gangliocytome	1	1,3
Dysembryoplastische neuroepitheliale Tumoren	9	12,0
Zentrale Neurocytome	1	1,3
Paragangliome des Filum terminale	1	1,3
Olfactorisches Neuroblastom (Esthesioneuroblastom)	1	1,3
	73	100
Sonstige intracranielle Tumoren (95,2%)		
Gliome	428	29,5
Meningeome	294	20,0
Metastasen	219	15,0
Hypophysenadenome	187	13,0
Neurinome	77	5,0
Lymphome	38	2,5
Ependymome/Subependymome	28	2,0
Sonstige Tumoren	181	12,5
	1452	100

Sowohl die neuronalen als auch die neuroglialen Komponenten der Tumoren sind im allgemeinen gut differenziert. Daher ist die Wachstumstendenz minimal oder langsam und die Prognose im allgemeinen gut. Das anaplastische Gangliogliom hat in dieser Gruppe den schlechtesten Verlauf, auch das olfactorische Neuroblastom (Esthesioneuroblastom) und das zentrale Neurocytom können ungünstigere Verläufe aufweisen. Neben primär malignen sind auch sekundär malignisierte Verlaufsformen bekannt (202). Bei Tumoren dieser Gruppe ist die Abgrenzung von corticalen Dysplasien oder Hamartien, mit denen sie nicht selten vergesellschaftet sind, manchmal schwierig (77).

Gangliogliome

Gangliogliome machen in großen Serien 0,3 – 5,2 % der Hirntumoren aus (759, 776). Im selektionierten pädiatrischen Krankengut sind es bis zu 14 % (700, 1345). Im eigenen epilepsiechirurgisch beeinflußten Krankengut stellten Gangliogliome 3,8 % aller Hirntumoren bzw. 5,2 % aller intrinsischen Hirntumoren dar. Im epilepsiechirurgischen Krankengut, bei denen zu etwa 35 % gutartige Tumoren Ursache der Epilepsie sind, stellten die Gangliogliome mit 65 von 146 eigenen Tumorfällen die größte Untergruppe dar. Das Durchschnittsalter bei Diagnosestellung liegt zwischen 8,5 und 25 Jahren (755, 759, 776, 1537). Gangliogliome können im gesamten ZNS auftreten, werden jedoch überwiegend supratentoriell gesehen. Hier wiederum ist der Temporallappen am häufigsten betroffen, im eigenen Krankengut in 53 von 65 Fällen. Aber auch infratentoriell, z. B. im Hirnstamm, wird der Tumor gesehen, und er stellt bis zu 1 % der intramedullären Tumoren dar (937).

Mit überwältigender Mehrheit manifestieren sich die supratentoriellen Gangliogliome mit einer Epilepsie, die sehr häufig pharmakoresistent ist (76 – 96 %) und zum Zeitpunkt der Therapie oft viele Jahre bestanden hat, im eigenen Krankengut im Schnitt 13,4 Jahre mit einer Spielbreite von 1 – 45 Jahren (755, 1537, s. auch Kapitel 1.6.3.2). Fokale neurologische Defizite sind seltener (8 – 32 %), besonders bei Patienten mit Hirnstammtumoren können auch Zeichen langer Bahnen bestehen. Intramedullär und infratentoriell gelegene Tumoren haben eher kürzere Anamnesen (700, 755, 759, 776, 1537). Eine gute Übersicht über seltenere Lokalisationen und Symptome bei Chen u. Mitarb. (229).

Die bildgebende Diagnostik wird vorzugsweise im MRT erfolgen. Rommel u. Hamer (1157) beschrieben hypodense oder isodense CT-Befunde mit geringer Kontrastmittelanreicherung, im eigenen Krankengut zeigten 5 von 7 Patienten im CT eine Kontrastmittelaufnahme. Verkalkungen werden in 30 – 35 % der Fälle gesehen (1537). Die MR-Befunde sind oftmals bunt gemischt. Sie gestatten eine gute Unterscheidung von zystischen und nicht zystischen Komponenten, wobei im T2-Bild ein Drittel der soliden Anteile isointens oder gar hypointens sein können (229, 1537). 57 % der eigenen Fälle wiesen zystische Tumoranteile auf. Von den soliden Tumoranteilen wurden Kontrastmittelaufnahmen nur in 16 von 44 gesehen, während 28 Tumoren keine Kontrastaufnahme zeigten (Abb. 2.32). Im T1-Bild sind die soliden Tumoranteile in der großen Mehrzahl (95 %) hypointens oder isointens. Im T2-Bild erscheint die Mehrzahl hyperintens, insbesondere die zystischen Tumoranteile (84, 759). Insgesamt ist die MRT-Präsentation der Gangliogliome sehr heterogen. Die Ergiebigkeit des MRT ist deutlich höher als diejenige des CTs.

Makroskopisch bzw. intraoperativ erweist sich der Tumor in der Regel als deutlich härter als das umgebende Hirngewebe, grau-braun mit kleinen Cysten durchsetzt, oft das Areal eines Gyrus komplett einnehmend und gut abgegrenzt vom umgebenden Hirngewebe.

Bei der histologischen Untersuchung bestehen Gangliogliome aus einer glialen (in der Regel astrozytären, seltener oligodendroglialen) Komponente und einer ganglionären Komponente. Die Ganglienzellen sind in der Regel gut differenziert, aber mäßiger Polymorphismus ist nicht selten. Die histologische Diagnose kann erleichtert werden durch die Synaptophysinfärbung (229, 1500). Entsprechend dem histologischen Bild und ihrem biologischen Verhalten sind die Gangliogliome in der Regel WHO Grad I oder Grad II (759, 776, 1500, s. auch Kapitel 1, S. 21 ff). Jahrelange Verläufe ohne Größenzunahme sind dokumentiert (1286). Ganz wenige Fälle von anaplastischen Gangliogliomen sind berichtet (202), dabei spielt sich die Anaplasie immer in der glialen Tumorkomponente ab (202, 759, 1500). Gangliogliome sind häufig, ähnlich wie dysembryoplastische neuroepitheliale Tumoren (DNTs), mit glioneuronalen Hamartien vergesellschaftet: Im Bonner Krankengut bei 13 % der Fälle (1500), in der Serie aus Cleveland finden sich in 50 % der Fälle „corticale Aufbaustörungen" (1103). Es wird diskutiert, daß Gangliogliome durch neoplastische Umwandlung des glialen Anteils aus glioneuronalen Hamartien entstehen könnten. Von einigen Autoren wird der ganglionäre Anteil der Tumoren auch nur als atypisch, nicht als neoplastisch eingestuft (77, 1500).

Gangliogliome müssen von DNTs und niedriggradigen Gliomen, insbesondere von Oligodendrogliomen abgegrenzt werden.

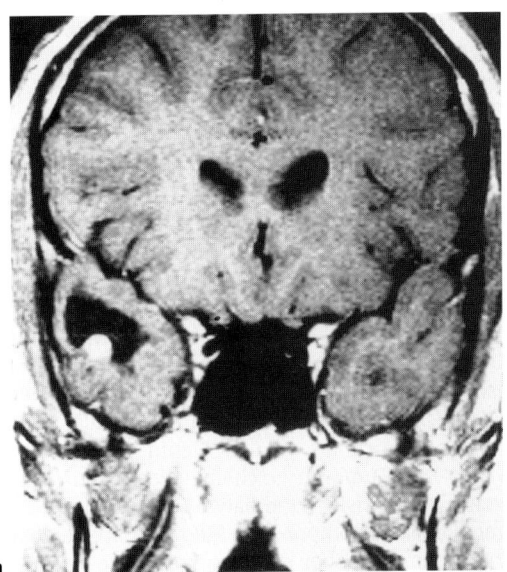 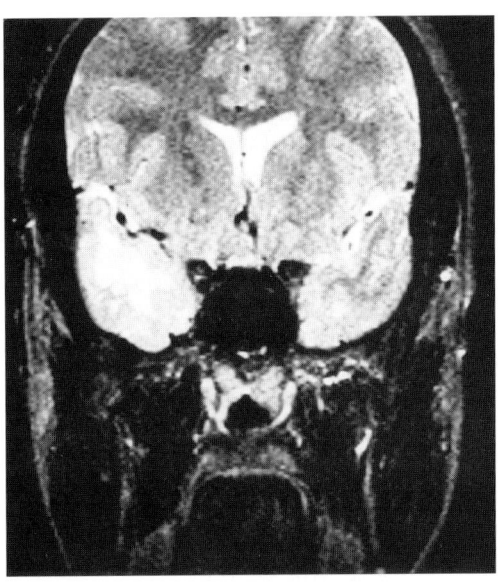

Abb. 2.32 MRT eines zystischen temporalen Gangliogliomes mit Kontrastmittelanreicherung des nodulären soliden Tumoranteiles in den T1-gewichteten Aufnahmen (**a**). In den T2-gewichteten Aufnahmen kommt sowohl der zystische als auch der solide Tumoranteil hyperintens zur Darstellung, ein wesentliches perifokales Ödem liegt nicht vor (**b**).

Die Therapie der Wahl ist – soweit möglich – die operative Totalentfernung. Je nach Lage gelingt dies in 32–86% der Fälle und ist mit einer guten Aussicht auf vollständige Heilung verbunden (519, 1344). Bei Tumoren in dem Basalganglien oder im Hirnstamm muß man sich mit einer Teilentfernung oder mit der Abtragung der exophytisch wachsenden Anteile zufrieden geben. Bei inkompletter Entfernung ist auch die Strahlentherapie eingesetzt worden, insbesondere, wenn die Tumoren anaplastische Komponenten enthielten (274, 1286). Von den wenigen Patienten, bei denen Chemotherapie eingesetzt wurde, gewann man nicht den Eindruck, daß diese den Patienten nützt 652, 1286). Mit chronischer, pharmakoresistenter Epilepsie assoziierte Gangliogliome liegen meist im Temporallappen, seltener im Frontallappen (s. auch Kapitel 1, S. 99 ff). Ist eine prächirurgische Abklärung durch den Epileptologen, häufig mit invasiven Ableitungen, erfolgt, können Quoten von Anfallsfreiheit von 80% erreicht werden (755, 1537), wobei alle anderen Patienten eine deutliche Reduktion ihrer Anfälle hatten. In Abhängigkeit vom Ausmaß der prächirurgischen Evaluation und davon, ob das periläsionelle, epileptogene Gewebe mit entfernt werden konnte, sind laut Literaturangabe in zwei Drittel der Fälle Anfallsfreiheit erzielt worden und in 10–20% eine deutliche Besserung der Anfallsfrequenz (519, 563, 1286, 1343). Bei unkompliziert gelegenen Gangliogliomen des Temporallappens ist eine Operationsmorbidität in der Regel vorübergehend und im Bereich um 10–12%, die Mortalität liegt im Bereich bis 2% (700, 759, 776, 1537). Die langjährigen Überlebensraten liegen zwischen 63 und 95%, wobei eine klare Abhängigkeit vom Ausmaß der Resektion besteht. Von der Radikalität der Operation hängt auch die Rezidivrate ab, die zwischen 0 und 41% angegeben wird (229, 519, 652, 759, 1344). Als Risikofaktoren für eine ungünstige Prognose gelten inkomplette Exstirpationen, mittelliniennahe Lage und histologische Anaplasie. Einer von zwei Fällen der eigenen Serie mit Tumoren WHO Grad III wies ein Jahr nach der Operation eine spinale Abtropfmetastase auf. Bei unkompliziert gelegenen Gangliogliomen, die es komplett zu entfernen gelang, sollte man daher mit einem langjährigen, symptomfreien Überleben rechnen mit guter Aussicht auf Anfallsfreiheit. Die Notwendigkeit für eine Strahlentherapie oder Chemotherapie ergibt sich sicher nicht. Die Strahlentherapie sollte reserviert bleiben für primär maligne oder sekundär malignisierte Gangliogliome (652, 700, 776, 1343, 1537).

Anaplastische Gangliogliome

Diese Tumoren sind so selten, daß sie in manchen Lehrbüchern gar nicht separat abgehandelt werden (187, 679). In größeren Gangliogliomserien treten sie mit einer Häufigkeit von 3–5% auf, selten auch noch häufiger (202, 759, 776, 1537). Die Anamnesedauer kann kürzer sein als bei niedriggradigen Gangliogliomen; wenn eine Transformation von nieder- zu höhergradig stattgefunden hat, kann auch eine lange Anamnesedauer vorliegen. Anders als bei höhergradigen Gliomen ist nicht die Fähigkeit der Kontrastmittelaufnahme im MRT das Unterscheidungszeichen der anaplastischen von den niedriggradigen Gangliogliomen. Vielmehr entsprechen die radiologischen Befunde im wesentlichen denjenigen der niedriggradigen Gangliogliome, also auch hier kann es Tumoranteile mit und ohne Kontrastmittelaufnahme geben (202, 578, 756, 759, 1443). Die anaplastische Entwicklung läuft fast immer in der glialen Tumorkomponente ab (578, 759, 1500).

Anaplastische Gangliogliome weisen eine etwa dreifach höhere Rezidivrate als niedriggradige Tumoren auf (759). Vereinzelt wird eine subarachnoidale Tumoraussaat beobachtet (1443, 1537). Anaplastische Gangliogliome können sich nach teils jahrzehntelangen Verläufen bis zum Glioblastom entdifferenzieren (668, 759, 1178).

Trotz dieser Verläufe scheint die Prognose der anaplastischen Gangliogliome insgesamt besser als anderer anaplastischer Gliome zu sein. Wie beim Gangliogliom WHO Grad I und II kommt der Radikalität der Exstirpation und damit indirekt der Lage des Tumors eine große prognostische Bedeutung zu (578, 759, 776). Die Wirkung der postoperativen Bestrahlung bei anaplastischen Gangliogliomen ist noch nicht sicher nachgewiesen, wird aber von mehreren Autoren empfohlen. Aufgrund der geringen Fallzahlen lassen sich keine sicheren Aussagen zur Strahlentherapie und zur Chemotherapie machen (759, 776, 1537).

Weitere neuronale und neurogliale Tumoren

Desmoplastische infantile Gangliogliome (DIG) sind sehr seltene niedriggradige neurogliale Tumoren WHO Grad I der frühen Kindheit, die erstmals als Entität von Vandenberg u. Mitarb. 1987 beschrieben wurden (1420) und von denen bis 1992 nur 26 Fälle in der Literatur berichtet wurden (1055). Die Tumoren liegen in der Regel supratentoriell und oberflächennahe, oft fest der Dura anheftend und sind zystisch. Die Anamnesedauer ist eher kurz, sie kann begleitet sein von einem zunehmenden Kopfumfang, da es sich oft um sehr kleine Kinder handelt. Die Tumoren neigen dazu, sehr groß zu werden und sind daher oft mit Zeichen des erhöhten intracraniellen Drucks vergesellschaftet. Trotz der oft beträchtlichen Größe sind fokale neurologische Ausfälle nicht häufig zu finden, Anfälle hingegen als Leitsymptom werden häufiger gesehen. Im T1-gewichteten MRT sind die zystischen Anteile des Tumors hypointens mit isointensen soliden Komponenten mit deutlicher Kontrastmittelaufnahme, die multinodulär sein kann und sich bis zu den Meningen erstreckt (890). Die Tumoren erscheinen fest, sind nicht stark vaskularisiert und haben eine kräftige desmoplastische Komponente. Mikroskopisch fehlen Nekrosen und neben den pleomorphen neuroepithelialen Zellen finden sich fibroblastenähnliche Spindelzellen (1055, 1419). Von der Patientengruppe und der Tumorlage her müssen diese Tumoren differentialdiagnostisch gegen PNETs, supratentorielle Ependymome und Astrocytome abgegrenzt werden. Die Therapie der Wahl ist die komplette Exstirpation. Dann können langjährige rezidivfreie Verläufe erwartet werden, es sind aber auch langjährige Verläufe nach inkompletter Exstirpation beobachtet worden, allerdings auch Rezidive. Aufgrund der oftmals großen Tumorausdehnung bei sehr jungen Patienten kann die perioperative Morbidität und Mortalität vergleichsweise hoch sein. Zur adjuvanten Chemotherapie oder Radiotherapie sagten Vandenberg u. Mitarb. (1419) noch, daß hier keine Unterschiede zur alleinigen Operation festgestellt werden, spätere Autoren hingegen empfehlen die Chemotherapie gegenüber der Radiatio (351, 1313, 1419).

Gangliocytome sind niedriggradige Tumoren (WHO Grad I), bei denen im Gegensatz zum Gangliogliom eine eigene gliale Komponente fehlt. Es finden sich nur wenig reaktive gliale Zellen. Die demographischen Daten, Klinik und Radiologie ähneln sehr denjenigen der Gangliogliome (1062, 1110). Fuller u. Burger (437) vertreten die Auffassung, daß dieser Ganglionzelltumor wegen seiner fehlenden neoplastischen glialen Komponente mehr einer hamartösen Mißbildung mit geringem Proliferationspotential entspricht. Ein Teil dieser Tumoren wird in der Perisellärregion beobachtet, mit einem Hypophysenadenom und endokrinologischen Störungen assoziiert (717, 1062, 1110).

Dysplastische cerebelläre Gangliocytome (Morbus Lhermitte-Duclos) sind niedriggradige Tumoren WHO Grad I. Bekannt seit 1920 sind dennoch weniger als 100 Tumoren in der Literatur beschrieben (1115, 1182). Der Tumor wird häufig in der 3. und 4. Dekade beobachtet. Obwohl der Tumor selten auch mal im Hypothalamus gesehen wird, tritt er meist im Kleinhirn auf, so daß die klinische Präsentation mit dem Leitsymptom der intracraniellen Druckerhöhung oder mit denen der Kleinhirndysfunktion abläuft. Überdurchschnittlich häufig werden andere ZNS-Mißbildungen beobachtet (s. auch Kapitel 2, S. 290). Im CT sind die Tumoren gerne hypodens, im MR im T1-Bild hypointens mit wenig Kontrastmittelaufnahme. Makroskopisch präsentieren sich diese Tumoren als verdickte Kleinhirnfoliae (1182).

Die Abgrenzung zwischen Tumor und normalem Kleinhirngewebe ist sehr schwierig. Daher ist auch die komplette Exstirpation nicht einfach und Re-Operationen können notwendig werden. Gute Verläufe bis zu 4 Jahren sind beobachtet worden (229). Der Wert von Strahlentherapie und Chemotherapie ist unklar.

Dysembryoplastische neuroepitheliale Tumoren (DNT) sind multinoduläre niedriggradige Tumoren (WHO Grad I), die neben Ganglionzellen als gliales Element astrozytäre und oligodendrogliale Komponenten enthalten. Sie sind gern mit corticalen Dysplasien und Hamartien vergesellschaftet (77, 1102, 1500). Dieser Tumor wurde erstmals als Entität von Daumas-Duport u. Mitarb. beschrieben (299). Sie sind selten, es dürften mittlerweile nicht mehr als 100 in der Weltliteratur beschrieben worden sein (712, 1025). Im epilepsiechirurgischen Krankengut sind sie überdurchschnittlich häufig, von 7,5–14% (298, 299, 712) anzutreffen, im eigenen Krankengut 13% von 146 epilepsieassoziierten Tumoren. Klinisch werden diese Tumoren meist mit Anfällen symptomatisch, oft besteht eine pharmakoresistente Epilepsie. Im eigenen Krankengut betrug bei 19 Fällen das durchschnittliche Alter bei Anfallsbeginn 15 Jahre und die durchschnittliche Anfallsdauer 14 Jahre mit einem Bereich von 3–38 Jahren. Fokale Ausfälle sind selten. Im CT sieht man klassischerweise gut abgegrenzte hypodense Zonen mit seltenen Verkalkungen (20%) und inhomogener Dichte. Im MRT erkennt man zystische Komponenten wesentlich besser, und im Protonen-gewichteten Bild bestehen hypo-, iso- und hyperintense Zonen nebeneinander (1025). Im MRT können sie auch multizystisch erscheinen, obwohl sie intraoperativ nicht wirklich zystisch sein müssen. Diese Tumoren können auch groß werden und Zeichen der Raumforderung aufweisen. Die Therapie der Wahl ist die operative Entfernung. Anlaß für die Operation ist meist die pharmakoresistente Epilepsie, so daß bei der Operationsplanung epilepsiechirurgische Gesichtspunkte angemessen berücksichtigt werden müssen (s. auch Kapitel 1, S. 99). Die Ergebnisse bezüglich Anfallsfreiheit sind im allgemeinen gut, im eigenen Krankengut waren 69% anfallsfrei und 19% hatten nicht mehr als 2 Anfälle im Jahr. Daumas-Duport u. Mitarb. beschrieben, daß 17 von 39 Patienten mit subtotaler Resektion keinen Anhalt für Rezidivwachstum aufzeigten (299). Obwohl auch Kirkpatrick u. Mitarb. und Raymond u. Mitarb. (712, 1124) über gute Prognose bei teilresezierten Fällen berichteten, konnten Ostertun u. Mitarb. (1025) im langjährigen Verlauf bei 2 von 16 Fällen eine deutliche Größenzunahme der Läsionen beobachten. Mehrere Autoren haben diskutiert, daß DNT aus einer dysorganisierten Embryogenese abstammen, wie die häufige Assoziation mit corticalen Dysplasien nahelegt (298, 299, 1102) (Abb. 2.33).

Zentrale Neurocytome sind seltene supratentorielle an den Ventrikel angrenzende Tumoren (WHO Grad I), die überwiegend junge Erwachsene betreffen. Sie bestehen aus einer isomorphen Zellpopulation neuronalen Ursprungs, die nur selten mitotische Aktivität und Atypien aufweist. In der Gruppe der intraventrikulären Tumoren nehmen sie einen relativ großen Raum ein (s. auch S. 207). Klinisch manifestieren sie sich nach kurzer Anamnesedauer häufig mit Zeichen des erhöhten intracraniellen Druckes (s. auch Übersichtsarbeit 546). Im CT erweisen sich die Tumoren als gut abgegrenzt mit häufigen Verkalkungen und zystischen Veränderungen. Die Kontrastmittelaufnahme im CT ist meist mäßig, im MR hingegen kann sie mäßig aber auch kräftig sein. Im T1- und T2-gewichteten Bild stellen sich zentrale Neurocytome iso- bis leicht hyperintens dar. Die Therapie der Wahl ist die operative Entfernung, dies war bei den bisher berichteten Fällen nur zur Hälfte möglich (546, 1516). Auch bei inkompletter Tumorexstirpation sind langjährige Verläufe die Regel. Obwohl Anzeichen der Entdifferenzierung wie erhöhte mitotische Aktivität, Kern- und Zellatypien, Endothelproliferation und sogar kleine Nekroseherde gelegentlich beobach-

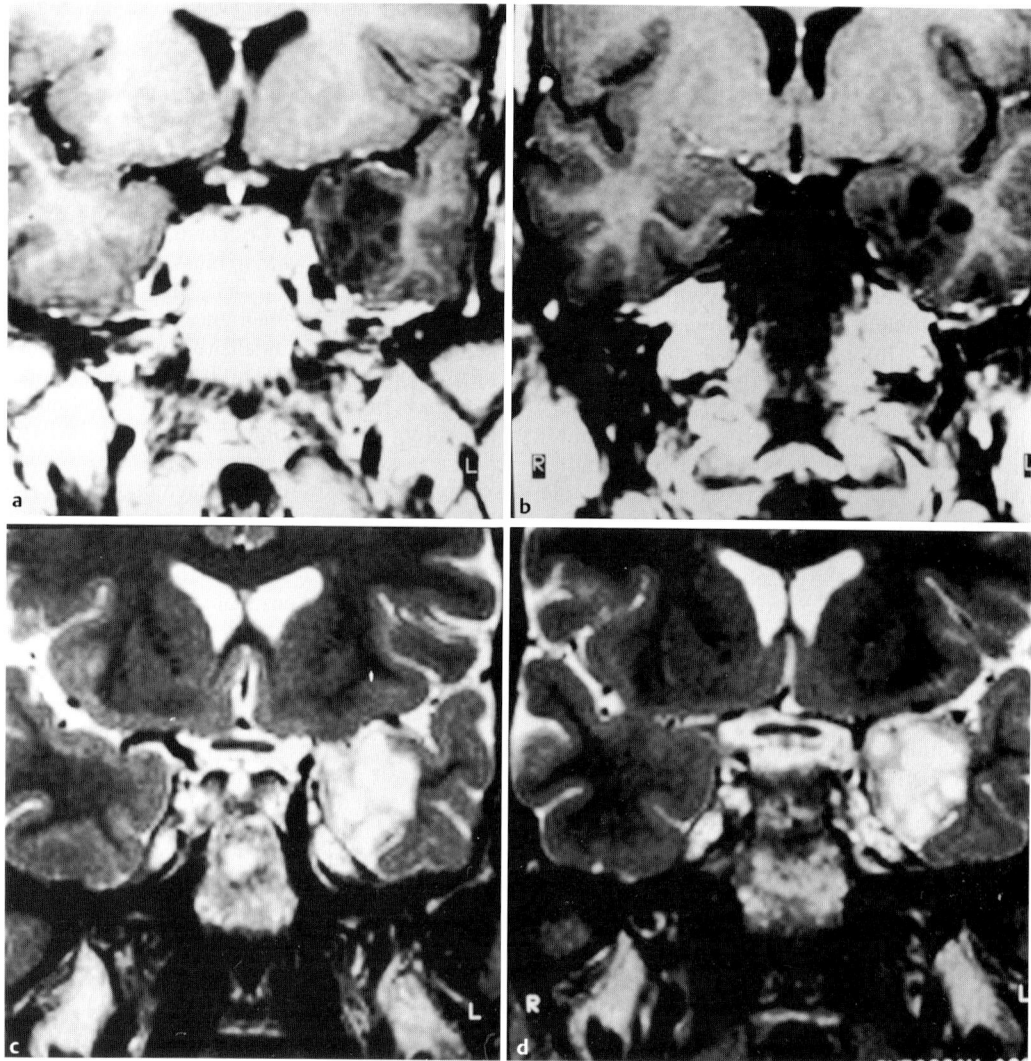

Abb. 2.**33** MRT eines polyzystischen links temporomesialen dysembryoblastischen neuroepithelialen Tumors (DNT) ohne wesentliche Kontrastmittelanreicherung in den T1-gewichteten Aufnahmen (**a, b**). In den T2-gewichteten Aufnahmen kommen die soliden Tumoranteile leicht und die zystischen stark hyperintens zur Darstellung. Ein wesentliches perifokales Ödem liegt nicht vor (**c, d**).

tet werden, haben diese doch eine geringere prognostische Aussagekraft als bei gliösen Tumoren. Sichere Aussagen zur Prognose sind bei den sehr seltenen anaplastischen zentralen Neurocytomen noch nicht möglich (546, 874, 1516).

Paragangliome des Filum terminale sind sehr seltene gutartige Tumoren (WHO Grad I) in der Region der Cauda equina, die die histologischen und feinstrukturellen Charakteristika eines Paraglioms haben (s. auch Kapitel 4, S. 313). Sie treten vor allem im Erwachsenenalter auf. Ganglionzellen und Schwann-Differenzierungen sind nicht selten (1308). Klinisch unterscheiden sie sich nicht von anderen Cauda-Tumoren. Histologisch können sie mit myxopapillären Ependymomen verwechselt werden. (187). Im Kernspintomogramm sind diese Tumoren T1-gewichtet nativ isointens und reichern Kontrastmittel an. T2-gewichtet sind sie hyperintens. Die Therapie der Wahl ist ihre operative Entfernung, die in der

Regel auch gut gelingt. Rezidive werden fast ausschließlich bei Patienten mit inkompletter Resektion oder reiner Biopsie beobachtet (187). Daher wird in diesen Fällen die lokale Bestrahlung empfohlen (36, 1293).

Olfaktorische Neuroblastome (Esthesioneuroblastome) sind keine häufigen Tumoren (s. auch Kapitel 2, S. 205 u. S. 249). Seit der Erstbeschreibung 1924 sind etwa 300 Fälle berichtet worden (359). Diese Tumoren sollen von olfaktorischen neuroepithelialen Zellen im oberen Nasenhöhlenbereich ausgehen. Sie wurden in der Vergangenheit auch olfaktorisches neurales Neoplasma, olfaktorisches Esthesioneuroblastom und neuroendokrines Carcinom genannt. Davon zu unterscheiden ist die Variante des olfaktorischen Neuroepithelioms (Esthesioneuroepitheliom), das zusätzlich glandulär differenzierte Zellelemente aufweist. Lichtmikroskopisch weisen diese Tumoren eine lobuläre Architektur auf mit Lagen von neoplastischen Zellen und können ein reich vaskularisiertes Stroma haben mit gelegentlicher Rosetten- oder Pseudorosettenbildung (187, 437). In einer großen Serie fand sich ein doppelter Altersgipfel in der 2. und 5. Dekade (359). Klinisch stehen häufig lokale Symptome bezogen auf die Nase, Nasenhöhle und die Nebenhöhlen im Vordergrund, in erster Linie Epistaxis und verlegte Nasenatmung. Es ist ein 4stufiges histologisches und ein 4stufiges klinisches Graduierungssystem vorgeschlagen worden, um das schwer kalkulierbare biologische Verhalten dieser Tumoren besser beschreiben zu können. Die Tumoren können die Schädelbasis durchwachsen und auch infiltrativ in das Hirn einwachsen (359).

Im Kernspintomogramm sind die Tumoren hypo- bis isointens im T1-Bild ohne Kontrast, reichern aber meist gut an. Im CT können auch Verkalkungen nachweisbar sein. Die Tumoren können auf die Nasenhöhle beschränkt sein, die Nebenhöhlen mit erfassen, die Schädelbasis und den Orbitainhalt erfaßt haben, oder sie können in das Gehirn eingewachsen sein und in Lymphknoten metastasiert sein. Vergleicht man das pathologische mit dem klinischen Graduierungssystem (359), erscheint die Prognose mehr vom Ausmaß des klinischen Befalls als von den histologischen Kriterien abzuhängen. Diese Tumoren sind häufig nicht mehr komplett operabel, wenn sie in den Sinus cavernosus eingewachsen sind. Die operative Therapie kann transnasal erfolgen, solange das Schädelinnere noch nicht befallen ist. Dura- oder Hirnbeteiligung erfordert aber größere transfrontale Eingriffe mit Schädelbasisersatz und ist häufig mit nicht unbeträchtlicher Morbidität assoziiert. Lokale Rezidive werden bei 1/4 der Patienten mit niedriggradigen Tumoren und bei 2/3 der Patienten mit höhergradigen Tumoren innerhalb von 5 Jahren beobachtet. Die 5-Jahres-Überlebensrate liegt beim fortgeschrittenen Tumorstadium – also mit Einwachsen in das Schädelinnere – zwischen 50 und 80% (926, 11247, 1534). Adjuvante Strahlentherapie reduziert die Rezidivrate auf um die 20%, die Chemotherapie mit Schemata ähnlich denen bei neuroektodermalen Tumoren scheint effektiv zu sein, auch metastasierende Fälle sollten damit behandelt werden. Aufgrund der geringen Fallzahlen sind sichere Aussagen zur besten Therapieform noch nicht möglich. Bei höhergradigen Tumoren sollte man die unmittelbare Strahlentherapie und adjuvante Chemotherapie unbedingt in Erwägung ziehen (359, 926, 1534).

Tumoren der Meningen

M. Westphal

■ Meningeome

Meningeome zählen zu den extracerebralen Tumoren und sind somit keine Hirntumoren im eigentlichen Sinn. Sie gehen von den Meningen aus und wachsen meist langsam und verdrängend, zumindest was das eigentliche Hirnparenchym angeht. Insbesondere in funktionell weniger bedeutsamen Lokalisationen können diese Tumoren dadurch oft stattliche Größen erreichen (Abb. 2.**34a**). Im Gegensatz dazu können in kritischen Regionen, z.B. im Opticuskanal, schon ganz flache Tumorrasen symptomatisch werden (Abb. 2.**34b**). Intracerebrale Meningeome sind sehr selten und liegen dann fast immer innerhalb des Ventrikelsystems.

Epidemiologie und Ätiologie

An der Gesamtzahl von Hirntumoren machen Meningeome bei Männern 15% der Erkrankungen, bei Frauen 30% aus (1341). Die Zahlen für die Inzidenz von Meningeomen schwanken sehr zwischen verschiedenen internationalen Serien und hängen von der Struktur der Erhebung und des Gesundheitssystems ab. Es werden ohne Berücksichtigung von autoptischen Fällen Zahlen zwi-

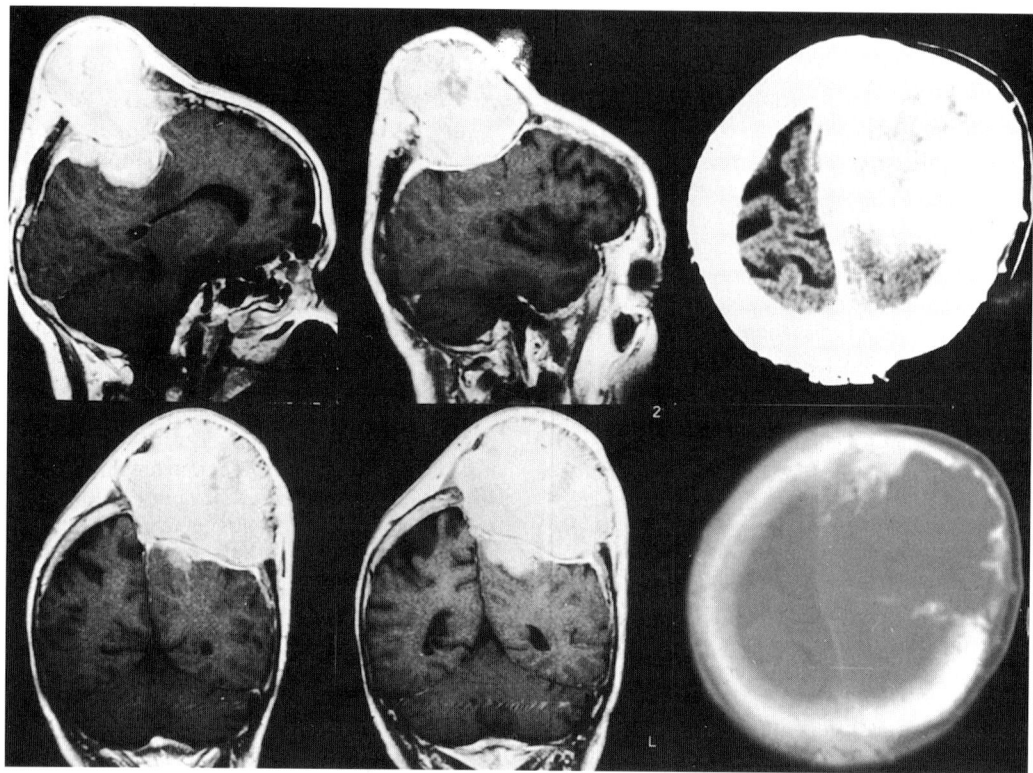

Abb. 2.**34a** Meningeom über der linken Konvexität bei einer 75jährigen Frau mit einer 10jährigen Anamnese, die sich nicht getraut hatte zum Arzt zu gehen und schließlich vorstellig wurde weil sie eine Schwäche im rechten Bein bemerkte.

schen 1,6 und 5,5 pro 100000 Menschen angegeben (250, 1106, 1341). Die Inzidenz steigt kontinuierlich mit dem Lebensalter, so daß in Autopsieserien 2,7% der männlichen und 6,2% der über 80jährigen ein bis dahin asymptomatisches Meningeom hatten. Im Gegensatz dazu sind autoptisch nachweisbare asymptomatische Meningeome unter 30 Jahren eine absolute Seltenheit. Frauen sind 1,5- bis 3mal haüfiger betroffen als Männer, wobei man in der Praxis von einer durchschnittlichen Richtzahl von 2,5 für das Verhältnis weiblich/männlich ausgehen kann. Meningeome treten eher im höheren Lebensalter auf, bei Männern liegt der Erkrankungsgipfel in der 6. Dekade, bei Frauen in der 7. (325).

In nahezu allen großen Serien entfallen nur knapp 2% der Meningeome auf Kinder unter 15 Jahren. Bei den kindlichen Meningeomen überwiegt allerdings das männliche Geschlecht. Im Gegensatz zu den Gliomen, wo die aggressiveren Formen im höheren Lebensalter zunehmen ist es bei den Meningeomen eher umgekehrt. In mehreren Serien und auch in unserer eigenen Erfahrung sind die Meningeome bei jüngeren Patienten eher den aggressiven oder sogar malignen Verlaufsformen zuzuzählen als bei älteren Patienten (242, 1137), wo Meningeome über lange Zeit kaum noch an Größe zunehmen (Abb 2.**34c**, 2.**35**).

Die Ätiologie der Meningeome ist weitgehend ungeklärt. Gesichert ist lediglich das gehäufte Auftreten von Meningeomen nach Bestrahlung des Neurocraniums (540). Cytogenetische Untersuchungen haben häufig einen Verlust von Chromosom 22 nachweisen können oder Deletionen auf dem langen Arm von Chromosom 22 innerhalb des Locus für die Neurofibromatose (257, s. auch Kapitel 1, S. 54ff). Multiple Meningeome finden sich bei 2% der Patienten, wobei es sich dabei in 90% um Frauen handelt. In einigen Fällen ist das Auftreten multipler Meningeome mit dem Morbus Recklinghausen vergesellschaftet. Genauere Untersuchungen des NF2-Gens (Chromo-

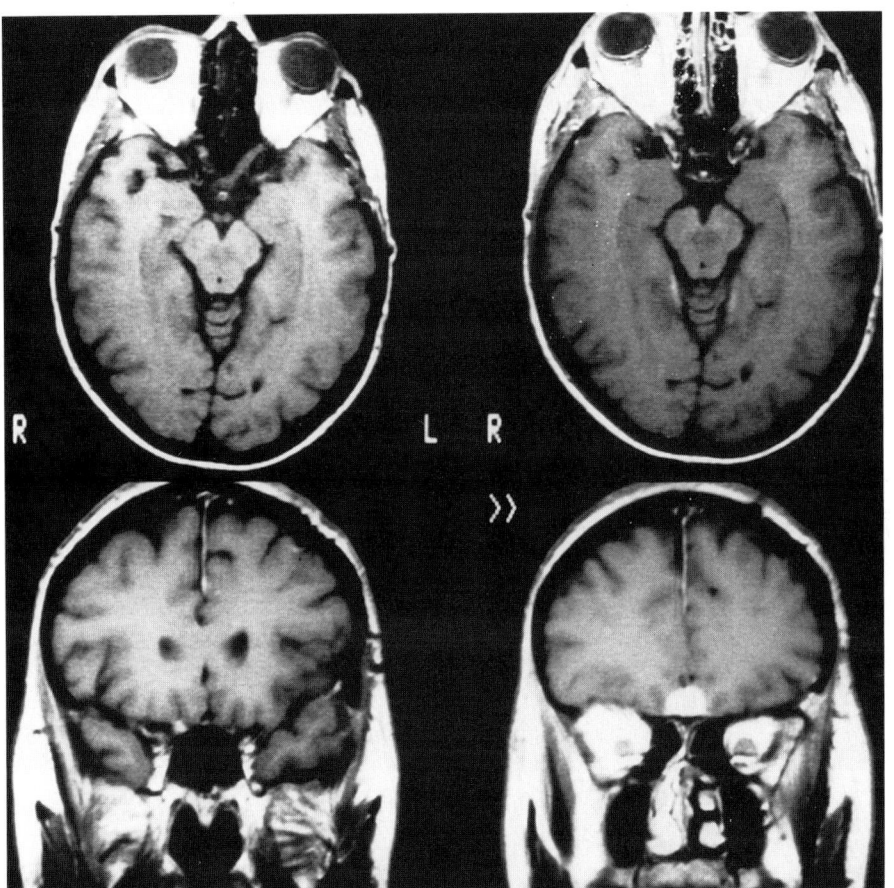

Abb. 2.34 b Planum sphenoidale Meningeom bei einer 42jährigen Patientin, die über eine mehrmonatige Anamnese von Sehstörungen berichtete, die auf die nur im Dünnschicht-MRT zu sehenden Gadolineum anreichernden Tumorrasen an der Orbitaspitze/Opticuskanal zurückzuführen sind (Pfeile).

som 22) gerade bei Patienten mit multiplen Meningeomen haben den Verdacht nahegelegt, daß diese multiplen Tumoren klonalen Ursprungs sind, da sich identische Mutationen in diesem Gen finden (1435). In einer früheren cytogenetischen Untersuchung konnten zwar unterschiedliche Zufallsaberrationen in unterschiedlichen Meningeomen desselben Patienten gefunden werden, wobei beide eine Monosomie 22 hatten und damit die These der Monoklonalität erhärtet werden kann (978).

Immer wieder wird der Zusammenhang von Meningeomen und Trauma diskutiert oder von betroffenen Patienten ins Gespräch gebracht. Es hat zu dieser Frage eine Fülle von Studien gegeben, die eindeutig gegen einen Zusammenhang zwischen Meningeomen und Schädel-Hirn-Verletzungen sprechen (31, 237, 1042), auch wenn in einer Studie von der Möglichkeit eines Zusammenhanges gesprochen wird.

Meningeome in der Schwangerschaft stellen eine besondere Erkrankungssituation dar. Es kann hierbei zu einem sehr raschen Wachstum und subakuter Symptomatik kommen. Schwangere mit einem bekannten Meningeom bedürfen daher besonders sorgfältiger Überwachung. In diesem Zusammenhang muß erwähnt werden, daß fast alle Meningeome Progesteronrezeptoren besitzen und etwa 50% der Tumoren auch Östrogenrezeptoren (528). Die biologische Signifikanz dieser Rezeptoren und deren Funktionalität sind allerdings noch immer Gegenstand kontroverser Diskussionen (1237).

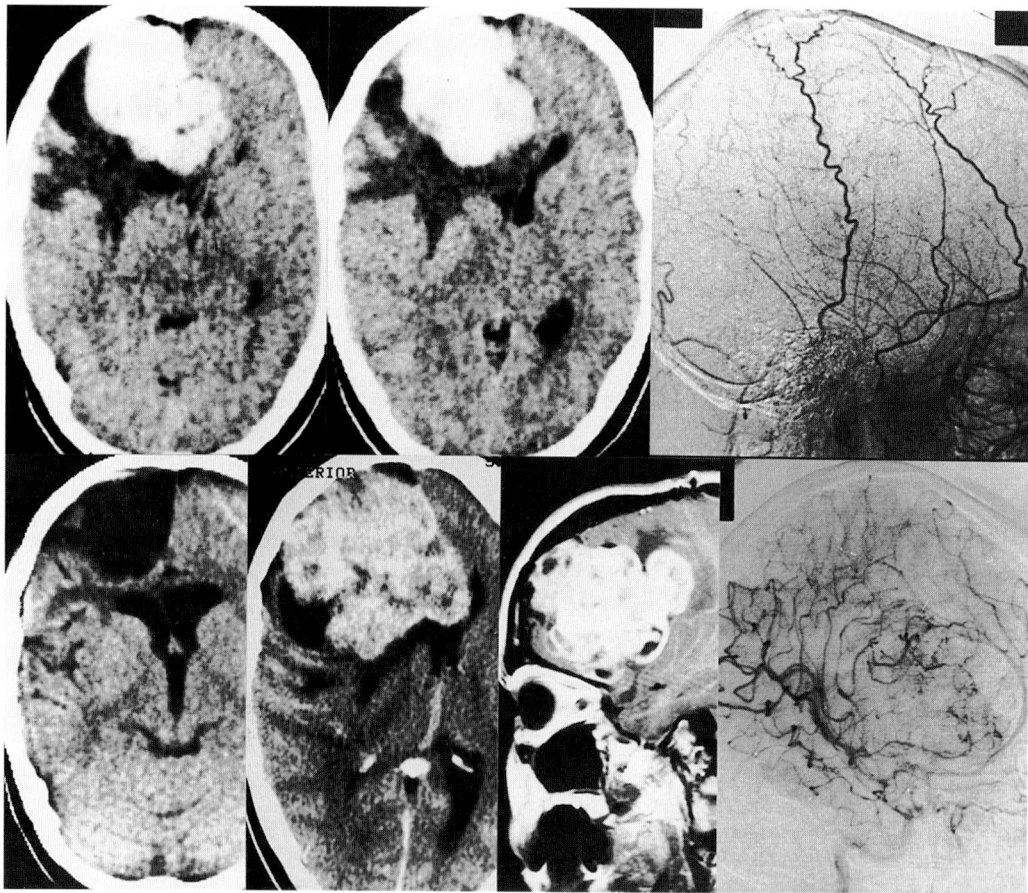

Abb. 2.**34c** Rasch rezidivierendes Meningeom bei einer 22jährigen Patientin, bei der zunächst ein papilläres Meningeom WHO Grad 2 rechts frontal makroskopisch vollständig entfernt worden war. Dieser Tumor ist 4 Jahre später als anaplastisches Meningeom lokal rezidiviert und zunächst wieder nur radikal entfernt worden. Nach einem zweiten Rezidiv innerhalb von 6 Monaten ist eine Strahlentherapie mit 56 Gy erfolgt.

Diagnostik

Besteht der Verdacht auf eine intracranielle Raumforderung, erfolgt die weitere bildgebende Diagnostik mittels Computertomographie (CCT) oder Kernspintomogramm (MRT, s. auch Kapitel 1, S. 56ff). Im CCT sind Meningeome oft homogen primär hyperdens, oft verkalkt (Psammomkörper) und nur sehr selten cystisch. Im Gegensatz zu den kompakten Meningeomen kann ein „en-plaque"-Meningeom rasenförmig weite Teile der Schädelbasis überwachsen ohne irgendwo eine größere Masse zu bilden. Diese Tumoren sind im CCT fast nicht zu diagnostizieren und erfordern unbedingt eine MRT. Insbesondere die Meningeome der vorderen Schädelbasis verhalten sich so.

Meningeome sind stark kontrastmittelanreichernd und zeigen bei Ansatz am Knochen oft eine regionale Hyperossifikation, ohne dabei den Knochen notwendigerweise zu infiltrieren (Tumornabel, Abb. 2.**36**, 2.**37**). Dies steht im Gegensatz zu den Hämangiopericytomen, die von der Lage und dem Kontrastmittelverhalten sehr ähnlich sein können, aber nie eine hyperostotische Reaktion hervorrufen. In der Kernspintomographie läßt sich oft eine weit über den eigentlichen Ansatz hinausgehende Signalanhebung in den Meningen erkennen, das sog. „meningeal sign", das pathognomonisch für diese Tumoren ist (Abb. 2.**38**).

Aufgrund ihres Ursprungs von den Hirnhäuten bzw. der Schädelbasis sind die Tumoren meist

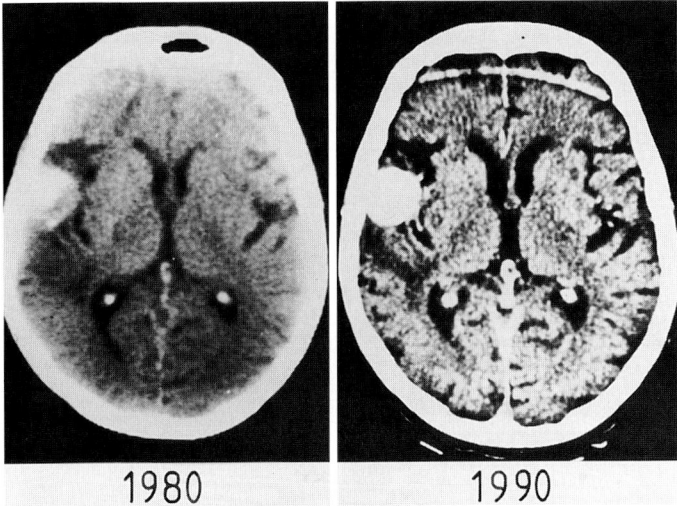

Abb. 2.**35** Vergleichende CCTs eines zunächst 70jährigen Patienten mit einem zufällig gefundenen Meningeom, bei dem eine abwartende Haltung eingenommen wurde und bei dem sich nach 10 Jahren kein Tumorwachstum zeigte. (Diese Bilder sind freundlicherweise von PD Dr. Martin Schabet, Neurologie der Universität Tübingen zur Verfügung gestellt worden.)

ausschließlich über Äste der A. carotis externa vaskularisiert (Abb. 2.**36**). Die im Hirn hervorgerufene Reaktion ist sehr unterschiedlich. Z. T. liegen große Meningeome völlig reizlos innerhalb des Hirnparenchyms, andererseits gibt es kleine Tumoren, die von einem massiven perfokalen Ödem umgeben sind (Abb. 1.**29**, S. 91), welches auch noch lange nach einer Resektion weiterbestehen kann. Diese Unterschiede sind auf in den Tumoren in unterschiedlichen Mengen produzierte vasoaktive Substanzen zurückzuführen (s. auch Kapitel 1, S. 90) oder den tumorbedingten Verschluß einer wichtigen kortikalen Drainagevene (Stauungsödem). Schließlich scheint es auch besondere histologische Varianten zu geben, die besonders zur Ödembildung neigen, so das papilläre Meningeom (347) und eine pericytenreiche Variante des meningotheliomatösen Meningeoms (die PEG-Variante, 1152). Ein geringer Teil der Meningeome ist cystisch und erscheint bildmorphologisch wie eine Metastase oder ein hirneigener Tumor (Abb. 2.**39**). Zentral hypodense Meningeome im Sinne einer Zentralnekrose gibt es nur sehr selten (Abb. 2.**40**).

Histologisch werden die Meningeome nach der WHO-Klassifikation eingeteilt und zwar in 3 Grade von WHO Grad 1 bis WHO Grad 3, wobei es sich bei letzteren um die anaplastischen Varianten handelt, die entweder als primär maligne Meningeome auftreten oder durch progrediente Dedifferenzierung entstehen (717, s. auch Kapitel 1, S. 36). Das Meningosarkom ist in der neuen WHO-Klassifikation nicht mehr vorhanden, hingegen werden die Hämangiopericytome den Sarkomen zugeordnet (717, s. auch Kapitel 2, S. 37). Für eine ausführliche Darstellung der Histologie der meningealen Tumoren sei auf das Kapitel 1, S. 33 ff hingewiesen.

Symptomatik

Die Symptome entsprechen der Lokalisation und beinhalten u.a. Kopfschmerzen, ein Psychosyndrom, Paresen, Anfälle und Gesichtsfeldstörungen oder Hirnnervenausfälle. In seltenen Fällen können Meningeome auch vom Plexus chorioideus ausgehen und innerhalb des Ventrikelsystems wachsend zu einer kompletten oder teilweisen Liquorpassagestörung führen. Die Lokalisation bestimmt auch die biologische Wertigkeit eines Tumors und muß in die Therapieüberlegungen, insbesondere die Abschätzung der Dringlichkeit, einbezogen werden. So kann ein Patient mit einem mittelgroßen Konvexitätsmeningeom nach Vereinbarung einer Therapie in einer neurochirurgischen Ambulanz geregelt nach verfügbarer Bettenlage einbestellt werden, wohingegen z. B. ein Patient mit einem gleichgroßen Tumor im Bereich in der hinteren Schädelgrube u.U. notfallmäßig operiert werden muß (Abb. 2.**41**).

Anfälle sind bei Meningeompatienten relativ häufig und finden sich bei etwa 40% der Patienten (244). Dabei ist die Lokalisation wieder entscheidend, so daß in großen Untersuchungsserien 90% der Patienten mit einem Konvexitätsmeningeom um die rolandische Fissur Anfälle haben, aber nur

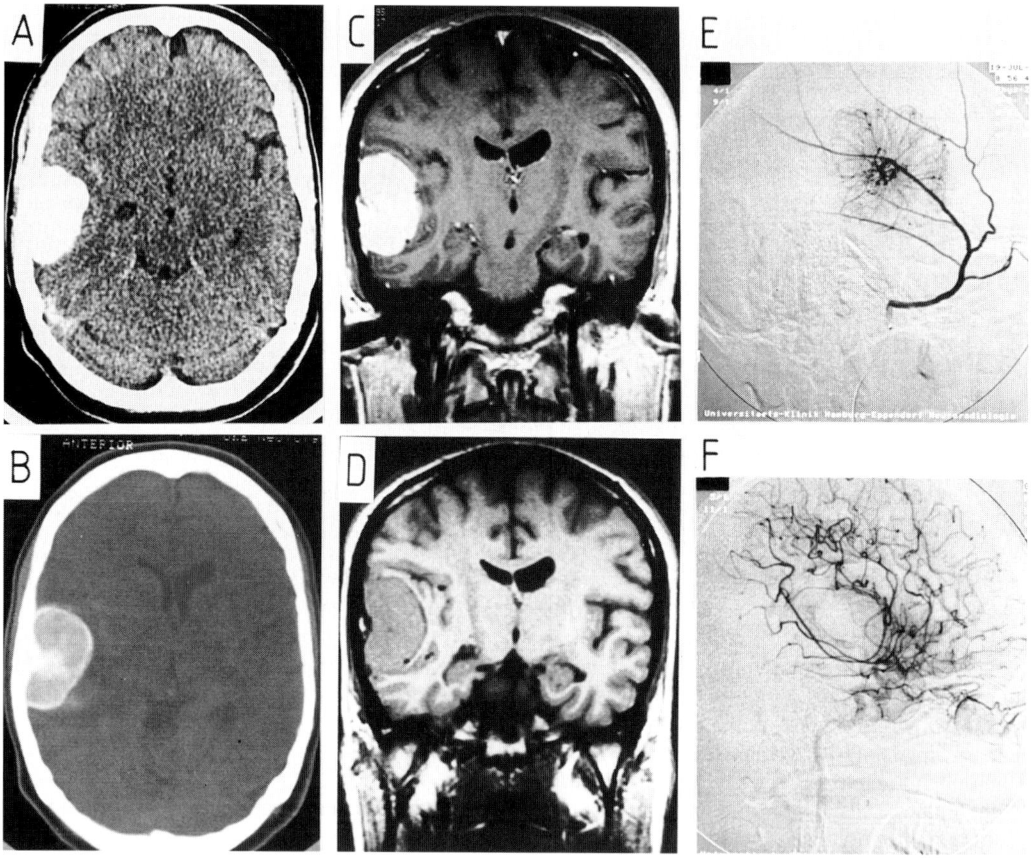

Abb. 2.36 Neuroradiologisches „Portrait" eines Meningeoms. A, B Computertomogramme in denen in der Knochenfensterausspielung (B) die Hyperostose am Ansatz zu sehen ist. Die Kernspintomogramme in den coronaren Schichten zeigen wie das Meningeom hauptsächlich verdrängend wächst und zu keinerlei Ödemreaktion führt. Die Angiogramme zeigen (E) die typische Versorgung durch die A. cerebri media als Ast der A. carotis externa und (F) die Verdrängung der Gefäße aus dem A.-carotis-interna-Kreislauf.

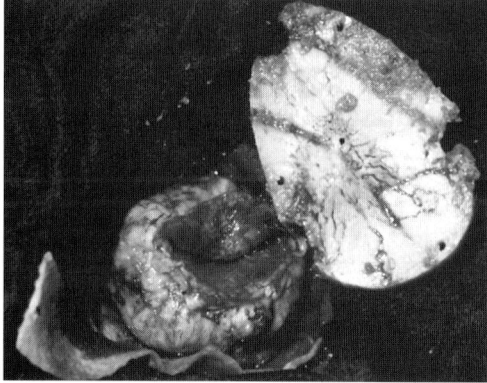

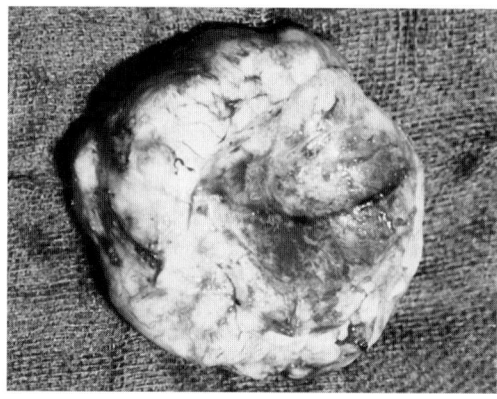

Abb. 2.37 Präparatfotos des Meningeoms aus Abb. 2.36, die das kompakte, gut abgegrenzte Meningeom zeigen und den Ansatz am Knochen mit der Hyperostose, dem „Tumornabel".

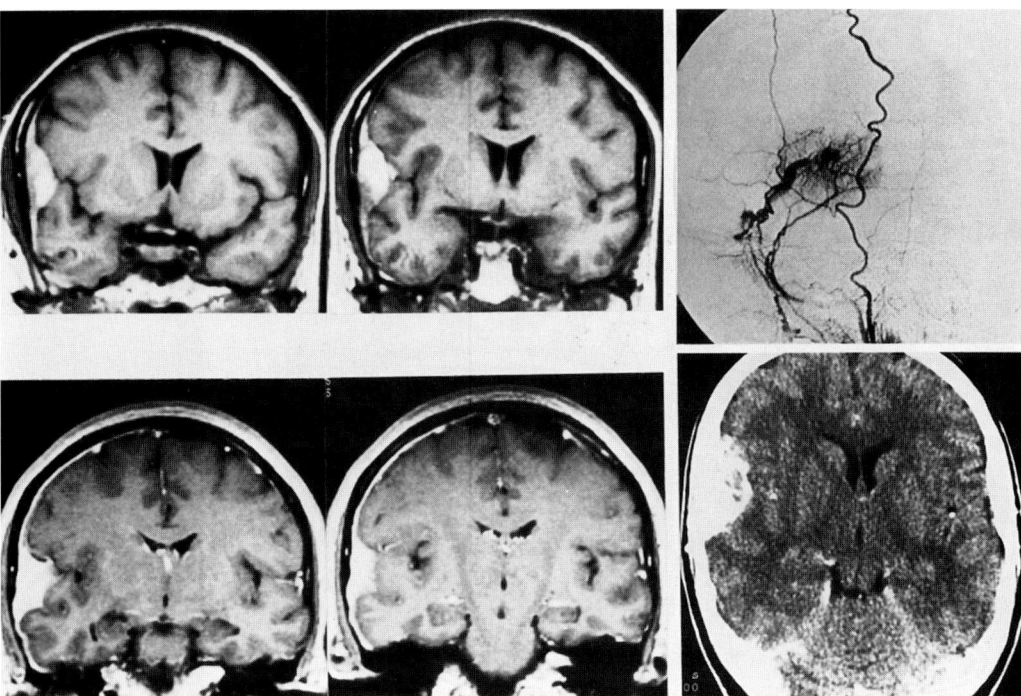

Abb. 2.**38** Kernspintomogramme (links) eines Meningeoms um das herum die Dura weit über den eigentlichen Tumorbereich hinaus Gadolineum anreichert (tail-sign, meningeal sign). Rechts oben das entsprechende Angiogramm mit der typischen Externaversorgung und darunter das Kontrastmittel-CCT.

0–10% der Patienten mit occipitalen Läsionen und wiederum 30–40% mit basalen Tumoren.

Therapie

Wird ein Meningeom symptomatisch, so ist es zu einer lokalen Reizung mit einem Anfall gekommen oder einem kompressionsbedingten, fokalen neurologischen Defizit oder der Beeinträchtigung eines Hirnnervs. Wird ein solcher Patient zunächst in einer Praxis gesehen und nicht sogleich stationär aufgenommen, sollte bei bestehenden Krampfanfällen eine medikamentöse antikonvulsive Therapie begonnen werden (s. auch Kapitel 1, S. 97). Liegt ein peritumorales Ödem vor (bei mindestens 50% der Patienten, 709), kann sogleich mit einer Therapie mit Corticosteroiden begonnen werden, z. B. kurzfristig bis zur stationären Aufnahme für einige Tage 3mal 4 mg Dexamethason täglich, mit der entsprechenden Ulcusprophylaxe. Ein fokales neurologisches Defizit ist darunter schon in wenigen Tagen regredient. Basale Tumoren, z. B. am Opticuskanal oder im Bereich des Sinus cavernosus, bedürfen keiner sofortigen medikamentösen Maßnahme, es sei denn, es handelt sich um große Tumoren mit Massenverschiebung, die umgehend in einer Klinik vorgestellt werden müssen.

Die Therapie der craniellen sowie auch der spinalen Meningeome (s. auch Kapitel 3, S. 299) besteht primär in der chirurgischen Entfernung (120, 1002). Die Meningeome wachsen meistens verdrängend, das Hirn vor sich herschiebend und respektieren dabei nahezu regelhaft die arachnoidale Grenzschicht. Daher kann man sie innerhalb dieser Schicht mit den modernen mikrochirurgischen Methoden ohne zusätzliches Trauma für das gesunde Gehirn radikal entfernen. Anders verhält es sich mit den Strukturen der Schädelbasis. Meningeome können die Basis diffus invadieren und auch empfindliche Strukturen ummauern, z. B. Hirnnerven oder Gefäße. Findet sich auch hier eine erhaltene Dissektionsebene, können auch hier die Tumoren radikal abgelöst werden. Auf die spezielle Therapie sei im Kapitel 1, S. 143 ff verwiesen. Wenn ein Tumor radikal, inclusive der

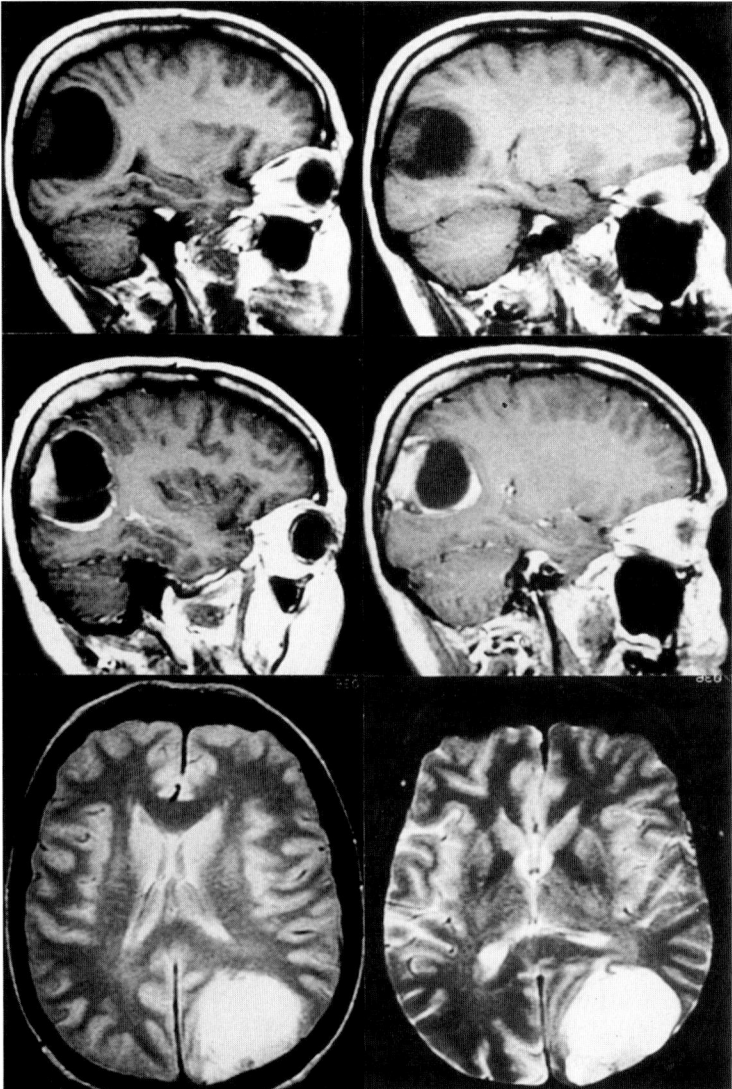

Abb. 2.39 Kernspintomogramme (T1 mit Gadolineum) eines cystischen Meningeoms parieto-occipital bei einer 44jährigen Frau, bei dem man zunächst allein aufgrund der Bildgebung ein pilocytisches Astrocytom vermutete.

Dura des Ansatzes, entfernt wird, hat der Patient eine Chance von etwa 80%, dauerhaft geheilt zu sein.

Im Rahmen der präoperativen Diagnostik wird häufig auch eine Angiographie durchgeführt. Bei besonders stark vaskularisierten Tumoren kann in diesem Rahmen eine selektive endovasculäre Embolisation der meistens aus der A. carotis externa entspringenden tumorversorgenden Gefäße erfolgen (977). Dadurch wird die operative Entfernung des Tumors zusätzlich vereinfacht. Die operative Mortalität hängt von der Lokalisation und Größe des Tumors sowie dem Zustand des Patienten ab. Sie liegt nahezu immer unter 5%, im Durchschnitt sogar unter 2%. Grenzen radikaler Resezierbarkeit sind z.B. breites Einwachsen in venöse Blutleiter und ausgedehnte Invasion in die Schädelbasis mit Infiltration der Hirnnerven und der Hauptgefäße (Abb. 2.**42**, 2.**43**). Auch die nach histologischen Kriterien gutartigen Meningeome können nämlich an der Schädelbasis knöcherne Strukturen diffus invadieren. In diesen Fällen kann es zu einem chronischen Fortschreiten mit immer wieder neu zu

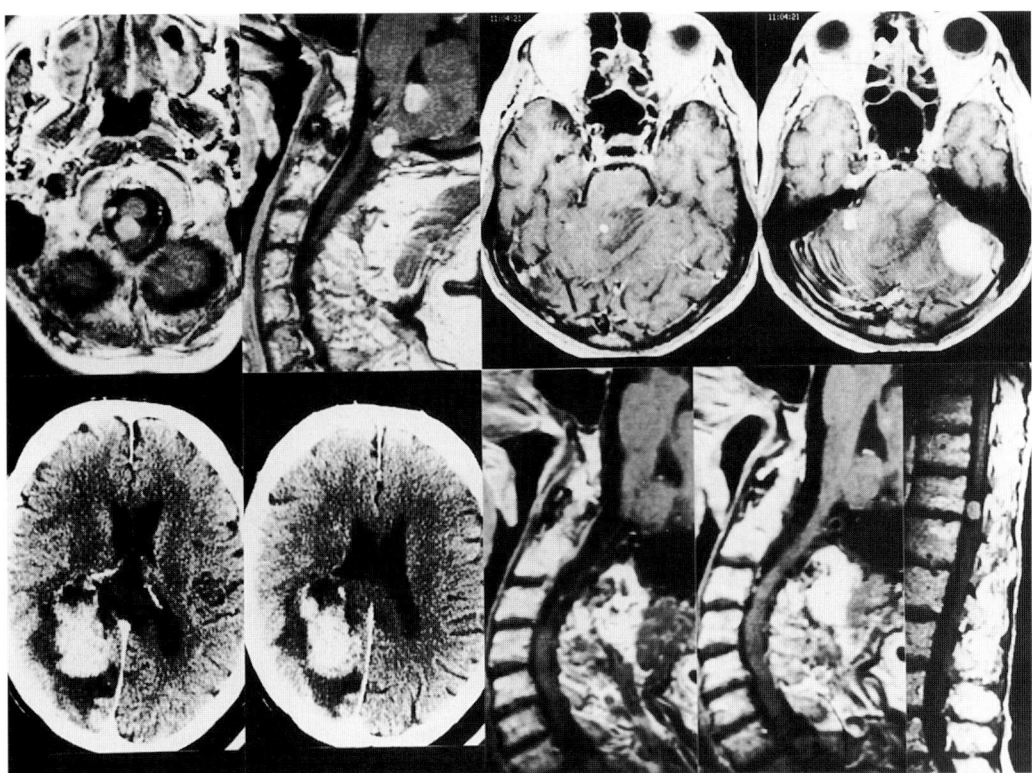

Abb. 2.40 Verlauf eines zunächst 70jährigen Patienten mit einem Ventrikelmeningeom, das im CCT (unten links) aufgrund der Lage und der zentralen Nekrose zunächst als Metastase operiert wurde. Dieses Meningeom WHO 2 rezidivierte dann zunächst im 4. Ventrikel und am craniocervicalen Übergang (links oben), dann im Kleinhirnbrückenwinkel (oben rechts) und schließlich als anaplastisches Meningeom WHO Grad 3 sowohl wieder im 4. Ventrikel (nur MRT ohne Gd) und spinal (unten rechts).

stellenden, z. T. nur palliativen Operationsindikationen kommen. Nach vollständiger Entfernung eines Meningeoms beträgt die Rezidivrate 3 % (5 Jahre, 631a), wobei an der Schädelbasis entfernte Meningeome wesentlich häufiger rezidivieren als die über der Konvexität gelegenen.

In manchen anatomischen Regionen wird heute in einigen Zentren eine focussierte, einmalige hochdosierte Bestrahlung als alternative Behandlungsmethode angeboten, insbesondere im Bereich der Schädelbasis. Diese stereotaktisch applizierte Radiochirurgie mit einem Gamma-Knife oder einem Linearbeschleuniger kommt nur für kleine Tumorvolumen in Frage. Die bisher verfügbaren Daten zeigen, daß eine effektive, mehrjährige Tumorkontrolle in über 90 % möglich ist (850), wobei es noch zu früh ist, über die langfristigen Nebenwirkungen Aussagen machen zu können. Die Indikation wird hauptsächlich in Tumoren oder Resten an der Schädelbasis, insbesondere im Sinus cavernosus gesehen.

Für die Indikation zur Therapie muß auch das Lebensalter und die Symptomatik berücksichtigt werden. Ein zufällig gefundenes Meningeom im höheren Lebensalter sollte zunächst beobachtet werden, da insbesondere verkalkte Prozesse oft nicht mehr an Größe zunehmen. Andererseits kann es für einen Patienten wesentlich unkomplizierter sein, ein größeres Meningeom in einem Lebensalter von 65 Jahren entfernen zu lassen als mit 75 Jahren, wenn die nicht direkt operationsbedingten, kardiopulmonalen oder thrombembolischen Komplikationen an Häufigkeit zunehmen. Letztere sind bei Meningeomen sehr viel häufiger als bei Patienten mit Gliomen oder Metastasen (1210).

Über die Rolle der Strahlentherapie bei Meningeomen wird seit sehr langer Zeit kontrovers

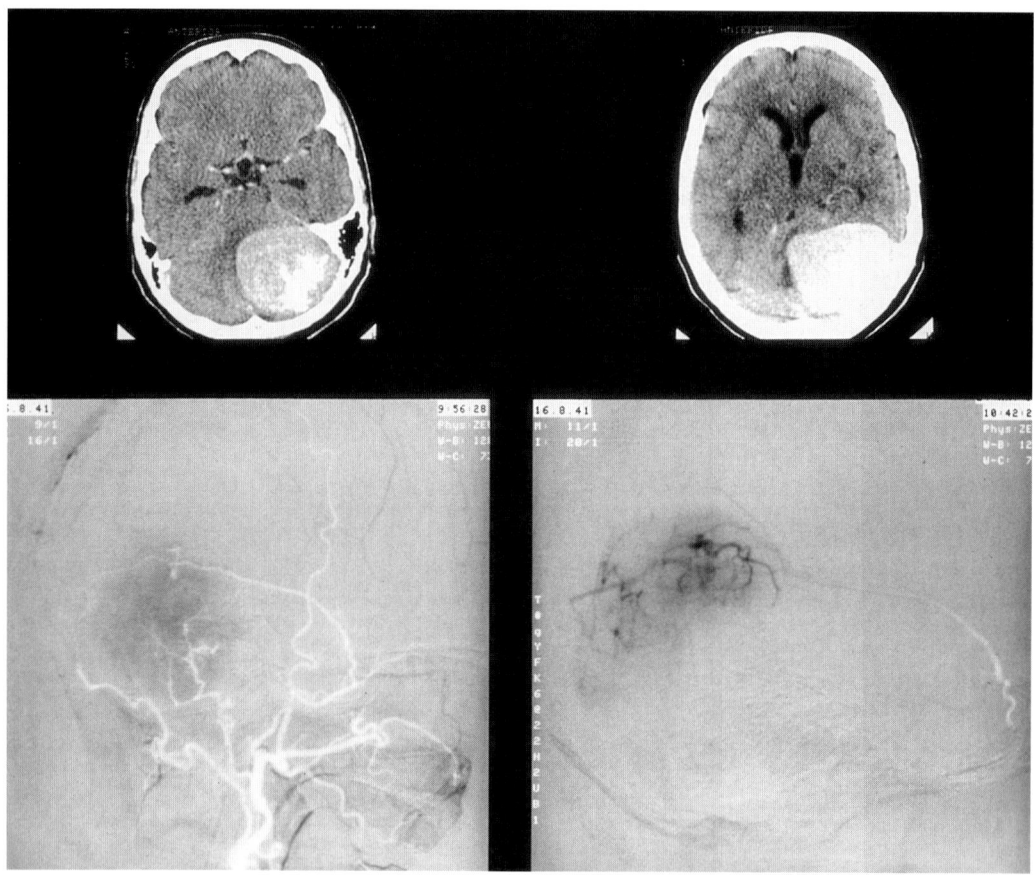

Abb. 2.41 Computertomogramme und Angiogramme einer Patientin mit einem großen Meningeom in der hinteren Schädelgrube welches zu einer Liquorpassagebehinderung geführt hatte und zwei Tage nach Vorstellung der Patientin in der Ambulanz operiert wurde.

diskutiert (849). An adjuvanten Therapien ist die Strahlentherapie zunächst der anaplastischen Form des Meningeoms vorbehalten (931, 1493). Auch nichtresezierbare Schädelbasistumoren WHO Grad II können von einer Bestrahlung nach Teilresektion profitieren (60, 479, s. auch Kapitel 1, S. 147 ff). Medikamentöse adjuvante Therapien etwa auf der Basis der antihormonellen Therapie bei vorhandenen Progesteronrezeptoren haben die zunächst in sie gesetzten Erwartungen nicht erfüllt und allenfalls einen marginalen Effekt bei inoperablen Tumoren gezeigt (510, 631a). Weitere Ansätze versuchen eine pharmakologische Beeinflussung der Tumoren über auf ihnen nachgewiesenen Dopaminrezeptoren (1237) oder über die ebenfalls nachweisbaren des Somatostatinrezeptoren (1138). Eine medikamentöse Standardtherapie für nicht resezierbare Meningeome gibt es allerdings noch nicht; erste Ergebnisse sprechen für eine Wirksamkeit von Hydroxyharnstoff in diesen Fällen (1551).

Maligne Meningeome

Maligne Meningeome oder heute besser anaplastische Meningeome mit Grad 3 nach WHO stellen ein besonderes therapeutisches Dilemma dar (1189b). Diese Tumoren kommen häufiger bei Kindern oder jungen Erwachsenen vor und neigen sowohl zum raschen Lokalrezidiv als auch zur Aussaat. Die Aussaat erfolgt in den Meningen über der Konvexität oder bei ventrikulären Meningeomen nach infratentoriell und auch nach craniospinal (Abb. 2.44, 2.45). Die Tumoren haben dabei eine

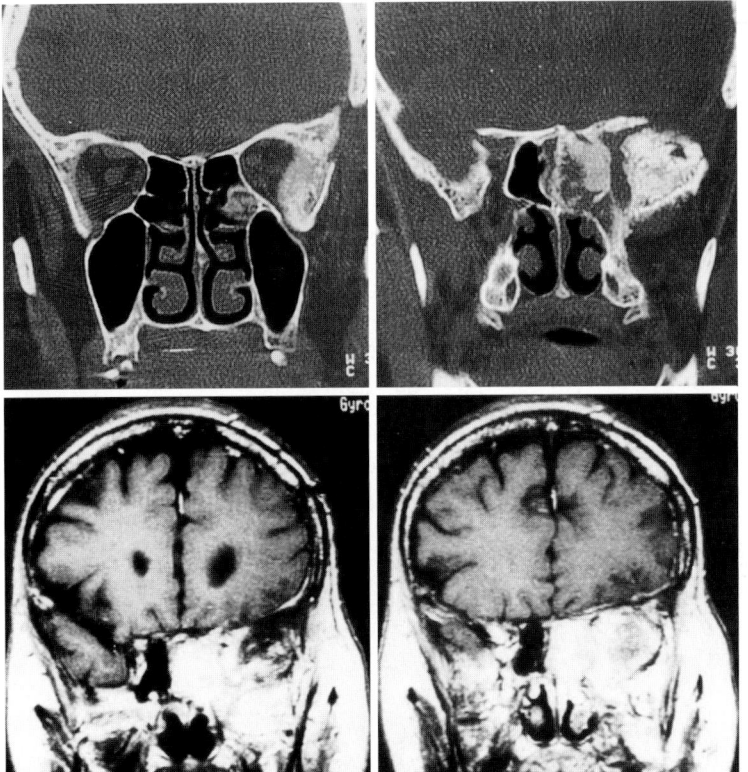

Abb. 2.**42** Koronares CCT im Knochenfenster (oberes Bildpaar) und koronare MRT-Schichten mit Gadolineum, die einen extracraniellen Rest eines frontobasalen Meningeoms zeigen, der zwei Jahre nach Entfernung des intracraniellen Anteils weit in die Schädelbasis und das Mittelgesicht vorgewachsen ist.

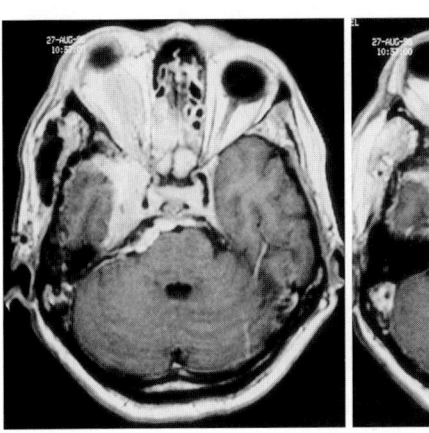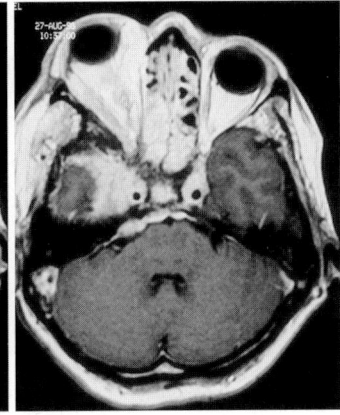

Abb. 2.**43** Axiale Schichten eines Kontrastmittel angereicherten T1-gewichteten Kernspintomogramms, das eines diffus entlang der rechten Schädelbasis wachsenden Meningeomrest zeigt. Der Tumor hatte ursprünglich 4 Jahre zuvor als Pyramidenhinterkantenmeningeom begonnen und soll nach Angaben der zuweisenden Kollegen damals makroskopisch vollständig entfernt worden sein.

Affinität zur Anheftung an die Arachnoidea und lassen sich operativ meist völlig problemlos entfernen. Bei diesen Tumoren sind aber auch häufig (24%) extracerebrale Metastasen hauptsächlich in Lunge und Knochen beschrieben (1527).

Es gibt noch keine allgemeingültige Therapieempfehlung für Patienten mit einem histologisch nachgewiesenen anaplastischen Meningeom. Nach radikaler Entfernung z. B. an der Konvexität sollte eine Bestrahlung angeschlossen werden (1493), wobei mindestens 60 Gy appliziert werden müssen und auch damit nur in 50% der Fälle eine längerfristige Kontrolle erreicht werden kann. Spinal kann eine solche Dosis nicht appliziert werden (Gefahr der Strahlenmyelitis ab 35 Gy), so daß allenfalls eine palliative Bestrahlung erfolgen kann. In Einzelfällen kann bei ungünstig gelegenem Bestrahlungsfeld und sicher makroskopisch radikaler Entfernung auch zunächst abgewartet und engmaschig kontrolliert werden, z.B. in dreimonatigen Abständen. Im Falle eines Rezidivs wird dies rechtzeitig erkannt, so daß erneut operiert und dann bestrahlt werden kann. Die Chemotherapie hat noch keinen festen Platz in der Therapie der anaplastischen Meningeome, obwohl es Berichte gibt, nach denen moderat längere Überlebenszeiten mit einer Kombination von Cyclophosphamide, Adriamycin und Vincristine erreicht werden können (216).

Nachsorge

Patienten, die an einem Meningeom operiert worden sind, müssen zu regelmäßiger Nachsorge in der behandelnden neurochirurgischen/neurologischen Einrichtung bleiben. Ist ein Konvexitätsmeningeom vollständig entfernt, kann die üblicherweise durchgeführte antikonvulsive Prophylaxe innerhalb von 6 Monaten nach Operation ausgeschlossen werden. Die Patienten erhalten üblicherweise ein postoperatives Kontroll-CCT oder MRT vor der Entlassung aus dem stationären Aufenthalt. Nach 6 Monaten wird eine Kontrolle angefertigt. Bei Meningeomen des WHO Grad 1 kann dann auf zunächst jährliche, später zweijährliche Kontrollen übergegangen werden. Bei Meningeomen mit dem WHO Grad 2 sollten die

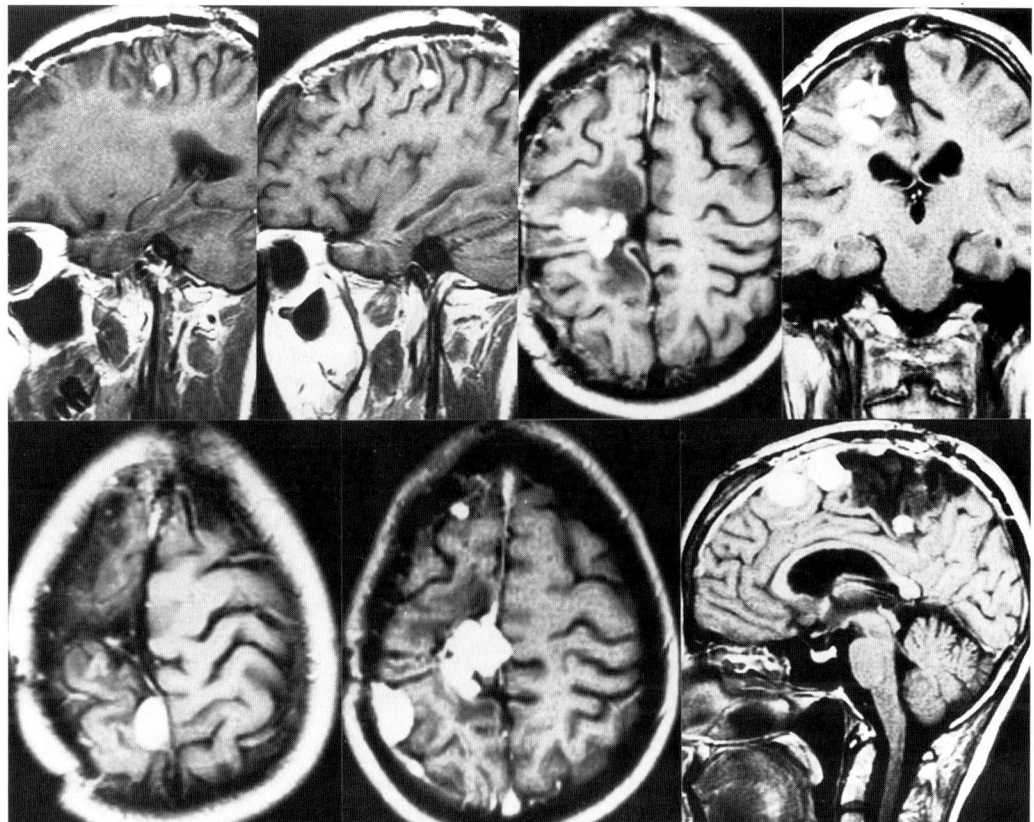

Abb. 2.44 Multifokale Rezidive/Neumanifestatiooonen von anaplastischen Meningeomen, bei einer Patientin die insgesamt zehnmal an Rezidiven operiert worden ist. Der Ursprungstumor (WHO 2) war vier Jahre nach der ersten Operation (makroskopisch vollständig, Simpson 1) rezidiviert (WHO 3), und schließlich in eine aggressivere Form übergegangen. Eine Strahlentherapie hat sich aufgrund der notwendigen Ganzhirnbestrahlung bei der Größe des Strahlenfeldes verboten.

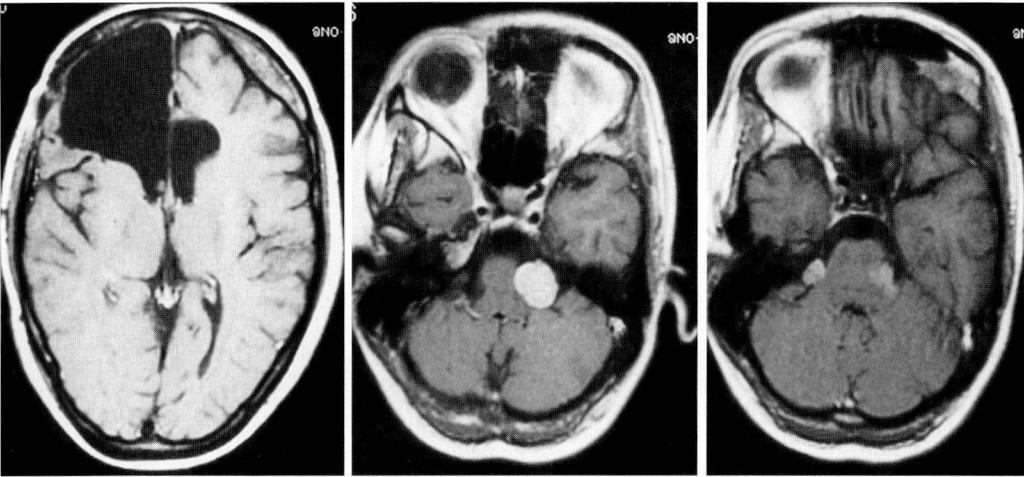

Abb. 2.45 Erneutes Rezidiv bei der Patientin aus Abb. 2.35, bei der sich sechs Monate nach Abschluß der Strahlentherapie bei Meningeom WHO 3 rechts frontal mit Ventrikelbeteiligung zwei Meningeome im hinteren Kleinhirnbrückenwinkel finden.

Intervalle in den ersten zwei Jahren nicht länger als acht Monate sein. Sind Tumorreste z. B. in der Schädelbasis oder an einem der Sinus verblieben, richtet sich die Frequenz der Nachuntersuchungen nach der Wachstumsdynamik des Restes in den ersten zwei Jahren. Der Zeitpunkt, zu dem man nach vollständiger Entfernung sicher von einer Heilung ausgehen kann, wird in einer aktuellen Studie mit 25 Jahren angegeben, da auch nach 20 Jahren Lokalrezidive vorgekommen seien (899).

Andere Tumoren der Meningen

Hämangiopericytome

Bei den Hämangiopericytomen handelt es um einen vasculären Tumor, dessen Ursprung wahrscheinlich in den Zimmermann-Pericyten liegt (962, 1332) und der im ganzen Körper auftreten kann. Die meningeale Tumorform, die nach der neuen WHO-Klassifikation den Sarkomen zugeordnet wird, wurde 1952 erstmals beschrieben (82). Diese Tumoren sind erheblich seltener als Meningeome und machen in etwa 0,4 % der intracraniellen Tumoren aus. In unterschiedlichen Serien ist das Verhältnis von Meningeomen zu Hämangiopericytomen 40–60 : 1. Im Gegensatz zu Meningeomen ist das Geschlechterverhältnis ausgewogen bzw. besteht eine leichte Bevorzugung des männlichen Geschlechtes. Die Patienten sind in der Regel jünger als bei Meningeomen, der Erkrankungsgipfel liegt bei 45 Jahren, wobei es auch kindliche Tumoren gibt.

Entsprechend dem Ursprung in den vasculären Pericyten handelt es sich um meist stark vaskularisierte Tumoren. Bildmorphologisch findet sich oft ein erhebliches peritumorales Ödem und bei weitergehender angiographischer Diagnostik kann man feststellen, daß ein erheblicher Teil der Blutversorgung aus cortikalen Gefäßen, also aus dem Versorgungsbereich der A. carotis interna, kommt. Eine Knochenreaktion im Sinne einer Hyperostose gibt es nicht, wohl aber eine destruierende Knocheninvasion wiederum mit Rekrutierung von versorgenden Gefäßen aus dem Knochen.

Klinisch neigen Hämangiopericytome in sehr hohem Maße zu Rezidiven, auch wenn eine scheinbar vollständige Entfernung gelungen zu sein scheint. Darüber hinaus neigen sie zur systemischen Metastasierung. Im Gegensatz zu den Meningeomen sind Hämangiopericytome spinal sehr selten (818).

Die Therapie der Hänamgiopericytome besteht zunächst in der operativen Entfernung, die aufgrund der erheblichen Vaskularisierung und der schlechteren Abgrenzbarkeit zum Hirn im Vergleich zu Meningeomen oft schwieriger ist. Daran schließt sich eine Bestrahlung an, wobei in unterschiedlichen Serien 40–60 Gy gegeben worden sind. Die Prognose dieser Tumoren ist durch die fast sichere Rezidivneigung gekennzeichnet, wobei über eine 85%ige Wahrscheinlichkeit eines Rezidivs nach 15 Jahren berichtet wird. Zusätzlich besteht im Gegensatz zu den Meningeomen eine ausgeprägte Neigung zur Metastasierung. Etwa 35% der Patienten haben nach 10 Jahren Metastasen entwickelt (514a, 631).

Metastasen

Grundsätzlich können alle Tumoren, die in der Lage sind Metastasen auszubilden, auch in die Dura metastasieren. Hinweis auf eine solche differentialdiagnostische Abgrenzung eines duralen Tumors bzw. oberflächlichen Hirntumors mit duralem Ansatz kann hauptsächlich eine entsprechende Vorgeschichte geben, da auch Durchwachsen des Knochens und ausgeprägtes Ödem (Abb. 2.**46**) auf ein Meningeom zurückzuführen sein können. Zur Vorsicht muß bei Patientinnen mit einem Mammacarcinom gemahnt werden, da die Assoziation zwischen Meningeom und Mammacarcinom nicht selten ist (1233). Die Therapieentscheidung bei Verdacht einer duralen Metastase richtet sich nach der Behandelbarkeit der Grunderkrankung und dem Stadium der Erkrankung. Liegt bereits eine Meningeosis carcinomatosa vor, ist die Prognose sehr schlecht, wobei bei gutem Allgemeinzustand noch ein Versuch mit einer intrathekalen Chemotherapie gemacht werden kann (s. auch Kapitel 5, S. 336).

Sonstige Tumoren

Auch Lymphome können sich primär an der Dura manifestieren, wobei die Dura stark kontrastmittelanreichernd flächig verdickt ist und z.T. durch

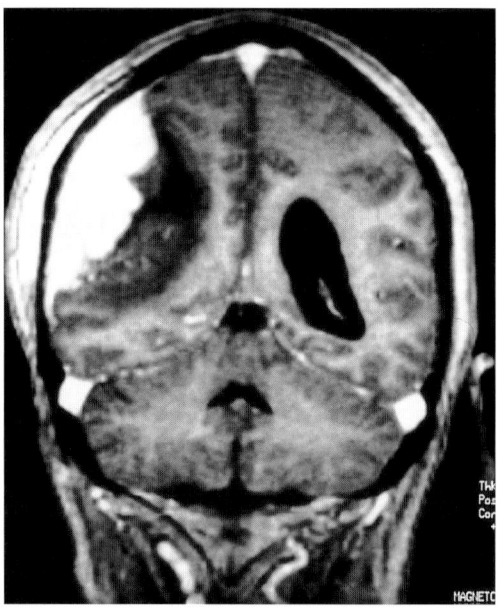

Abb. 2.**46** Bei einer 54jährigen Patientin mit einem bekannten kleinzelligen Carcinom unbekannter Herkunft und früheren mediastinalen Metastasen findet sich ein die Kalotte durchwachsender, von der Dura ausgehender Tumor, bei dem es sich auch wieder um eine Carcinommetastase handelt. Der Tumor hatte die arachnoidale Grenzschicht nicht respektiert und daher auch zu einer erheblichen ödematösen Reaktion der rechten Hemisphäre geführt.

kleine Emissarien eine kontinuierliche Ausbreitung bis nach subgaleal stattfindet (Abb. 2.**47**). Die Sicherung der Histologie erfolgt bioptisch, da aufgrund des sehr ungewöhnlichen Erscheinungsbildes schon primär zu vermuten ist, daß es sich um

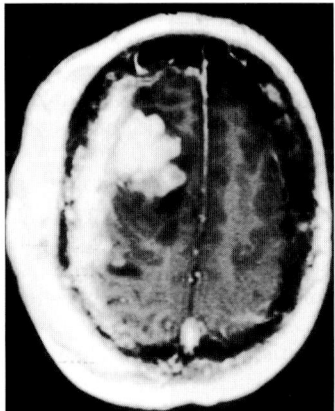
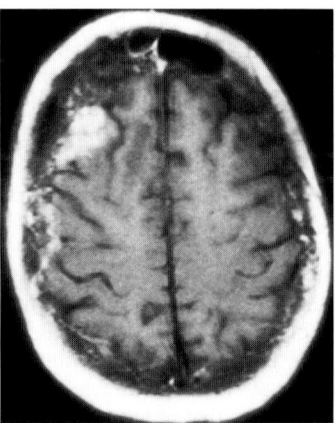

Abb. 2.**47** Wahrscheinlich von der Dura ausgehendes hochmalignes B-Zell-Lymphom, welches durch den Knochen nach subgaleal vorgewachsen war, so daß hier in Lokalanästhesie eine Biopsie zur histologischen Sicherung vor Chemo- und Strahlentherapie gewonnen werden konnte.

einen sehr seltenen Prozeß handeln muß und eine chirurgische Option zunächst nicht erwogen wird. Bestätigt sich die Diagnose eines Lymphoms kann durch Steroidgabe und Bestrahlung eine rasche Remission erreicht werden (s.auch Kapitel 5, S. 337 ff).

In seltenen Fällen können kleinere epidurale oder subdurale Hämatome verkalken und wie eine lokale durale Raumforderung wirken. Meist werden sie zufällig entdeckt und haben keinen Krankheitswert.

Primäre ZNS-Lymphome

U. Schlegel, H. Pels

Primäre Lymphome des zentralen Nervensystems sind maligne Non-Hodgkin-Lymphome, die bei Diagnosestellung auf das zentrale Nervensystem beschränkt sind. Sie machen etwa 1–2% aller primären intracraniellen Neubildungen aus (311, 402) und müssen differentialdiagnostisch gegen metastatische Tumorabsiedelungen systemischer Lymphome abgegrenzt werden. In der Regel tritt eine Metastasierung in das ZNS bei systemischen Non-Hodgkin-Lymphomen jedoch erst in einem fortgeschrittenen Stadium der Erkrankung auf und stellt nur bei einer Minderheit der Fälle das Erstsymptom dar (1126), s. auch Kapitel 5, S. 337. Dann überwiegen leptomeningeale Lymphomaussaat und epidurale Rückenmarkskompression; Parenchymmetastasen im ZNS sind seltener. Dennoch macht der Nachweis eines Non-Hodgkin-Lymphoms im ZNS ein umfassendes diagnostisches Staging zum Nachweis oder Ausschluß einer systemischen Lymphommanifestation erforderlich (s. unten). Das primäre ZNS-Lymphom ist ein malignes Non-Hodgkin-Lymphom, welches in mehr als 95% der B-Zellreihe und nur in einer sehr kleinen Minderheit der T-Zellreihe entstammt (642). Nach der histopathologischen Einteilung durch die „Workingformulation" des National Cancer Institutes, die versucht, die großen Klassifikationsschemata der Non-Hodgkin-Lymphome untereinander vergleichbar zu machen (760), handelt es sich dabei in der Regel um intermediäre oder hochmaligne Non-Hodgkin-Lymphome, welche überwiegend diffuse großzellige oder immunoblastische Lymphome darstellen (642, 930). Hinweise für unterschiedliche Spontanverläufe histologischer Subtypen oder für ein unterschiedliches Ansprechen auf verschiedene Therapieformen können aus der Literatur nicht abgeleitet werden. Wenngleich der lymphatische Ursprung der Tumorzellen heute akzeptiert ist, bleibt die Frage, warum sich ein lymphathischer Tumor im zentralen Nervensystem entwickelt, immer noch weitgehend unbeantwortet (s. unten). Primäre ZNS-Lymphome wurden früher als peritheliale oder perivasculäre kleinzellige Tumoren bezeichnet, was ihren häufig perivasculären, zentrifugalen Proliferationstyp widerspiegelt. Andere historische Synonyme sind Mikrogliom oder Retikulumzellsarkom.

Epidemiologie und Inzidenz

Unabhängig von einer zunehmend besseren und stringenten neuropathologischen Klassifikation der ZNS-Lymphome mit einer dadurch bedingten Häufigkeitszunahme der Diagnosestellung ist es in den letzten Jahren auch zu einem echten Anstieg der Inzidenz dieser Tumoren gekommen (362). Die Inzidenz der primären ZNS-Lymphome beträgt insgesamt etwa 0,1 : 100000 Einwohner in den westlichen Industrienationen (362). Primäre ZNS-Lymphome betreffen dabei nahezu alle Altersgruppen des Erwachsenenalters, sie haben jedoch einen deutlichen Häufigkeitsgipfel in der 6. und 7. Lebensdekade (362, 613). Patienten mit einer Immunsuppression haben ein signifikant höheres Risiko, ein primäres ZNS-Lymphom zu entwickeln. Dies gilt insbesondere für Patienten mit einer HIV-Infektion, die ein mindestens 2%iges Risiko tragen, an einem ZNS-Lymphom zu erkranken (341, 402, 1163); dieses Risiko steigt möglicherweise mit zunehmender Krankheitsdauer unter einer Therapie mit Azidothymidin (AZT) noch weiter deutlich an (1085). Ein hohes Risiko, an einem ZNS-Lymphom zu erkranken, betrifft auch Patienten nach Organtransplantation und medikamentöser Immunsuppression, Patienten mit angeborenen Immundefektsyndromen, wie dem Wiskott-Aldrich-Syndrom, der Ataxia teleangiectatica und der Agammaglobulinämie.

Ätiologie und Pathogenese

Für Patienten mit AIDS wird ein enger Zusammenhang zwischen Epstein-Barr-Virus-Infektion und Auftreten von primären ZNS-Lymphomen diskutiert (866, 949): Möglicherweise propagiert bei diesen Patienten eine latente EBV-Infektion das Entstehen des Lymphoms. Die EBV-Infektion von Lymphozyten immortalisiert einen oder mehrere betroffene B-Zellklone, welche normalerweise durch eine T-Zell-spezifische Immunantwort an einer ungehemmten klonalen Expansion gehindert werden. Je ausgeprägter die Immundefizienz bei AIDS-Patienten ist, um so höher ist offenbar die Wahrscheinlichkeit, daß eine chronische EBV-Infektion zu einer Lymphomentwicklung disponiert (402, 949). In allen bislang untersuchten primären ZNS-Lymphomen von HIV-Patienten ließ sich mit unterschiedlichen immunhistochemischen und molekularen Proben EBV-Genom oder EBV-Protein nachweisen (866, 949). Bei immunkompetenten Patienten gelang das nur bei weniger als 20% (586, 949). EBV-infizierte Zellen haben in vitro eine erhöhte Bereitschaft zu proliferieren und sich zu transformieren; außerdem ist die EBV-Integration in nicht-neoplastische Lymphknoten mit einem erhöhten Auftreten von primären ZNS-Lymphomen und systemischen Lymphomen verbunden (949, 1277). Ungeklärt ist die Frage, wie neoplastische lymphoide Zellen in das zentrale Nervensystem gelangen. Es werden grundsätzlich zwei alternative Möglichkeiten diskutiert:

1. EBV-immortalisierte, neoplastische Lymphzellen könnten die Blut-Hirn-Schranke passieren am Ort einer vorbestehenden Läsion, z. B. bei einer Infektion.
2. Entzündliche Parenchymläsionen des ZNS mit einer nicht-tumorösen Lymphproliferation könnten von einer ortsständigen neoplastischen Transformation der Lymphzellen gefolgt sein (949).

Völlig ungeklärt ist darüber hinaus die Frage, warum es auch bei immunkompetenten Personen in den letzten Jahren zu einem dramatischen Häufigkeitsanstieg von primären ZNS-Lymphomen gekommen ist.

Manifestation und klinische Symptomatik

Überwiegend manifestieren sich primäre ZNS-Lymphome mit einem multifokalen Befall des *Parenchyms* bei oft bihemisphärischer Lokalisation (160). Eine *leptomeningeale Tumoraussaat* bei Erstdiagnose läßt sich liquordiagnostisch nur bei weniger als der Hälfte der Patienten nachweisen; autoptisch besteht eine meningeale Tumoraussaat jedoch nach längerem Krankheitsverlauf bei praktisch allen Patienten (311). Primär leptomeningeale Tumormanifestationen bei primär cerebralen Lymphomen wurden in Einzelfällen beschrieben (772). Die leptomeningeale Tumoraussaat kann durch Parenchyminfiltration des Rückenmarks zu spinalen Symptomen führen; eine primär *intramedulläre Lymphommanifestation* als Erstsymptom ist sehr selten. Eine Besonderheit des primären ZNS-Lymphoms ist die bei etwa 20% der Patienten nachweisbare Infiltration der hinteren *Augen*abschnitte (227, 310, 886). Dies ist kein Ausdruck einer systemischen Manifestation des Lymphoms, sondern ein mit den primären ZNS-Lymphomen assoziiertes Symptom. Sowohl eine Infiltration des Glaskörpers als auch eine Tumorinfiltration von Retina und Choroidea (310) kann zu einer Visusminderung führen, welche mitunter als Erstsymptom eines primären ZNS-Lymphoms auftreten kann (227). Selten sind Infiltrationen des N. opticus. Die Glaskörperinfiltration kann mit Hilfe der Spaltlampenuntersuchung, die Uveitis mit der indirekten Ophthalmoskopie diagnostiziert werden. Typischerweise reagiert die Uveitis im Rahmen der Lymphominfiltration nicht auf eine Standardtherapie, z. B. mit Steroiden, was Anlaß zur weiterführenden Liquordiagnostik und Kernspintomographie des Gehirns sein sollte. Immerhin läßt sich im Verlauf bei 60–80% der Lymphome der Uvea ein primäres ZNS-Lymphom diagnostizieren (227). Allerdings kann die ZNS-Manifestation mit einer Latenz von bis zu fünf Jahren der oculären Manifestation folgen (227). Häufig ist der Augenbefall klinisch inapparent (310) und kann dann nur im Rahmen eines Stagings durch die oben angeführten ophthalmologischen Untersuchungen nachgewiesen werden.

Entsprechend ihrer oft raumfordernden Wirkung und parenchymatösen Infiltration führen primäre ZNS-Lymphome wie andere cerebrale Tumoren bei mehr als 50% der Patienten zu neurologischen fokalen Symptomen (160, 402). Da primäre ZNS-Lymphome jedoch häufig nahezu das gesamte Parenchym diffus infiltrativ durchsetzen, führen bei ca. der Hälfte der Patienten klinisch bei Erstdiagnose psychoorganische Veränderungen (160, 402). Ein Drittel der Patienten bietet klinisch Symptome einer intracraniellen Druckerhöhung (402), ein weiteres Drittel Zeichen von Hirnnervenstörungen (310). Symptome infratentorieller Tumorinfiltration bestehen initial bei weniger als 20% der Patienten (160). Die Häufigkeit epileptischer Anfälle als Initialsymptom liegt bei ca. 10–15% (160, 310, 402). Anfälle sind jedoch bei Patienten mit AIDS in ca. 25% das Initialsymptom primärer ZNS-Lymphome (402).

Komplizierend ist bei einem kleinen Teil der Patienten im Verlauf das Syndrom einer inadäquaten ADH-Ausschüttung (SIADH), insbesondere bei einer Infiltration tiefer Hirnstrukturen, vgl. auch Kapitel 1, S. 119. Leitsymptom hierbei ist eine sehr ausgeprägte Hyponatriämie mit Werten um 110 mmol/l, die nur mit einer Flüssigkeitsrestriktion behandelt werden kann.

Diagnostik

Computertomographisch imponieren ZNS-Lymphome als überwiegend isodense oder leicht nativ hyperdense, in der Regel intensiv homogen kontrastmittelanreichernde Läsionen, die oft multizentrisch sind (vgl. Abb. 2.**48**). Selten sind hypodense Läsionen, die nicht Kontrastmittel aufnehmen (1282). Bei ca. 50 % der primären ZNS-Lymphome bei AIDS finden sich typischerweise ringförmige Kontrastmittelaufnahmen um ein hypodenses Zentrum (336, 402), möglicherweise als Folge der Neigung dieser Tumoren zu zentralen Nekrosen (949). Eine ausgeprägte meningeale Tumorinfiltration kann als subependymale Kontrastmittelanreicherung der Ventrikel oder der Meningen an der Konvexität nachweisbar sein (vgl. Abb. 2.**49**). Kernspintomographisch zeigen sich oft multiloculäre, schlecht abgegrenzte, hypointense Areale in der T1-Wichtung mit intensiver Kontrastmittelaufnahme (vgl. Abb. 2.**50**) und häufig periventrikulärem Verteilungsmuster. Für die Hauptdifferentialdiagnose des primär cerebralen Lymphoms bei Patienten mit AIDS, die Toxoplasmose, wurden radiologische Unterscheidungskriterien herausgearbeitet (336, 402): ZNS-Lymphome zeigten computertomographisch in 50 % der Fälle ein periventrikuläres Verteilungsmuster, dagegen nur 3 % der Toxoplasmosefälle;

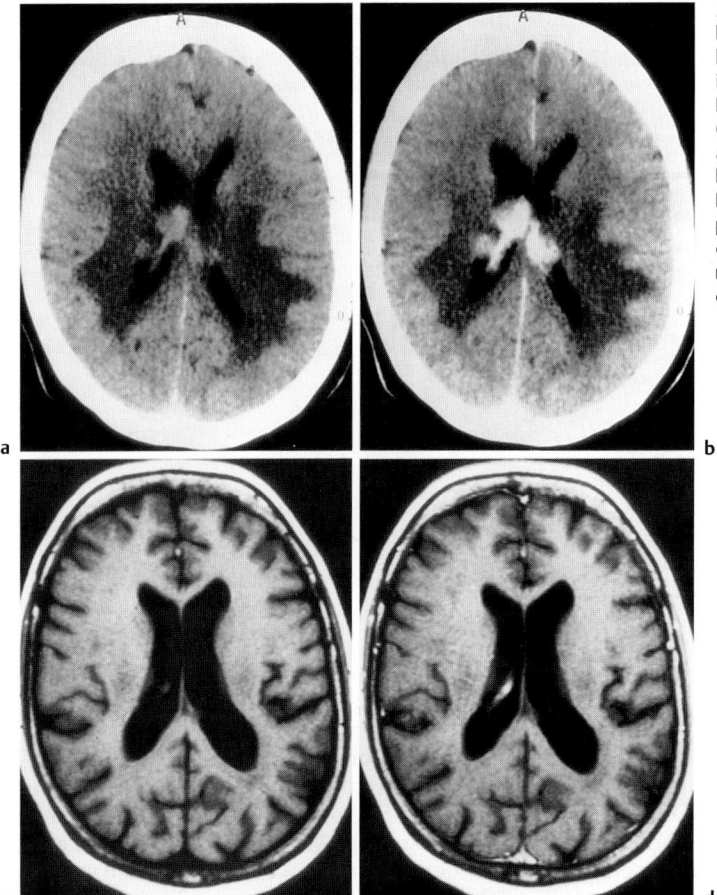

Abb. 2.**48** Primäres ZNS-Lymphom bei 52jähriger Patientin. Intraventrikulär und periventrikulär gelegene, intensiv kontrastmittelanreichernde Raumforderung mit ausgeprägtem Ödem.
a CCT ohne Kontrastmittel.
b CCT mit Kontrastmittel.
Eine Woche nach Steroidgabe komplette Remission des Tumors im MRT.
c T1-gewichtetes MRT ohne Kontrastmittel.
d Mit Kontrastmittel.

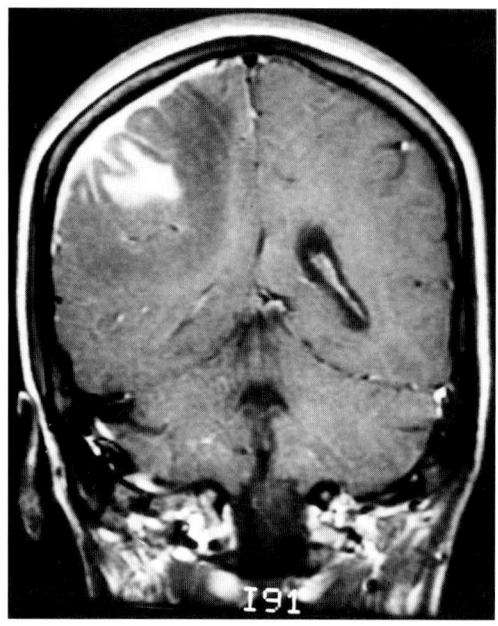
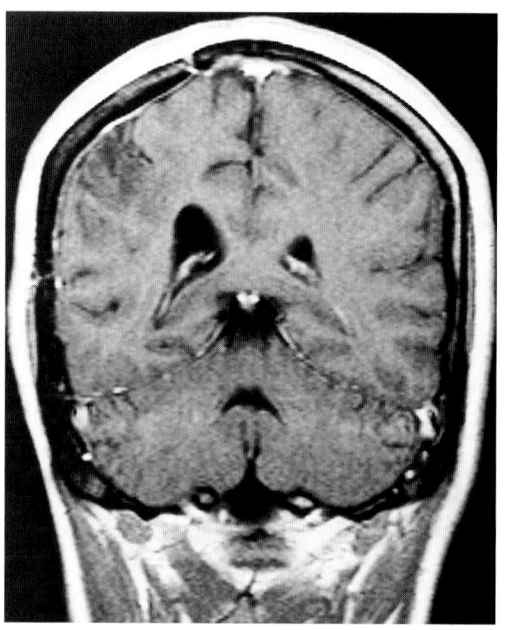

Abb. 2.**49**a u. b Primär cerebrales Lymphom bei 27jähriger Patientin mit parenchymatöser und leptomeningealer Tumorinfiltration. T1-gewichtetes MRT mit Kontrastmittel vor Therapie und nach Abschluß einer kombinierten systemischen und intraventrikulären Chemotherapie.

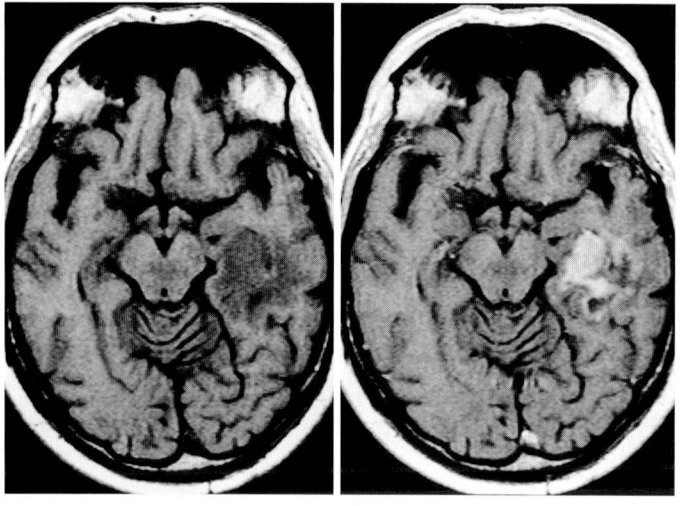

Abb. 2.**50** Primäres ZNS-Lymphom bei 66jährigem Patienten. Signalhypointense Raumforderung im T1-gewichteten MRT (**a**), inhomogene Kontrastmittelaufnahme (**b**).

38% der primären ZNS-Lymphome zeigten eine subependymale Tumorausdehnung, dagegen kein einziger Toxoplasmosefall. In radiologisch nicht eindeutigen Fällen bei AIDS-Patienten wird grundsätzlich zunächst ein probatorischer Behandlungsversuch gegen Toxoplasmose empfohlen (402).

Besteht der klinische Verdacht auf das Vorliegen eines cerebralen Lymphoms, sollte, wenn dies klinisch vertretbar ist, eine Steroidgabe vermieden werden. Steroide haben bei ZNS-Lymphomen eine zytotoxische Wirkung und führen bei etwa 40% der Tumoren (585) zu einer dramatischen Schrumpfung der Tumormasse, mitunter zum

Verschwinden des Tumors (s. auch Abb. 2.48). Der histologische Nachweis eines Lymphoms am Biopsat gelingt dann in der Regel nicht mehr und u.U. muß eine zweite Biopsie nach Neuauftreten des Tumors durchgeführt werden.

Eine überragende Bedeutung zur Diagnosesicherung des primären ZNS-Lymphoms besitzt die *stereotaktische Biopsie* (160, 310); s. auch Kapitel 1, S. 75 ff. Da die neurochirurgische Resektion der Tumormasse nicht zu einer Verbesserung der Prognose führt, sollte eine offene Biopsie bei vermutetem ZNS-Lymphom vermieden werden (311, 1088). Selten kann bei typischer radiologischer und klinischer Befundkonstellation die Diagnose auch *liquordiagnostisch* oder durch den cytologischen Tumornachweis im Glaskörperaspirat gestellt werden (227). Abb. 2.51 zeigt einen Spaltlampenbefund bei Glaskörperinfiltration durch Lymphomzellen. Bei leptomeningealem Tumorbefall sind häufig Liquoreiweiß und Lactat erhöht; bei etwa 25–30% der Patienten findet sich eine lymphozytäre Pleozytose (311), wobei die zytomorphologische Tumordiagnose nicht immer sicher gestellt werden kann. Abb. 2.52 zeigt einen eindeutigen liquorcytologischen Befund bei leptomeningealer Tumoraussaat eines primären ZNS-Lymphoms. Der immunhistochemische Nachweis von B-Zelloberflächenmarkern kann dann hilfreich sein, eine monoklonale Zellpopulation wahrscheinlich zu machen. Wiederholte Lumbalpunktionen erhöhen mitunter die diagnostische Ausbeute (311). Wegen der Gefahr einer Einklemmung ist die Liquorpunktion bei erhöhtem Hirndruck kontraindiziert. Bei zweideutigen Untersuchungsergebnissen ist immer eine stereotaktische Biopsie durchzuführen. Der Nachweis von Lymphomzellen im Glaskörperaspirat bei radiologischem Verdacht auf ein primäres ZNS-Lymphom ohne systemischen Befall ist u.U. ebenfalls für die Diagnose ausreichend (310).

Staging

Ist die Diagnose eines ZNS-Lymphoms histologisch oder cytologisch gesichert, muß eine Reihe von Zusatzuntersuchungen im Rahmen eines Tumor-Stagings durchgeführt werden. Da es sich bei den primären ZNS-Lymphomen um aggressive, schnellwachsende Tumoren handelt, die auch bei primär immunkompetenten Patienten zu einer Immunsuppression mit erhöhter Infektanfälligkeit führen, muß diese Diagnostik rasch durchgeführt werden. Dies umfaßt einen HIV-Test, eine augenärztliche Untersuchung, eine Liquordiagnostik mit immunhistochemischer Zelltypisierung und die Suche nach extraneuralen Manifestationen eines möglicherweise systemischen Lymphoms. Mehrfach wurde darauf hingewiesen, daß bei einem nodalen Parenchymbefall des Gehirns durch ein Non-Hodgkin-Lymphom als **Erstsymptom** ein okkultes systemisches Lymphom praktisch noch nie nachgewiesen wurde (310, 585). In einer retrospektiven Untersuchung von 128 Patienten mit vermutetem primären ZNS-Lymphom zeigten jedoch insgesamt 5 Patienten (3,9%) bei einem umfassenden Staging okkulte Lymphome

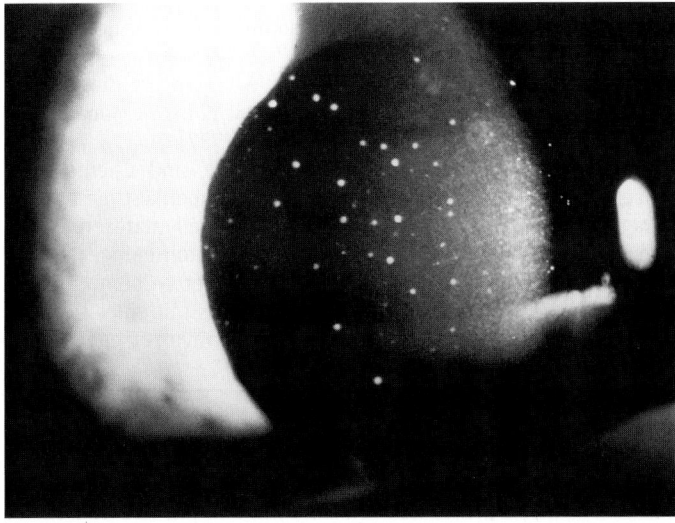

Abb. 2.**51** Spaltlampenbefund bei primärem ZNS-Lymphom. Glaskörperinfiltration durch Lymphomzellen.

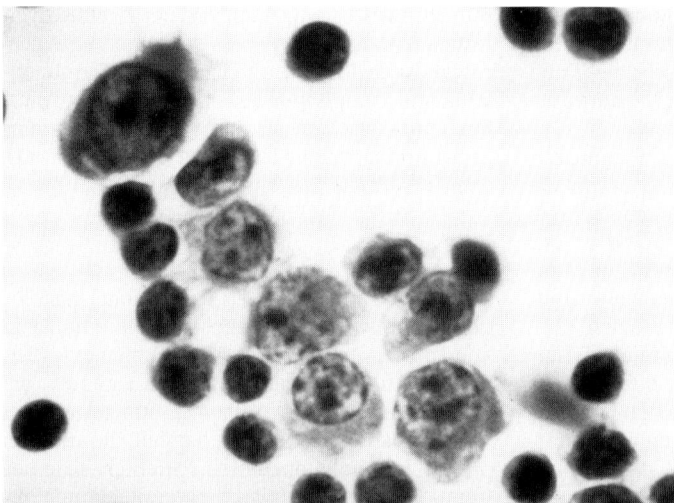

Abb. 2.**52** Liquorcytologisches Präparat bei leptomeningealer Tumoraussaat im Rahmen eines primären ZNS-Lymphoms. Neben kleinen, morphologisch unauffälligen Lymphozyten sind große, lymphozytäre Tumorzellen nachweisbar.

in Knochenmark, abdominellen Lymphknoten oder im Colon (1012). Obwohl unklar ist, ob diese umschriebenen Tumormanifestationen einen Einfluß auf Verlauf, Prognose und Therapie haben, empfiehlt sich ein umfassendes Staging mit internistischer Konsiliaruntersuchung, Ultraschalldarstellung der Lymphknotenstationen und der Hoden, CT des Thorax und des Abdomens sowie Beckenkammstanze mit Knochenmarksbiopsie (1012). Es muß darauf hingewiesen werden, daß ein solches Staging rasch durchgeführt und in längstens einer Woche abgeschlossen werden muß, da die Symptomatik des primären ZNS-Lymphoms sehr rasch progredient sein kann.

Therapie

Der Spontanverlauf der primären ZNS-Lymphome ist ungünstig; unbehandelt besteht eine mittlere Überlebenszeit nach Diagnosestellung von etwa 3 bis 5 Monaten (402, 1088). Eine seltene Ausnahme von dieser Regel stellen Einzelfälle von cerebralen Läsionen dar, die unter einer Steroidtherapie oder ganz selten spontan eine komplette Remission zeigen und über mehrere Monate keinerlei klinische Beschwerden verursachen, um beim Neuauftreten der Symptomatik dann als primäre ZNS-Lymphome diagnostiziert und klassifiziert zu werden (12). Abb. 2.**48** zeigt eine solche Läsion, die unter Steroidtherapie eine Vollremission zeigte und bei Drucklegung des Buches bereits mehr als neun Monate klinisch stumm blieb. In Einzelfällen können die beschwerdefreien Intervalle mehrere Jahre betragen. In der Regel handelt es sich bei primären ZNS-Lymphomen jedoch um hoch maligne Tumoren, die einen den Glioblastomen vergleichbaren aggressiven Verlauf haben. Die Prognose der primären ZNS-Lymphome kann jedoch durch den Einsatz einer Strahlentherapie, Chemotherapie und einer multimodalen Therapie entscheidend verbessert werden. Allerdings gibt es keine kontrollierte, randomisierte, prospektive Therapiestudie zu diesen Tumoren. Über einige Grundprinzipien der Therapie besteht jedoch ein breiter Konsens:

1. Die neurochirurgische Resektion von Tumorgewebe führt zu keiner Besserung der Prognose.
2. Die Strahlentherapie verlängert die Überlebenszeit signifikant auf 12 bis 18 Monate nach Diagnosestellung (402, 587).
3. Primäre ZNS-Lymphome sind Chemotherapie-sensible Tumoren. Dabei läßt die häufige Kombination einer parenchymatösen Tumorinfiltration mit einer leptomeningealen Tumoraussaat eine kombinierte Chemotherapie des Liquorkompartiments mit einer systemischen Chemotherapie sinnvoll erscheinen.

Strahlentherapie

Die angewandten Dosierungsschemata, Gesamtdosen und Zielvolumina bei primären ZNS-Lymphomen sind extrem uneinheitlich und liegen für das Gehirn zwischen 30 und 70 Gy, wobei in aller Regel Gesamtdosen von 40–55 Gy zur Anwendung kamen (z. B. 155, 160, 310, 402, 587, 835). Von einigen Autoren wurde eine Ganzhirnbestrahlung von ca. 40 Gy mit einer Zielbestrahlung der Tumorregion in einer Größenordnung von 15–20 Gy durchgeführt (310, 835); andere Autoren führten bei der Mehrheit der Patienten nur eine Ganzhirnbestrahlung durch (z. B. 155, 160) mit Dosen zwischen 30 und 55 Gy. Nur eine Minderheit von Patienten wurde ohne Nachweis einer spinalen Tumormanifestation craniospinal bestrahlt (z. B. 155). Die Angaben über eine Dosis-Wirkung-Beziehung sind widersprüchlich: Eine Gesamtdosis von 60 Gy in der Untersuchung der Radiation Therapy Oncology Group (RTOG) bewirkte keine längeren mittleren Überlebenszeiten als niedrigere applizierte Gesamtdosen (835). Andere Autoren beobachteten eine verlängerte mittlere Überlebenszeit bzw. eine größere Überlebensfraktion bei zwei Jahren unter einer Gesamtstrahlendosis von mehr als 40 bzw. 45 Gy im Vergleich zu Patienten, die mit niedrigeren Dosen behandelt worden waren (160, 963). Die Strahlentherapie ist durch mehrere Fakten limitiert:

1. Sie ist nur palliativ; Rezidive innerhalb der ersten zwei Jahre nach Radiatio sind die Regel.
2. Das primäre ZNS-Lymphom ist oft eine multiloculäre, das Parenchym diffus infiltrativ durchsetzende Tumorerkrankung; leptomeningeale und parenchymatöse Tumormanifestationen können sich dem Nachweis durch Bildgebung und Liquordiagnostik entziehen.
3. Eine craniospinale Bestrahlung führt zu einer erheblichen Myelotoxizität, die die Möglichkeit einer konsekutiven Chemotherapie erheblich einschränkt.
4. Die Strahlentherapie, insbesondere in Verbindung mit einer systemischen oder intrathekalen Methotrexat-Therapie birgt bei diesen Tumoren ein hohes Leukencephalopathie-Risiko, insbesondere bei älteren Patienten (427, 1197).

Deshalb wird in einer Übersichtsarbeit von Hochberg, bezogen auf die Strahlentherapie, folgende Empfehlung gegeben (587): Eine Ganzhirnbestrahlung sollte mit einer Dosis von 45 Gy durchgeführt werden; bei oculärer Tumormanifestation sollte die Orbita bis zu einer Dosis von 20 Gy in das Strahlenfeld einbezogen und danach die vordere Augenkammer vor der Bestrahlung geschützt werden. Nur wenn dann keine Chemotherapie angeboten werden kann oder verbleibender Tumor auf die Chemotherapie nur unvollständig anspricht, kann eine zusätzliche fokale Bestrahlung von 15 Gy auf den Tumor erwogen werden (587). Weitgehende Einigkeit besteht darüber, daß eine prophylaktische craniospinale Bestrahlung nicht durchgeführt werden sollte (402, 587).

Chemotherapie

Der unbefriedigende Therapieerfolg der Radiatio auf der einen Seite und die Chemosensitivität extraneuraler Lymphome auf der anderen Seite führten früh zu chemotherapeutischen Behandlungsversuchen der primären ZNS-Lymphome. Dabei wurden zahlreiche Chemotherapieschemata eingesetzt und dies durchweg in nicht randomisierten Studien. Dabei erwies sich, daß Chemotherapieschemata ohne Einschluß von Methotrexat oder unter Einschluß von Methotrexat in einer Dosis von unter 1 g/m^2 Körperoberfläche nicht oder nur unwesentlich zu einer Überlebenszeitverlängerung im Vergleich zur Bestrahlung allein führten (155, 1243). Dagegen wiesen Patienten mit einer Chemotherapie unter Einschluß von Methotrexat in einer höheren Dosis zusätzlich zur Strahlentherapie mittlere Überlebenszeiten von mehr als 40 Monaten nach Diagnosestellung auf (310, 471, 979). Das multimodale Therapieschema von DeAngelis beinhaltet eine systemische Methotrexat-Gabe und eine intraventrikuläre Methotrexat-Therapie vor Bestrahlung, eine Dexamethason-Medikation, eine Radiatio mit insgesamt 54 Gy und eine systemische Hochdosis-Cytosin-Arabinosid-Gabe nach Abschluß der Radiatio (310, 311). Das Therapieschema ist sehr gut dokumentiert; der Einschluß einer intraventrikulären Methotrexat-Gabe von 12 mg 2mal pro Woche trägt der Tatsache Rechnung, daß 60 % der primären ZNS-Lymphome im Verlauf eine meningeale Tumoraussaat mit Befall der Neuroachse verursachen (587). Die Therapieerfolge werden im Verlauf jedoch möglicherweise überschattet von einer relativ hohen Rate an Leukencephalopathien, welche durch die Kombination von Strahlentherapie und Methotrexat-Gabe verursacht sind (427). Die von Glass u. Mitarb. behandelten Patienten erhielten ausschließlich eine systemische Hochdosis-Methotrexat-Therapie von 3,5 g/m^2 Körperoberfläche alle drei Wochen, z. T. gefolgt von einer Ganzhirnbestrahlung mit 30–50 Gy.

Hierunter lag der Median bis zum Rezidiv bei 32 Monaten, wobei 22 von 25 behandelten Patienten eine komplette oder weitgehend komplette Remission zeigten (471). Die von Neuwelt u. Mitarb. behandelten Patienten, welche 2,5 g Methotrexat intraarteriell nach vorheriger osmotischer Blut-Hirn-Schranken-Öffnung erhielten, sind mit den Daten von DeAngelis u. Mitarb. und Glass u. Mitarb. vergleichbar (979). Ob diese regionale Chemotherapie bei einem multiloculären Hirntumor sinnvoller ist als die systemische, intravenöse Gabe, welche ebenfalls wirksame Parenchymkonzentrationen erreicht, darf bezweifelt werden (vgl. auch Kapitel 1, S. 161 ff). Von großer therapeutischer Bedeutung könnten zwei kürzlich veröffentlichte Arbeiten werden, in denen eine Chemotherapie allein ohne Strahlentherapie, basierend auf einer Hochdosis Methotrexat-Gabe, bei über 70% der so behandelten Patienten zu kompletten Remissionen von z.T. mehrjähriger Dauer führte (230, 427). Die intravenös applizierten Methotrexat-Dosen lagen dabei zwischen 1 g/m^2 Körperoberfläche und 8 g/m^2 Körperoberfläche; Methotrexat wurde dabei z.T. mit anderen Cytostatika und mit einer intraventrikulären Cytostase kombiniert.

Die Entwicklung der Chemotherapie bei primär cerebralen Lymphomen ist in vollem Fluß. Eine verbindliche Therapieempfehlung kann deshalb hier nicht gegeben werden. Mit einer gewissen Berechtigung aufgrund der vorliegenden Daten ist die primäre intravenöse Therapie mit Methotrexat in einer Dosis von ca. 3–5 g/m^2 Körperoberfläche initial die Therapie der Wahl und erlaubt möglicherweise in Zukunft, eine Bestrahlung hinauszuzögern oder bei einem Teil der Patienten ganz darauf zu verzichten. Eine ebenfalls wirksame und in Kombinationstherapien bereits eingesetzte Substanz ist Cytosin-Arabinosid (Ara-C), welches bei einer intravenösen Hochdosis-Therapie ebenfalls cytotoxische Konzentrationen im Hirnparenchym erreicht (1297) und bei extraneuralen Non-Hodgkin-Lymphomen sehr wirksam ist. Ob die Kombination mit anderen systemisch applizierten Cytostatika und mit einer intraventrikulären Chemotherapie über ein Ommaya-Reservoir sinnvoll und notwendig ist, wird die Zukunft zeigen.

Besonderheiten der Therapie bei oculärem Befall

Ob eine Hochdosis-Chemotherapie mit Methotrexat ausreicht, um einen oculären Befall im Rahmen eines ZNS-Lymphoms zu therapieren, kann derzeit nicht abschließend beantwortet werden. In der Serie von Freilich u. Mitarb. zeigten 2 von 2 Patienten mit oculärem Befall eine Remission der oculären Symptomatik unter Hochdosis-Methotrexat-Gabe (427). Von Ophthalmologen wurde die Bestrahlung der hinteren Augenabschnitte unter Schonung der Linse und der vorderen Augenkammer mit einer Dosis von 35–40 Gy empfohlen (227, 886). Alternativ wurde die Miteinbeziehung der hinteren Orbita-Abschnitte in eine Ganzhirnbestrahlung von 45 Gy empfohlen, s. oben (587).

Besonderheiten der Therapie im hohen Lebensalter

Noch schwieriger als die Formulierung einer grundsätzlichen Therapieempfehlung ist die Therapieempfehlung bei primären ZNS-Lymphomen im hohen Lebensalter. Zum einen haben Patienten, die älter als 60 oder 65 Jahre sind, weitgehend unabhängig von der Therapie eine schlechtere Prognose als junge Patienten (587, 1243). Ältere Patienten mit primären ZNS-Lymphomen haben unter Bestrahlung ein deutlich höheres Leukencephalopathie-Risiko als jüngere Patienten (427); deshalb sind in Frankreich Therapiestudien geplant, bei denen ältere Patienten ausschließlich chemotherapeutisch behandelt werden sollen. Auf der anderen Seite ist die Toleranz für eine Chemotherapie in dieser Patientengruppe ebenfalls massiv herabgesetzt. Unter einer Kombinations-Chemotherapie mit Einschluß von Methotrexat in einer Dosis von 1,5 g/m^2 Körperoberfläche sowie Cyclophosphamid, Doxorobicin, Vincristin und Dexamethason verstarben alle 5 Patienten über 70 während oder kurz nach der Chemotherapie (100). Immerhin zeigten jedoch 9 von 12 Patienten über 60 in der Untersuchung von Freilich u. Mitarb. eine komplette Tumorremission zumindest für einige Monate unter einer systemischen Methotrexat-Gabe zwischen 1 g/m^2 Körperoberfläche und 3,5 g/m^2 Körperoberfläche (427). Angepaßt an den allgemeinen körperlichen Zustand und an die Nieren- und Leberfunktionswerte scheint deshalb bei Patienten über 60 eine systemische Methotrexat-Gabe in einer Dosis zwischen 1 g und 3 g/m² Körperoberfläche als primäre Therapieform vertretbar, deren Fortsetzung dann vom Verlauf abhängig gemacht werden muß.

Besonderheiten der Therapie bei AIDS

Bei Patienten mit AIDS besteht eine grundsätzlich ungünstigere Prognose: Unbehandelt versterben diese Patienten im Schnitt eineinhalb Monate nach Diagnosestellung, eine Ganzhirnbestrahlung mit 40 Gy soll die mittlere Überlebenszeit auf ca. 4 Monate erhöhen (74). Eine retrospektive Analyse von 30 Patienten berichtet über eine mittlere Überlebenszeit von 2,1 Monaten nach Diagnosestellung unter einer Therapie mit 30 Gy. Die Hälfte der Patienten verstarb während der Bestrahlung (341). Erfahrungen mit einer „Niedrigdosis"-Chemotherapie bei Patienten mit primär extraneuralen Lymphomen und AIDS zeigten, daß unter einer Kombinationstherapie unter Einschluß von Methotrexat 0,5 g/m² Körperoberfläche intravenös und Cytosin-Arabinosid intrathekal eine komplette Remission bei ca. der Hälfte der Patienten erzielt werden konnte (808). Die mittlere Überlebenszeit lag bei 5,6 Monaten. Eine niedrige Konzentration von CD4-Zellen war verantwortlich für eine schlechte Prognose (808). Möglicherweise wird eine systemische Hochdosis Methotrexat-Therapie von Patienten mit AIDS und primär cerebralen Lymphomen bei hohen CD4-Werten vertragen (587). Bei der jetzt vorliegenden Datenlage scheint eine Chemotherapie bei dieser Patientenpopulation nur in Ausnahmefällen oder im Rahmen kontrollierter Therapieprotokolle gerechtfertigt.

Sonderformen

Eine intravasculäre Ausdehnung von Lymphomzellen (angiotropes großzelliges Lymphom) stellt eine sehr seltene Sonderform eines B-Zell-Lymphoms oder eines T-Zell-Lymphoms dar, welches sich als multifokale intravasculäre Proliferation neoplastischer mononukleärer Zellen darstellt (1273). Dieses angiotrope Lymphom führt zu einer Akkumulation von Tumorzellen in kleinen Blutgefäßen der Haut, innerer Organe und des Gehirns (324, 1273). Bei Affektion des Gehirns kann es zu transitorisch-ischämischen Attacken, multiplen embolischen Insulten und zu einer progressiven Demenz kommen (324, 348, 1273); ein Fall mit multiplen Hirnnervenausfällen und Retrobulbärneuritis wurde ebenfalls beschrieben (161). Die Mitbeteiligung innerer Organe oder der Haut und Allgemeinsymptome wie Fieber, Gewichtsverlust und eine erheblich beschleunigte BSG, Anämie, Zeichen einer intravasculären Hämolyse und ggf. eine Thrombozytopenie können zur Diagnose führen (1273). Computertomogramme und Kernspintomogramme zeigen multiple cerebrale Infarkte. Die Rolle einer aggressiven Behandlung in Form einer Chemotherapie (1273), einer Strahlentherapie oder einer Plasmapherese (538) ist bei dieser sehr seltenen Verlaufsform, die überwiegend autoptisch diagnostiziert wird, ungeklärt.

Tumoren der Pinealis

D. Winkler

Einführung: Die Behandlung von Tumoren in der Pinealisregion wurde bis in die 80er Jahre hinein eher zurückhaltend durchgeführt. Dafür gab es mehrere Gründe: Zum einen war vor der mikrochirurgischen Ära die operative Behandlung mit einer hohen Morbidität und Mortalität behaftet, zum anderen ist das Vorkommen von Raumforderungen in dieser Gegend selten, so daß einzelne Neurochirurgen nur wenig Erfahrungen sammeln konnten. Auf der anderen Seite gibt es ein breites Spektrum von Tumorarten mit unterschiedlichstem biologischen Verhalten, was ebenfalls die Einführung allgemein anerkannter Behandlungskonzepte erschwert.

Zwar wurde bereits 1913 (1015) über einen erfolgreich entfernten Tumor aus der Pinealisregion berichtet, aber die weiteren operativen Therapieversuche blieben bis in die 70er Jahre hinein entmutigend. So versuchten Dandy, Foerster, Peet, Van Wagenen, Horrax, Tönnis u.a. über verschiedene Zugänge Tumoren der Pinealisregion zu operieren, doch die Mortalität dieser Versuche betrug bis zu 50 % und mehr. So bezeichnete Schmidek (1230) noch im Jahre 1977 die Eingriffe in der Pinealisloge als die gefährlichsten der Neurochirurgie.

In den letzten zwanzig Jahren haben sich auf mehreren Gebieten Entwicklungen durchgesetzt, die die Ergebnisse bei der Behandlung dieser Tumoren dramatisch verbessert haben. Die Einführung mikrochirurgischer Techniken, die bessere neuroradiologische Darstellbarkeit durch die Computertomographie und vor allem die Kernspintomographie haben Operationen in der Pinealisloge sicher gemacht. Nicht zu vergessen sind auch hier moderne Anästhesieverfahren und die verbesserte postoperative intensivmedizinische Überwachung. Adjuvante Therapieverfahren durch unterschiedliche Bestrahlungsverfahren und die Chemotherapie haben bei malignen Tumoren die Überlebenszeiten verlängern können.

Definition: Ursprünglich wurde der Ausdruck „Pinealom" (743) für alle Prozesse dieser Region vorgeschlagen, um die bis dahin verwirrende Vielfalt in der Nomenklatur dieser Raumforderungen handhabbar zu machen.

In der klinischen Praxis hat sich dieser Terminus „Pinealom" für alle Raumforderungen gehalten, die sich in der Pinealisloge und im dorsalen Anteil des 3. Ventrikels ausbreiten. Der Grund dafür, diese Unschärfe in der Definition beizubehalten liegt auch darin, daß in der Regel weder die klinische Symptomatik noch die neuroradiologische Diagnostik eine sichere Unterscheidung über die Herkunft des Tumors zulassen.

Für eine einheitliche Nomenklatur ist es jedoch wichtig festzuhalten, daß Pinealome Tumoren sind, die vom Gewebe der Pinealis ausgehen, denen man die Raumforderungen in der Pinealisloge gegenüberstellt.

In diesem Kapitel sollen die in der Pinealisloge speziell vorkommenden Tumoren, die Pinealome und Germinome besprochen werden.

Anatomie: Die Glandula pinealis wird dem Diencephalon zugeordnet. Sie liegt in einer Nische, deren Dach vom Splenium corporis callosum gebildet wird und basal von den Colliculi superior der Lamina quadrigemina begrenzt wird. Seitlich wird die Pinealisloge durch die Crura cerebri definiert und öffnet sich nach vorn in den 3. Ventrikel. Nach dorsal verschließen dicke arachnoidale Häute um die V. galeni und die V. vermis cerebelli diesen Raum im Bereich des Tentoriumschlitzes von der hinteren Schädelgrube.

Von chirurgischer Wichtigkeit sind hier die großen Venen, deren Lagebeziehungen zu Tumoren für die operative Zugangsplanung entscheidend sind. Die schon erwähnte V. vermis cerebelli zieht aus der Fissura praecentralis cerebelli vom rostralen Kleinhirnwurm median nach cranial in die V. galeni. Ihre Endstrecke ist gelegentlich paarig, häufig jedoch ein einzelnes Gefäß. Von frontal kommen am Dach des 3. Ventrikels die paarigen inneren Hirnvenen, die sich mit den von laterobasal kommenden Vv. basales Rosenthal zur großen V. galeni vereinigen. Obwohl über die Art des Zusammenflusses dieser 4 Venen eine gewisse Variationsbreite herrscht, ist das Prinzip der Drainage dieser Venen über die V. galeni in den Sinus rectus doch sehr konstant (1059).

Mit Ausnahme der V. vermis cerebelli haben diese Venen eine große Bedeutung für die Drainage des Mittelhirnes, so daß eine Verletzung auf jeden Fall vermieden werden muß (671).

Für die chirurgische Topographie von geringerer Bedeutung sind die Arterien, da in dieser Region keine größeren Arterien liegen.

Pathologie und Dignität

Die Tumoren und anderen raumfordernden Prozesse in der Pinealisregion zeigen eine große Variationsbreite in ihrer Histologie und in ihrem biologischen Verhalten. Neben den eigentlichen Tumoren, die vom Gewebe der Pinealis ausgehen, findet man Läsionen von allen umgebenden Geweben. Dies sind die Gliazellen des Mittelhirnes, das Ependym des Aquäduktes, des 3. Ventrikels und seiner Nischen um die Pinealis herum. Auch Veränderungen an den Blutgefäßen (Angiome, Cavernome), den Meningen und der Arachnoidea (Meningeome und degenerative Cysten) und dem Bindegewebe (Lipome, Hämangiopericytome) bringen ihre jeweils spezifischen Tumoren hervor.

An dieser Stelle von besonderem Interesse sind Tumoren aus zwei Zellreihen, für die das Vorkommen in der Pinealisloge typisch sind, nämlich die Pinealiszell-Tumoren und die Keimzelltumoren (Germinome).

Die vom Parenchym der Pinealis ausgehenden Tumoren, die Pineocytome und erst recht die Pineoblastome sind grundsätzlich zur Metastasierung in die Liquorwege fähig. Zwar werden selten Fernmetastasen beobachtet, aber es wurden Absiedelungen im Bauchraum durch ventrikulo-peritoneale Ventile beschrieben. Ein invasives Wachstum in die Umgebung zeigen Pineocytome in der Regel nicht, was aber bei Pineoblastomen beobachtbar ist. Diese neigen auch weit mehr zur leptomeningealen Aussaat, wodurch die Prognose der Pineoblastome, in Gegensatz zu der der Pineocytome, extrem ungünstig ist (225).

Keimzelltumoren oder auch Germinome bilden sich an verschiedenen Prädelektionsstellen im Bereich der Mittellinie aus, den Gonaden, dem Sakralbereich, dem Retroperitoneum, dem Mediastinum, der suprasellären Cisterne und dem

Diencephalon (1214). Die von den Keimzellen abgeleiteten Tumoren werden in fünf untereinander verwandte Neoplasien eingeteilt, die eine aufsteigende Malignität zeigen: Germinome, Teratome mit ihren reifen und unreifen Varianten, embryonale Carcinome, endodermale Sinustumoren (auch Dottersack-Tumoren) und Choriocarcinome. Mischformen aus mehreren Zellarten sind dabei nicht ganz selten. Man stellt sich diese Neoplasien als tumoröses Korrelat aus der normalen embryonalen Entwicklung vor: Das Germinom aus der primordialen Keimzelle, das Teratom aus dem differenzierten Keim, das embryonale Carcinom aus der pluripotenten Stammzelle des Embryos. Vom extraembryonalen Gewebe des Dottersack-Endoderms wird der endodermale Sinustumor hergeleitet und vom Trophoblasten schließlich das Choriocarcinom. Germinome und reife Teratome werden in der Literatur häufig den Tumormarker produzierenden „nichtgerminomatösen Keimzelltumoren" gegenübergestellt, wobei diese auch als maligne Keimzelltumoren bezeichnet werden (571, 1214).

Neben der Fähigkeit des invasiven Wachstums ist die Rate der Metastasierung dieser malignen Keimzelltumoren hoch. Außer der leptomeningealen und spinalen Aussaat im Zentralnervensystem haben diese Tumoren auch die Potenz zur hämatogenen Absiedlung in die Lunge, die Knochen und andere Organe, so daß auch hier die Prognose als sehr ungünstig anzusehen ist (649). Überlebenszeiten von mehr als drei Jahren sind selten, sind bereits Absiedlungen nachweisbar, so verschlechtern diese die Prognose darüber hinaus. Seit diese Tumoren allerdings nach Protokollen behandelt werden, die aus der Therapie der kindlichen und adoleszenten Keimzelltumoren abgeleitet sind, sind die Prognosen deutlich besser geworden.

Weitaus besser ist die Prognose bei den Germinomen und reifen Teratomen einzuschätzen. Bei den sehr strahlenempfindlichen Germinomen ist die Lage in der suprasellären Cisterne mit einer besonders guten Prognose verbunden, und auch bei operativ vollständig entfernbaren Teratomen ist diese Therapie kurativ.

Häufigkeit und Altersverteilung

Allgemein gilt festzustellen, daß die Tumoren der Pinealisregion auch in einem neurochirurgischen Krankengut selten sind (174). Insgesamt wird die Inzidenz mit 0,02–0,08 Fällen für 100000 Patienten pro Jahr angegeben, was ungefähr 1% aller Hirntumoren entspricht. Für Japan und Australien werden jedoch Zahlen angegeben, die ungefähr doppelt so hoch liegen, auch dies ist jedoch nicht unbestritten.

Schwierig ist es auch, das Verhältnis der Häufigkeit der einzelnen Tumorarten untereinander anzugeben. In früheren Jahren wurden diese Raumforderungen ohne histologische Verifikation empirisch behandelt und die pathologische Terminologie hat im Laufe der Zeit vielfache Änderungen erfahren.

Nach Schätzungen aus den USA (1226) haben 15–30% aller Tumoren in der Pinealisloge ihren Ursprung aus der Pinealiszellreihe, also entweder Pineocytome, Pineoblastome oder Mischformen dieser beiden. Das Verhältnis dieser Formen untereinander wird mit 42% Pineocytome, 32% Pineoblastome und 26% gemischte Tumoren angegeben.

Für die Germinome hat Jennings (649) in einer Literaturzusammenstellung über 389 bis dahin im englisch sprechenden Sprachraum publizierte Tumoren berichtet. Er fand darunter 65% Germinome, 18% Teratome, 5% embryonale Carcinome, 7% endodermale Sinustumoren und 5% Choriocarcinome. Knapp die Hälfte dieser intracraniellen Keimzelltumoren hatten ihren Sitz in der Pinealisloge, mehr als ein weiteres Drittel war als Mittellinientumor in der suprasellären Cisterne anzutreffen, besonders die reinen Germinome.

Sowohl Pinealome als auch die Germinome kommen hauptsächlich bei Kindern oder jungen Erwachsenen vor (174). Das Altersmittel für die Pinealistumoren liegt für die Pineoblastome bei 22 Jahren, für die Pineocytome bei 32 und für die Gemischtzelltumoren bei 36 Jahren, mit einer Spanne von insgesamt 7 bis 70 Jahren.

Eine wesentliche Bevorzugung eines Geschlechtes scheint für diese Raumforderungen nicht vorzuliegen.

Noch deutlich jünger sind die Patienten aus der Gruppe der Germinome, die hauptsächlich in den ersten beiden Lebensdekaden sich manifestieren. Innerhalb dieser Gruppe ist vom jüngsten Durchschnittsalter mit 5 Jahren bei den Teratomen (allerdings mit einem 2. Altersgipfel bei 17 Jahren) über die Choriocarcinome, die Germinome, die endodermalen Sinustumoren und hin zu den embryonalen Zelltumoren mit 17 Jahren ein Anstieg zu beobachten, wobei die Spanne vom 1. Lebensjahr bis hin zu 30 Jahren reicht.

Das männliche Geschlecht wird von diesen Tumoren mehr als doppelt so häufig betroffen als das weibliche.

Symptomatologie

Durch die spezielle Lage der Tumoren in der Pinealisloge können die klinischen Zeichen durch unterschiedliche Mechanismen ausgelöst werden (174, 1214). Dies sind

1. Hirndruck durch Hydrocephalus,
2. fokale neurologische Störungen durch Druck oder Infiltration der umliegenden Hirnstrukturen von Hirnstamm oder Kleinhirn,
3. endokrine Störungen.

Der Hydrocephalus entsteht durch Druck des Tumors auf den Aquädukt oder Verschluß des Einganges des Aquaeductus sylvii durch Ausbreitung des Tumors im hinteren Anteil des 3. Ventrikels. Hier sind als Zeichen zu nennen: Kopfschmerzen, Übelkeit, Schwindel, Erbrechen, Antriebsstörungen, Gedächtnisstörungen und allgemeine Verhaltensänderungen. Bei längerem Bestehen führt dies zur Ausbildung von Stauungspapillen im Augenhintergrund bis hin zur Opticusatrophie mit Visusverlusten. Ein Hinweis auf eine Raumforderung in der Pinealisloge ist dies noch nicht, sondern nur auf einen gestiegenen intracraniellen Druck.

Als bekanntestes fokales Zeichen ist das Parinaud-Syndrom zu nennen, welches schon 1879 von diesem Autor beschrieben wurde. Es handelt sich hierbei um eine Störung der Augenbeweglichkeit in Form einer Behinderung des Blickes nach oben. Auch eine Erweiterung der Pupillen bei abgeschwächter Lichtreaktion, aber erhaltener Accomodationsreaktion mag dazu kommen. Ursache ist die Tumorinfiltration oder der Druck auf die Colliculi superiores, bei der gestörten Pupillenreaktion handelt es sich um eine Läsion der Westphal-Edinger-Kerne des N. oculomotorius.

Wie der Druck auf die oberen Vierhügel zu Augenkoordinationsstörungen führen kann, so werden gelegentlich auch Hörstörungen als Symptomatik der unteren Vierhügel beschrieben.

Relativ selten ist das Auftreten von schräg übereinanderstehenden Doppelbildern, wenn der N. trochlearis direkt oder durch Druck geschädigt wird.

Bei größeren Tumoren führt Druck oder Infiltration des Kleinhirnes zu Koordinationsstörungen oder Ataxien mit Nystagmus.

Ein verstärktes Schlafbedürfnis, vermehrte Müdigkeit mit Abgeschlagenheit und allgemeiner Leistungsschwäche sind gelegentlich auch ohne Hydrocephalus anzutreffen, der ja gleichfalls solche Symptome hervorbringt. Hier sind jedoch Läsionen des mesencephalen retikulären Systems, zuständig für das Erhalten der Wachheit, und Läsionen am periventrikulären Grau, welches den Schlaf regelt, für diese Symptome verantwortlich.

Endokrine Dysfunktionen bei Tumoren in der Pinealisloge sind zwar selten, können jedoch durch Beteiligung des Hypothalamus entweder durch direkte Infiltration großer Tumoren erklärt werden oder als Sekundäreffekt eines Hydrocephalus. Bei Knaben kann eine Tumorproduktion von beta-HCG die Androgensekretion der Leydig-Zellen in den Hoden stimulieren und zu einer Pubertas praecox führen (649).

Suprasellläre Germinome machen sich durch die entsprechenden lokalen Zeichen wie Chiasmasyndrome, Diabetes insipidus und andere hypothalamische Störungen bemerkbar (s. auch Kapitel 1, S. 118 ff und Kapitel 2, S. 284).

Diagnostik

Bildgebende Diagnostik

Nativ: Die radiologische Erscheinung von Tumoren der Pinealisloge variiert stark gemäß den unterschiedlichen Tumorarten. Da aber die normale Pinealis des Erwachsenen durch ihren Kalkgehalt schon im Nativ-Röntgenbild erkennbar ist, kann auch eine tumoröse Veränderung sich durch eine Größenzunahme dieses Kalkschattens zu erkennen geben. Dabei kann davon ausgegangen werden, daß bei einer Größe von über 15 mm Durchmesser ein Tumor angenommen werden kann.

Vor dem 12. Lebensjahr ist diese normale Verkalkung noch nicht erkennbar. Werden trotzdem Verkalkungen im Pinealisbereich dargestellt, muß an einen Tumor gedacht werden. In Frage kommen dabei solche Geschwulste mit stark hyperdensen Anteilen, wie etwa Teratome. Den pathologischen Verkalkungen sowohl im Kindesalter als auch im Erwachsenenalter ist außer der abnormen Größe gemeinsam, daß diese Hyperdensitäten kalkspritzerartig und unregelmäßig verteilt sind.

CCT: Die Einführung der cranialen Computertomographie brachte insofern einen wesentlichen Fortschritt in der Diagnostik der Pinealislogentumoren, als daß neben der direkten Darstellung des Tumors auch invasivere Verfahren wie die Pneumencephalographie oder mehr noch die Ventrikulographie entbehrlich wurden. Die Lage und Ausdehnung des Tumors, eventuelle Verkalkungen sowie die Größe des Ventrikelsystems sind im CCT gut darstellbar.

Pineocytome präsentieren sich leicht hyperdens, wobei Cysten gelegentlich anzutreffen sind sowie Verkalkungen. Bis auf die cystischen Anteile und den Kalkeinlagerungen nehmen Pineocytome nach Kontrastmittelgabe an Dichte zu.

Germinome stellen sich im CCT in der Regel als homogene, schwach hyperdense oder isodense Prozesse dar, die Verkalkungen einschließen können.

Teratome mit ihren hetereogenen histologischen Anteilen reflektieren diese durch ihre radiologische Erscheinung. Sie sind meist multinodulär geformt und ihre Anteile an Bindegewebe, Fett, Kalk und Cysten kommen entsprechend mit unterschiedlichen Dichten zum Ausdruck.

NMR: Die Kernspintomographie ist für die bildgebende Diagnostik in der Pinealisloge das Mittel der Wahl. Zwar ist auch bei diesem Verfahren eine präzise Voraussage der Tumorhistologie unsicher, aber das NMR liefert wertvolle anatomische Informationen für die operative Planung. Ohne und mit Gabe von Gadolinium stellt das NMR die Größe und Lage des Tumors dar, seine Vaskularisierung und die Beziehungen zu den umgebenden Strukturen. Da sich auch das tiefe Venensystem zusammen mit dem Tumor darstellen läßt, die Ausdehnung des Tumors in Richtung des Balkens, des 3. Ventrikels und seine Beziehung zum Hirnstamm, kann eine optimale Planung des chirurgischen Zuganges erfolgen (Abb. 2.53).

Die Darstellung von Pineocytomen und auch Pineoblastomen in T1-gewichteten Bildern ist hypo- oder auch isointens, bei T2-Wichtung leicht hyperintens.

Germinome erscheinen bei T2-Wichtung hyperintens und markieren sich deutlich durch Gabe von Gadolinium. Teratome erscheinen wie im CCT auch im Kernspintomogramm durch ihre unterschiedlichen Gewebsanteile sehr heterogen, wobei die malignen Teratome Zeichen invasiven Wachstums in das umgebende Gewebe erkennen lassen.

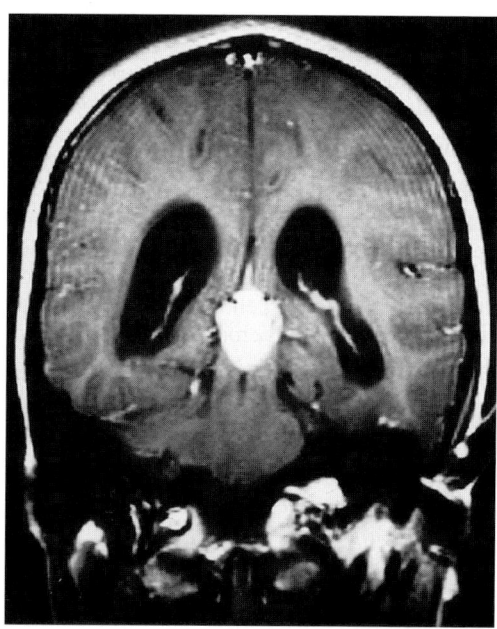

Abb. 2.**53** Das NMR zeigt einen Tumor in der Pinealisloge, die Erweiterung der Hirnkammern, den Druck des Tumors auf den Aquädukt sowie die über den Tumor ziehenden inneren Hirnvenen.

DSA: Ein entscheidender Informationsgewinn ist durch eine Angiographie der tumorösen Prozesse in der Pinealisloge nicht zu erwarten. Es werden zwar bei Meningeomen, Gliomen und anderen Tumoren gelegentlich starke Tumorvaskularisationen gesehen, die jedoch bei Pinealomen und Germinomen so gut wie keine Rolle spielen. Tumorbedingte Verlagerungen des tiefen Venensystems lassen sich durch das hochauflösende Kernspintomogramm mit ausreichender Deutlichkeit darstellen und machen dadurch invasive Untersuchungen, wie sie auch heute noch eine Angiographie darstellt, entbehrlich.

Cytologie und Tumormarker

Aus dem Liquor können diagnostische Hinweise auf die Histologie auf 2 Arten gewonnen werden:

1. Durch den direkten Nachweis von Tumorzellen im Liquor und deren cytologischer Einordnung.
2. Durch den äußerst wichtigen Nachweis von Tumormarkern.

Bei der Liquoruntersuchung ist zunächst zu beachten, daß beim Vorliegen eines Verschlußhydrocephalus durch Tumor-Kompression des Aquäduktes eine Lumbalpunktion sich wegen der Gefahr einer Einklemmung verbietet. Zur präoperativen Diagnostik eignet sich daher in der Regel weder die cytologische Untersuchung noch die Markerbestimmung aus dem Liquor. Bei der präoperativen Cytologie ist die Aussagekraft nicht so groß, als daß darauf verläßlich Therapieentscheidungen aufgebaut werden können und die Markerbestimmung läßt sich gleichfalls im Serum durchführen.

Beide Verfahren, die Liquorcytologie und besonders die Markerbestimmung, eignen sich jedoch hervorragend für postoperative Verlaufskontrollen, um sowohl ein Ansprechen der Therapie zu beobachten als auch ein Rezidiv nachzuweisen (1242).

Der Nachweis von Tumorzellen im Liquor von Pineoblastomen und malignen Germinomen ist allerdings nicht unbedingt beweisend für eine spinale Absiedlung dieser Tumoren. Es gilt aber auch umgekehrt, daß sich bereits Metastasen im Spinalkanal darstellen lassen ohne positiven Cytologiebefund im Liquor (174).

Die wichtigsten Tumormarker sind das α-Fetoprotein (AFP) und das β-human-chorionic-Gonadotropin (β-HCG), welche spezifisch für maligne Germinome sind und bei Gesunden weder im Liquor noch im Serum nachweisbar sind (630, 1214). Dabei scheint die Höhe der Markerwerte in direkter Beziehung zur Malignität der Prozesse und damit zur Prognose zu stehen (37).

AFP hat eine biologische Halbwertszeit von ca. 5 Tagen, β-HCG eine Halbwertszeit von ca. 20 Stunden. Durch diese kurzen Zeiten sind diese Marker nicht nur bei der Diagnostik äußerst hilfreich, sondern deren Abfall oder Wiederanstieg läßt sichere Aussagen über den Erfolg und Fortschritt der Therapie bzw. auf die Entstehung von Rezidiven zu. So ist sowohl nach erfolgreicher Chemotherapie als auch nach kompletter Entfernung eines Tumors ein steiler Abfall der Marker zu beobachten, und im umgekehrten Fall zeigen noch erhöhte Werte eine inkomplette Entfernung an.

Die placentale alkalische Phosphatase (PLAP) kann zur Abgrenzung von sonstigen Raumforderungen dieser Region dienen, doch sind bisher keine strengen Korrelationen zwischen den Tumorarten gefunden worden, was den Wert der Bestimmung sehr relativiert.

Tabelle 2.2 Die Beziehungen zwischen Tumorart und Marker

Tumor	AFP	β-HCG	PLAP
Germinom	–	+/–	+
Reifes Teratom	–	–	+/–
Malignes Teratom	+/–	+/–	+/–
Choriocarcinom	–	+	+/–
endodermaler Sinustumor	+	–	+/–
embryonales Carcinom	+	+	+/–

Die Beziehungen zwischen Tumorart und Marker gibt Tab. 2.2 wieder.

Therapie

Wie durch die unterschiedlichen Tumorarten in der Pinealisloge zu erwarten ist, kann es keine Standardtherapie dieser Prozesse geben. Für die einzelnen Entitäten und besonders für die malignen Tumoren existiert noch kein allgemein etabliertes und effektives therapeutisches Vorgehen, und nur durch die Zusammenarbeit von Neurochirurgen, Strahlentherapeuten und Onkologen können bei diesen komplexen Krankheitsbildern zumindest Teilerfolge erzielt werden.

Aufgrund der unterschiedlichen Ansprechbarkeit der Tumoren auf Bestrahlung und Chemotherapie ist eine verläßliche histologische Diagnose für die weitere Therapieplanung von höchster Wichtigkeit.

Stereotaxie

Grundsätzlich steht die stereotaktische Probepunktion als ein schonendes Verfahren zur Verfügung, um Gewebe für eine pathologische Beurteilung zu gewinnen. Der Vorteil der stereotaktischen Methode liegt in ihrer geringen Invasivität, was diese auch bei alten oder Risikopatienten anwendbar macht. Wird dabei ein strahlensensibler Tumor, wie etwa ein Germinom oder ein Pineoblastom diagnostiziert, kann in gleicher Sitzung eine Brachy-Therapie durchgeführt werden. Berichte über diese Therapie mit Ir-192-Seeds liegen vor (902), beschränken sich jedoch noch auf das Anekdotische.

Ein Nachteil der Stereotaxie bei Tumoren in der Pinealisloge ist die relativ hohe Unsicherheit der histologischen Diagnose durch deren naturgemäße Gewebsheterogenität. Die Nähe der großen Venen und die gelegentliche starke Tumorvaskularisation bergen darüber hinaus ein nicht ganz zu vernachlässigendes Risiko von Blutungen. Mehrfach wurde auch darüber berichtet (1165), daß entlang der Punktionswege Tumorabsiedlungen entstanden, was wir auch in unserem eigenen Krankengut beobachten konnten.

Somit rechtfertigt sich die stereotaktische Punktion bei Risikopatienten, auch bei stark infiltrierend wachsenden Tumoren oder vorliegender Metastasierung, bei denen eine direkte Operation nicht sinnvoll erscheint.

Mikrochirurgie

Die beste Gewähr für eine verläßliche Diagnose ist die sorgfältige histologische Aufarbeitung eines repräsentativen Gewebsstückes, wie es bei der direkten Freilegung des Tumors gewonnen wird. Die operative Therapie hat in den letzten beiden Jahrzehnten einen so hohen Standard erreicht, daß deren geringe Mortalität und Morbidität in der Hand erfahrener Operateure keine entscheidenden Argumente mehr gegen den direkten Eingriff sind (570). Die Mortalität konnte in einigen Serien auf Null gesenkt werden und übersteigt auch bei den in den letzten Jahren publizierten Serien nicht 3%. Es konnte durch intensive neuropsychologische Nachuntersuchungen bei Kindern gezeigt werden, daß die intellektuelle Entwicklung durch den Eingriff selbst so gut wie nicht gestört wird (1242).

Neben der Diagnosesicherung hat die offene Operation weitere Vorteile. Bei den gutartigen Prozessen, wie z.B. den Pineocytomen, ist eine komplette Entfernung mit hoher Wahrscheinlichkeit kurativ. Es spricht jedoch auch viel dafür, daß bei den strahlenempfindlichen Germinomen eine Verkleinerung oder komplette Entfernung den Erfolg der Bestrahlung verbessert, und auch bei den malignen Germinomen scheint eine möglichst aggressive Entfernung des Tumors die weitere Prognose positiv zu beeinflussen (1196).

Ein anderer günstiger Aspekt sollte hier nicht außer Acht gelassen werden. Die Dekompression in der Pinealisloge gibt den Verschluß des Aquäduktes frei und vermeidet in vielen Fällen die Anlage eines Ventils. Neben den sonst üblichen ventileigenen Komplikationen kann die sehr konkrete Gefahr einer peritonealen oder hämatogenen Metastasierung durch das Ventil abgewendet werden (Abb. 2.**54**).

Es haben sich eine Reihe verschiedener Zugangswege zur Pinealisloge entwickelt, die jeweils Vor- und Nachteile bei bestimmter Tumorausdehnung und Lage haben. Gewisse Vorlieben des Operateurs für einen bestimmten Zugang spielen bei der Auswahl gleichfalls eine Rolle. So gibt es neben einem transcallosalen Zugang einen transcorticalen-transventrikulären Zugang, einen occipitalen, transtentoriellen Zugang sowie einen supracerebellären, infratentoriellen Zugang, um nur die Wichtigsten zu nennen. Am häufigsten dürften die letzten beiden Zugangswege zur Anwendung kommen, die am wenigsten destruktiv sind, bei guter Übersicht und Manipulationsfä-

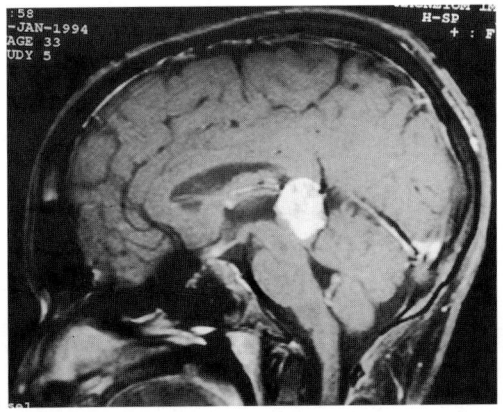

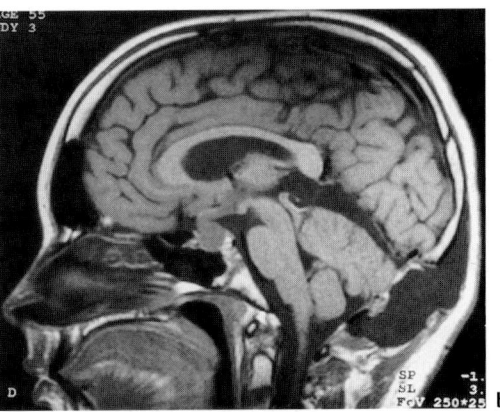

Abb. 2.**54a** Einengung des Aquäduktes durch den Tumor präoperativ.

b Deutlich darstellbarer Aquädukt nach Entfernung des Tumors.

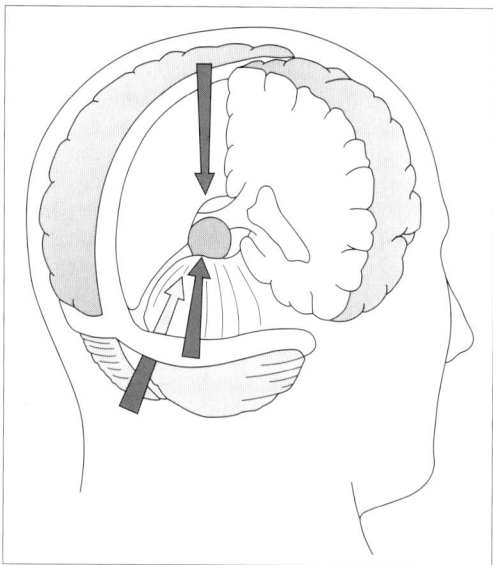

Abb. 2.55 Gängige Zugangswege zur Pinealisloge: oberer Pfeil = transcallosaler Zugang; mittlerer Pfeil = occipitaler transtentorieller Zugang; unterer Pfeil = supracerebellärer infratentorieller Zugang.

higkeit im Tumorgebiet. Bei beiden wird der Patient in sitzender Position operiert (Abb. 2.55).

Der Vorteil des occipitalen, transtentoriellen Zugangs liegt darin, daß oberhalb der inneren Hirnvenen und der V. galeni sowie im Splenium des Balkens gelegene Tumoranteile gut darstellbar und entfernbar sind, was allerdings nur bei einer sehr kleinen Zahl von Tumoren der Fall ist. Die eben genannten Venen erschweren jedoch den Blick auf jene Tumoranteile, die in der Tiefe des 3. Ventrikels liegen. Ein weiterer Nachteil dieses Zuganges ist die Gefahr einer Hemianopsie durch Druck auf den Occipitallappen.

Als Standardzugang zur Pinealisloge hat sich für viele Neurochirurgen der supracerebelläre, infratentorielle Weg entwickelt. Dieser Zugang ist insofern atraumatisch, als daß kein Hirngewebe durchtrennt werden muß und auch die wichtigen, das Mittelhirn drainierenden Venen optimal geschont werden können. Bei dieser Freilegung gelangt der Operateur nach Durchtrennung der arachnoidalen Häute, die den Tentoriumsschlitz nach cranial hin verschließen, auf die V. galeni und die seitlichen Rosenthal-Venen, welche den Tumor nach cranial und lateral einrahmen. Nach frontal hin bietet dieser Einblick eine gute Übersicht über alle cranialen, frontalen und seitlichen Strukturen des 3. Ventrikels, und das Niveau der Vierhügelplatte und die hintere Kommissur sind ausgezeichnete Orientierungshilfen. Häufig gelingt es, mit dem supracerebellären, infratentoriellen Zugang auch noch Tumoren mittlerer Größe in toto zu entfernen. (Abb. 2.56).

Bestrahlung und Chemotherapie

Wie schon erwähnt, ist bei einer kompletten Entfernung bei den reifen Teratomen und benignen Pineocytomen eine weitere Therapie nicht erforderlich. In diesen Fällen kann durch kernspintomographische Kontrollen der weitere Verlauf abgewartet werden.

Bei den Germinomen sollte eine Bestrahlung von mindestens 50 Gy in fraktionierten Gaben

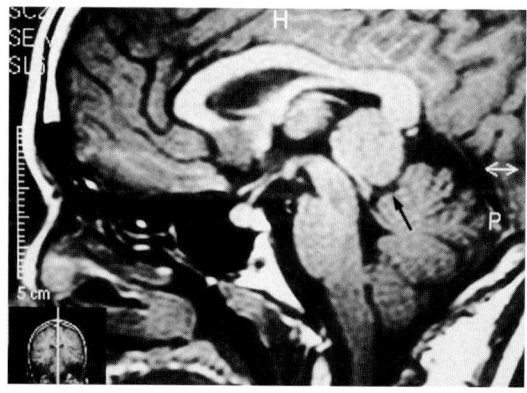
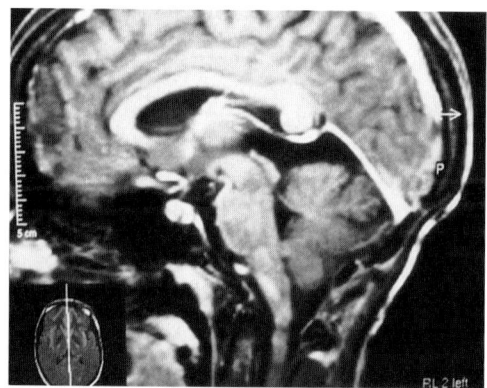

Abb. 2.56a Pinealistumor präoperativ. b Nach Operation und Entfernung in toto über einen supracerebellären infratentoriellen Zugang.

durchgeführt werden. Eine spinale Radiatio sollte den Fällen vorbehalten bleiben, bei denen Metastasen bekannt oder der Verdacht darauf von klinischer Seite besteht. Es werden Überlebenszeiten von 70% nach 10 Jahren angegeben (174, 1214).

Aufgrund der guten Therapieergebnisse mit langen Überlebenszeiten oder sogar Heilungen nach Operation und Strahlentherapie ist in diesen Fällen auch mit Spätkomplikationen der Bestrahlung zu rechnen. Dies ist besonders bei noch empfindlicheren kindlichen Hirnen zu beobachten. Zu nennen sind hier Hypopituitarismus, Diabetes insipidus, Minderwuchs sowie Wahrnehmungsstörungen bis hin zu intellektuellen Störungen. Auch strahleninduzierte Sekundärtumoren sind beschrieben worden.

Zwar gibt es für die sehr seltenen Pineoblastome kein allgemein akzeptiertes Therapieprotokoll, doch besteht bei diesen hochmalignen Geschwulsten Einigkeit darüber, daß eine Bestrahlung erfolgen sollte (225). Diese Ansicht ist nicht so sehr Ergebnis fundierter Untersuchungen, sie beruht mehr auf der Tatsache der Malignität. NMR-Untersuchungen des Spinalkanals auf Metastasen sind hier schon gleich bei der Diagnosestellung von äußerster Wichtigkeit, um die Indikation zur craniospinalen Bestrahlung zu stellen. Liegen solche spinalen Metastasen vor, ist allerdings die Prognose extrem ungünstig. Der Nutzen einer prophylaktischen spinalen Bestrahlung wird nicht einheitlich befürwortet.

Die Auffassung, daß es sich bei Pineoblastomen um primitiv neuroektodermale Tumoren handelt, legt den Versuch nahe, diese auch wie Medulloblastome zu behandeln (225). Über den Nutzen einer zusätzlichen Chemotherapie zur Bestrahlung gibt es jedoch bislang wenige Untersuchungen. Unterschiedliche Kombinationen zwischen Vincristin, Etoposid, Ifosfamid, Cyclophosphamid, Cisplatin, Methotrexat und anderen Stoffen wurden versucht ohne ein signifikantes Ansprechen.

Für die nichtgerminomatösen Keimzelltumoren oder malignen Germinome haben sich in den letzten Jahren Therapieansätze entwickelt, die einen kleinen Lichtblick auf die Behandlung dieser sonst so katastrophal verlaufenden Erkrankungen werfen. Ausgehend von den Erfolgen bei gonadalen Keimzelltumoren mit Bleomycin, Etoposid und Cisplatin (BEP) gemäß dem MAKEI-Protokoll (477) sowie Vinblastin und Ifosfamid scheinen auch die intracraniellen Varianten dieser Tumoren auf diese Therapie anzusprechen. Es ist jedoch auch hier bei der Seltenheit dieser Prozesse und fehlenden Langzeitergebnissen großer Optimismus verfrüht (630, 648, 904).

Eigene schlechte Erfahrungen, daß jegliche Manipulation, wie Operation oder stereotaktische Biopsie, zur Metastasierung dieser hochmalignen Raumforderungen führen kann, ließen uns ein aus Chemotherapie, Operation, erneuter Chemotherapie und Bestrahlung bestehendes Vier-Stufen-Konzept entwickeln (571):

- *Stufe 1:* Die Diagnose eines malignen Germinoms wird durch das NMR und positive Markerbestimmung gestellt. Noch vor der Operation erfolgen 2 Zyklen mit der Kombination Bleomycin, Etoposid und Cisplatin (BEP). Ein eventuell bestehender Verschlußhydrocephalus wird, um Metastasierungen durch ein Ventil zu vermeiden, mit einer externen Liquordrainage abgeleitet. Die Wirkung der Cytostatika kann sowohl im NMR durch Verkleinerung des Tumors, als auch durch den Abfall der Marker erkannt werden (Abb. 2.57).
- *Stufe 2:* Es erfolgt jetzt die eigentliche Tumoroperation, mit anschließender Kontrolle der Tumormarker.
- *Stufe 3:* Zwei weitere Zyklen Chemotherapie mit Vincristin, Ifosfamid und Cisplatin (VIP) schließen sich an.
- *Stufe 4:* Es erfolgt danach eine Bestrahlung des Gesamthirnes mit 30 Gy, 20 Gy Tumordosis und 30 Gy spinal.

Bei der bisher kleinen Anzahl von Patienten ließ die histologische Aufarbeitung des Operationspräparates keine malignen Anteile mehr erkennen, AFP und β-HCG waren bereits nach der Operation nicht mehr nachweisbar. Auch 5 bzw. 6 Jahre nach der Operation sind die Patienten rezidivfrei (Abb. 2.58)

Entscheidungsempfehlung

Wie schon betont, gibt es aufgrund der Seltenheit der Pinealome keine Untersuchungen, die verschiedene prospektive und randomisierte Behandlungsstrategien durch Überlebenskurven vergleicht. Neue Konzepte werden allenfalls mit historischen Serien in Beziehung gesetzt, so daß auch heute noch Unsicherheiten in der Vorgehensweise bestehen.

2. Primäre Tumoren des Gehirns und seiner Häute

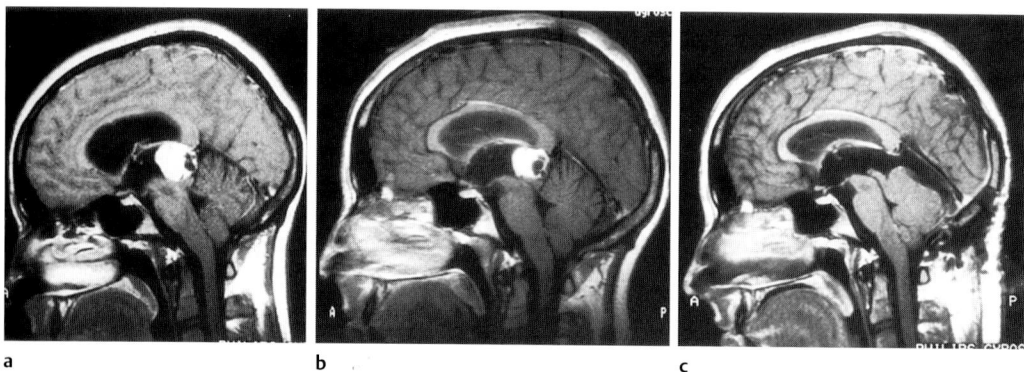

Abb. 2.57 Therapieverlauf bei malignem Teratom.
a Vor Therapiebeginn AFP = 2268 KU/L und deutliche Ventrikelerweiterung.
b Nach zwei Cyclen BEP AFP = 36 KU/L; Anlage einer externen Ventrikeldrainage.
c Zustand nach Operation AFP nicht mehr bestimmbar; keine Liquordrainage mehr erforderlich.

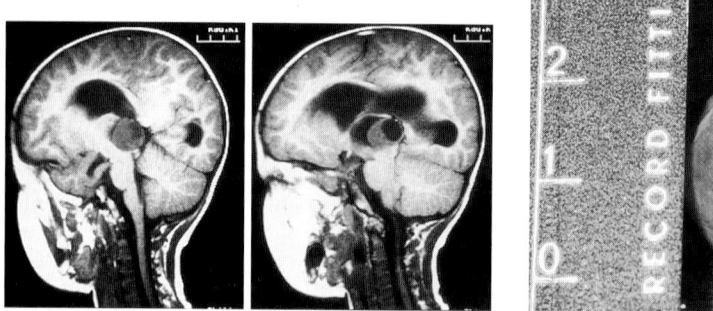 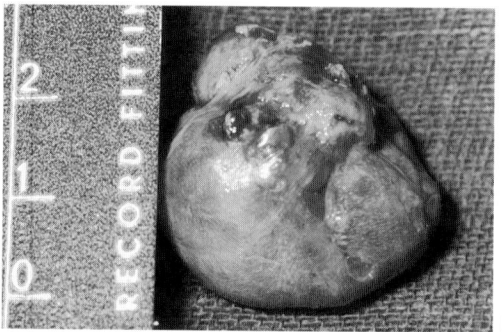

Abb. 2.58 a Teratom in der Pinealisloge. **b** Tumorpräparat nach Extirpation in toto.

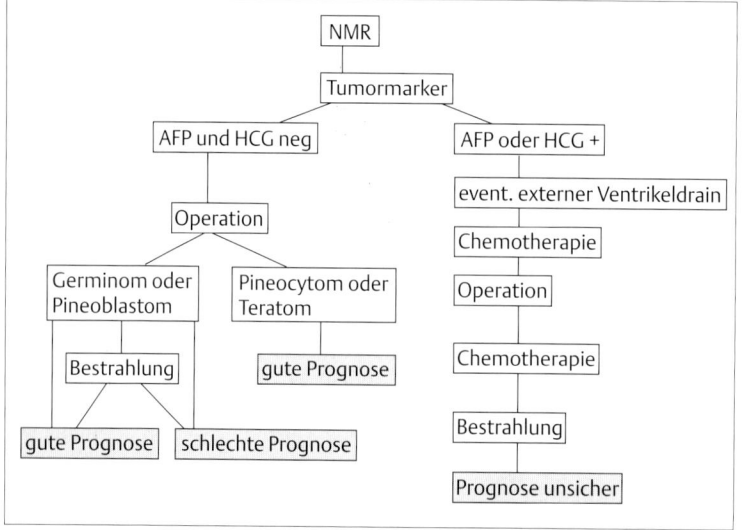

Abb. 2.59 Behandlungsschema bei Pineocytomen und Germinomen (modifiziert nach Sano).

In diesem Sinne soll das vorausgegangene Schema im Zusammenhang mit dem oben Gesagten nur als Orientierungshilfe für die therapeutischen Behandlungsschemata bei Pineocytomen und Germinomen (modifiziert nach Sano) dienen (Abb. 2.**59**).

Tumoren der Hirnnerven

A. Sepehrnia

Der häufigste Tumor der Hirnnerven sind Schwannome, wobei sie zwischen 5,6–8,7% der primären intracraniellen Tumoren ausmachen. Bei fehlenden Schwannzellen der Nn. optici und olfactorii machen die genannten Nerven von dieser Regel eine Ausnahme; hierzu s. Kapitel 6 über Hirntumoren im Kindesalter bezüglich des Opticusglioms (s. auch Abschnitt Olfactorius-Schwannom).

Der am häufigsten betroffene craniale Nerv ist der N. vestibularis, wobei die Schwannome des Kleinhirnbrückenwinkels rund 8% der Tumoren der hinteren Schädelgrube ausmachen. An zweiter Stelle ist der N. trigeminus betroffen. Schwannome des N. facialis sind die dritthäufigsten Hirnnerventumoren. Seltener sind Schwannome des N. trochlearis, des N. oculomotorius, des N. abducens und der caudalen Hirnnerven. Schwannome sind gutartige, extraaxiale Tumoren, die langsam und verdrängend wachsen, selten maligne sind oder eine Malignisierungstendenz aufweisen (s. hierzu Maligne Tumoren der Nervenscheide).

N.-olfactorius-Schwannom

Solitäre Schwannome des N. olfactorius oder der olfactorischen Grube sind eine Seltenheit. Diese Tumoren entstehen offensichtlich als Schwannome des zentralen Nervensystems und somit aus dem Bulbus olfactorius selbst.

Sie können mit dem Morbus Recklinghausen vergesellschaftet sein und haben vergleichsweise eine gute Prognose (1404).

N.-olfactorius-Neuroblastom

Neuroblastome des N. olfactorius (Esthesioneuroblastome) sind seltene maligne Tumoren neuroektodermaler Herkunft (1367).

Der Tumor wächst invasiv und metastasiert häufig. Am häufigsten ist er im Alter zwischen 10–20 und 50–60 Jahren.

Klinische Symptomatik

Rezidivierendes Nasenbluten und behinderte Nasenatmung sind die häufigsten Symptome. Retrobulbäre Schmerzen, Protrusio bulbi und Anosmie können ebenfalls auftreten.

Diagnostik

Der Tumor wird durch transnasale Endoskopie und Biopsie nachgewiesen. Kernspintomographische Aufnahmen des Schädels und Computertomographie der knöchernen Struktur der Schädelbasis geben Auskunft über die Ausdehnung des Tumors im Bereich des Cavum nasi sowie der Paranasalräume und des Endocraniums. Der Tumor zeigt sich im Kernspintomogramm homogen und nimmt inhomogen Kontrastmittel auf (Abb. 2.**60**).

Prognose und Verlauf

Tumoren, die hauptsächlich in der Nasenhöhle und den paranasalen Sinus liegen, haben im allgemeinen bei extensiver Tumorresektion eine relativ gute Prognose. Die Ausdehnung des Tumors über die Paranasalräume hinaus mit Durchbruch durch die Lamina cribrosa und nach intracraniell ist prognostisch ungünstig. Die Tumoren neigen zu intracranieller bzw. Fernmetastasierung.

Bei 50% der Patienten kommt es zu einem lokalen Rezidiv, bei etwa 31% der Patienten treten Metastasen auf. Dennoch sind 5-Jahres-Überlebensraten von 80% der Patienten mit Tumorausdehnung in das Cavum nasi und die Parasinusoidalräume und 40% der Patienten mit größerer Tumorausdehung berichtet worden (950).

Praktische Therapieempfehlungen

Die Therapie der Wahl ist die ausgedehnte Tumorresektion mit anschließender primärer Bestrahlung (365, 480, 1153).

Hat der Tumor die vordere Schädelgrube, die Lamina cribrosa, die Orbita und die Nase mit Nasennebenhöhlen befallen, ist eine aggressive chirurgische Therapie die Methode der Wahl. Der Eingriff kann in Zusammenarbeit mit den HNO-Chirurgen am besten in einer Sitzung transcraniell/transfacial durchgeführt werden, wobei der Tumor von cranial nach caudal mobilisiert und entfernt werden kann (Abb. 2.**61**). Anschließend muß eine Strahlentherapie des Resektionsbettes erfolgen. Bei Auftreten von lokalem Rezidiv bzw. Meta-

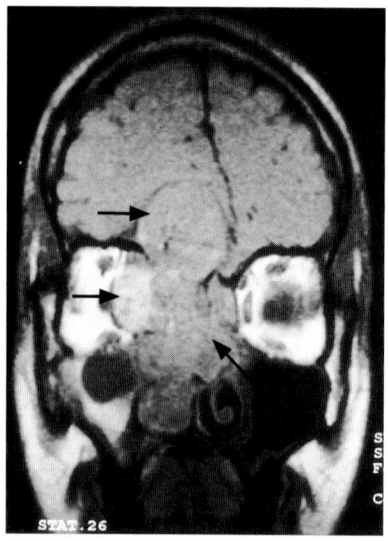
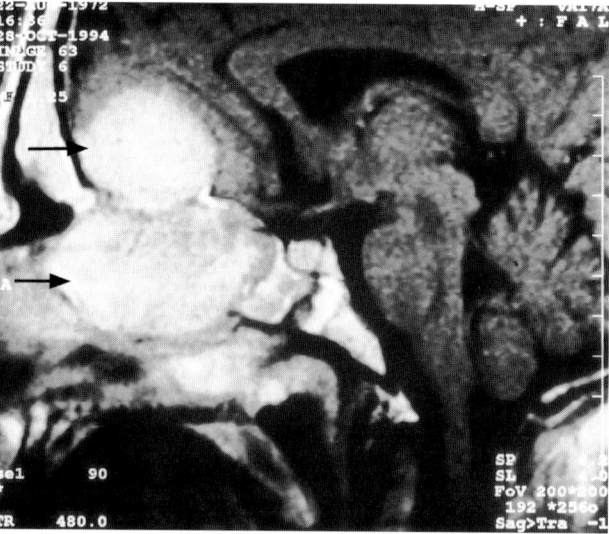

Abb. 2.**60**
a Kernspintomographie coronar ohne Kontrastmittel, homogene Darstellung eines Olfactoriusneuroblastoms mit Ausdehnung intracraniell und im Bereich der paranasalen Räume sowie Invasion der Orbita rechts.

b Sagittale Schnittführung, entsprechende Darstellung des Tumors nach Kontrastmittelgabe.

stasen intracraniell oder Fernmetastasen ist eine kombinierte chirurgische und Chemotherapie vorzunehmen (s. entsprechende Fachliteratur, z. B. 480).

■ Schwannome der Orbita

Orbitale Schwannome sind gutartige Tumoren, die etwa 3–8% der Tumoren der Orbita ausmachen.

Klinische Symptomatik

Die klinische Symptomatik besteht in einer progressiven Protrusion des Augapfels mit gelegentlicher Behinderung der Augenmotilität.

Diagnose

Die Diagnosestellung anhand bildgebender Verfahren gelingt am besten kernspintomographisch (Abb. 2.**62**); so wird die Beziehung des Tumors zum N. opticus am besten sichtbar. Eine Usurierung des Knochens oder Beteiligung des Opticuskanales ist computertomographisch nachweisbar.

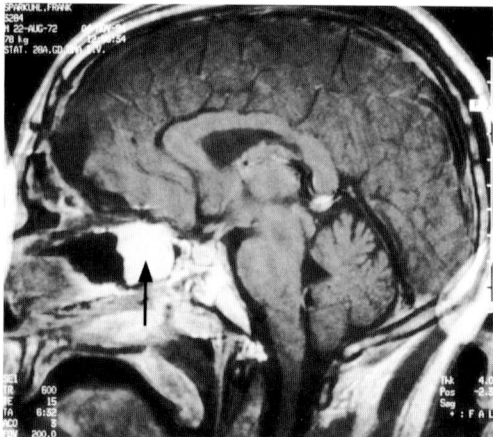

Abb. 2.**61** Kernspintomographische Aufnahme sagittal nach Kontrastmittelgabe ohen Hinweis auf Tumorrest. Darstellung der Tamponade im Bereich des Sinus sphenoidalis.

Therapie

Der Ursprung der orbitalen Schwannome ist nicht immer sicher zu verifizieren. Am häufigsten wird als Ursprung der N. ciliaris angegeben. Sie können ebensogut ihren Ursprung im N. oculomotorius,

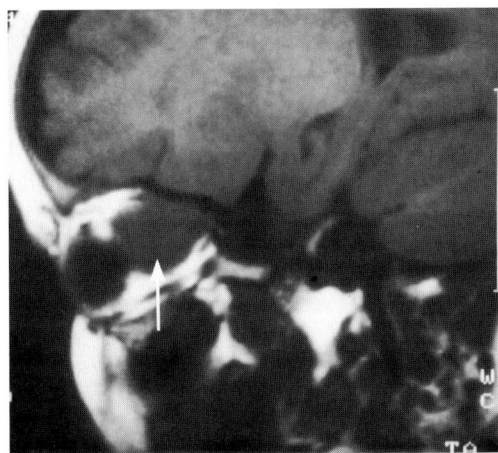 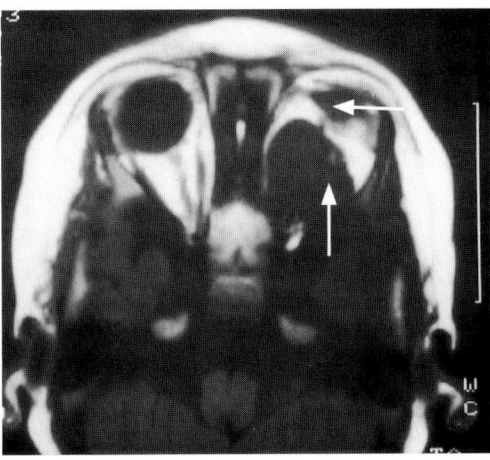

Abb. 2.62a u. b Sagittale und transversale T1-gewichtete Aufnahmen. 10 Monate alter Patient mit Nachweis eines ausgedehnten retrobulbär im Orbitatrichter gelegenen Schwannoms links mit Darstellung des N. opticus über eine kurze Strecke.

N. supraorbitalis, N. suborbitalis oder N. lacrimalis haben aber auch aus der Opticusscheide entstehen. Da es sich in allen Fällen, auch bei Morbus Recklinghausen, um gutartige Tumoren handelt, ist die Therapie der Wahl die chirurgische Exstirpation (Abb. 2.**63**) (203).

■ N.-opticus-Gliom

Opticusgliome können entlang der gesamten Nervi und Tractus optici entstehen. Etwa 75% dieser Tumoren manifestieren sich während der ersten Lebensdekade. Opticusgliome machen 4–6% der Hirntumoren im Kindesalter aus. Histologisch sind sie pilozytäre Astrocytome. Sie wachsen meist langsam (591, 900, 912, 1215).

Opticusgliome bei Kindern mit Neurofibromatose Typ I sind mit 15–55% sehr häufig (1328).

Klinische Symptomatik

Gleichgültig wo diese Tumoren im optischen System vorkommen, können sie mit einer Neurofibromatose vergesellschaftet sein. Fast bei allen Patienten mit einer Neurofibromatose Typ I sind sie aber auf den N. opticus beschränkt. Der Befall

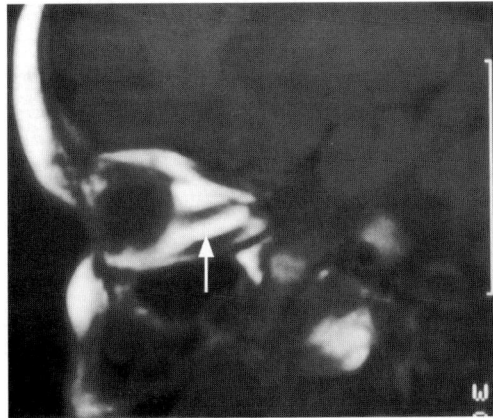 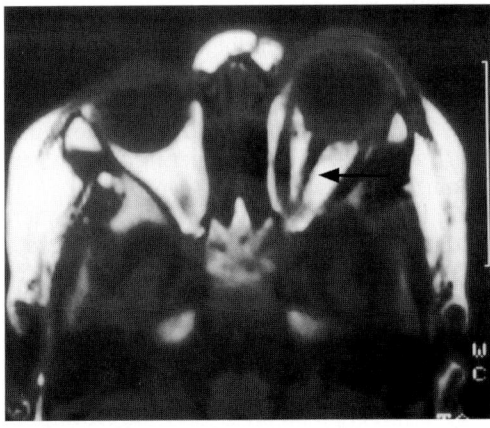

Abb. 2.63a u. b Kernspintomographische Aufnahmen sagittal und transversal T1-gewichtet ohne Kontrastmittel. Darstellung des N. opticus in seinem gesamten Verlauf links nach vollständiger Tumorresektion des Orbitaschwannoms.

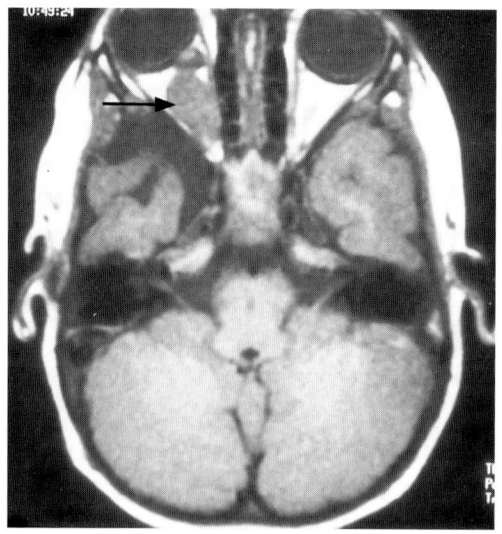 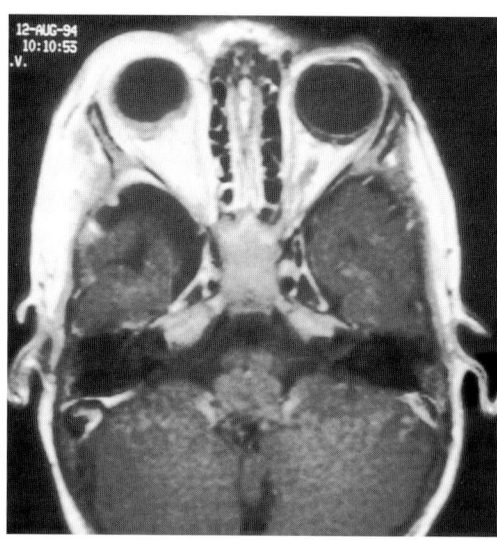

Abb. 2.**64**
a Kernspintomographische Aufnahmen transversal T1-gewichtet ohne Kontrastmittel. 24 Monate alte Patientin; erhebliche Verdickung des N. opticus links in seinem gesamten Verlauf.

b Postoperative Aufnahme nach Kontrastmittelgabe ohne Hinweis auf Tumorrest bei erhaltenem Bulbus.

eines N. opticus bedingt eine unilaterale Visusminderung mit Proptosis und Papillenödem oder Papillenatrophie. Patienten mit Chiasmabefall zeigen außer der Gesichtsfeldeinschränkung und Visusminderung häufig eine intracranielle Druckerhöhung als Folge der Obstruktion des 3. Ventrikels. Bei Beteiligung des Hypothalamus besonders im Kindesalter sind diencephale Symptome zu erwarten (590).

Diagnostik

Die Diagnosestellung gelingt am besten durch Kerspintomographie und Computertomographie (Abb. 2.**64**) des Gehirnes und der Orbita mit und ohne Kontrastmittel (Abb. 2.**65**). Die Beteiligung des N. opticus zeigt sich in einer fusiformen Verdickung des Nervs im orbitalen Verlauf (Abb. 2.**66**). Die Beteiligung des Chiasmas präsentiert sich besonders im Kindesalter in Form einer suprasellären Raumforderung (Abb. 2.**67**). Der Tumor kann solide oder zystisch sein und führt durch Kompression des 3. Ventrikels und Verschluß des Foramen Monroi zur Entstehung eines mono- oder biventrikulären Hydrocephalus.

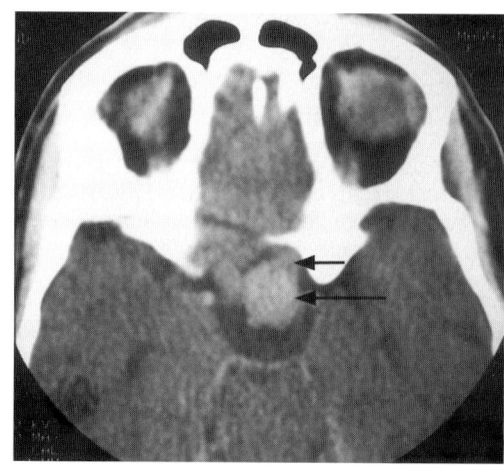

Abb. 2.**65** Transversale computertomographische Aufnahmen des Schädels nach Kontrastmittelgabe. 31jährige Patientin. Darstellung klobiger Verdickung des Chiasmas und des rechten N. opticus intracraniell.

Therapie

Die Behandlung der Opticusgliome wird kontrovers diskutiert (vgl. auch Kapital 6), da natürliche Langzeitverläufe ohne Behandlung zwar bekannt, aber nicht ausreichend dokumentiert sind. Daher

N.-opticus-Gliom

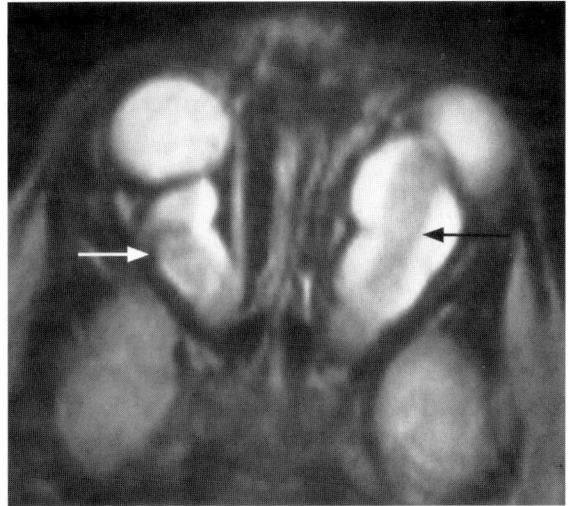
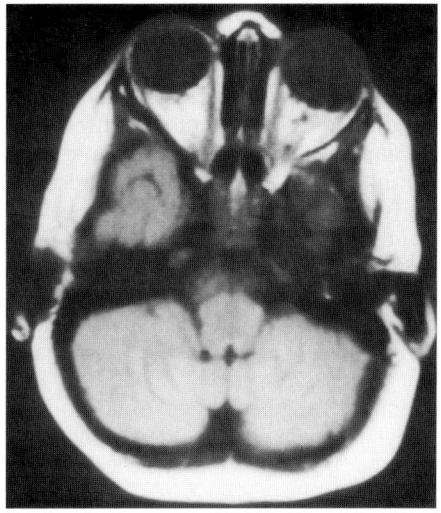

Abb. 2.**66**
a Transversale computertomographische Aufnahmen ohne Kontrastmittel. 2½ Jahre alte Patientin. Darstellung fusiformer Verdickung des N. opticus beidseits im intraorbitalen Verlauf.

b Zustand nach Resektion des Tumors beidseits unter Erhaltung des Bulbus.

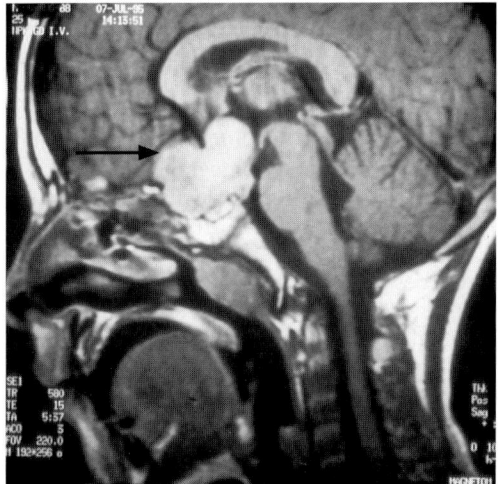
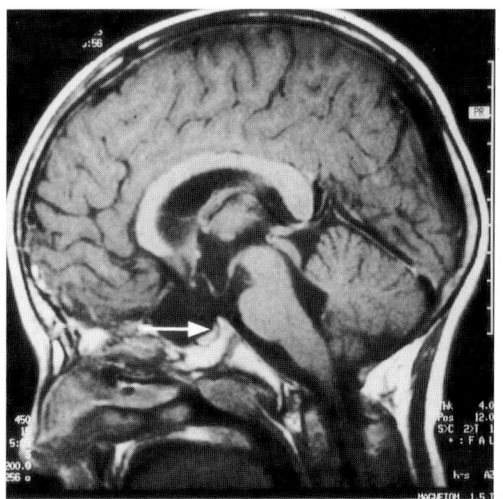

Abb. 2.**67**
a Sagittale kernspintomographische Aufnahmen nach Kontrastmittelgabe. Darstellung eines Kontrastmittel-anreichernden unregelmäßig wachsenden suprasellären Tumors mit Verdrängung des Bodens des 3. Ventrikels.

b Zustand nach mikrochirurgischer Radikalresektion des Tumors unter Erhaltung der Hypophyse.

muß über jede Empfehlung einer Therapie von Fall zu Fall entschieden werden.

Solange ein intraorbitales Gliom des N. opticus asymptomatisch bleibt, ist eine Behandlung nicht erforderlich. Bei zunehmender Proptose bzw. Auftreten einer Visusminderung ist die Tumorresektion transcraniell subfrontal angezeigt.

Bei Beteiligung des N. opticus bzw. des Chiasmas und der Sehstrahlung wird ein asymptomatischer Tumor ebenfalls lediglich observiert. Bei Auftreten von Visusstörungen, Kompression des Hypothalamus und dadurch auftretende hypothalamische Störungen bzw. Kompression des 3. Ventrikels und konsekutivem Hydrocephalus ist die Tumorteilresektion bei erhaltenem Visus oder weitestgehende Tumorresektion bei Amaurosis die Methode der Wahl.

Gelegentlich sind Opticusgliome im Chiasma und/oder Tractus gut begrenzt, so daß durch mehr oder weniger selektive Tumorentfernung ein Restvisus erhalten werden kann, die durch Raumforderung bedingten Störungen jedoch beseitigt oder gemindert werden können. Die histologische Dignität kann gleichzeitig bestimmt werden.

Als Alternative zu einer Operation wird immer wieder die Strahlentherapie nach Biopsie angeführt, wobei die Spätfolgen besonders im Kindesalter nicht absehbar sind. Dennoch wird in der Literatur eine Stabilisation des Tumorwachstums beschrieben.

Die Chemotherapie wird bei Kleinkindern nach Teilresektion von Tumoren mit erhöhter Wachstumstendenz vorgezogen, um eine Strahlentherapie hinauszuzögern (1037).

Spontanverlauf und Prognose

Opticusgliome sind primär gutartige Tumoren. Eine höhere Morbidität und Mortalität wird jedoch bei den extensiv intracraniell wachsenden Tumoren beobachtet, mitunter auch eine Malignisierung (643).

Andere Opticusgliome können wiederum spontan regredieren, gelegentlich wurden sie sogar eher als Hamartome klassifiziert (602).

Therapieempfehlungen

Ein rein intraorbital gelegenes Opticusgliom sollte nicht operiert werden, solange ein nützlicher Restvisus vorhanden ist. Für intraventrikulär gelegene Tumoren bei Patienten mit Morbus Recklinghausen ohne Visusstörung ist die interne Liquordrainage zunächst sinnvoll. Bei zunehmender Visusstörung oder progressiven neurologischen Erscheinungen ist generell die Tumorresektion angebracht. Die weitere Therapie nach Tumorresektion hängt von der klinischen Entwicklung bzw. dem Tumorwachstum ab; ggf. werden Strahlen- oder Chemotherapie in Erwägung gezogen werden müssen.

Nn.-oculomotorius-, -trochlearis- und -abducens-Schwannome

Als Zeichen des sehr seltenen Oculomotoriusneurinoms sind Ptose, Störung der Pupillomotorik und einseitige Bulbus-motilitätsstörung zu erwarten. Als Ursprung des Tumors werden die parasympathischen Fasern des N. oculomotorius in seinem intracraniellen Verlauf angenommen.

Die Therapie besteht in der chirurgischen Resektion des Tumors, wobei die klinische Symptomatik der Oculomotoriusparese postoperativ unverändert fortbestehen wird. Eine intraoperative Rekonstruktion des N. oculomotorius kann erwogen werden (1281).

Primäre intracranielle N.-trochlearis-Schwannome mit entsprechender Parese des M. obliquus superior stellen eine Rarität dar. Isolierte nicht mit Morbus Recklinghausen vergesellschaftete Schwannome des N. trochlearis wurden bisher dreimal beschrieben (710).

Die klinische Symptomatik des isolierten Ausfalles des M. obliquus superior ist nicht besonders auffällig. Erst die Begleitsymptomatik durch Kompression des N. trigeminus oder des Hirnstammes macht auf den Tumor aufmerksam.

Die Diagnose erfolgt durch die Kernspintomographie bzw. Computertomographie.

Die Therapie besteht in der chirurgischen Resektion des Tumors (143, 710).

Schwannome des N. abducens fallen durch die Parese des M. rectus lateralis bzw. die Raumforderung und die dadurch bedingte Hirndrucksymptomatik auf und sind äußerst selten.

N.-trigeminus-Neurinom

Neurinome oder Neurilemmome des N. trigeminus sind relativ selten und machen lediglich 0,07 – 0,28 % der intracraniellen Tumoren aus.

Klinische Symptomatik

Neurolemmome des N. trigeminus können in jedem Abschnitt des Nervs entstehen. Sie bewirken meist eine Trigeminusdysfunktion in Form von Hypästhesie oder Hypalgesie bzw. gelegentliche Schmerzen der betroffenen Gesichtshälfte.

Diagnostik

Der Nachweis dieser Tumoren gelingt kernspintomographisch bei entsprechendem Nachweis des homogenen ringförmig kontrastmittelaufnehmenden Tumors im Bereich der mittleren Schädelgrube (Abb. 2.**68**) (Cavum Meckeli) oder als Kleinhirnbrückenwinkelraumforderung in der hinteren Schädelgrube bzw. als uhrglasförmiger Tumor der mittleren und hinteren Schädelgrube. Differentialdiagnostisch sollte auch an ein Meningeom des Cavum Meckeli gedacht werden (Abb. 2.**69**). In seltenen Fällen entsteht der Tumor entlang des N. ophthalmicus bzw. des N. mandibularis oder des N. maxillaris in der Orbita bzw. extracraniell. Typische Veränderungen der Felsenbeinspitze in Form einer glatten Arrosion sind in computertomographischen Aufnahmen mit Knochenfenster am besten sichtbar (Abb. 2.**70**).

Therapie und Therapieempfehlungen

Die Therapie dieser gutartigen Tumoren ist rein chirurgisch (radikale Tumorresektion). Mit einem Tumorrezidiv muß nach einer Teilresektion gerechnet werden. Eine adjuvante Therapie ist in keinem Falle erforderlich. Die Resektion der Tumoren im Bereich des Cavum Meckeli erfolgt über einen pterionalen Zugang, der der hinteren Schädelgrube über einen lateral-suboccipitalen Weg. Die uhrglasförmigen Trigeminusneurinome werden über einen subtemporalen und lateral-suboccipitalen kombinierten Zugang in einer Sitzung entfernt, wobei Radikalität in allen Fällen angestrebt werden muß. Nicht befallene Trigeminusfasern können bei subtiler mikrochirurgischer Operationstechnik immer erhalten werden (1227, 1259).

N.-facialis-Schwannom

Verglichen mit den Vestibularisschwannom sind die Facialisschwannome selten. Sie sind fast ausnahmslos gutartig (822, 1375).

Facialisschwannome können entlang des gesamten Nervs auftreten, vom Kleinhirnbrückenwinkel bis zur Glandula parotis (794) (Abb. 2.**71**).

Klinische Symptomatik

Als erstes Symptom tritt bei den meisten Patienten eine Facialisparese, die mit einer Hörminderung vergesellschaftet sein kann, auf.

Therapie und Therapieempfehlungen

Die Therapie der Facialisneurinome besteht in chirurgischer Resektion und gleichzeitiger Rekonstruktion des N. facialis, wobei im allgemeinen mit einer guten Reinnervation der Muskulatur innerhalb der ersten 12 Monate zu rechnen ist (1195).

Die Lage des Tumors entscheidet über den chirurgischen Zugang.

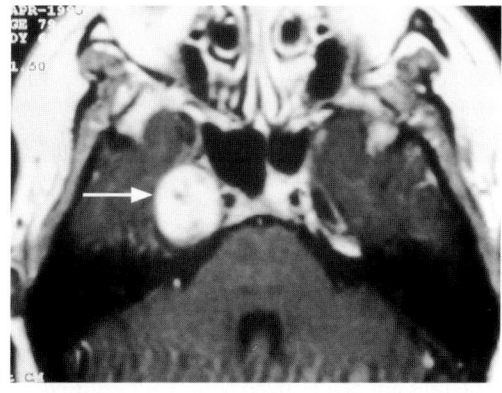

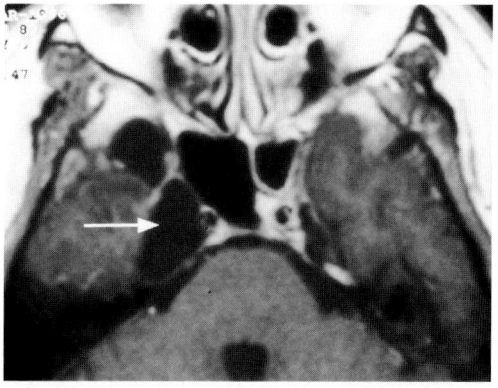

Abb. 2.**68**
a Transversale computertomographische Aufnahmen des Schädels nach Kontrastmittelgabe. 56jährige Patientin. Darstellung eines Kontrastmittel-anreichernden Tumors des Cavum Meckeli rechts. Im Vergleich Darstellung des Cavum Meckeli der linken Seite ohne Kontrastmittelanreicherung.

b Zustand nach mikrochirurgischer Totalresektion des Tumors. Erkennbar ist das liquorgefüllte erweiterte Cavum Meckeli der rechten Seite.

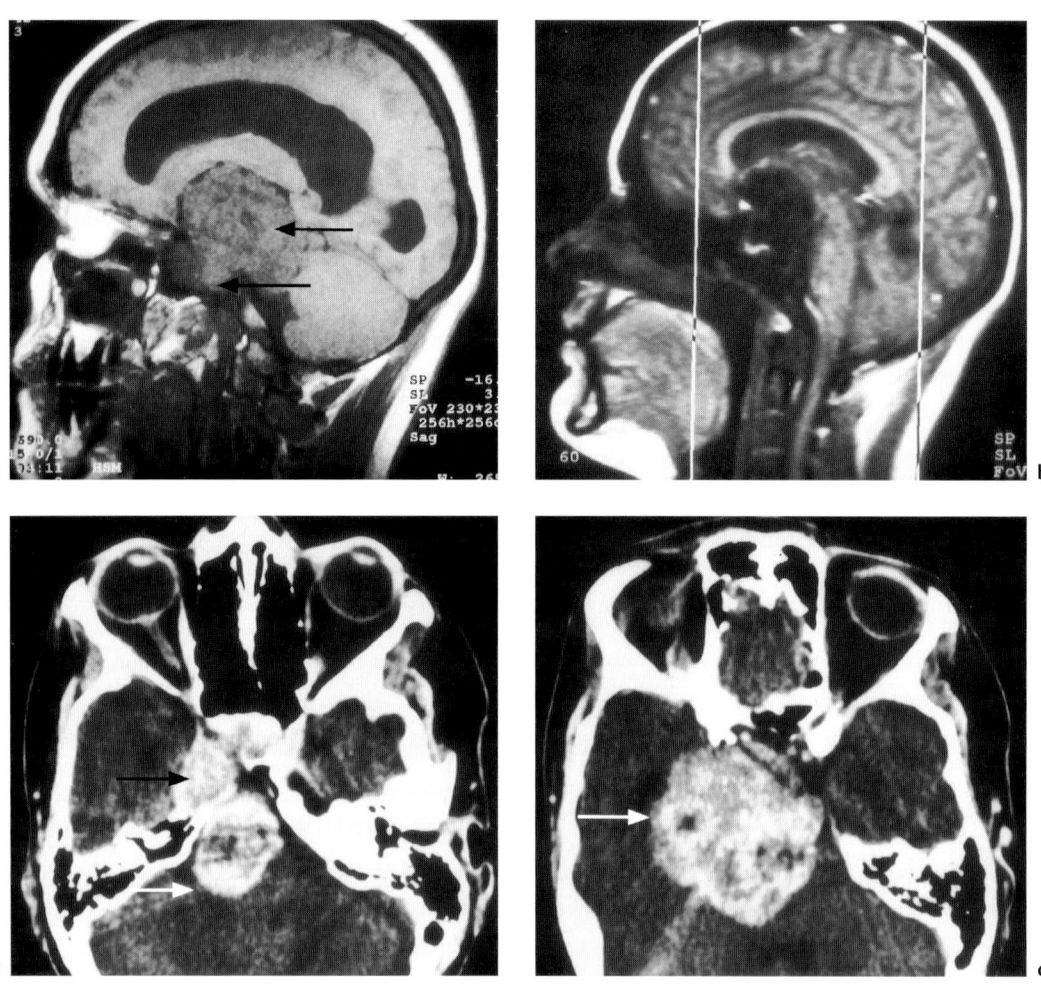

Abb. 2.69
a Sagittale Schnittführung einer cranialen Kernspintomographie ohne Kontrastmittel. 24jährige Patientin. Typische Darstellung eines uhrglasförmigen Trigeminusneurinoms mit Ausdehnung des Tumors in der mittleren und hinteren Schädelgrube; begleitender Hydrocephalus.
b Zustand nach mikrochirurgischer Totalresektion des Tumors.

c u. d Computertomographische Darstellung des Tumors nach Kontrastmittelgabe mit der typischen Darstellung der Tumorausdehnung in der mittleren und hinteren Schädelgrube in Uhrglasform.

Zur Rekonstruktion des N. facialis in seinem gesamten Verlauf eignet sich am besten der N. suralis. Die Überbrückung des N. facialis intracraniell geschieht am besten mittels eines Interponates, das an beiden Enden lediglich an die Nervenstümpfe adaptiert und mit Fibrinkleber fixiert wird. Eine längere Strecke des N. facialis (intracraniell-extracraniell) wird am besten überbrückt, indem das Interponat hirnstammnah wiederum mit Fibrinkleber an den Facialisstumpf adaptiert und peripher durch zwei nicht resorbierbare 10–0 Fäden fixiert wird. Ist hirnstammnah kein brauchbarer Facialisstumpf mehr vorhanden, so kann durch Aufpfropfen des peripheren Facialisstumpfes auf den N. hypoglossus eine zufriedenstellende Facialisfunktion erreicht werden; Voraussetzung dafür ist aber ein intakter N. trigeminus, über den der motorische Effekt des gepfropften N. facialis zum Hirn zurückgemeldet werden kann.

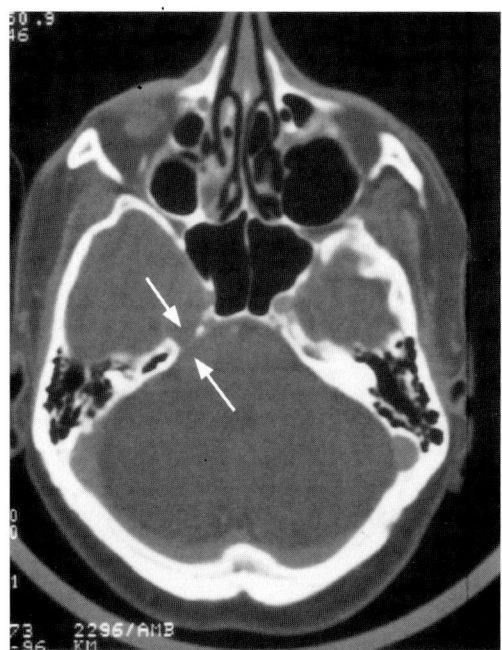

Abb. 2.**70** Transversale Computertomographie des Schädels mit Knochenfenster mit Darstellung einer typischen Arrosion der Felsenbeinspitze rechts bei einem uhrglasförmigen Trigeminusneurinom.

N.-acusticus-Schwannom

Acusticusneurinome sind gutartige Tumoren, die ihren Ursprung in den Schwann-Zellen des N. vestibularis inferior haben. Aus diesem Grunde müßten diese Tumoren eigentlich Vestibularisschwannome heißen (1006).

Etwa 2/3 der Kleinhirnbrückenwinkeltumoren sind Neurinome des N. vestibulo-cochlearis (564, 1240).

Einseitige Acusticusneurinome kommen sporadisch, doppelseitige Acusticusneurinome bei Patienten mit einer Neurofibromatose Typ II vor (s. auch Kapitel 1, S. 4 und Kapitel 2, S. 289).

Acusticusneurinome wachsen sehr langsam. Eine Voraussage über ihre Wachstumsgeschwindigkeit ist kaum möglich, zumal sie gelegentlich Regressionen aufweisen (81).

Klinische Symptomatik

Am häufigsten und frühzeitigsten treten Hörminderung und Störung der Sprachdiskrimination auf. Das Hörvermögen kann fluktuierend gestört sein, gelegentlich ist ein Hörsturz das initiale Symptom. Ohrgeräusche, Schwindel und Schwindelattacken kommen ebenfalls vor. Größere Tumoren können den N. trigeminus komprimieren mit einer Hypästhesie der betroffenen Gesichtshälfte. Bei weniger als einem Drittel der Patienten ist der N. facialis beteiligt, bei ihnen ist die Prognose bezüglich der intraoperativen Facialiserhaltung schlecht. Etwa 27% der Patienten sind primär durch den Tumor ertaubt, und weitere 48% erleiden eine permanente Ertaubung durch die Operation (905).

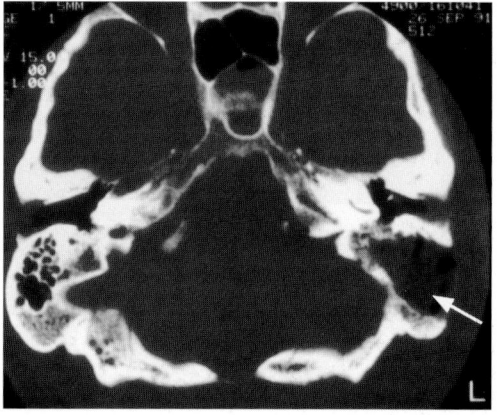

Abb. 2.**71**
a Transversale computertomographische Aufnahme des Schädels mit Knochenfenster. 50jähriger Patient. Darstellung eines homogenen Tumors im Bereich des Mastoids (Facialisschwannom im mastoidalen Verlauf des Nervs).

b Zustand nach Mastoidektomie und Tumorresektion und Facialisrekonstruktion im mastoidalen Verlauf.

Eine Hirnstammsymptomatik bzw. Hydrocephalus treten dann auf, wenn der Tumor die Reservekapazität der hinteren Schädelgrube aufgebraucht hat.

Diagnostik

Zur primären Diagnostik eines Acusticusneurinoms gehören das Tonaudiogramm, ein Sprachdiskriminationsaudiogramm und die Vestibularisprüfung. Deutliche Hinweise können aus den evozierten Hirnstammpotentialen gewonnen werden, die beim Acusticusneurinom immer abnorm ausfallen (892) (Abb. 2.72)

Die Diagnose eines Acusticusneurinoms kann durch eine Kernspintomographie des Schädels ohne und mit Gadolinium gesichert werden (Abb. 2.73). Mit dieser Methode können selbst Tumoren von weniger als 5 mm Durchmesser im Meatus acusticus internus nachgewiesen werden (Abb. 2.74). Die Tumoren zeigen eine runde oder ovale Konfiguration, glatt begrenzt, mit relativ gleichmäßiger Kontrastmittelaufnahme und gelegentlichen zentralen kleineren Nekrosen mit ei-

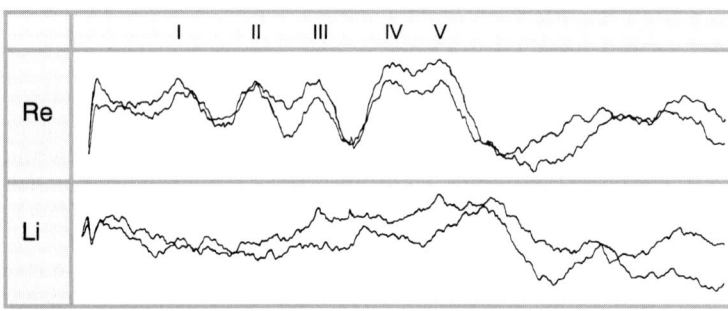

Abb. 2.72 Akustisch evozierte Potentiale. 40jährige Patientin mit Akustikusneurinom links. (Reizmodus Sog, 2 × 2048 Reizantworten.)

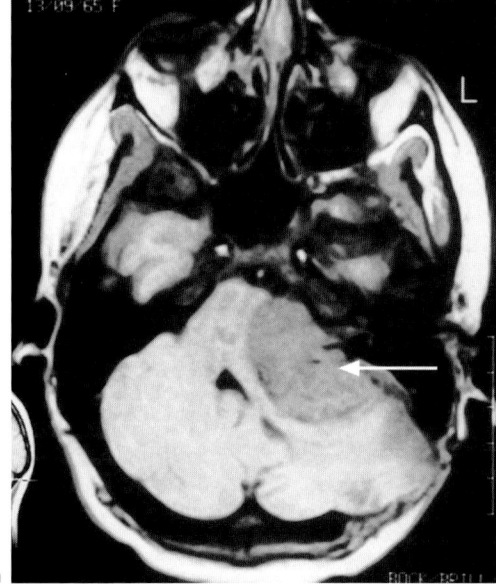
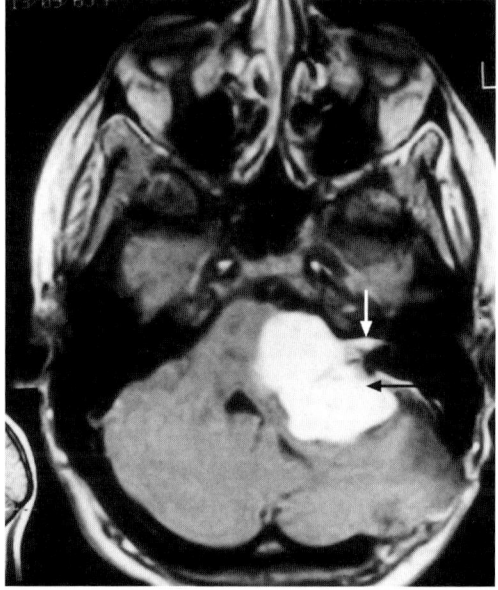

Abb. 2.73
a Transversale computertomographische Aufnahme des Schädels ohne Kontrastmittel. Darstellung eines hypodensen ausgedehnten Tumors des Kleinhirnbrückenwinkels mit intrakanalikulärem Anteil.

b Nach Kontrastmittelgabe erhebliche Kontrastmittelanreicherung, jetzt deutliche Darstellung des intrakanalikulären Tumoranteils.

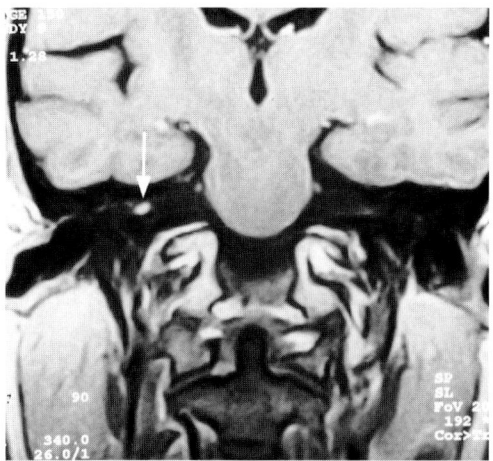

Abb. 2.74 Computertomographische coronare Aufnahme des Schädels. 46jährige Patientin. Darstellung eines 4 mm großen Acusticusneurinoms intrakanalikulär in Höhe des Fundus rechts.

ner intrameatalen oder intra- und extrameatalen Ausdehnung. Zusätzliche Informationen können durch Dünnschicht-Computertomographien des Felsenbeines mit Knochenfenster gewonnen werden: Relation der Schnecke bzw. der Vestibularisbögen zum Meatus, Ausdehnung der Pneumatisation des Felsenbeines und Hochstand des Bulbus jugulare (Abb. 2.75).

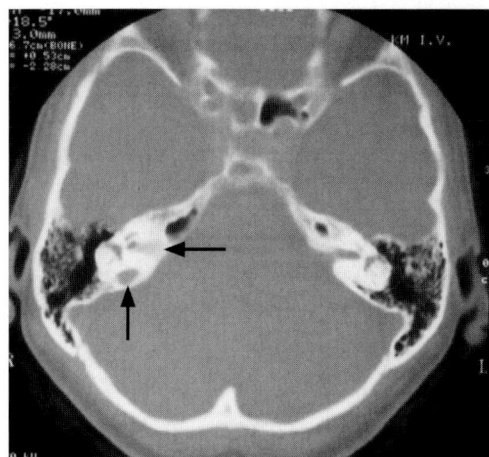

Abb. 2.75 Computertomographische Aufnahme des Schädels in transversaler Schnittführung; Knochenfenster. 60jährige Patientin mit einem rechtsseitigen Acusticusneurinom mit entsprechender Erweiterung des Porus. Auffällig ist der hohe Stand des Bulbus jugulare auf der rechten Seite.

Therapie

Die Behandlung der Acusticusneurinome ist von verschiedenen Faktoren abhängig und kann in 3 Kategorien unterteilt werden: die chirurgische Therapie, die focussierte Radiotherapie und Überwachung des Tumors. Bei progredientem Hörverlust oder anderer klinischer Symptomatik durch entsprechende Tumorausdehnung ist die chirurgische Therapie die Methode der Wahl. Bei kleineren Tumoren mit diskreter Symptomatik kann die focussierte Radiotherapie erwogen werden, wenn der Allgemeinzustand des Patienten eine chirurgische Therapie nicht zuläßt oder andere Gründe vorliegen. Kleine Tumoren ohne klinische Symptomatik und geringer oder fehlender Wachstumstendenz können vorerst durch regelmäßige kernspintomographische Aufnahmen und Hörtests überwacht werden.

Die chirurgische Therapie der Acusticusneurinome kann auf verschiedenen Wegen erfolgen. Die chirurgischen Zugänge beschränken sich heute auf 3 routinemäßig eingesetzte Verfahren: von der mittleren Schädelgrube aus transtemporal extradural werden ausschließlich kleinere intrameatale Tumoren bei Patienten mit gutem Hörvermögen operiert.

Bei Ertaubung oder klinisch nicht relevantem Resthörvermögen und Tumorausdehnung intra-extrameatal bis zu 2,5 cm Durchmesser kann translabyrinthär vorgegangen werden. Der laterale suboccipitale retrosigmoidale Zugang wird von den Neurochirurgen für alle Tumorgrößen bevorzugt. Er erlaubt die Erhaltung des Labyrinthes in jedem Falle und die anatomische Erhaltung des N. facialis zwischen 90 und 91,6 % (1194, 1517) (Abb. 2.76).

Die Erhaltung des N. cochlearis und dessen Funktion ist von der Tumorgröße und besonders vom präoperativen Hörstatus abhängig. Die angegebenen Zahlen schwanken, abhängig von der Tumorgröße, zwischen 15 und 40 % (153).

Strahlentherapie

Durch die focussierte Bestrahlung mit Gamma-Unit oder Linearbeschleuniger kann das Wachstum eines Acusticusneurinoms gestoppt werden (431, 850, 1451). Insgesamt wird in der Literatur die stereotaktische focussierte Strahlentherapie als eine wichtige Alternative zur mikrochirurgischen Behandlung des Acusticusneurinoms mit geringem Risiko empfohlen. Dabei darf nicht un-

2. Primäre Tumoren des Gehirns und seiner Häute

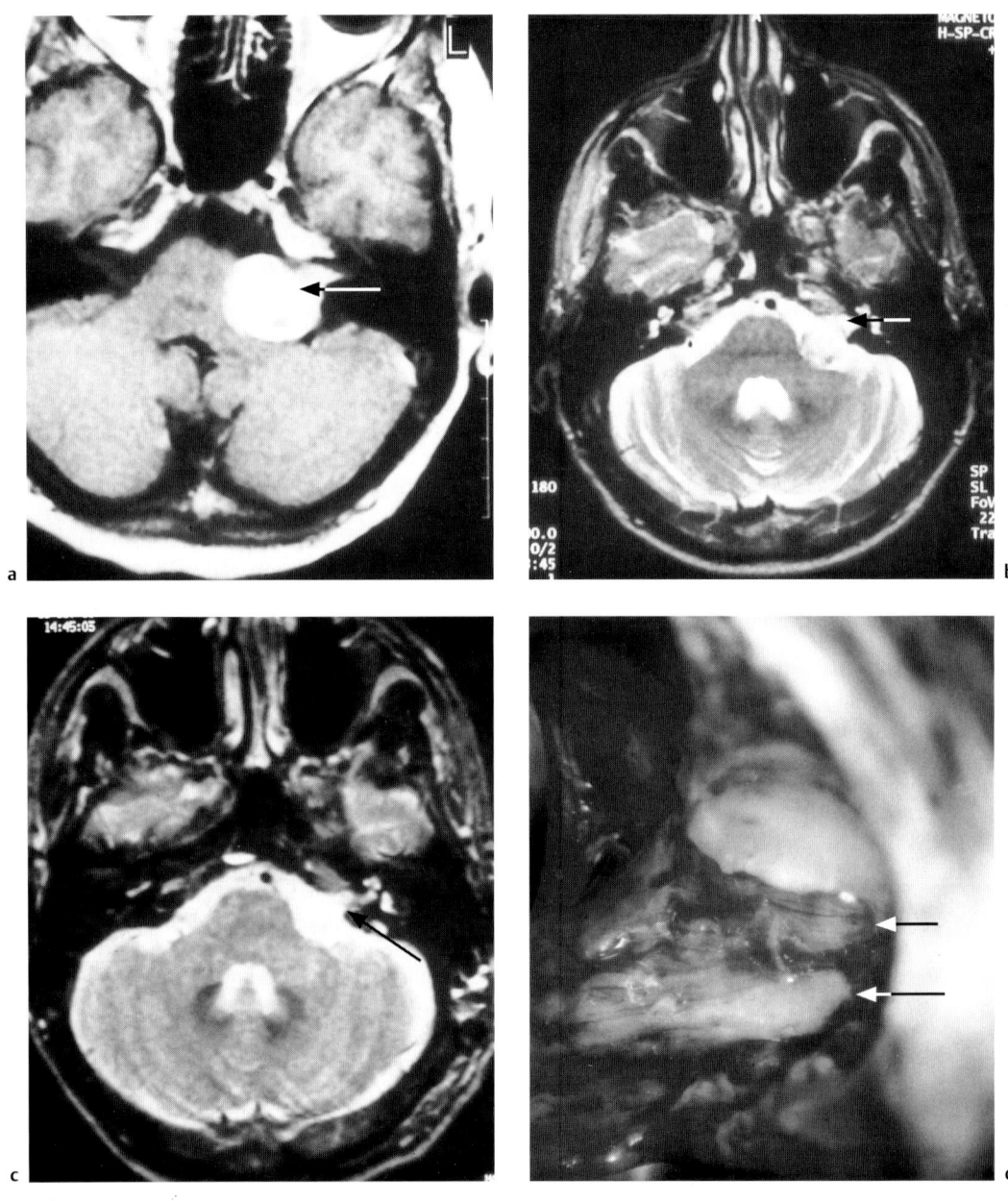

Abb. 2.**76**
a Kernspintomographische Aufnahme transversal mit Kontrastmittel. Darstellung eines linksseitigen intra/extrameatalen Acusticusneurinoms.
b T2-gewichtete Aufnahme mit deutlicher Darstellung der Erweiterung des Porus und des Tumors im Kleinhirnbrückenwinkel.
c T2-gewichtete Aufnahme postoperativ nach mikrochirurgischer Totalresektion des Tumors unter Erhaltung des N. cochlearis und des N. facialis.
d Nn. facialis und cochlearis.

erwähnt bleiben, daß trotz anfänglich akzeptabler Ergebnisse bezüglich der Tumorwachstumskontrolle und Funktionserhaltung des N. facialis bzw. des N. cochlearis hier Langzeitergebnisse fehlen, so daß diese Methode möglicherweise in ihrer Indikationsstellung derzeit noch etwas zurückhaltend bewertet werden sollte.

Therapieempfehlungen

Im allgemeinen besteht darüber Konsens, daß symptomatisch gewordene Acusticusneurinome operiert werden müssen. Bei kleineren asymptomatischen Tumoren, die meist rein intrameatal sind, kann unter strenger Verlaufskontrolle abgewartet werden. Die chirurgische Mortalität bei der heute angewendeten Technik liegt bei weniger als 1%, so daß bei gutem Allgemeinzustand des Patienten eine Altersbegrenzung nicht mehr erforderlich ist. Je früher ein Acusticusneurinom operiert werden kann, um so größer ist die Chance einer Cochlearis- und Facialiserhaltung. Ist eine Facialiserhaltung während der Operation nicht möglich, stehen heute verschiedene Möglichkeiten zur Wiederherstellung der Facialisfunktion zur Verfügung, so daß das Endergebnis beinahe immer akzeptabel bleibt.

Bilaterales Acusticusneurinom

Bilaterale Acusticusneurinome repräsentieren die zentrale Form der Neurofibromatose (NF II) (s. auch Kapitel 2, S. 289). Diese Patienten sind außerdem prädisponiert für eine Reihe anderer zentraler und peripherer Tumoren des Nervensystems wie spinale Schwannome, Meningeome und Gliome, cutane Neurofibrome und Schwannome (893).

Klinische Diagnose

Typisch für Patienten mit beidseitigem Acusticusneurinom ist ein langsam progredienter Hörverlust ein- oder beidseitig, gelegentlich begleitet von Tinnitus, Schwindel und Gleichgewichtsstörungen (609).

Therapie

Die Behandlung der bilateralen Acusticusneurinome stellt eine besondere Herausforderung dar. Die Hörerhaltung ist für diese Patienten von besonderer Wichtigkeit. Die Literaturangaben dazu schwanken von „Hörerhaltung in seltenen Fällen" bis zu 60%.

Scheint eine Hörerhaltung bei radikaler Tumorresektion nicht möglich, da offensichtlich auch eine Beteiligung des Spiralganglions vorliegt, so soll die Tumorresektion lediglich partiell bleiben (363, 821).

Auch eine partielle Tumorresektion kann zum Hörverlust führen, da die Cochlearisfasern beim Morbus Recklinghausen eher durch den Tumor verlaufen als nur durch ihn auseinandergedrängt werden (152).

Obwohl bilaterale Acusticusneurinome ebenfalls ihren Ursprung aus den Schwann-Zellen haben und histologisch keinen Unterschied zu den unilateralen zeigen, erscheint ihre Beziehung zu den benachbarten neuralen Strukturen deutlich anders als die unilateraler Neurinome zu sein (891).

Trotzdem kann von manchen Operateuren auch hier abhängig von der Tumorgröße der N. facialis in bis zu 92 bzw. 96% erhalten werden (609, 1193).

Eine permanente Facialisparese stellt die häufigste Komplikation der Operation des Acusticusneurinoms dar. Die verschiedenen Möglichkeiten der Facialisrekonstruktion werden bei den Neurinomen des N. facialis abgehandelt (s. S. 256).

Bilaterale Acusticusneurinome bei NF-II-Patienten sind oft lebensbedrohlich. Zur Lebenserhaltung ist die optimale Therapie eine Dekompression der neuralen Strukturen einschließlich des Hirnstammes. Der größere Tumor mit Hirnstammkompression sollte zuerst operiert werden. Darüber hinaus sollte der Patient vor einer akuten Ertaubung bewahrt werden. Gelingt bei partieller oder vollständiger Tumorresektion die Erhaltung des Hörvermögens eines Ohres, kann dann die Entscheidung für die Behandlung der anderen Seite gefällt werden, wobei das Ziel auch hier die Erhaltung des Hörvermögens bleibt. Bei fehlender Hörfunktion der operierten Seite sollte mit dem Eingriff auf der Gegenseite noch abgewartet werden, um den Patienten Gelegenheit zu geben, Lippenlesen zu lernen. (1193).

Eine weitere Therapiemöglichkeit besteht in stereotaktischer Strahlentherapie mit der Gamma-Unit (819).

Dabei gelingt die Facialiserhaltung nur bei 37% und Hörerhaltung bei 21% (703).

Die Chemotherapie der doppelseitigen Acusticusneurinome wird neuerdings diskutiert (637).

N.-glossopharyngeus-Neurinom

Neurinome des N. glossopharyngeus sind selten und können mit Foramen-jugulare-Neurinomen des 10. und 11. Hirnnervs verwechselt werden (1200, 1347).

Klinische Symptomatik

Als klinische Symptomatik werden Dysphagie und Dysphonie angegeben. Am häufigsten nach der Literatur jedoch ist die Hörminderung das erste Symptom (680).

Diagnostik

In der Kernspintomographie stellt sich der Tumor als relativ diffus bis homogen Kontrastmittel anreichernder Prozeß dar. Typisch ist die Erosion und Erweiterung des Foramen jugulare ohne Anzeichen einer Destruktion (903) (Abb. 2.77).

Prognose und Spontanverlauf

Neurinome des N. glossopharyngeus, auch Rezidive, sind langsam wachsende gutartige Tumoren (1350).

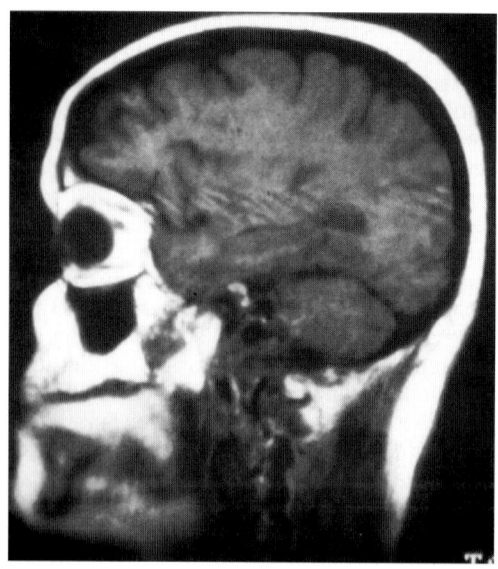

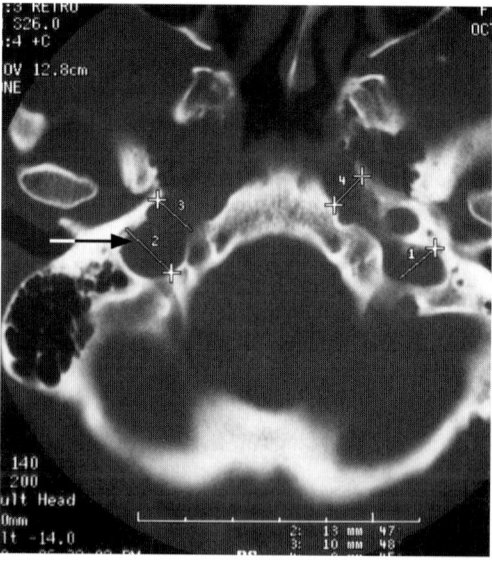

Abb. 2.77
a Transversale Schnittführung der Kernspintomographie ohne Kontrastmittel. 43jährige Patientin mit einem ausgedehnten intracraniellen intraforaminalen/extraforaminalen Glossopharyngeusneurinom.
b Zustand nach mikrochirurgischer Totalresektion des Tumors.
c Darstellung der hinteren Schädelgrube im Knochenfenster mit typischer Erweiterung des Foramen jugulare rechts ohne Zeichen einer Arrosion.

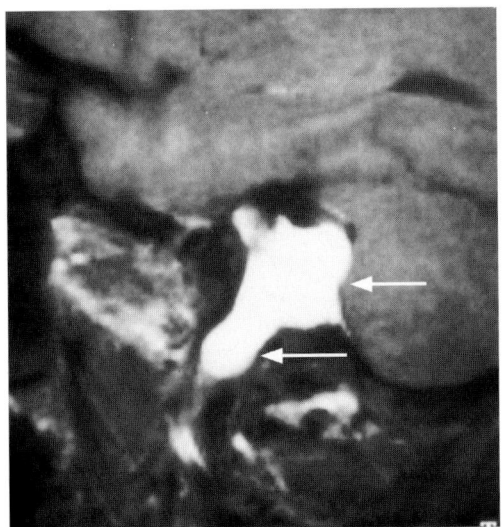
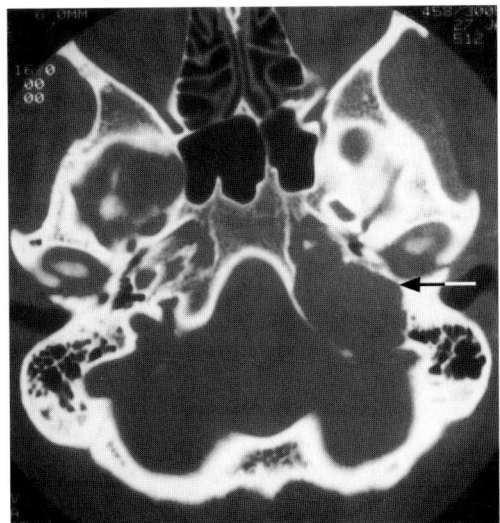

Abb. 2.78
a Sagittale kernspintomographische Aufnahme des Schädels mit Kontrastmittel. Typische Darstellung eines Neurinoms des Foramen jugulare mit intracranieller und intraforaminaler Erweiterung links, erhebliche Kontrastmittelanreicherung.
b Darstellung der hinteren Schädelgrube im Knochenfenster, linksseitige typische Erweiterung des Foramen jugulare ohne Arrosionszeichen.
c Postoperative CT-Aufnahme der hinteren Schädelgrube mit Darstellung des Zuganges nach mikrochirurgischer Tumorresektion. Im vorderen Bereich der Resektionshöhle Lufteinschluß.

Therapie und Therapieempfehlungen

Die Behandlung besteht ausschließlich in der chirurgischen Exstirpation. Ziel des Eingriffes sollte die radikale Resektion ohne Erzeugung weiterer neurologischer Ausfälle sein.

Die mikrochirurgische Exstirpation des Tumors bei rein intracranieller Ausdehnung im Bereich der hinteren Schädelgrube erfolgt durch einen retrosigmoidalen Zugang, wobei wegen der Nähe des Tumors zum Foramen jugulare auf die Erhaltung der caudalen Hirnnerven geachtet werden muß. Bei Ausdehnung des Tumors über das Foramen hinaus nach extracraniell ist ein kombinierter extra-intracranieller lateral suboccipitaler craniocervikaler Zugang zu wählen, um den Tumor in einer Sitzung entfernen zu können.

Foramen-jugulare-Schwannom

Schwannome des 10. und 11. Hirnnervs sind ohne eine Vergesellschaftung mit Neurofibromatose relativ selten und machen lediglich 2,9% der gesamten intracraniellen Schwannome aus (280, 525, 1361).

Klinische Symptomatik

Meist sind die Hirnnerven 9–11 gemeinsam betroffen. Bei größerer Ausdehnung des Tumors im Kleinhirnbrückenwinkel kann eine intracranielle Drucksteigerung auftreten. Dysphagische Störungen sowie Heiserkeit oder eine Parese des M. trapezius können aber auch als für den tumortragenden Nerv spezifische Störungen vorliegen.

Diagnostik und Therapie

Diese Tumoren stellen sich in der Kernspintomographie iso- bis leicht hyperdens mit deutlicher Kontrastmittelaufnahme dar, dementsprechend kann die Ausdehnung des Tumors (rein intracraniell, rein extracraniell, intraforaminal oder uhrglasförmig extra-intracraniell) genau dargestellt werden. Anhand der Computertomographie mit hoher Auflösung und Knochenfenster gelingt es, die typische Erweiterung des Foramen jugulare darzustellen (903, 1402) (Abb. 2.78).

Man geht analog, wie unter Glossopharyngicus-Neurinome beschrieben, vor.

N.-hypoglossus-Neurinome

Die Neurinome des N. hypoglossus sind insgesamt sehr selten (997).

Der Ursprung dieses Tumors ist ein motorischer Nerv. Die meisten intracraniellen Neurinome entstehen aus sensorischen Nerven.

Klinische Symptomatik

Die typische Symptomatik eines Hypoglossusneurinoms sind eine halbseitige Zungenatrophie, suboccipitale Kopfschmerzen, Schluckstörungen, bei größerer Tumorausdehnung auch cerebelläre Symptome und intracranielle Drucksteigerung.

Diagnostik

In der Computertomographie des Schädels zeigen sich diese Tumoren meist im Vergleich zum Hirn iso- oder hypodens mit geringer Kontrastmittelaufnahme und inhomogen, wenn regressive Veränderungen vorliegen. Der Tumor führt zu einer Erweiterung des Canalis nervi hypoglossi und Arrosion des Foramen jugulare, computertomographisch gut sichtbar im Knochenfenster (Abb. 2.79). Der Tumor kann rein intracraniell, extracraniell aber auch uhrglasförmig wachsen. Die Kernspintomographie erlaubt eine präzise Beurteilung der Tumorausdehnung (Abb. 2.80).

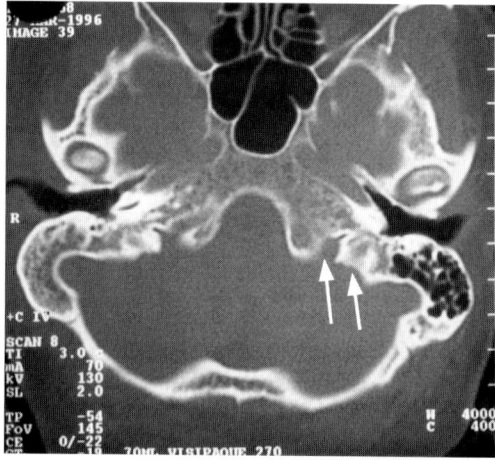

Abb. 2.79 Computertomographische Aufnahme des Schädels mit Knochenfenster. Darstellung der hinteren Schädelgrube und des Foramen hypoglossi. Erweiterung des Foramen hypoglossi links mit Arrosion des Knochens dorsal des Foramens.

Therapie

Auf lateral-suboccipitalem Wege wird der rein intracraniell gelegene Tumor, über einen kombinierten lateralen Zugang ein evtl. extracranieller Tumoranteil mikrochirurgisch entfernt.

Maligne Tumoren der Nervenscheide

Solitäre maligne Schwannome der Hirnnerven sind selten, können aber häufiger im Rahmen der Neurofibromatose angetroffen werden. Meist sind diese Tumoren primär maligne und entstehen nicht aus einem bereits bestehenden benignen Schwannom (290, 459).

Am ehesten betreffen intracranielle maligne Schwannome den N. trigeminus und seine Äste (302, 554).

Therapie

Vorrang bei der Behandlung der malignen Schwannome hat die chirurgische Resektion des Tumors mit anschließender adjuvanter Chemo- oder Strahlentherapie oder einer Kombination beider (459).

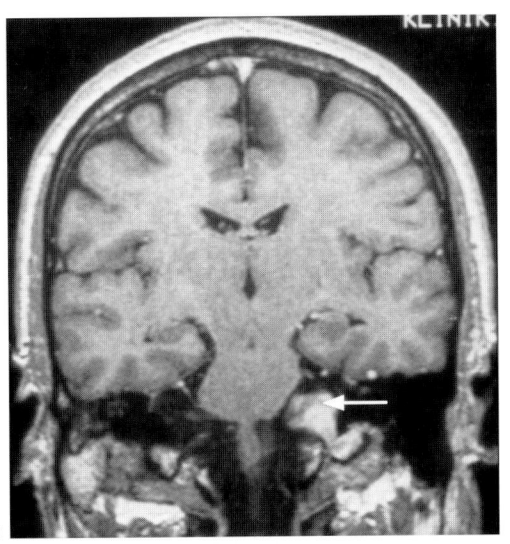 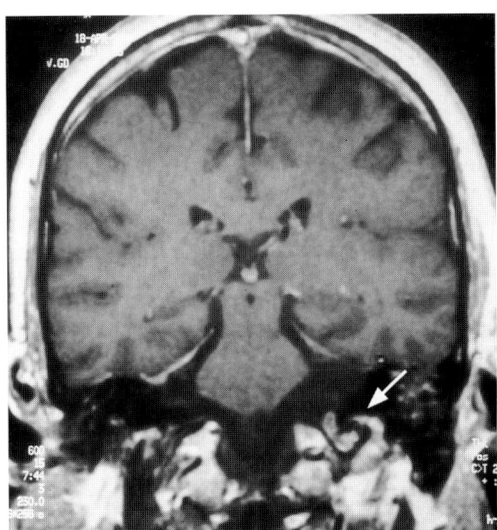

Abb. 2.**80**
a Kernspintomographische Aufnahmen, coronare Schichtführung mit Kontrastmittel. 41jähriger Patient. Darstellung eines Kontrastmittel-anreichernden Tumors intracraniell-intraforaminal und extracraniell links (Hypoglossusneurinom).

b Zustand nach mikrochirurgischer Totalresektion des Tumors. Nach Kontrastmittelgabe Anreicherung von Narbengewebe intraforaminal.

Selläre und periselläre Tumoren

J. Schramm, R. A. Kristof

Selläre und periselläre Tumoren machen im eigenen Krankengut 19% aller intracraniellen Tumoren aus (Tab. 2.3). Eine Besonderheit dieser Tumorgruppe ist, daß sie neben fokalneurologischen Ausfällen und einer intracraniellen Druckerhöhung aufgrund eines Stauungshydrocephalus, auch zu einer Beeinträchtigung des hypothalamohypophysären Systems mit neuroendokrinologischen Störungen führen können. Naturgemäß sind endokrine Störungen bei intrasellären Prozessen besonders häufig. Ein besonderes Gefährdungspotential ist auch für die Sehnerven und das Chiasma vorhanden. Die klinische Beschäftigung mit sellären und perisellären Tumoren sollte diese beiden Besonderheiten von Anfang an mit berücksichtigen, also auch eine augenärztliche und neuroendokrinologische Untersuchung beinhalten. Detailliertere Übersichten zu den intra- und perisellären Tumoren finden sich aus neurochirurgischer Sicht bei Fahlbusch u. Marguth (388), Tindall und Barrow (1382), zu den anatomischen und mikrochirurgischen Besonderheiten bei Rhoton (1142) und aus neuroendo-

Tabelle 2.**3** Häufigkeit von Tumoren der sellären und perisellären Region im eigenen Krankengut. Zum Vergleich sind die übrigen intracraniellen Tumoren des gleichen Beobachtungszeitraumes aufgeführt (epilepsiechirurgische Eingriffe nicht berücksichtigt)

	n	%
Selläre und periselläre Tumoren (19,4%)		
Hypophysenadenome	254	76
Craniopharyngeome	20	6
Periselläre Meningeome	36	11
Seltene Prozesse	24	7
	334	100
Sonstige intracranielle Tumoren (80,6%)		
Gliome	417	30
Meningeome	247	18
Metastasen	128	9
Schädelbasistumoren	106	7,5
Kleinhirntumoren	102	7
Kleinhirnbrückenwinkeltumoren	99	7
Tumoren der Pinealisloge	20	1,5
Orbitatumoren	11	0,8
Sonstige Tumoren	259	18,5
	1389	100

krinologischer Sicht bei Fahlbusch u. Marguth (388) sowie Thapar u. Laws (1376).

Hypophysenadenome

Die *Hypophyse* besteht aus der Adeno- und der Neurohypophyse. Sie mißt beim Erwachsenen ca. 13 x 9 x 6 mm und wiegt 0,5 – 0,6 g. Die Adenohypophyse besteht aus 5 Zelltypen. Diese sind nach ihrer Fähigkeit, einzelne Hormone zu sezernieren, benannt, wobei die gonadotrophen Zellen gleichzeitig LH und FSH herstellen. Die in hypothalamischen Kerngebieten gebildeten Releasing-Hormone regeln die Freigabe der adenohypophysären glandotropen Hormone, die wiederum die Tätigkeit peripherer endokriner und sonstiger Zielorgane regeln. Diese komplexen hypothalamohypophysären Regelkreise sind in Abb. 2.81 dargestellt. Hypophysenadenome entstehen ausschließlich in der Adenohypophyse.

Die Neurohypophyse stellt genau genommen eine Extension des zentralen Nervensystems dar und ist aus Nervenfasern und Pituizyten zusammengesetzt. Die Hormonprodukte der Neurohypophyse sind Vasopressin und Oxytocin. Die Neurohypophyse hat eine wesentliche Rolle bei der Regulation des Wasser- und Elektrolythaushaltes. Der Hypophysenhinterlappen produziert keine Tumoren, kann jedoch der Sitz von Metastasen sein.

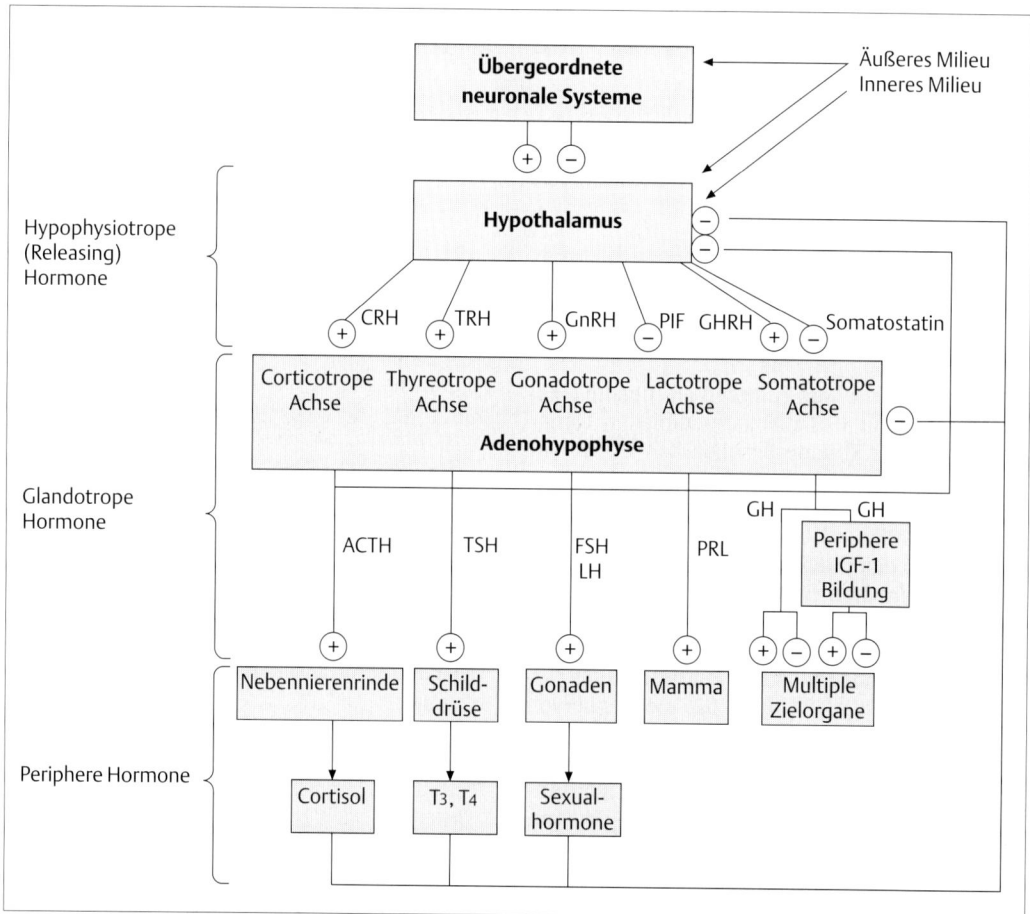

Abb. 2.81 CRH – Corticotropin Releasing Hormone, TRH – Thyreotropin Releasing Hormone, GnRH – Gonadotropin Releasing Hormone, PIF – Prolactin Inhibiting Factor (Dopamin), GHRH – Growth Hormone Releasing Hormone, ACTH – Adrenocorticotropes Hormon, TSH – Thyroideastimulierendes Hormon, FSH – Follikelzellstimulierendes Hormon, LH – Luteinisierendes Hormon, PRL – Prolactin, IGF-1 – Insulin-like Growth Factor-1.

Tabelle 2.4 Häufigkeit klinisch hormoninaktiver und hormonaktiver Hypophysenadenome im neurochirurgischen Krankengut

Hypophysenadenome	Fahlbusch 1985	Hennessey 1993	Gasser 1993	Eigenes Krankengut 1995
Klinisch hormoninaktiv	32,5%	> 10–20%	48%	60%
Klinisch hormonaktiv	67,5%	< 70%	52%	40%
GH	27,5%	2–17%	23%	19%
PRL	23,5%	30–40%	16%	9%
ACTH		2–10%	11%	
Morbus Cushing	13,5%			7%
Nelson-Syndrom	3%			3%
TSH	0%	1%	2%	1%
	n = 200	Review	n = 92	n = 254

Hypophyse und Hypothalamus sind durch den Hypophysenstiel verbunden, der glanduläre, vasculäre und neurale Elemente enthält. Die Blutversorgung der Hypophyse, des Hyophysenstiels, aber auch der Eminentia mediana wird von den oberen Hypophysenarterien gebildet, die aus den cavernösen Abschnitten der A. carotis interna austreten. Der neurale Anteil des Hypophysenstiels besteht aus den Verbindungstrakten, die von den hypothalamischen Kerngebieten zur Neurohypophyse gehen und ist essentiell für die Weiterleitung der neurohypophysialen Hormone zum Hinterlappen. Eine Verletzung des Hypophysenstiels ist daher meist mit einer Störung des Wasserhaushaltes und einem Diabetes insipidus verbunden.

Hypophysenadenome sind die häufigsten Tumoren der Sellaregion und entstehen ausschließlich im Hypophysenvorderlappen. Sie können bis zu 15% aller primären intracraniellen Tumoren ausmachen, wobei im unausgewählten Sektionsgut ihre Prävalenz bis zu 27% ausmachen kann (527, 739, 1371). Bei kernspintomographischen Untersuchungen klinisch unauffälliger Patienten wurden in 10% der Fälle intraselläre Läsionen, die mit einem Adenom vereinbar waren, gefunden (527). Im eigenen Krankengut machten Hypophysenadenome 14,3% aller Tumoren aus.

Klinische Diagnostik

Hypophysenadenome treten meist im Erwachsenenalter auf, wobei bei jüngeren Patienten Frauen leicht überwiegen (aufgrund der höheren Inzidenz von Prolaktinomen bei Frauen zwischen 18 und 35 Jahren). Hypophysenadenome lassen sich klinisch in hormoninaktive und hormonaktive Tumoren einteilen (Tab. 2.4). Klinisch werden sie durch neuroendokrinologische und neurologische Störungen auffällig.

Die endokrinologischen Störungen sind Folge von Hormondefiziten oder Hormonexzessen. Hormondefizite können die Vorderlappenfunktion partiell oder komplett betreffen. Sie werden in 29–61% der Fälle klinisch manifest (102, 360, 1378). In der Regel manifestiert sich der sekundä-

Tabelle 2.5 Neurologische Symptome bei Hypophysenadenomen

Symptom	Ebersold 1986	Bevan 1987	Black 1987	Black 1988	Eigenes Krankengut* 1995
Chiasma-Kompression	72%	23%	65%	13%	46%
Diplopie	5%	–	4%	4%	–
Kopfschmerzen	36%	1%	8%	–	43%
	n = 100	n = 125	n = 37	n = 113	n = 505

* Auswertung des Krankengutes der Hypophysensprechstunde erstellt und freundlicherweise überlassen von Fr. Dr. B. Stoffel-Wagner, Arbeitsgruppe Endokrinologie, Institut für klinische Biochemie, Universitätsklinik Bonn

re Hypogonadismus zuerst, gefolgt von der sekundären Hypothyreose. Als letztes kommt die sekundäre Nebennierenrindeninsuffizienz. Bei subtilen Untersuchungen ist das Wachstumshormondefizit sehr früh feststellbar, allerdings kein allseits anerkanntes pathologisches Syndrom. Der Prolaktinmangel ist lediglich für die Laktationsfähigkeit von Bedeutung. Leichte Einschränkungen der Vorderlappenfunktionen können auch bei Mikroadenomen beobachtet werden, ausgeprägte Einschränkungen treten vor allem bei Adenomen die größer als 10 mm sind, sog. Makroadenomen, auf. Hormonaktive Hypophysenadenome können jedes Hypophysenhormon oder auch Untereinheiten der Hormone, z. B. sog. Alpha-Subunits, produzieren. Es gibt auch plurihormonal aktive Adenome, besonders bei Akromegalie. Eine Besonderheit liegt bei der Hyperprolaktinämie vor. Hier ist es wichtig, zu wissen, daß eine Hyperprolaktinämie eben nicht nur beim Prolaktinom vorkommen kann, sondern daß auch bei verschiedenartigsten intra- und perisellären raumfordernden Prozessen durch den Ausfall des prolaktininbitorischen Faktors (PIF) eine leichte Hyperprolaktinämie auftreten kann (Abb. 2.**81**). Typische klinische Syndrome von Hormonexzessen sind das Amenorrhoe-Galaktorrhoe-Syndrom (PRL-Exzeß), die Akromegalie (GH-Exzeß), der Morbus Cushing (ACTH-Exzeß), das Nelson-Syndrom (ACTH-Exzeß bei fehlender Nierennebenrindenfunktion) und die Hyperthyreose (TSH-Exzeß). Eine übermäßige (LH und FSH) Gonadotropin- oder Alpha-Subunit-Sekretion bleibt klinisch inapparent. Hormonelle Störungen von seiten des Hinterlappens sind bei Hypophysenadenomen sehr selten, sie werden eher bei anderen perisellären Tumoren oder Entzündungen gesehen (Craniopharyngeom, Hypophysitis). Wenn sie beim Adenom auftreten, sind sie meist mit einer Tumoreinblutung assoziiert.

Fokalneurologische Defizite oder Zeichen intracranieller Druckerhöhung sind Folge der raumfordernden Wirkung von Hypophysenadenomen und treten vorwiegend bei Makroadenomen auf. Bei der Chiasmakompression kommt es lediglich in 50–75% der Fälle zu einem klassischen Chiasmasyndrom mit einer bitemporalen Hemianopsie. Die restlichen Befunde stellen Gesichtsfeldeinschränkungen unterschiedlicher Muster dar. Eine Visuseinschränkung kann ein- oder beidseitig vorliegen. Wachsen die Tumoren weit nach suprasellär kann es zur Foramen-Monroi-Blockade kommen und wenn sie weit nach parasellär wachsen, zu Ausfällen der okulomotorischen Hirnnerven und sogar zu Irritationserscheinungen der Trigeminusäste. Bei gigantischen Hypophysenadenomen kann es durch Kontakt zur Basis des Frontallappens und der mesialen Fläche des Temporallappens zu epileptischen Anfällen kommen. Hypophysenadenome können auch invasiv durch den Sellaboden hindurchwachsen, was in der Regel asymptomatisch bleibt. Bei gleichzeitiger Arrosion des Sellabodens und des Diaphragma sellae kann eine Durchwanderungsmeningitis oder eine Liquorrhoe ausnahmsweise das Erstsymptom sein. Häufig berichtete Kopfschmerzen sind, mit Ausnahme der Akromegalen, wahrscheinlich auf eine Dehnung der Schädelbasisdura zurückzuführen.

Eine seltene Erstmanifestation von Hypophysenadenomen ist die hämorrhagische Infarzierung der Hypophyse, auch Hypophysenapoplexie genannt. Gemeint ist dabei aber die Einblutung in ein Hypophysenadenom. Größere Einblutungen können mit starken Kopfschmerzen, deutlicher Sehverschlechterung sogar mit hypothalamischen Störungen, schlimmstenfalls mit Bewußtseinsstörungen einhergehen. Die Einblutung kann in einen akuten Panhypopituitarismus einmünden (117, 360, 384, 388, 914, 1378).

Endokrinologische Diagnostik

Die neuroendokrinologischen Laboruntersuchungen sollen manifeste, aber auch latente Einschränkungen und Übersekretionen jeder Hypophysenpartialfunktion quantifizieren. Das neuroendokrinologische Untersuchungsprotokoll sollte bei jeder Art von Hypophysentumor standardisiert ablaufen. Neben Störungen der Basalsekretionen wird auch die Funktionsfähigkeit der einzelnen Hormonachsen unter Streßbedingungen getestet.

Der neuroendokrinologische Basalstatus bestimmt die Basalwerte der hypophysären glandotropen Hormone ACTH, TSH, LH, FSH, GH und PRL bei gleichzeitiger Bestimmung der Zielorganhormone Serum-Cortisol, T3, T4, Testosteron, Östradiol und IGF-1. Für die Beurteilung der corticotropen Achse ist die Cortisol-Ausscheidung im 24-Stunden-Sammelurin aussagekräftiger als ein einzelner Serum-Cortisol-Basalwert. Stimulationsteste dienen zur Messung von Funktionsreserven und zum Nachweis auch latenter Störungen des hypothalamo-adenohypophysären Systems. Die gebräuchlichsten Tests sind der kombinierte Insulin-Hypoglykämie-Releasinghormon-Test (IHT-RHT) und der Releasinghormon-Test (RHT). Die Interpretation der Testergebnisse erfolgt unter Berücksichtigung der Ausgangswerte und des Anstiegs sowohl der hypophysären wie auch einiger Zielorganhormone. So kann für jede einzelne Hypophysenvorderlappenfunktion eine selektive Aussage über deren Funktionstüchtigkeit gemacht werden (384, 388, 1378). Werden bei den Funktionstests signifikante Einschränkungen festgestellt, kann schon vor der weiteren Diagnostik oder gar Therapie eine Substitutionsmedikation eingeleitet werden.

Erhöhte Basalwerte sprechen oft für eine Hypersekretion einzelner Hormone, sind aber nicht hierfür beweisend. Subjektiver Streß bei der Blutabnahme oder vorausgegangene Untersuchungen der Mamma können zu falsch erhöhten Basalwerten führen. Der Beweis der Autonomie der Sekretion und des hypophysären Ursprungs der Übersekretion wird durch Hemm- oder Suppressionsteste erbracht (s. im Detail bei den einzelnen Krankheitsbildern).

Bei *Störungen der Hypophysenhinterlappenfunktionen* (Diabetes insipidus bei ADH-Mangel, Syndrom der inadäquaten ADH-Sekretion {SIADH} bei ADH-Überproduktion) steht im Vordergrund der Diagnostik die klinische Symptomatologie, die Bestimmung der Serum-Elektrolyte und des spezifischen Uringewichtes. Die Diagnose des Diabetes insipidus ist gebunden an die Polydipsie, die Messung der erhöhten Stunden-Urinproduktion, die Bestimmung der deutlich erhöhten Gesamturin-Ausscheidung in 24 Stunden und das verminderte spezifische Uringewicht. Im Zweifelsfall kann die inadäquat erhöhte Serum-Osmolalität bei erniedrigter Urin-Osmolalität und die leichte Serum-Hypernatriämie unterstützende Hinweise geben. Eine isoliert erhöhte Urinausscheidungsmenge im Bereich von 3–5 Litern reicht für die Diagnose eines hypophysären Diabetes insipidus nicht aus. Weiterführende Tests, wie z.B. der Durstversuch sind selten notwendig und dienen zur Abgrenzung gegen den psychogenen und nephrogenen Diabetes insipidus. Die Therapie des hypophysären Diabetes insipidus besteht in der Gabe von Desmopressin. Die Diagnose des SIADH-Syndroms mit dem Leitsymptom der hypotonen Hyponatriämie wird laborchemisch gestellt: bei Normo- oder leichter Hypervolämie liegt hier eine Hyponatriämie und Hypoosmolalität des Serums vor bei gleichzeitig hoher Urin-Osmolalität und leicht erhöhter Natrium-Ausscheidung. SIADH-Syndrome werden gerne mit zeitlicher Versetzung nach Eingriffen in der perisellären Region gesehen und können klinisch inapparent verlaufen, u.U. jedoch auch lebensbedrohlich sein. Die Therapie besteht in der deutlichen Reduzierung der Flüssigkeitszufuhr (500–1000 ml/die). Diuretika-, Harnstoff- und Infusionen von hyperosmolaren NaCl-Lösungen sind in aller Regel nicht notwendig (386, 1128).

Radiologische Diagnostik

Die Kernspintomographie ist zur Untersuchungsmethode der Wahl in der Diagnostik sellärer und paraseller Prozesse geworden, wobei der Nachweis von Verkalkungen im CT viel besser gelingt. Es sollte unbedingt eine standardisierte kernspintomographische Untersuchungstechnik verwendet werden, Kontrastmittelgabe ist obligatorisch. Intraselläre raumfordernde Prozesse können direkt oder indirekt nachgewiesen werden. Im T1-Nativbild kommen Hypophysenadenome im Vergleich zum Drüsengewebe meist leicht hypointens, aber auch isointens zur Darstellung. Signalminderungen im Tumorbereich können Hinweise auf cystische Veränderungen oder ganz frische Einblutungen sein. Signalanhebungen im Nativbild können auf subakute Blutungen hinweisen. Nach Kontrastmittelgabe reichern Hypophysenadenome häufig weniger intensiv als das Drüsengewebe an. Bei isointensen Adenomen oder bei Mikroadenomen sind die indirekten Zeichen eines intrasellären raumfordernden Prozesses zu beachten: schräg stehender Hypophysenstiel, nach oben konvexe Auslenkung des Diaphragma sellae, asymmetrische Ausbeulung des Sellabodens und Verlagerung der kontrastmittelaufnehmenden Strukturen des Sinus cavernosus (574, 683, 988, 1239) (Abb. 2.**82**). Die Sensitivität der Kernspintomographie bei großen Adenomen beträgt nahezu 100 %, bei Mikroadenomen unter 5 mm 65–89 % (983, 988). Das Kernspintomogramm erlaubt häufig eine gute Beurteilung der Lageverhältnisse des Adenoms zum Drüsenkörper und zu perisellären Strukturen, insbesondere im Bereich des Sinus cavernosus. Das MRT hat große Bedeutung bei der Planung des operativen Zugangswegs. Es existieren verschiedene Klassifikationssysteme (388, 1376), bewährt hat sich die Einteilung in Mikro- und Makroadenome (Durchmesser unter oder über 10 mm). Wichtige Kriterien bei der Beschreibung eines Bildbefundes sind supra-, para- und infraselläres Wachstum sowie Hinweise auf Invasivität besonders in Richtung Sinus cavernosus.

Die Computertomographie hat überwiegend einen Platz beim Nachweis knöcherner Arrosionen und Defekte, von Verkalkungen und bei Patienten, bei denen eine Kernspintomographie nicht durchgeführt werden kann (z.B. Herzschrittmacherträger). Eine Angiographie kann notwendig werden, wenn der Verdacht auf einen intrasellären Verlauf der A. carotis interna bzw. auf ein inzidentelles intraselläres Aneurysma vorliegt. Röntgen-Nativaufnahmen der Sella werden nur noch selten nötig sein.

Operative Therapie

Die operative Therapie hat 2 Ziele:

1. Entfernung des Tumors und
2. Beseitigung eines möglichen Hormonexzesses und/oder Wiederherstellung der normalen Hypophysenfunktion sowie Wiederherstellung normaler neurologischer Funktionen.

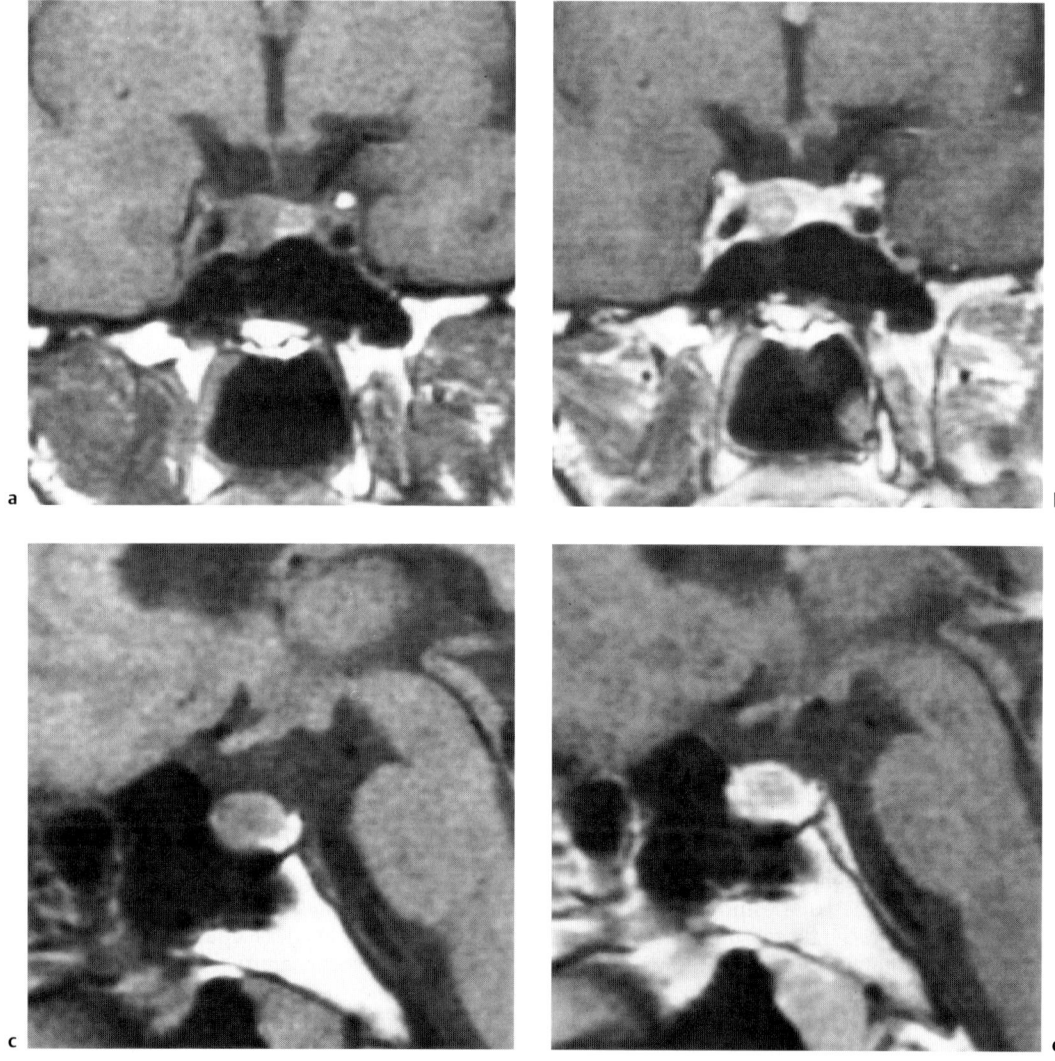

Abb. 2.**82**

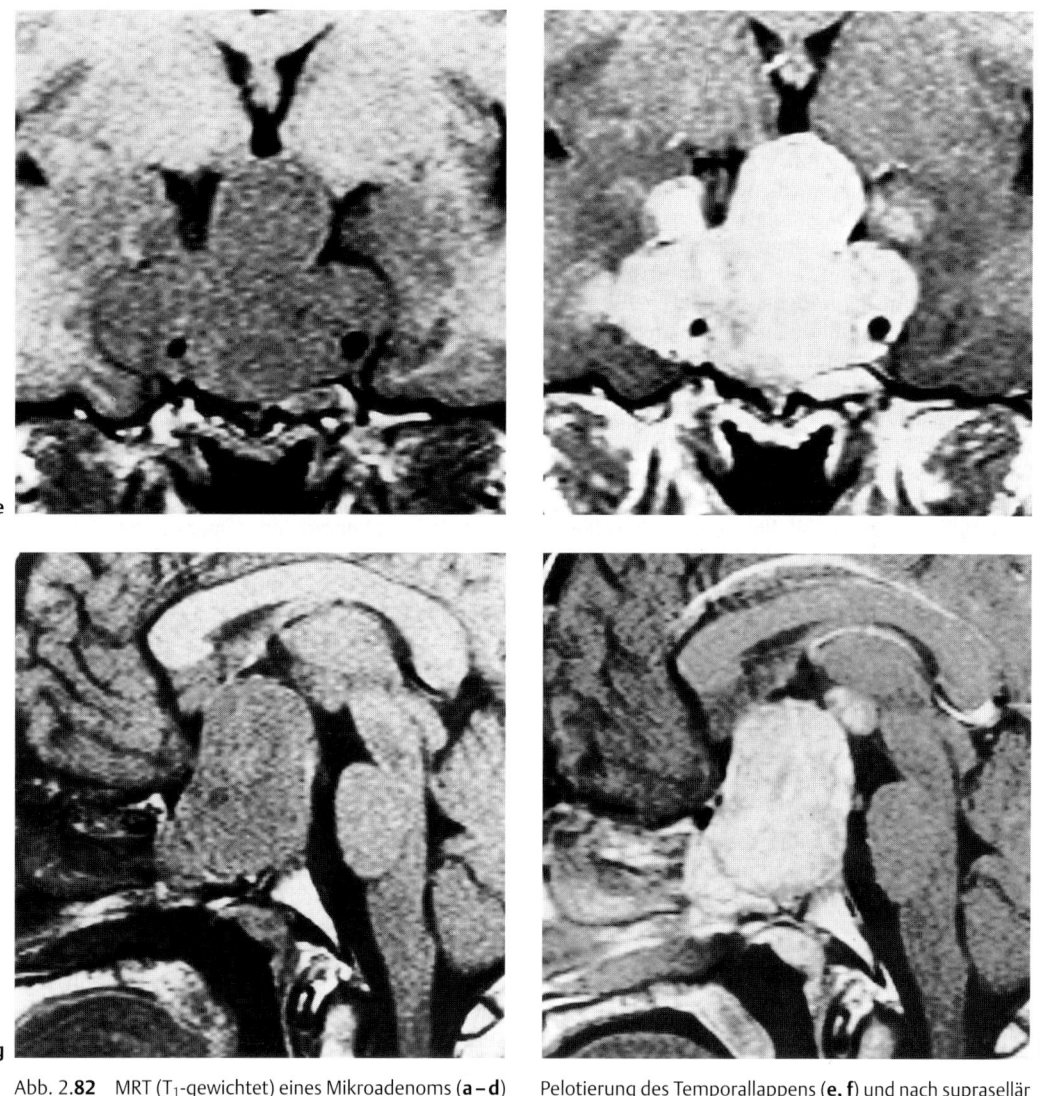

Abb. 2.82 MRT (T$_1$-gewichtet) eines Mikroadenoms (**a–d**) und eines Makroadenoms (**e–h**) der Hypophyse, vor (**a, c, e, g**) und nach (**b, d, f, h**) Kontrastmittelgabe. Das Mikroadenom wächst intrasellär verdrängend (**a–d**). Das Makroadenom wächst invasiv in Richtung Sinus cavernosus (**e, f**) und Keilbeinhöhle (**d, h**) und verdrängend nach parasellär mit Pelotierung des Temporallappens (**e, f**) und nach suprasellär mit Pelotierung des Chiasma opticum und des Bodens des 3. Ventrikels (**g, h**). Im Vergleich zum gesunden Hypophysengewebe reichert das Hypophysenadenom weniger (**a–d**) und im Vergleich zum Hirn vermehrt (**e–h**) Kontrastmittel an.

Angestrebt wird die selektive Adenomektomie unter weitestgehendem Erhalt des komprimierten restlichen Drüsengewebes. Man spricht daher von Adenomektomie und nicht von Hypophysektomie. Eine *Operationsindikation* begründet sich bei hormoninaktiven Adenomen mit der Beseitigung von endokrinologischen Ausfällen (nicht der laktotropen und somatotropen Achsen bei Erwachsenen), typischerweise entstanden durch Kompressionen des Drüsengewebes oder mit der Dekompression benachbarter neuraler Strukturen. Bei hormonproduzierenden Tumoren besteht eine Operationsindikation dann, wenn der Hormonexzeß nicht medikamentös beseitigt werden kann, wie z. B. beim Prolaktinom. Eine dringliche Operationsindikation besteht beim Auftreten eines rapid progredienten Chiasmasyndroms, bei akutem Verschlußhydrocephalus und bei Adenomeinblutung mit Bewußtseinsstörung.

Über den operativen Zugangsweg entscheidet in erster Linie die Ausdehnung und Konfiguration des Tumors (Abb. 2.**83**). Der transnasal/transsphenoidale Zugang wird mit 85–94% der Fälle am häufigsten angewendet. Der transnasal/transsphenoidale Zugang ist bei Mikroadenomen und Makroadenomen mit relativ symmetrischen suprasellären Ausdehnungen indiziert (388, 775, 1383). Als transcranielle Zugänge haben sich der pterionale und frontolaterale Weg bewährt. Bei exzentrischer suprasellärer Tumorkonfiguration oder uhrglasförmigem Wachstum, auch bei sehr unregelmäßig abgegrenzten und suprasellär invasiv wachsenden Tumoren mit Hinweis auf Kapseldurchbruch im MRT, ist der transcranielle Zugang indiziert. In Einzelfällen muß ein zweizeitiges Vorgehen unter Nutzung beider, transsphenoidaler und transcranieller Zugangswege angewandt werden (388, 775, 1383). Parasellär in den Sinus cavernosus eingewachsene Tumoren lassen sich in der Regel nicht komplett entfernen, obwohl es gelegentlich gelingt, auch transsphenoidal in den Sinus cavernosus hineinzugehen und den Tumor komplett zu entfernen. Auch bei transcraniellen Eingriffen können infiltrativ in den Sinus cavernosus eingewachsene Adenomanteile in der Regel nicht vollständig entfernt werden.

Die perioperative Betreuung beginnt bei corticotroper Insuffizienz bereits bei der Narkoseeinleitung mit adäquater intravenöser Cortison-Gabe, die postoperativ schrittweise auf orale Gaben umgestellt wird. Die Nachsorge betrifft in der frühen postoperativen Zeit die Überwachung des Sehvermögens, die Fortsetzung der adäquaten endokrinologischen Substitution und einen bilanzierten Wasser-Elektrolyt-Haushalt. Eine postoperative Polyurie bis 3 l wird in knapp 8% der Fälle gesehen und ist nicht unbedingt therapiepflichtig (386). Ein transienter Diabetes insipidus wird in bis zu 50% und ein transientes SIADH-Syndrom in 2–16% der Patienten beobachtet (687, 1378).

Die Ergebnisse der transnasal/transsphenoidalen Operationen sind in Tab. 2.**6** zusammengefaßt. Die Aussicht auf eine Besserung der ophthalmologischen Ausfälle ist bei jüngeren Patienten und bei kurzer Anamnese besser. Die Wahrscheinlichkeit der Besserung der Hypophysenfunktion ist bei kleineren Adenomen besser als bei großen. Präoperative Ausfälle okulomotorischer Hirnnerven sind in der Regel postoperativ rasch rückläufig (386).

Die Häufigkeit der Komplikationen bei transnasal/transsphenoidaler Operationen ist in Tab. 2.**7** aufgeführt (ausführliche Zusammenfassung bei 386). Die Häufigkeit schwerwiegender Komplikation wird mit ca. 3,5% angegeben, die Mortalität liegt meist unter 1%. Die Risiken der Operation sind bei voroperierten Patienten höher (117, 386, 388, 1383).

Ist der transsphenoidale Zugang kontraindiziert, erfolgt der Eingriff transcraniell. Da die Tumoren in diesem Fall oft größer und in der Regel komplexer gewachsen sind, ist die Komplikationsrate höher; außerdem kommt die prinzipielle Morbidität einer Craniotomie hinzu. Daher werden transcraniell operierte Patienten postoperativ meist kurzfristig auf Intensivstation überwacht.

Die Nachuntersuchungen nach Hypophysenadenom-Operationen müssen langfristig angesetzt werden, da Rezidive auch spät auftreten können bzw. die Progredienz verbliebener Ade-

Tabelle 2.**6**   Ergebnisse der transnasal/transsphenoidalen Operation von Hypophysenadenomen

Ausfälle	Fahlbusch 1984	Ebersold 1986	Bevan 1987	Thorner 1992	Gasser 1993
Chiasmakompression					
besser	30%	73%	–	80%	–
unverändert	50%	20%	–	16%	–
schlechter	18%	4%	–	4%	–
Endokrine Ausfälle					
besser	32%	16%	8%	–	2%
unverändert	40%	–	83%	–	98%
schlechter	27%	–	8%	–	0%

MRT coronar	MRT sagittal	Adenomwachstum	Zugang/ Operabilität
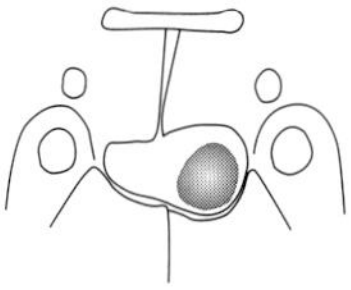	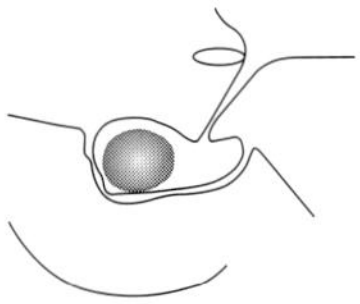	Mikroadenom, verdrängend	transnasal, komplette Exstirpation
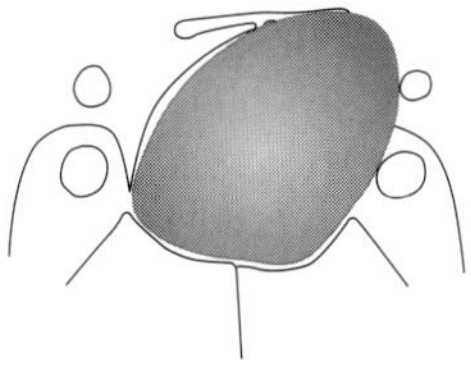	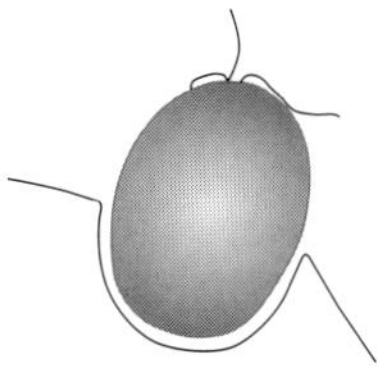	Makroadenom, verdrängend	transnasal, komplette Exstirpation
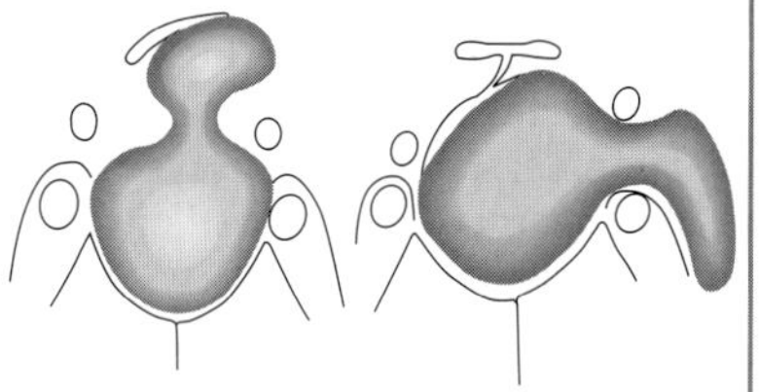	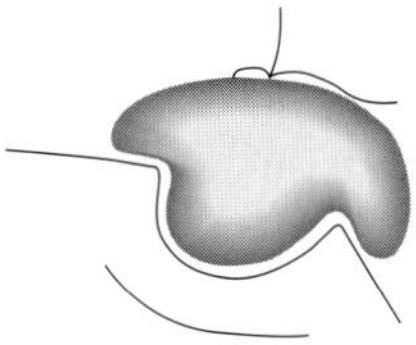	Makroadenom, verdrängend	transcraniell (und transnasal), meist komplette Exstirpation
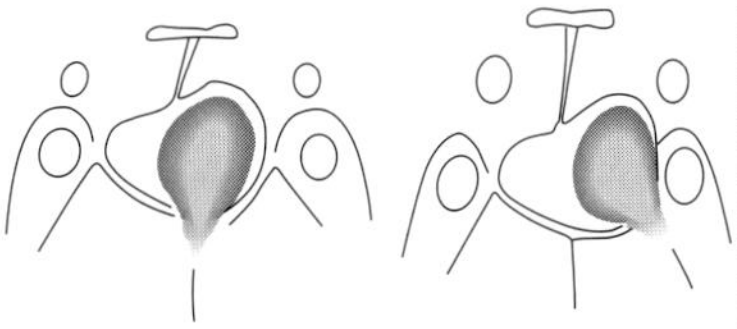	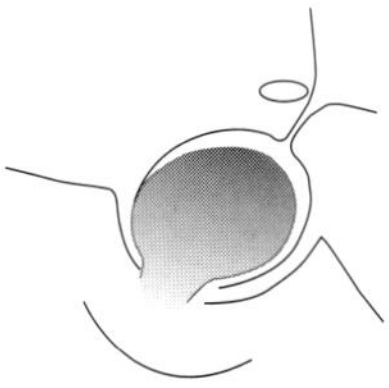	Mikro- oder Makroadenom, invasiv	transnasal, meist komplette Exstirpation
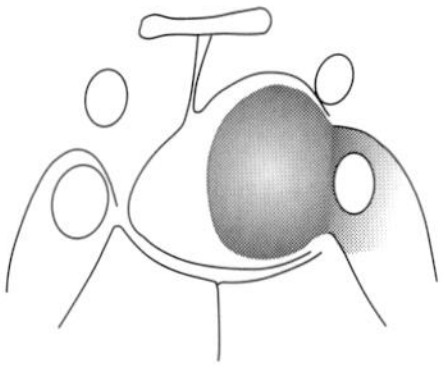	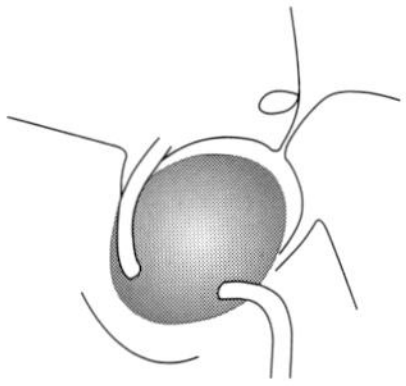	Mikro- oder Makroadenom, invasiv	transnasal, meist inkomplette Exstirpation
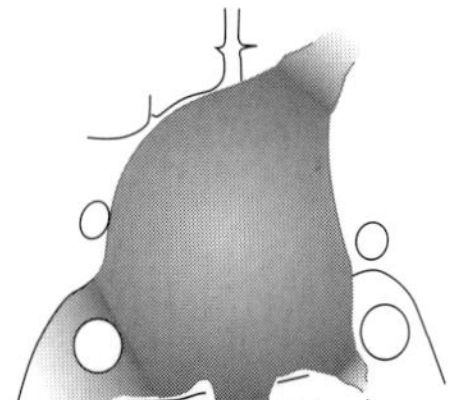	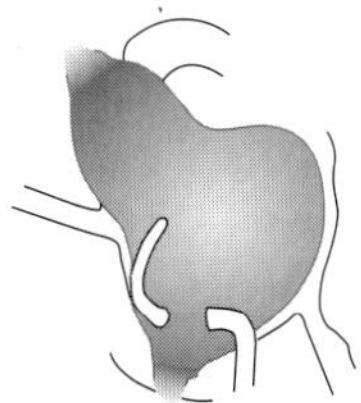	Makroadenom, invasiv	transcraniell (und transnasal), meist inkomplette Exstirpation

Abb. 2.**83** Wahl des operativen Zugangs und Operabilität der Hypophysenadenome unter Berücksichtigung des MRT-Befundes.

Tabelle 2.7 Komplikationen der transnasal/transsphenoidalen Operation von Hypophysenadenomen

	Black 1988	Thorner 1992	Apuzzo 1993	Fahlbusch und Buchfelder 1996
Liquorfistel	1,7 %	1,3 – 5,7 %	1 – 13 %	1,0 – 1,5 %
Meningitis	0,2 %	0,1 – 1,3 %	0,2 – 2 %	0,4 – 2 %
Oculomotorische Paresen	0,2 %	0,1 – 0,6 %	0,4 – 2 %	0,3 – 1,2 %
Diabetes insipidus (permanent)	1,3 %	–	1,8 %	–
ACI-Verletzung	0,4 %	–	–	0,2 %
Nachblutung	3 %	–	0,4 – 3 %	0,4 %

nomanteile auch nach vielen Jahren bemerkbar werden kann. Wichtig ist die Betreuung der Patienten auf neuroendokrinologischem Gebiet mit Überwachung der Hypophysenfunktionen und Gabe einer entsprechenden Substitutionsmedikation, soweit erforderlich. Im besonderen Falle einer im Alltagsleben ausreichenden, aber für Streßsituationen (z. B. bei Operationen, nach Unfällen oder schweren Infektionen), unzureichenden corticotropen Funktion müssen die Patienten über die dann fallweise zu verabreichende bzw. zu erhöhende Cortison-Dosierung aufgeklärt sein.

Strahlentherapie

Die Strahlentherapie kommt bei Hypophysenadenomen meist als adjuvante Therapie bei operativ nicht sanierten Adenomen in Frage, sie kann auch fest eingeplanter Bestandteil einer kombinierten Behandlung bei Makroadenomen sein. Sehr selten wird sie eingesetzt werden bei Patienten mit absoluten Operationskontraindikationen (388, 412, 1378). Die heute meistgewählte Form der Strahlentherapie ist die fraktionierte Behandlung über mehrere Stehfelder mit dem Linearbeschleuniger. Seit kurzem ist für Sonderfälle die focussierte einzeitige Strahlenchirurgie mit dem sog. Gamma-Knife oder die stereotaktische einzeitige Konvergenzbestrahlung mit dem Linearbeschleuniger möglich. Die Wirkungen und auch Nebenwirkungen der konventionellen Bestrahlung stellen sich langsam ein, maximale Tumorkontrolle tritt oft erst nach 6 – 10 Jahren ein (412, 1378, 1395). Bei hormoninaktiven Adenomen werden bei 80 – 90 % der Patienten progressionsfreie Verläufe beobachtet mit einer Opticusschädigungsrate von ca. 1 %. Zu betonen ist, daß diese bei einer Gesamtdosis von 44 – 45 Gy mit Einzeldosen von 1,5 – 1,8 Gy sehr selten sind. Bei hormonaktiven Adenomen werden komplette und partielle Remissionen mit einer Häufigkeit von 50 – 90 % angegeben (246). Die Hormonübersekretionen fallen sehr langsam ab und erreichen den maximalen Abfall nach durchschnittlich 8 Jahren, was einen deutlichen Nachteil der Bestrahlungstherapie darstellt (412). Eine wesentliche Komplikation der Bestrahlung ist die sekundäre Hypophysenvorderlappen-Insuffizienz, die bei 20 – 70 % der Patienten beobachtet wird. Seltener sind die radiogenen Opticusschädigungen (um 1 %), Gefäßverschlüsse und Nekrosen (ca. 2 %) und in 0 – 2 % der Fälle das Auftreten von Zweittumoren nach 10 – 20 Jahren (246, 410, 412, 1378). Die stereotaktisch gesteuerte Einzeldosiskonvergenz-Bestrahlung mit dem Linearbeschleuniger und das Gamma-Knife haben den theoretischen Vorteil des rascheren Wirkungseintrittes. Es existieren aber nur sehr kleine Serien mit deutlich zu kurzem Verlauf, um einen vernünftigen Vergleich mit der konventionellen Strahlentherapie anzustellen. Eine generelle Empfehlung für letztere Therapieformen kann man im Moment sicher noch nicht aussprechen, bei einer solchen Entscheidung sollte auf jeden Fall ein erfahrener Hypophysenchirurg mitwirken (445).

Medikamentöse Therapie

Die medikamentöse Therapie hat durch neu entwickelte Dopaminagonisten und Somatostatinanaloga zu wesentlichen Neuerungen in der Therapie von PRL-, GH- und TSH-produzierenden Adenomen geführt. Diese Medikamente führen über eine Verminderung der sekretorischen Zellorganellen zu einem Rückgang der Hormonsekretion und Tumorschrumpfung, sind jedoch nicht cytostatisch (1378). Therapievorschläge finden sich bei den einzelnen Krankheitsbildern.

Pathologie

Die histologische Einteilung der Hypophysenadenome orientiert sich neben den klassischen lichtmikroskopischen Befunden auch an der Immunhistochemie, also der Identifikation der einzelnen Zelltypen. Zu bemerken ist, daß klinisch hormoninaktive Adenome in der Immunhistochemie Hormone oder Hormonbestandteile (meist Glycoproteinhormone) produzieren können, ohne daß diese eine funktionelle Bedeutung hätten. Die wichtigsten Adenomtypen sind: Null-Zell, PRL, GH-, ACTH-, Gondadotropin-, TSH-produzierende und plurihormonale Tumoren. Letztere meist in der Kombination GH-, PRL- oder GH-PRL-TSH-sezernierend. In Einzelfällen können auch ultrastrukturelle Eigenschaften dieser Adenomtypen wichtig sein. Diese aktuelle Klassifikation versucht neben der Morphologie auch die endokrinologischen Aspekte zu berücksichtigen, die oft auch mit der Prognose der Tumoren eng verwoben ist (739, 1378, 1394).

Klinisch hormoninaktive Hypophysenadenome

20–33% der Hypophysenadenome werden klinisch als hormoninaktiv eingestuft (189, 384, 1378). Mit subtilen Untersuchungsmethoden lassen sich in vielen Fällen (23–40%) Hormonproduktionen ohne klinische Relevanz nachweisen. Lediglich bei Null-Zell-Adenomen findet sich nur in vereinzelten Zellen eine Hormonproduktion (116, 739, 1302).

Klinisch hormoninaktive Hypophysenadenome sind meist Makroadenome mit einem Häufigkeitsgipfel im 5. und 6. Lebensjahrzehnt. In der Symptomatik stehen Chiasmasyndrome an erster Stelle (72–86%) gefolgt von Hypopituitarismus (57–67%). Andere Ausfälle wie Diplopie (4–5%) sind seltene Symptome. Da sich die Hypophysenfunktionen gut erholen können (je nach Achse in 30–60%), ist auch das Vorliegen einer Hypophyseninsuffizienz eine Operationsindikation. Kopfschmerzen stellen in 20–60% ein wichtiges Symptom dar, das sich durch die Operation in der Regel gut beseitigen läßt. In Einzelfällen sind sogar komplette Erholungen eines Panhypopituitarismus berichtet worden (1027).

Die Therapie der Wahl ist die Operation. Die Indikation begründet sich in erster Linie mit der Beseitigung des raumfordernden Effekts auf die Sehnerven, das Chiasma opticum und auf die intakte Drüse. Nach der Operation tritt eine Normalisierung der Sehstörung (Gesichtsfeldausfälle und Sehschärfe) in 40–50% der Fälle und eine deutliche Besserung in weiteren 35–45% der Fälle auf. Eine Verschlechterung des Sehens kann allerdings auch auftreten (1–5%) (360, 1027). Da hormoninaktive Adenome häufig sehr groß sind oder invasives Wachstum aufzeigen können, ist eine Sanierung lediglich in 50–80% der Fälle möglich (360, 1027, 1378). Der verbliebene Tumorrest kann früh einer Nachbestrahlung zugeführt werden, bei günstiger Lage des Tumorrestes ist es auch möglich, diesen langjährig zu beobachten und erst bei erneutem Wachstum die Reoperation und Nachbestrahlung einzuleiten (360, 1027, 1395). Rezidive nach Operationen, teilweise auch nach zusätzlicher Bestrahlung sind in 6–47% der Fälle beschrieben (102, 360, 1378, 1395). Der medikamentösen Therapie hormoninaktiver Hypophysenadenome kommt keine große Bedeutung zu (102, 915, 1014).

PRL-produzierende Hypophysenadenome (Prolaktinome)

Prolaktinome gehören mit 20–30% zu den häufigsten Hypophysenadenomen dar und werden bei Frauen etwas häufiger und in jüngerem Alter gesehen als bei Männern (42, 1378). Nicht jede Hyperprolaktinämie geht von einem Prolaktinom aus, bei Frauen ist sie nur in 20–40% der Fälle auf ein solches zurückzuführen. Bei den Prolaktinomen korreliert im allgemeinen die Tumorgröße ganz gut mit dem PRL-Wert. Als weitere Ursachen kommen defekte hypothalamische Dopaminsekretion oder -transport in Frage (sonstige Hypophysenadenome, Craniopharyngeome, Hypothalamustumoren, Sarkoidose, Hypophysenstielverletzungen), außerdem ist die Einnahme ganzer Gruppen von Pharmaka mit einer Hyperprolaktinämie vergesellschaftet. Dazu zählen Monoamin-Depletoren (Reserpin), Monoamin-Synthesehemmer (Alpha-Methyldopa), Monoamin-Aufnahmehemmer (trizyklische Antidepressiva), hochdosiertes Östrogen und Dopamin-Rezeptorantagonisten (Phenothiazine, Butyrophenone). Niereninsuffizienz und Leberzirrhose, außerdem Schwangerschaft und Laktation sowie Streß sind ebenfalls mit erhöhten Prolaktinspiegeln vergesellschaftet (388, 1378).

Klinische Leitsymptome sind Menstruationsstörungen und Verlust von Libido und Potenz als

Ausdruck eines hyperprolaktinämischen Hypogonadismus. Frauen weisen eher Mikroprolaktinome, Männer gerne Makroprolaktinome auf. Weitere Hinweise bei weiblichen Patienten sind Galaktorrhoe und milde Virilisierung, bei Männern Rückgang der Schambehaarung und selten Gynäkomastie. Jüngere Frauen mit Mikroadenomen werden oft durch Ovulationsstörungen und Sterilität auffällig. Bei Frauen in der Menopause und älteren Männern ist der Hypogonadismus schwieriger zu entdecken und wird häufig verdrängt, so daß der Tumor gerne erst als Makroadenom wegen des Hypopituitarismus oder eines Chiasmasyndroms auffällig wird. Die Diagnosesicherung erfolgt endokrinologisch durch den Nachweis von mindestens 200 mg/l PRL bei einem oberen Normwert bis 20 mg/l. Werte über 250 mg sprechen praktisch immer für ein Prolaktinom. Mikroadenome können durchaus auch Werte zwischen 100 und 200 mg aufweisen. Werte unter 100 mg/l sprechen eher für eine der sonstigen Ursachen oder eine sog. Begleithyperprolaktinämie durch Tumorkompression des Hypophysenstiels durch andere Tumoren (42, 385, 1378, 1441).

Die Wahl des Behandlungsverfahrens muß einige Besonderheiten der Prolaktinome berücksichtigen. Mikroprolaktinome weisen oft bei jahrelanger Beobachtung ein sehr geringes Wachstum auf, eine sichere Größenzunahme konnte nur bei wenigen Prozent der Fälle gesichert werden (102, 388, 1295, 1378, 1441). Die Therapie der Wahl ist medikamentös mit Dopaminagonisten: Bromocriptin, Lisurid, Pergolid, Metergolid, Cabergolin. Das meist verwendete Präparat ist Bromocriptin. Der Wirkungseintritt erfolgt rasch. Bei 60–90 % der Prolaktinome kann eine Normalisierung des PRL-Wertes erreicht werden. Allerdings erfolgt nach Absetzen der Medikation ein Anstieg der PRL-Werte und die Reexpansion des Adenomes, so daß die meisten Patienten dauerhaft behandelt werden müssen. Eine Tumorschrumpfung wird in 62–100 % der Fälle erreicht. Menstruationsstörungen und Galaktorrhoe werden bei 57–100 % der Patienten beseitigt, die Hypophysenvorderlappen-Funktionen und das Chiasmasyndrom bessern sich in 62–100 % der Fälle. Falls die medikamentöse Therapie bei einer Sterilität erfolgt und eine Schwangerschaft ermöglicht werden soll, sollte vorzugsweise wegen der fehlenden teratogenen Wirkung Bromocriptin verwendet werden. Wichtige Nachteile der Dopaminagonisten-Therapie ist die dauerhafte Behandlungsnotwendigkeit und die Nebenwirkungen, insbesondere Müdigkeit und Übelkeit. Es kann leider nicht davon ausgegangen werden, daß Prolaktinome durch eine mehrjährige Dopaminagonisten-Therapie zum Verschwinden gebracht werden können (42, 162, 236, 383, 773, 909, 1378).

Die Vorbehandlung von Makroprolaktinomen mit Dopaminagonisten vor der Operation hat einen gewissen Stellenwert gewonnen. Da sie zur Fibrosierung des Tumors führen kann, sollte eine solche Vorbehandlung nur in Abstimmung mit dem nachher operierenden Neurochirurgen erfolgen. Die Auffassungen zur Notwendigkeit einer solchen Vorbehandlung sind uneinheitlich. Z. T. wird erleichterte Tumorentfernung beschrieben, z. T. Beschwerde über verstärkte Fibrosierung des Tumors geführt (385, 1134). Bei Mikroadenomen, die selten wachsen, ist die Operation nur im seltenen Fall einer kompletten Unverträglichkeit der Dopaminagonisten und dringendem Schwangerschaftswunsch indiziert. Die Ergebnisse der operativen Therapie bei Mikrodenomen sind mit denen der medikamentösen Therapie vergleichbar. Bei Makroadenomen liegt die Remissionsrate nach der Operation bei 80 % falls das PRL unter 500 mg/l, aber nur bei 20 % falls das PRL über 500 mg/l lag. Es sind Rezidivraten zwischen 40 und 90 % beschrieben worden, wobei diese abhängen vom Vorliegen invasiven Wachstums, von der Notwendigkeit Tumorreste zurücklassen zu müssen und von offensichtlich nicht erreichten Tumoranteilen bei „makroskopisch totaler Entfernung". Rezidive werden im allgemeinen nach 4–6 Jahren beobachtet, können aber auch noch weit später als 20 Jahre postoperativ auftreten. Sie sind im allgemeinen von einem Wiederanstieg der Prolaktinwerte begleitet (1134). Die Ergebnisse der medikamentösen Therapie sind bei Respondern der operativen Therapie überlegen und die Komplikationsrate insgesamt geringer. Indikationen für die operative Therapie bei Makroadenomen sind Tumoren, die zu neurologischen Ausfällen geführt haben und auf die medikamentöse Therapie nicht ansprechen (also gerne zystische Tumoren), Tumoren die unter medikamentöser Therapie aufgrund von Cystenbildung oder Einblutung zunehmend raumfordernd wirken, sowie das Auftreten einer Liquorfistel unter der medikamentösen Therapie mit Dopaminagonisten. Eine weitere wichtige Gruppe bilden jene Patienten, die eine Unverträglichkeit von Dopaminagonisten aufweisen und unter Einschränkung der Hypophysenfunktion oder neurologischen Störungen leiden (385, 449, 509, 1134, 1378). Die Strahlentherapie wird bei Prolaktinomen also für jene seltenen Fälle reserviert bleiben, bei denen aufgrund der Tumorausdehnung und des invasiven Wachstums eine operative Sanierung nicht möglich war, nachdem der Tumor zuvor auf Dopaminagonistenbehandlung nicht ansprach oder Dopaminagonisten nicht vertragen wurden.

GH-produzierende Hypophysenadenome (Akromegalie)

Eine GH-Überproduktion führt beim Erwachsenen zur Akromegalie und bei noch nicht abgeschlossenem Knochenwachstum zum Riesenwuchs (ca. 5% der Fälle). Ektope GH-RH-Sekretion entsteht meist in Carcinoiden und Inselzelltumoren, ist aber sehr selten (unter 1% der Akromegalien). Sie machen 14–28% der Hypophysenadenome aus. Der Altersgipfel liegt zwischen 40 und 60 Jahren, mit gleicher Geschlechtsverteilung oder leichter Bevorzugung der Frauen (384, 449, 924, 1112, 1378). Die Krankheit beginnt schleichend, die Diagnose wird in der Regel erst nach einer Anamnese von 6–7 Jahren gestellt. Häufige Beschwerden und Befunde sind Hyperhidrose und Seborrhoe (bis 92%), Kopfschmerzen und Arthralgien (42–75%), Cardiomegalie (80–93%). Andere Symptome sind: Carpaltunnel-Syndrom (35–44%), Muskelschwäche, rauhe Stimme, Hirsutismus, Struma (10–40%), Diabetes mellitus (9–20%), Hyperlipidämie (19–44%), Hypertonus (18–41%), Cholelithiasis (16–70%), Urolithiasis (6–12,5%) und Dickdarmpolypen (9–53%). Bei unbehandelter Akromegalie versterben 50% der Patienten vor dem 50. Lebensjahr. Cardiovasculäre, cerebrovasculäre und pulmonale Erkrankungen sind die häufigsten Todesursachen (71, 924, 1378).

Bei etwa einem Drittel der Akromegalen (15–40%) finden sich erhöhte Prolaktinspiegel, wobei die Hormone manchmal von der gleichen Zelle, manchmal von verschiedenen Zellen produziert werden. Weibliche Akromegale können daher neben Menstruationsstörungen auch eine Galaktorrhoe aufweisen, Männer eine Libido- und Potenzstörung haben. Selten werden auch TSH- oder Glycoproteinhormon-Untereinheiten konsezerniert (388, 1112, 1378). Ein Hypopituitarismus unterschiedlicher Ausprägung wird in 7–50%, ein Chiasmasyndrom bei bis zu 20% der Fälle beobachtet.

Die normale GH-Produktion ist pulsatil, so daß ein einzelner basaler GH-Wert keine Aussagekraft hat, auch dann nicht, wenn er im Normalbereich ist, da selbst bei Akromegalen diese Werte stark schwanken können. Der Nachweis der autonomen GH-Sekretion hingegen beweist das Vorliegen einer Akromegalie und erfolgt durch die fehlende Supprimierbarkeit des GH nach oraler Glukosegabe (oraler Glukosetoleranztest, OGTT). Nach oraler Gabe von 75–100 g Glukose muß der GH-Wert unter 2 ng/ml supprimierbar sein, manche Autoren sagen unter 1 ng/ml (924, 1112, 1378). Als Maß der Normalisierung nach Adenomektomie sollten ähnlich niedrige GH-Werte verlangt werden. Der insulinähnliche Wachstumsfaktor I (IGF-I), früher Somatomedin-C genannt, wird unter GH-Einfluß der Leber synthetisiert und vermittelt viele GH-Effekte. Er ist ein guter Maßstab der pathologischen Krankheitsaktivität und wegen der längeren Halbwertszeit ein besserer Indikator als GH selber. Eine lineare Beziehung besteht bis zu 20 mg/l GH.

Die Therapie der Wahl ist die Operation (465). Die Heilungschance nimmt mit der Größe des Tumors, dessen Invasivität und der Höhe des basalen Ausgangs-GH-Wertes ab. Bei voroperierten Patienten sind die Heilungschancen seltener. Der Behandlungserfolg sollte nach dem strengeren Maßstab des OGTT gemessen werden, wobei die meisten Autoren einen Wert unter 2 ng/ml akzeptieren. Die Behandlungserfolge liegen dann bei 43–71% Normalisierungsquote (Mikroadenome 39–100%, Makroadenome 26–76%). Die Rezidivraten schwanken zwischen 0 und 32% (71, 178, 304, 388, 449, 722, 924, 1168, 1378), in einer moderneren Aufstellung von Ergebnissen aus den 80er und 90er Jahren liegen sie zwischen 1,9 und 16% (465).

Bei persistierender Akromegalie nach Operation oder fehlender Operationsmöglichkeit, kann bestrahlt werden. Auch hier ist der maximale Wirkungseintritt nach 5–10 Jahren; in bis zu 20 Jahren können die GH-Werte bei 37–88% der bestrahlten Patienten in den Normbereich fallen (412, 1378).

Die medikamentöse Therapie mit dem langwirkenden Somatostatin-Analogon Octreotide kann bei 40–65% der Fälle das GH und in 37–81% das IGF-I normalisieren. Bei 30–60% der Patienten tritt eine geringe bis mäßige Tumorschrumpfung auf (924, 925, 1416). Eine klinische Besserung wird bei 75–100% der Fälle gesehen. Leider kommt es nach Absetzen des Octreotid zum erneuten Hormonanstieg und zur Größenzunahme des Tumors. Wichtige Nebenwirkungen des Octreotid können Durchfälle und Übelkeit sowie eine Cholelithiasis in bis zu 23% der Fälle sein (722, 924, 925, 981, 1416). Wegen der im Vergleich zur Operation geringeren Remissionsquote (nur in 6 von 11 Studien und dann nur bei 30–50% der Patienten, 1416) sowie der Notwendigkeit, es unbegrenzt subcutan geben zu müssen bei sehr hohen Therapiekosten, ist die Octreotid-Gabe nicht die Therapie der Wahl. Als echte Indikation verbleibt nur die Überbrückung der Latenz bis zur Wirkung der Strahlentherapie bei operativ nicht sanierten Patienten sowie die Behandlung inoperabler Patienten. Der Wert einer prinzipiellen präoperativen Vorbehandlung von Makroadenomen mit Octreotid ist noch stark umstritten.

ACTH-produzierende Hypophysenadenome (Morbus Cushing und Nelson-Syndrom)

Im neurochirurgischen Krankengut stellen ACTH-produzierende Adenome 7–13,5% der Hypophysenadenome dar. Das Cushing-Syndrom ist der durch den Hypercortisolismus ausgelöste Symptomkomplex, der Morbus Cushing ist der hypophysäre Hypercortisolismus. 60% der Cushing-Syndrome sind hypophysär bedingt, 25% durch Cortisol-Hypersekretion in einem Nebennierenrindenadenom oder -carcinom und 15% durch einen Tumor mit ektoper ACTH-Überproduktion. Der Altersgipfel liegt im 4. und 5. Jahrzehnt, Frauen sind im Schnitt 5mal häufiger betroffen als Männer (384, 449, 1378). Die Entwicklung des Cushing-Syndroms kann schleichend verlaufen, so daß bis zur Diagnosestellung mehrere Jahre vergehen können. Gewichtszunahme bis zur Obesitas, schließlich mit „Vollmondgesicht" und „Stiernacken", sind besonders bei Frauen ein Hauptsymptom (79–97%). Im Gegensatz dazu erscheinen die Beine dünn („Storchenbeine", 28–90%) und sind im Spätstadium auch durch die Myopathie geschwächt. Zahlreiche Hautveränderungen machen sich bemerkbar (Plethora, Striae rubrae und Hirsutismus). 39–80% der Patienten zeigen Menstruations-, Libido- und Potenzstörungen. Systemische Erscheinungen wie Diabetes mellitus (8–28%), arterieller Hypertonus (61–87%) und Osteoporose (22–50%), Vaskulopathie mit Neigung zu Suffusionen, Wachstumsstillstand bei Kindern und Neigung zu tiefen Beinvenenthrombosen sind ebenfalls zu nennen. In 30–85% der Fälle kann es zu psychopathologischen Veränderungen, meist im Sinne einer Depression, kommen. Schwerstkranke Cushing-Patienten können gehunfähig sein, Spontanfrakturen aufweisen und beatmungspflichtig werden. Der Morbus Cushing ist eine schwere Erkrankung: die mittlere Lebenserwartung bei unbehandelten Patienten liegt bei 5 Jahren (388, 881, 1378).

Die Labordiagnostik setzt ein nach Ausschluß iatrogener Cushing-Syndrome. Der beste Screening-Test ist die Cortisolausscheidung im 24-Stunden-Sammelurin. Wie bei allen hormonproduzierenden Adenomen ist die typische Rhythmik des circadianen Tagesprofils aufgehoben. Einzelne Serumcortisol-Werte sagen jedoch wenig aus. Mehrfach erhöhtes Serum-ACTH spricht für einen Morbus Cushing, ein normales Serum-ACTH schließt ihn allerdings nicht aus. Die Differentialdiagnose erfolgt in erster Linie mit Hilfe von Funktionstesten. Beim Cushing-Syndrom ist die Cortisol-Sekretion im klassischen 2-mg-Dexamethason-Hemmtest nicht supprimierbar. Der beste Beweis für eine hypophysäre Ursache des Hypercortisolismus ist die erhaltene Supprimierbarkeit des Serum-Cortisolspiegels im 8 mg Dexamethason-Hemmtest. Nebennieren- und ektope Tumoren, die Cortisol oder ACTH produzieren, reagieren auf hohe Dosen von Dexamethason nicht mit Supprimierung der Cortisol- oder ACTH-Spiegel.

Die Kernspintomographie ist das bildgebende Verfahren der Wahl, nachdem die hypophysäre Genese des Hypercortisolismus gesichert ist. Da häufig sehr kleine Mikroadenome vorliegen, werden diese in 16–37% der Fälle auch im Kernspintomogramm nicht nachgewiesen. In manchen Zentren wird bei negativem Kernspintomogramm der ACTH-Wert im durch selektive Katheterisierung der beiden Sinus petrosus inferiores entnommenen Blut untereinander und mit dem peripheren ACTH-Wert verglichen. Hierdurch können lokalisatorische Hinweise gewonnen werden, die jedoch nicht immer völlig zuverlässig sind (722, 844, 1378, 1535). Adenome können winzig sein, in einer Serie 21% unter 3 mm, in etwa einem Drittel unterhalb der Nachweisgrenze im MR (844).

Die Therapie der Wahl beim Morbus Cushing ist die Operation. Wegen der Häufigkeit von sehr kleinen Mikroadenomen und wegen der Möglichkeit auch extraglandulärer Adenomlagen ist diese Operation besonders schwierig. Selbst in den Händen der erfahrenen Hypophysenchirurgen kommen bei Verdacht auf Morbus Cushing negative Explorationen (d. h. es wird kein Adenom gefunden) in 5–20% der Fälle vor. Diese Quote konnte jetzt auf den Bereich unter 5% gesenkt werden (844). Bei solchen negativen Explorationen kann eine Teilhypophysektomie auf der Seite des bei der selektiven Sinus-petrosus-inferior-Katheterisierung massiv erhöhten ACTH-Spiegels durchgeführt werden, allerdings nur durch sehr erfahrene Hypophysenchirurgen. Die Remissionsraten erreichen bei Mikroadenomen 76–86%, bei Makroadenomen 46–67%. Von allen Hypophysenadenom-Patienten muß die postoperative Überwachung bei Cushing-Patienten am intensivsten sein. Sie sind anfällig für Elektrolytstörungen und Infekte und bedürfen wegen des rapiden Cortisol-Abfalls nach der Tumorentfernung bereits intraoperativ der Cortisolsubstitution. Rezidive treten nach Adenomektomie bei Morbus Cushing in 4–15% der Fälle auf, in älteren Serien bis 25% (178, 388, 449, 844, 881).

Persistiert der Morbus Cushing trotz Operation sollte die beidseitige Adrenalektomie durchgeführt werden. Die teilweise schwerwiegenden Symptome des Hypercortisolismus verschwinden dadurch schlagartig, allerdings um den Preis der lebenslangen Substitution mit Hydrocortison und Mineralocorticoiden. Die Strahlentherapie spielt beim Morbus Cushing eine untergeordnete Rolle, weil die typischerweise langjährigen Verläufe bis zur hormonellen Normalisierung nicht tolerierbar sind. Die mögliche medikamentöse Senkung des Cortisol-Spiegels durch Synthesehemmung (Methyrapon, Aminogluthetimid, Ketokonazol) oder durch Senkung der ACTH-Werte (Cyproheptadin, Bromocryptin) ist adjuvant: Patienten mit einem sehr schlechten Allgemeinzustand können auf diese Weise für die Operation vorbereitet werden (1378).

Als *Nelson-Tumor* wird ein ACTH-produzierendes Hypophysenadenom bezeichnet, das nach symptomatischer Therapie eines Morbus Cushing durch beidseitige Adrenalektomie im Sellabereich weiterwächst (ca. 15% der Fälle). Nelson-Tumoren haben eine Tendenz groß zu werden und infiltrativ zu wachsen, sie können daher die Vorderlappenfunktion beeinträchtigen und zu Hirnnervenausfällen führen. Klinisch steht eine ausgeprägte Pigmentierung der Haut aufgrund der melanotropen Wirkung des stark erhöhten ACTH-Spiegels im Vordergrund. Da nur ca. 20% der Fälle operativ saniert werden können, sollte beim geringsten Verdacht, daß das Adenom nicht radikal entfernt werden konnte, die Strahlentherapie unmittelbar angeschlossen werden (178, 388, 881, 1378).

TSH-produzierende Hypophysenadenome

TSH-produzierende Tumoren sind sehr selten und machen weniger als 1% der Hypophysenadenome im neurochirurgischen Krankengut aus. Als einzige Glycoproteinhormon-produzierende Adenome führen sie zu einem charakteristischen klinischen Syndrom, der Hyperthyreose. In der Vorgeschichte sind häufig Struma-Operationen wegen vermeintlicher primärer Hyperthyreose festzustellen (ca. 40%). Nach einer aktuellen Übersicht wird in 13% der Fälle auch ein anderes Vorderlappenhormon mitsezerniert (79, 176, 226, 1299, 1378). TSH-Ome sind gerne Makroadenome mit infiltrativem Wachstum, daher sind Beeinträchtigungen der perisellären Strukturen nicht selten. Die endokrinologische Diagnosesicherung erfolgt durch die Kombination eines erhöhten Serum-Thyroxinwertes (T3, T4) bei gleichzeitig erhöhtem basalen TSH-Wert. Diese Kombination kann auch bei einigen anderen klinischen Syndromen auftreten (T3-, T4-Resistenz), so daß die Differentialdiagnose in der Hand eines erfahrenen Endokrinologen liegen muß (79). Hierbei behilflich ist der TRH-Test und die Bestimmung des Verhältnisses zwischen der Alpha-Untereinheit und TSH (79, 176, 226, 1299, 1378).

Die Therapie der Wahl ist operativ. Eine Sanierung gelingt wegen des infiltrativen Wachstums lediglich in 30–70% der Fälle. Rezidive oder Nachwachsen sind auch nach jahrelangen Verläufen möglich. Bei operativ nicht sanierten Tumoren sollte frühzeitig eine lokale Radiatio erfolgen. Bis zum Wirkungseintritt der Radiatio kann eine zwischenzeitliche Therapie mit Octreotide, Metimazol oder Propanolol erfolgen. Thyreostatika werden verabreicht, falls dieser Therapieansatz erfolglos bleibt (79, 226, 1299, 1378).

Hypophysencarcinome

Hypophysencarcinome sind extrem selten. Die Diagnose beinhaltet immer klinische Kriterien, die rein histologisch morphologische Abgrenzung gegenüber einem Adenom ist sehr schwierig. Invasives Wachstum allein stellt noch kein Kriterium für das Vorliegen eines Hypophysencarcinoms dar. Der Metastasennachweis (in der Mehrzahl intracraniell, aber auch extradural) erlaubt am ehesten die Diagnose des Hypophysencarcinoms. Die Behandlung erfolgt meist operativ mit nachfolgender Bestrahlung. Bei hormonproduzierenden Tumoren können auch Dopaminagonisten gegeben werden. Es sind sowohl mehrjährige als auch schnell progrediente Verläufe beschrieben (42, 994, 1368).

■ Craniopharyngeome

Epidemiologie

Craniopharyngeome machen 1,2 – 4 % aller intracraniellen Tumoren und 10 – 14 % der suprasellären Tumoren aus (1192). Vor dem 16. Lebensjahr treten 60 %, nach dem 16. Lebensjahr 40 % aller Tumoren auf. Ein Häufigkeitsgipfel ist am Ende des ersten Lebensjahrzehntes, ein zweiter zwischen 50 und 60 Jahren. Bei Kindern stellen sie bis zur Hälfte der suprasellären Tumoren dar. 0,5 – 2 Fälle sollen pro Jahr auf 1 Million Einwohner neu beobachtet werden (239, 388, 1116, 1129, 1192).

Pathogenese, Histologie und Klinik

Craniopharyngeome sind epitheliale Tumoren, die von Zellnestern der ehemaligen Rathke-Tasche entlang der infundibulo-hypophysären Achse, also entlang der Pars intermedia des Vorderlappens ausgehen und sich unterhalb, besonders aber auch oberhalb des Diaphragma sellae entwickeln (239, 388, 575, 1116, 1192). Es lassen sich zwei histologische Typen unterscheiden: der adamantinöse Typ und der papilläre (epitheliale) Typ. Ein Einfluß dieser Typisierung auf die Prognose läßt sich noch nicht sicher beweisen. Die Tumoren zeigen eine bunte Mischung von Cysten (die Cholesterin, eiweißreiches Exsudat, aber auch Hämatomreste) und fibröse Areale, Nekrosezonen und ausgeprägte Verkalkungen enthalten können. Die Tumoren wachsen in der suprasellären Gegend primär verdrängend, können aber auch infiltrierend in neurale Strukturen, insbesondere in den Hypothalamus einwachsen (539, 575, 811, 828, 1351). Craniopharyngeome können sehr groß werden und zu Symptomen von Seiten der Hypophyse, des Hypothalamus, des Hirnstamms sowie der umliegenden Hirnnerven, insbesondere des Chiasmas, führen. Auch obstruktive Hydrocephali treten auf, etwa zwei Drittel der Kinder weisen Zeichen erhöhten intracraniellen Drucks auf. Endokrinologische Störungen von Seiten des Hypophysenvorderlappens werden in 6 – 57 % der Fälle beobachtet, wobei beim Erwachsenen der Hypogonadismus und bei Kindern die Wachstums- und Entwicklungsverzögerung im Vordergrund stehen. Ein Diabetes insipidus als Folge der Beeinträchtigung der Neurohypophyse ist mit 13 – 30 % ein häufiges Symptom, ganz im Gegensatz zu Hypophysenadenomen. Bei jedem Craniopharyngeom-Patienten soll eine Quantifizierung der Hypophysenfunktion wie bei einem Hypophysenadenom durchgeführt werden. Das gleiche gilt für die Hormonsubstitution. Hypothalamische Störungen manifestieren sich bei Kindern in bis zu 25 % durch Ausbildung einer Adipositas, selten durch Kachexie. Visuelle Störungen sind sehr häufig, mindestens in der Hälfte bis zu drei Viertel der Fälle, wobei diese bei Kindern oft spät diagnostiziert werden. Oculomotorische Nerven können in bis zu 20 % der Fälle beeinträchtigt sein (388, 575, 1129, 1192, 1515). Chemische Meningitiden können durch Cystenruptur in den Liquorraum auftreten. Kompression oder Einwachsen im Bereich des mesialen Temporallappens kann zu Gedächtnisstörungen und komplex-partiellen epileptischen Anfällen führen.

Bildgebende Diagnostik

Die Röntgen-Nativaufnahmen können in der Kombination feinfleckiger suprasellärer Verkalkungen mit Arrosion der Clinoidfortsätze und des Dorsum sellae geradezu pathognomonische Hinweise für das Vorliegen eines Craniopharyngeoms liefern. MRT und CT ergänzen sich in der neuroradiologischen Diagnostik. Der Wert des CTs liegt in der Darstellung von intratumoralen Verkalkungen, die bei 40 – 85 % der Craniopharyngeomfälle gesehen werden. Cystenanteile sind im CT iso-, auch hypodens, selten hyperdens. Der Tumor selber ist iso- oder hyperdens und reichert gut Kontrastmittel an (574, 575, 684, 1351). Im MRT sind solide und zystische Areale in idealer Weise gegeneinander, aber auch vom umgrenzenden Hirngewebe abgrenzbar. Verkalkungen lassen sich schlecht oder gar nicht darstellen. Solide Tumoranteile sind im T1-gewichteten Bild leicht hypointens und reichern nach Kontrastmittelgabe gut an. Im T2-gewichteten Bild erscheinen sie hyperintens. Da auch die Cystenwände nach Kontrastmittelgabe band- oder strichförmig anreichern können, ist die Lagebeziehung des Tumors zu Sehbahn, Hypothalamus und Hirnstamm oft gut darstellbar. Eine unscharfe Abgrenzung kann

Craniopharyngeome

auf invasives Wachstum hindeuten (239, 574, 684) (Abb. 2.**84**).

Therapie

Die operative Entfernung ist die Therapie der Wahl. Aufgrund des Wachstumsverhaltens werden fast alle Tumoren transcraniell operiert, einige seltene, rein intraselläre Fälle können auch transsphenoidal angegangen werden. Bei weit suprasellär intraventrikulärem Wachstum kann auch ein transventrikuläres Vorgehen notwendig sein. Verspricht die Tumorentfernung eine freie Liquorpassage, kann mit einer externen Ventrikeldrainage ein Shunt vermieden werden, ansonsten wird ein Occlusivhydrocephalus vor der Tumoroperation mit einem Shunt versorgt. Einzelne Tumoren neigen zur Bildung großer rezidivierender Cysten, so daß hier wiederholte Cystenpunktionen, auch mit Cystenkatheter-Implantation zur

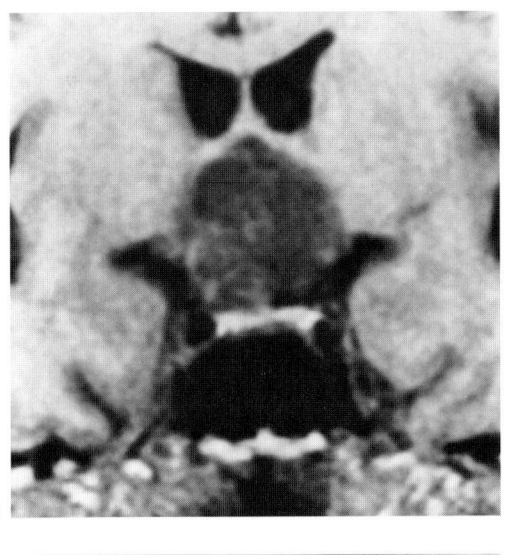
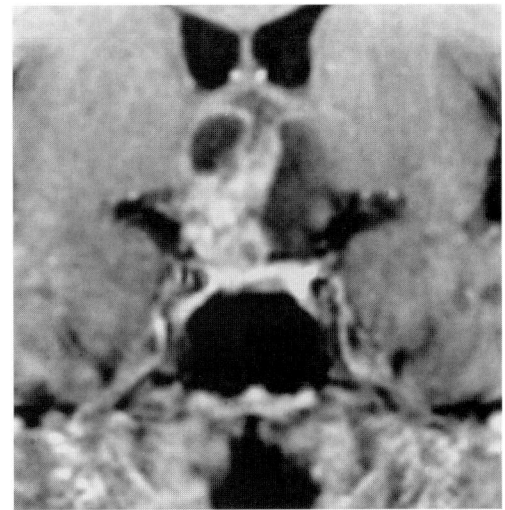
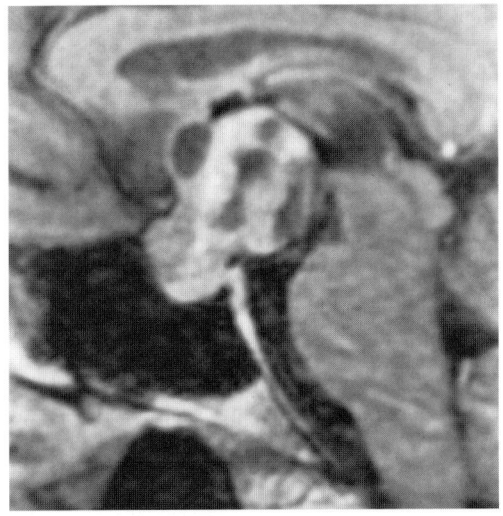
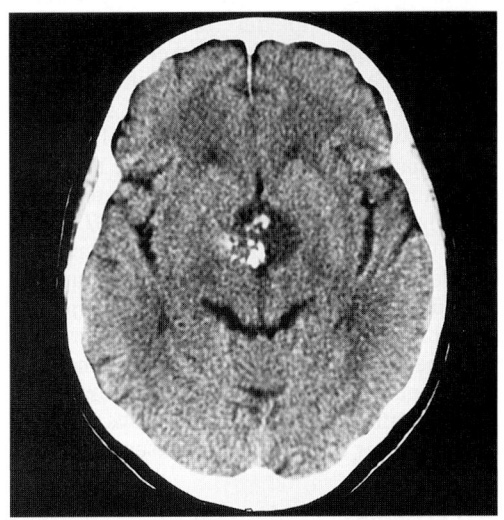

Abb. 2.**84** Intra- und supraselläres, teilweise zystisches Craniopharyngeom. Aufgrund der Tumorkompression ist das Chiasma opticum nicht mehr abgrenzbar, der Boden des 3. Ventrikels ist angehoben, Ausdehnung des Tumors nach retrosellär. Deutliche Kontrastmittelanreicherung der soliden Tumoranteile im T_1-gewichteten MRT (**a** nativ, **b**, **c** nach Kontrastmittelgabe). Schollige Verkalkungen der soliden Tumoranteile im CCT (**d** nativ).

Abpunktion über eine subcutane Kammer (Rickham-Reservoir) oder zur cystoventrikulären Drainage hilfreich sein können. Da Craniopharyngeome histologisch gesehen gutartige Tumoren sind, strebt man immer die Totalentfernung an, obwohl dies aufgrund des häufig extensiven Wachstums mit sehr fester Anheftung an oder gar Infiltration in benachbarte gesunde Strukturen oftmals nicht komplett möglich ist. In seltenen Ausnahmefällen können mehrere Zugangswege nacheinander angewendet werden, z. B. transventrikulär und subfrontal oder transsphenoidal und subfrontal (206, 388, 828, 1192, 1351, 1515). Eine komplette Tumorentfernung kann bei 24–60% der Fälle erreicht werden. Die Rezidivrate liegt zwischen 20 und 33% (1192), bei imkompletter Resektion deutlich höher, bis 100%. Die Mortalitätsrate liegt bei Erstoperationen in aktuellen Serien zwischen 0 und 15%, für Rezidiv-Operationen höher, bis zu 35%. Da bei der Operation häufig der Hypophysenstiel nicht erhalten werden kann, ist das Auftreten eines Diabetes insipidus häufig (bis 35%), während vital gefährdende hypothalamische Störungen (Elektrolyt-, Thermoregulations-, Bewußtseinsstörungen) sehr viel seltener sind. Aufgrund der großen Ausdehnung und Anheftung an den basalen Hirngefäßen können auch Halbseitenlähmungen (2 bis max. 12%) und epileptische Anfälle beobachtet werden. Auch Verschlechterungen der visuellen Funktion sind nicht selten (bis 36%). Die 5- bzw. 10-Jahres-Überlebensraten betragen nach kompletter Tumorentfernung bis 100%. Bei inkompletter Tumorresektion wird von verschiedenen Autoren die Strahlentherapie empfohlen, weil die Ergebnisse nach adjuvanter Strahlentherapie besser sind. Auch Kombinationsbehandlungen mit Teilresektion, multipler percutaner Cystendrainage und adjuvanter Strahlentherapie sind häufig notwendig (575, 828, 1116, 1129, 1192, 1351, 1515). Die Nachteile der Strahlentherapie bei Kindern im Entwicklungsalter müssen dann leider in Kauf genommen werden. Trotz wesentlicher Besserung der mikrochirurgischen Techniken sind Craniopharyngeome immer noch eine formidable Herausforderung mit deutlichem therapeutischem Risiko und Beeinträchtigung der Langzeit-Lebenserwartung.

Periselläre Meningeome

Die Inzidenz der Meningeome in großen Serien liegt im Mittel bei 20% aller intracraniellen Tumoren, der Anteil periselläre Meningeome (medialer Keilbeinflügel, suprasellär und Sinus cavernosus) liegt bei 25% der Meningeome (307). Im eigenen Krankengut waren 11% von 369 sellären und parasellären raumfordernden Prozessen periselläre Meningeome. Sie können vom Tuberculum sellae ausgehen (suprasellären Meningeome), vom medialen Keilbeinflügel, aber auch von den Clinoid-Prozessen, vom Diaphragma sellae oder direkt im Sinus cavernosus entstehen (307, 574). Die weiter vorn liegenden sog. Olfactoriusmeningeome zählen nicht in diese Untergruppe.

Das Leitsymptom der suprasellären Meningeome ist die Visus- und Gesichtsfeldeinschränkung. Daneben können alle Symptome des erhöhten intracraniellen Druckes auftreten. Endokrinologische Störungen sind klinisch selten manifest, und treten, wenn überhaupt, nur bei größeren Tumoren auf, wobei sie sich meist als Begleithyperprolaktinämie äußern (18, 117, 662). Bei subtiler endokrinologischer Testung können leichte Funktionsstörungen der Sekretionsdynamik festgestellt werden.

Die neuroradiologischen Befunde bei Meningeomen sind bereits beschrieben. Besonders im Kernspintomogramm läßt sich die Abgrenzung gegenüber Hypophysenadenomen und sonstigen suprasellären Prozessen leichter durchführen. Insbesondere der supraselläre Tumoransatz mit schmalem streifenförmigen Auslaufen des Duraansatzes nach subfrontal und eine gelegentliche Hyperostose am Tumoransatz sprechen für ein Meningeom und weniger für ein supraselläres Hypophysenadenom (Abb. 2.**85**) (574, 685).

Supra- und periselläre Meningeome müssen immer transcraniell entweder über einen pterionalen oder subfrontalen Zugang operiert werden. Die Lagebeziehung zum optischen System und zu den großen basalen Hirnarterien sind wichtig und müssen beachtet werden. Die Operationsergebnisse sind von der Tumorlage und besonders vom Ausgangspunkt abhängig. Während Tuberculumsellae-Meningeome praktisch immer komplett exstirpierbar sind, kann dies bei Clinoidfortsatz-Meningeomen sehr schwierig sein und ist bei Sinus-cavernosus-Meningeomen die Ausnahme. Eine sog. makrochirurgische Totalresektion intracavernös wachsender Meningeome wird von einigen Autoren propagiert, ist jedoch mit sehr hohen Morbiditäten im Bereich der Hirnnerven verbunden und langfristige Ergebnisse bezüglich der Radikalität stehen noch aus. Eine gute Alternative ist die Bestrahlung des intracavernösen Tumorteils entweder mit konventioneller Technik oder

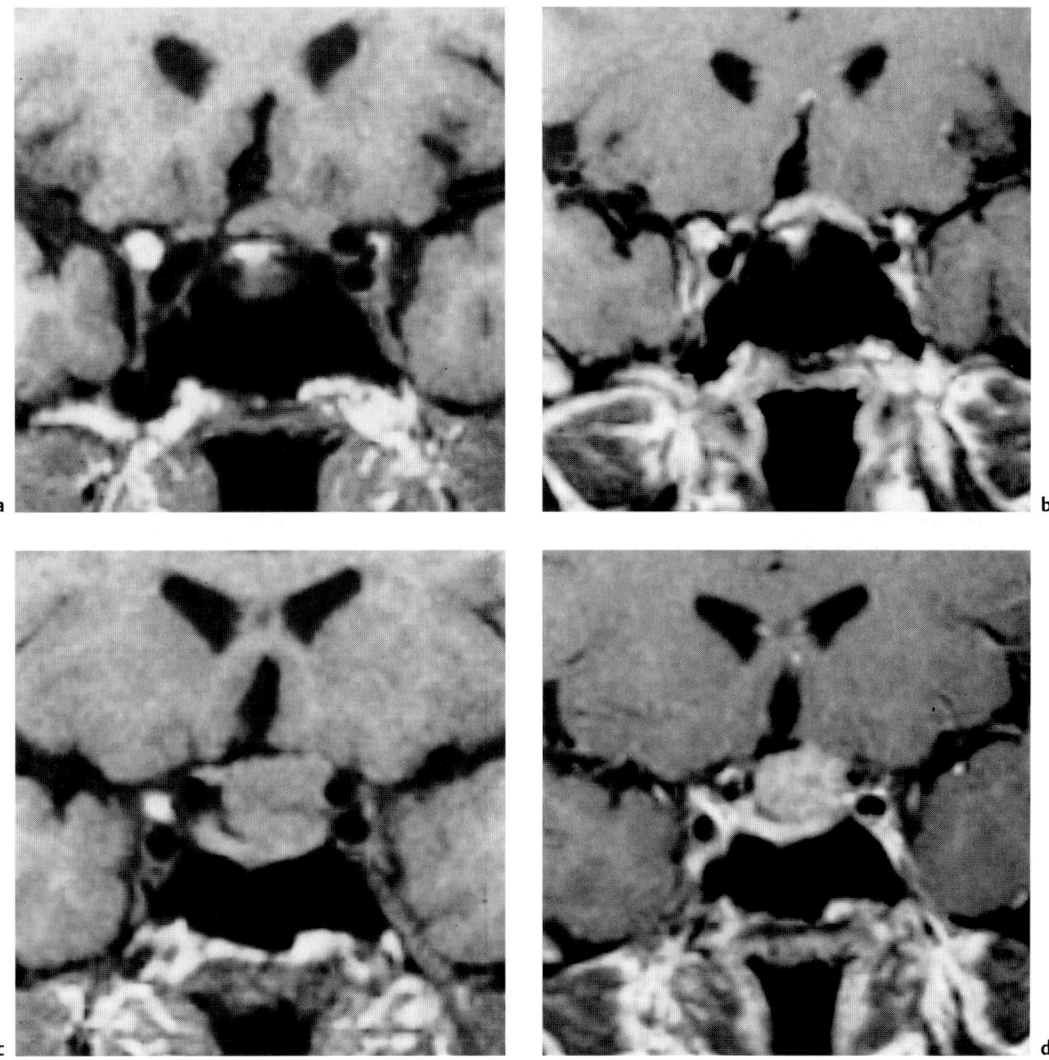

Abb. 2.85 Legende s. S. 284.

mit stereotaktisch focussierter Konvergenzbestrahlung. Sind visuelle Störungen noch nicht allzu lange bestehend, bilden sie sich häufig gut zurück, bleibende hypophysäre Störungen sind eher selten (18, 117, 307, 387, 662). Prinzipiell sollten alle Meningeome, insbesondere jene, bei denen Zweifel an der kompletten operativen Entfernung bestehen, über viele Jahre hinweg im Abstand von einem, später zwei Jahren, eine MRT-Kontrolle bekommen, wobei es immer nötig ist, die alten mit den aktuellen Bildern zu vergleichen.

Seltene selläre und paraselläre raumfordernde Prozesse

An dieser Stelle sollen Tumoren des Hypothalamus und N. opticus nicht betrachtet werden. In drei klinischen Serien von seltenen perisellären Tumoren (387, n = 40; 1205, n = 20; eigene Serie, n = 24) sind folgende Tumorarten zu nennen: Germinome, Chordome, Metastasen, Teratome, Arachnoidalcysten, Epidermoide, Chondrome, Plasmocytome, Rathke-Cysten, Kolloidcysten, Neurinome, raumfordernde entzündliche Prozes-

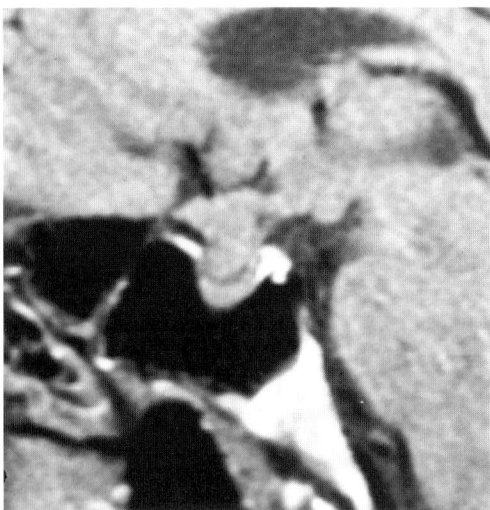 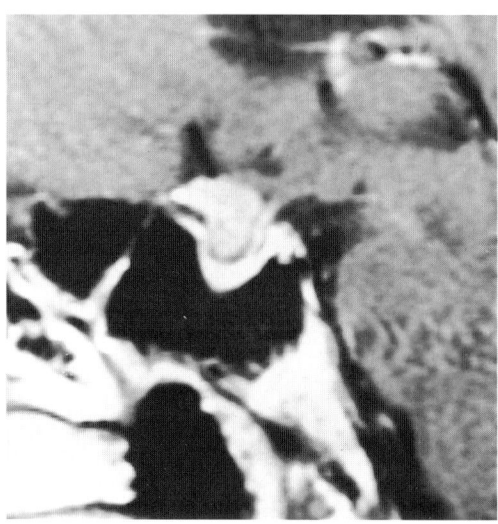

Abb. 2.85 MRT (T$_1$-gewichtet) eines Tuberculum-sellae-Meningeoms vor (**a, c, e**) und nach (**b, d, f**) Kontrastmittelgabe. Der Tumor sitzt dem Tuberculum sellae breitbasig auf (**a, b**), dehnt sich nach intra- und suprasellär aus (**e, f**) und läuft als schmaler Saum in der angrenzenden Dura des Planum sphenoidale aus (**a, b**). Der Tumor ist in diesem Fall gegenüber dem Sellainhalt abgrenzbar (**e, f**), und reichert kräftig Kontrastmittel an (**b, d, f**).

se, intravasculäre papilläre endotheliale Hyperplasien. Unter diesen seltenen Läsionen treten eher etwas häufiger Germinome, Chordome, entzündliche Prozesse und Arachnoidalcysten auf. Diese seltenen perisellären Prozesse können zwischen 1–6,5% der parasellären Tumoren ausmachen.

20% der **Germinome** treten im suprasellären Bereich auf. Am häufigsten sind Kinder und Jugendliche betroffen. Einschränkung der Hypopyhsenvorder- und -hinterlappenfunktion sowie Chiasmasyndrome sind häufig. 70% treten vor dem 21. Lebensjahr auf. Germinome neigen zu Abtropfmetastasen im Liquorraum. Sie sind radiosensibel und können mit Strahlentherapie auch geheilt werden. Die Chemotherapie bleibt für Rezidive oder Metastasen reserviert (239, 387, 574).

Intracranielle **Chordome** können auch im perisellären Bereich auftreten, besonders vom Clivus oder den Clinoidfortsätzen ausgehend. Oculomotorische Paresen sind häufig, endokrinologische Störungen selten (387, 450). Sie wachsen infiltrativ und sind schwierig und selten komplett zu entfernen. Man setzt routinemäßig die postoperative Strahlentherapie ein, obwohl diese zwar nicht die Überlebenswahrscheinlichkeit zu beeinflussen scheint, wohl aber das symptomfreie Intervall (387, 450). Die Protonenbestrahlung soll bessere Ergebnisse erbringen.

Allen raumfordernden **entzündlichen Prozessen** der Hypophyse ist die häufige Beeinträchtigung sowohl der Vorder- wie auch der Hinterlappenfunktion gemeinsam. Chiasmasyndrome kommen auch nicht selten vor. Hypophysäre Abszesse sind Raritäten und können mit Adenomen assoziiert auftreten. Sie sollten ausgeräumt und antibiotisch nachbehandelt werden. Primäre lymphozytäre und granulomatöse Hypophysitiden werden häufig als Adenome verkannt und oft erst bei der histologischen Untersuchung des Resektates diagnostiziert. Eine Corticoid-Therapie kann u. U. zu einer Befundverbesserung der visuellen und endokrinologischen Symptome führen. Granulomatöse Entzündungen der Hypophyse stellen eine eigene Untergruppe dar und kommen bei den spezifischen Infektionen (Lues, Tuberkulose), bei Sarkoidose und bei Pilzinfektionen vor, stellen aber Raritäten dar (113, 340, 387, 552, 1117).

Metastasen in der Hypophyse kommen durchaus vor und betreffen eher die Neurohypophyse. Primärtumoren liegen in der Lunge, Mamma und Prostata. Wegen des Einwachsens in den naheliegenden Sinus cavernosus können oculomotorische Störungen häufig auftreten. Ein transnasaler Operationsversuch kann durchaus sinnvoll sein und wird beeinflußt von der Tumorlage, den neurologischen Störungen und von der Lebenserwartung bezogen auf den Primärtumor (239, 387, 574, 1369).

Rathke-Cysten stammen vermutlich ähnlich wie die Carniopharyngeome von Resten der Rathke-Tasche ab. Sie treten meist bei Erwachsenen auf, liegen dann infradiaphragmatisch, also intrasellär, können allerdings das Diaphragma deutlich nach suprasellär ausspannen. Die Klinik ähnelt derjenigen der Hypophysenadenome, wobei, abgesehen von einer Begleithyperprolaktinämie kein Hormonexzess vorkommt. Neuroradiologisch imponieren sie in erster Linie als zystische Strukturen ohne solide Anteile, so daß die Differentialdiagnose gegen zystische Craniopharyngeome oft schwierig ist. Die Resektion der Cystenmembran aus der komprimierten Restdrüse kann schwierig sein und bei inkomplett entfernter Cystenwand besteht eine deutliche Rezidivneigung (239, 539, 574, 1351).

Von allen **Arachnoidalcysten** liegen 9–15% in der suprasellären Region, häufig bei Kindern und Jugendlichen. Da sie expansiv sein können, sind endokrinologische, ophthalmologische und Symptome von Seiten des Hirnstamms und eines Hydrocephalus möglich. Die neuroradiologische Diagnose ist meist einfach. Die Therapie der Arachnoidalcysten kann in einer Fenestrierung in die offenen Cisternen erfolgen, man kann auch einen zystoventrikulären Shunt oder einen zystoperitonealen Shunt legen. Bei rascher und massiver Druckentlastung großer Cysten sind Entlastungsblutungen als Komplikation möglich (239, 387, 539, 1121).

Hamartome am Boden des 3. Ventrikels werden meist bei Kindern beobachtet, gelegentlich als Zufallsbefund, häufiger mit einer Pubertas praecox auffallend. Wesentlich seltener sind epileptische Anfälle (1409) und Hyperphagie. In Abhängigkeit vom Ansatz und der Tumorform (pedikuliert) können Hamartome gelegentlich gut resezierbar sein, eine absolute Operationsindikation besteht in der Regel nicht. Die Normalisierung einer Pubertas praecox durch Resektion ist keineswegs sicher, obwohl sie schon gelungen ist und kann heute alternativ auch durch die Behandlung mit GnRH-Analoga erreicht werden (239, 387, 539).

Gehirntumoren im Rahmen dysgenetischer Syndrome

U. Schlegel

Dysgenetische Syndrome oder Phakomatosen sind Mißbildungssyndrome mit neurocutanen Manifestationen, die familiär gehäuft vorkommen und oft autosomal dominant vererbt werden. Diese familiären Tumorsyndrome besitzen nicht nur klinische Relevanz – so ist z. B. die Neurofibromatose Typ I eine der häufigsten genetischen Erkrankungen –, sie erlauben u. U. auch, über die Untersuchung großer betroffener Familien die genetische Ursache der Erkrankung mit Hilfe sog. Kopplungsanalysen aufzuklären. Einige der im Rahmen dieser Syndrome mutierten Gene konnten identifiziert, kloniert und sequenziert werden. Dies sind bis heute das Neurofibromatose-Typ-I-Gen (NF1), das Neurofibromatose-Typ-II-Gen (NF2) und das Von-Hippel-Lindau-Gen (VHL-Gen). Die chromosomalen Loci für vermutete Tumor-assoziierte Gene konnten eingegrenzt werden für die tuberöse Sklerose; Deletionen in bestimmten Chromosomenabschnitten wurden nachgewiesen beim Gorlin-Syndrom, bei der familiären Kombination von Polyposis Coli und Gehirntumoren sowie bei der Neurofibromatose Typ II und bei dem Von-Hippel-Lindau-Syndrom (s. unten). Die Identifizierung der bei diesen Syndromen mutierten Gene besitzt nicht nur Bedeutung für die familiären Tumor- und Mißbildungs-Syndrome; die identifizierten Gene weisen darüber hinaus Mutationen in anderen, sporadischen Tumoren auf (721), vgl. auch Kapitel 1, S. 50.

Im folgenden soll ein Überblick gegeben werden über die Häufigkeit, klinische Manifestationen, genetische Auffälligkeiten und assoziierte Gehirntumoren bei den dysgenetischen Syndromen. Die Krankheitsbilder sind in Tab. 2.8 zusammengefaßt und werden im folgenden kurz beschrieben.

▪ Tuberöse Sklerose

Die tuberöse Sklerose ist eine autosomal dominante Erkrankung mit einer Prävalenz von ca. 1:10000 – 1:15000 (494). Kopplungsstudien zeigten eine Heterogenie der Erkrankung mit Krankheits-assoziierten Genen, die zu den Chromosomenregionen 9q34 (434), 16p13.3 (494) und in selteneren Fällen zu anderen chromosomalen Regionen lokalisierten (389). Etwa zwei Drittel der

2. Primäre Tumoren des Gehirns und seiner Häute

Tabelle 2.8 Gehirntumoren bei dysgenetischen Syndromen

Mißbildungssyndrom	Genetische Alteration	Klinik	Assoziierter ZNS-Tumor
Tuberöse Sklerose	16 p13.3 9 q34	Psychomotorische Retardierung, Anfälle, Hamartome der Haut und Nieren, Adenoma sebaceum, multiple Tubera im Gehirn	Subependymales Riesenzellastrocytom, andere astrozytäre Gliome, Ependymome
Neurofibromatose Typ I	Mut. in NF1	Multiple neurocutane Fibrome, Freckling, Café-au-lait-Flecken, Neurinome der peripheren Nerven und Nervenwurzeln	Gliome, Meningeome
Neurofibromatose Typ II	Mut. in NF2 LOH 22 q12	Multiple Schwannome	Bilaterale Acusticusneurinome, Opticusgliome, multiple Ependymome, Meningeome
Gorlin-Syndrom	LOH 9 q31	Kieferzysten, Gesichts- und Skelettdeformitäten, intracranielle Calcifikationen, ovarielle Fibrome, Basalzellcarcinome	Selten Medulloblastome
Polyposis Coli und Gehirntumoren (Turcot-Syndrom, Gardner-Syndrom)	LOH 5 q	Multiple Colonpolypen, Malignisierung der Polypen zu Coloncarcinomen	Glioblastome, anaplastische Astrocytome, Medulloblastome
Sturge-Weber-Syndrom	?	Faciale und leptomeningeale Angiome, Glaukome, Anfälle, mentale Störungen	Selten Chorioid-Plexus-Papillome
Von-Hippel-Lindau-Syndrom	Mut. im VHL-Gen LOH 3 p13–14 LOH 3 p25–26	Haemangioblastome der Visceralorgane, retinale Angiomatose, Pankreaszysten. Benigne und maligne Nierenläsionen	Cerebelläres Haemangioblastom
Cowden-Syndrom	?	Multiple Hamartome der Haut, Mamma, Schilddrüse, Mundschleimhaut und des Intestinalepithels; hohes Risiko des Auftretens von Mammacarcinomen	Dysplastisches Gangliozytom (Lhermitte-Duclos-Syndrom)

Fälle treten sporadisch auf und weisen auf Neumutationen hin. Die klinische Symptomatik ist gekennzeichnet durch neurologische und cutane Symptome: 80–90% der Patienten leiden seit frühester Kindheit an epileptischen Anfällen und einer mentalen Retardierung. Neuropathologisch anatomisches Substrat hierfür sind tumorartige corticale cerebrale und cerebelläre Mißbildungen, die sog. Tubera, von 0,5 bis zu mehreren Zentimetern Ausdehnung, subependymale, z. T. verkalkte Gliaknoten und Heterotopien (579). In Einzelfällen finden sich charakteristische, niedriggradig maligne Astrocytome, die subependymalen Riesenzellastrocytome, welche dem WHO Grad I zugeordnet werden (vgl. Kapitel 2, S. 198). Das Kernspintomogramm in Abb. 2.86 zeigt eine typische Gyrierungsstörung rechts frontal und ein intraventrikulär gelegenes subependymales Riesenzellastrocytom bei einer Patientin mit tuberöser Sklerose. Die cutanen Manifestationen bestehen in dem pathognomonischem Adenoma sebaceum als Folge facialer Angiofibrome (s. Abb. 2.**87**), hypopigmentierten Flecken in der frühen Kindheit, subungualen Fibromen, gestielten Fibromen und den sog. Chagrin-Lederflecken. An weiteren Organmanifestationen finden sich Retina-Hamartome, Angiolipome und Nierencysten, Rapdomyome und an den Röhrenknochen Knochenneubildungen sowie Knochencysten. Die der Krankheit mitunter assoziierten benignen Astrocytome sind in der Regel von untergeordneter klinischer Bedeutung; im Vordergrund der Therapie

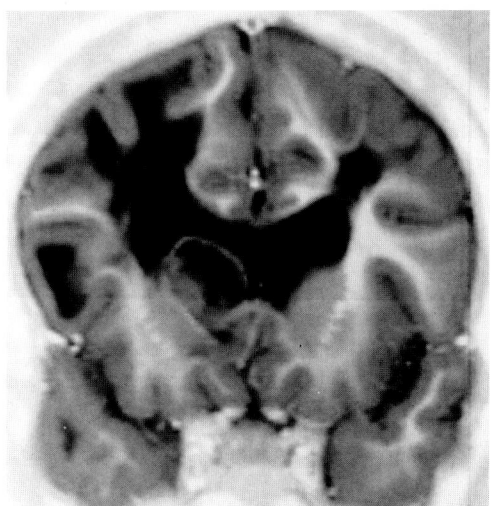

Abb. 2.86 Tuberöse Sklerose. Subependymales Riesenzellastrozytom im Vorderhorn des rechten Seitenventrikels und rechts frontale Gyrierungsstörung bei 17jähriger Patientin. T1-gewichtetes MRT in IR-Sequenz.

steht die Anfallskontrolle, u. U. durch epilepsiechirurgische Eingriffe (vgl. Kapitel 1, S. 99 ff) und die Behandlung anderer Organmanifestationen.

Neurofibromatose Typ I

Mit einer Inzidenz von 1:3000 Neugeborene ist die Neurofibromatose Typ I eine der häufigsten genetischen Erkrankungen mit einem autosomal dominanten Erbgang. Neumutationen kommen jedoch vor. Das Neurofibromatose-Typ-I-Gen (NF1) kodiert für ein GTPase-aktivierendes Protein (Neurofibromin) und besteht aus 60 Exonen, die von einem breiten Spektrum von Mutationen betroffen sein können (1406). Das NF1-Gen liegt auf dem Chromosom 17q. Die Neurofibromatose Typ I zeigt eine unterschiedliche Penetranz; charakteristisch sind cutane Symptome wie Cafè-au-lait-Flecken, multiple Neurofibrome (s. Abb. 2.**88**), hyperpigmentierte Flecken in Leisten- und Achselregion, sog. Freckling u.a.. Hamartome der Iris finden sich bei mehr als 90% der Patienten. Die häufigsten mit der Neurofibromatose Typ I assoziierten Tumoren sind Opticusgliome, Astrocytome, Ependymome, Acusticusneurinome, Meningeome und Neurofibrome. Abb. 2.**89** zeigt das Computertomogramm des Patienten mit den in Abb. 2.**88** dargestellten Hautveränderungen. Ein großes fibrilläres Astrocytom, WHO Grad II, füllt nahezu die gesamte linke Hemisphäre aus. Die Klinik und Therapie der Opticusgliome ist im Kapitel 2, S. 251, dargestellt. Nach neuen Befunden weisen Patienten mit Opticusgliomen bei Neurofibromatose Typ I eine wesentlich längere Zeitspanne bis zum Tumorprogreß nach Therapie auf als Patienten ohne NF1; außerdem scheinen die Tumoren bei der NF1 in der Regel auf den N. opticus und das Chiasma begrenzt zu sein und sich nicht in das Diencephalon auszudehnen (323). Zur Diagnose der Neurofibromatose Typ I wurden Kriterien aufgestellt. Danach darf die Diagnose gestellt werden, wenn mindestens zwei der fol-

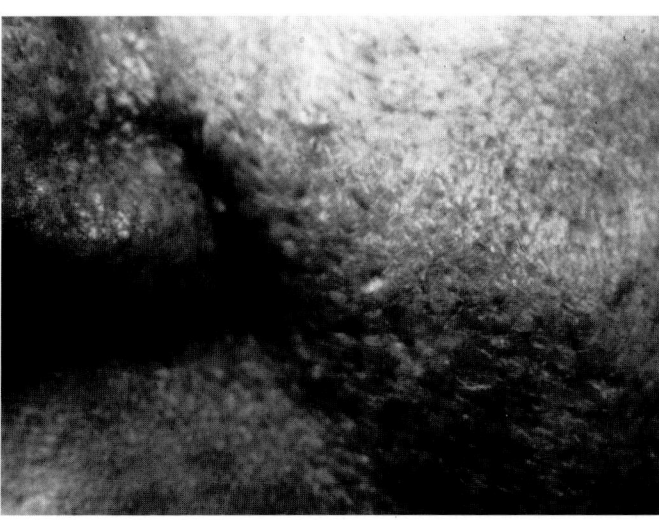

Abb. 2.87 Tuberöse Sklerose. Typisches Adenoma sebaceum mit Bereich der Nasolabialfalte (selbe Patientin wie in Abbildung 2.**86**).

2. Primäre Tumoren des Gehirns und seiner Häute

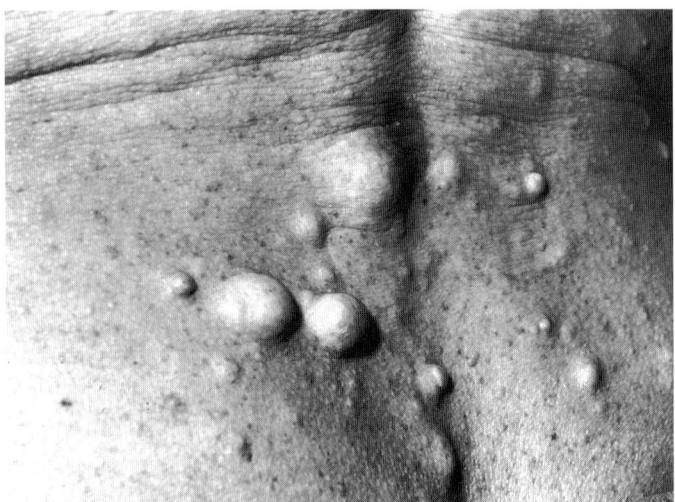

Abb. 2.**88** Neurofibromatose Typ I: Multiple cutane Neurofibrome an der Rückenpartie.

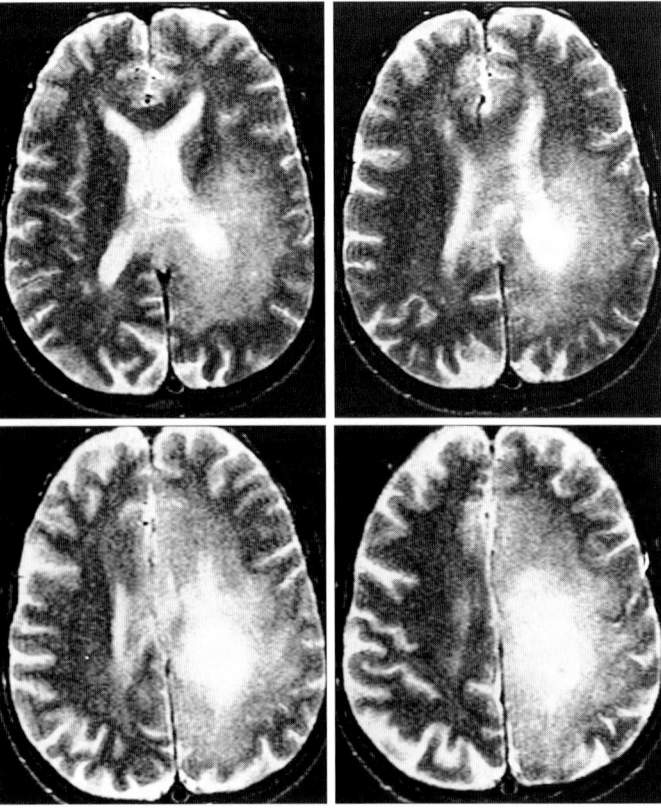

Abb. 2.**89** Neurofibromatose Typ I (selber Patient wie in Abbildung 2.**88**): Diffus infiltrativ wachsendes differenziertes Astrozytom, WHO Grad II, praktisch die gesamte linke Hemisphäre infiltrierend. T2-gewichtetes MRT.

genden Symptome vorliegen: Sechs oder mehr Cafè-au-lait-Flecken mit mehr als 1,5 cm Durchmesser bei Erwachsenen; zwei oder mehr Neurofibrome; Freckling; Opticusgliom; zwei oder mehr Irishamartome; charakteristische knöcherne Läsionen; ein Verwandter ersten Grades mit bekannter Neurofibromatose Typ I oder mit mindestens zwei der oben aufgeführten Kriterien (893). Im Kapitel 4 wird auf die sehr seltene Komplikation eines strahleninduzierten malignen Nervenscheidentumors hingewiesen. Sie treten überzufällig häufig bei Patienten mit Neurofibromatose Typ I auf, wie auch die spontan auftretenden peripheren Nervenscheidentumoren.

Neurofibromatose Typ II

Die Inzidenz der Neurofibromatose Typ II ist um den Faktor 10 kleiner als die der Neurofibromatose Typ I. Sie wird klinisch charakterisiert durch multiple Schwannome der cranialen und spinalen Nervenwurzeln, die oft am VIII. Hirnnerven und dann charakteristischerweise bilateral lokalisiert sind. Weitere ZNS-Tumoren sind multiple Ependymome und Meningeome. Die Neurofibromatose Typ II ist assoziiert mit einer Deletion auf dem langen Arm von Chromosom 22 und läßt sich mit Hilfe von molekularen Markern bei Angehörigen betroffener Familien mit hoher Zuverlässigkeit nachweisen (70). Darüber hinaus weist das NF2-Gen selbst in den Schwannomen und Meningeomen bei der Neurofibromatose Typ II häufig Mutationen im Tumorgewebe auf (721). Die Neurofibromatose Typ II darf klinisch diagnostiziert werden, wenn eines der folgenden Kriterien erfüllt ist:

1. Beidseitiges Acusticusneurinom, diagnostiziert durch Computertomographie oder Kernspintomographie.
2. Ein Verwandter 1. Grades hat eine bekannte Neurofibromatose Typ II oder ein unilaterales Acusticusneurinom, und es liegen zusätzlich zwei der folgenden Symptome vor: Neurofibrome; Meningeome; Gliome; Schwannome (893). Zur differenzierten Therapie der beidseitigen Acusticusneurinome sei auf das Kapitel 2, S. 261, verwiesen.

Von-Hippel-Lindau-Syndrom

Das Von-Hippel-Lindau-Syndrom ist eine dominant erbliche familiäre Erkrankung, die zu Haemangioblastomen der Retina, des Cerebellums und des Spinalmarkes disponiert sowie zu Nierencarcinomen, Phaeochromocytomen und zu Bauchspeicheldrüsentumoren (473). Das Von-Hippel-Lindau-Syndrom assoziierte Gen (VHL-Gen) ist auf dem Chromosom 3p lokalisiert und kodiert offenbar für einen Faktor, dessen Funktionsausfall zu einer überschießenden Wirkung von kapillären endothelialen Wachstumfaktor-Rezeptoren (VEGFR-1 und VEGFR-2) führt (1498). Das VHL-Gen weist bei mehr als 50% der Patienten Keimzellmutationen an unterschiedlicher Position auf (473); darüber hinaus ließen sich in der Hälfte von 20 untersuchten kapillären Haemangioblastomen Mutationen in diesem Gen nachweisen (993). Interessanterweise ist das VHL-Gen das am häufigsten mutierte Gen, welches bislang in sporadischen Nierenzellcarcinomen gefunden wurde (721). Dies unterstreicht erneut die Bedeutung der Identifikation Tumor-assoziierter Gene durch Analyse relativ seltener familiärer Tumorsyndrome zur Identifikation wichtiger molekulargenetischer Veränderungen in sehr viel häufigeren sporadischen Tumorentitäten (vgl. auch Kapitel 1, S. 55). In einer retrospektiven Untersuchung waren 14 von 47 Haemangioblastomen des ZNS mit dem Von-Hippel-Lindau-Syndrom assoziiert (976): Bei diesen insgesamt 23% der Patienten fanden sich zusätzliche Angiomatosen der Retina, Phaeochromocytome, Pankreascysten, Nierencysten und Nierencarcinome (976). Der Verlauf nach operativer kompletter Resektion ist wie für das sporadische Haemangioblastom günstig; bei dem Nachweis von Haemangioblastomen des ZNS wird jedoch von einigen Autoren ein umfassendes diagnostisches Screening im Hinblick auf das Vorliegen eines Von-Hippel-Lindau-Syndroms empfohlen (976).

Sturge-Weber-Syndrom (Encephalotrigeminale Angiomatose)

Das Sturge-Weber-Syndrom ist eine autosomal dominant erbliche neurocutane Erkrankung, die durch faciale und leptomeningeale Angiome gekennzeichnet ist. Die faciale Angiomatose hält sich häufig an das Versorgungsgebiet von ein oder zwei Trigeminusästen. Computertomogramm und Kernspintomogramm vermögen unterschiedliche Gehirnläsionen aufzuweisen, wie die Atrophie eines Hirnlappens, Hirncalcifikationen, Chorioid-Plexus-Vergrößerungen und venöse Abnormalitäten. Vereinzelt wurden Plexuspapillome bei Sturge-Weber-Syndromen berichtet.

Das **Cowden-Syndrom** ist eine seltene Phakomatose mit multiplen Hamartomen und Neoplasien, das in Einzelfällen mit cerebellären dysplastischen Gangliocytomen (dem Lhermitte-Duclos-Syndrom) assoziiert ist (9, 1038). Das dysplastische Gangliocytom wird im Kapitel 2, S. 214 besprochen. Ebenfalls sehr selten ist das sog. **Gorlin-Syndrom** bzw. Naevoid-Basalzellcarcinom, welches sich durch charakteristische Gesichts- und Skelettanomalitäten sowie durch Calcifikationen der Falx und Ovarialfibrome auszeichnet. Ein kleiner Prozentsatz der Patienten weist Medulloblastome auf (483). Ob das **Turcot-Syndrom**, welches sich durch die Kombination einer familiären Polyposis coli mit Entartungstendenz und mit malignen Gliomen auszeichnet, ein eigenständiges familiäres Tumorsyndrom darstellt oder mit dem „Gardner-Syndrom" oder der familiären Polyposis identisch ist, wird diskutiert. Der lange Abschnitt von Chromosom 5 zeigt bei diesem Tumorsyndrom häufig eine Deletion (142).

3. Raumfordernde spinale Prozesse

M. Westphal, U. Schlegel

Das Kapitel der spinalen Tumoren ist sehr umfangreich, es rechtfertigt eigentlich schon allein ein eigenes Buch. Demzufolge sollen unter einem therapeutischen Aspekt hauptsächlich die Tumoren des Myelons und extramedulläre, intraspinale Tumoren besprochen werden. Tumoren der Wirbelsäule werden insofern angesprochen, als sie eine medulläre Kompressionssymptomatik verursachen können. Im Interesse einer pragmatischen Ordnung werden diese Tumorentitäten nacheinander abgehandelt und außerdem noch einmal im Kapitel 7, S. 394 ff aufgegriffen, insbesondere für die Therapie der spinalen Metastasen.

Häufigkeit und Inzidenz

Eine epidemiologische Einschätzung primärer spinaler Tumoren ist schwierig, weil es nur eine einzige Serie mit größeren Fallzahlen gibt (1105). In dieser Serie machen Meningeome, Gliome und Neurinome 96% der Tumorentitäten aus. Das Verhältnis von männlichen zu weiblichen Patienten ist 1:1,47, wobei dieses Verhältnis fast ausschließlich auf die erhöhte Inzidenz von spinalen Meningeomen bei Frauen zurückzuführen ist. In dieser Serie beträgt das Verhältnis 4:1. Im Rahmen der Ursachenforschung für das gehäufte Auftreten spinaler Meningeome bei Frauen sind allenfalls assoziierte Faktoren gefunden worden, wie spinale Osteoporose, Rauchen und eine höhere Exposition gegenüber diagnostischer Röntgenstrahlung, allerdings nicht Strahlentherapie (1104). Die Epidemiologie der sekundären Tumoren, d.h. der spinalen Metastasen unterliegt den gleichen Einflüssen wie die der zerebralen Metastasen, nämlich einer steigenden Inzidenz mit längeren Überlebenszeiten bei zunehmender Therapieeffizienz systemischer Tumortherapien und zunehmenden Tumorerkrankungen überhaupt angesichts der steigenden Lebenserwartung.

Klinische Symptomatik und spezielle Therapie

■ Intradurale Tumoren

Intradurale, intramedulläre Tumoren

Systematik und Inzidenz

Die eigentlichen, intramedullären Tumoren entstehen intrinsisch im Rückenmark und gehen aus den Bindegewebszellen, d.h. der Glia oder aus ependymalen Zellen des meist nicht mehr offensichtlichen Zentralkanals hervor. Extrinsische intramedulläre Tumoren sind sehr selten, wobei es sich zumeist um hämatogene Metastasen handelt oder solche, die den Nervenwurzeleintrittszonen folgend nach intramedullär einwachsen (1098). Intramedulläre Tumoren machen etwa 2% der ZNS-Tumoren aus und 20–25% der spinalen Tumoren (1322, 1323), wobei die zunehmende spinale Beteiligung bei metastasierenden Prozessen den relativen Anteil in Zukunft eher schrumpfen lassen wird. Je nach Literaturzusammenstellung sind 25–45% der intramedullären Tumoren Ependymome und 20–45% Astrocytome, so daß zusammengenommen diese beiden Entitäten 80% ausmachen. Die nächste größere Gruppe sind Hämangioblastome die eher selten sind und etwa 10% ausmachen. Oligodendrogliome sind ebenfalls selten, ebenso Gangliogliome, Neurinome (923) und Metastasen (1224), Lipome oder dysontogenetische Tumoren. Die Tumoren können über den gesamten Bereich des Myelons auftreten und auch craniocervicale Übergangsformen, die von cervical bis in die Medulla oblongata reichen, sind nicht selten (Abb. 3.**1**).

Ependymome sind in den meisten Fällen gut abgegerenzt, zentral im Myelon gelegen und an den Polen von einer Begleitsyrinx demarkiert. Astrocytome sind eher asymmetrisch, neigen zur diffusen Infiltration zwischen die Rückenmarksbahnen (376) und sind an ihren Polen unscharf begrenzt (Abb. 3.**2**). Sie können insofern das ganze Mark betreffen und sich in craniocaudaler

3. Raumfordernde spinale Prozesse

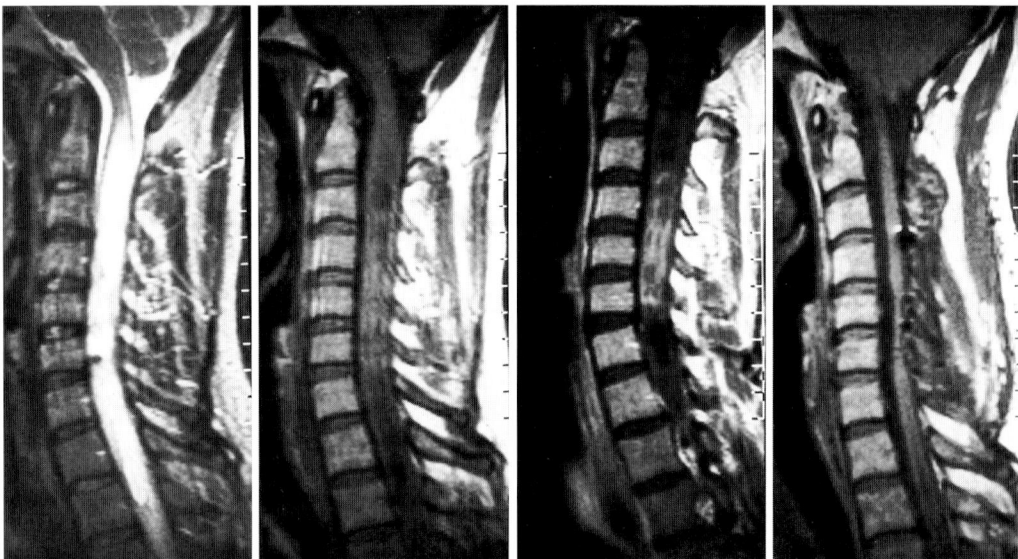

Abb. 3.1 Kernspintomogramme eines 28jährigen Mannes mit einem intramedullären Ependymom cervical. Links finden sich die T2-gewichteten Bilder, daneben die T1-Wichtungen ohne und mit Gadolineum. Rechts das postoperative Kontroll-MRT mit dem verschmächtigten Myelon.

Richtung weiterentwickeln (247, 373). Oligodendrogliome sind sehr selten und eher wie Astrocytome zu bewerten.

Intramedulläre Hämangioblastome sind meist von einer ausgeprägten Syrinx begleitet. Dadurch besteht die Gefahr, daß sie im ersten diagnostischen Anlauf übersehen werden, da sie eigentlich nur in sehr sorgfältig in dünnen Schichten mit Gadolineum-Enhancement gefahrenen Kernspintomogrammen zu sehen sind. Besonders

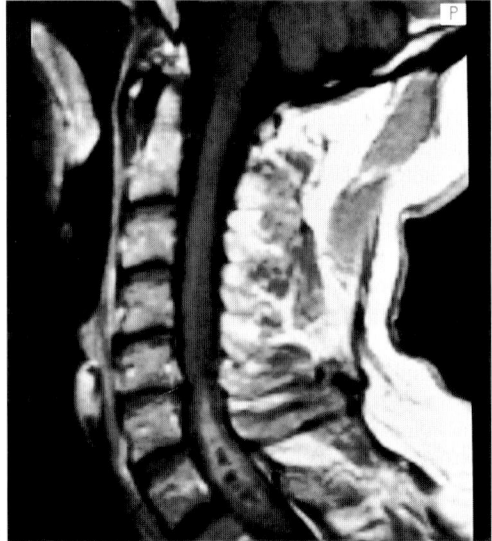

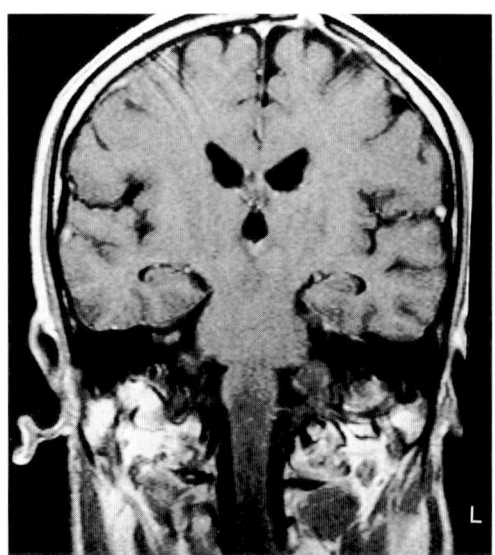

a b

Abb. 3.2

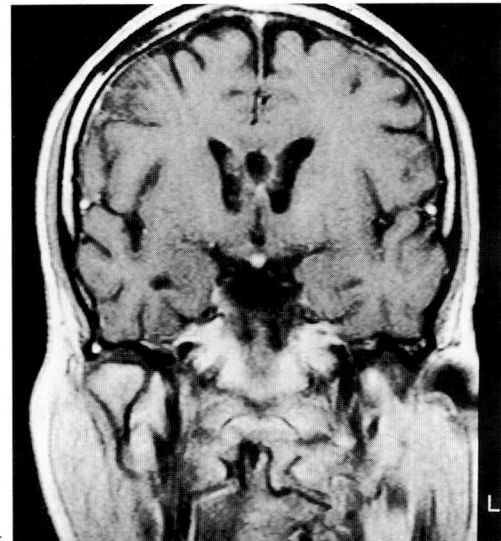
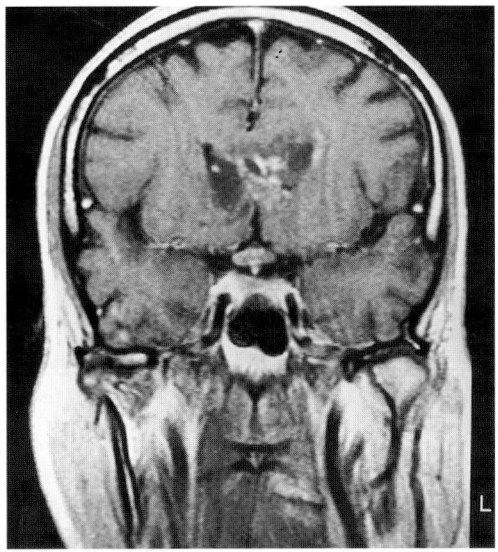
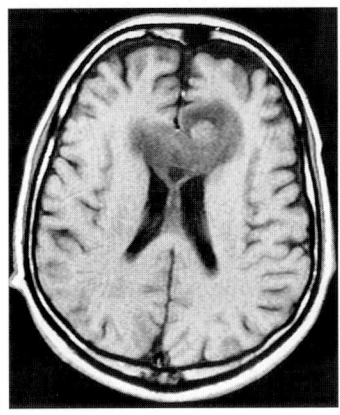
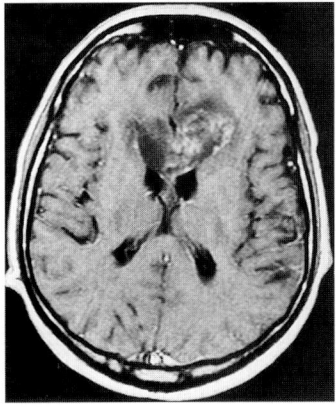

Abb. 3.**2a–f** Histologisch gesichertes intramedulläres Astrocytom, das sich nach der ersten Operation bis weit nach intracraniell ausgebreitet hat.

erschwerend ist die Tatsache, daß sie gelegentlich nicht größer sind als ein Stecknadelkopf. Verdächtig ist in diesem Zusammenhang eine ausgeprägte Syrinx bei Fehlen einer Chiari-Fehlbildung oder einer spinalen Trauma-Anamnese, den beiden häufigsten Ursachen für eine Syrinxausbildung (278, 1489).

Die intramedullären kavernösen Hämangiome (Cavernome) gehören nicht zu den eigentlichen Neoplasien, sind aber von ihrer Symptomatik und Therapie ähnlich. Sie sind an den im MRT in der T2-Wichtung gut zu erkennenden Hämosiderinablagerungen als Zeichen älterer Blutungen gut zu lokalisieren und von den anderen Pathologien differenzierbar (Abb. 3.**3**).

Symptomatik der intramedullären Tumoren

Führendes Symptom bei intramedullären Tumoren sind Schmerzen. Je kürzer und heftiger die Schmerzanamnese ist, je eher ist ein höhergradiger Tumor anzunehmen. Darüber hinaus kommt es im Gegensatz zum Myelokompressionssyndrom durch eine extramedulläre Raumforderung, bei den intramedullären Tumoren zunächst zu einer Funktionsbeeinträchtigung der tiefer gelegenen Bahnen und damit oft zunächst zu einer sensiblen Symptomatik. Bei Erwachsenen stehen Schmerzen und Sensibilitätsstörungen im Vordergrund, bei Kindern Gangstörungen als Folge von Tiefensensibilitätsstörungen (1322, 1323). Die Symptomatik besteht rückblickend oft schon

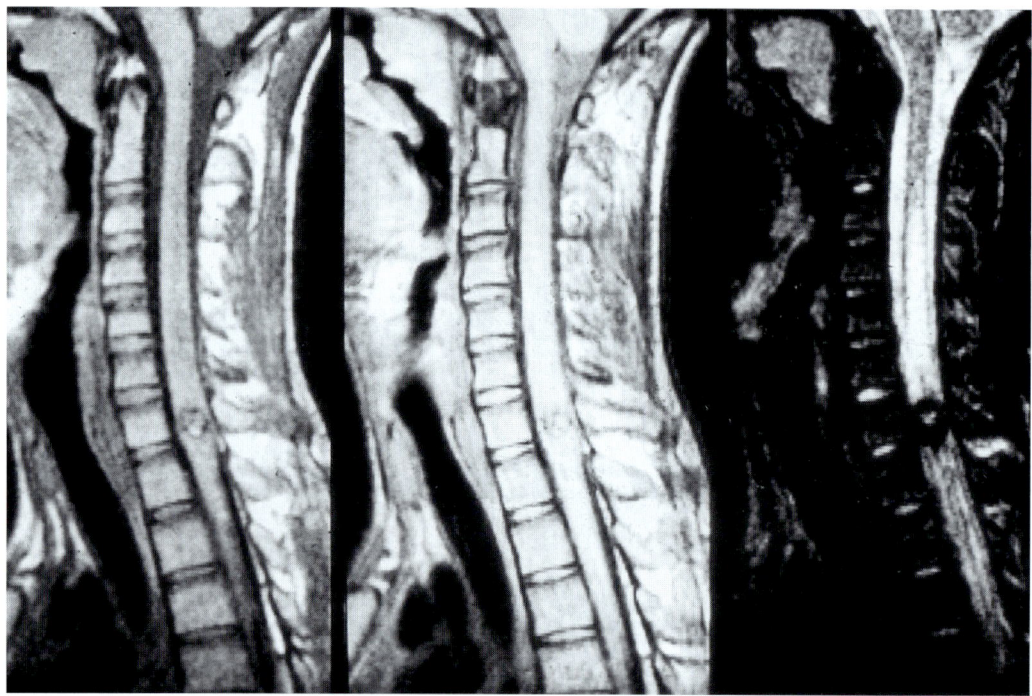

Abb. 3.3 Intramedulläres Cavernom.

über mehrere Jahre und beginnt unmerklich. In einer aktuellen Serie betrug die mittlere Dauer zwischen ersten Symptomen und Diagnose 4,6 Jahre (!). Nicht selten werden die Zeichen verkannt und intermittierend auftretende Gefühlsstörungen, Mißempfindungen und Schweregefühl in den Beinen werden als Zeichen allgemeiner Erschöpfung zunächst seelischen Ursachen zugeschrieben, bis das Auftreten manifester neurologischer Ausfälle im Sinne von Paresen schließlich zur notwendigen bildgebenden Diagnostik führt. Liegt der Symptomatik ein Cavernom zugrunde, kann es aufgrund einer Einblutung auch zu einer akuten Symptomatik kommen. Aufgrund der Höhe des Transversalsyndroms kann oft schon eine Entscheidung getroffen werden, in welcher Höhe die Diagnostik begonnen werden soll. Im Zweifelsfall ist die Läsion eher oberhalb des klinisch manifesten Niveaus zu finden.

Diagnostik der intramedullären Tumoren

Da die bildgebende Diagnostik zugleich Grundlage der Therapie sein sollte, ist bei der Vermutung eines medullären Tumors mittlerweile die Durchführung eines Kernspintomogramms angezeigt und gerechtfertigt (335, 428). Diese Methode ist allen anderen Verfahren weit überlegen und breit verfügbar. Eine Myelographie kann zwar auch eine Auftreibung des Myelons zeigen, wird aber heute immer durch ein Kernspintomogramm ergänzt, um die Art der Auftreibung weiter abzuklären, und ist insofern in den meisten Fällen redundant. Ebenso ist eine Computertomographie in der Beurteilung eines intramedullären Tumors nur von mäßigem Wert, da sich der Inhalt des Spinalkanals durch die Knochenkantenartefakte oft nur schlecht beurteilen läßt. Das Verhältnis von Myelon zu Liquorraum läßt sich verläßlich nur durch eine gleichzeitige intrathekale Kontrastmittelgabe bestimmen (Abb. 3.4) und bei einer den Spinalkanal maximal einnehmenden Raumforderung kann es bei Punktion des caudal davon befindlichen Liquorraumes zu einer gefürchteten Komplikation, der spinalen Einklemmung, kommen. Außerdem ist eine CT zur Beurteilung der Längenausdehnung eines Tumors heute nicht mehr ausreichend. Diese Unzulänglichkeit ergibt sich aus der modernen Operationstechnik, in der man bestrebt ist, exakt über die Länge eines Tu-

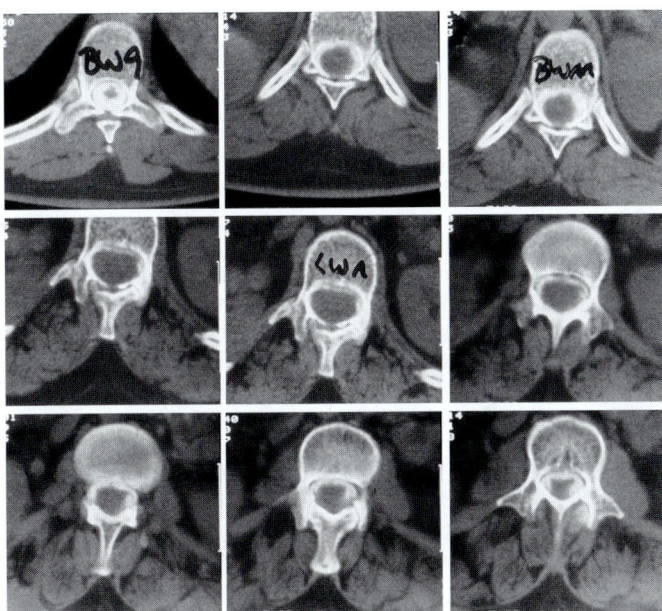

Abb. 3.4 Spinales CT bei einem Patienten mit einem Tumor im Bereich des Conus, wo die sich verdickende Aussparungsfigur auf die medulläre Raumforderung hinweist.

mors eine plastische Laminotomie zu machen und nicht so lange osteoklastisch zu laminektomieren bis man intraoperativ die Grenzen des Tumors erreicht hat. Die Nativdiagnostik ist allenfalls von Interesse, wenn es um die Frage geht, ob eine knöcherne Erweiterung der Spinalkanals darauf hinweist, daß der Prozeß schon sehr lange besteht. Die spinale Angiographie ist nur wenigen Ausnahmesituationen vorbehalten. Besteht nämlich der Verdacht auf das Vorliegen eines Hämangioblastoms kann eine Angiographie hilfreich sein, ggf. kann sogar eine präoperative Embolisation erfolgen (32). Ansonsten dient die Angiographie nur dem Nachweis einer Gefäßmalformation, z.B. einer spinalen duralen a.v. Fistel, die kernspintomographisch aufgrund des zentralen Ödems im Myelon leider oft mit einem „Stiftgliom" verwechselt wird (Abb. 3.5).

Zusätzlich zur Kernspintomographie können noch elektrophysiologische Untersuchungen den Grad der Funktionsbeeinträchtigung beschreiben helfen. Wiederholt durchgeführte evozierte Potentiale sind ein guter Verlaufsparameter für das Ausmaß der tumorbedingten Schädigung, eine unmittelbar therapiebedingte Veränderung und die Dynamik der Erholung.

Intramedulläre Tumoren müssen bei nicht eindeutiger Bildmorphologie von entzündlichen Erkrankungen, d. h. der Myelitis oder einer spinalen Manifestation einer disseminierten Encephalomyelitis, abgegrenzt werden. Zunächst spricht eine diffuse, u.U. multilokuläre, amorphe Gadolineum-Anreicherung ohne Auftreibung des Myelons schon für einen entzündlichen Prozeß. Darüber hinaus gibt meist die akute Anamnese einen Hinweis auf ein myelitisches Geschehen. Zur Differentialdiagnostik muß schließlich bei solchen Fragestellungen auch die Liquordiagnostik herangezogen werden, und zwar die Liquorchemie, die eine Gesamteiweißerhöhung, eine Erhöhung der Immunglobulinfraktion und oligoklonale Banden zeigt, sowie die Liquorcytologie, in der sich entzündungsspezifische Zellen finden lassen (s. Lehrbücher der Neurologie und klinischen Chemie). Ist bei dem Patienten eine Neurofibromatose Typ 2 bekannt, ist bei einer intramedullären Läsion ein Ependymom als fast sichere histologische Diagnose anzunehmen (112).

Ein zentrales medulläres Ödem über mehrere Segmente kann seine Ursache auch in einer spinalen duralen a.v. Fistel haben (SDAVF). In einem solchen Zweifelsfall müssen die Kernspintomogramme dieses seltenen Krankheitsbildes von einem ausgewiesenen Neuroradiologen mit befundet werden, da tubuläre Strukturen oft schon im MRT zu sehen sind und entscheidende Hinweise geben. Ist die Differentialdiagnose anhand des MRT nicht zu stellen, soll eine Myelographie an-

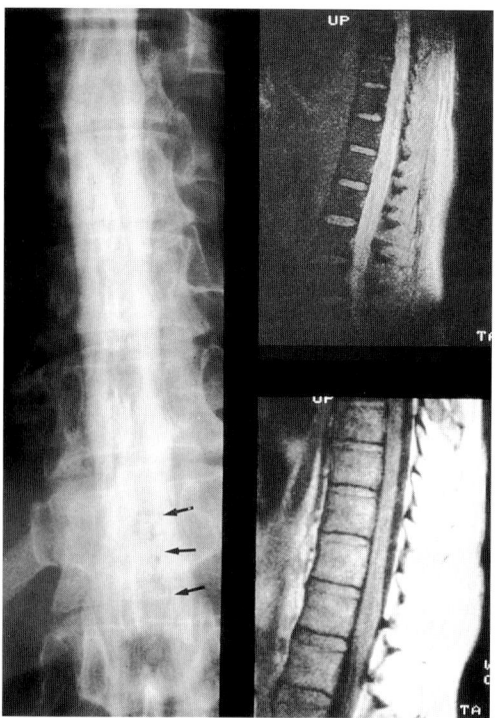

Abb. 3.5 Spinale Durafistel mit intramedullärem Ödem.

hend standardisiert ist (278, 373, 374, 910, 911, 1322, 1323). Zunächst erfolgt nach exakter Höhenlokalisation eine plastische Laminotomie, d. h. der Spinalkanal wird durch En-bloc-Resektion der Wirbelbögen entdacht. Dieses zusammenhängende Segment aus Bögen, Dornfortsätzen und Lig. interspinosum wird am Ende der Operation wieder eingesetzt (Abb. 3.6). Dieses Vorgehen hat sich bewährt, da sich die meisten intramedullären Tumoren über mehrere Höhen erstrecken und insbesondere im Zervikalbereich durch ausgedehnte Laminektomien Fehlstellungen auftreten können (Schwannenhalsdeformität). Außerdem sollte heute kein intramedullärer Tumor operiert werden, ohne daß kernspintomographisch die exakte Höhenausdehnung festgestellt worden ist und somit die Länge der Freilegung festgelegt werden kann. Nach Längseröffnung der Dura und Darstellung des Myelons wird über eine mediale Myelotomie mit einem CO_2-Laser das Myelon eröffnet, wodurch sich durch den intramedullären Druck der Tumor schon von

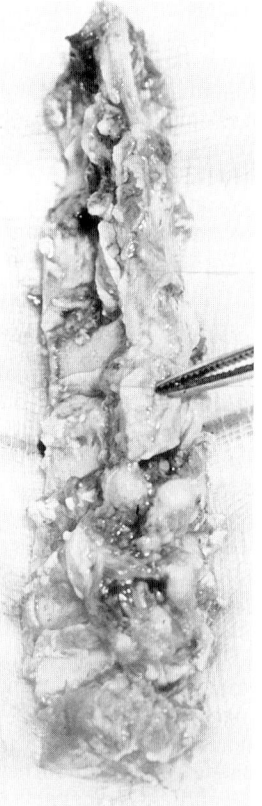

Abb. 3.6 Zusammenhängende Bögen bei einer plastischen Laminotomie im Cervicalbereich. Am Ende des Eingriffs werden die Segmente zusammenhängend en bloc wieder eingesetzt.

gefertigt werden, in der dann die tubulären Aussparungsfiguren der gestauten Venen zur Darstellung kommen. Eine Biopsie darf in keinem Fall vor Ausschluß einer Durafistel erfolgen, da im Rahmen der SDAVF auch eine Gliose oder eine nekrotisierende Myelitis auftreten und somit die Fehldiagnose eines Glioms unnützerweise noch erhärtet werden kann.

Im Kindesalter überwiegen die ästrocytären Tumoren. Sie sind meist diffus begrenzt, breiten sich über viele Höhen, z.T. über das ganze Myelon aus und zeigen eine diffuse, homogene Aufnahme paramagnetischer Kontrastmittel (264). Die im Erwachsenenalter dominierenden Ependymome sind hingegen eher auf ein oder zwei Segmente beschränkt, von cystischen Hohlräumen begrenzt und homogen kräftig Kontrastmittel aufnehmend.

Therapie der intramedullären Tumoren

Intramedulläre Tumoren werden in den meisten Fällen operativ angegangen (268, 1322, 1323), wobei die Vorgehensweise mittlerweile weitge-

selbst darstellt, insbesondere die meist gut definierten Ependymome. Die weitere Entfernung erfolgt auch mit einem Laser mit den modernen mikrochirurgischen Methoden. Dabei ist nach einer Resektion oft nur noch eine dünne Hülle Myelon übrig, ohne daß die präoperativ bestehenden Symptome notwendigerweise schlechter werden müssen. (Abb. 3.7).

Die Prognose der intramedullären Tumoren ist von der Histologie abhängig. Bei Ependymomen kann man bei Kindern und Erwachsenen von einer guten Prognose ausgehen, d.h. die Patienten sind bei Tumoren des Grades 2 WHO, die die Mehrheit darstellen, langfristig rezidivfrei oder sogar geheilt.

Astrocytome neigen aufgrund ihres infiltrativen Wachstums fast regelhaft zu Rezidiven. Der Verlauf ist in vielen Fällen sogar oft aggressiv progredient, so daß sogar in Zweifel gezogen wird, ob sich das Ausmaß der Resektion auf die Überlebenszeit auswirkt (268, 1322, 1323). Bei Kindern ist die Prognose günstiger, obwohl auch hier häufig Rezidive auftreten (264).

Bei höhergradigen Tumoren wird im Falle der anaplastischen Astrocytome eine Bestrahlung erwogen, bei Ependymomen im Falle eines Rezidivs (264, 1322, 1323). Insgesamt kann man aber der Bestrahlung auch bei höhergradigen Tumoren skeptisch gegenüberstehen, da man ab einer Dosis von 35 Gy mit einer Myelitis rechnen muß und diese Dosis nur einen palliativen Effekt haben kann. Über die Chemotherapie bei anaplastischen intramedullären Tumoren liegen keine verwertbaren Erfahrungen vor.

In der Behandlung von Patienten mit intramedullären Tumoren ist die psychologische Patientenführung von großer Bedeutung. Die Patienten haben oft eine lange Rehabilitationszeit vor sich und erfahren die neurologische Rekonstitution nur in kleinsten Fortschritten, so daß ihnen immer wieder Mut zugesprochen werden muß. Ein wesentliches Element ist die offene präoperative Aufklärung, damit sich die Patienten auf eine Verschlechterung einstellen können. Diese ist um so wahrscheinlicher je rascher die präoperative Symptomenentwicklung war und je schlechter der präoperative Neurostatus war (277, 278). Postoperativ muß für eine fachgerechte neurorehabilitatorische Betreuung im Rahmen einer Anschlußheilbehandlung gesorgt werden.

Intramedulläre Metastasen sind selten (Posner). In den meisten Fällen handelt es sich um Metastasen von kleinzelligen Bronchialcarcinomen. Die Indikation zur Therapie muß individuell entschieden werden, wobei die Kontrolle der Grunderkrankung eine wesentliche Rolle spielt. Die meisten Patienten werden bestrahlt. Die mittleren Überlebenszeiten sind 4 Monate mit Bestrahlung und 2 Monate ohne Bestrahlung, wobei u.U. diejenigen Patienten bestrahlt wurden, bei denen die Krankheit noch kontrollierbar erschien (1224).

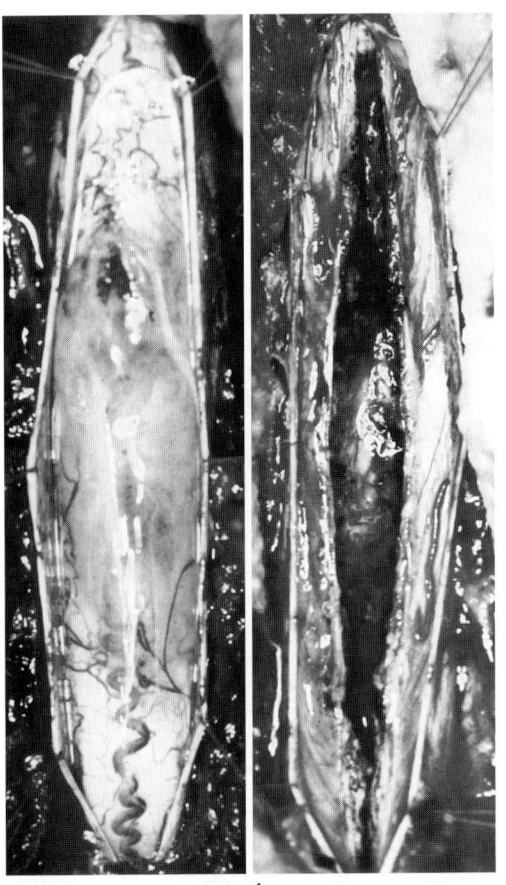

Abb. 3.7 a u. b Intraoperative Bilder von der Entfernung eines Ependymoms.
a Man erkennt zunächst das aufgetriebene Myelon, das mit dem CO_2-Laser in der Mitte eröffnet wird.
b Resektionshöhle nach Entfernung des Ependymoms.

Intradurale, extramedulläre Tumoren

Systematik und Inzidenz

In dieser Gruppe finden sich als primäre Tumoren hauptsächlich die spinalen Meningeome (1104,

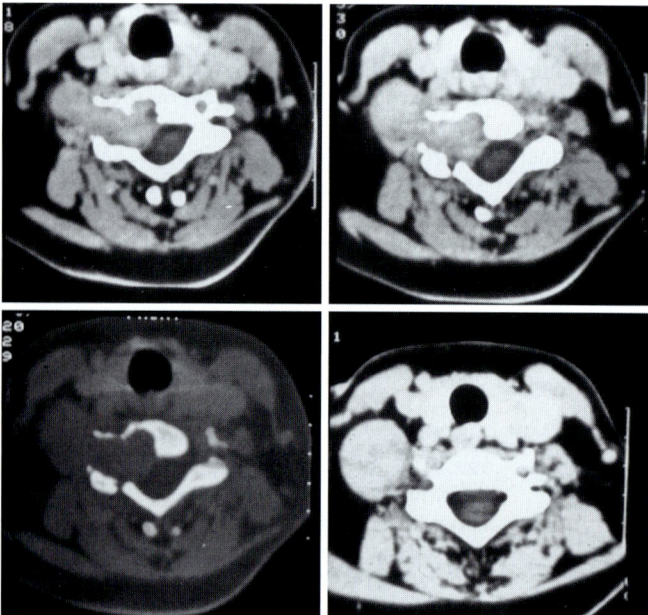

Abb. 3.**8** Sanduhrneurinom im Cervicalbereich rechts in der Darstellung im Computertomogramm. Der Tumor hat eine erhebliche Ausbreitung nach paravertebral.

1105). Die nächste große Gruppe bilden die Neurinome, die sich zu 70% rein intraspinal intradural finden. Die Neurinome, die einen extraduralen Anteil haben erstrecken sich in 15% auch weiter durch das Neuroforamen nach extraspinal (Sanduhrtumor, Abb. 3.**8**). Als eigene Entität gehört das Filum-terminale-Ependymom zu dieser Gruppe. Es handelt sich dabei um einen primär im lumbalen Spinalkanal auftretenden Tumor der dem WHO Grad 1 zugeordnet ist..

Selten sind Lipome, Dermoide und Epidermoide, die alle eine charakteristische Bildgebung haben (s. Lehrbücher der Neuroradiologie).

Als sekundäre Tumoren finden sich intradural, extramedullär Absiedelungen von Medulloblastomen oder Ependymomen, wobei regelhaft zunächst der eigentliche Ursprungstumor symptomatisch wird und die spinale Absiedelung erst später auftritt oder im Rahmen eines Staging gefunden wird. Intradurale, extramedulläre Metastasen sind ebenfalls selten. Es wird angenommen, daß 5% der metastatischen Beteiligung des Spinalkanals in diesem Kompartiment stattfindet, ohne daß eine besondere Präferenz unter den dabei beteiligten Primärtumoren zu sehen wäre (243).

Symptomatik

Auch bei den intraduralen, extramedullären Tumoren steht anamnestisch eine Schmerzsymptomatik im Vordergrund. Darüber hinaus führen extramedulläre intraspinale Tumoren zu einem Myelokompressionssyndrom mit einer zunächst inkompletten Symptomatik eines Transversalsyndroms. Je nach Lage des Tumors ist eine motorische (bei ventralem Tumor) oder sensible Symptomatik (bei dorsalem Tumor) führend. Das Rückenmark hat eine passive Durchblutung, die nur bis zu einer kritischen Grenze kompensieren kann, dann kommt es zu einer raschen Dekompensation, die eine rasche Therapieentscheidung zur operativen Dekompression notwendig macht. Die Durchblutung ist zudem regional heterogen, so daß in Abschnitten geringerer Blutversorgung, wie im oberen Thorakalbereich, eine wesentlich geringere Toleranz gegenüber einer Myelokompression besteht als in besser durchbluteten Arealen, z. B. cervical. Auf diesem Hintergrund sind die plötzlichen raschen neurologischen Verschlechterungen als ein vaskuläres Kompressionssyndrom zu sehen.

Regressiv veränderte Filum-terminale-Ependymome können spontan bluten und mit einer spinalen Subarachnoidalblutung auffällig werden. Bei einer diagnostischen Lumbalpunktion besteht bei diesen Patienten durchaus die Gefahr dabei in den Tumor hineinzupunktieren. Dieses Risiko existiert in der klinischen Routine allerdings so gut wie nie, denn ein lumbaler intraspinaler Tumor ist als Ursache einer subarachnoidalen Blutung so selten, daß nicht in jedem Fall eine spinale Kernspintomographie zum Ausschluß vorgenommen werden kann.

Diagnostik

Zunächst erfolgt bei einem Myelokompressionssyndrom eine subtile neurologische Untersuchung. Aufgrund dieser wird man eine recht genaue Höhenvermutung haben, so daß für die nachfolgende bildgebende Diagnostik das Untersuchungsgebiet relativ eng eingegrenzt werden kann. Im Gegensatz zu den intramedullären Tumoren kann man bei den extramedullären Tumoren schon mit der spinalen Computertomographie eine gewisse diagnostische Sicherheit gewinnen. Meningeome, Metastasen und Neurinome sind stark kontrastmittelanreichernd, so daß eine Tumordiagnose rasch gestellt werden kann (Abb. 3.**9**, 3.**10**). Schwierig kann die Differentialdiagnose sein, so daß auch im Falle eines positiven Nachweises einer Raumforderung oft eine Kernspintomographie angeschlossen wird. Im Notfall ist eine CT-Darstellung allerdings meist ausreichend für eine Operationsindikation. Steht keine MRT zur Verfügung kann die Ausdehnung des Prozesses auch in einem Post-Myelo-CT dokumentiert werden, wobei nach intrathekaler Kontrastmittelgabe eine CT durchgeführt wird.

Therapie

Nach Sicherung der Höhe kann die Behandlung der Raumforderung erfolgen. In den meisten Fällen wird es sich bei intraduralen Tumoren dabei um eine chirurgische Therapie handeln, insbesondere dann wenn es sich um eine Läsion handelt, die eine Querschnittssymptomatik verursacht. Lediglich im Falle einer diffusen intraduralen Aussaat eines Medulloblastoms oder Ependymoms muß geprüft werden, ob noch strahlentherapeutische Optionen vorhanden sind oder chemotherapeutische Möglichkeiten bestehen. Handelt es sich um spinale Absiedelungen z.B. eines Glioblastoms oder eine Meningeosis carcinomatosa, ist in den meisten Fällen zumindest operativ große Zurückhaltung geboten und auch ansonsten wohl allenfalls eine palliative Option zu erwägen (Radiatio, ggf. Chemotherapie oder nur Schmerzantagonisierung z.B. mit einem Periduralkatheter).

Die Indikation zur Therapie ist von der Symptomatik, dem Zustand des Patienten und der zu erwartenden Lebensqualität abhängig. Ein großer Teil der intraduralen, extramedullären Tumoren ist ohne oder mit vertretbarer vorübergehender Morbiditätszunahme chirurgisch angehbar. Bei den Neurinomen im Rahmen einer Neurofibromatose ist strikt darauf zu achten, daß nur symptomatische Läsionen entfernt werden. Im Rahmen dieser Erkrankung bestehen oft Tumoren entlang aller spinalen Nervenwurzeln (Abb. 3.**10**), z.T. sogar mit bildmorphologisch erheblicher Raumforderung. Die Erfahrung zeigt, daß man nur diejenigen Tumoren operieren soll, die eindeutige Symptome machen, und die anderen Läsionen beläßt, auch wenn sie im Verlauf an Größe zunehmen..

Meningeome werden in der Regel intradural entfernt, wobei es sein kann, daß auch der Duraansatz entfernt werden muß, wonach eine plastische Deckung durch Faszie oder Kunststoffmaterial erfolgen muß. Ist der Ansatz sehr umschrieben und läßt sich der Tumor gut von der Dura lösen reicht eine Sanierung des Ansatzes durch bipolare Koagulation. Die Freilegung erfolgt entsprechend der Lage des Tumors. Bei dorsalen Prozessen reicht eine Laminektomie, meist in einer

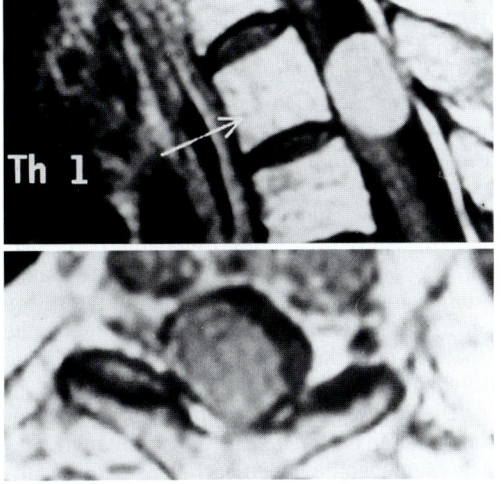

Abb. 3.**9** Ausschnitt aus den sagittalen (oben) und transversalen MRT-Untersuchungen bei einer Patientin mit einem spinalen Meningiom, das stark Gadolineum anreichert.

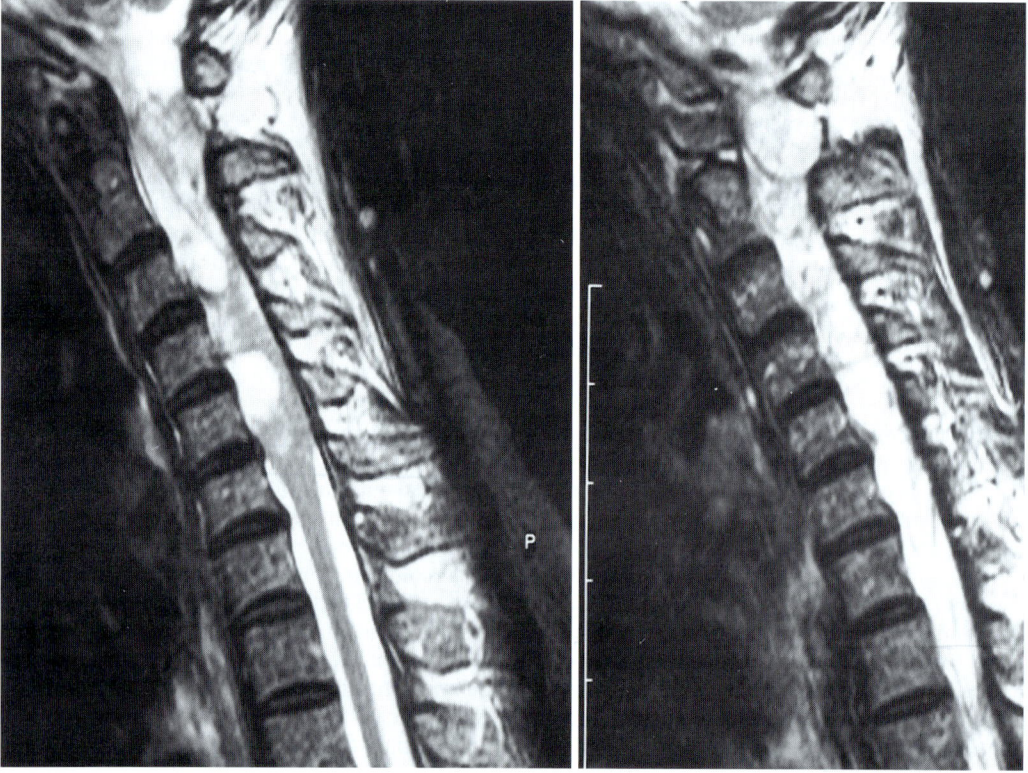

Abb. 3.**10** Multiple cervicale Neurinome bei einem Patienten mit einer bekannten Neurofibromatose in einer kernspintomographischen Darstellung in sagittaler Schnittführung.

Höhe aus. Bei eher lateralen Prozessen kann gelegentlich eine Hemilaminektomie genügen. Wenn der Prozeß ventral liegt, muß ein Zugang von weiter lateral erfolgen, um das ohnehin schon kompromittierte Myelon nicht zu retrahieren und dadurch eine Dekompensation zu bewirken. In den meisten Fällen wird man das Lig. denticulatum durchtrennen, um den Tumor in toto hervorluxieren zu können und dem Myelon dabei eine weitere Ausweichmöglichkeit zu geben. Im thorakalen Bereich bedingt dies eine Costotransversektomie.

Neurinome können nur selten rein extradural operiert werden, wobei es sich trotzdem empfiehlt, die Dura zumindest zu öffnen, um die intraduralen Wurzelanteile zu inspizieren, da sich oft eine intraspinale Ausdehnung findet. Die Tumoren werden – soweit es geht – unter Erhaltung der restlichen Wurzelfasern operiert und durch das Foramen nach extraspinal verfolgt. Bei Ausdehnung weit nach lateral kann ein zweiter Zugang vonnöten sein, um das Gelenk nicht abtragen zu müssen.

Im Caudabereich finden sich nur sehr selten Meningeome, sondern eher die Ependymome, Neurinome oder auch Dermoide. Auch diese Tumoren werden chirurgisch entfernt. Erstrecken sich die Tumoren über mehrere Höhen, sollte auch hier eine plastische Laminitomie als Zugang angestrebt werden. Postoperativ erfordert dies dann die Anpassung eines orthopädischen Stützkorsetts, welches der Patient 6 Monate tragen muß. In dieser Zeit sind zur Erhaltung der Rückenstreckermuskulatur unbedingt isometrische Übungen unter krankengymnastischer Anleitung durchzuführen.

Die Prognose der intraduralen, extramedullären Tumoren ist von der Histologie abhängig. Spinale Meningeome haben nach vollständiger Entfernung eine gute Prognose. In der Regel bilden sich auch höhergradige Paresen gut zurück. Rezidive sind selten.

Neurinome rezidivieren nach radikaler Entfernung ebenfalls nur sehr selten, es sei denn es handelt sich um eine Neurofibromatose.

Dermoide sind chirurgisch oft makroskopisch radikal entfernbar, wobei aber mikroskopisch fast immer Kapselreste verbleiben, so daß diese Tumoren, insbesondere dann, wenn sie diffus in der Cauda liegen, zu Rezidiven neigen.

Handelt es sich um Metastasen, ist die Prognose abhängig von der Prognose der Grunderkrankung. Die Indikation zur chirurgischen Therapie intraduraler extramedullärer Metastasen von Carcinomen ist mit großer Zurückhaltung zu stellen, da nur 30% der Patienten davon profitieren und dabei ein 20%iges Mortalitätsrisiko und ein 60%iges, zusätzliches Morbiditätsrisiko besteht (243) (Abb. 3.11).

Extradurale Tumoren

Inzidenz

Die extraduralen spinalen Tumoren sind meist sekundärer Natur, d.h. es sind in der Hauptsache Metastasen (80%), Lymphome, Sarkome oder Plasmocytome. In vielen Fällen ist die Grunderkrankung bekannt. Aufgrund der Proliferationskinetik der Ursprungszellen der Tumoren kommt es meist zu einem rasch progredienten Krankheitsbild und dem *akuten spinalen Notfall* (Abb. 3.12). Da sich die Therapieüberlegungen und Strategien der o.g. Tumoren kaum voneinander unterscheiden, können sie gemeinsam abgehandelt werden.

Symptomatik

Die extraduralen spinalen Tumoren verursachen oft eine rasche Querschnittssymptomatik. Je nach Lage des Tumors bestehen motorische (ventral)

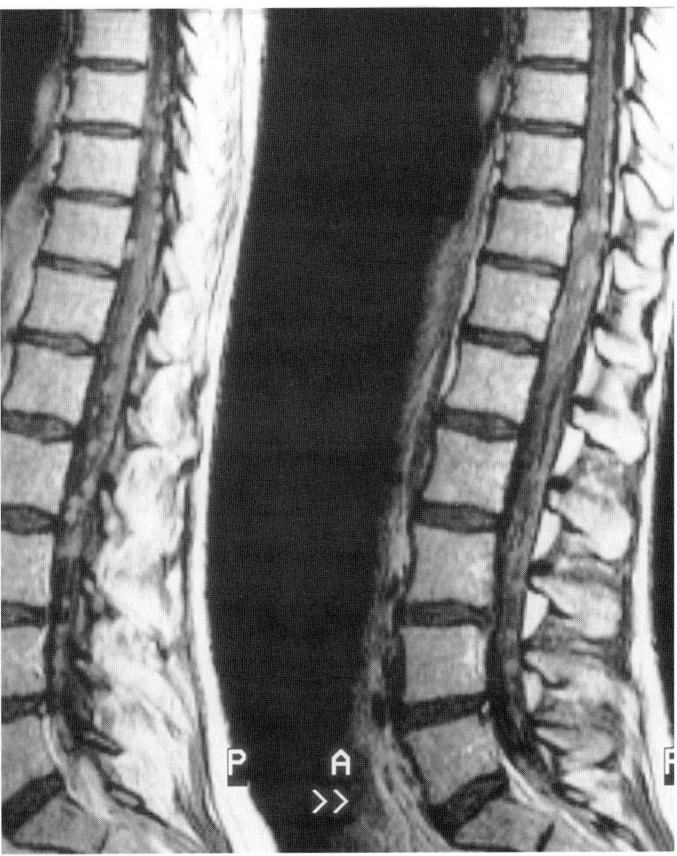

Abb. 3.11 Spinale Kernspintomogramme einer Patientin mit zunächst einer radikulären Schmerzsymptomatik, bei der zunächst eine Bandscheibenoperation geplant war. Als eine polyradikuläre Symptomatik hinzukam, wurde angesichts einer kurz zurückliegenden Operation eines Mammacarcinoms ein Kernspintomogramm angefertigt, auf dem die diffuse Carcinomatose zu sehen ist.

3. Raumfordernde spinale Prozesse

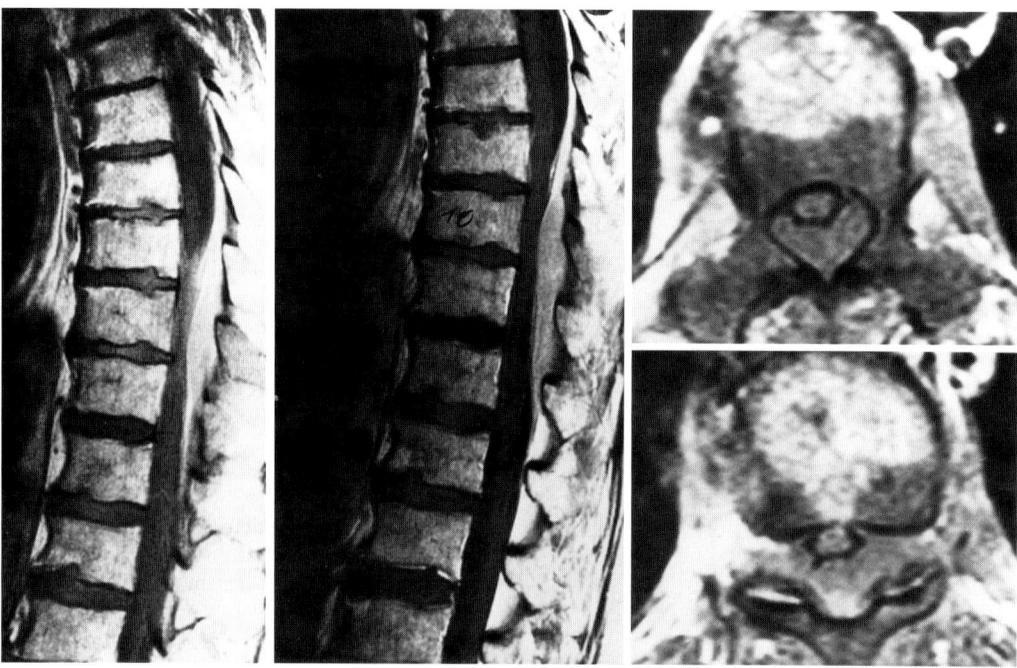

Abb. 3.**12** Bei diesem 57jährigen Patienten ist es zu einem plötzlichen Querschnitt mit zuvor bekannten heftigen Rückenschmerzen gekommen. Es handelt sich um eine Metastase eines undifferenzierten Sarkoms unbekannter Herkunft zum Zeitpunkt der Dekompression.

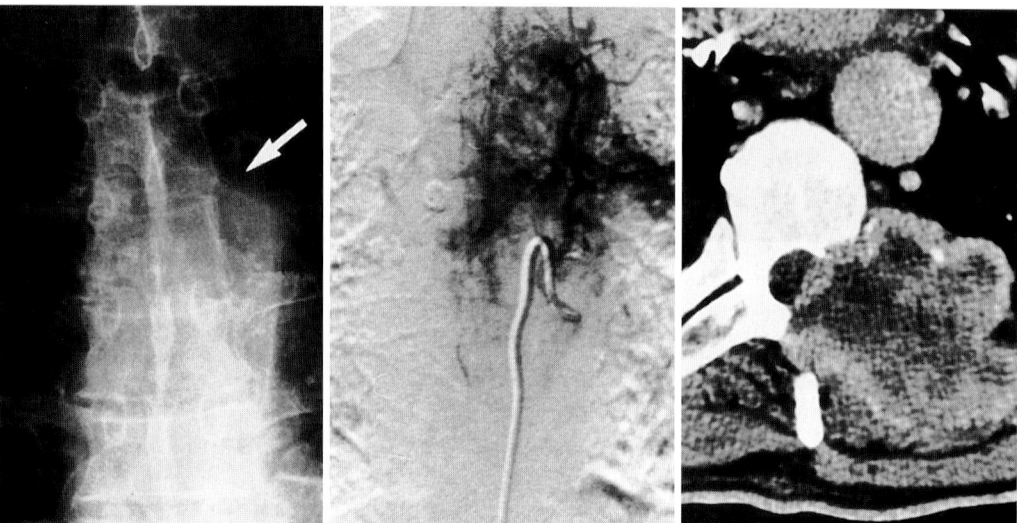

Abb. 3.**13** Bei diesem Patienten ist ein Magencarcinom bekannt. Es bestehen seit mehreren Tagen heftige Rückenschmerzen und auch eine langsam progrediente Schwäche der Beine. Bereits in der Nativdiagnostik erkennt man die Destruktion einer Bogenwurzel (Pfeil). In einer selektiven Angiographie erkennt man die starke Vaskularisation des Tumors der angelegentlich dieser Angiographie auch gleich embolisiert wurde. Das CCT (rechts) zeigt schließlich noch die Beteiligung der Rippen und Pleura.

oder sensible (dorsal) Ausfälle. Ist der Tumor asymmetrisch kommt es zur Ausbildung eines Brown-Sequard-Syndroms mit ipsilateraler spastischer Hemiparese und kontrolateraler, Thermhypästhesie, Hemihypästhesie und Hypalgesie. Zuvor besteht bei 90% der Patienten allerdings schon eine unspezifische, paraspinale Schmerzsymptomatik oder zumindest ein Spannungsgefühl (s. a. Kapitel 7, S. 397). Da diese bei anderen spinalen Tumoren, z. B. Meningeomen und Neurinomen, seltener sind, sind Schmerzen eher als ungünstiges Zeichen zu werten, insbesondere wenn die Anamnesedauer kurz ist. Zugleich können radikuläre Schmerzen bestehen. Da diese radikulären Schmerzen durch direkte Nervenwurzelaffektion entstehen, ergibt sich daraus in diesen Fällen ein guter Hinweis auf die Höhe der Läsion in Beziehung auf den spinalen Querschnitt.

Im Rahmen der Querschnittsentwicklung kommt es oft auch zu einem Harnverhalt und Blasen-Mastdarm-Störungen. Besteht eine Überlaufblase, kann die Blasenentleerungsstörung so lange verborgen bleiben bis durch Einmalkatheterisierung eine Restharmenge bestimmt worden ist.

Diagnostik

Entwickelt sich ein rasch progredientes Querschnittssyndrom, besteht akuter Handlungsbedarf. Zunächst muß rasch eine spinale Diagnostik durchgeführt werden, wobei bei einem bekannten Tumorleiden eine ossäre Beteiligung bei Metastasierung wahrscheinlich und auch eine Nativdiagnostik sinnvoll ist. Da eine Wirbelsäulenmetastasierung in den meisten Fällen mehrere Höhen betrifft, kann vor Anfertigung eines MRT bereits nativradiologisch Aufschluß über mögliche Instabilitäten getroffen werden (Abb. 3.**13**). Dabei entscheidet sich auch, ob bei einer ggf. indizierten Entlastungsoperation auch eine gleichzeitige Stabilisierung erfolgen muß. Ist der Primärtumor nicht bekannt, und handelt es sich um eine ausschließlich intraspinale Raumforderung, wird die Diagnose nach Dekompression histologisch gestellt. Wenn es sich um einen großen paravertebralen Tumor mit Einbruch nach intraspinal handelt, kann eine Feinnadelbiopsie präoperativ schon eine histologische Eingrenzung ermöglichen, wonach ggf. auch eine primäre Strahlentherapie erwogen werden kann. Wenn der Tumor nicht durch die Haut getastet werden kann, kann eine Feinnadelbiopsie entweder im CT oder ultraschallgesteuert erfolgen. Finden sich zu einer passenden Bildgebung auch in der klinisch-chemischen Analytik Hinweise auf ein Plasmocytom (Gamma-Zacke in der Elektrophorese, Abb. 3.**13**) kann ebenfalls in manchen Fällen der primären Radiation der Vorzug gegeben werden.

Therapie und Prognose

Liegt der Querschnittssymptomatik ein metastatischer Tumor zugrunde, muß möglichst rasch eine Gesamteinschätzung des Status der Grunderkrankung erfolgen. Ist eine Grundkrankheit bisher unbekannt oder kaum therapiert, bestehen also noch weitere Optionen mit Chemotherapie und Radiatio, soll fraglos unverzüglich eine operative Therapie erfolgen, auch wenn es sich dabei um einen ausgedehnteren Eingriff handelt. Voraussetzung ist allerdings ein guter Allgemeinzustand, d. h. daß sich diese Vorgehensweise bei kachektischen Patienten mit einem offensichtlich weit fortgeschrittenen Tumorleiden, auch wenn es unbekannt ist, unbedingt relativiert. Besteht nur eine latente Symptomatik und ein ausgedehnter Wirbelsäulenbefall, so ist eine notfallmäßige Radiatio einer ausgedehnten Operation mit Stabilisierung vorzuziehen. Eine Radiatio vermag auch bei bereits bestehenden Gangstörungen ein gutes Ergebnis erzielen (562). Ist hingegen ein umschriebener Eingriff möglich, z. B. eine reine Laminektomie in zwei Höhen mit epiduraler Dekompression, sollte er unverzüglich erfolgen. Bei kindlichen Tumoren ist grundsätzlich eine aggressivere Strategie zu verfolgen. Das histologische Spektrum ist gänzlich anders als bei Erwachsenen, und so machen Neuroblastome und Ewing-Sarkome schon 50% der Tumoren aus, und danach kommen andere Weichteilsarkome. Die Tumoren brechen oft von paraspinal durch die Neuroforamen in den Intraspinalraum ein, so daß eine dekompressive Laminektomie mit Tumorentfernung aus dem Epiduralraum eine effektive Maßnahme darstellt, die für die anzuschließende Strahlen- und/oder Chemotherapie exzellente Voraussetzungen schafft (719). In dieser großen Serie haben sich auch neurologisch bereits schwer beeinträchtigte Kinder deutlich erholt. Die operativ versorgten Kinder hatten ein wesentlich besseres Resultat als die, die nur bestrahlt oder chemotherapiert wurden.

Im Rahmen der operativen Therapie spinaler Metastasen nimmt auch die interventionelle Neuroradiologie zunehmenden Raum ein. Insbesondere bei Hypernephrom-Metastasen kann durch eine präoperative Embolisation mit Fibrinkleber oder PVA-Partikeln eine deutliche Reduktion des Blutverlustes erreicht werden. Zudem kann auch in palliativen Situationen, in denen keine dekompressive Maßnahme in Betracht kommt, durch eine Embolisation eine Tumordevitalisierung erreicht werden, die z. B. auch zu einer guten Schmerzkontrolle führt (32).

Im Anschluß an eine operative Maßnahme muß dann die onkologische Weiterbehandlung durchgeführt werden, d. h. Radiatio und/oder Chemotherapie denn die chirurgische Behandlung von spinalen Metastasen ist nur eine Teiltherapie in einer Akutsituation. Die Therapieoptionen richten sich nach den lokal etablierten Standards und den im behandelnden Zentrum aktivierten Chemotherapieprotokollen für die zugrundeliegenden Grunderkrankungen.

Bei der Entscheidung, wie aggressiv eine spinale Metastase mit Befall der Wirbelsäule operativ angegangen werden soll, muß zwischen dem technisch machbaren und dem medizinisch vertretbaren abgewogen werden. Es besteht eine Vielzahl von Möglichkeiten, radikal vorzugehen und dabei auch ausgedehnte Defekte zu stabilisieren (5) wobei davon ausgegangen werden muß, daß nur 10% der Patienten nach einem Jahr noch am Leben sind und u. U. auch eine Palliation mit wesentlich geringerem Aufwand möglich sein kann. Dies spiegelt sich in größeren Studien wider, die sich bemüht haben, Prädiktoren zu definieren, und die schlußfolgern, daß bei Patienten mit manifester Paraparese (Kraftgrad 3/5 und schlechter) ungünstiger Histologie (Bronchial- oder Coloncarcinom) und mehrfacher Wirbelbeteiligung unbedingt von einem aggressiven chirurgischen Vorgehen abzuraten ist (1337, 1294). Histologisch scheint das Mammacarcinom etwas günstiger zu sein, so daß wohl auch aufgrund der besseren Behandelbarkeit der Grunderkrankung in einigen Fällen lange Überlebenszeiten erreicht werden (461). Es muß allerdings unbedingt betont werden, daß die chirurgische Therapie allein deutlich schlechter ist als eine Kombination mit Strahlentherapie und diese somit zum Management epiduraler Metastasen dazugehört (118).

In der Regel lassen sich chirurgisch alle primär intraspinalen Sarkome, Metastasen oder Plasmocytome nur sehr selten radikal entfernen. Bis auf Ausnahmen erfolgt nur die Dekompression mit weitgehender Tumorentlastung, wobei auch dabei schon eine Stabilisierung notwendig sein kann was insbesondere für in seltenen Fällen indizierte Reoperationen gilt (118). Eine Stabilisierung, ggf. auch von außen durch ein entsprechendes Korsett, ist wichtig, da die Patienten möglichst rasch mobilisiert werden sollten, um thromboembolischen Komplikationen vorzubeugen.

Die meisten epiduralen Metastasen im Erwachsenenalter neigen zu Rezidiven oder zum Progress des Resttumors, wenn die weiterführenden Therapiemodalitäten nicht greifen. Demzufolge kann man von einer insgesamt schlechten Prognose ausgehen. Lediglich bei Lymphomen oder Plasmocytomen kann durch die entsprechende Chemotherapie und Radiatio eine längerdauernde Remission erreicht werden (858).

■ Primäre Tumoren der Wirbelsäule

Abgesehen von den seltenen spinalen Osteomen, Chordomen und Chondromen (Abb. 3.**14**) sind die meisten Tumoren der Wirbelsäule (90%) metastatischen Ursprungs und in Kapitel 3, S. 301 ff zumindest bezüglich der von ihnen ausgehenden Myelokompression abgehandelt worden. Bevorzugt metastasieren Mammacarcinom, Bronchialcarcinom, Prostatacarcinom und Hypernephrom nach spinal. Je nach Ausdehnung und Lage des Tumors kann eine Laminektomie ausreichend sein oder eine ausgedehnte Resektion mit Wirbelkörperersatz und instrumenteller Stabilisierung notwendig werden. Diesbezüglich sei hier auf die Lehrbücher der Orthopädie und Unfallchirurgie verwiesen.

Die eigentlichen Tumoren der Wirbelsäule, also Osteome, Chordome und Chondrome, sind langsam wachsend und daher auch in der Regel keiner Radiatio oder Chemotherapie zugänglich (s. a. Kapitel 7, S. 395 ff). Die Therapie der Wahl besteht in der möglichst vollständigen Operation, ggf. mit Stabilisierung (880).

■ Paravertebrale Tumoren

Abgesehen von Metastasen, die überall lokalisiert sein können, finden sich in dieser topographischen Gruppe spinaler Tumoren eigentlich die Neuroblastome und Gangliogliome. Diese Tumoren entstehen im unteren Thorakal-/Thorakolumbalbereich und wachsen durch die Neuroforamen nach intraspinal. In den meisten Fällen handelt es sich bei den Patienten um Kinder. Kommt es zu einer Myelokompression muß u. U. rasch eine spinale Dekompression erfolgen. Die weitere Therapie richtet sich nach den Therapieprotokollen in der pädiatrischen Onkologie (s. a. Kapitel 6).

Paravertebrale Tumoren

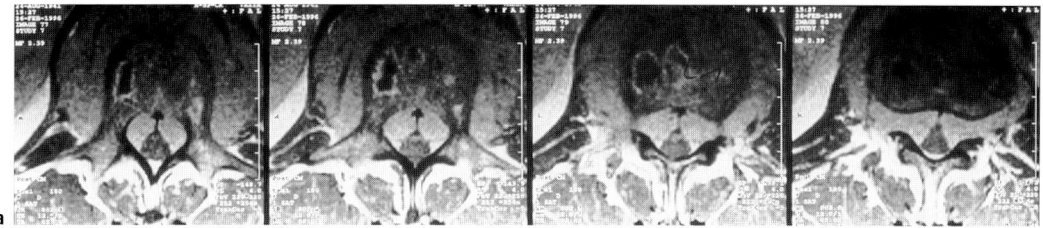

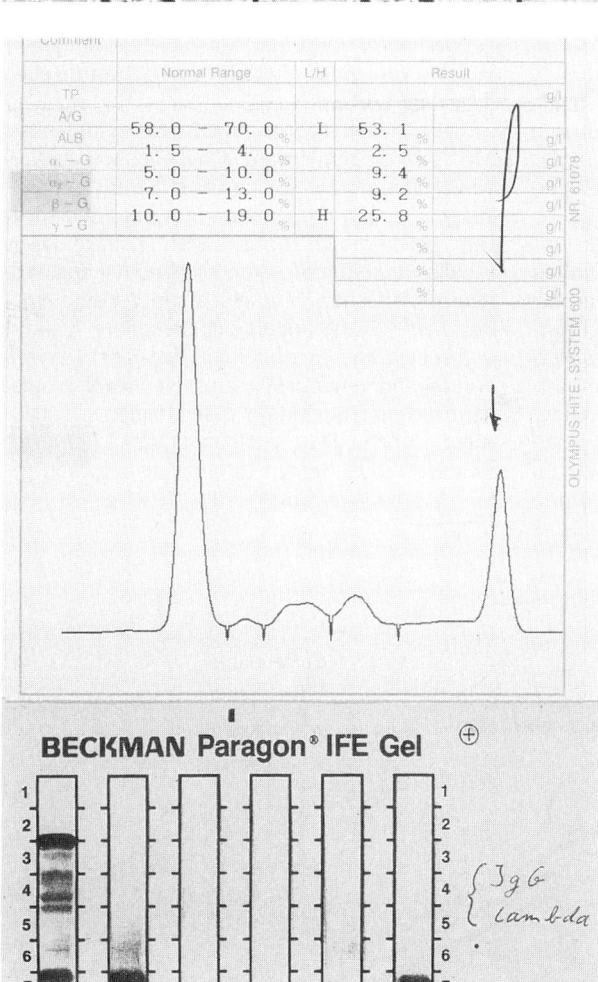

Abb. 3.14 Bei diesem Patienten besteht eine langsam progrediente Myelokompression im thorakolumbalen Übergangsbereich mit einer diskreten Paraparese. Der Duralsack ist beidseits von ventrolateral durch eine GdDTPA aufnehmende Raumforderung zusammengedrängt (**a**). Bei Verdacht auf Plasmocytom wurde eine Elektrophorese, die mit der „Gammazacke" den Verdacht bestätigte (**b** und **c**) und so wurde der Patient strahlen- und chemotherapiert.

4. Tumoren des peripheren/autonomen Nervensystems

Klinische Symptomatik, Diagnostik

G. Penkert, M. Samii

Das periphere Nervensystem unterscheidet sich vom zentralen Nervensystem dergestalt, daß der periphere Nerv zur Unterstützung seiner Zugfestigkeit im Endoneurium Kollagenfasern eingelagert hat. Innerhalb eines solchen Endoneuriums befindet sich als wichtigste anatomische Einheit der Achsenzylinder, auch Axon genannt, der von Axoplasma und Neurofibrillen gefüllte Zellfortsatz der Ganglienzelle. Der Zellkörper dieses Fortsatzes liegt als Vorderhornzelle im Rückenmark, wenn es sich um ein motorisch funktionierendes Axon handelt, und als Ganglienzelle im Spinalganglion, wenn es sich um ein sensibel funktionierendes Axon handelt (s. Abb. 4.1). Jedes Axon ist, sofern es funktionell zum somatischen System gehört, noch von einer Markscheide umgeben, welche von einer Vielzahl von Schwannzellen bzw. deren Zellausläufern in Form einer lamellenartigen Schicht gebildet wird. Achsenzylinder und Markscheide gemeinsam bezeichnen wir als Nervenfaser. Um eine solche Faser herum befindet sich das erwähnte Endoneurium mit einer inneren gitterförmig angeordneten Kollagenfaserschicht und einer äußeren longitudinal angeordneten elastischen Faserschicht. Im Verlaufe eines peripheren Nervs ändert sich die innere Struktur von zentral nach peripher. Im Niveau der Nervenwurzel finden wir die Gesamtheit aller Nervenfasern, einschließlich ihrer individuellen endoneuralen Hüllen, dicht aneinander gepackt, durch bindegewebige Septen in einzelne Sektoren ge-

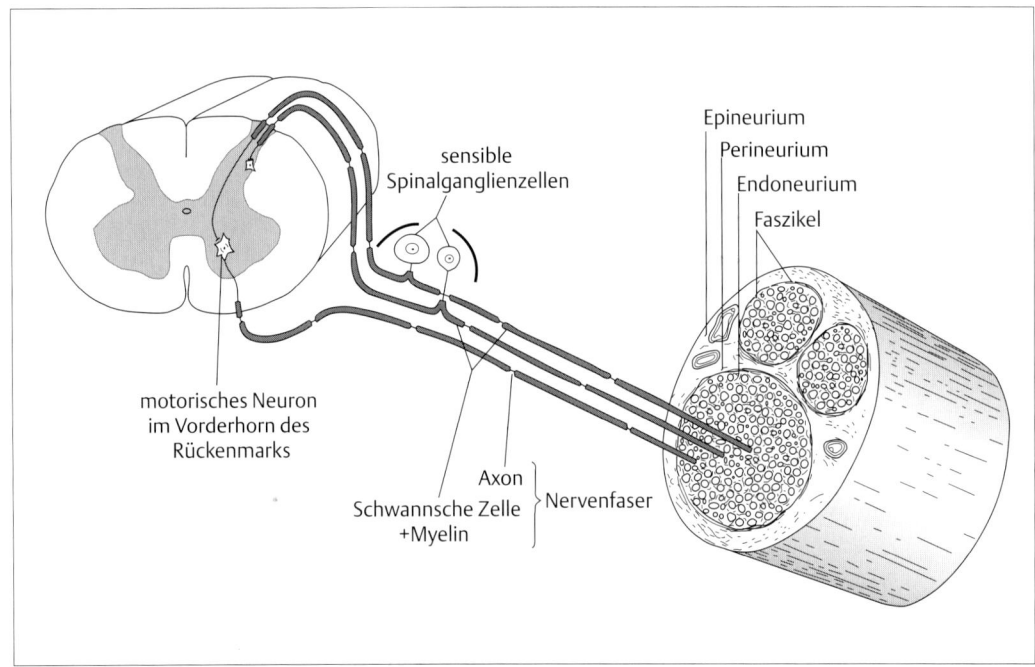

Abb. 4.1 Aufbau eines peripheren Nervs von zentral (intraspinal) bis peripher; die regelmäßigen Einschnürungen in den Myelinscheiden erlauben eine „saltatorische" Erregungsleitung.

teilt, und außen von einem Bindegewebsmantel, Epineurium genannt, umhüllt. Peripherwärts gruppiert sich der Nerv im Querschnitt in einzelne Untergruppen, die für sich genommen von einer Bindegewebsschicht, Perineurium genannt, jeweils umhüllt sind. Eine solche vom Perineurium umhüllte Gruppe wird als Faszikel bezeichnet. Zwischen den einzelnen, zu Gruppen geordneten Faszikeln findet immer wieder ein reger Faseraustausch statt, womit erklärt werden kann, warum die anatomisch erkennbare Untergruppierung innerhalb eines peripheren Nervs noch nicht gleichbedeutend mit einer funktionellen Gruppierung sein kann. Hieraus erklärt sich, weshalb ein Tumor im peripheren Nervensystem nahezu regelmäßig ein diffuses neurologisches Ausfallsbild erzeugt.

Jeder beeinträchtigte periphere Nerv verursacht brennende, stechende oder als elektrisierend empfundene Schmerzen einerseits lokal, d.h. im Schädigungsbereich, andererseits in dem Versorgungsbereich, für welchen der betroffene Nerv verantwortlich ist. Liegen der Nerv und sein Tumor nicht zu tief, so kann die Masse palpiert werden, sie kann auf Verschieblichkeit quer zum Nervenverlauf überprüft werden, während eine Verschieblichkeit längs zum Nervenverlauf naturgemäß nicht möglich ist. Die neurologische Untersuchung unter Kenntnis der peripheren Nervenanatomie enthüllt bei fortgeschrittenem Tumorwachstum ein spezifisches Lähmungsbild, eine Herabsetzung der sensiblen Empfindung, jedoch nur selten eine zusätzliche Beeinträchtigung vegetativer Funktionen.

Die auf chronischen Druck empfindlichste Struktur innerhalb eines peripheren Nervs stellt die Markscheide dar. Eine Beeinträchtigung dieser Struktur, z.B. durch einen Tumor, erzeugt eine auf das betroffene Nervensegment beschränkte Verlangsamung der Impulsüberleitungs-Geschwindigkeit entlang der Membran des Achsenzylinders. Bei völligem Untergang der Markscheide ist eine sog. saltatorische Erregungsleitung nicht mehr möglich. Diese funktionelle Störung erzeugt einerseits die genannten Ausfälle des somatischen Nervensystems, sie beeinträchtigt aber noch nicht das vegetative Nervensystem. Sie erklärt aber, warum bei der elektroneurographischen Messung die Nervenleitgeschwindigkeit verlangsamt sein kann.

Nur mit Hilfe der Elektromyographie ist es (indirekt) möglich, eine axonale Degeneration des Nervs zu erfassen, die der Messung der Nervenleitgeschwindigkeit entgehen kann. Elektromyographisch lassen sich bei einer akuten axonalen Degeneration Fibrillationen und positive scharfe Wellen als Ausdruck sog. pathologischer Spontanaktivität ableiten. Bei einem chronischen Denervationsprozeß finden sich vergrößerte, polyphasische und verlängerte Potentiale motorischer Einheiten, die als Ausdruck einer Reinnervation dann sog. Aussprossungszeichen aufweisen. Die sinnvoll eingesetzte Kombination von Elektroneurographie und Elektromyographie in Kennmuskeln des betroffenen Nervs erlaubt dann eine topische Diagnose der Nervenschädigung.

Bei zunehmendem Druck auf bzw. innerhalb eines peripheren Nervs können auch die gegenüber der Markscheide etwas geringer empfindlichen Achsenzylinder in der Kontinuität unterbrochen werden. Beklopft man das Ende eines sensiblen Axons, so wird vom Patienten eine als elektrisierend beschriebene Mißempfindung im ursprünglichen, von diesem Axon versorgten Gebiet angegeben. Das Punctum maximum, an dem man eine solche Mißempfindung durch Palpation auslösen kann, weist auf die Lokalisation solcher in der Kontinuität unterbrochener sensibler Axone hin. Ein solches Tinel-Hoffmann-Zeichen ist dann, wenn eine chronische Nervenschädigung als Folge eines Traumas anamnestisch ausgeschlossen ist und wenn das Vorliegen eines Engpaßsyndromes ebenfalls ausgeschlossen ist, geradezu pathognomonisch für das Vorliegen eines Tumors.

Wenn ein solcher Tumor an der Stelle eines soeben beschriebenen Tinel-Hoffmann-Zeichens nicht palpiert werden kann, so kann der Nachweis mit den Mitteln der heutigen bildgebenden Verfahren erfolgen, wobei der Magnetresonanztomographie die größte Aussagekraft zukommt (s. Abb. 4.2, 4.3).

Prognose und Therapie

Der Spontanverlauf eines jeden Nerventumors endet in der Paralyse des Nervs. Die mikrochirurgische Therapie ist bei allen gutartigen Nerventumoren somit Methode der Wahl. Man identifiziert Faszikel und Faszikelgruppen im Gesunden, separiert sie vom Tumor und entfernt zuletzt den Tumor u.U. unter Opferung betroffener Einzelfaszikel. Bei vollständiger Exstirpation eines gutartigen Tumors ist die Prognose exzellent.

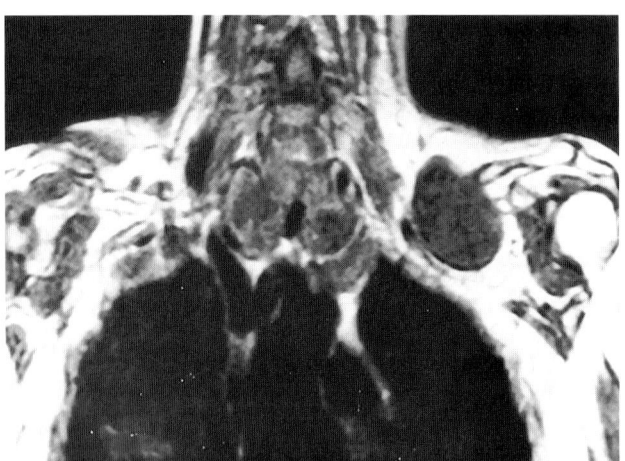

Abb. 4.2 Neurinom des Tuncus superior des Plexus brachialis im NMR.

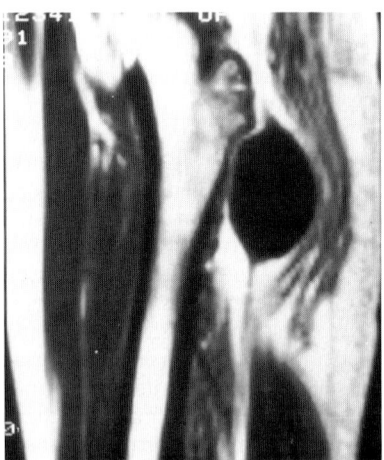

Abb. 4.3 Neurinom des N. ischiadicus im NMR.

Schwannome

Schwannome, in der deutschen Literatur auch als Neurinome bezeichnet, kommen nur an den Stellen des Nervengewebes vor, an denen normalerweise Schwann-Zellen existieren, d. h. ab der Austrittszone spinaler Wurzeln aus dem Rückenmark peripherwärts. Lichtmikroskopisch werden zwei Typen unterschieden, der fibrilläre (Typ A nach Antoni) vom retikulären Typ (Typ B nach Antoni). Beide Typen können abschnittweise in ein und demselben Tumor vorgefunden werden. Das Prädilektionsalter für das Auftreten dieser Tumoren ist der mittlere Lebensabschnitt. In einer großen 1994 publizierten Serie operierter Schwannome durch Kline u. Mitarb. betrug das Durchschnittsalter 40 Jahre, wobei männliche und weibliche Patienten in gleicher Zahl betroffen waren (342). Der Zeitraum, innerhalb dessen diese Tumoren in einem spezialisierten Zentrum der Vereinigten Staaten operiert wurden, betrug 23 Jahre, somit handelt es sich um relativ seltene Tumoren. Übereinstimmend mit unseren eigenen Erfahrungen finden wir sie bevorzugt proximal im peripheren Nervensystem, d. h. im Bereich des Plexus brachialis supra- und infraklavikulär, ohne daß hierfür eine Begründung existieren würde (357).

Aus chirurgischer Sicht strahlt ein Einzelfaszikel in den Tumor ein, und ein Einzelfaszikel verläßt ihn am anderen Ende. Weitere Faszikel können zwischen äußeren Schichten der Tumorkapsel verlaufen. Diese Faszikel behalten ihre elektrische Stimulierbarkeit und können durch exaktes mikrochirurgisches Vorgehen in der Kontinuität erhalten werden. Der überwiegende und größte Anteil aller Faszikel ist auf der Tumoroberfläche fächerförmig ausgebreitet, aber mikroanatomisch problemlos abgrenzbar und deshalb gut präparierbar (Abb. 4.4a–d). Da die anatomische Gruppenstruktur der peripheren Nerven nicht einer funktionellen Gruppierung gleichkommt, ist das Ausfallsbild, das durch den Tumor im peripheren Versorgungsgebiet des Nervs erzeugt wurde, diffus. Das entstandene Opfer nach Durchtrennung des Faszikels, von dem der Tumor seinen Ausgang genommen hat, ist dementsprechend klein. Die überwiegende Mehrzahl der anatomisch und funktionell erhaltenen Nervenfasern nach mikrochirurgischer Präparation kann nach Erholung der im Tumorabschnitt entstandenen segmentalen Demyelinisation die vormalige

Schwannome **309**

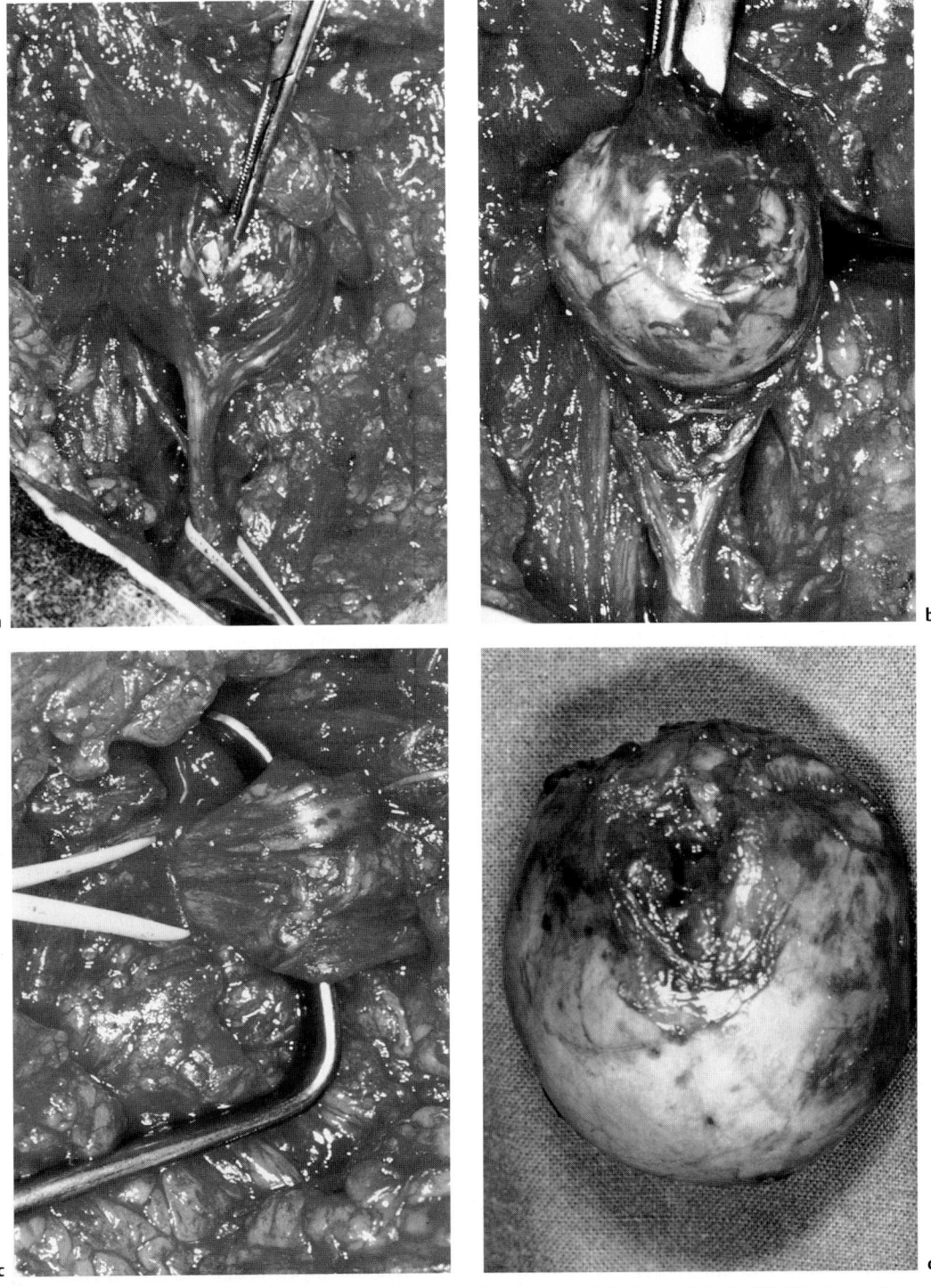

Abb. 4.**4a–d** Neurinom des N. ischiadicus, schrittweise Separierung von Faszikelgruppen (**a**), Abstreifen aller Faszikelgruppen auf die Tumorrückseite (**b**), Tibialis- und Peroneusanteil in Kontinuität (**c**), entfernter Tumor in toto (**d**).

Nervenfunktion komplett kompensieren. Zu fordern ist eine mikrochirurgische Präparation aus dem Gesunden des peripheren Nerven heraus in Richtung auf den Tumor vom oberen und unteren Tumorpol aus, damit das Operationsergebnis ein funktionelles Optimum erreicht. Zuvor in Einzelfällen erfolgte Biopsien aus solchen Tumoren erzeugen Vernarbungen und Faserdurchtrennungen, welche irreparable Ausfälle erzeugen, so daß wir in Übereinstimmung mit Kline u. Mitarb. histologische Vorabklärungen nicht empfehlen können (853).

■ Neurofibrome

Neurofibrome enthalten gegenüber Schwannomen vorwiegend kollagene Fasern und vermehrt Nervenfaserbündel. Die Zellen sind weniger kompakt gelagert. Epidemiologisch und chirurgisch unterscheiden wir Neurofibrome unabhängig vom Morbus Recklinghausen, Neurofibrome im Rahmen des Morbus Recklinghausen (Typ 1) und plexiforme Neurofibrome. Alter und Geschlechtsverteilung der Patienten mit Neurofibromen ist mit dem Auftreten von Schwannomen nahezu identisch in der von Kline u. Mitarb. 1994 publizierten Serie, nur Neurofibrome im Rahmen des Morbus Recklinghausen treten durchschnittlich bereits 10 – 15 Jahre früher auf (853).

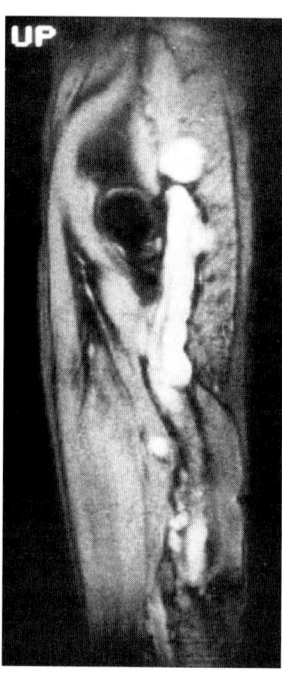

Abb. 4.5 Neurofibromatose (Typ 1) am N. ischiadicus im NMR.

Aus chirurgischer und mikroanatomischer Sicht können in ein Neurofibrom mehrere Einzelfaszikel oder aber ein kaliberstärkerer Faszikel am unteren und oberen Tumorpol einstrahlen. Messungen mit intraoperativer Nervenstimulation zeigen, daß diese Faszikel keine Funktion mehr haben. Die Prinzipien der mikrochirurgischen Entfernung von Neurofibromen gleicht denen der Schwannome, das Opfer der bei der Entfernung zu durchtrennenden Nervenfasern ist aber größer. Das funktionelle postoperative Ausfallsbild ist jedoch nicht vergrößert, weil die am Tumor vorbeiziehenden Faszikel und Faszikelgruppen die gleiche Kompensationskraft besitzen, wie wir es von Schwannomen kennen.

Während Neurofibrome ebenso seltene wie solitäre Tumoren des peripheren Nervensystems sind wie Schwannome, treten Neurofibrome im Rahmen einer Recklinghausen-Erkrankung oftmals multipel innerhalb eines oder zahlreicher peripherer Nerven auf (Abb. 4.5). Bei multiplen Tumoren innerhalb eines Nervs, beispielsweise im N. medianus, müßte für jeden einzelnen Tumor möglicherweise eine Faszikelgruppe um der Radikalität willen entfernt und geopfert werden. Deshalb kann die Entfernung von Neurofibromen bei Neurofibromatose das funktionelle Ausfallsbild um so größer machen, je mehr Neurofibrome in einem peripheren Nerv exstirpiert werden. Im Fall des Wiederauftretens von Neurofibromen bei Morbus Recklinghausen ist man nie sicher, ob es sich um ein Rezidiv handelt oder um einen neuen Tumor, der von einer anderen Fasergruppe ausgeht. Die Prognose im Rahmen der Neurofibromatose ist daher wesentlich ungünstiger im Vergleich mit der von Schwannomen oder solitären Neurofibromen. So wird heute sicher nur dann operiert, wenn ein Tumor meistens durch unerträgliche Schmerzen symptomatisch geworden ist.

Plexiforme Neurofibrome stellen ein „Netz" von Nerventumoren dar, welche sich zwar auf ein umschriebenes Nervensegment beschränken, dort aber von zahlreichen bis hin zu allen Faszikeln oder Faszikelgruppen ausgehen (Abb. 4.6). Ihre Manifestation stellt ein therapeutisch kaum lösbares Problem dar. Vorwiegend finden wir sie im Rahmen des Morbus Recklinghausen. Dann beträgt das Risiko einer malignen Entartung 15 %, während die Inzidenz einer malignen Entartung solitärer Neurofibrome unabhängig vom Morbus Recklinghausen als extrem niedrig eingeschätzt

Andere Tumoren des peripheren Nervensystems

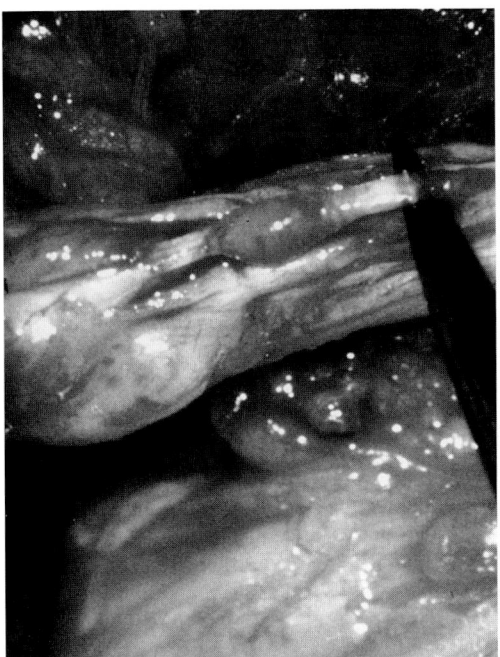

Abb. 4.**6** Plexiformes Neurofibrom, bei seiner Entfernung würden alle Faszikel geopfert.

wird. Mit der Entfernung eines solches tumorösen Nervenabschnitts würde die Nervenkontinuität verlorengehen und ein komplettes Lähmungsbild entstehen. Wartet man, bis das Lähmungsbild durch Tumorwachstum weit fortgeschritten ist, exzidiert dann und transplantiert, so erholt sich die Muskulatur aufgrund ihrer langjährigen Vorschädigung nicht mehr genügend. Exzidiert man früh und transplantiert, so weiß man in Fällen des Morbus Recklinghausen nicht, ob die Transplantate selbst Tumoren enthalten. Die Prognose plexiformer Neurofibrome ist deshalb sehr ungünstig und die Behandlung muß mit dem Patienten individuell abgestimmt werden. Immer im Auge zu behalten ist die Gefahr der malignen Degeneration, falls Tumorgewebe verbleibt.

■ Maligne Tumoren der peripheren Nerven

Histologisch bestehen zwischen dem malignen Schwannom und dem malignen Neurofibrom keine wesentlichen Unterschiede. Gemeinsam ist beiden das infiltrative Wachstum primär im betroffenen Nervenstamm, später in die umgebende Muskulatur, und ihre hämatogene Metastasie-

rungstendenz. Nicht sichere, aber auf Malignität verdächtige Zeichen sind besonders eine harte palpable Masse, nur geringe Verschieblichkeit, anamnestisch rasche Größenzunahme und rasch progredientes neurologisches Ausfallsbild von seiten des betroffenen Nervs. Nach wie vor sind solche Geschwülste so selten, daß zu Epidemiologie, Prognose chirurgischer und adjuvanter Therapie kein Konzept existiert. Entsprechend gehäufter Schwannome am Plexus brachialis haben wir auch gehäuft Neuroblastome dieser Lokalisation gesehen. Das Wachstum bezieht dann mehrere Nervenstämme ein, diese Tumoren können nach außen hin abgekapselt erscheinen, und in einzelnen Fällen können am Tumor vorbeiziehende Nervenstämme identifiziert und geschont werden.

Die chirurgische Therapie besteht entweder in einer ersatzlosen En-bloc-Resektion mit Durchtrennung und Opferung der in den Tumor einbezogenen Nerven im makroskopisch Gesunden (Abb. 4.**7a** u. **b**) oder sogar in der hoch proximalen Amputation der betroffenen Gliedmaße, soweit ein Gliedmaßennerv betroffen ist. Selbst dann aber besteht keine Sicherheit, daß im durchtrennten proximalen Nervenstumpf nicht doch die Tendenz zur Entstehung eines malignen Nerventumors programmiert ist. Solche Radikalmaßnahmen kommen eigentlich nur in Betracht, wenn sekundäre Metastasierungen ausgeschlossen sind. In den wenigen uns bekannten Fällen haben dennoch occulte Metastasen regelmäßig die Überlebenschancen begrenzt, so daß wir uns zum heutigen Zeitpunkt zur Wirksamkeit von Radikalexstirpationen oder gar Amputationen keine Aussage erlauben können. Zur therapeutischen Wirksamkeit von Chemotherapie oder Bestrahlung herrscht darüber hinaus völlige Unklarheit. Die Prognose ist somit sehr ungünstig, vor allem, je proximaler ein solcher Tumor innerhalb einer Gliedmaße auftritt.

■ Andere Tumoren des peripheren Nervensystems

Pseudozysten (Pseudoganglien) der Nerven

Nach ihrer Häufigkeit stehen die Ganglien in peripheren Nerven an dritter Stelle gutartiger Tumoren nach den Schwannomen und Neurofibromen. Dennoch sind sie sehr selten. In unserem Krankengut kann von einem Fall pro Jahr ausgegangen werden, auch in der Literatur werden immer wie-

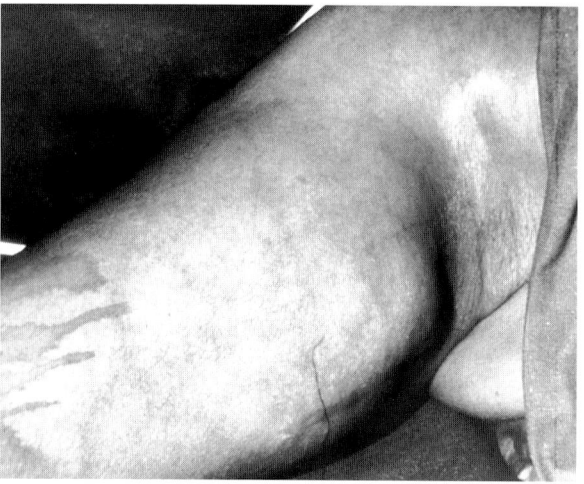
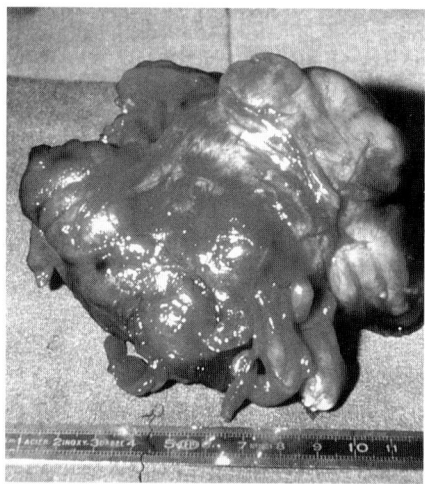

Abb. 4.7 a u. b Malignes Schwannom des proximalen Oberarms (a), En-bloc-Resektion (b).

der nur Einzelfälle dargestellt. Zu Alter und Geschlechtsverteilung des Auftretens ist keine klare Aussage möglich, unsere Fälle betrafen Patienten um das 3. Lebensjahrzehnt. In der Literatur sind auch Fälle bis zum 60. Lebensjahr bekannt. Man findet muzingefüllte Zysten innerhalb des Perineuriums eines Nervs, die Zysten können solitär und multipel innerhalb eines umschriebenen Nervensegmentes auftreten (1366). Ihre Prädilektionsstelle hat Beziehung zu Gelenken, typisch zum Beispiel die Beziehung zum tibiofibularen Gelenk bei Auftreten von Ganglien im N. peroneus, aber histogenetisch ist bislang keine nähere Definition einer solchen Prädilektion möglich (1061).

Das chirurgische Vorgehen zur Exstirpation ähnelt dem gutartiger Nervenscheidentumoren (Abb. 4.8). Mittels interfaszikulärer Präparation werden Faszikel oder Faszikelgruppen definiert und geschont, während die mit gallertigem Inhalt gefüllten Zysten geöffnet und allerdings dann, wenn sie multipel angelegt sind, nur teilentfernt werden können. In der Nachbeobachtung unserer Patienten kam es zu keinen Rezidiven, auch nicht in den 5 Fällen mit multizystischem Auftreten, so daß die Diskussion über Resektion des betroffenen Nervenabschnittes und Transplantation oder Operation im Sinne einer Neurolyse eher zugunsten des letzteren Verfahrens entschieden ist. Die Prognose ist außerordentlich günstig.

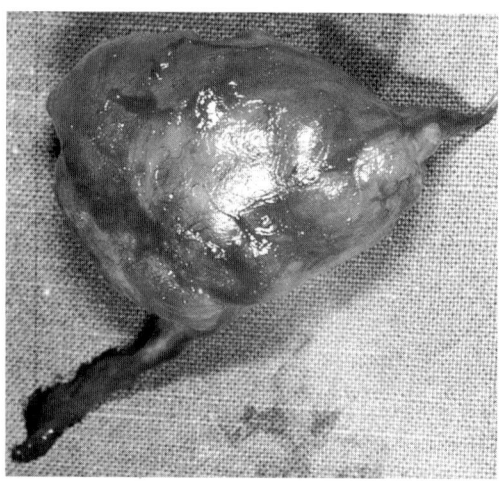

Abb. 4.8 „Pseudo"-Ganglion des N. ischiadicus, ein Faszikel geopfert.

Hämangiome, Cavernome und Hämangioblastome

Mißbildungen der Blutgefäße und Blutgefäßtumoren sind in den peripheren Nerven nicht sehr häufig beobachtet worden. In der Literatur liegen nur Einzelbeobachtungen vor. Die Prinzipien der Exstirpation dürften denen anderer gutartiger Nerventumoren entsprechen. Spontane Blutungen innerhalb einer solchen Mißbildung können einen akuten neurologischen Ausfall erzeugen und die Nervenfunktion, besonders innerhalb eines anatomisch vorgegebenen Engpasses, so beispielsweise im Karpaltunnel, hochgradig schädigen. Ein mikrochirurgischer Notfalleingriff begünstigt dann naturgemäß die Prognose.

Strahleninduzierte Tumoren der Nervenscheiden
U. Schlegel

Eine sehr seltene Spätfolge einer therapeutischen Radiatio im Bereich des Plexus brachialis, des Plexus lumbalis oder des Retroperitoneums sind maligne Tumoren der Nervenscheide, welche mit einem Intervall von 4–40 Jahren nach einer Radiatio auftreten können (330, 418). Dabei handelt es sich definitionsgemäß nicht um maligne Varianten vorbestrahlter, schon bestehender Tumoren der peripheren Nerven, sondern um Tumoren der Nervenscheide, die im Strahlenfeld einer histologisch andersartigen Läsion, z. B. eines Lymphoms, entstehen (330). Histologisch finden sich zellreiche, atypische Tumoren der Nervenscheide mit Anaplasiezeichen und hohem Mitoseindex; in der Minderheit findet man echte Neurofibrome und Sarkome (330, 418). Wie die spontan auftretenden malignen Tumoren der Nervenscheide sind die strahleninduzierten Tumoren bei Neurofibromatose Typ I um den Faktor 1000 häufiger als bei gesunden Individuen (350, 418). Die Tumoren haben eine schlechte Prognose und zeigen bei der oft nur inkomplett durchführbaren chirurgischen Resektion – unbeeinflußt von dem Versuch einer Radiatio oder einer Chemotherapie – ein extrem aggressives Verhalten. Eine diffuse Infiltration der umgebenden Weichteile, der Leptomingen des Spinalmarkes und des basalen Hirnparenchyms sowie systemische pulmonale Metastasen können auftreten (418). Eine spezifische Therapie ist nicht bekannt. alle beobachteten Patienten einer kleinen Serie waren innerhalb von 2 Jahren verstorben (418).

■ Paragangliome der Cauda equina
U. Schlegel

Paragangliome der Cauda equina sind ganz überwiegend intradurale Tumoren. Sie werden an dieser Stelle besprochen, weil sie keine spinale Symptomatik verursachen, sondern durch die Läsion der Cauda equina das Bild einer peripheren neurogenen Läsion bedingen. Auf diese Tumoren wird auch in Kapitel 2, S. 216, eingegangen. Paragangliome sind benigne Tumoren, die ganz überwiegend vom Filum terminale oder selten von einer intraduralen lumbalen oder sacralen Nervenwurzel ausgehen (717, 1308). Histologisch finden sich zellreiche, stark vaskularisierte, in der Regel sehr gut abgrenzbare Tumoren, die makroskopisch eine Ausdehnung von über 10 cm haben können (1308, 1499). Die Tumoren wachsen sehr langsam und entsprechen dem WHO Grad I. Sie betreffen die 2.–8. Lebensdekade mit einem Häufigkeitsgipfel im 5. und 6. Lebensjahrzehnt (1308, 1499).

Klinisch bestehen Lumbalgien, bei ca. 1/3 der Patienten sensible oder motorische Ausfälle in den betroffenen Segmenten und bei einem kleinen Teil der Patienten Blasen-Mastdarm-Störungen (1308, 1499). *Kernspintomographisch* läßt sich der Tumor im T2-gewichteten Bild als signalhyperintense Läsion mit deutlicher Kontrastmittelaufnahme in der T1-Wichtung nachweisen (36, 1499). *Myelographisch* finden sich intradurale Kontrastmittel-Aussparungen und Verlegungen der Kontrastmittelpassage; die gestörte Liquorzirkulation hat eine ausgeprägte Liquoreiweißerhöhung mit Werten über 400 mg% zur Folge (1293, 1308). Die Therapie besteht in einer kompletten chirurgischen Resektion, die bei den in der Regel gut abgekapselten Tumoren möglich ist. In Einzelfällen besteht eine Penetration in die Dura und sogar eine Invasion knöcherner und retroperitonealer Strukturen (1308). In diesen Fällen ist möglicherweise eine fokale, postoperative Strahlentherapie sinnvoll.

5. Metastatische Gehirntumoren

U. Schlegel, M. Westphal

In den letzten zwei Jahrzehnten werden metastatische Gehirntumoren mit zunehmender Häufigkeit diagnostiziert. Die genauen Angaben der Inzidenz gehen dabei abhängig von der Art der Erhebung weit auseinander (Autopsie-Untersuchungen, klinische Register, epidemiologische Studien). Für die Häufigkeitszunahme sind viele Faktoren verantwortlich, darunter eine verbesserte bildgebende Diagnostik, eine wirkungsvollere therapeutische Kontrolle der Primärtumoren und eine Veränderung der Alterspyramide mit Zunahme von Tumorerkrankungen durch eine größere Inzidenz im höheren Lebensalter. Wenngleich ein erheblicher Anteil autoptisch nachweisbarer Gehirnmetastasen asymptomatisch bleibt, stellen intracranielle Tumorabsiedelungen oft eine dramatische und gefürchtete Komplikation einer Tumorerkrankung dar. Neurologische Symptome wie cerebrale Krampfanfälle, organisches Psychosyndrom, Halbseitenlähmung, Hirnwerkzeugstörungen und Zeichen intracranieller Druckerhöhung bedeuten eine erhebliche Einbuße der Lebensqualität und trüben die Gesamtprognose oft mehr als das zugrundeliegende Tumorleiden selbst. In den letzten beiden Jahrzehnten hat sich die therapeutische Haltung dieser gefürchteten Tumorkomplikation gegenüber grundsätzlich verändert. Etwa 50% der Gehirnmetastasen sind singulär; weitere 20% der Patienten weisen zwei Gehirnmetastasen auf (1098). Ist diese „begrenzte" cerebrale Tumormanifestation kernspintomographisch gesichert, bedeutet dies für 70% der Patienten eine potentielle Indikation zur chirurgischen Resektion, wobei in Einzelfällen auch mehr cerebrale Metastasen operativ angegangen werden können (vgl. S. 324). Abhängig von der klinischen Gesamtsituation, von der therapeutischen Angehbarkeit der Grunderkrankung und von der Lebenserwartung kann durch eine wirkungsvolle neurochirurgische und Strahlentherapie für einen großen Teil der betroffenen Patienten eine erhebliche Verbesserung der Lebensqualität erzielt werden; und sehr viel häufiger als noch vor 10–15 Jahren wird man sich zu einer offensiven therapeutischen Haltung entschließen. Über pathophysiologische Grundlagen, Häufigkeit, klinische Symptomatik und Diagnostik sowie über allgemeine und spezielle Therapie bei Gehirnmetastasen soll das folgende Kapitel informieren.

Pathophysiologische Grundlagen

Metastatische Komplikationen können das Gehirn betreffen in absteigender Häufigkeit durch eine hämatogene Metastasierung in das Parenchym, durch Kompression und Infiltration intracranieller Strukturen von knöchernen Metastasen der Schädelbasis und der Schädelkalotte, durch hämatogene Metastasierung in die Dura und die Leptomeningen sowie selten durch eine hämatogene Metastasierung in andere intracranielle Strukturen, d.h. in die Hypophyse, Glandula pinealis, in den Plexus chorioideus oder in vorbestehende Gehirnläsionen, z.B. Meningeom, Infarkt, vasculäre Malformation (1098).

Um eine Metastase zu verursachen, muß eine Tumorzelle eine Reihe von anatomischen und immunologischen Hindernissen überwinden. Es ist dazu eine Kaskade pathophysiologischer Ereignisse erforderlich, die hier nur angedeutet werden soll: Die Tumorzellen müssen Anschluß an den Blutstrom gewinnen. Sie erreichen dies auf dem Lymphwege oder über eine venöse Drainage, an die der Tumor Anschluß gewinnt über neu gebildete Gefäße, mit einer fenestrierten endothelialen Oberfläche (1467). Tumorzellen, die Anschluß an Kapillaren oder an Lymphgefäße gewinnen, werden durch physikalische, chemische und immunologische Mechanismen abgetötet (1414, 1469). Weniger als 0,1% potentiell metastasierender Zellen umgehen die Immunabwehr, weil sie entweder keine MHC-Klassen-Oberflächenmoleküle exprimieren oder weil sie einer Attacke durch Natural Killer Cells widerstehen (270). Überlebende Tumorzellen müssen dann im Gefäßendothel des Kapillarbettes von Zielorganen hängen bleiben und dort anwachsen (1468). Hierzu müssen sie aus den Kapillaren austreten. Tumorzellen mit metastatischem Potential sezernieren Faktoren, welche eine Plättchenaggregation provozieren (677). Der so entstehende Thrombus und Fibrinclot schützt die Tumorzellen vor einer weiteren Blutzirkulation; außerdem werden die Blutplättchen veranlaßt, Heparinase zu sezernieren, welche die Endothellücken erweitert, durch welche die Tumorzellen dann austreten können.

Kleine Tumorzellemboli können sich im Hirnparenchym verhalten wie andere Thrombemboli, was die Prädilektion von „Wasserscheiden" im Gehirn für die Absiedelung von cerebralen Metastasen erklärt (322). Aus den wenigsten Tumorzellen, die den perikapillären Raum eines Organs erreichen, entwickeln sich tatsächlich Metastasen (474). Wenn ein extrapulmonaler Primärtumor auf hämatogenem Wege in das Gehirn metastasiert, müssen die Tumorzellen in der Regel die Lunge passieren. Nach der „Kaskaden"-Hypothese von Bross (171) ist dies nur möglich, wenn sich bereits pulmonale Metastasen, von denen dann eine sekundäre Metastasierung ausgeht, gebildet haben. Diese Hypothese, nach der Gehirnmetastasen überwiegend ihren Ausgang von der Lunge nehmen, wird durch mehrere klinische Beobachtungen gestützt:

1. Der häufigste Primärtumor, der in das Gehirn metastasiert, ist das Bronchialcarcinom.
2. Oft lassen sich bei Patienten mit Gehirnmetastasen extrapulmonaler Tumoren auch pulmonale Metastasen nachweisen.
3. Mitunter lassen sich bei fehlendem intravitalen Nachweis von Lungenmetastasen autoptisch Mikrometastasen in der Lunge nachweisen (1098).

Dennoch treten Gehirnmetastasen extrapulmonaler Tumoren mitunter auch ohne klinisch oder autoptisch nachweisbare Lungenmetastasen auf, was durch verschiedene Möglichkeiten erklärt werden kann: Tumorzellemboli oder Tumorzellen mit metastatischem Potential können im Sinne einer paradoxen Emboli ein inkompetentes Foramen ovale passieren und so direkt in den linken Kreislauf gelangen. Ein großes Venengeflecht, der Batson-Plexus, drainiert Teile des Beckens, die Wirbelkörper und den knöchernen Schädel (72). Bei Erhöhung des intraabdominellen Druckes kann es zu einer kurzzeitigen Umkehr des Blutflusses in diesen Venenplexus kommen; im Tiermodell und in der klinischen Beobachtung zeigte sich, daß in dieser besonderen Situation die Zahl von Wirbelkörper- und von Schädelmetastasen signifikant ansteigt (321, 535). Schließlich können Tumorzellen direkt Kapillaren in der Lunge passieren und so unmittelbar den linken Kreislauf erreichen.

Die oben dargestellte Pathophysiologie erklärt nur unvollständig, warum ganz bestimmte Histologien häufig mit cerebralen Metastasen assoziiert sind und warum es für bestimmte Tumoren typische Prädilektionsstellen im Gehirn gibt. Im Tierexperiment konnte nachgewiesen werden, daß bestimmte Tumorzellinien, die von murinen malignen Melanomen abgeleitet wurden, Metastasen ausschließlich im Hirnparenchym ausgebildet haben, andere Zellinien dagegen Metastasen nur in Meningen, Plexus chorioideus und anderen extraparenchymatösen Lokalisationen aufwiesen (1218, 1219). Darüber hinaus wiesen im Tierexperiment Tumorzellinien von malignen Melanomen, die aus humanen **cerebralen** Metastasen etabliert wurden, einen ausgeprägten Tropismus zum Hirnparenchym des Versuchstieres auf, während maligne Melanomzellinien von humanen **extracerebralen** Metastasen eine höhere Tumorigenität in vitro und ein höheres metastatisches Potential in vivo aufwiesen als die von cerebralen Metastasen abgeleiteten Zellinien (1540). Diese Ergebnisse, die nach intraarterieller Applikation der Tumorzellen in das Versuchstier erzielt wurden, sprechen für die Abhängigkeit des „metastatischen Gewebetropismus" von bestimmten Tumorzelleigenschaften und dagegen, daß die cerebrale Metastasierung in jedem Falle ein Endstadium einer aggressiv verlaufenden Tumorerkrankung ist (1540). Der offensichtliche Gewebetropismus wird sicher ein Hauptfeld zellbiologischer, neuroonkologischer Metastasenforschung in der Zukunft sein.

In absteigender Häufigkeit machen Bronchialcarcinome, Mammacarcinome, maligne Melanome und Hypernephrome zusammen etwa drei Viertel aller Gehirnmetastasen aus, obwohl diese Histologien zusammen nicht mehr als die Hälfte humaner Tumoren darstellen (1098). Die Mehrheit der Tumoren verursacht cerebrale Metastasen mit einer Häufigkeitsverteilung supra- und intratentoriell, die etwa dem Volumenanteil dieser Hirnabschnitte entspricht. Tumoren des kleinen Beckens oder des Gastrointestinaltraktes jedoch führen in ca. 50% zu einer Metastasierung ausschließlich infratentoriell, obwohl die infratentoriellen Hirnabschnitte insgesamt nur 15% des Gesamthirnvolumens ausmachen (322). Die Prädilektion von Metastasen unterschiedlicher

Herkunft zu bestimmten Strukturen des Gehirns wird auch durch die klinische Beobachtung unterstrichen, daß duktale Carcinome der Mamma in der Regel Parenchymmetastasen im Gehirn verursachen, während infiltrativ wachsende lobuläre Carcinome vor allem die Leptomeningen mit metastatischem Tumorwachstum betreffen (1300).

Die meisten *parenchymatösen Metastasen* wachsen als kugelige Massen verdrängend und nicht infiltrativ; sie verursachen ein sich im Marklager fingerförmig ausbreitendes Ödem. Einige Tumoren, insbesondere schlecht differenzierte Lymphome, Nierencarcinome und Melanome können jedoch auch makroskopisch und mikroskopisch infiltrativ wachsen. Zentrale Nekrosen sind Folge einer hohen Proliferationsrate; zystische Läsionen können selten, zumal bei Mammacarcinomen, auftreten. Metastasen im Gehirn sind gut vaskularisiert, wenngleich dies dem angiographischen Nachweis entgehen kann. Melanommetastasen, Metastasen von Choriocarcinomen und von Hodentumoren zeigen eine besondere Neigung zu intratumoralen Blutungen (731). Die ausgeprägte Neovaskularisation cerebraler Metastasen mit pathologischen Gefäßen, deren Kapillarendothelien eine fenestrierte, durchlässige endotheliale Oberfläche besitzen, erklärt die Durchlässigkeit für Kontrastmittel und das intensive Enhancement cerebraler Metastasen. Ausgedehnte miliare Metastasen können das Gehirn im Sinne einer „carcinomatösen Encephalitis" durchsetzen.

Leptomeningeale Metastasen entstehen auf unterschiedlichen Wegen: Bei Leukämien erreichen Tumorzellen wahrscheinlich über leptomeningeale Venen den Subarachnoidalraum (s. S. 339). Die venöse Drainage vom Knochenmark ist wahrscheinlich verantwortlich für die Ausdehnung von Tumorzellen in den Subarachnoidalraum bei Tumoren, welche eine Knochenmarksinfiltration aufweisen (50). Tumoren können entlang des Verlaufes von Hirnnerven oder von peripheren Nerven wachsen und sich auf diese Weise in den Subarachnoidalraum ausdehnen, was das häufige Vorhandensein von paravertebralen Metastasen bei Patienten mit leptomeningealer Tumoraussaat erklärt (729). Selten kann sich ein Tumor per continuitatem aus dem Gehirnparenchym oder aus dem Spinalmark ausdehnen und eine Tumorabsiedelung entlang der Liquorzirkulation verursachen; dies ist der Fall bei primär cerebralen Lymphomen (315), malignen Oligodendrogliomen, Medulloblastomen und selten bei anderen Gliomen. Eine hämatogene Metastasierung in den Plexus chorioideus, von dem aus die Tumorzellen dann über den Liquorraum leptomeningeale Tumorabsiedelungen verursachen, ist ebenfalls selten. Leptomeningeale Metastasen können auf den Subarachnoidalraum beschränkt bleiben oder das Parenchym über die Virchow-Robin-Räume erreichen. Diese Kompartimente stellen tunnelartige Verlängerungen des Subarachnoidalraumes um penetrierende Blutgefäße dar, die in die Tiefe des Hirnparenchyms vordringen. Die Virchow-Robin-Räume sind durch die Pia mater und Astrocytenfortsätze von Hirnparenchym getrennt. Der Tumor, welcher sich innerhalb dieser Räume ausdehnt, kann dann jedoch das Parenchym selbst infiltrieren.

Häufigkeit, Inzidenz und zugrundeliegende Primärtumoren

Epidemiologische Studien basierend auf Todesbescheinigungen, Erhebungsstatistiken von Krankenhäusern oder Tumorregistern schätzen die Inzidenz von metastatischen Gehirntumoren sehr unterschiedlich ein (Literatur bei 1549): Insgesamt dürfte die Häufigkeit klinisch symptomatischer intracranieller Metastasen etwa der von primären intracraniellen Tumoren entsprechen. Systematische Autopsie-Studien zeigen jedoch, daß metastatische intracranielle Tumoren weit häufiger sind: Etwa 25% aller Patienten, die an einem Tumorleiden sterben, weisen autoptisch intracranielle Metastasen auf: Bei 20% der Tumorpatienten liegen Metastasen der Dura vor, wobei diese zumeist durch eine Infiltration von der befallenen Schädelkalotte aus betroffen ist. Bei 15% ist das Hirnparenchym betroffen, die Leptomeningen sind bei 8% der Patienten befallen. Ausschließlich intracranielle Metastasen als Ort einer Tumorabsiedelung liegen bei ca. 10% aller Tumorpatienten vor (1079, 1096, 1360). Singuläre Hirnmetastasen machen ca. 40% aller Gehirnmetastasen aus (1079, 1096). Solitäre Gehirnmetastasen sind wesentlich seltener. Dabei bedeutet der Begriff **singulär,** daß nur eine einzelne Gehirnmetastase bei sonst möglicher weiterer Organmanifestation vorliegt; der Begriff **solitär** impliziert, daß keine extraneuralen Metastasen vorliegen dürfen. Metastatische Gehirntumoren betreffen alle Lebensalter mit einem Häufigkeitsgipfel im 60. Lebensjahr (1549).

Der knöcherne Schädel wird zwar häufiger noch als das Gehirnparenchym von Metastasen betroffen; da Metastasen der Schädelkalotte jedoch überwiegend symptomlos bleiben, besitzen die Gehirnmetastasen eine wesentlich größere klinische Bedeutung.

Die für Gehirnmetastasen verantwortlichen Primärtumoren sind Bronchialcarcinome (40–60%), Mammacarcinome (20%), maligne Melanome (10–15%), Urogenitaltumoren (5%), gastrointestinale Tumoren (5%), gynäkologische Tumoren (5%) und selten Sarkome, Kopf- und Halstumoren, Schilddrüsentumoren und andere (149, 322, 1097, 1098). Häufig treten intracranielle Metastasen bei fortgeschrittener Tumorerkrankung auf; bei ca. 10–20% betroffener Patienten stellt die intracranielle Metastasierung allerdings das klinische Erstsymptom der Erkrankung dar; ca. 5% der Patienten weisen trotz umfangreicher Diagnostik dann keinen faßbaren Primärtumor auf (s. S. 330). Mitunter wird ein Primärtumor auch autoptisch nicht gefunden.

Klinische Symptomatik

50% der betroffenen Patienten leiden unter Kopfschmerzen als Folge einer intracraniellen Druckerhöhung, die sich über wenige Tage bis Wochen entwickelt (198). Die Kopfschmerzen sind überwiegend diffus, bilateral und besitzen selten eine lokalisatorisch topische Bedeutung. Kopfschmerzen als isoliertes Symptom sind häufiger bei multiplen Metastasen und infratentorieller Lokalisation als bei einzelnen supratentoriellen Metastasen (1098, 1524). Infratentorielle Metastasen bergen das Risiko einer Liquorabflußbehinderung, eines Hydrocephalus internus und einer Herniation mit Einklemmung (s. auch Kapitel 1, S. 91 ff). Ältere Patienten mit einer Hirnatrophie erkranken seltener mit Kopfschmerzen als Initialsymptom. Fokale neurologische Ausfälle sind in der Regel Folge einer Verdrängung von Hirngewebe durch rasch wachsende Metastasen mit perifokalem Ödem und seltener Folge einer Destruktion durch infiltratives Wachstum. Deshalb sind diese Beschwerden oft unter einer effektiven antiödematösen Therapie zunächst rasch rückläufig oder vollständig reversibel (1098). Ein Drittel der betroffenen Patienten klagt über eine motorische Schwäche, ein weiteres Drittel über Störungen höherer corticaler Funktionen (1524). Bei etwa 20% der Patienten sind cerebrale Krampfanfälle das Initialsymptom, diese haben überwiegend einen fokalen Anfallsursprung und sind selten primär generalisiert (1098). Seltener werden eine Gangstörung, Sprachstörung, Sehstörung und andere Beschwerden geklagt. In der neurologischen Untersuchung lassen sich dann doch Merkfähigkeits- und Gedächtnisleistungsstörungen bei nahezu zwei Dritteln der Patienten nachweisen (199); ebenso häufig sind ein latentes oder manifestes motorisches Hemisyndrom (1039). 20% der Patienten weisen unilateral oder bilateral ein Papillenödem auf, ebenso viele zeigen aphasische Störungen. Initiale Eintrübungen des Bewußtseins liegen nur bei jedem 20. Patienten vor (1098). Die klinische Symptomatik bei infratentorieller Metastasenlokalisation ist oft nicht richtungsweisend, mitunter klagen die betroffenen Patienten über eine Gangataxie, fakultativ über eine Extremitätenataxie. Kopfschmerzen, Verwirrtheit, Doppelbilder und Hirndruckzeichen liegen bei etwa der Hälfte dieser Patienten vor (1524). Ein typisches Bild zeigt Abb. 5.1 bei einer Patientin mit multiplen cerebralen Metastasen, die innerhalb weniger Stunden mit massivem Hirndruck symptomatisch wurden. Subjektive Beschwerden und klinische Symptomatik als Folge von intracraniellen Metastasen beginnen sonst in der Regel subakut und entwickeln sich über Tage bis wenige Wochen. Eine Hämorrhagie in die Metastase (s. Abb. 5.5), Anfälle als Initialsymptom und selten cerebrale Ischämien können für einen akuten Erkrankungsbeginn verantwortlich sein, der bei 20–25% der Patienten vorliegt (1098). Selten sind fluktuierende Verläufe mit episodischer Verschlechterung und Verbesserung; dies betrifft vor allem Persönlichkeitsveränderungen, Verwirrtheit und situationsinadäquates Verhalten. Oft liegen diesen episodischen Verschlechterungen nonkonvulsive epileptische Anfälle zugrunde, die dann konsequent antiepileptisch behandelt werden sollten (1098).

Diagnostik

Die sensitivste und zuverlässigste technische Zusatzmethode zum diagnostischen Nachweis von Gehirnmetastasen ist die Kernspintomographie (305, 1354, 1529). In der Akutsituation ist ein Computertomogramm ohne und mit Kontrastmittel ausreichend als Grundlage für eine notfall-

5. Metastatische Gehirntumoren

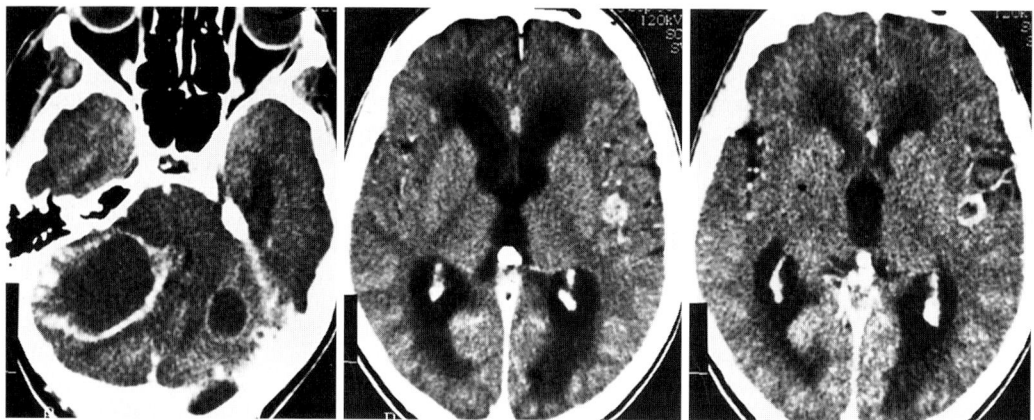

Abb. 5.1 Multiple infratentorielle und supratentorielle Metastasen bei 47jähriger Patientin mit Coloncarcinom und akuter Hirndrucksymptomatik. CCT mit Kontrastmittel.

mäßige Versorgung; das Kernspintomogramm ist jedoch für eine Indikationsstellung zur Operation unabdingbar. Ein mit Gadolinium-Kontrastmittelenhancement durchgeführtes Kernspintomogramm ist dem Computertomogramm sicher überlegen, da es sensitiver ist und auch kleine Läsionen, die nicht computertomographisch nachgewiesen werden können, insbesondere im Hirnstamm oder im Kleinhirn nachweist (vgl. Abb. 5.2). Das diagnostische Mittel der Wahl ist die T1-gewichtete Kernspinaufnahme ohne und mit Kontrastmittel, wobei in der T1-gewichteten Aufnahme ohne Kontrastmittel die metastatische Läsion normalerweise nicht zur Darstellung kommt, außer beim Vorliegen einer Hämorrhagie. Das T2-gewichtete Bild zeigt die Metastase fast immer sowie das umgebende Ödem als signalhypertense Zone, wobei Signalintensität und Homogenität des Ödems häufig ausgeprägter sind als bei der tumorösen Läsion selbst. Fast alle metastatischen Tumoren nehmen intensiv Kontrastmittel auf und sind im T1-gewichteten Bild nach Gadolinium-Gabe signalhyperintens, wobei eine zentrale Nekrose als isointense oder hypointense Zone darstellbar sein kann. Das Computertomogramm zeigt oft hypodense oder isodense Raumforderungen auf dem Nativ-Scan (vgl. Abb. 5.4 a – c), die nach Kontrastmittelgabe intensiv anreichern. Melanome, Choriocarcinome, Coloncarcinommetastasen und leukämische Absiedelungen können bereits nativ hyperdens sein. Falls das Kernspintomogramm mit T1- und T2-gewichteten Bildern sowie nach Gadolinium-Gabe keine Metastasen zeigt, kann das Vorliegen von cerebralen Metastasen mit an Sicherheit grenzender Wahrscheinlichkeit ausgeschlossen werden. Die Besonderheiten der Diagnostik bei einer leptomeningealen Tumoraussaat werden unten dargestellt (S. 332). Sämtliche andere Zusatzuntersuchungen sind unzuverlässig, dies gilt auch für das PET und das SPECT mit verschiedenen Radionukleotiden, für die Lumbalpunktion und verschiedene Tumormarker im Serum und im Liquor (43, 500). Die Differentialdiagnose ist heutzutage überwiegend eine radiologische. Dabei muß bedacht werden, daß bei Patienten mit Tumorerkrankungen und radiologischem Nachweis cerebraler Läsionen in 10% der Fälle keine Metastasen vorliegen. Hinter dem radiologischen Nachweis von Gehirnläsionen können sich andere Diagnosen, z.B. primäre Hirntumoren, Infarkte, venöse Stauungsblutungen bei Sinusvenenthrombose, eine nicht-bakterielle Endokarditis mit cerebraler Thrombembolie und andere Erkrankungen verbergen (1053). Die radiologische Differentialdiagnose umfaßt deshalb primäre Hirntumoren, insbesondere Meningeome und Gliome, cerebrovasculäre Erkrankungen, vor allem Blutungen und vasculäre Malformationen, cerebrale Embolien, cerebrale Thrombosen, Infektionsfolgen, z.B. Abszesse und progressive multifokale Leukencephalopathie, selten einmal einen großen raumfordernden MS-Plaque (1098). Bei multiplen cerebralen Herden muß differentialdiagnostisch an Parasiten, TBC-Granulome, Sarkoidosegranulome und an die seltenen multiplen cerebralen Läsionen bei Histiocytose X (Langerhans-Zell-Histiocytose) gedacht werden. Für die Operationsplanung bei cerebra-

Diagnostik **319**

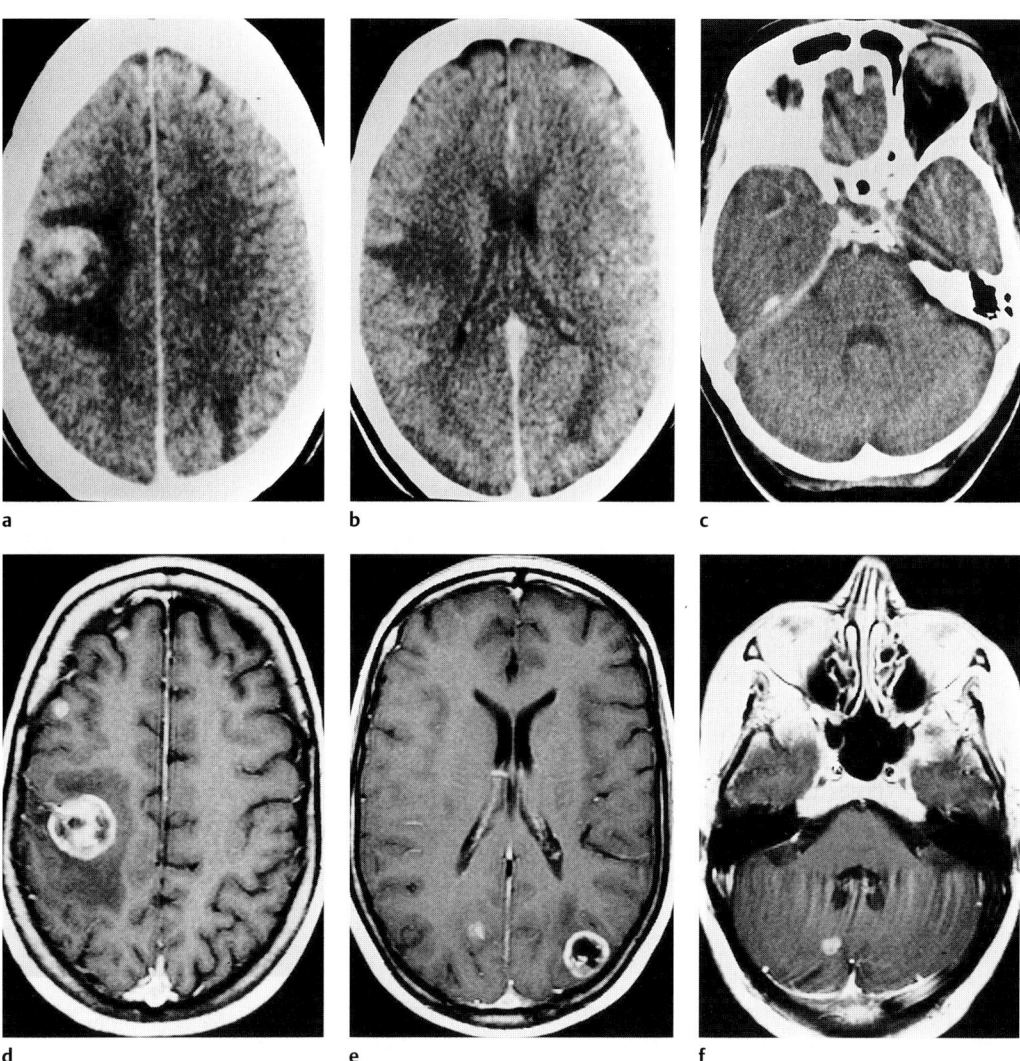

Abb. 5.2 Multiple Metastasen eines Adenocarcinoms der Lunge bei 47jähriger Patientin im CCT mit Kontrastmittel (**a, b, c**) und im MRT, T1-Wichtung mit Kontrastmittel (**d, e, f**). Multiple kleine Metastasen sind im MRT, nicht jedoch im CCT nachweisbar.

len Metastasen ist das Kernspintomogramm unbedingt erforderlich. Es ist in der Regel jedoch auch ausreichend, da es praktisch alle Metastasen nachweist, da es eine hervorragende Lokalisation erlaubt, und da oft Tumorgewebe vom umgebenden ödematös aufgeschwollenen Hirngewebe gut abgegrenzt werden kann (757). Die stereotaktische Biopsie einer vermuteten metastatischen Raumforderung im Gehirn besitzt dann eine Indikation, wenn multiple Herde vorliegen, bei denen eine andere Differentialdiagnose erwogen werden muß, die potentiell behandelbar ist. Weitere Indikationen für die stereotaktische Biopsie sind der Verdacht auf ein primäres ZNS-Lymphom, das auf keinen Fall neurochirurgisch reseziert werden sollte (s. Kapitel 2, S. 235) oder die Planung einer radio-neurochirurgischen Therapie einer vermuteten Metastase nach stereotaktischer bioptischer Sicherung (vgl. Kapitel 1, S. 75 ff).

Eine besondere Erwähnung verdient die diagnostische Aufarbeitung einer cerebralen Metastasierung bei unbekanntem Primärtumor. Wie auf S. 330 dargestellt, betrifft diese Situation etwa 10–20% der Patienten mit intracraniellen Metastasen. Diagnostisch sollte ein Computertomogramm des Thorax, des Abdomens und des kleinen Beckens durchgeführt werden, daneben eine palpatorische Untersuchung von Mammae, Hoden, Rektum und eine Inspektion der Haut (Melanom). Eine weiterführende aufwendige und zeitraubende Primärtumorsuche ist kontraindiziert, da die betroffenen Patienten rasch einer palliativen, einer Strahlen- und möglicherweise einer chirurgischen Therapie zugeführt werden müssen. Die neurochirurgische Resektion erlaubt dann ohnehin häufig über die histologische Aufarbeitung des gewonnenen Gewebes einen Rückschluß auf den unbekannten Primärtumor: Am häufigsten sind dies Bronchialcarcinome, seltener Nierencarcinome und noch seltener andere Tumoren. Das genaue diagnostische und therapeutische Procedere ist auf S. 330 dargestellt. Der im Rahmen einer nicht indizierten, extensiven Primärtumorsuche bioptisch geführte Nachweis eines bis zu diesem Zeitpunkt **unbekannten** Prostatacarcinoms oder Coloncarcinoms hat beim Vorliegen cerebraler Metastasen oft keine Bedeutung, da eine zufällige Koinzidenz in dieser Situation wahrscheinlich ist. Prostatacarcinome in situ sind im hohen Lebensalter sehr häufig, Coloncarcinome weisen in der Regel erst bei weit fortgeschrittener Tumorerkrankung cerebrale Metastasen auf, diese stellen fast nie das Erstsymptom der Erkrankung dar (210).

Spontanverlauf und allgemeine Therapie

Die mittlere Überlebenszeit bei intracranieller Metastasierung ohne Therapie beträgt ein bis zwei Monate nach Diagnosestellung (224, 599, 887). Die Planung der Therapie richtet sich nach der klinischen Gesamtsituation. Insbesondere muß unterschieden werden, ob es sich um einen Patienten mit kontrollierbarer Grunderkrankung ohne diffuse Metastasierung und mit therapeutisch beeinflußbaren cerebralen Metastasen handelt oder um einen Patienten in schlechtem Allgemeinzustand, mit disseminierter Tumorerkrankung und ggf. multipler cerebraler Metastasierung. Exemplarisch stellen Abb. 5.3 sowie 5.**4a–d** diese beiden Situationen einander gegenüber. Während die 64jährige Patientin mit solitärer Metastase bei Mammacarcinom neurochirurgisch und cytostatisch mit Erfolg behandelt wurde (Abb. 5.**3**), führte eine multiple cerebrale Metastasierung bei den Patienten in Abb. 5.**4a–d** zu einem raschen tödlichen Ende der Erkrankung. Patienten in nicht desolatem Allgemeinzustand mit chirurgisch grundsätzlich angehbaren Metastasen und mit kontrollierter bzw. kontrollierbarer Grunderkrankung werden zu einem offensiven therapeutischen Vorgehen veranlassen, wenn zu erwarten ist, daß die Grunderkrankung noch über mindestens 6 Monate beherrscht werden kann. In jedem Falle erfordert die Erstbehandlung eine suffiziente symptomatische

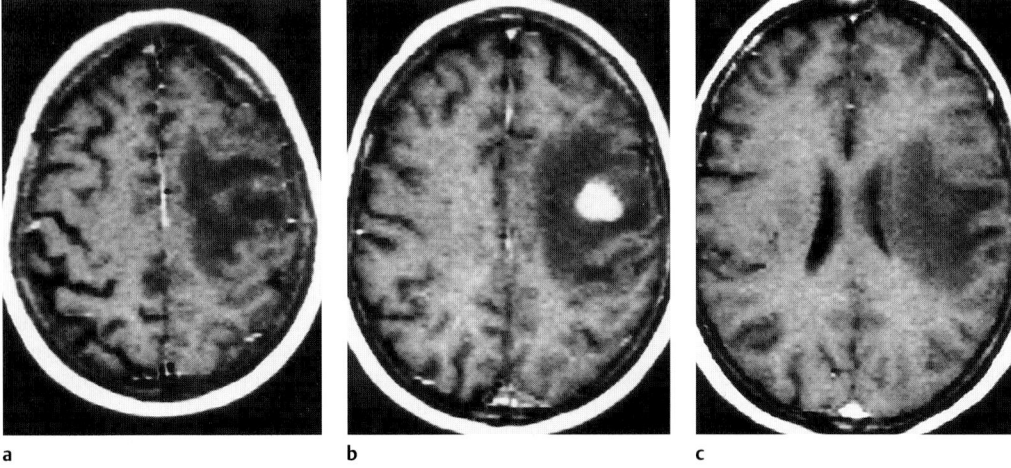

a b c

Abb. 5.**3** Solitäre Metastase bei Mammacarcinom einer 64jährigen Patientin. MRT, T1-Wichtung mit Kontrastmittel.

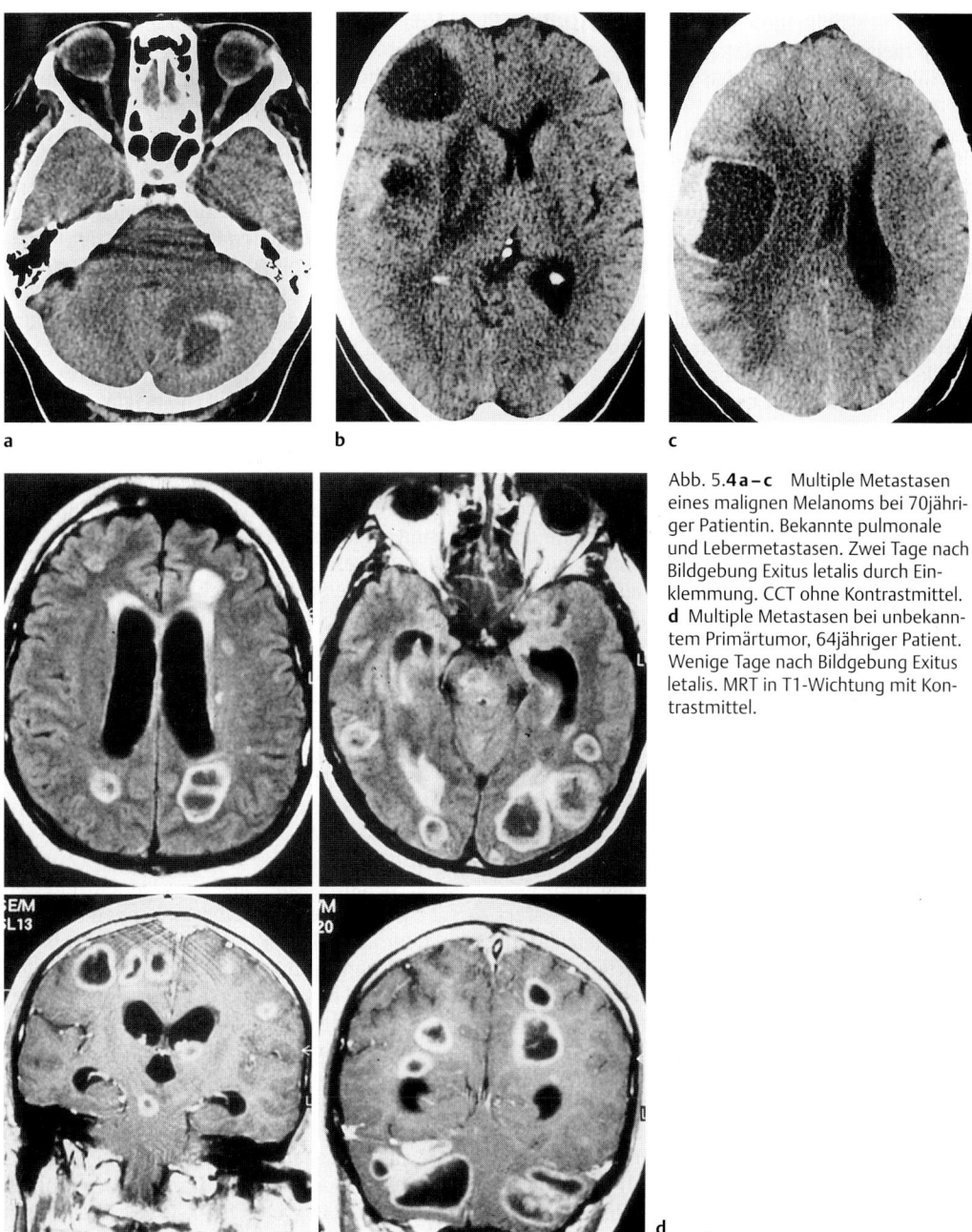

Abb. 5.**4a–c** Multiple Metastasen eines malignen Melanoms bei 70jähriger Patientin. Bekannte pulmonale und Lebermetastasen. Zwei Tage nach Bildgebung Exitus letalis durch Einklemmung. CCT ohne Kontrastmittel.
d Multiple Metastasen bei unbekanntem Primärtumor, 64jähriger Patient. Wenige Tage nach Bildgebung Exitus letalis. MRT in T1-Wichtung mit Kontrastmittel.

Therapie, unter der sich der Zustand von Patienten auch mit ungünstiger Prognose zunächst bessert.

Symptomatische Therapie

Im Vordergrund der Behandlung steht die antiödematöse Therapie, die in der Regel bereits mit 4 x 4 mg Dexamethason oral oder intravenös ausreichend ist. Bei Übelkeit und Brechreiz ist die parenterale Applikation erforderlich; es ist dann in den meisten Zentren Usus, mit höheren Dosen, z. B. mit 3 x 8 mg Dexamethason intravenös zu beginnen. Selten muß diese Dosierung länger als 48 Stunden durchgeführt werden; eine Fortsetzung der Therapie mit 4 x 4 mg Dexamethason oral ist dann in der Regel möglich. Bei der Dosisanpassung wird man sich nach dem klinischen Erfolg richten. Die früher übliche initiale hochdosierte Gabe von Dexamethason, z. B. 1 mg pro kg KG als Bolusinjektion ist der notfallmäßigen Behandlung einer drohenden Temporallappenherniation vorbehalten, wobei sie dann mit anderen hirndrucksenkenden Maßnahmen (Sorbitinfusion, Hyperventilation, ggf. externe Liquorabflußdrainage) kombiniert wird. Die Therapie der Hirndrucksenkung im allgemeinen und die Prinzipien der Behandlung bei drohender transtentorieller Herniation werden im Kapitel 1, S. 93 ff besprochen. Bei cerebralen Krampfanfällen ist eine antiepileptische Einstellung vorzunehmen, wie im Kapitel 1, S. 96 ff beschrieben. In aller Regel wird man eine antiepileptische Medikation mit Phenytoin durchführen, dies deshalb, weil Phenytoin rasch aufdosiert und notfalls auch parenteral gegeben werden kann und weil Phenytoin keine Granulozytopenie auslöst, die bei einer zusätzlichen Chemotherapie unerwünscht wäre.

■ Strahlentherapie

Die Strahlentherapie ist die am häufigsten eingesetzte Behandlungsmethode cerebraler Metastasen. Primäre Therapie ist sie für multiple oder neurochirurgisch nicht resezierbare Metastasen oder für singuläre Metastasen bei fortgeschrittener Primärtumorerkrankung. Allerdings wird durch eine palliative Ganzhirnbestrahlung mit einer Gesamtdosis von 30–40 Gy lediglich eine mittlere Überlebenszeit von ca. 4–5 Monaten nach Diagnosestellung zu erzielen sein (333, 583). Bei einem unselektionierten Patientenkollektiv mit Primärtumoren unterschiedlicher Histologie beträgt die Überlebensfraktion nach einem Jahr unter dieser Strahlentherapie lediglich 10–15% (583). Bei Patienten mit ausnahmslos günstigen prognostischen Prädiktoren beträgt die Überlebensfraktion nach einem Jahr unter einer konventionellen Ganzhirnbestrahlung jedoch über 50%; klinisch prognostisch günstige Prädiktoren sind dabei ein Lebensalter unter 60, ein Karnofsky-Index von 70–100, ein therapeutisch kontrollierter oder nicht mehr nachweisbarer Primärtumor und das Fehlen extraneuraler Metastasen (333). Die Strahlentherapie muß unter Dexamethason-Schutz durchgeführt werden, wobei initial 3 x 4 mg Dexamethason gegeben werden sollten, die unter der Radiatio in der Regel reduziert und schließlich gegen Ende der Bestrahlung abgesetzt werden sollen. Man wird bestrebt sein, die Radiatio möglichst rasch und auf ambulanter Basis durchzuführen. Nach den Ergebnissen der Radiation Therapy Oncology Group (RTOG) darf eine Gesamthirnbestrahlung mit einer Dosis von 30–40 Gy als etabliert gelten (333, 730, 770). Eine randomisierte, kontrollierte RTOG-Studie, in der vier Therapiearme miteinander verglichen wurden (48 Gy, 54,4 Gy, 64 Gy, 70,4 Gy) zeigte eine statistisch signifikante Dosis-Wirkungsbeziehung mit längeren Überlebenszeiten und größeren Überlebensfraktionen bei ansteigenden Strahlendosen (377). Hohe Strahlendosen, namentlich über 50 Gy, sind jedoch mit einer höheren Rate von akuten und verzögerten Strahlenkomplikationen verbunden; so verschlechterten sich bei einer Dosis über 50 Gy mehr als 30% der so behandelten Patienten in ihrem neurologischen Untersuchungsbefund während der Radiatio (377). Insgesamt wird die Rate von Strahlenspätschäden, die im Mittel ein Jahr nach Radiatio auftreten, bei therapeutischer Ganzhirnbestrahlung zwischen 30 und 40 Gy mit 10–15% beziffert (312, 313, 793).

Retrospektiv erhobene Daten weisen darauf hin, daß Einzelstrahlendosen von über 2 Gy mit einem höheren Risiko einer Strahlenencephalopathie behaftet sind als niedrige Einzeldosen (312); noch höhere Einzeldosen können mit akuten neurologischen Verschlechterungen bis hin zur tödlichen Herniation verbunden sein (1524). Deshalb wird empfohlen, bei cerebralen Metastasen Einzeldosen von 2 Gy nicht zu überschreiten und diese dann bis zu einer Gesamtdosis von etwa 30–40 Gy über einen Zeitraum von ca. 3–4 Wochen zu kumulieren (1098).

Kontrovers wird die Frage diskutiert, ob nach einer chirurgischen Resektion cerebraler Metastasen eine postoperative Ganzhirnbestrahlung indiziert ist oder nicht (1054, 1098). Theoretisch besitzt die postoperative Ganzhirnbestrahlung den Vorteil, bei inkompletter Tumorresektion und/oder bei radiologisch nicht nachweisbarer Mikrometastasierung noch vorhandene Tumorzellen abzutöten (1098). Ein solcher theoretischer Vorteil wurde jedoch noch nie in einer retrospektiven, autoptisch untermauerten oder in einer prospektiven, randomisierten Therapiestudie belegt (1054). In mehreren retrospektiven Studien wiesen Patienten, die zusätzlich zu einer neurochirurgischen Metastasektomie bestrahlt wurden, längere Zeiten bis zum Auftreten eines cerebralen Rezidivtumors auf als nach alleiniger Resektion (313, 521, 1298). Die mittleren Überlebenszeiten bzw. 5-Jahres-Überlebensfraktionen bei Einsatz der zwei unterschiedlichen Therapieverfahren waren jedoch in drei Studien praktisch gleich (40, 345, 521); in einer Studie war ein günstigerer Trend für die kombiniert behandelten Patienten statistisch nicht signifikant (313). In der umfassendsten, differenziertesten retrospektiven Untersuchung an insgesamt 229 Patienten zeigte sich jedoch ein hoch signifikanter Unterschied zu Gunsten von Patienten, die nach chirurgischer Resektion einer cerebralen Metastase nachbestrahlt wurden im Vergleich zur Operation allein; dieser Unterschied bestand jedoch nur, wenn keine systemische Metastasierung vorhanden war (1298). Nach dieser Datenlage kann empfohlen werden, bei kontrollierter Primärtumorerkrankung und Fehlen von extraneuralen Metastasen die neurochirurgische Tumorresektion mit einer Ganzhirnbestrahlung von 30–40 Gy über 3–4 Wochen zu kombinieren.

Über die Strahlenempfindlichkeit unterschiedlicher Histologien gibt es widersprüchliche Angaben. Sicher können cerebrale Metastasen eine andere Strahlenempfindlichkeit aufweisen als die zugrundeliegenden Primärtumoren; die cerebralen Metastasen von Mamma- und von Bronchialcarcinomen sprechen möglicherweise besser auf eine Bestrahlung an als die von Hypernephromen und Coloncarcinomen (1099). Eine Schrumpfung cerebraler Metastasen von malignen Melanomen, von Coloncarcinomen oder von Hypernephromen wird in der Regel nicht gesehen, wobei einzelne Ausnahmen möglich sind (1098). Wenngleich die Überlebenszeiten nicht wesentlich verlängert werden, ist die Strahlentherapie eine effiziente palliative Therapie, da etwa zwei Drittel bis drei Viertel der Patienten eine passagere klinische Besserung aufweisen und da eine Untergruppe der Patienten Überlebenszeiten von mehr als einem Jahr erreicht (333). Insgesamt sprechen kleine Parenchymläsionen besser an als große; das Vorhandensein von mehr als drei Metastasen ist prognostisch ungünstig (1352), ebenso das Auftreten von cerebralen Metastasen unter einer Chemotherapie (207).

In ausgewählten Fällen vermag eine *fokale Bestrahlung* die Wirksamkeit einer zusätzlichen Ganzhirnbestrahlung zu verbessern. Zur Verfügung stehen die konventionelle externe Zielbestrahlung, die stereotaktische Radio-Neurochirurgie mit dem sogenannten Gamma-Knife oder einem Linearbeschleuniger und die interstitielle Brachytherapie mit stereotaktisch in die Tumorhöhle eingebrachten lokalen Strahlern, in der Regel temporäre J125 Radionukleotide (97, 372, 834, 1411); s. auch Kapitel 1, S. 153 ff. Mit den fokalen Strahlentherapieverfahren kann unter der Voraussetzung einer Begrenzung der Parenchymmetastase auf einen Ausmesser von nicht mehr als 2–3 cm oft eine exzellente lokale Kontrolle des Tumorwachstums erzielt werden. Mikrometastasen und eine multiple Metastasierung im Gehirnparenchym können selbstverständlich nicht beeinflußt werden. Deshalb erbrachte auch eine Untersuchung, bei der lediglich eine externe Zielbestrahlung auf das Tumorbett durchgeführt wurde, keine Verlängerung der Überlebenszeit (601). Aufgrund ihrer lokalen Wirksamkeit sind die radio-neurochirurgischen Techniken bei singulären Metastasen in ihrer Effizienz der operativen Resektion einer Gehirnmetastase wahrscheinlich vergleichbar. Ob diese als schonende Alternative propagierten Therapieverfahren denselben Stellenwert und möglicherweise eine günstigere Wirtschaftlichkeit als die Operation erzielen werden, wird kontrovers diskutiert (1058, 1180).

Unter gewissen Umständen ist es möglich und sinnvoll, cerebrale Metastasen, die nach einer Vorbestrahlung des Gehirns rezidivieren, erneut zu bestrahlen. An einer unkontrollierten Serie von 52 Patienten mit Rezidiven cerebraler Metastasen bei unterschiedlichen Primärtumoren konnte gezeigt werden, daß etwa 40% ein nachweisbares Ansprechen auf die **erneute Bestrahlung** aufwiesen und daß die Überlebenszeit der Gesamtgruppe im Schnitt 5 Monate nach der zweiten Bestrahlung aufwies. Alle Patienten waren mit ca. 30 Gy Ganzhirnbestrahlung vorbehandelt worden, zeigten danach einen mindestens 4 Monate währenden stabilen Verlauf und wurden danach noch einmal mit 25 Gy behandelt (269).

Ob eine „prophylaktische" Ganzhirnbestrahlung bei kleinzelligen Bronchialcarcinomen indiziert ist, wird kontrovers diskutiert. Diese Tumoren bergen ein hohes Risiko, eine cerebrale Metastasierung zu verursachen, und die Tumorzellen sind bis zu einem bestimmten Grade strahlensensibel. So konnte in einer Serie die 2-Jahres-Überlebensfraktion bei diesen Tumoren durch eine sogenannte prophylaktische Ganzhirnbestrahlung von 14 auf 56% erhöht werden (1166); diese günstigen Ergebnisse wurden von anderen Autoren (782) nicht berichtet. Diese Untersucher und andere Arbeitsgruppen (793, 814) fanden einen nicht unerheblichen Einfluß auf neuropsychologische und motorische Fähigkeiten nach Ganzhirnbestrahlung bei den betroffenen Patienten. Eine verbindliche Therapieempfehlung zur prophylaktischen Ganzhirnbestrahlung bei kleinzelligen Bronchialcarcinomen kann deshalb nicht ausgesprochen werden.

■ Operation

Vor dem Hintergrund der bislang sehr zurückhaltenden therapeutischen Einstellung bei cerebraler Metastasierung ist anzunehmen, daß zahlreiche Tumorpatienten, für die eine Operation potentiell in Frage kämen, dem Neurochirurgen nicht vorgestellt werden. Seit der randomisierten Studie durch Patchell u. Mitarb. an ingesamt 48 Patienten zur Überprüfung der Wirksamkeit einer operativen Therapie bei singulären Metastasen des Gehirns ist die Operation einer einzelnen Metastase bei beherrschbarer Grunderkrankung zusätzlich zur Strahlentherapie etabliertes Behandlungsverfahren (1053). Die mittlere Überlebenszeit der chirurgisch und strahlentherapeutisch behandelten Patienten lag bei 40 Wochen, die der nur mit Strahlentherapie behandelten Patienten bei 15 Wochen; die Zeitspanne ohne wesentliche neurologische Behinderungen lag für die chirurgisch behandelten Patienten bei 38 Wochen nach der Operation und für die nur mit Strahlentherapie behandelten Patienten bei 8 Wochen nach Beginn der Strahlentherapie. Lokale Rezidive waren mit über 50% bei den nur mit Strahlentherapie behandelten Patienten sehr viel häufiger als bei den chirurgisch behandelten Patienten (20%). Der überlegene Effekt einer kombinierten chirurgischen Resektion+Strahlentherapie im Vergleich zur Radiatio allein wurde in einer niederländischen, randomisierten Studie bei Patienten mit singulären cerebralen Metastasen ebenfalls nachgewiesen; der Erfolg der Kombinationstherapie war bei Patienten mit kontrollierter extracerebraler Tumorerkrankung am größten (990). Eine bislang lediglich in Abstractform erschienene randomisierte Studie zur Wirksamkeitsüberprüfung der Operation bei cerebralen Metastasen, erbrachte diskrepante Befunde und keinen Unterschied in Bezug auf die Überlebenszeit von operativ und strahlentherapeutisch behandelten Patienten im Vergleich zu ausschließlich strahlentherapeutisch behandelten Patienten (940); detaillierte klinische Daten dieser Studie müssen jedoch abgewartet werden.

Die Untersuchungen von Patchell u. Mitarb. und die niederländische Multi-Center-Studie bestätigten mehrere unkontrollierte Therapiestudien an selektionierten Patienten (861, 1052, 1149, 1204). Bei sorgfältiger Indikationsstellung und Operationsplanung liegt die Operationsmortalität bei singulären Metastasen um 2–4%, die Verschlechterung vorbestehender neurologischer Symptome zwischen 5 und 10% (1099) und die mittlere Verweildauer im Krankenhaus bei unter 10 Tagen (110, 1507). In einer Studie an 231 Patienten mit Gehirnmetastasen von Bronchialcarcinomen lagen die 1-, 2-, 3- und 5-Jahres-Überlebensraten bei 46%, 24%, 15% und 13% (1507): Prognostisch günstig waren in dieser Studie das Vorliegen von singulären Metastasen, eine supratentorielle Metastasenlokalisation, ein guter klinischer Zustand, eine komplette Resektion des Primärtumors und das Fehlen systemischer Metastasen. Hinweise aus einer retrospektiven Untersuchung legen nahe, daß auch bei einer vollständigen Resektion multipler Gehirnmetastasen vergleichbare Ergebnisse erzielt werden können wie bei der chirurgischen Exstirpation einer singulären Metastase (110): Die mittlere Überlebenszeit nach makroskopisch kompletter Resektion multipler Hirnmetastasen lag wie die mittlere Überlebenszeit einer Vergleichsgruppe von Patienten mit singulären Gehirnmetastasen bei 14 Monaten; die operationsbedingte Mortalität lag in der Gruppe mit multiplen Gehirnmetastasen bei 4%, in der Gruppe von Patienten mit singulären Hirnmetastasen bei Null (110). In einer anderen retrospektiven Untersuchung konnten diese Befunde nicht bestätigt werden (550): Hier lag die mittlere Überlebenszeit nach operativer Resektion und postoperativer Ganzhirnbestrahlung für 28 Patienten mit singulären Metastasen bei 12 Monaten, für 18 Patienten mit multiplen cerebralen Metastasen nur bei 5 Monaten. Die Tatsache, ob eine makroskopisch komplette Resektion gelang oder nicht, hatte ebenfalls einen Einfluß auf die Überlebenszeit; diese lag für Patienten nach kompletter Resektion bei 15 Monaten, für Patienten nach inkompletter Resektion bei 11 Monaten. Leider wurde nicht aufgeschlüsselt, ob inkomplette Resektionen häufiger bei multiplen als bei singulären Hirnmetastasen gelangen (550). Bei Rezidiven zuvor operierter Gehirnmetastasen vermag die **Reoperation** in selektionierten Fällen ebenfalls eine nennenswerte Verbesserung der Überlebenszeit und der Lebensqualität zu erzielen: Bei 48 reoperierten Patienten mit Rezidiven cerebraler Metastasen lag die mittlere Überlebenszeit nach Rezidivoperation bei 11,5 Monaten (109). In dieser Untersuchung konnte gezeigt werden, daß ein Lebensalter unter 40, ein Zeitintervall nach der Erstoperation bis zum Auftreten des Rezidivs von mehr als vier Monaten, andere Tumorhistologien als Mammacarcinome und maligne Melanome und das Fehlen von systemischen Metastasen sowie ein guter klinischer Zustand (Karnofsky-Index größer oder gleich 70) prognostisch günstige Parameter darstellen (109).

Die Häufigkeit von Gehirnmetastasen, ihre damit verbundene gesundheitspolitische Bedeutung, die offensichtliche Wirksamkeit einer kombinierten Operations- und Strahlentherapie und auf der anderen Seite der enorme wirtschaftliche Druck, der auf den Krankenversicherungsträgern lastet, beleben zumindest in den USA eine Diskussion um die Finanzierbarkeit einer solchen Therapie (1058). Sicher ist, daß in selektionierten Fällen eine wesentliche Verbesserung der Lebensqualität, unter Umständen mit Wiedererlangen der Arbeitsfähigkeit und eine signifikant verlängerte Lebensspanne erzielt werden können. Kein Zweifel besteht auch daran, daß durch eine operative Resektion (kombiniert mit einer Ganzhirnbestrahlung von 30–40 Gy) bei Kontrollierbarkeit der Grunderkrankung die Fraktion der Langzeitüberleber signifikant erhöht werden kann; die 5-Jahres-Überlebensfraktionen liegen zwischen 13% (1506) und 30% (861). Somit stellt dieser maximale Therapieansatz für eine Untergruppe von Patienten vielleicht sogar eine „kurative Therapie" dar.

In Anlehnung an Posner (1098) werden folgende vorläufige Kriterien zur Indikation einer operativen Therapie bei cerebralen Metastasen vorgeschlagen:

1. Die Operation ist zur Histologiegewinnung sinnvoll, wenn eine (begrenzte) Primärtumorsuche erfolglos verlief und die cerebrale Metastase chirurgisch angehbar ist.
2. Patienten mit chirurgisch angehbaren singulären (oder multiplen) Metastasen, deren Grunderkrankung durch Chirurgie, Strahlentherapie und/oder Chemotherapie für wahrscheinlich mindestens 6 Monate kontrolliert werden kann, werden von einer chirurgischen Exstirpation profitieren, wenn ihr klinischer Zustand nicht a priori desolat ist.
3. Es sollte unwahrscheinlich gemacht werden, daß Histologien vorliegen, bei denen eine Strahlen- und/oder Chemotherapie den Verlauf allein günstiger beeinflussen als eine operative Resektion; dies sind primär cerebrale oder metastatische Lymphome, Keimzelltumoren und möglicherweise in Zukunft kleinzellige Bronchialcarcinome.
4. Nach erfolgreicher Erstoperation und guter Lebensqualität im rezidivfreien Intervall von mindestens 4 Monaten Dauer kann die Indikation zur Reoperation gestellt werden, wenn die Bedingungen noch gelten, die bei der Erstoperation vorlagen.

Chemotherapie

Es mehren sich die Hinweise, daß für bestimmte Tumorhistologien die Chemotherapie allein oder in Kombination mit einer Strahlentherapie einen günstigen palliativen Einfluß auf cerebrale Metastasen hat. Dies trifft wohl insbesondere zu für Mammacarcinome (1167), kleinzellige Bronchialcarcinome (753) und möglicherweise auch für einen Teil der Neuroblastome (583). Eine Zusammenfassung der Chemotherapieergebnisse bis 1992 findet sich bei Hoang-Xuang et al. (583). Indikation, Risiken und Behandlungserfolge mit der Chemotherapie werden bei der speziellen Therapie der Metastasen (s. unten) besprochen, da die Wirksamkeit bei unterschiedlichen Tumorhistologien sehr variabel ist. An dieser Stelle sollen nur einige grundsätzliche Überlegungen zur Chemotherapie bei cerebralen Metastasen angestellt werden:

1. Selbst wenn der Primärtumor chemotherapiesensibel ist, sprechen häufig die cerebralen Metastasen nicht mehr auf eine Cytostase an, weil die cerebrale Metastasierung oft in einem Spätstadium des Tumorleidens mit zunehmender Entdifferenzierung bzw. Selektion resistenter Zellen auftritt.
2. Im Gehirn müssen ausreichende Konzentrationen der cytostatischen Substanz erreicht werden; die Blut-Hirn-Schranke ist zwar bei Metastasen in der Regel nicht intakt, mit dieser Einschränkung gelten jedoch dieselben pathophysiologischen Bedingungen wie für die Chemotherapie der primären Hirntumoren (vgl. auch Kapitel 1, S. 158ff).

3. Ob die pharmakokinetische Limitierung durch eine Modidikation der regionalen Hirndurchblutung oder durch eine „Öffnung" der Blut-Hirn-Schranke umgangen werden kann, ist nach den Kriterien eines klinischen Erfolges unbewiesen.
4. Eine Chemotherapie kann vor einer Strahlentherapie erwogen werden, wenn nicht eine neurologische Beschwerdesymptomatik oder gar eine Verschlechterung des Zustandsbildes eine rasche Strahlentherapie erforderlich macht. In diesem Falle ist es wünschenswert, daß keine Steroide gegeben werden, weil diese die Blut-Hirn-Schranke zusätzlich abdichten. Unter diesen Voraussetzungen kann die Chemotherapie das therapeutische Arsenal gegen cerebrale Metastasen durchaus erweitern.

Spezielle Therapie

Unterschiedliche Histologien von Primärtumoren, die einer cerebralen Metastasierung zugrunde liegen, weisen unterschiedliche Spontanverläufe, unterschiedliche Chemotherapie-Empfindlichkeiten und z.T. therapeutische Besonderheiten auf (z.B. Antiöstrogene bei Mammacarcinomen), die eine gesonderte Besprechung bestimmter Histologien gerechtfertigt erscheinen lassen. Die folgenden Ausführungen sollen nicht gemessen werden an onkologischen Kapiteln in Textbüchern der entsprechenden medizinischen Disziplinen (Gynäkologie, Pulmonologie, Dermatologie etc.). Es soll jedoch der neurochirurgische und neurologische Blick dafür geschärft werden, daß differente Histologien von intracraniellen Metastasen eine differenzierte interdisziplinäre Vorgehensweise erfordern.

Mammacarcinome

Metastasen von Mammacarcinomen, die das ZNS betreffen, treten in der Regel im Spätstadium der Erkrankung auf. In einer großen Autopsie-Studie an 1044 Fällen von Mammacarcinomen waren bei 309 betroffenen Patienten (30%) ZNS-Metastasen nachweisbar. Nur bei drei (!) dieser Fälle war das ZNS das einzige von Metastasen befallene Organ (1397).

Insgesamt 86% der untersuchten Fälle wiesen Metastasen in *mehreren* weiteren Organen auf, darunter am häufigsten in Lymphknoten, Knochen, Lungen und Leber mit jeweils über 75%. Nur bei einem Drittel der betroffenen Patienten waren die ZNS-Metastasen klinisch symptomatisch. Bei diesen waren in drei Viertel der Fälle das Gehirn, bei der Hälfte auch oder ausschließlich die Dura, bei einem Drittel auch oder ausschließlich die Leptomeningen und bei weiteren 20% das Spinalmark und die spinale Dura betroffen (1397). Die mittlere Überlebenszeit nach Diagnosestellung dieser in den Jahren zwischen 1959 und 1979 beobachteten Fälle betrug 33 Tage (1397). Die Klinik entsprach der auf S. 317 dargestellten Symptomatik.

In der zitierten Autopsie-Studie waren 42% der Hirnmetastasen singuläre Läsionen. Dies unterstreicht, daß für die neurochirurgische und radiologische Therapieplanung die Behandelbarkeit der Grunderkrankung ausschlaggebend ist. Sowohl lokoregionale Rezidive als auch Metastasen in anderen Organen können heute wesentlich besser als vor 10 oder 20 Jahren durch den Einsatz von Radiatio, Chemotherapie und Antiöstrogenen behandelt werden (1172). In Einzelfällen wird die cerebrale Metastasierung bei Mammacarcinomen mehr als 10 Jahre überlebt (984). Es konnte gezeigt werden, daß Östrogen-Rezeptor-positive ZNS-Metastasen durch das Antiöstrogen Tamoxifen schrumpfen oder passager völlig verschwinden können (260, 534). Cerebrale Metastasen nehmen Tamoxifen und seine aktiven Metabolite in sehr viel höherer Konzentration auf als umgebendes Gehirngewebe (816). Die ZNS-Metastasen können an Größe abnehmen oder in Einzelfällen ganz verschwinden (534). Eine Dosierung von 3 x 10 mg bis 3 x 20 mg/die wird empfohlen. Bei dem Versagen von Tamoxifen kann das Antiöstrogen Torinifene in einer Dosierung von 120 mg/die versucht werden, was dann allerdings nur in Einzelfällen zu einem Ansprechen der Metastasen führt (1172). Für die operative Resektion gelten die auf S. 325 gemachten Empfehlungen. Da es gerade bei Mammacarcinomen erhebliche Verbesserungen in der Behandelbarkeit von pulmonalen und ossären Metastasen gegeben hat, sollte die Entscheidung über ein weiteres neurochirurgisches Vorgehen auch bei multipler systemischer Metastasierung nur in Absprache mit dem gynäkologischen Onkologen gefällt werden. Östrogen-Rezeptor-positive Tumoren können unter Umständen auch bei multipler systemischer Metastasierung noch über Monate bis Jahre stabilisiert werden. Für die ZNS-Metastasen von Mammacarcinomen konnte eine Chemotherapie-Empfindlichkeit in bis zu 40% der Fälle nachgewiesen werden (147, 338, 1167). Ein etabliertes Chemotherapie-Verfahren ist die orale Applikation von Cyclophosphamid 100 mg/m² Körperoberfläche (KOF) pro die von Tag 1–14, die intravenöse Gabe von Methotrexat 40 mg/m² KOF an Tag 1 und Tag 8 und die intravenöse Gabe von 5-Fluorouracil 600 mg/m² KOF an Tag 1 und an Tag 8 in 4wöchentlichen Intervallen für 8 Zyklen (147). Neue Hochdosisverfahren bei metastasierendem Mammacarcinom umfassen ebenfalls die Gabe von 5-Fluorouracil als kontinuierliche Infusion zusammen mit Epirubicin und Cisplatin (654). Zahlreiche andere cytotoxische Substanzen werden derzeit in klinischen Studien untersucht und sollten bei Patienten in nicht desolatem Zustand auch bei cerebraler Metastasierung immer erwogen werden. Die Chemotherapie zur Behandlung von ZNS-Metastasen steht derzeit in ihrer Bedeutung jedoch hinter der Strahlentherapie zurück, durch die bei drei Viertel der Patienten eine unmittelbare palliative Wirkung mit Besserung des neurologischen Zustandes erzielt werden kann (1097, 1099).

Bronchialcarcinome

Bronchialcarcinome sind die häufigsten Primärtumoren für ZNS-Metastasen, in einer Serie von 135 unselektionierten Patienten mit symptomatischen Gehirnmetastasen waren nahezu die Hälfte Patienten mit zugrundeliegenden Bronchialcarcinomen (1097). Etwa ein Drittel aller Patienten mit Bronchialcarcinomen, die autoptisch untersucht wurden, zeigten intracranielle Metastasen (1097). Oft stellt die cerebrale Metastase das Erstsymptom der Lungenkrebserkrankung dar (1389). Die Therapie der Grunderkrankung ist bei Bronchialcarcinomen abhängig von der Histologie: Während kleinzellige Bronchialcarcinome in der Regel primär chemotherapeutisch behandelt werden, werden nicht kleinzellige Bronchialcarcinome bei chirurgischer Angehbarkeit des Primärtumors operativ entfernt und nachbestrahlt. Dies hat Einfluß auf die Therapie der ZNS-Metastasierung. Sowohl für kleinzellige, als auch für nicht kleinzellige Bronchialcarcinome wird bei multiplen intracraniellen Metastasen eine Strahlentherapie empfohlen, wie auf S. 322 dargestellt. Darüber hinaus zeigen mehrere retrospektive, nicht kontrollierte Studien, daß bei Beherrschbarkeit der Grunderkrankung und chirurgischer Angehbarkeit von singulären intracraniellen Metastasen die Prognose bei nicht kleinzelligen Bronchialcarcinomen durch eine Kombination von Operation und Bestrahlung der intracraniellen Metastasen deutlich gebessert werden kann (192, 861, 869, 1052, 1263, 1338). In den beiden kontrollierten, randomisierten, prospektiven Studien zur Evaluierung von Operation und Strahlentherapie singulärer Gehirnmetastasen versus einer Strahlentherapie allein waren 37 (1053) bzw. 33 (990) Bronchialcarcinome eingeschlossen. Dabei zeigte die erste Studie eine statistisch hoch signifikante Verlängerung der Überlebenszeit nach Operation und Strahlentherapie im Vergleich zur Strahlentherapie allein und die zweite Studie einen statistisch nicht signifikanten, aber deutlichen Trend zu einer verlängerten Überlebenszeit nach Strahlentherapie und Operation. In unkontrollierten Studien lagen die mittleren Überlebenszeiten nach Diagnosestellung unter Einsatz einer Maximaltherapie (Resektion und Nachbehandlung des Primärtumors, Resektion der cerebralen Metastase, Ganzhirnbestrahlung mit 30–40 Gy) zwischen 11 Monaten (1507) und 2,3 Jahren (869). Die längste berichtete Überlebenszeit nach Craniotomie liegt bei 18,3 Jahren (869). Diese Häufigkeit des Auftretens von cerebralen Metastasen im Krankheitsverlauf wird auch durch radiologische Untersuchungsserien belegt (1519). Im Gegensatz zu nicht kleinzelligen zeigen kleinzellige Bronchialcarcinome eine gute Chemotherapie-Empfindlichkeit (753). In einer Zusammenstellung von 11 Untersuchungsserien, die insgesamt 1688 Patienten umfaßte, lag die Häufigkeit von ZNS-Metastasen bei der Erstdiagnose eines kleinzelligen Bronchialcarcinoms bei 10%, wobei weitere 20% der Patienten im Verlauf ZNS-Metastasen entwickelten (1056). Wirksame Substanzen sind in erster Linie Cyclophosphamid, Methotrexat, Procarbazin, Etoposide, Ifosfamid, Vinka-Alkaloide und Decarbazin (753, 754). Kontrollierte Studien zum Vergleich der Chemotherapie bei cerebralen Metastasen von kleinzelligen Bronchialcarcinomen mit der Strahlentherapie allein liegen nicht vor. Eine Analyse von 12 unkontrollierten Studien mit insgesamt 116 eingeschlossenen Patienten zeigt jedoch eine Ansprechrate auf eine Chemotherapie bei 76% und beim Auftreten eines cerebralen Rezidivs nach Bestrahlung von immerhin noch 42% (753).

In zwei kleinen unkontrollierten Studien zeigte eine Hochdosis Etoposide-Therapie mit 1,5 g/m² KOF eine Ansprechrate von jeweils über 40% (720, 1100), beide Studien wiesen jedoch eine unakzeptable Toxizität mit mehr als 20% behandlungsinduzierten Todesfällen auf. Bei einer Kombination von Cyclophosphamid, Vincristin und Etoposide bei 19 Patienten mit kleinzelligen Bronchialcarcinomen, die z.T. in Remission nach Strahlentherapie war, zeigten eine mittlere Überlebenszeit von 7 Monaten (1400). In einer kontrollierten, randomisierten Studie an insgesamt 100 Patienten mit Gehirnmetastasen von Bronchialcarcinomen (nur 10 kleinzellige Bronchialcarcinome) wurde eine Gruppe mit einer Strahlentherapie allein, eine weitere Behandlungsgruppe mit Strahlentherapie plus Nitroseharnstoffen und eine weitere Behandlungsgruppe mit Strahlentherapie plus Nitroseharnstoffen plus Tigafur behandelt. Eine Tumorregression um mehr als 50% wurde bei ca. 70% der beiden mit Chemotherapie behandelten Patientengruppen und nur bei einem Drittel der allein mit Strahlentherapie behandelten Patienten gesehen. Die mittleren Überlebenszeiten unterschieden sich in den drei Gruppen jedoch nicht (1407).

Zusammenfassend ist zum jetzigen Zeitpunkt die Überlegenheit einer Kombinationstherapie aus Strahlentherapie und Chemotherapie gegenüber der Strahlentherapie allein bei cerebralen Metastasen von kleinzelligen Bronchialcarcinomen nicht bewiesen.

Nach der retrospektiven Analyse von Kristensen u. Mitarb. darf bei dieser Histologie jedoch eine primäre Chemotherapie versucht werden, falls keine relevanten neurologischen Symptome vorliegen; auch beim Rezidiv von cerebralen Metastasen nach einer Strahlentherapie ist ein Behandlungsversuch mit z.B. Etoposide, Procarbazin und/oder Nitroseharnstoffen gerechtfertigt (753).

■ Maligne Melanome

Maligne Melanome sind um den Faktor 5 bis 6 seltener als Bronchialcarcinome oder Mammacarcinome (1097), sie nehmen an Häufigkeit jedoch zu. In Autopsie-Serien wird die Häufigkeit intracranieller Metastasen mit 16% (1097) bis 75% (1330) angegeben. Der Prozentsatz symptomatischer cerebraler Metastasen, die von malignen Melanomen ausgehen, liegt bei ca. 10% (1097). In Ländern mit hoher UV-Exposition machen maligne Melanome bei jungen Menschen die häufigsten malignen Tumoren aus. Cerebrale Metastasen können das Erstsymptom eines malignen Melanoms darstellen oder mit einer Latenz von bis zu 17 Jahren nach Erstdiagnose des Primärtumors auftreten (1330). Der prozentuale Anteil singulärer cerebraler Metastasen liegt bei 15% (301) bis 46% (1330); mehr als 20 cerebrale Metastasen sind keine Rarität (301). Dennoch weist die Mehrheit der Patienten drei oder weniger cerebrale Metastasen auf, die häufig einer chirurgischen oder radio-neurochirurgischen Intervention zugänglich sind (301). Eine leptomeningeale Tumoraussaat betrifft ca. 10% der Patienten mit ZNS-Metastasierung (301, 1132). Die Primärtumoren sind überwiegend am Integument des Stammes, seltener an den Extremitäten und im Nacken-Hals-Bereich lokalisiert (1330). Ein klinisches und radiologisches Kennzeichen maligner Melanommetastasen ist ihre Neigung zu intratumoralen Blutungen, die in großen Serien mit 20 bis 35% angegeben wird (194, 731, 1132). Ein Drittel der Patienten mit cerebralen Metastasen weisen keine nachweisbaren extracraniellen Tumormanifestationen auf (1330); die Mehrheit der Patienten stirbt bei malignen Melanommetastasen an der intracraniellen Tumormanifestation (301). Aus diesem Grund ist die effiziente Behandlung der cerebralen Tumormanifestation für die betroffenen Patienten von entscheidender Bedeutung. Für maligne Melanommetastasen wird durch die konventionelle Ganzhirnbestrahlung bei mehr als zwei Drittel der betroffenen Patienten ein vorübergehender palliativer Behandlungseffekt erreicht (205, 238). Im Rahmen einer retrospektiven, nicht randomisierten Studie wurden 49 von 129 Patienten mit cerebralen Metastasen craniotomiert und soweit möglich eine makroskopische Resektion der intracraniellen Metastasen durchgeführt (1330). Dabei handelte es sich bei den operierten Patienten um eine Positivselektion von Patienten mit überwiegend singulären Metastasen und überwiegend ohne Nachweis einer extracerebralen Tumormanifestation. Nahezu alle operierten Patienten wurden postoperativ im Sinne einer konventionellen Ganzhirnbestrahlung mit Dosen zwischen 20 und 55 Gy nachbestrahlt. Deshalb konnte im Rahmen dieser Untersuchung der Wert einer zusätzlichen Ganzhirnbestrahlung zur operativen Resektion nicht getestet werden. Die mittlere Überlebenszeit von insgesamt 19 Patienten, bei denen eine komplette Resektion aller Metastasen durchgeführt werden konnte und die keine Hinweise auf extracerebrale Metastasierung aufwiesen, lag bei 12 Monaten. In der Gesamtgruppe der 127 evaluierbaren Patienten waren prognostisch günstig die Durchführung einer kompletten neurochirurgischen Resektion der cerebralen Metastasen, das Fehlen einer extraneuralen Metastasierung und das Vorliegen von singulären cerebralen Metastasen (1330).

Es wird diskutiert, daß bei etwa einem Drittel der Patienten mit cerebraler Metastasierung von malignen Melanomen die Radio-Neurochirurgie mit vergleichbarem Erfolg wie die neurochirurgische Tumorresektion durchgeführt werden könnte (301, 372, 1307, 1411). Es handelt sich bei den durchweg sehr positiven Behandlungsergebnissen um Beobachtungen an Fallzahlen von unter 10 bis zu 23 Patienten in nicht randomisierten Serien. Begrenzte Wirksamkeit gegen maligne Melanome weisen die Cystostatika Decarbazin und Fotemustine auf, die eine gute Blut-Hirn-Schranken-Permeabilität aufweisen (702). In einer Zusammenstellung über die bislang erzielten Ansprechraten bei disseminierter cerebraler Metastasierung von malignen Melanomen in klinischen Phase-II-Studien wird über eine Ansprechrate von 17 bis 47% unter Fotemustine berichtet (702); die umfassendste Studie wies eine Ansprechrate von ca. 25% auf (635). Die angewandten Dosierungen in den zitierten Untersuchungen liegen mit Fotemustine bei einer Induktionstherapie von 100 mg/m^2 Körperoberfläche 1x/Woche für ca. drei Wochen und danach mit einer „Erhaltungstherapie" von 100 mg Fotemustine/m^2 Körperoberfläche alle 6 Wochen. Es ist nicht zu erwarten, daß mit dieser Substanz Phase III oder Phase-IV-Studien bei cerebraler Metastasierung durchgeführt werden.

Zusammenfassend kann bei cerebraler Metastasierung eines malignen Melanoms, bei dem nicht eine disseminierte systemische Metastasierung oder die Progredienz des Primärtumors rasch lebensbegrenzend wirken, eine chirurgische Resektion gefolgt von einer konventionellen Ganzhirnbestrahlung empfohlen werden. Neben einer Verbesserung der neurologischen Klinik ist dadurch wahrscheinlich eine Verlängerung der Überlebenszeit zu erzielen. Bei einem Tumorrezidiv ist eine Chemotherapie mit dem Nitroseharnstoff Fotemustine mit der Aussicht behaftet, bei einem Viertel der Patienten ein passageres Ansprechen der Tumorerkrankung zu erzielen.

Andere Primärtumoren

Bronchialcarcinome, Mammacarcinome und maligne Melanome allein sind für ca. drei Viertel der intracraniellen Metastasen verantwortlich (1097). Die Differentialdiagnose anderer möglicher Primärtumoren umfaßt Tumoren des Gastrointestinaltraktes, vor allem Coloncarcinome und Ösophaguscarcinome, Tumoren des Urogenitaltraktes, vor allem Hypernephrome und Hodentumoren, Tumoren von Uterus und Adnexen, Sarkome, primäre Hirntumoren und andere seltene Histologien (1097, 1098). Bei den sehr seltenen kindlichen cerebralen Metastasen sind Sarkome (Osteosarkom, Rhabdomyosarkome) die häufigsten anzutreffenden Primärtumoren; seltener sind Neuroblastome, Wilms-Tumoren und Keimzelltumoren (492, 1421). Die Gesamtheit autoptisch und klinisch gesicherter cerebraler Metastasen bei soliden kindlichen Tumoren liegt mit ca. 10% deutlich unter dem entsprechenden Prozentsatz bei Erwachsenen (492, 1421).

Gehirnmetastasen von **Coloncarcinomen** treten spät im Verlauf der Tumorerkrankung auf und komplizieren nicht mehr als 5% der Coloncarcinom-Erkrankungen (210). In einer unkontrollierten retrospektiven Untersuchung lag die mittlere Überlebenszeit bei nur mit Strahlentherapie behandelten Patienten bei 9 Wochen nach Diagnosestellung, bei 7 Patienten, deren Hirnmetastasen neurochirurgisch reseziert wurden, bei 37 Wochen (210). In einer weiteren retrospektiven Untersuchung an 34 Patienten mit Carcinomen des Intestinums, davon 24 Coloncarcinomen, welche zu einer solitären cerebralen Metastase geführt hatten, war für 91% der Patienten der Progreß der Grunderkrankung Todesursache. Dies, nachdem die solitäre Metastase operativ entfernt und das Gehirn mit einer konventionellen Strahlentherapie in einer Dosis zwischen 30 und 45 Gy nachbestrahlt worden war. Die mittlere Überlebenszeit für die so behandelten 34 Patienten lag in dieser Untersuchung bei ca. 10 Monaten (1191). Cerebrale Metastasen von **Sarkomen** betreffen überwiegend junge Patienten mit einem mittleren Lebensalter zwischen 25 und 30 Jahren (108, 1506). Bei 50 bis 75% der Patienten liegen zum Zeitpunkt der cerebralen Metastasierung ebenfalls pulmonale Metastasen vor (108, 1506). In zwei unkontrollierten Serien an jeweils über 20 Patienten wurden die besten Behandlungserfolge erzielt mit einer Kombination aus neurochirurgischer Resektion der cerebralen Metastasen und einer Resektion der pulmonalen Metastasen. Nahezu alle Patienten wurden mit einer Gesamtdosis von 30 Gy in einer konventionellen Ganzhirnbestrahlung nach der Craniotomie behandelt (108, 1506). Nach den Ergebnissen dieser Untersuchungen liegen die mittleren Überlebenszeiten nach Diagnosestellung unter Anwendung der Maximaltherapie bei ca. 12–14 Monaten; ein guter klinischer Zustand und die komplette neurochirurgische Resektion der Gehirnmetastasen waren die einzigen prognostisch günstigen Faktoren, die identifiziert werden konnten (108).

In einer retrospektiven Untersuchung an 50 Patienten mit cerebralen Metastasen von **Hypernephromen**, die alle neurochirurgisch reseziert wurden, lag die mittlere Überlebenszeit nach Craniotomie bei 12,6 Monaten (1508). Eine zusätzliche Strahlentherapie hatte keinen Einfluß auf die Überlebenszeit. Bei insgesamt 38 von 50 Patienten lagen zusätzlich pulmonale Metastasen vor: Sechzehn dieser Patienten wurden einer pulmonalen Metastasektomie unterzogen, welches die Überlebenszeit von 8 Monaten auf 18,6 Monate erhöhte. Acht der Patienten mit cerebellären Metastasen zeigten einen sehr schlechten klinischen Verlauf mit einer mittleren Überlebenszeit von 3 Monaten nach Craniotomie. Deshalb wird die neurochirurgische Resektion einer cerebralen Metastase bei Hypernephromen empfohlen bei gutem neurologischem klinischem Zustand, im Rahmen neuer Therapieprotokolle der Grunderkrankung, z. B. mit Interleukinen, bei supratentorieller Metastasenlokalisation und bei chirurgischer Angehbarkeit pulmonaler Metastasen (Abb. 5.**5**) (1508). Die perioperative Mortalität in der Untersuchung von Wronski u. Mitarb. lag bei 10 %. In kleinen, unkontrollierten, retrospektiven Untersuchungen bei cerebralen Metastasen von **Ovarialcarcinomen** zeigte sich ebenfalls ein Trend zu einer günstigeren Prognose nach neurochirurgischer Resektion als nach Strahlentherapie allein (272, 805). Bei einer Gruppe von 8 Patienten mit neurochirurgisch nicht angehbaren cerebralen Metastasen von **Carcinoidtumoren** konnte mit einer mittleren Dosis von 33 Gy einer Ganzhirnbestrahlung eine Kontrolle der Metastasen erzielt werden. Alle 8 Patienten starben an einem Progress der systemischen Tumorerkrankung (1244).

Zusammenfassend kann auch für Tumorhistologien, für die keine großen oder kontrollierten Untersuchungskollektive vorliegen, bei nicht desolatem klinischem Gesamtzustand und bei neurochirurgisch angehbarer cerebraler Metastase die Resektion in Verbindung mit einer Ganzhirnbestrahlung von 30–40 Gy empfohlen werden. Ob bei den Hypernephromen und den Sarkomen eine Ganzhirnbestrahlung zusätzlich zur chirurgischen Resektion indiziert ist, kann nach den vorliegenden Studien nicht belegt werden. Für den Sonderfall einer cerebralen Metastasierung von Keimzelltumoren ist bei einer sehr guten Strahlenempfindlichkeit dieser Tumoren wahrscheinlich eine alleinige initiale Strahlentherapie zu empfehlen.

■ Unbekannter Primärtumor

Zwischen 10 und 20 % der Patienten, die mit einer intracraniellen Metastasierung symptomatisch werden, weisen zum Zeitpunkt der Diagnose der intracraniellen Metastasierung keinen bekannten Primärtumor auf (887, 1097, 1098).

Bei der Planung von Diagnostik und Therapie sollte man sich von folgenden Fakten leiten lassen:

1. Jede Form einer palliativen Therapie ist besser als keine oder eine durch eine extensive Primärtumorsuche verzögerte Therapie (887, 1054, 1097).
2. Die Prognose der intracraniellen Metastasierung ist unabhängig davon, ob ein bekannter oder ein unbekannter Primärtumor vorliegt (887).
3. Praktisch in jedem Falle wird als Teil einer palliativen Therapie eine konventionelle Ganzhirnbestrahlung sinnvoll sein (vgl. S. 322).
4. Die Indikation zu einer neurochirurgischen Resektion einer oder mehrerer intracranieller Metastasen wird, mit Ausnahme von Keim-

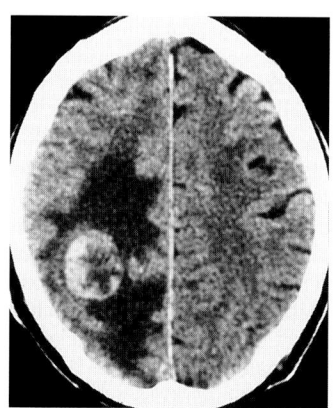

Abb. 5.**5** Eingeblutete Metastase bei bekanntem Hypernephrom eines 53jährigen Patienten. CCT ohne Kontrastmittel.

zelltumoren, Lymphomen und möglicherweise kleinzelligen Bronchialcarcinomen durch die Histologie der Grunderkrankung praktisch nicht beeinflußt (1054).

Aus diesem Grunde sollte beim Nachweis einer intracraniellen Metastasierung und unbekanntem Primärtumor die Einleitung und Planung einer Strahlentherapie und eine zügige Primärtumorsuche parallel gehen. Bei der Primärtumorsuche sollte man sich beschränken auf ein Computertomogramm des Thorax, des Abdomens und des kleinen Beckens, eine palpatorische Untersuchung der Mammae, von Hoden und Rectum sowie auf eine Inspektion der Haut. Es überrascht nicht, daß bei einer solchen Diagnostik die häufigste Primärtumorlokalisation die Lunge ist, gefolgt von den Mammae und dann von anderen Lokalisationen. Bleibt diese begrenzte Primärtumorsuche erfolglos, ist die Prognose der Tumorerkrankung in erster Linie abhängig von Verlauf und therapeutischer Beeinflußbarkeit der intracraniellen Metastasierung. Deshalb sollte dann, abhängig von Zahl und Lokalisation der cerebralen Metastasen die Indikation zu einer neurochirurgischen Resektion gestellt werden (vgl. S. 324). Besteht keine Indikation zur operativen Resektion, sollte umgehend eine Strahlentherapie eingeleitet werden.

■ Meningeale Carcinomatose

Tumorzellen, die den Liquorraum erreichen, können sich an den Leptomeningen absiedeln und dort flächenhaft in einer wenige Zellagen dichten Schicht diffus wachsen und/oder multifokale Tumorknoten bilden (1010). Von dort können sie diffus oder fokal das Parenchym von Gehirn und Rückenmark und die Hirnnerven infiltrieren (1161). Die Tumorzellen können von Leukosen ausgehen; die meningeale Leukämie oder Meningeosis leucaemica wird auf S. 339 besprochen. Primär cerebrale Lymphome führen praktisch immer zu einer meningealen Tumoraussaat (s. Kapitel 2, S. 232). Eine meningeale Tumoraussaat kann Non-Hodgkin-Lymphome und sehr viel seltener Hodgkin-Lymphome im Rahmen eines cerebralen oder spinalen Befalles komplizieren (s. S. 337). Der Begriff meningeale Carcinomatose wird gebraucht für die leptomeningeale Tumorabsiedelung echter Carcinome oder Sarkome. Synonym werden die Begriffe carcinomatöse oder neoplastische Meningitis benutzt, was der Tatsache Rechnung trägt, daß eine Tumoraussaat in das Liquorkompartiment häufig eine echte Entzündungsreaktion der Meningen auslöst. Metastatische diffuse Tumoren der Meningen sind sehr viel häufiger als primäre leptomeningeale Geschwülste. Neben den primär cerebralen Lymphomen wurden vereinzelt primäre Melanome und Rhabdomyosarkome der Leptomeningen beschrieben (1206, 1301).

Die leptomeningeale Carcinomatose zeigt eine zunehmende Inzidenz; insbesondere bei Bronchialcarcinomen und bei Mammacarcinomen ist die Häufigkeitszunahme dieser Spätkomplikation der Tumorerkrankung Folge der zunehmend besseren Behandlungsmöglichkeiten der Grunderkrankung (146, 1161, 1284). In großen Autopsie-Serien von Patienten mit verschiedenen Tumorerkrankungen wird die Häufigkeit einer leptomeningealen Tumoraussaat mit 3,5 % (1360) bis 8 % (1096) angegeben. In einer großen Autopsie-Serie von 1978 lag ein isolierter leptomeningealer Befall als einzige cerebrale Tumormanifestation bei 2 % aller Patienten vor, die mit einer Tumorerkrankung verstorben waren (1096). Die klinische Häufigkeit dieser Tumorkomplikation wird heute für solide Primärtumoren mit etwa 5 % angegeben (220). Im Unterschied zu den meningealen Leukosen ist die meningeale Tumoraussaat bei soliden Primärtumoren in aller Regel eine Spätkomplikation bei fortgeschrittener Tumorerkrankung (673, 1161); dies gilt insbesondere für die Mammacarcinome, bei denen die mittlere Zeitspanne von der Erstdiagnose der Tumorerkrankung bis zum Auftreten einer meningealen Tumoraussaat mit 3–4 Jahren angegeben wird (146, 927). Die zugrundeliegende Primärtumoren bei meningealer Carcinomatose sind Mammacarcinome in 40–50 %, Bronchialcarcinome in 20–25 %, maligne Melanome in ca. 10 %, Carcinome des Gastrointestinal- und Urogenitaltraktes in etwa 5 % und sehr viel seltener andere Primärtumoren (86, 220, 927, 1010, 1461). Bei dieser Häufigkeitsaufschlüsselung sind Lymphome und Leukämien nicht berücksichtigt.

Die **klinische Symptomatik** ist bunt und spiegelt in ihrer Vielfalt die Tatsache wider, daß die meningeale Tumoraussaat eine Erkrankung der gesamten Neuroachse darstellt mit fakultativen Liquorzirkulationsstörungen, meningealer Reizung, diffuser und/oder fokaler Parenchyminfiltration sowie Affektion von Hirnnerven und Spinalwurzeln. Eine Liquorzirkulationsstörung liegt bei mehr als der Hälfte aller Patienten mit einer leptomeningealen Tumoraussaat vor (220, 507). Dies kann Folge einer obstruktiven Liquorabflußbehinderung im Bereich der Foramina oder des 4. Ventrikels oder Ausdruck einer Resorptionsstörung durch eine Infiltration der arachnoidalen Villi sein (507). Klinisch imponieren Cephalgien als Folge einer intracraniellen Druckerhöhung; in der Bildgebung imponiert häufig ein Hydrocephalus. Dieser kann jedoch bei einer raschen Verlegung der Subarachnoidalräume an den Großhirnkonvexitäten vermißt werden, obwohl die Liquorzirkulationsstörung auch dann zu einer massiven intracraniellen Druckerhöhung führt (533). Der Liquorfluß kann demzufolge behindert sein beim Abtransport aus den Ventrikeln, beim Absinken in den lumbalen Duralsack und bei der Resorption über den corticalen Konvexitäten (507). Diese Liquorzirkulationsstörungen haben praktische therapeutische Konsequenzen, da nur bei weitgehend ungestörter Liquorzirkulation intraventrikulär verabreichte Cytostatika ihre Wirkung ungehindert entfalten können (220).

Die klinische Symptomatik kann etwas willkürlich in 3 Kategorien unterteilt werden, je nachdem ob eine bevorzugte Affektion der Meningen und des Gehirnparenchyms vorliegt oder eine Affektion mehrerer Spinalwurzeln oder eine Läsion eines oder mehrerer Hirnnerven (220, 927).

Mit über 50% sind polyradikuläre Läsionen die häufigste klinische Manifestation allein oder in Kombination mit den anderen Läsionstypen (220, 927, 1461). Etwa die Hälfte der Patienten weisen zentrale neurologische Symptome auf (220, 1461); eine „meningitische Verlaufsform" wird bei etwa 10% der Patienten angetroffen (927). Läsionen eines oder multipler Hirnnerven betreffen ebenfalls etwa die Hälfte der Patienten mit meningealer Carcinomatose (220, 927, 1461). Häufig sind Kombinationen dieser klinischen Symptome; ein Viertel aller Patienten weist eine Kombination aus polyradikulärer und Hirnnervenschädigung auf (927). Bei den cerebralen Symptomen führen Kopfschmerzen mit einem Drittel bei allen Patienten mit meningealer Carcinomatose; fast ebenso häufig findet sich ein leichtes organisches Psychosyndrom; seltener sind unspezifische Symptome wie Gangstörungen und Schwindel (1461).

Neurologisch fokale Symptome und cerebrale Anfälle sind selten und betreffen nicht mehr als 5% aller Patienten (927, 1461). Als Folge einer Läsion der Hirnnerven III, IV und VI klagen im Verlauf der Erkrankung etwa 20% der Patienten über Doppelbilder (1010, 1461). Eine Visusminderung ist initial häufig Folge eines Papillenödems, im Verlauf dann bei ca. 20% der Patienten Ausdruck einer Opticopathie (1461). Neurologisch klinisch lassen sich bei etwa einem Viertel der Patienten N.-facialis-Paresen nachweisen (1098); seltener sind Affektionen anderer Hirnnerven. Polyradikuläre Schädigungen führen bei etwa einem Drittel aller Patienten zu lumbalgiformen oder typischen radikulären Schmerzen, seltener zu subjektiv geklagten Parästhesien und radikulären motorischen Ausfällen. Sensibilitätsstörungen, abgeschwächte Muskeldehnungsreflexe und motorische radikuläre Ausfälle finden sich bei der klinischen Untersuchung jedoch bei bis zu drei Viertel der betroffenen Patienten (1010, 1461). Eine Kombination der oben beschriebenen Symptome muß bei einem vorbekannten Tumorleiden zum hochgradigen Verdacht auf eine meningeale Tumoraussaat führen, insbesondere dann, wenn sich eine diffuse ossäre Metastasierung und cerebrale Metastasen nicht nachweisen lassen.

Diagnostik

Beim nachfolgend skizzierten diagnostischen Vorgehen muß berücksichtigt werden, daß etwa die Hälfte der von einer meningealen Carcinomatose betroffenen Patienten einen erhöhten Hirndruck aufweisen. Zudem ist die meningeale Carcinomatose oft mit parenchymatösen Raumforderungen assoziiert. Aus diesem Grunde sollte beim klinischen Verdacht auf das Vorliegen einer intracraniellen Druckerhöhung die Lumbalpunktion, welche die wichtigste diagnostische Maßnahme darstellt, verschoben werden, bis eine cerebrale Raumforderung bildgebend ausgeschlossen wurde. Beim Nachweis einer Raumforderung mit intracranieller Druckerhöhung ist zunächst diese Komplikation mit Steroiden, z.B. 6x4 mg Dexamethason oral, zu kontrollieren.

Der wichtigste diagnostische Nachweis einer meningealen Carcinomatose ist der Nachweis von neoplastischen Zellen im *Liquor cerebrospinalis* (s. Abb. 5.**6**).

In der ersten Lumbalpunktion gelingt der zytologische Tumorzellnachweis nur bei etwa 50–70% der betroffenen Patienten (472, 507, 673, 1461). Es wird empfohlen, bei negativem Tumorzellnachweis die Lumbalpunktion insgesamt noch bis zu zweimal zu wiederholen, da hier-

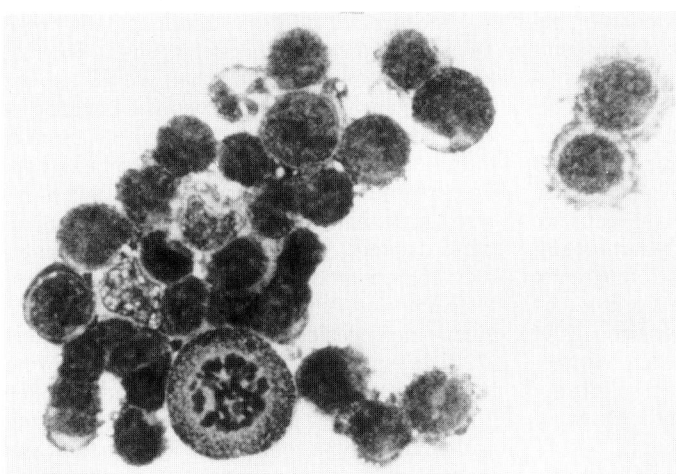

Abb. 5.6 Liquorzytologisches Präparat einer meningealen Carcinomatose bei Mammacarcinom. Zahlreiche große Tumorzellen mit verschobener Kern-/Plasmarelation. Eine Mitosefigur.

durch die diagnostische Ausbeute auf 80–90 % erhöht wird (507, 673, 1461).

Die beste Routinefärbemethode ist die May-Grünwald-Giemsa-Färbung (1217). Nur in Einzelfällen vermag eine immunhistochemische Zelltypisierung mit speziellen Antikörpern einen Tumorzellnachweis zu führen, der cytomorphologisch nicht gelingt, so z. B. mit Antikörpern gegen Cytokeratin, welches von normalen oder Entzündungszellen im Liquor nicht exprimiert wird (1072). Dies ist auch möglich mit B-Zell-Oberflächenmarkern für Lymphomzellen beim Verdacht auf eine Lymphomaussaat auf den Meningen, mit deren Hilfe die Klonalität der Tumorzellen eines B-Zell-Lymphoms nachgewiesen werden kann. Ein Liquorzellfang muß beim klinischen Verdacht auf eine meningeale Carcinomatose in jedem Falle durchgeführt werden, da ein Drittel der Patienten mit positivem Tumorzellnachweis in der Cytologie eine normale Zellzahl ausweisen (673), wie im übrigen etwa die Hälfte aller Patienten bei der Erstpunktion (1461). Bei ca. 50 % der Fälle steht der Liquor unter einem erhöhten Druck, das Gesamteiweiß ist in 75–80 % der Fälle erhöht, der Liquorglukosewert bei ca. einem Drittel der Patienten erniedrigt (1461). Ein erhöhter IgG-Index und positive oligoklonale Banden sollen bei etwa einem Drittel der Patienten ebenfalls vorliegen (1217). Nur bei 3 % der betroffenen Patienten sind alle Liquorparameter bei Erstpunktion im Normbereich (1461). Die Ursache der Liquoreiweißerhöhung sowie des erhöhten Liquordruckes ist die Liquorzirkulationsstörung; Ursache der Glukoseerniedrigung im Liquor ist höchstwahrscheinlich ein erhöhter Metabolismus der malignen Zellen im Liquorkompartiment (1098). Über die diagnostische Brauchbarkeit von Tumormarkern im Liquor cerebrospinalis bei der meningealen Carcinomatose ist wiederholt berichtet worden (878, 1217). In der klinischen Routinediagnostik besitzen sie nur in Ausnahmefällen eine Bedeutung, da nur wenige Tumormarker spezifisch, dann jedoch nur wenig sensitiv sind. Es sind dies das carcinoembryonale Antigen (CEA), das Alpha-Fetoprotein (AFP), das humane Choriongonadotropin (β-HCG) und bei Melanomen das Melanin. Das CEA besitzt nur eine diagnostische Bedeutung, wenn seine Konzentration im Liquor 1 % der Serumkonzentration übersteigt (508, 715). Das CEA ist erhöht bei Tumoren des Gastrointestinaltraktes, selten bei Tumoren der Mammae, der Lungen, der Ovarien und des Urogenitaltraktes (633). Das β-HCG ist erhöht bei Choriocarcinomen, embryonalen Carcinomen und Keimzelltumoren, das AFP bei Teratocarcinomen, embryonalen Carcinomen und anderen (1098). Unspezifische Marker, die bei einer leptomeningealen Carcinomatose, aber auch bei entzündlichen Erkrankungen erhöht sein können, sind z. B. das β_2-Mikroglobulin, die β-Glukoronidase und das Isoenzym V der Laktatdehydrogenase (LDH), falls dieses Isoenzym einen Anteil von 10 % des Gesamtenzyms übersteigt (878). Die spezifischen Marker können in Ausnahmefällen bei der Diagnosesicherung hilfreich sein, bei eindeutig pathologischer Erhöhung im Liquor die Diagnose ggf. sichern; ihr routinemäßiger Einsatz als Screeningverfahren ist sicher jedoch nicht indiziert und außerdem unökonomisch. In Ausnahmefällen soll bei wiederholt negativem zytologischem Nachweis im lumbal entnommenen Liquor der cisternal entnommene Liquor diagnostisch hilfreich sein (1156); dies ist bei klinisch suspekter Befundkonstellation, unspezifisch pathologischem Liquorbefund und typischer kernspintomographischer Befundkonstellation (s. unten) jedoch heute praktisch nicht mehr nötig. Erbringen dreimal durchgeführte lumbale Liquorpunktionen und das Kernspintomogramm mit Gadolinium keine diagnostische Klärung, darf der Verlauf auch über wenige Wochen beobachtet werde; bei Progredienz der klinischen Symptomatik sichert in der Regel eine Wiederholung der technischen Zusatzdiagnostik dann die Diagnose (1098).

Das *Kernspintomogramm* mit Gadolinium-Kontrastmittelgabe hat in den letzten Jahren zunehmend an diagnostischer Bedeutung für den Nachweis einer spinalen und cerebralen leptomeningealen Tumoraussaat gewonnen (217, 744, 817, 1154, 1355). Kontrastmittel anreichernde Tumorabsiedelungen können kernspintomographisch im Bereich der basalen Cisternen, der Cauda equina oder im Bereich des Ependyms gesehen werden. Zum Nachweis einer diffusen Kontrastmittelanreicherung der Meningen ohne Tumorknötchen ist das MRT dem CCT eindeutig überlegen (1355).

Neben einer diffusen Kontrastmittelaufnahme und Verdickung der Meningen (s. Abb. 5.7) können multiple Tumorknötchen, vor allem in der Cauda equina nachgewiesen werden. Daneben ist auch beim fehlenden Nachweis eines Kontrastmittel-Enhancements der basalen Meningen häufig ein kommunizierender Hydrocephalus nachweisbar, der naturgemäß ein unspezifisches Symptom darstellt. Vor Einführung der Kernspintomographie wurde die Myelographie zum Nachweis spinaler Tumorabsiedelungen im Rahmen einer meningealen Carcinomatose eingesetzt (706). In einer kleinen Serie bei 17 Kindern zum Nachweis einer vermuteten subarachnoidalen Tumoraussaat war das Kernspintomogramm mit Gadolinium-Enhancement der Kombination von Computertomogramm und Myelographie sowie der Liquordiagnostik an Sensitivität jedoch überlegen. In keinem einzigen Fall war die Kombination aus Computertomogramm und Myelographie in der Lage einen Tumornachweis zu führen, der mit dem MRT nicht gelang (744). Das Kernspintomogramm in Verbindung mit einer typischen klinischen Befundkonstellation und bei einem unspezifisch pathologischen Liquorbefund wird von einigen Autoren als ausreichend für die Diagnosesicherung der meningealen Carcinomatose gesehen (1154).

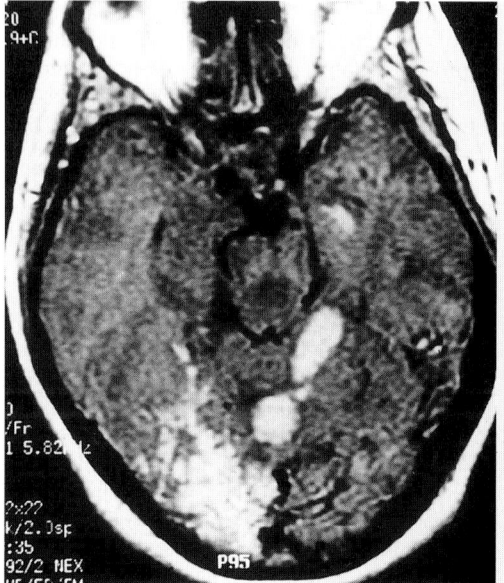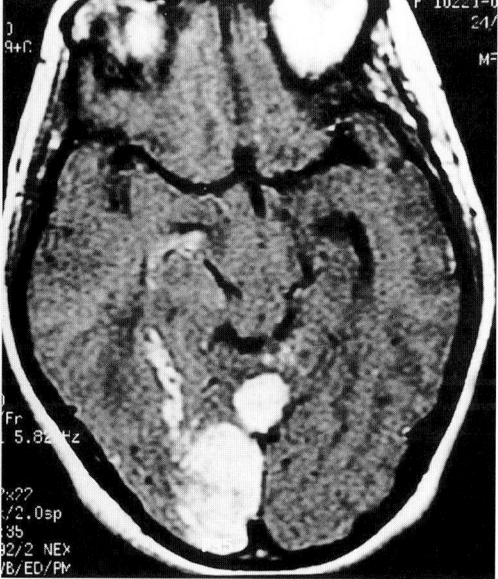

Abb. 5.7 Meningeale Carcinomatose bei Mammacarcinom einer 58jährigen Patientin. MRT in T1-Wichtung mit Kontrastmittel.

Therapie

Unbehandelt führt die meningeale Carcinomatose bei soliden Primärtumoren innerhalb von 6–7 Wochen zum Tode (829, 1010, 1161). Etwa die Hälfte der Patienten stirbt an den Folgen der neurologischen Komplikation, die andere Hälfte an den Folgen der fortgeschrittenen systemischen Tumormanifestation (1461). Durch den Einsatz einer multimodalen Therapie kann die Prognose verbessert werden, wobei lediglich unbefriedigende palliative Behandlungsmöglichkeiten zur Verfügung stehen, im Gegensatz zu der Therapie bei meningealer Tumoraussaat im Rahmen von Leukosen und Lymphomen (vgl. S. 337 u. 339). Bei der Beurteilung zur Wirksamkeit der Therapie ist man bis auf 2 Ausnahmen (507, 582) auf die Analyse durchweg retrospektiver, nicht kontrollierter Studien angewiesen.

Strahlentherapie

Eine konventionelle externe Strahlentherapie, z.B. eine Ganzhirnbestrahlung in Verbindung mit einer Chemotherapie, ist bei meningealer Tumoraussaat im Rahmen von Leukosen unter Umständen kurativ (vgl. Kapitel 5, S. 341 und Kapitel 6). Ihr Stellenwert in der Behandlung der meningealen Carcinomatose bei soliden Primärtumoren ist sehr viel ungewisser. Es darf zwar angenommen werden, daß Tumorzellen bei einer meningealen Carcinomatose vergleichbar strahlensensibel sind wie solide cerebrale Metastasen der gleichen Primärtumorhistologien (vgl. Kapitel 5, S. 322); die Radiotherapie ist bei der meningealen Tumoraussaat jedoch zusätzlichen Limitationen unterworfen:

Die meningeale Carcinomatose ist eine Erkrankung der gesamten Neuroachse; eine wirksame Strahlentherapie der gesamten Neuroachse würde den Patienten einer Strahlendosis aussetzen, die seine Knochenmarksreserve erschöpfen bzw. überfordern würde (507). Bei ca. 50% der Patienten mit einer meningealen Carcinomatose kann durch eine intraventrikuläre Chemotherapie zwar ein vorübergehender palliativer Therapieerfolg erzielt werden (146, 1284, 1461); die Kombination einer intraventrikulären Chemotherapie mit einer Ganzhirnbestrahlung ist jedoch potentiell hoch neurotoxisch und führt nach den Erfahrungen verschiedener Untersucher bei 5% (1514) bis 50% (146, 675) der „Langzeitüberleber" zu einer Leukencephalopathie. Aus diesen Gründen wird pragmatisch empfohlen, nur fokale raumfordernde Läsionen mit einer Dosis zwischen 20 und 30 Gy zu bestrahlen, auf eine Ganzhirnbestrahlung wenn möglich zu verzichten und bei einer basalen meningealen Tumoraussaat mit Hirnnervenausfällen eine Zielbestrahlung der Schädelbasis durchzuführen (507, 1098, 1217, 1461). Dieses Vorgehen erfährt durch zwei Mitteilungen eine zusätzliche Berechtigung:

1. In einer Untersuchung an insgesamt 44 Patienten mit meningealer Carcinomatose bei Mammacarcinom wurde eine intraventrikuläre Methotrexat-Therapie durchgeführt, die bei 50% der Patienten zu einer Besserung oder Stabilisierung der neurologischen Symptomatik führte. In dieser Untersuchung waren ausnahmslos Patienten ohne relevante fokale raumfordernde Läsion behandelt worden. Eine bei einem Teil der Patienten zusätzlich durchgeführte Strahlentherapie hatte keinen zusätzlichen therapeutischen Effekt, führte jedoch bei mehr als der Hälfte der so behandelten Patienten zu einer Leukencephalopathie (146).

2. Bei 40 Patienten mit meningealer Carcinomatose einer anderen Untersuchungsserie wurde die Liquorzirkulation mit Hilfe von [111]Indium-DTPA untersucht (218): Areale einer Liquorzirkulationsblockade wurden mit einer begrenzten Feldbestrahlung behandelt. Dabei wurden 16 Patienten mit einer Ganzhirnbestrahlung von 30 Gy in 10 Einzelfraktionen und 24 Patienten mit einer Zielbestrahlung eines Myelonabschnittes mit ebenfalls 30 Gy in 10 Einzelfraktionen behandelt. Bei 20 Patienten gelang eine „Normalisierung" der Liquorzirkulation, was szintigraphisch dokumentiert wurde; bei den anderen 20 Patienten gelang dies nicht. Alle Patienten wurden intraventrikulär mit Methotrexat oder Cytosin-Arabinosid behandelt. Die Patienten mit einer „normalisierten" Liquorzirkulation wiesen eine mittlere Überlebenszeit von 6 Monaten auf, die mit behinderter Liquorzirkulation 1,8 Monate (218).

Diese Beobachtungen dürfen als Indiz gewertet werden zum einen für die Wirksamkeit einer lokalen intraventrikulären Chemotherapie und zum anderen für die Wirksamkeit einer fokalen Strahlentherapie, sofern sie eine Liquorblockade beseitigt.

Chemotherapie

Systematische Untersuchungen zur Wirksamkeit einer systemischen, intravenös verabreichten Chemotherapie bei meningealer Tumoraussaat liegen für die meningeale Carcinomatose nicht vor (2). Bei einer Hochdosis-Chemotherapie werden sowohl für Methotrexat als auch für Cytosin-Arabinosid cytotoxische Liquorkonzentrationen erreicht (2). Diese Therapien sind jedoch massiv myelotoxisch und können nicht rasch wiederholt werden. Wirkungsvoller und systemisch bei weitem nicht so toxisch ist die Applikation des Cytostatikums in das Liquorkompartiment selbst. Dabei müssen einige pharmakokinetische Besonderheiten berücksichtigt werden.

Die Gabe eines Cytostatikums in das Liquorkompartiment hat den Vorteil, daß die Substanz unmittelbar an ihren Wirkungsort gebracht wird und daß lokal hohe Konzentrationen erreicht werden; dies gilt natürlich nur sehr eingeschränkt für solide, parenchymatöse Tumoranteile. Die Substanzen, für welche die umfangreichsten Erfahrungen mit einer Administration in das Liquorkompartiment vorliegen, sind Methotrexat (129, 1266, 1284), Cytosin-Arabinosid (Ara-C) (1543), Thiotepa (507) und Diaziquone (AZQ) (87). Diese Substanzen werden aus dem Liquorkompartiment in einer biphasischen Funktion ausgeschieden, dabei beträgt die Halbwertzeit zwischen 1,3 Stunden für Diaziquone und 14 Stunden für Methotrexat (2). Die mit Abstand am häufigsten eingesetzte Substanz ist Methotrexat, welches in einer Dosis zwischen 6 und 12 mg pro Einzelgabe eingesetzt wird. Dabei richtet sich die Dosierung nicht nach der errechneten Körperoberfläche, da ab dem 4. Lebensjahr die Größe des Liquorkompartimentes konstant etwa zwischen 130 und 140 ml beträgt (507). Bereits 1975 konnte gezeigt werden, daß das Einbringen des Cytostatikums in einen der beiden Seitenventrikel der Instillation über eine Lumbalpunktion vorzuziehen ist (1266): Bei 10 – 15 % der Lumbalpunktionen erreichte trotz technisch einwandfreier Punktion das Cytostatikum überhaupt nicht den Liquorraum; durch Störungen der spinalen Liquorzirkulation wurden in den Ventrikeln, an der Schädelbasis und über den Konvexitäten bei einigen Patienten keine Wirkkonzentrationen der Substanz erreicht; die Applikation in den Seitenventrikel über ein entsprechendes Reservoir war für die Patienten außerdem sehr viel weniger belastend als ständig wiederholte Lumbalpunktionen (1266).

Dies wird erreicht mit einem subcutanen, über der Schädelkalotte liegenden Reservoir, welches über einen Katheter durch ein Bohrloch in der Schädelkalotte mit dem Vorderhorn eines der Seitenventrikel verbunden ist; dies ist in der Regel ein Ommaya-Reservoir, seltener ein Rickham-Reservoir. Die Anlage eines Ommaya-Reservoirs durch einen erfahrenen Neurochirurgen ist ein kleiner, unkomplizierter Eingriff mit geringer Morbidität (443); die Infektionsrate betrug in einer großen Serie 10% (1063) und kann durch die vorherige orale Gabe eines Breitspektrumantibiotikums reduziert werden.

Die pharmakologisch wirksame zytostatische Konzentration von Methotrexat liegt bei 10^{-6} μmolar. Diese Konzentration wird bei einer Einmalgabe von 12mg deutlich überschritten und auch bei der Einmalgabe von 1mg intraventrikulär erreicht (129). Idealerweise würde man eine Gabe von 1mg Methotrexat intraventrikulär 6mal alle 12 Stunden, also insgesamt über 72 Stunden, durchführen. Dies ist genauso wirksam und weniger toxisch als die Einmalgabe von 12 mg intraventrikulär (129). Bei Patienten mit meningealer Carcinomatose wäre ein solches Vorgehen jedoch allenfalls am Anfang, während des stationären Aufenthaltes durchführbar. Danach wird man bestrebt sein, die Patienten sobald wie möglich auf einer ambulanten Basis weiter zu behandeln. Deshalb wird heute von fast allen Autoren übereinstimmend empfohlen, eine Methotrexat-Therapie intraventrikulär über ein Ommaya-Reservoir durchzuführen, mit Einzelgaben von 12 mg, zunächst für 4–6 Wochen zweimal pro Woche, dann einmal pro Woche, und schließlich einmal alle 2 Wochen bis zu einmal alle 4 Wochen. Dabei wird man sich vom klinischen Verlauf und vom Ergebnis der Liquorzytologie leiten lassen, bei der keine Tumorzellen unter der Therapie mehr nachweisbar sein sollten (2, 507, 1098, 1217). Bei dieser ambulant durchführbaren Therapie sollte einen Tag lang nach der MTX-Gabe eine orale Medikation mit Folinsäure in einer Dosis von z.B. 3 x 15 mg oder 4 x 10 mg pro die durchgeführt werden. Auch für die intraventrikuläre Gabe eines Cytostatikums gelten Limitationen durch behinderte Liquorzirkulation; d.h. bei einer spinalen Liquorzirkulationsstörung kann das Cytostatikum bei seinem Absinken in den lumbalen Duralsack behindert sein und unter Umständen toxische Konzentrationen im ventrikulären Liquorraum aufweisen (507). Die Komplikationen einer intraventrikulären Methotrexat-Gabe liegen bei ca.

10% der Patienten in einer aseptischen Meningitis mit Kopfschmerzen, Fieber und Nackensteifigkeit, welche keiner spezifischen Behandlung bedarf (1461). Eine Infektion muß in dieser Situation selbstverständlich mit Hilfe der Liquordiagnostik ausgeschlossen werden. Weitere Komplikationen sind Cephalgien, in weniger als 5% der Fälle cerebrale Krampfanfälle und bei einer sehr kleinen Minderheit der Patienten eine akut oder subakut auftretende Leukencephalopathie oder Myelopathie (2, 1098, 1217). Die Myelopathie mit fortschreitender, schlaffer Tetraparese, die in der Regel irreversibel ist und glücklicherweise nur einen verschwindend kleinen Teil der behandelten Patienten betrifft, ist möglicherweise abhängig von einer hohen kumulativen Dosis von Methotrexat (85). Eine verzögerte, nach einigen Monaten auftretende Leukencephalopathie im Sinne einer progressiven, demyelinisierenden Encephalopathie ist klinisch gekennzeichnet durch Demenz, Tetraspastik, fakultativ Anfälle und unter Umständen Bewußtseinstrübung. Dies betrifft fast ausnahmslos Patienten, die intraventrikulär mit Methotrexat und gleichzeitig mit einer Ganzhirnbestrahlung behandelt wurden. Diese Komplikation wird in einzelnen Studien mit einer Frequenz von über 50% angegeben (146). In einzelnen Untersuchungen konnte gezeigt werden, daß Cytosin-Arabinosid (1543), Diaziquone (87) und Thiotepa (507) vergleichbar gute klinische Erfolge zeitigen wie Methotrexat; die Erfahrungen sind lediglich viel spärlicher als bei Methotrexat. Andere, überwiegend experimentell eingesetzte Cytostatika besitzen keinen etablierten Stellenwert in der intraventrikulären Chemotherapie der leptomeningealen Carcinomatose.

Etwa einen Monat nach Beginn einer kombinierten Chemo- und Strahlentherapie oder einer alleinigen Chemotherapie kann in der Regel beurteilt werden, ob Patienten auf die Therapie ansprechen oder nicht. Für die sogenannten Responder beträgt dann die mittlere Überlebenszeit nach Einleitung der Therapie etwa 4–6 Monate, für die Non-Responder ca. 1,5 Monate (582, 1203).

Aus Sicht der Autoren darf deshalb bei klinischer Verschlechterung einen Monat nach Beginn der Behandlung die Therapie abgebrochen bzw. auf symptomatische Maßnahmen begrenzt werden.

Die meningeale Carcinomatose ist abhängig von der Primärtumorhistologie unterschiedlich empfindlich auf eine Chemotherapie. Die „besten" Therapieergebnisse werden erzielt bei der meningealen Carcinomatose, welche von Mammacarcinomen ausgeht. Hier liegen die Ansprechraten nach übereinstimmender Mitteilung durch verschiedene Untersucher bei 50% oder darüber (146, 1284, 1514). In einer Studie war es offensichtlich möglich, 20% der Patienten mit einer meningealen Carcinomatose bei Mammacarcinomen nach 6monatiger Behandlung (intraventrikuläre Chemotherapie und z.T. zusätzliche Radiatio) unbehandelt zu lassen, wobei die rezidivfreie Zeit zwischen 15 und 21 Monaten nach Diagnosestellung gelegen haben soll (1284). Diese Behandlungsergebnisse sind jedoch überraschend gut und wurden von anderen Untersuchern so nicht berichtet (146). Auch bei Bronchialcarcinomen und Tumoren des Gastrointestinaltraktes oder Urogenitaltraktes als Primärtumorhistologien werden Ansprechraten von 30–50% auf eine intraventrikuläre Chemotherapie gesehen; die meningeale Tumoraussaat bei malignen Melanomen stellt jedoch ein therapeutisch kaum beherrschbares Problem dar (1098). Besonderes Augenmerk verdienen deshalb zwei kleine, unkontrollierte Untersuchungen zur intraventrikulären Anwendung von Radio-Jod-markierten monoklonalen Antikörpern. Dabei wurde I^{131} an monoklonale Antikörper gegen Antigene gekoppelt, die von den Tumoren exprimiert wurden, und in einer Dosis um 40 mCi als Einmaldosis intraventrikulär verabreicht (780, 955): Hierbei wurden auch bei insgesamt 3 Patienten mit malignen Melanomen klinische und neuroradiologisch dokumentierte Remissionen erreicht; in einem Falle betrug die erzielte Überlebenszeit 12 Monate (780). Über die Anwendung von Lymphokin-aktivierten Killerzellen, von Immuntoxinen und von experimentellen gentherapeutischen Verfahren bei Tiermodellen einer leptomeningealen Tumoraussaat wird im letzten Kapitel des Buches berichtet.

■ Primär extracerebrale Lymphome und Nervensystem

Neurologische Komplikationen als Folge primär extraneuraler Lymphome treten bei 5–17% der betroffenen Patienten auf (569, 809, 1125, 1126). Am häufigsten ist eine **leptomeningeale Tumoraussaat**, gefolgt von einer Rückenmarkskompression durch **epidurale Lymphomabsiedelungen** und von soliden, parenchymatösen, **cerebralen Tumorabsiedelungen** (569, 784, 809, 1125, 1126). **Intramedulläre Lymphommetastasen** sind dagegen eine Rarität (1098). In einer großen Autopsie-Serie waren Lymphome insgesamt für ca. 10% aller leptomeningealen Tumormanifestationen verantwortlich (1096). Non-Hodgkin-Lymphome komplizieren die AIDS-Erkrankung in ca. 10–15% (808, 1085). Ca. 20% dieser Patienten mit AIDS und primär extraneuralen Lymphomen erkranken im Verlauf an einer leptomeningealen Tumoraussaat (808). In klinischen Untersuchungsserien von immunkompetenten Patienten liegt der Anteil primär extraneuraler Lymphome als Ursache für eine leptomeningeale Tumoraussaat zwischen 15 und 30% (795, 927, 1010, 1073). Insgesamt überwiegen deutlich Non-Hodgkin-Lymphome als Ursache einer ZNS-Beteiligung im Vergleich zu den Hodgkin-Lymphomen (1096). Unter den Non-Hodgkin-Lymphomen sind es diffuse, hochmaligne Lymphome, überwiegend vom histiocytären oder lymphoblastischen Typ (569, 686, 809, 836), die eine leptomeningeale Tumoraussaat verursachen. Insgesamt 90% der Patienten mit **Non-Hodgkin-Lymphom und ZNS-Befall** haben eine ausgedehnte systemische Erkrankung im Stadium IV mit weiteren extranodalen Tumormanifestationen, dabei überwiegend mit einem Befall des Knochenmarkes und der Testes (569, 686, 809, 865, 1526).

Das häufigste **klinische Symptom** sind Cephalgien, gefolgt von Hirnnervenausfällen, am häufigsten Läsionen des N. facialis, dem Bild einer Encephalopathie mit organischem Psychosyndrom und fokale Symptome sowie spinale Symptome mit Zeichen einer Radikulopathie oder Schädigung der langen Bahnen. Cerebrale Anfälle sind selten (1126). Ca. 10% der Patienten sind neurologisch klinisch asymptomatisch und weisen im Rahmen eines Tumorstagings eine positive Liquorzytologie mit dem Nachweis von Lymphomzellen auf. Von den durch eine leptomeningeale Tumormanifestation betroffenen Patienten weisen ca. ein Viertel diese Komplikation bei der Erstdiagnose auf, ca. die Hälfte während eines systemischen Tumorprogresses bei bekannter Grunderkrankung und ca. ein Viertel im Rahmen eines Rezidivs (569, 1126). Von diesen letztgenannten Patienten, die zunächst eine Therapie-induzierte Remission ihrer systemischen Grunderkrankung erfahren und dann ein Rezidiv erleiden, weisen etwa die Hälfte zunächst eine isolierte leptomeningeale Tumoraussaat auf (1126), welche dann allerdings häufig von einem Rezidiv auch der systemischen Tumormanifestation gefolgt wird (184, 809). Die Prognose eines Non-Hodgkin-Lymphoms mit leptomeningealer Tumoraussaat ist schlecht, und die mittleren Überlebenszeiten nach Manifestation der neurologischen Komplikation liegen in älteren Untersuchungsserien zwischen 8 und 12 Wochen (809, 827, 1424). Lediglich in der Untersuchung von Raz u. Mitarb. (1125) lag die mittlere Überlebenszeit höher, bei Patienten mit parenchymatösen Tumorabsiedelungen bei 5 Monaten, bei Patienten mit leptomeningealer Tumoraussaat bei 8 Monaten. Offenbar ist die Prognose bei Patienten, bei denen die leptomeningeale Tumoraussaat eines der Erstsymptome darstellt, geringfügig besser (1126).

Die wichtigste **diagnostische Maßnahme** ist die Liquorgewinnung mit dem zytopathologischen Nachweis von malignen lymphoiden Zellen (698). Dabei kann die Markierung mit B-Zell-Oberflächenmarkern hilfreich sein. Bei B-Zell-Lymphomen lassen sich mit hoher Spezifität und Sensitivität nach neueren Ergebnissen auch lösliche Oberflächenmarker der Tumorzellen nachweisen, z. B. CD27 (698). Computertomographie und Kernspintomographie weisen die überwiegend intensiv kontrastmittelaufnehmenden parenchymatösen Tumorabsiedelungen nach. Epidurale Raumforderungen werden myelographisch oder besser kernspintomographisch nachgewiesen.

Bei lymphoblastischen hochmalignen Non-Hodgkin-Lymphomen besteht die Indikation zu einer **ZNS-Prophylaxe**.

Diese wird zusätzlich zur systemischen Hochdosis-Chemotherapie mit einer intraventrikulären Chemotherapie durchgeführt, welche aus Cytarabin 40 mg, Methotrexat 15 mg und Dexamethason 8 mg pro Einzelgabe besteht. Im Rahmen von Hochdosis-Therapie-Protokollen wird diese intraventrikuläre Therapie z. B. an Tag 1 und Tag 5 von jedem Zyklus durchgeführt. Es besteht in dieser klinischen Gesamtsituation das hohe Risiko eines Knochenmarkbefalls und eines Hodenbefalls (686).

Grundlagen der **Therapie** bei der **leptomeningealen Tumoraussaat** von Lymphomen sind die intrathekale oder intraventrikuläre Chemotherapie und ggf. eine fokale Radiatio mit 24–30 Gy auf symptomatische ZNS-Areale (1126). Abhängig von Tumorstadium und Tumorklassifikation besteht die Indikation für eine zusätzliche systemische Chemotherapie; dabei kommen Polychemotherapieschemata (z. B. 1292) oder eine Hochdosis-Therapie mit Methotrexat oder Cytarabin zum Einsatz. Kontrollierte, prospektive Studien zur Wirksamkeitsüberprüfung der Therapie bei leptomeningealer Lymphomaussaat liegen nicht vor. In großen retrospektiven klinischen Untersuchungen zeigen jedoch leptomeningeale Lymphomaussaaten ein sehr gutes Ansprechen auf eine lokale Chemotherapie des Liquorraumes (1073, 1125, 1126). So gelang bei 25 von 30 Patienten mit dieser Komplikation durch eine intraventrikuläre/intrathekale Chemotherapie eine komplette Remission mit einer mittleren Dauer von 8 Monaten, bei weiteren 4 Patienten eine partielle Remission mit einer mittleren Dauer von 3 Monaten. Von den 30 Patienten waren 23 mit Hilfe eines Ommaya-Reservoirs intraventrikulär behandelt worden (1073). Bei 37 von 43 Patienten (88%), die über ein Ommaya-Reservoir in der Untersuchung von Recht u. Mitarb. behandelt worden waren, ließ sich eine Verbesserung und Stabilisierung des neurologischen Zustandes durch eine intraventrikuläre Chemotherapie erzielen; die mittlere Überlebenszeit lag für diese Patientengruppe bei 5 Monaten (1126). Nur bei einer kleinen Minderheit der so behandelten Patienten war die Todesursache dann die neurologische Komplikation (1073, 1126). Insgesamt weist die intraventrikuläre Gabe des Cytostatikums eine klinisch leicht bessere Wirksamkeit auf als die intrathekale Gabe über eine Lumbalpunktion (1126); die theoretischen und pharmakokinetischen Vorteile einer intraventrikulären Chemotherapiegabe wurden in dem Kapitel über die meningeale Carcinomatose ausführlich diskutiert (vgl. S. 336). Die in den zitierten Studien verwendeten Substanzen waren Methotrexat in einer Dosis von ca. 12 mg pro Einmalgabe oder Cytosinarabinosid in einer Dosis von ca. 50 mg pro Einmalgabe (1125, 1126). Diese Therapie wurde initial zweimal pro Woche, dann abhängig von Verlauf und Liquorsanierung einmal pro Woche und schließlich einmal pro Monat durchgeführt (1126). Die Fraktion der 1-Jahres-Überleber liegt bei ca. 12% (1126).

Zur **Therapie** parenchymatöser **cerebraler Lymphommetastasen** werden eine Radiatio mit 40 Gy (1125) und die systemische Gabe von Dexamethason in einer Dosis von 16 bis 32 mg/die empfohlen (1125). Die von der zitierten Arbeitsgruppe empfohlene simultane intrathekale Chemotherapie und Radiatio bei gleichzeitigem parenchymatösen und leptomeningealen Lymphombefall ist sicher mit einer hohen Komplikationsrate behaftet, wenngleich diese in der zitierten Untersuchung nicht berichtet wird (1125). Bei einer Kompression des Myelons durch eine **epidurale Lymphomabsiedelung** wird (nach chirurgischer Dekompression) eine fokale Bestrahlung mit 40 Gy (858) und die Gabe von Dexamethason in einer Dosierung von bis zu 60 mg/Tag empfohlen. Unter dieser Therapie hätten 5 von 6 initial paraplegischen Patienten ihre Gehfähigkeit wiedererlangt (1125). Bei nicht rasch fortschreitenden neurologischen Ausfällen kann insbesondere bei nicht vorbehandelten Lymphomen aus Sicht der Autoren ein primärer Chemotherapie-Behandlungsversuch in Abhängigkeit von der Histologie unternommen werden.

Eine Besonderheit stellt das intravasculäre Lymphom, bzw. das angiotrophe Lymphom dar, welches kleine arterielle Gefäße des Gehirns, des Spinalmarkes und peripherer Nerven sowie von Hirnnerven occludieren kann (161, 324, 348, 1273). Mitunter kann die Erkrankung auch Hautkapillaren betreffen und kann dann durch eine Hautbiopsie diagnostiziert werden. Neurologisch führen ein organisches Psychosyndrom, multiple cerebrale Infarkte, neurologische fokale Symptome, spinale Symptome oder Zeichen einer peripheren Nervenschädigung. Ein Plasmapherese oder cytostatische Therapie kann versucht werden (538).

Differentialdiagnostisch muß beim Vorliegen eines Hodgkin-Lymphoms mit ZNS-Beteiligung immer eine Sinusvenenthrombose, eine isolierte granulomatöse Angiitis (vgl. Kapitel 7) oder wie bei Non-Hodgkin-Lymphomen eine Komplikation durch opportunistische Infektionen (vgl. Kapitel 7) erwogen werden.

■ Cerebrale Manifestationen von Leukosen

Die meningeale Tumoraussaat ist eine typische Komplikation der akuten lymphatischen Leukämie (ALL) im Kindesalter (86, 123). Die Leukämiezellen erreichen die Meningen entweder über eine hämatogene Aussaat zirkulierender Tumorzellen oder über eine direkte Invasion von befallenem Knochenmark (130). Die ZNS-Prophylaxe und Therapie der meningealen Tumoraussaat bei akuter lymphatischer Leukämie im Kindesalter ist ausführlich im Kapitel 6 dargestellt.

Autoptisch ließ sich in einer Serie an 100 erwachsenen Patienten bei 80% der Fälle mit akuter lymphatischer Leukämie (ALL), bei ca. der Hälfte mit akuter myeloischer Leukämie (AML), bei der Hälfte der Patienten mit chronisch lymphatischer Leukämie (CLL) und nur in einem einzigen Falle einer chronisch myeloischen Leukämie (CML) eine meningeale leukämische Infiltration nachweisen (144). Unter den akuten myeloischen Leukämien zeigten myelomonocytäre und monocytäre Formen einen höheren Prozentsatz von meningealen Infiltrationen als die myeloiden Leukämien (144). In einer klinischen Serie von 63 Patienten mit leptomeningealer Tumoraussaat waren 27% der Primärtumoren Leukämien, davon über 80% akute Leukämien. Insgesamt ist die meningeale Tumoraussaat bei **adulten Leukämien** jedoch ungleich seltener als bei Kindern und kompliziert den Verlauf bei akuter lymphatischer Leukämie des Erwachsenenalters in ca. 15–20% (588, 826). Dabei scheint die Inzidenz der akuten myelomonocytären Leukämien mit einer Inversion auf dem Chromosom 16 oder einer Translokation t(8;21) noch höher zu sein (597). Diese Zahlen gelten für Patienten, bei denen eine sogenannte ZNS-Prophylaxe im Rahmen der initialen Behandlung der Leukämie durchgeführt wurde (vgl. hierzu auch Kapitel 6). Dabei fußt die ZNS-Prophylaxe auf einer hochdosierten systemischen Chemotherapie, auf einer intraventrikulären oder intrathekalen Therapie mit Methetrexat, Cytosinarabinosid und Dexamethason sowie fakultativ auf einer Ganzhirnbestrahlung mit 24 Gy (588). Bei chronischen myeloischen Leukämien ist eine ZNS-Beteiligung eine absolute Rarität (144, 673). Eine Sonderform der Leukämien mit hoher Neigung zu einer meningealen Tumoraussaat sind die T-Zell-Leukämien, die gehäuft in Japan auftreten, wobei ebenfalls die akute Verlaufsform dieser Erkrankung mit einer höheren Inzidenz einer meningealen leukämischen Infiltration behaftet ist (678, 1373, 1405).

Die **klinische Symptomatik** ist gekennzeichnet durch Kopfschmerzen als Folge einer Liquorzirkulationsstörung mit erhöhtem intracraniellen Druck, durch Hirnnervenstörungen, insbesondere Störungen des 3., 4. und 6. Hirnnervs, seltener durch ein organisches Psychosyndrom und neurologisch fokale Symptome sowie Zeichen einer Zwischenhirninfiltration. So ist das Syndrom der „hypothalamischen Leukämie" beschrieben (498). Dabei führt eine leukämische Infiltration des Hypothalamus möglicherweise zur Kompression und Schädigung Glukose-sensitiver Neuronen mit Verstellung des Glukose-Sollwertes und damit verändertem Sättigungsgefühl. Eine hierdurch ausgelöste massive Gewichtszunahme kann bei erfolgreicher Behandlung des Tumorleidens voll reversibel sein (1098).

Grundpfeiler der **Diagnostik** ist die Lumbalpunktion mit dem zytologischen Nachweis von Leukämiezellen. Dieser ist oft schwierig, und in Einzelfällen ist es unmöglich, zwischen Blasten und „reaktiven" Lymphozyten zu unterscheiden (1327). Es wird zum Nachweis einer meningealen Tumoraussaat eine Zellzahl von mehr als 5 pro μl gefordert (123, 1327). Im Liquor nachweisbare lösliche Faktoren, die als Oberflächenmoleküle von den Tumorzellen exprimiert werden, erweisen sich möglicherweise nach neuen Mitteilungen als nützlich in der Erstdiagnose und bei der Beurteilung des Verlaufes. So exprimieren T-Zell-Leukämiezellen die Oberflächenmarker CD4 und CD25, die sich bei meningealer Infiltration in 60 bzw. 70% der Fälle nachweisen lassen (1405). Maligne B-Zellen bei B-Zell-Leukämien exprimieren in hoher Konzentration lösliche CD27 Oberflächenmoleküle, die sich bei meningealer Infiltration durch diese Tumorzellen ebenfalls im Liquor in erhöhter Konzentration nachweisen lassen; dabei liegt die Sensitivität nach einer Mitteilung bei 100% und die Spezifität bei 82% (698). Erste Mitteilungen sprechen für eine hohe Sensitivität des Kernspintomogramms in Bezug auf den Nachweis einer kontrastmittelanreichernden, infiltrierten Dura, die unter Therapie vollständig reversibel sein kann (1509).

Ob eine **ZNS-Prophylaxe** bei den adulten akuten Leukämien in Form einer Ganzhirnbestrahlung mit 24 Gy heutzutage noch integraler Bestandteil der Behandlung sein muß, ist nach neueren Ergebnissen durchaus umstritten. Offensichtlich ist sowohl bei der akuten lymphatischen Leukämie als auch bei der akuten nicht-lymphatischen Leukämie eine ZNS-Prophylaxe mit hochdosierter systemischer Cytostase und mit der intrathekalen, sogenannten Triple-Chemotherapie (Methotrexat, Cytosinarabinosid, Dexamethason) ebenso erfolgreich wie eine Therapie unter Einschluß einer zusätzlichen ZNS-Bestrahlung (588, 672, 1108). In der pädiatrischen Hämato-Onkologie wird derzeit eine routinemäßige ZNS-Bestrahlung bei Leukämien nicht mehr durchgeführt, da hier nachgewiesenermaßen intrathekale und systemische Chemotherapie ebenso erfolgreich sind, und da hierdurch die strahleninduzierten Spätschäden vermieden werden (s. auch Kapitel 6). Von mehreren Autoren wird die ZNS-Prophylaxe in der Chemotherapie von **Hochrisiko-Patienten** mit akuten Leukämien grundsätzlich empfohlen (588, 672, 1108). Dabei werden Methotrexat, Cytosinarabinosid und Steroide z.T. in

Kombination eingesetzt. Teilweise wird eine intrathekale Gabe von Methotrexat in bis zu 16 Einzelgaben durchgeführt (273). Unter Einschluß einer ZNS-Prophylaxe **ohne Strahlentherapie** betrug die 8-Jahres-Überlebensfraktion bei 79 Erwachsenen mit ALL in einer aktuellen Serie 47 % (382).

Grundlage der Therapie ist die Behandlung des Liquorraumes mit Cytostatika, wobei Methotrexat, Cytosinarabinosid und Dexamethason oder Hydrocortison in den o.g. Dosierungen zur Anwendung kommen. Die Gabe dieser Substanzen über ein Reservoir intraventrikulär ist der lumbalen Instillation vorzuziehen (518, 626). Eine Hochdosis-Chemotherapie, in der Regel auf der Grundlage von einer Hochdosis-Methotrexatgabe ist integraler Bestandteil der Therapie, weil in dieser Situation regelhaft ein Knochenmarksbefall besteht (123).

Eine zusätzliche craniospinale Bestrahlung wird von einigen Autoren durchgeführt (123, 1326). Geeignete Dosis und geeigneter Bestrahlungszeitpunkt sind nicht klar (123).

Die Differentialdiagnose bei Leukämien mit ZNS-Symptomen muß immer neben infektiösen Komplikationen bei den immunsupprimierten Patienten auch Hämorrhagien, Vaskulitiden (390) und Infarkte berücksichtigen, die autoptisch bei ca. einem Drittel der Patienten nachgewiesen werden können (144).

6. Tumoren des Nervensystems im Kindesalter

U. Bode, G. Fleischhack

Im Kindes- und Jugendalter sind die Tumoren des zentralen Nervensystems (ZNS) mit einer Inzidenz von 24,5 pro 1 Million Kinder pro Jahr nach der akuten lymphoblastischen Leukämie (29,4 pro 10^6 pro Jahr) die zweithäufigste onkologische Erkrankung (353, 1525), s. auch Kapitel 1, S. 3. Daß bei dem deutschen Kinderkrebsregister (Zentralinstitut für medizinische Dokumentation Mainz) zunehmend mehr dieser Tumoren gemeldet wurden, aber immer noch nicht die wirkliche Inzidenz erreicht ist, ist Zeugnis für die Behandlung dieser Erkrankungen durch viele Fachdisziplinen auf allen Ebenen der Krankenversorgung, die durch engere interdisziplinäre Zusammenarbeit verbessert werden könnte (665). Die Häufigkeit der einzelnen Hirntumorarten variiert auch innerhalb der Gruppe der jungen Patienten erheblich. Während im jugendlichen Alter Gliome und primitive neuroektodermale Tumoren vorherrschen, ist bei Kindern im 1. Lebensjahr mit Plexuspapillomen und besonders Teratomen zu rechnen (Tab. 6.1).

Ältere Daten über Totgeburten und neueste Daten über intrauterine Diagnostik und Therapie zeigen, daß mehr als die Hälfte aller perinatal diagnostizierten Tumoren Teratome sind (454). Während bei älteren Kindern bis zu 70% aller Tumoren infratentoriell lokalisiert sind, ist bei Säuglingen in der Mehrzahl mit supratentoriellen Malignomen zu rechnen. Für alle Tumoren gilt eine leichte Knabenwendigkeit.

Klinik, Diagnostik und allgemeine Therapie

■ Klinik

Die Symptome eines Kindes mit Hirntumor werden nicht so sehr von der Art des Tumors, sondern vielmehr vom Alter, dem psychomotorischen Entwicklungsstand und der Tumorlokalisation abhängen. Dabei werden neben Erbrechen, Kopfschmerzen und Wesensveränderung als Zeichen der intracraniellen Druckerhöhung (s. Kapitel 1, S. 89 ff) auch häufig *fokale Symptome* (s. Kapitel 1, S. 87 ff) einen Hinweis für die Lokalisation des Krankheitsprozesses geben.

Da die Hälfte aller Hirntumoren in Mittellinienstrukturen und überdies die Mehrzahl aller Hirntumoren infratentoriell gelegen ist, wird häufig ein obstruktiver Hydrocephalus vorliegen. Doch auch jede Raumforderung, die den Liquorfluß nicht beeinträchtigt, wird den *intracraniellen Druck* erhöhen und so zu klinischer Symptomatik führen. Bei Säuglingen kann eine gespannte Fontanelle, deutlich palpable dehiszente Schädelnähte, Opisthotonus und ein während der Vorsorgeuntersuchung registriertes beschleunigtes Kopfwachstum das einzige Zeichen einer intracraniellen Druckerhöhung sein, obwohl auch allgemeine Symptome wie Unruhe, Erbrechen, Trinkunlust und Verhaltensveränderung häufig klinische Hin-

Tabelle 6.1 Arten der Hirntumoren (in %) in Abhängigkeit vom Alter (1236)

	Säuglinge	Kinder/Jugendliche	Erwachsene
Astrocytome	18%	32%	23%
Plexuspapillome	16%	1%	0,5%
Teratome	11%	2%	0,1%
Medulloblastome	10%	23%	1,1%
Ependymome	7%	11%	2,1%
Glioblastome	4%	10%	30%
Meningiome	2,4%	0,6%	22%
Oligodendrogliome	1,6%	0,6%	1,5%
Andere	31%	20%	19%

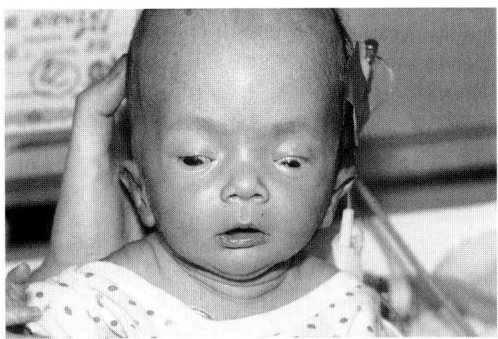

Abb. 6.1 „Sonnenuntergangsphänomen" als Zeichen erhöhten intercraniellen Druckes (heute wegen Frühdiagnostik selten).

weise für diesen Zustand sind. Die Entwicklung des Papillenödems kann dabei lange auf sich warten lassen. Klassisches Zeichen der chronischen Druckerhöhung, hier durch Druck auf das Mittelhirn und Parese des Aufwärtsblickes, ist das „Sonnenuntergang"-Phänomen (Abb. 6.1), das heute glücklicherweise wegen frühzeitigerer Diagnose seltener gesehen wird. Nackensteifigkeit und Kopfschiefhaltung können Zeichen der Herniation der Kleinhirntonsillen mit Druck auf die Medulla oblongata und somit Vorboten des Einklemmungstodes sein. Bei älteren Kindern kann der intracranielle Druck den lange auf dem Schädelknochen freiverlaufenden N. abducens schädigen und so zu einer Parese führen, wobei Doppelbilder als Beschwerden angegeben werden und eine kompensatorische Kopfschiefhaltung resultieren kann. Frühzeichen des Papillenödems sind Beeinträchtigung des Farbsehens (Dyschromatopsie) und Vergrößerung des zentralen Skotoms, doch kann bei den meisten älteren Patienten ein klassisches Papillenödem diagnostiziert werden. Langsam wachsender intracranieller Druck kann auch zur Atrophie des N. opticus und über den Hemisphären oder auch regional im Bereich des hinteren Schädels zur Verdünnung des Schädelknochens führen, was früher bei verzögerter Diagnose im Röntgenbild als „Wolkenschädel" (Abb. 6.2) imponierte. So ist auch eine Verdünnung des Dorsum sellae zu interpretieren. Die Symptomatik der akuten Hirndruckerhöhung als Folge der Herniation gleicht der Symptomatik im Erwachsenenalter und wird an anderer Stelle beschrieben (s. Kapitel 1, S. 89 ff).

Erbrechen ist ein häufiges Symptom bei vielen Erkrankungen im Kindes- und Jugendalter und wird darum nicht sofort die Aufmerksamkeit des Arztes auf intracranielle Prozesse lenken. Bei diesen Erkrankungen kann es als Manifestation

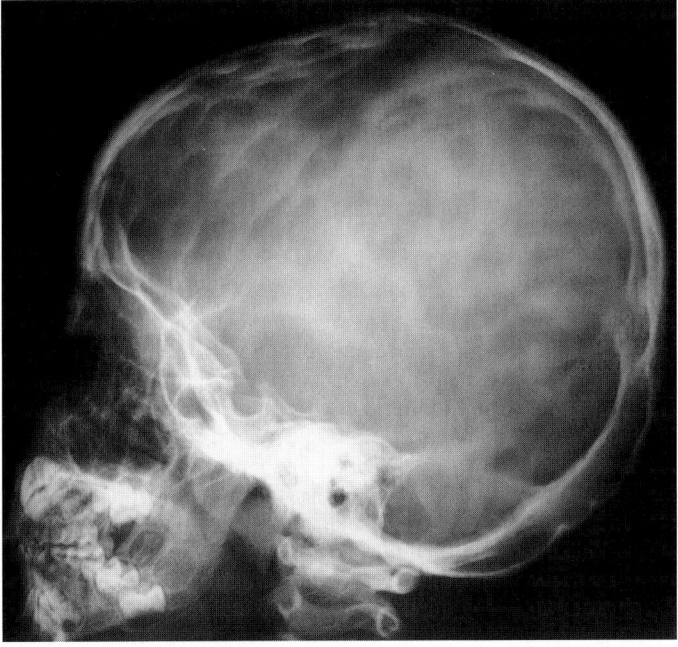

Abb. 6.2 „Wolkenschädel" als Zeichen chronisch erhöhten Hirndruckes (heute wegen Frühdiagnostik selten).

des erhöhten intracraniellen Druckes oder des dort gelegenen Tumors mit Reizung des Vaguskerns bzw. des Erbrechenzentrums am Boden des 4. Ventrikels auftreten. Wenngleich bei diesen Patienten das morgendliche Nüchternerbrechen mit nachfolgendem Wohlergehen häufig ist, kann dieses auch zu anderen Zeitpunkten, nicht stetig, sondern im Intervall mit symptomfreier Zeit geschehen, wobei das Fehlen weiterer gastrointestinaler Symptome auffällig werden sollte. Obwohl schwallartiges Erbrechen in diesem Zusammenhang häufig zitiert wird, ist der Erbrechenstyp bei Hirntumoren meistens uncharakteristisch.

Kopfschmerzen als Symptom sind im Schulalter relativ häufig und können nur selten einen direkten Hinweis auf eine tumoröse Ätiologie geben. Zwar kann die Lokalisation ein Hinweis für einen derartigen Prozeß sein, doch ist es absolut nicht unüblich, daß Patienten mit Kleinhirntumoren über frontale Kopfschmerzen klagen. Der Schmerz tritt regelmäßig, häufig auch eben morgens nach dem Aufwachen auf, ist nicht unbedingt dauerhaft und kann, wie auch im Erwachsenenalter, bei Erhöhung des intracraniellen Druckes durch Husten oder andere Valsalva-Manöver verstärkt werden. Im Säuglings- und Kleinkindalter können Hinweise durch die häufige Berührung des Kopfes gegeben werden, doch meistens sind die Symptome der Mißlaunigkeit, Unruhe oder auch Apathie vorherrschend.

Eine *Verhaltensänderung* ist im Gegensatz zum Erwachsenenalter bei fast allen kindlichen Hirntumorpatienten sichtbar, wobei gerade bei Säuglingen und Kleinkindern der Verdacht durch elterliche Beobachtung aufkeimt. Veränderungen der Schlafrhythmik, des Gesichtsausdrucks, des Schrei- und Weintyps, der Nahrungsaufnahme und der Reaktion auf Umgebungsreize mögen auch dem gründlich arbeitenden Arzt entgehen, werden aber von den Eltern sicherlich nicht übersehen. So ist nicht selten mütterliche Beharrlichkeit und Arztwechsel einer Diagnose vorausgegangen. Sonst aktive ältere Kinder werden lustlos oder desinteressiert, ruhige Kinder zeigen Episoden plötzlicher Aktivität und Agitation. Kindergärtnerinnen oder Lehrer geben Hinweise für Leistungsknicks, Lerndefizite oder soziale Auffälligkeiten. Seltener können auch Schlafstörungen, Gewichtsverlust bzw. -zunahme und Störungen der sexuellen Entwicklung (Pubertas praecox bzw. tarda), wie auch Fieber unklarer Genese Hinweise für diese Krankheiten sein.

Epileptische Anfälle als Zeichen von Hirntumoren im Kindes- und Jugendalter sind im Vergleich mit den erwachsenen Patienten recht selten und kommen in weniger als 15% vor (255), was durch den erheblich kleineren Anteil an Hemisphären-Tumoren in dieser Altersgruppe erklärt wird. Bei eher langsam wachsenden Tumoren werden sie häufiger gefunden als bei hochmaligner Histologie. Dabei treten generalisierte und auch fokale Anfälle mit elementarer oder komplexer Symptomatik auf. Im Säuglingsalter können auch BNS-Krämpfe Zeichen von Tumoren sein (400), doch allgemein sind Krampfanfälle im jugendlichen Alter in weniger als 1% durch Tumoren verursacht (1513). Jedoch kann auch bei Kindern mit bekannter Epilepsie ein Hirntumor auftreten, wobei dann folgende Symptomatik an diese Möglichkeit denken lassen sollte: Veränderungen im Krampfmuster, therapieresistente Krämpfe, EEG-, Wesens- und Untersuchungsbefund-Veränderungen. Dagegen sind die brachiofacial betonte Hemiparese, sensible Ausfälle und die homonyme laterale Gesichtsfeldstörung jeweils auf der Gegenseite und Sprachstörungen häufige Symptome eines Hemisphärentumors (vgl. Kapitel 1, S. 88). Bei kleinen Kindern können Gangveränderungen bzw. Haltungsveränderungen der Arme beim Gehen die einzigen Hinweise für eine Hemiparese sein. Kinder unter einem Jahr können durch bevorzugte Benutzung einer Extremitätenseite auffallen, was auch ein Hinweis für eine Parese der anderen Seite geben kann, da die Seitenpräferenz sich erst im Laufe des zweiten Lebensjahres ausbildet.

Tumoren im *Zwischenhirnbereich* werden durch kontralaterale Tonus- und Sensibilitätsstörungen auffallen, wobei je nach befallener Region Rigor oder Hypotonie sowie Hypo- und -Hyperkinese zu verzeichnen sind. Gedächtnisverlust, Verwirrung, emotionale Labilität und Sprechstörung können deutliche Hinweise für die Lokalisation sein, während gelegentlich Dysmetrie, Tremor, mangelnde Koordination und Gangabnormalitäten an Kleinhirnsymptomatik erinnern können. Wenn der vordere Hypothalamus befallen ist, kann es zum sog. *diencephalen Syndrom* kommen, das bei Kindern zwischen 1½ und 3½ Jahren auftritt (663, 1176). Nach einer bis dahin normalen Entwicklung beginnen diese Kinder extrem abzunehmen und werden kachektisch, wobei aber ein exzessiver Appetit (selten auch Anorexie) besteht. Mit oder ohne dokumentierte Hypoglykämie verlieren die Kinder ihr subkutanes Fettgewebe und bekommen einen sehr wachen, aktiven Gesichtsausdruck. Das Längenwachstum ist während dieser Zeit nicht beeinflußt, es kann sogar akzeleriert sein, so daß der Eindruck des großen, fröhlichen und abgemagerten Kindes entsteht (Abb. 6.3). Ob lipolytische Faktoren, veränderte STH-Aktivität oder andere endokrinologischen Parameter letztendlich dieses Syndrom auslösen (348a), ist bis heute nicht bekannt, zumal andere hypothalamische Läsionen das Bild der Inaktivität, Fettsucht und verzögerten sexuellen Entwicklung zeigen. Wie bei der topographischen Lage nicht anders zu erwarten, können auch Störungen der Temperaturregulation, des Wasserhaushaltes (Diabetes insipidus), Schlafstörungen, Gesichtsfeldausfälle, Nystagmus und bei Sella-Beteiligung auch Zeichen der Hypophyseninsuffizienz vorhanden sein.

Besonders Gesichtsfeldausfälle werden die Aufmerksamkeit auf die *Sehbahnen* lenken, die Sehrinde, Sehstrahlung, Corpus geniculatum laterale, Tractus opticus, Chiasma und N. opticus umfassen. Das klassische Zeichen der Chiasma-Pathologie ist die bitemporale Hemianopsie und im späteren Stadium die progrediente Opticusatrophie mit Abblassung und Abflachung der Papille. Das Foster-Kennedy-Syndrom (homolaterale Opticusatrophie und kontralaterale Stauungspapille) wird bei Tumoren der vorderen Schädelgrube gesehen. Bei Ausfällen der Hirnnerven III, IV, VI werden Doppelbilder entstehen und die Patienten kompensatorisch die Kopfhaltung verändern, wie die Drehung des Kopfes in Richtung des gelähmten Abducens-Muskels oder die Kopfneigung zur gegenseitigen Schulter bei Trochlearisparese. Supranukleäre Lähmungen betreffen konjugierte Augenbewegungen und werden deshalb zu Blicklähmungen, aber nicht zu Doppelbildern führen. Bei dem einseitig amaurotischen Auge ist die Konvergenzreaktion erhalten, der direkte und konsensuelle Lichtreflex negativ. Eine einseitig licht- und konvergenzträge oder starre Pupille kann auch ohne Anisokorie bei Schädigung des N. ophtalmicus in der vorderen Schädelgrube vorliegen (efferenter Pupillenreflexschaden). Verlangsamte oder fehlende Pupillenreaktion des Testauges auf Lichtreiz beider Augen und normale konsensuelle Reaktion im gesundem Auge ist Hinweis für einen afferenten Pupillendefekt (Marcus-Gunn-Pupille) des Testauges und sollte Hinweis für eine Läsion im Testauge sein.

Das Parinaud-Syndrom mit Einschränkung der vertikalen Blickwendung, leicht dilatierte Pupillen, die auf Akkomodation, aber nicht auf Licht reagieren, Retraktions- oder Konvergenznystagmus, sind Hinweise für *Mittelhirn*kompression und kommen häufiger bei Pinealisläsionen vor. Die Ähnlichkeit zum Sonnenuntergangsphänomen bei Säuglingen ist evident.

Da viele Hirnstammtumoren nach ventral wachsen, ist bei *Pons-Syndromen* häufig keine Liquorabflußstörung und kein Papillenödem nachweisbar. Hier werden Augenmuskel-, Gesichtslähmungen und Schluckstörungen auf die oberen, mittleren und unteren Hirnnervengruppen hinweisen. Häufig wird gleichzeitig kontralateral eine spastische Extremitätenparese bestehen.

Das *cerebelläre Syndrom* dagegen zeigt Ataxie, Intentionstremor, Nystagmus und Dysdiadochokinese, die häufig mit Zeichen des intracraniellen Drucks, Nackensteifigkeit oder auch Kopfzwanghaltung verbunden sein können.

Auf *spinale Tumoren* deuten segmentale Schmerzen und spastische Lähmungen unterhalb dieser Segmente hin. Dabei können auch autonome Funktionen wie Blasen- und Mastdarmentleerung beeinflußt werden. Die bei Kindern häufig vorkommenden Conus- und Cauda-Tumoren

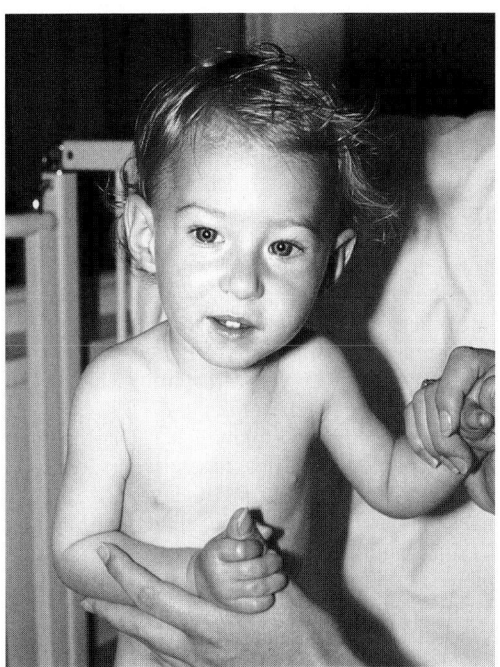

Abb. 6.3 Zweijähriger Junge mit klassischem Diencephalen-Syndrom.

werden natürlich keine Symptome der langen Bahnen verursachen. Obwohl der Schmerz als Hauptsymptom meistens auf das Segment hinweist, muß daran gedacht werden, daß durch die enge Verzahnung der Schmerzfasern im Rückenmark der Schmerz von anderer Stelle projiziert werden oder als isolierter Rückenschmerz ohne segmentale Ausstrahlung auftreten kann. In etwa 15% kommt bei spinalen Tumoren auch erhöhter intracranieller Druck vor (1145), der auf erhöhte Viskosität und Proteingehalt des Liquors zurückgeführt wird (vgl. auch Kapitel 1, S. 91).

■ Diagnostik

Die *neurologische* Diagnostik kann im Schulalter wie bei erwachsenen Patienten verlaufen. Bei jüngeren Kindern ist sie durch die mangelnde Kooperationsfähigkeit erschwert. Amblyopie beim Säugling kann manchmal dadurch nachgewiesen werden, daß ein Kind bei Verdecken des gesunden Auges erheblich mehr Unruhe und Unwohlsein zeigt, als bei gleicher Manipulation auf der Gegenseite. Wie schon erwähnt, kann der bevorzugte Gebrauch einer Hand in diesem Alter ein Zeichen für eine kontralaterale Hemiparese sein. Im ersten Lebensjahr kann ein positives Pyramidenbahnzeichen normal sein, da erst nach 18 Monaten die Reifung bei allen Kindern soweit abgeschlossen ist. Erst dann stellt ein positives Pyramidenbahnzeichen einen pathologischen Befund dar.

Die *Blutdiagnostik* ist für die primäre Diagnostik von Hirntumoren bei jungen Patienten unergiebig. Die BSG hat keine Aussagekraft. Auch die NSE (neuronenspezifische Enolase) oder andere Tumormarker zeigen selten positive Befunde bei Malignomen des ZNS. Natürlich wird die endokrinologische Diagnostik prä- und posttherapeutisch zur Identifizierung der Funktionsausfälle durch Krankheit und Therapie beitragen.

Wegen der im Kindesalter relativ häufigeren spinalen Disseminierung von Hirntumoren ist die *Lumbalpunktion* nach Ausschluß eines erhöhten intracerebralen Druckes eine häufige diagnostische und therapeutische Methode im Kindesalter. Bei Vorliegen einer meningealen Aussaat kann, aber muß nicht, die Zellzahl und das Protein erhöht sowie der Zucker erniedrigt sein. Unabhängig von der Zellzahl muß jeder Liquor zytozentrifugiert, gefärbt und auf Tumorzellen untersucht werden. Bei Verdacht auf intracranielle maligne Keimzelltumoren haben die Liquorkonzentrationen von α-Fetoprotein, β-HCG und LDH diagnostische und prognostische Wertigkeit (200). Dieses trifft auch für das β_2-Mikroglobulin und die LDH bei ZNS-Lymphomen oder für die NSE bei primitiv neuroektodermalen Tumoren zu. Besonders für die Therapie im Säuglingsalter ist häufig die Implantation eines subkutanen ventrikulären Reservoir (z. B. Ommaya-Reservoir) notwendig (Abb. 6.**4**). Hierdurch wird nicht nur der Vergleich zwischen spinalem und ventrikulärem Liquor möglich, sondern die intraventrikuläre Gabe von Medikamenten sorgt für ihre gleichmäßigere Verteilung und bessere therapeutische Ergebnisse als die intrathekale Gabe (vgl. auch Kapitel 5, S. 336).

Das *EEG* ist in der Diagnostik von Hirntumoren wenig bedeutungsvoll, kann aber dem Kliniker einen raschen Hinweis auf die Lokalisation von Hemisphärentumoren geben. Wichtiger wird diese Methode im perioperativen und sonstigen Verlauf der Behandlung und Nachsorge, nicht zuletzt zur Diagnostik und Kontrolle von neurotoxischen Auswirkungen der Therapie auf das ZNS.

Obwohl in der *Bildgebung* kindlicher Hirntumoren gleiche qualitative Unterschiede in der Methodik wie bei Erwachsenen (s. Kapitel 1, S. 56 ff) bestehen, muß berücksichtigt werden, daß sowohl Computertomographie (CT) als auch Magnetresonanztomographie (MRT) Sedierung bzw. Narkose im Vorschulalter erfordern und damit die Untersuchungsdauer in der Pädiatrie von größerer Wichtigkeit ist. Während für eine CT-Untersuchung nur Minuten benötigt werden, muß für eine MRT-Untersuchung ein Arzt für diesen Zweck ausschließlich freigestellt werden. Bei Kindern muß auch der Langzeitschaden wiederholter Bildgebung bedacht werden. Bei Berücksichtigung aller dieser Punkte wird in der pädiatrischen Onkologie meistens das MRT wegen der größeren diagnostischen Wertigkeit vorgezogen, wobei der Nachweis von Verkalkungen besser mit dem CT gelingt (vgl. Kapitel 1, S. 56/57). Da die Therapie und Prognose kindlicher ZNS-Malignome von dem Ausmaß der chirurgischen Resektion abhängt, ist möglichst innerhalb von 48 Stunden nach der Operation eine Bildgebung mit MR oder CT durchzuführen und die komplette oder inkomplette Resektion des Tumors zu dokumentieren, bevor postoperative Veränderungen dieses für Wochen bzw. Monate unmöglich machen (8, 151). Obwohl der Einsatz der Positronenemissionstomographie (PET) in der Diagnostik und Verlaufsbeobachtung von kindlichen Hirntumoren wertvol-

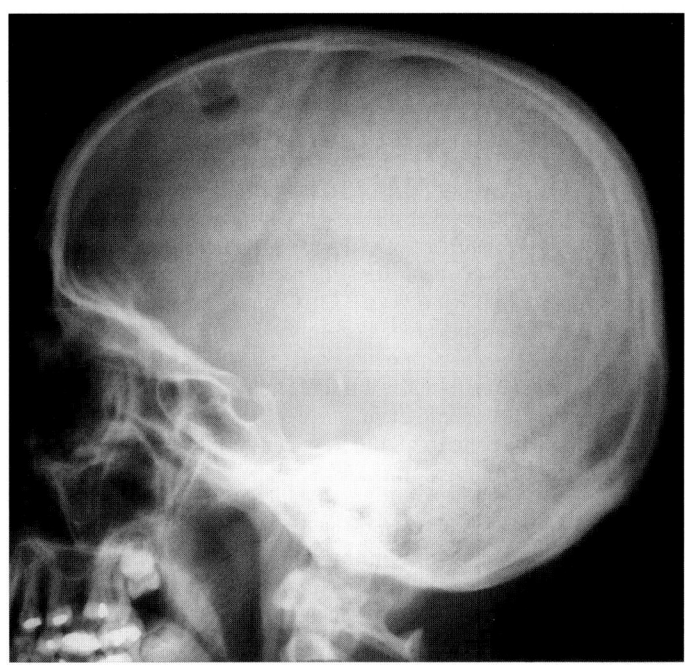

Abb. 6.4 Luftfüllung eines Ommaya-Reservoirs.

le Hinweise ergeben hat (598) und nach eigener anekdotischer Erfahrung auch gelegentlich Sensitivität in der Diagnostik von cerebralen Metastasen extraneuraler Tumoren zeigt, besitzt diese neue Diagnostik noch keinen etablierten Stellenwert in der Behandlung kindlicher Hirntumoren.

In den ersten Lebensmonaten hat die *Sonographie* in der Diagnostik von Tumoren des zentralen Nervensystems eine erhebliche Bedeutung, da das Hirn durch die noch offene Fontanelle und das Rückenmark noch durch die nicht geschlossenen Wirbelbögen dargestellt werden können (Abb. 6.5). Wenn dieses bei der initialen Diagnostik auch meistens durch zusätzliche tomographische Verfahren komplettiert wird, so ist es doch zur Verlaufskontrolle unter Chemotherapie und wegen der schnellen Verfügbarkeit dieses Verfahrens von außerordentlicher Wichtigkeit. Für Prozesse nahe der Schädelbasis oder aber der Konvexitäten sind natürlich methodische Limitationen gegeben.

■ Allgemeine Therapie

Nach dem Verdacht auf einen intracraniellen Tumor sollte die weiterführende Diagnostik und Behandlung kindlicher Hirntumoren von erfahrenen interdisziplinären Teams durchgeführt werden, zumal vergleichende Studien zeigen konnten, daß die Behandlungsergebnisse an dafür spezialisierten Institutionen erheblich besser waren

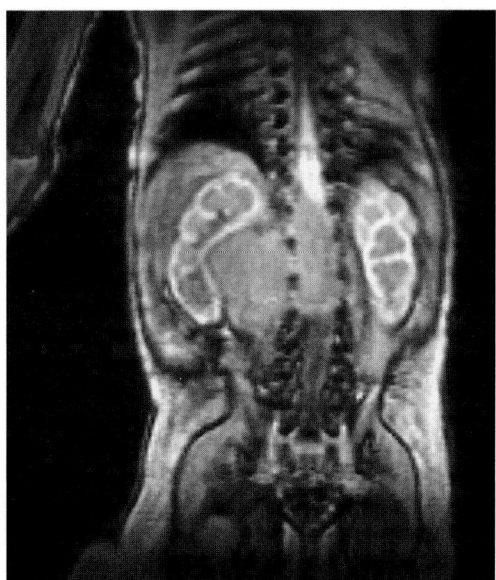

Abb. 6.5 Spinaler extraduraler Tumor im Ultraschallbild (Sanduhr-Neuroblastom).

(352, 745). Zu diesem Team sollten in der Behandlung kindlicher Hirntumoren erfahrene Neurochirurgen, Radiotherapeuten, Neuroonkologen, Neuroradiologen und auch vor Ort Neuropathologen gehören, da für den Patienten folgenschwere Entscheidungen häufig sofortige Expertise benötigen.

Chirurgie

Der neurochirurgische Eingriff bei pädiatrischen Hirntumorpatienten kann bis zu 3 Ziele verfolgen: Materialgewinnung zur histologischen Diagnose, Beseitigung von Liquorzirkulationsstörungen bzw. erhöhtem Hirndruck, makroskopische Entfernung bzw. Verkleinerung des Tumors. Meistens wird die Indikation des chirurgischen Eingriffs durch mehr als eines der o. g. Kriterien gestellt, doch kann man bei Opticusgliomen aus der Bildgebung manchmal eine exakte Diagnose stellen; maligne Keimzelltumoren lassen sich manchmal aus der Liquoranalyse diagnostizieren. In der Regel wird jedoch für die Biopsie eine Craniotomie vorgenommen und dabei auch ausreichend Tumorgewebe dem Neuropathologen zur Verfügung gestellt, so daß eine eindeutige Diagnose möglich wird. Das therapeutische Vorgehen bei Läsionen des Zwischenhirns, Mittelhirns und Hirnstammes wird individuell je nach Bildmorphologie der Läsion und der Erfahrung des behandelnden Neurochirurgen entschieden werden. Nur in Ausnahmefällen kann bei exophytischen Hirnstammgliomen in ausgewiesenen Zentren der Versuch einer kompletten neurochirurgischen/laserchirurgischen Tumorresektion unternommen werden; in der Regel wird man sich bei diesen exophytischen Tumoren auf eine weitgehende Tumorreduktion beschränken. Bei intrinsischen Hirnstammtumoren ist in jedem Falle zur Gewebegewinnung eine stereotaktische Serienbiopsie vorzuziehen, da zunehmende Erfahrung die Morbiditätsrate dieser Methode deutlich unter 5 % gesenkt haben (11); s. hierzu auch Kapitel 1, S. 75 ff. Die stereotaktische Vorgehensweise hat den Vorteil, daß u. U. in derselben Sitzung die Implantation von Radionukleotiden im Sinne einer Radioneurochirurgie durchgeführt werden kann. Durchaus vertretbar ist es, bei intrinsischen, ausgedehnten Tumoren, die bildmorphologisch Zeichen einer Malignisierung erkennen lassen, keine Therapie durchzuführen.

Da die meisten kindlichen Hirntumoren infratentoriell gelegen sind, liegt bei vielen Kindern zum Zeitpunkt der Diagnose ein okklusiver Hydrocephalus und genereller Hirndruck vor, der neben der histologischen Diagnostik einen chirurgischen Eingriff zur Druckentlastung erfordert.

Die früher übliche Implantation eines VP- oder VA-Shunts vor der eigentlichen Operation ist weitgehend verlassen worden, und heute wird meistens die Resektion in Verbindung mit einer externen Drainage vorgenommen, zumal die Mehrzahl der Patienten später keinen Shunt benötigen wird (332). Grund hierfür ist weniger das Risiko einer systemischen Metastasierung, das als sehr gering angesetzt wird (88), als vielmehr die doch relativ häufige Shuntdysfunktion und Infektionsmöglichkeit (1185). Außerdem gibt es Hinweise, daß die Rate der Shuntinfektionen mit einer Abnahme des Intelligenzquotienten korreliert (920). Mit Hilfe der Ventriculostomie kann nicht nur eine Liquoruntersuchung erfolgen, sondern muß auch intra- und postoperativ der Liquordruck kontrolliert werden. Abhängig von der histologischen Diagnose und der Krankheitsausbreitung wird bei Anlage eines Shunts auch jede intrathekale oder intraventrikuläre Chemotherapie an Wirkung verlieren bzw. wirkungslos. Zusammengefaßt bleibt festzuhalten, daß intraoperativ bei Patienten mit okklusivem Hydrocephalus die Anlage einer externen Drainage erfolgen sollte und nur dann eine permanente Shuntimplantation durchgeführt werden muß, wenn postoperativ weiterhin Liquorzirkulationsstörungen bestehen.

Das Ziel der chirurgischen Intervention ist eine komplette Resektion, die bei malignen Tumoren nur ohne neurologische Folgeschäden verantwortbar ist. Wenn auch die Prognose bei Kindern mit malignen Hirntumoren nach kompletter Resektion besser als nach inkompletter ist, kann ein postoperativer permanenter Schaden aus Radikalitätsgründen nicht akzeptiert werden, da die Chirurgie allein nicht kurativ sein kann. Bei Tumoren niedriger Malignität dagegen ist mehrfache chirurgische Intervention indiziert und häufig wie z. B. beim cerebellären pilocytischen Astrocytom, WHO Grad I, auch mit einer Heilungschance verbunden (vgl. auch Kapitel 2, S. 171), insbesondere weil es im Gegensatz zu den WHO Grad-II-Tumoren auch beim Rezidiv nur in extremen Ausfällen zu einer malignen Progression kommt. Um postoperativ einen Ausgangsbefund vor Einsatz weiterer Therapiemodalitäten erheben zu können, soll der Patient spätestens 48 Stunden postoperativ einer Bildgebung zugeführt werden (151), da eine spätere Bildgebung durch die postoperativen Veränderungen nicht aussagekräftig für mindestens 6 Wochen sein wird.

■ Radiotherapie

Die Radiotherapie hat in der Behandlung kindlicher Hirntumoren immer noch einen hohen, wenn auch relativierten Stellenwert. Sie wurde traditionell nach der Operation bei inkompletter Resektion für die meisten niedrigmalignen und unabhängig vom chirurgischen Operationsergebnis bei allen hochmalignen Tumoren eingesetzt. Die erste Gruppe erhielt eine Lokaltherapie (mit Sicherheitsabstand), während die zweite Gruppe nicht nur lokal, sondern zusätzlich prophylaktisch bestrahlt wurde. So war die komplette Schädelbestrahlung mit lokalem Boost bei hochmalignen Astrocytomen und ZNS-Lymphomen akzeptiert, die embryonalen Tumoren, das infratentorielle Ependymom und das Plexuskarzinom wurden mit lokalem Boost für sichtbare Tumorläsionen und einer kompletten craniospinalen Bestrahlung versehen. Diese Indikationen sind in den letzten Jahren teilweise in Frage gestellt worden, weil Rezidive bei der Mehrzahl der Patienten trotz hoher Bestrahlungsdosen fast immer auch in der Primärlokalisation gelegen sind, so daß große Anstrengungen unternommen werden, die Strahlentherapie lokal effektiver zu gestalten. Dafür sind Begriffe wie Überfraktionierung, Oxyginierung durch künstliche Sauerstoffträger (Fluosol) und Radiosensitizer (BUDR, Misodinazol) kennzeichnend, die aber in der Behandlung kindlicher Hirntumoren bisher wenig eingesetzt worden sind.

Wegen der lokalen Versagerrate traditioneller Strahlentherapie sind Fokussierungstechniken entwickelt worden, wie interstitielle Implanttherapie, die Brachytherapie der Heidelberger Schule, die stereotaktische Radiochirurgie als Gamma-Knife oder die fokussierte Linearbeschleunigertherapie mit der Hypofraktionierung, alles Verfahren, die bei einzelnen Patienten nach strenger Indikation hervorragende Erfolge gezeigt haben, aber nicht als allgemein anerkannte Standardtherapien für bestimmte Tumorerkrankungen des Kindesalters empfohlen werden können. Auch diese sind in Kapitel 1, S. 152 ff dargestellt und sollen bei der Behandlung der einzelnen Tumorarten erwähnt werden, falls sie an größeren Kollektiven Erfolge erzielt haben.

Alle zytotoxischen Therapiemodalitäten, so auch Radio- und Chemotherapie, verursachen in einer bestimmten Frequenz chronische Schäden, die für jüngere Patienten wegen der höheren Lebenserwartung nicht nur schwerwiegendere Folgen haben, sondern für die das Nervensystem des jüngeren Patienten empfindlicher ist. Da Radiotherapie erhebliche Langzeittoxizität auf das sich entwickelnde Hirn hat, wird von einer Bestrahlung – wenn irgend möglich – bei unter dreijährigen Kindern abgesehen. Bei älteren Kindern kann heute noch nicht auf die Strahlentherapie verzichtet werden, doch gehen die Hoffnungen dahin, daß eine effektive Chemotherapie nicht nur die Behandlungsaussichten verbessert, sondern auch eventuell die Strahlentherapie ersetzen könnte. Der kombinierte Gebrauch beider Modalitäten zeigt vielfach potenzierte Toxizität, so daß die Bestrebung heute in die Richtung gehen, vor Einsatz der Radiotherapie eine Chemotherapie durchzuführen (Sandwich-Methode).

■ Chemotherapie

Grundlagen und Probleme einer chemotherapeutischen Behandlung von malignen Gehirntumoren sind im Kapitel 1, S. 158 ff ausführlich dargestellt, doch sollten einige Bemerkungen aus pädiatrischer Sicht gemacht werden. In der pädiatrischen Onkologie dominieren Systemerkrankungen und embryonale Tumoren, in deren Behandlung das Prinzip der Dosiszeitintensität mit der Erfolgsrate korreliert. Folgerichtig sollten embryonale Tumoren im ZNS ähnlichen Kriterien folgen.

Obwohl das Problem der Bluthirnschranke unabhängig von der Erkrankung erkannt wird, sind die früheren Erfahrungen in der pädiatrischen Onkologie überwiegend auf die Meningeosis leucaemica beschränkt. Auf diesem Gebiet wurden auch die meisten Daten über die zytotoxischen Substanzen im ZNS gewonnen. Hier handelt es sich aber vornehmlich um eine Blutliquorschranke und nicht um eine Bluthirnschranke. Klassische Tierexperimente haben gezeigt, daß neben der Blutliquorschranke, der Bluthirnschranke und der Liquorparenchymschranke wiederum signifikante Unterschiede bestehen. Dabei muß zusätzlich noch berücksichtigt werden, daß neben dem Eintritt in die verschiedenen Kompartimente des zentralen Nervensystems auch der Austritt in die systemische Zirkulation verschiedenen spezifischen Kriterien des aktiven und passiven Transports unterliegt. Erfahrungen in der Behandlung von ZNS-Tumoren mit systemischen

Metastasen oder vice versa mit ZNS-gängigen Medikamenten belegen klinisch diese theoretischen Überlegungen. Weitere Beispiele für die Komplexität sind das Vincristin, effektiv in der Hirntumorbehandlung, aber nie im zentralen Nervensystem nachgewiesen und auf der anderen Seite das Mitoxantron, ein Anthrachinonderivat, uneffektiv in der Behandlung von Hirntumoren, aber bei Autopsien noch Monate nach Applikation im Tumorgewebe dokumentiert.

Diese scheinbaren Widersprüche haben dazu geführt, daß in der pädiatrischen Onkologie auch zur Behandlung von ZNS-Malignomen vorwiegend Substanzen eingesetzt werden, die Wirksamkeit bei embryonalen Tumorerkrankungen gezeigt haben und nach klinischer Erfahrung das Prinzip der Dosisintensität ermöglichen, während klassische ZNS-gängige Medikamente, wie die Nitrosoharnstoffderivate mit langdauernder und kumulativer Toxizität, aus gleichen Gründen vermieden werden.

Zusätzlich hat die kumulative und synergistische Toxizität von Chemotherapie und Bestrahlung dazu geführt, daß in der Pädiatrie, wenn immer möglich, die Chemotherapie als systemische Therapie der Radiotherapie als lokale Therapie vorgeschaltet wird. Es ist auch die Meinung des Autors, daß monoinstitutionelle Erfahrung erst dann zu einem anerkannten therapeutischen Prinzip erklärt werden kann, wenn multiinstitutionelle Studien, möglichst randomisiert, diese Ergebnisse verifizieren konnten. Dieses ist durch einige andere Therapiestudien innerhalb der pädiatrischen Onkologie belegt worden. Diese Faktoren werden bei der Besprechung einzelner Tumorerkrankungen in den folgenden Kapiteln berücksichtigt werden.

Eine weitere pharmakologische Therapie ist bei der multimodalen Therapie von Hirntumoren häufig notwendig. Prä-, peri- und postoperativ werden bei supratentoriellen Hirntumoren und bei anamnestischer Anfallsaktivität sehr häufig Anti-Epileptika eingesetzt. Hierfür eignen sich besonders Diphenylhydantoin wegen des schnellen Wirkungseintritts oder auch bei Kindern Carbamazepin oder Valproat wegen der wenigen Nebenwirkungen (vgl. Kapitel 1, S. 96 ff). Wenn die verschiedenen Therapiemodalitäten Tumorfreiheit erreicht haben, sollte diese Therapie ausschleichend beendet werden. Die EEG-Kontrollen während des Verlaufs der klinischen Behandlung können dabei wertvolle Hinweise liefern.

Corticosteroide werden sehr häufig bei Verdacht auf und im Rahmen der Behandlung eines Hirntumors eingesetzt. Dexamethason in einer Dosis von 0,15 – 0,3 mg/kg KG hat dabei eine die klinische Symptomatik unmittelbar verbessernde Wirkung. Selbst eine hochdosierte, nicht länger als eine Woche andauernde Therapie kann ohne Gefahr der Suppression der Hypophysen/Nebennieren-Achse bei Kindern brüsk abgesetzt werden. Längerdauernde Applikation sollte ausschleichend zur Regeneration der physiologischen Verhältnisse durchgeführt werden. In der Beurteilung des tumorösen Geschehens sollte nicht vergessen werden, daß Steroidtherapie in der Bildgebung eine Tumorregression vortäuschen kann (1464). In der Regel wird es nicht notwendig sein, nach Hirndruckentlastung noch eine längere Steroidmedikation durchzuführen.

Gelegentlich wird dieses Medikament in Kombination mit Antiemetika zur Therapie des chemotherapieinduzierten Erbrechens eingesetzt. Kritischer zu beurteilen ist der häufige Einsatz dieses Medikaments während der Radiotherapie. Im wochenlangen Radiotherapieverlauf muß nur bei Hirndruck oder bei einer „akuten Strahlenreaktion" eine kontinuierliche Therapie mit Corticosteroiden durchgeführt werden. Trotzdem geschieht dieses immer wieder und Patienten leiden an den Nebenwirkungen erheblich, nicht zuletzt durch die physisch entstellende und psychologische belastende Ödemneigung. Die während der Therapieübersicht erwähnten Probleme erfordern vermehrte interdisziplinäre Zusammenarbeit und die Koordination aller diagnostischen und therapeutischen Maßnahmen in den Händen des neuroonkologisch geschulten Experten. Nur so kann garantiert werden, daß den Patienten mit einem Hirntumor die optimalen therapeutischen Möglichkeiten eröffnet und die höchste Lebensqualität unabhängig von der Prognose während der Behandlung geboten werden.

Spezielle Therapie

Neoplastische Erkrankungen des ZNS im Kindes- und Jugendalter sind dadurch auffällig, daß die Mehrzahl der Patienten niedrig und hochmaligne Astrocytome, primitive neuroektodermale Tumoren und Ependymome haben. Klinischer Verlauf, Prognose und Therapie weisen Unterschiede zum Erwachsenenalter auf und sollen im folgenden besprochen werden. Dabei wird besonders auf die Therapiemodifikation eingegangen, die Langzeitschäden bei dieser jungen Gruppe von Patienten verhindern sollen. Um Wiederholungen zu vermeiden, sei für ein ausführliches Studium auf die früheren Kapitel dieses Buches hingewiesen.

Gliome

Gliome machen 75 % aller Hirntumoren im jugendlichen Alter aus, wobei > 50 % Astrocytome der verschiedenen Dignität und gut 10 % Ependymome sind. Im folgenden wird zur Charakterisierung der Krankheitsbilder der WHO-Klassifikation der Hirntumoren gefolgt (716, 717).

Astrocytome

Mehr als die Hälfte aller Hirntumoren im jugendlichen Alter sind Astrocytome, wobei für therapeutische Fragestellungen auch gelegentlich die Einteilung von Kernohan (697) bzw. die international akzeptierte klinische Klassifizierung in (niedrigmaligne) Astrocytome, (hochmaligne) anaplastische Astrocytome und Glioblastome (191) herangezogen werden soll. Auf die pathologisch-anatomische Klassifizierung wird eingegangen, wenn sie darüber hinaus therapeutisch und prognostische Bedeutung hat. Aus gleichen Gründen erfolgte die topographische Unterteilung, wobei die Therapie hochmaligner Gliome vorwiegend im folgenden Kapitel diskutiert wird.

Supratentorielle Astrocytome

Etwa ein Drittel aller Hirntumoren im Kindesalter sind hier lokalisiert, wobei die Mehrzahl der Tumoren mittellinig im Zwischenhirn, also im Thalamus, Hypothalamus, den Basalganglien und um den 3. Ventrikel liegt. Unter den vielen histologischen Subtypen der niedriggradigen Astrocytome sind bei Kindern die pilocytische, fibrilläre und xanthomatöse Variante am häufigsten vertreten und zeigen relativ langsames Wachstum. Im Gegensatz zu den oft gut abgegrenzten pilocytischen Astrocytomen, WHO Grad I, zeigen die WHO Grad-II-Astrocytome häufig ein lokal infiltratives Wachstum ohne klare Abgrenzung gegen normales Hirngewebe. Die differenzierten Astrocytome des Kindesalters sind häufig im Diencephalon lokalisiert. Ein Viertel der Astrocytome sind hochgradig maligne Gliome (Abb. 6.**6**), überwiegend in den cerebralen Hemisphären, die trotz des

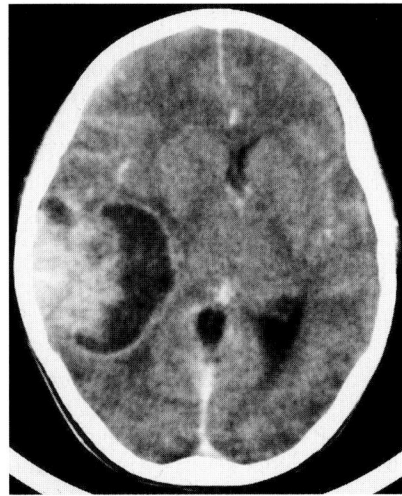

Abb. 6.**6** Hemisphären-Glioblastom.

schnellen und invasiven Wachstums in der Bildgebung häufig klar abgegrenzt erscheinen.

Anfälle, Pyramidenbahnzeichen und Hirndruck sind Symptome von Hemisphärentumoren; diencephale Lokalisation wird die Symptomatik Hypotonie, Dysmetrie, Tremor, Chorea, aber auch bei entsprechender Lage visuelle Symptomatik bzw. endokrinologische Abnormalitäten aufweisen. Bis zu 20 % der Patienten mit einem diencephalen Astrocytom haben auch eine Neurofibromatose I. Die Prognose dieser Erkrankung ist vorwiegend von der Histologie, dem Alter und der Lokalisierung abhängig. Pilocytische Astrocytome zeigen weniger Rezidive als fibrilläre Astrocytome und natürlich als hochgradige Malignome (929, 1271), wobei in der letzten Gruppe die anaplastischen Astrocytome deutlich bessere Überlebenschancen haben als die Glioblastome (349, 885, 1248). Auch wenn innerhalb der Kindheit keine Altersabhängigkeit der Prognose nachgewiesen werden kann (466, 1077), haben generell gesehen Kinder eine deutlich bessere Prognose als erwachsene Patienten, d. h. es gibt biologische Unterschiede zwischen Gliomen im Kindesalter und im Erwachsenenalter.

Die *chirurgische* Totalresektion ist bei 80 % der hemisphärischen und weniger als 40 % der diencephalen Tumoren möglich (393, 467), wobei für die letztere Tumorlokalisation der Einsatz mikrochirurgischer Techniken auch hier radikale Operabilität in über 80 % ermöglichen soll (11). Da diese Chirurgie jedoch erhebliche Morbidität und

Langzeiteffekte haben kann, haben sich andere Autoren mit guten Gründen für die konservative Vorgehensweise bei diencephalen Tumoren entschieden (1346). Nach kompletter Resektion leben nach 5 Jahren noch über 90% der Patienten mit niedrigmalignen Astrocytomen, während nach 10 Jahren dieses noch nicht einmal die Hälfte sind (393).

Nach inkompletter Resektion betragen diese Ziffern maximal 60 und um 30% (135, 1271). Wenn keine vollständige Resektion gelingt und sich eine *Radiatio* von 50 Gy bis 55 Gy anschließt, kann eine erheblich bessere Überlebensziffer nach 5 Jahren, aber kaum noch nach 10 Jahren gesehen werden (15, 797). Für die diencephalen Tumoren liegen die Prognosen nach kompletter Resektion bzw. inkompletter Resektion und Radiatio bei etwa 70% nach 5 Jahren (1384).

Es bleibt festzuhalten, daß total resezierte Tumoren bei niedrigmalignen Gliomen keiner Bestrahlung bedürfen und der Einsatz der Bestrahlung bei inkomplett resezierten Tumoren scheinbar für einige Patienten das Leben verlängert, aber offenbar wenig zu einer höheren Heilungsrate beiträgt. Da eine Entscheidung durch schon laufende Studien der Children Cancer Study Group (CCSG) und Pediatric Oncology Group (POG) in den nächsten Jahren Gewißheit über den objektiven Wert einer Radiotherapie bei dieser Tumorart geben sollte, kann im Augenblick keine generelle Empfehlung einer postoperativen Bestrahlung für niedrigmaligne Astrocytome nach inkompletter Resektion gegeben werden (1087). Es erscheint vielmehr ratsam, Patienten mit Resttumor einer engmaschigen Überwachung zuzuführen und nur diejenigen Patienten zu behandeln, die Progression zeigen und dadurch den übrigen eine gerade im jugendlichen Alter nebenwirkungsreiche Therapie zu ersparen.

Bei hochmalignen Astrocytomen hat dagegen die Radiotherapie eine eindeutige Indikation, da sie die Überlebenszeit nach Chirurgie verdoppelt (1275). Während die Daten des erwachsenen Alters nur vereinzelt überlebende Patienten mit Glioblastom nach 2 Jahren zeigen, ist das Überleben der Patienten mit anaplastischem Astrocytom für einige Jahre möglich, wenn auch die langfristigen Überlebenschancen sehr gering sind (1274). Obwohl im Kindesalter eindeutig längere Überlebenszeiten als bei Erwachsenen erreicht werden, ist auch hier für das Grad-III-Astrocytom 50% und für das Glioblastom 20% Überlebensrate nach 5 Jahren eher die Ausnahme (797, 885). Da die meisten Tumoren im Gebiet der Primärlokalisation rezidivieren und, wenn auch häufiger als im Erwachsenenalter, eine Aussaat entlang des Liquorweges selten ist (1032), sollte sich die Radiotherapie (60 Gy) mit einem Sicherheitsabstand auf die Primärlokalisation beschränken (1445), vgl. auch Kapitel 1, S. 147 ff. Eine Indikation für eine komplette Schädelbestrahlung oder etwa eine craniospinale Bestrahlung besteht nicht.

Um die Effektivität der Radiotherapie zu erhöhen, sind sowohl bei Kindern als auch bei Erwachsenen Versuche mit „Radio-Sensitizer"-Substanzen gemacht worden (133, 408). Unglücklicherweise sind dadurch die Ergebnisse überhaupt nicht verbessert worden. Der Einsatz interstitieller Brachytherapie hat zumindestens bei rezidivierten Tumoren einige überraschende Erfolge erzielt (798). Der Einsatz der Radiochirurgie nach Einsatz der Standard-Radiotherapie kann für ein streng selektioniertes Patientengut therapeutische Vorteile haben (287).

Chemotherapie ist bei niedrigmalignen Astrocytomen nur selten eingesetzt worden und hat zwar bei einigen Patienten deutliche klinische und radiologische Verbesserung gezeigt, aber es fehlen kontrollierte Studien zur Wirksamkeit dieser Modalität bei niedrigmalignen Tumoren (s. Kapitel Opticusgliome). Für Hemisphärentumoren wird der Einsatz dieser Modalität so gut wie nie notwendig sein.

Die Bedeutung der Chemotherapie in der Behandlung maligner Gliome wird ausführlich im Kapitel 1, S. 158 ff diskutiert, da die meisten Studien erwachsene Patienten beinhalten. Unabhängig vom Alter der Patienten ergibt sich jedoch ein großer Unterschied für anaplastische Gliome WHO Grad III und Glioblastome, so daß der histologisch korrekten Diagnose erhebliche Bedeutung zukommt, zumal große Studien bei Erwachsenen zeigen, daß die zentral ermittelten Diagnosen in 33% von den örtlich ermittelten Diagnosen abweichen (1255). Dieses muß bei jeder Studie therapeutischer Effektivität berücksichtigt werden.

Im Kindesalter haben die Medikamente Cyclophosphamid, Vincristin, Cisplatin und die Kombinationen MOPP und 8 in 1 Wirksamkeit auch gegen hochmaligne Astrocytome gezeigt (557). In einer randomisierten Studie der CCSG zeigte sich ein deutlicher Vorteil für die Chemotherapie CCNU, Vincristin, Prednison nach Chirurgie und 54 Gy Radiotherapie (46 vs. 18% RFÜ [rezidivfreies Überleben] nach 5 Jahren) (1315). Auch hier war nach 3 Jahren schon der Unterschied zwischen dem Grad III und dem Grad IV deutlich (60 vs. 20%). Ein randomisierter Vergleich dieser Chemotherapie mit der Kombination 8 in 1 vor der Radiotherapie für diese Tumoren ergaben dann für beide Zweige ein 5 Jahres RFÜ von 33% (407). Die deutsche Studie HIT 89, die postoperativ hochdosiertes Methotrexat, VP-16, Ifosfamid, Cisplatin und Ara C einsetzt, bevor die 54 Gy Radiotherapie verabreicht wird, zeigte bei Gliomen der Grade III und IV 5-Jahres-Überlebenszeiten von 36 bzw. < 10% (764). Dabei deuten erste Resultate an, daß die Prognose von Kindern unter 8 Jahren erheblich besser als bei älteren Kindern ist. Obwohl frühere Arbeiten mit hochdosierter Chemotherapie und autologer Knochenmarkstransplantation keinen therapeutischen Durchbruch gezeigt haben (556), könnten die kürzlich begonnenen Studien mit hochdosierter Chemotherapie (Etoposid (VP-16), Thiotepa, Carboplatin) und Knochenmark- bzw. Stammzell-Support jetzt bessere Resultate zeitigen (405), wenn die erhebliche Toxizität vermindert und längere Beobachtungszeiträume diese Ergebnisse validieren würden.

Kinder unter 2 bzw. 3 Jahren wurden postoperativ chemotherapeutisch behandelt und erfuhren keine Bestrahlung. Die Verabreichung von Vincristin, Carmustin (BCNU), Procarbazin, Hydroxyharnstoff, Cisplatin, Cytosinarabinosid (Ara C), Dacarbazin (DTIC) und Prednison innerhalb von einem Tage (8 in 1) konnte nach 3 Jahren bei 44% der Kinder mit einem anaplastischen Gliom, WHO Grad III, keine Progression dokumentieren, während dies bei keinem Kind mit einem Glioblastom möglich war (456). Die POG verabreichte VCR, Cyclophosphamid, VP-16 und Cisplatin für diese Altersgruppe und erzielte trotz verzögerter Bestrahlung im Alter von 3 Jahren 3-Jahres-RFÜ von 43% (355). In der für kleine Kinder konzipierten Studie HIT SKK werden in Deutschland die Medikamente Vincristin, Cyclophosphamid, Methotrexat, VP-16 und Carboplatin eingesetzt, doch ist eine Beurteilung der therapeutischen Effektivität noch nicht möglich (763).

Rezidive und Metastasen. Niedrigmaligne Astrocytome rezidivieren meist in der Primärlokalisation, wobei Astrocytome WHO Grad II (z. B. fibrilläre Astrocytome) dann in der Mehrzahl einen höheren Malignitätsgrad zeigen (349, 959). Je nach Graduierung, Lokalisation und Zeitpunkt des Rezidivs wird eine Kombination von Chirurgie und Radiotherapie oder auch eine Chemotherapie angemessen sein. Extrem selten setzen niedrigmaligne Astrocytome innerhalb oder außerhalb des Nervensystems Metastasen (837), so daß diese Tatsache keine Indikation zur Veränderung der strengen Lokaltherapie derartiger Tumoren ist. Häufiger als bei Erwachsenen, aber absolut gesehen selten, sind bei Kindern mit hochmalignen Gliomen sekundäre liquorgene Metastasen im zentralen Nervensystem. Doch auch extracerebrale Lokalisationen (Lunge, Lymphknoten, Leber und Knochen) sind beschrieben worden (255). Auch wenn sie einer chirurgischen oder radiotherapeutischen Therapie zugänglich sind, bleibt die Prognose relativ düster.

Cerebelläre Astrocytome

Diese Gruppe macht 15% der Hirntumoren bei Kindern und Jugendlichen aus. Das Manifestationsalter ist 6 bis 15 Jahre. Es gibt zwei Arten des cerebellären Astrocytoms: mehr als 80% sind klassisch pilocytisch (WHO Grad I), während 15% diffuse oder fibrilläre Astrocytome sind (WHO Grad II), die den supratentoriellen Astrocytomen ähneln. Es ist bekannt, daß diese Tumoren leptomeningial-invasiv wachsen können, nukleäre Atypien und andere Merkmale maligner Gewebe zeigen können und trotzdem nicht als maligne Tumoren anzusehen sind (1178). Dennoch gibt es in der Gruppe der cerebellären Astrocytome ganz selten auch einmal echt maligne Astrocytome, die sich primär entlang der Neuroachse ausbreiten (451), oder aber WHO Grad-II-Tumoren, die über einen längeren Zeitraum entdifferenzieren und im Rezidiv dann maligne Pathologie ausweisen (1248), vgl. auch Kapitel 2, S. 174.

Die pilocytischen Astrocytome haben häufig zystische Komponenten, die mit proteinreicher Flüssigkeit gefüllt sein können und in mehr als der Hälfte der Fälle einen wandständigen Kern aufweisen. Dieser Kern enthält die neoplastischen Elemente des Tumors und muß chirurgisch möglichst mit der gesamten Kapsel entfernt werden. Es ist versucht worden, mit verschiedenen pathologisch-klinischen Graduierungssystemen (464, 466) prognostische Aussagen über cerebelläre Astrocytome zu machen. Eine kürzlich veröffentlichte Studie kommt zu dem Schluß, daß bei sorgfältiger Einstufung die pilocytischen Astrocytome auf 20 Jahre eine Überlebenswahrscheinlichkeit von 80% aufweisen, während die fibrillären Astrocytome eine 7%ige Wahrscheinlichkeit zeigen (549). Die letzte Gruppe ist im höheren Alter ge-

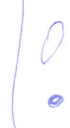

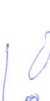

häuft und im Rahmen der jugendlichen Patienten besonders in der 2. Dekade anzutreffen, während die jüngeren Schulkinder vorwiegend die prognostisch günstige pilocytische Variante aufweisen. Der Tumor ist zu gleichen Teilen im Wurm und in den jeweiligen Hemisphären lokalisiert. Die Symptomatik gleicht den Symptomen anderer Neoplasmen der hinteren Schädelgrube, jedoch ist die Dauer der Symptome erheblich länger. Hirndruck, Ataxie, Intentionstremor, Nystagmus, Kopfschiefhaltung und Hirnnervenparesen sind häufige Symptome, die über die Ausdehnung und Lokalisation Hinweise geben können. Die Bildgebung kann anhand der Zysten, der wandständigen Knoten, der Kontrastmittelanreicherung, der gelegentlichen Kalkablagerung und der Tumordichte die Diagnose häufig richtig voraussagen (Abb. 6.7) und auch die Differentialdiagnose zu Ependymom oder Medulloblastom stellen.

Die Therapie sollte primär *chirurgisch* sein, und ohne das Risiko eines neurologischen Defizits sollte der gesamte Tumor, also Zystenwand, Wandknoten und Zyste entfernt werden. Gelingt dieses, so ist die Prognose mit nahezu 100% Rezidivfreiheit anzusetzen. Im Falle der unvollständigen Entfernung oder auch des Rezidivs kann ein späterer chirurgischer Eingriff manchmal noch kurativ sein.

Bei unvollständiger Resektion senkt die Strahlentherapie die Progressrate von 64 auf 17% in retrospektiven, nicht randomisierten Untersuchungen (501). Hier werden bei einem Sicherheitsabstand von 2 cm Dosen über 50 Gy empfohlen. Bei Kindern unter 4 Jahren sollte auf die Radiotherapie vorerst verzichtet werden. Wenn ein chirurgischer Eingriff nicht kurativ sein kann, gibt es anekdotische Berichte über den Einsatz von *Chemotherapie*, deren Wirksamkeit bis jetzt aber absolut nicht belegt ist. Größere kooperative Studien zur postoperativen Behandlung der Astrocytome (Bestrahlung vs. Beobachtung) werden erst in einigen Jahren abgeschlossen sein und könnten dann Richtlinien für die zukünftige Therapie dieser Tumoren geben. Bis dahin muß die exakte histologische Klassifizierung Patienten mit dem fibrillären Astrocytom einer neuen Therapieform zuführen.

Hirnstamm-Astrocytome

Obwohl einige Autoren Tumoren im Diencephalon zu diesem Gebiet zählen, soll hier von infratentoriellen Hirnstammtumoren gesprochen werden, die mehr als 10% aller Kindheitstumoren ausmachen. Das durchschnittliche Alter der betroffenen Kinder sind die ersten Schuljahre. In fast 80% der Fälle gehen die Tumoren von der Pons aus, die übrigen sind in der Medulla oder auch seltener im Mittelhirn zu finden. Obwohl die Mehrzahl der Gliome invasiv nach cranial und caudal innerhalb des Hirnstammes wächst, d. h. also *intrinsisch* ist, gibt es eine kleine Anzahl von *exophytisch* wachsenden, in die Kleinhirnbrückenwinkel und den 4. Ventrikel eindringenden Tumoren. Klinisch manifestiert sich dieses Wachstum in Hirnnervenparesen, Ataxie und Pyramidenbahnzeichen über einen Zeitraum von Wochen bis Monaten. Übelkeit und Erbrechen als Hirndruckzeichen oder nach direkter Reizung des Erbrechenszentrum im 4. Ventrikel sind häufig, doch Papillenödem und Hydrocephalus fehlen gelegentlich. Histologisch liegen hier niedrig- oder auch hoch-

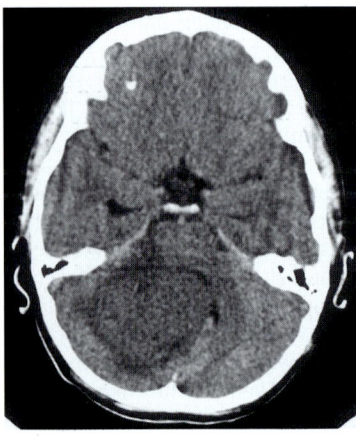
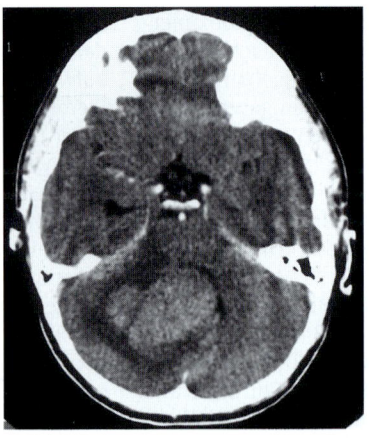

Abb. 6.**7a** u. **b**   Cerebelläres Astrocytom.

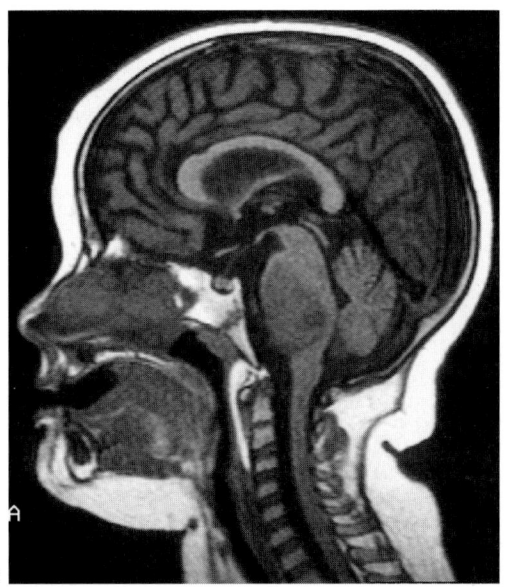
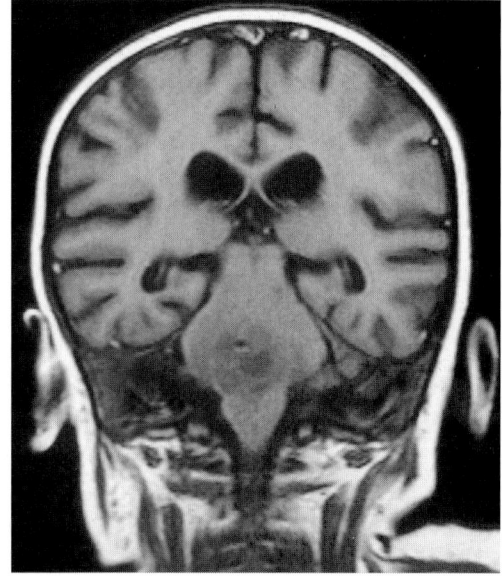

Abb. 6.8 a u. b   Ponsgliom („Brückenhyperplasie").

maligne Gliome vor. Unabhängig von der Dignität können diese Tumoren relativ inhomogen mit Zystenbildung oder auch total homogen („Diffuse Brückenhypertrophie") sein (Abb. 6.8).

Die letzte Form (meistens fibrillär oder anaplastisch) gilt nach allgemeinem Konsens als inoperabel, während Teile der ersten Manifestation oder besonders exophytisches Wachstum (meist pilocytisch) *chirurgische Biopsie* oder Teilresektion ermöglichen. Die Notwendigkeit zur Biopsie diffuser, intrinsischer Ponsgliome wird von vielen Kollegen abgelehnt (378), da trotz heute geringer Mortalität und Morbidität die Aussagekraft und vor allem die therapeutischen Konsequenzen einer solchen bioptischen Diagnosesicherung als sehr gering angesehen werden. Argumente für diese Diskussion liefern Biopsiestudien, die unter diesen Tumoren einen Anteil von 16 bis 60% als hochmaligne einstufen, während Autopsiestudien diesen Anteil mit 80% angeben (529). Die differentialdiagnostische Abgrenzung von Encephalitis oder vaskulärer Fehlbildung ist mit den heutigen bildgebenden Verfahren meistens möglich, wenn auch diese Tumorart durch Bilder wechselnder Dichte, Homogenität und Kontrastmittelaufnahme beeindruckt. Der überwiegende Teil dieser Tumoren kann chirurgisch nicht erfolgreich behandelt werden, so daß postoperative, neurologische Defizite heute ethisch nicht mehr zu rechtfertigen sind. Dieses muß bei Vorliegen eines exophytischen oder oberflächlich zystisch wachsenden Tumors anders gesehen werden, da hier kurative Therapiemöglichkeiten bestehen können (1386).

Die *Radiotherapie* ist die erfolgversprechendste Behandlungsmodalität der intrinsischen Hirnstammgliome, wobei 5-Jahres-Überlebenszeiten von 20 bis 30% erreicht werden (64). Allgemein wird eine Dosis von mehr als 50 Gy über 5 bis 6 Wochen verabreicht, wobei die Tagesdosis 1,8 Gy nicht überschreitet. Frühere Studien zeigten, daß Dosen unter 50 Gy deutlich schlechtere Überlebenszeiten für die Patienten ergaben (708) und schnelles Ansprechen auf diese Therapie mit einer längeren Überlebenszeit korrelierte (1040). Diese Art der Therapie führte bei malignen Gliomen zu Überlebenszeiten von maximal 2 Jahren, während niedrigmaligne operable Gliome (WHO Grad I, II) Überlebenszeiten von 40 bis 50% nach 5 Jahren aufwiesen. Selbst die Einführung einer hyperfraktionierten Radiotherapie mit 1,1 bis 1,2 Gy zweimal täglich bis zu einer Gesamtdosis von 75 Gy hat zwar ein Ansprechen der diffusen inoperablen Ponsgliome gezeigt, konnte aber nicht das Überleben nach 2 Jahren mit 14% verbessern (1031).

Die *chemotherapeutischen* Behandlungsversuche mit Antimetaboliten, Nitrosoharnstoff- und

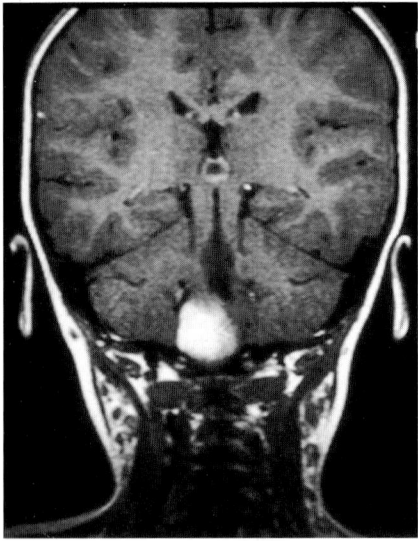 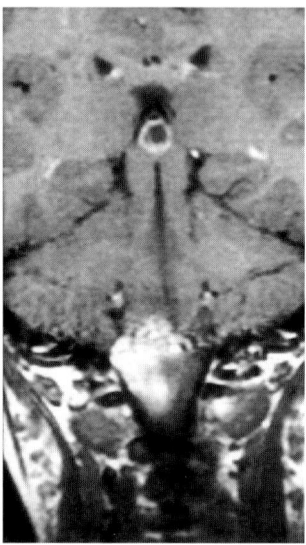

Abb. 6.**9 a** u. **b** Chemotherapiertes pilocytisches Astrocytom der Medulla. Wenig Größenabnahme, aber Sistieren der vorher therapieresistenten Trigeminusneuralgie.

Platinderivaten waren bisher wenig erfolgreich. Um kleinen Kindern die Bestrahlung zu ersparen, werden in Europa (neuerdings auch in Deutschland) Versuche mit einer Vincristin/Carboplatin-Therapie durchgeführt, die bisher bei niedrigmalignen Gliomen zumindestens kurzzeitige positive Effekte gezeigt haben (1030), deren langfristige Ergebnisse jedoch abgewartet werden müssen (Abb. 6.**9**). Lebensverlängernd bleibt also bisher nur die Radiotherapie, die dennoch die 5-Jahres-Überlebensfraktion von Patienten mit diffusen Ponstumoren selten über 10% erhöhen konnte.

Opticusgliome

Über die Opticusgliome des Erwachsenenalters informiert Kapitel 2, S. 251.

5% der kindlichen Hirntumoren sind Opticusgliome. Die Mehrzahl aller Tumoren sind pilocytische Astrocytome, nur vereinzelt wird über fibrilläre oder anaplastische Gliome und Glioblastome berichtet. 80% gehen vom Chiasma oder vom N. opticus aus, während 20% dem prächiasmatischen Teil der Sehbahn entstammen. Sie werden bei Kindern in den ersten 10 Lebensjahren diagnostiziert. Die enge Verbindung mit der Neurofibromatose, der nicht vorhersehbare Verlauf und die mutilierende Wirkung einer chirurgischen Intervention sind Gründe für die widersprüchlichen und wenig einheitlichen Therapieempfehlungen. Schon im Vorschulalter auftretend, sind die Gliome des eigentlichen N. opticus zu 60 bis 70% mit der Neurofibromatose I assoziiert, während es für prächiasmatische Gliome in 20% der Patienten zutrifft (1035). Bis zu 20% der Kinder mit Neurofibromatose bekommen ein Opticusgliom (847). Die Tumoren können einseitig oder beidseitig sein, nur isoliert im intra- oder retroorbitalen Raum oder auch am Chiasma liegen, sie können sich aber durchaus ausbreiten und auch intracraniell in den 3. Ventrikel oder vorderen Hypothalamus wachsen und dort einen obstruktiven Hydrocephalus erzeugen (Abb. 6.**10**). In den letzteren Lokalisationen muß differentialdiagnostisch natürlich auch an Craniopharyngiome, Lymphome, Germinome oder Gliome gedacht werden. Obwohl generell das Wachstum langsam ist, gibt es im Verlauf der Erkrankung durchaus unterschiedliche Wachstumsphasen (1035).

Sehstörungen und bei intraorbitalen Tumoren auch Proptosis sind die vorwiegenden Symptome. Da kleinere Kinder ihre Sehschwierigkeiten nicht artikulieren können, fallen diese häufiger wegen Strabismus, Nystagmus (einseitig, asymmetrisch), Kopfstellungsabnormalitäten oder Entwicklungsverzögerung auf. Postchiasmatische Tumoren werden einseitige Symptome ergeben, während chiasmatische Läsionen die bekannte bilaterale Hemianopsie zeigt. Endokrine Symptomatik wird man bei chiasmatisch-hypothalamischen Läsionen sehen, vgl. Kapitel 1, S. 120.

Der Verlauf des Opticusglioms ist dadurch charakterisiert, daß die leptomeningeale Hülle des Nervs proliferiert und dadurch in der Bildge-

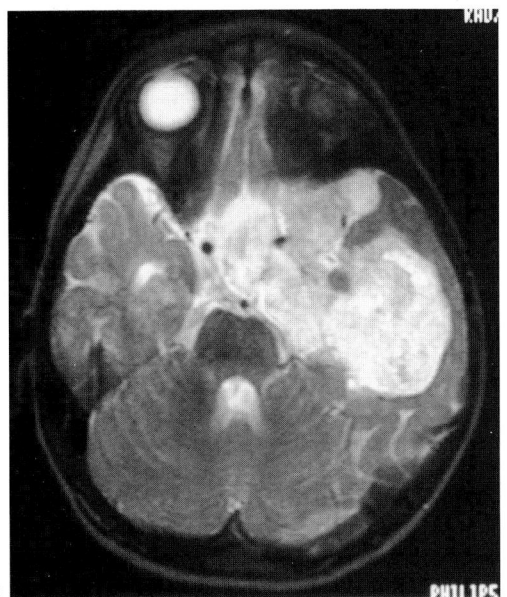
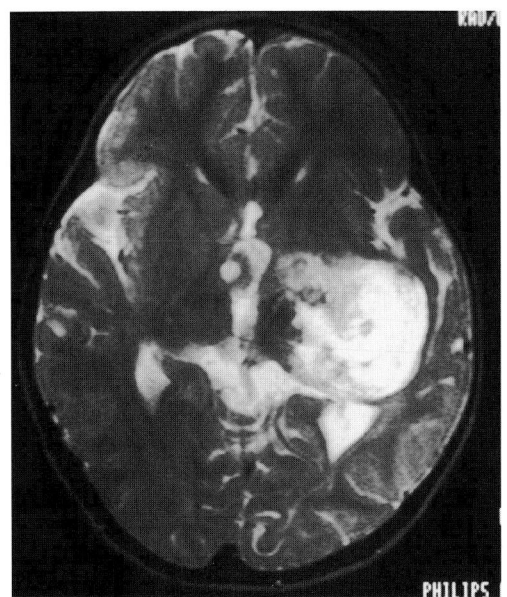

Abb. 6.**10 a** u. **b**   Opticusgliom.

bung den Eindruck eines vergrößerten Nervs gibt, der optimal in der MRT-Analyse auffällt. Obwohl sich derartige Läsionen natürlich auch im Computertomogramm darstellen lassen, ist bei dieser Erkrankung die MRT-Diagnostik überlegen. Dieses gilt besonders für den intraorbitalen Anteil, wo neben der Dicke auch der elongierte Verlauf und das Abknicken des Nervs in der Mitte der Orbita auf den Tumor hinweisen. So zeigt sich eine hohe Signalintensität in der T2-Gewichtung, die einen zentralen Kern von niedriger Dichte umgibt. Auch im prächiasmatischen Teil und im Bereich des lateralen Geniculatus und der Sehstrahlung läßt dieses Verfahren die richtige Diagnose zu. Um den Krankheitsverlauf zu beobachten, bieten sich die visuell evozierten Potentiale (VEP) an, die bei sonst fehlender Symptomatik schon Abnormalitäten zeigen können. Bei normalem Elektroretinogramm zeigen die VEPs verzögerte Reizleitung, die aber (Cave!) von verschiedenen unabhängigen Patientenreaktionen auch verändert werden kann. Daneben bleiben Perimetrie und Visusmessung Standardverfahren der Diagnostik.

Über die Behandlung dieser Tumoren herrscht weitgehend Uneinigkeit, da der klinische Verlauf nicht vorhersehbar ist und auch spontane Besserung der Sehkraft berichtet wird (831). Da 10 Jahre nach Diagnose noch mehr als 90 % der Patienten unabhängig von der Therapie leben (413), der größte Teil des Tumors wahrscheinlich hyperplastische Arachnoidalzellen sind (1545) und auf der anderen Seite die intracraniellen Tumoren prognostisch schlechter einzuschätzen sind, können allgemein gültige Therapierichtlinien nicht gegeben werden.

Eine *chirurgische* Therapie kann entweder eine Biopsie sein, die nur in Ausnahmefällen notwendig sein sollte, oder die Sehnervamputation, die immer bis zum Chiasma, zur Vermeidung von Lokalrezidiven, durchgeführt werden sollte.

Die *Radiotherapie* ist ebenso umstritten, da die Literatur sowohl positive als auch negative Effekte dieser Therapie auf die Sehschärfe angibt (600, 1035). Es werden Dosen von 50 Gy verabreicht. Selten wird nach der Radiotherapie eine bleibende Verbesserung des Augenlichts gesehen, doch bessert sich meistens eine gleichzeitig bestehende Proptosis. Natürlich muß bei der Lokalisation mit ernsthaften Nebenwirkungen der Hypothalamus-Hypophysen-Achse gerechnet werden. Die chiasmatischen Läsionen sprechen nicht so gut auf Radiotherapie an (170), doch gibt es auch Berichte von über 80 %igem 10-Jahres-Überleben (741).

Weil bei chiasmatischen Opticusgliomen häufig eine klare Trennung von hypothalamischem Befall nicht möglich ist und letztere Läsion eine erheblich schlechtere Prognose hat (921), sind auch *chemotherapeutische* Versuche für diese Hochrisikotumoren unternommen worden. Erste Ergebnisse mit Vincristin und Actinomycin D haben in der Bildgebung Kriterien für eine Chemosensitivität dieser Tumoren gezeigt (1037). Auch Alkylantien wie Cyclophosphamid und Platinderivate sind mehrfach bei diesen Krankheitsbildern eingesetzt worden (173, 751), um besonders bei jungen Kindern eine Radionekrose und Langzeitnebenwirkungen zu verhindern.

So konnte Friedman (430) zeigen, daß 9 von 12 Patienten nach Gabe von Platinderivaten eine Befundstabilisierung über 2 bis 68 Monate hatten. Bei progredienten niedriggraden Gliomen erreichte Packer (1030) mit Carboplatindosen von 175 mg/m² (wöchentlich x 4) eine Gesamt-Responserate von 52% und eine PR-Rate von 30%, die stabil bis über ein Jahr blieben. Diese Resultate veranlaßten die deutsche Gesellschaft für pädiatrische Onkologie/Hämatologie (GPOH), eine Low-grade-Glioma-Studie zu beginnen, in der Kinder unter 5 Jahren bei radiologischem Progress oder klinischer Symptomatik chemotherapeutisch behandelt werden, während ältere Kinder eine Radiotherapie erhalten.

Ependymome

Ependymome machen 10% aller intracraniellen Malignome im Kindes- und Jugendalter aus, wobei das Hauptmanifestationsalter das Vorschulalter ist. Etwa 60% sind infratentoriell in der hinteren Schädelgrube lokalisiert, 30% supratentoriell und 10% spinal, wobei die letzteren Tumoren bei älteren Jugendlichen vorkommen und etwa ein Viertel aller spinalen Tumoren ausmachen. Sie gehen von der ependymalen Auskleidung des Ventrikelsystems oder des Zentralkanals aus und wachsen infiltrativ in das umgebende Gewebe. So können infratentorielle Tumoren den 4. Ventrikel ausfüllen oder auch in den Äquadukt bzw. durch das Foramen magnum in die obere Halsmarkregion einwachsen. Supratentoriell können sie intra- oder extraventrikulär liegen, wobei selten auch keine Verbindung zum Ventrikelsystem besteht, da diese Tumoren wahrscheinlich auch von embryonalen Resten ausgehen können (1348). Charakteristisch für den Tumor sind eine scharfe Begrenzung, Zysten, Hämorrhagien und Kalkeinlagerungen.

Frühere Einteilungen wie zellulär, epithelial, myxopapillär und papillär sind verlassen worden. Heute teilt man sie wie die übrigen Gliome nach der WHO-Klassifikation ein und zwar in Subependymome und myxopapilläre Ependymome, WHO Grad I, niedriggradige maligne Ependymome, WHO Grad II, und anaplastische Ependymome, WHO Grad III. Dabei ist zu berücksichtigen, daß das maligne Ependymom nicht etwa dem Ependymoblastom entspricht, das zu den primitiven neuroektodermalen Tumoren gezählt wird, sondern eher dem Glioblastom ähnelt. Manche Autoren sehen in der Immunhistologie eine Korrelation zur Prognose, wobei astrocytäre Differenzierung und positives GFAP mit guter und Vimentin-Markierung mit schlechter Prognose korreliert (392).

Die klinische Symptomatik ist abhängig von der Lokalisation und wird sehr häufig mit erhöhtem intracraniellen Druck einhergehen. Infratentorielle Tumoren zeigen dazu Gangabnormalitäten, Ataxie, Nackensteifigkeit oder Nystagmus, während Pyramidenzeichen, Krampfanfälle und Sehstörungen bei supratentoriellen Tumoren dominieren. Die Dauer der Symptome kann Monate bis zu Jahren, besonders bei niedrig malignen Tumoren, betragen. Die Bildgebung, besonders die Kernspintomographie, zeigt hyperdense Läsionen, Zysten, Hämorrhagien und Verkalkungen. Ihr Weg vom Ventrikelsystem in umliegende Strukturen z.B. in den Hirnstamm, kann gut nachverfolgt werden (Abb. 6.11). Zum Nachweis von Verkalkungen ist das Computertomogramm der Kernspintomographie überlegen (s. Kapitel 1, S. 56ff).

Außerdem sind diese Tumoren für ihre craniospinalen Tumorabsiedlungen bekannt, die in der Literatur von 6 bis 15% angegeben werden (768). Dabei zeigen dieses Phänomen vorwiegend infratentorielle Tumoren des 4. Ventrikels und die hochmalignen Varianten. Obwohl spinale Absiedelungen autoptisch häufig gesehen werden und obwohl junge Kinder diese Aussaat in 10 bis 20% zeigen sollen, hat eine amerikanische Studie bei älteren Kindern sehr selten Absiedlungen entdecken können (742). Wenn bei Patienten spinale Metastasen mit einem Rezidiv auftreten, liegt auch meistens ein Lokalrezidiv vor, so daß heute die Gefahr eines isolierten Spinalrezidivs auf wenige Prozent geschätzt wird (1449). In jedem Fall sollte neben einem spinalen MR auch postoperativ eine Lumbalpunktion durchgeführt werden, die gelegentlich im Zytospin maligne Zellen und damit Hinweise auf leptomeningealen Befall ergeben kann. Direkt postoperativ muß ein positiver Befund keine prognostische Bedeutung ha-

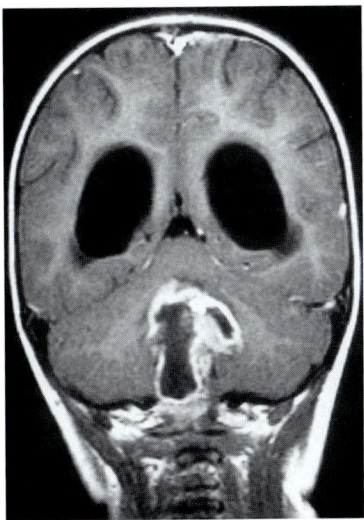 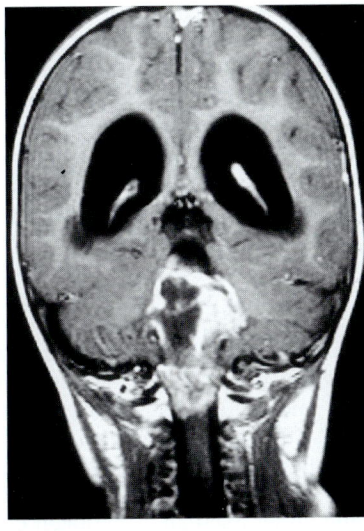

Abb. 6.11 a u. b Ausgedehntes Ependymom bei 2jährigem Mädchen.

ben, doch würde ein positiver Befund mehr als 10 Tage nach der Operation eine liquorgene Aussaat wahrscheinlich machen, ohne daß dieses in kontrollierten Studien bewiesen worden wäre.

Die häufige Invasion des Bodens des 4. Ventrikels oder anderer Teile ist ein Grund, warum die chirurgische Intervention selten kurativ und früher mit erheblicher Morbidität belastet war. Mit der modernen Laser-Mikroneurochirurgie ist die Morbidität drastisch gesenkt worden. Studien zeigen, daß ein komplett resezierter Tumor auch in der heute üblichen Kombinationstherapie eine bessere Prognose hat als ein unvollständig reseziertes Ependymom (1171).

Mit Ausnahme der kleinen Kinder sollten auch alle Patienten mit einem inkomplett resezierten oder malignen Ependymom (WHO III, IV) unabhängig vom Resektionsgrad bestrahlt werden (551). Supratentorielle Tumoren sollten mit einem Sicherheitsabstand eine Dosis von mehr als 50 Gy erhalten (481). Bei Tumoren des 4. Ventrikels sollte die obere Halswirbelsäule bis C3 – C4 oder 2 Wirbelkörper unter der tiefsten nachweisbaren Läsion mit bestrahlt werden. Patienten mit spinaler Absiedlung sollten craniospinale Bestrahlung erhalten. Nach kompletter Resektion benötigen niedriggradig maligne Ependymome (WHO I, II) keine Bestrahlung.

Immer wieder wird die prophylaktische Bestrahlung der craniospinalen Achse bzw. bei supratentoriellen Tumoren des gesamten Schädels diskutiert. Anaplastische Tumoren und infratentorielle Lokalisationen sind Prädestinationen für diese Aussaat (970). Noch wird die prophylaktische Bestrahlung bei größeren Kindern befürwortet, doch wird bald diese Fragestellung durch eine Studie der POG gelöst werden können. Bei niedrigmalignen Ependymomen dagegen wird heute größtenteils bei supratentorieller und infratentorieller Lokalisation die craniospinale Bestrahlung nicht mehr durchgeführt (740, 1272).

Für Kinder unter 3 bis 4 Jahren wird, wie bei dem Medulloblastom, die Radiotherapie soweit wie möglich ins höhere Alter verlagert.

Obwohl mehrere Medikamente Wirksamkeit gegen Ependymome gezeigt haben, sind die langfristigen Ergebnisse bei dieser Tumorgruppe bis jetzt noch enttäuschend. Vincristin, Prednison, Procarbazin und CCNU konnten in den verschiedensten Kombinationen die 5-Jahres-Überlebenszeiten dieser Patientengruppe nicht über die durch Radiotherapie allein erzielten Ergebnisse steigern (134, 481). 56% überleben 5 Jahre, wobei diese Rate auf 75% ansteigt, wenn die Patienten total operiert sind (1171). Andere Autoren geben für die Gesamtheit der Ependymome 5 und 10 Jahre rezidivfreies Überleben von 60 bzw. 48% an (740), wobei bei anaplastischen Tumoren diese Überlebensfraktionen halbiert werden. Bei kleineren Kindern konnte die Bestrahlung durch postoperative Chemotherapie erfolgreich für Monate bis Jahre verzögert werden, um langdauernde Nebenwirkungen zu vermeiden. Bei diesen Studien, die immer Cyclophosphamid und Platinderivate enthielten, waren die mit einer schlechteren Prognose behafteten Kleinkinder ohne Radiotherapie und mit Chemotherapie zu gleichen Raten progressionsfrei wie die älteren bestrahlten Kinder (355, 763).

Extraneurale Metastasen kommen selten vor, bevorzugt bei supratentoriellen Ependymomen, die dann vorwiegend in Lunge und Lymphknoten metastasieren, aber auch andere Organe befallen (354). Zusammengefaßt sind bei den Ependymomen die Radikalität der Operation, die liquorgene Metastasierung, die histologische Differenzierung und das Lebensalter entscheidende prognostische Faktoren. Therapeutische Studien sind in ihrer Aussagekraft dadurch eingeschränkt, daß die kleinen Kollektive bzgl. dieser prognostischen Faktoren heterogen sind. Wenn auch neben der lokalen Bestrahlung von mehr als 50 Gy für maligne Ependymome heute noch die prophylaktische craniospinale Bestrahlung die Regel ist, so ziehen neuere Studien den Sinn dieser Maßnahme in Zweifel. Chemotherapie nach und vielleicht auch vor der Radiotherapie hat bei älteren Kindern bis jetzt keinen deutlichen therapeutischen Zugewinn zeigen können, jedoch ist es gelungen, bei kleineren Kindern unter 3 Jahren durch eine postchirurgische Chemotherapie mit oder ohne nachfolgende Radiotherapie vergleichbare Behandlungserfolge zu erzielen (763).

Choroidplexus-Tumoren

2 bis 4% aller Tumoren des zentralen Nervensystems bei Kindern und Jugendlichen sind Plexustumoren, von denen 70% bei Kindern unter 2 Jahren vorkommen (16). Sie sind vorwiegend in den lateralen Ventrikeln, sehr selten in dem 3. Ventrikel und bei Erwachsenen häufiger im 4. Ventrikel lokalisiert.

Während Papillome sich von dem normalen Gewebe nur durch Zelldichte unterscheiden, zeigen Plexuskarzinome Verlust der papillären Struktur, erhöhte Mitoserate, Nekrose, Blutung sowie ausgedehnte Invasion in umliegende Strukturen. Plexuspapillome sezernieren Liquor in deutlich gesteigerter Menge und führen nicht nur zu dem obligaten Hydrocephalus bei Diagnose, sondern können auch nach Anlage eines VP-Shunts Aszites verursachen. Mitunter kompliziert auch nach vollständiger Resektion des Tumors ein Hydrocephalus den weiteren Verlauf. Dies ist wahrscheinlich Ausdruck einer Liquorresorptionsstörung als Folge der stattgehabten intratumoralen Blutungen mit Anschluß an das Ventrikelsystem. Deshalb ist auch trotz totaler Tumorresektion oft ein VP-Shunt notwendig.

Die Patienten fallen klinisch durch die Symptome eines Hydrocephalus auf, wobei auch trotz der kurzen Symptomatik charakteristischerweise ein Papillenödem vorliegt. Im Ultraschall oder im Röntgenbild kann gelegentlich die für das Kindesalter ungewöhnliche einseitige Verkalkung auffallen. Starke Kontrastanreicherung kennzeichnen die Tumoren, die beim Papillom klar begrenzt und z. T. riesig sind, während das Karzinom durch Invasion in Nachbarstrukturen und noch stärkere Verkalkung auffällt (Abb. 6.12). Für die operative Therapie kann es manchmal notwendig sein, daß

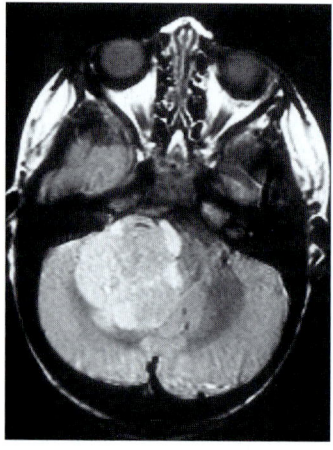 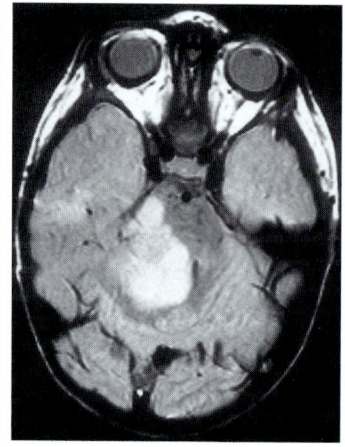 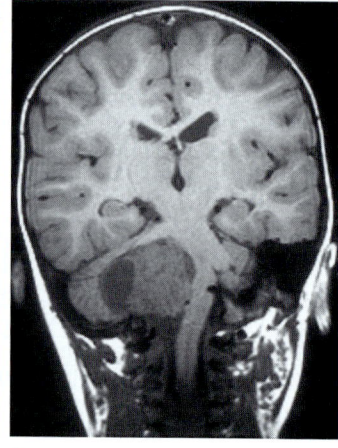

a b c

Abb. 6.**12a – c** Ausgedehntes Plexuscarcinom bei 18 Monate altem Kleinkind.

bei dieser Tumorerkrankung ein Angiogramm die Gefäßversorgung des Tumors dokumentiert. Der Liquor bei diesen Patienten ist durch hohen Druck, Eiweißreichtum und häufig alte oder frische Blutbeimengungen als Folge einer intratumoralen Blutung charakterisiert.

Die Behandlung der Plexustumoren ist vorwiegend chirurgisch. Frühere operative Mortalitätsziffern von bis zu 30% sind in den letzten Jahren erheblich gesunken (512). Je nach Lokalisierung wird über verschiedene Zugänge versucht, den Tumor vaskulär zu unterbinden und danach komplett zu resezieren. Man kann bei den Papillompatienten heute von einer 66%igen Heilungsrate ausgehen. Nach einer Totalresektion sollen Plexuspapillome nicht bestrahlt werden.

Auch für Plexuskarzinome ist die komplette Resektion die effektivste Behandlungsmöglichkeit. Dennoch wird die Mehrzahl der Kinder mit dieser Erkrankung versterben, da Plexuskarzinome selten total reseziert werden können und trotz anschließender Radiotherapie die meisten Patienten einen Progress zeigen.

Wegen des jungen Patientenalters sind chemotherapeutische Behandlungsversuche begonnen worden, wobei sich die Medikamente VP-16 und Cisplatin in fast allen Kasuistiken als am wirkungsvollsten herausgestellt haben (16, 368). Dennoch ist die Mehrzahl der Patienten verstorben, und durch den Versuch der radikalen Operation und die nachfolgende Therapie haben die wenigen überlebenden Kinder mit einem Plexuskarzinom in der Regel eine sehr schlechte Lebensqualität.

Zusammengefaßt können 2 von 3 Kindern mit Plexuspapillomen geheilt werden, während dieses bei Plexuskarzinomen nur Einzelfällen vorbehalten ist. Insgesamt ist durch die notwendige radikale Chirurgie immer noch eine hohe Mortalität und Morbidität in Abhängigkeit von der Lokalisation zu verzeichnen, so daß die Lebensqualität der meisten überlebenden Kinder doch erheblich eingeschränkt ist.

■ Neuroektodermale Tumoren

Weder die Russel/Rubinstein- noch die WHO-Klassifikation gehen angemessen auf die Unterschiede der Hirntumoren bei kindlichen und erwachsenen Patienten ein (1159), wobei über die Gruppe der primitiven neuroektodermalen Tumoren (PNET) eine lange Diskussion entstanden ist. Sie gehören zu den „blauen" undifferenzierten Rundzelltumoren des Kindesalters (Abb. 6.13, s. Farbtafel X), zu denen z.B. auch das Neuroblastom, Ewing-Sarkom, Rhabdomyosarkom und das Lymphom zählen. Im zentralen Nervensystem zeigen Ependymoblastom, Pineoblastom, zerebrales Neuroblastom und Medulloblastom dieses histologische Aussehen (78). Auf der einen Seite wird argumentiert, daß jeder dieser Tumoren von einer bestimmten Vorläuferzelle des Zentralnervensystems ausgehen könne und die Differenzierungsmerkmale zeige, die durch das Milieu des Entstehungsortes charakterisiert seien (1174). Demgegenüber vertreten andere Pathologen die Meinung, daß alle PNETs zu einer Gruppe mit global erhaltenem Differenzierungspotential zu rechnen sind (1159). Der größte Teil der neuroektodermalen Tumoren ist undifferenziert, doch kann man lokal oder generalisiert, z.B. mit immunhistochemischer Markierung, auch Zeichen der neuronalen, astrocytären, ependymalen, mesenchymalen oder oligodendralen Differenzierung finden. Da bisher in der Klinik und Behandlung das Medulloblastom und die supratentoriellen PNETs sich deutlich unterscheiden, sollen sie hier getrennt betrachtet werden. Ob die Inzidenz dieser Tumoren aufgrund der Folatprophylaxe für Neuralrohrdefekte wirklich in den letzten Jahren gesunken ist (183), kann noch nicht endgültig entschieden werden.

Medulloblastom

Die Medulloblastome machen 20% der kindlichen Hirntumoren aus, zeigen eine leichte Knabenwendigkeit und das Durchschnittsalter der Erstdiagnose liegt bei 5 Jahren (1525). Die Behandlungserfolge dieses Tumors haben sich in den letzten 30 Jahren extrem verbessert, indem die 5-Jahres-Überlebensziffern in den 60er Jahren bei 3% (918) und heute deutlich über 50% liegen (98). Erstaunlich bleibt jedoch weiterhin im Vergleich mit anderen pädiatrischen Malignomen, daß auch bei verbesserten Ergebnissen immer noch späte Rezidive zwischen 5 und 10 oder mehr Jahren auftreten (796).

Klinik und Prognose

Die Mehrzahl der Medulloblastome tritt in der Mittellinie auf, bei erwachsenen Patienten auch gelegentlich in den cerebellären Hemisphären. Histologisch (s. Kapitel 1, S. 28 ff) sieht man unreife Zellen (Abb. 6.14, s. Farbtafel X), die anderen

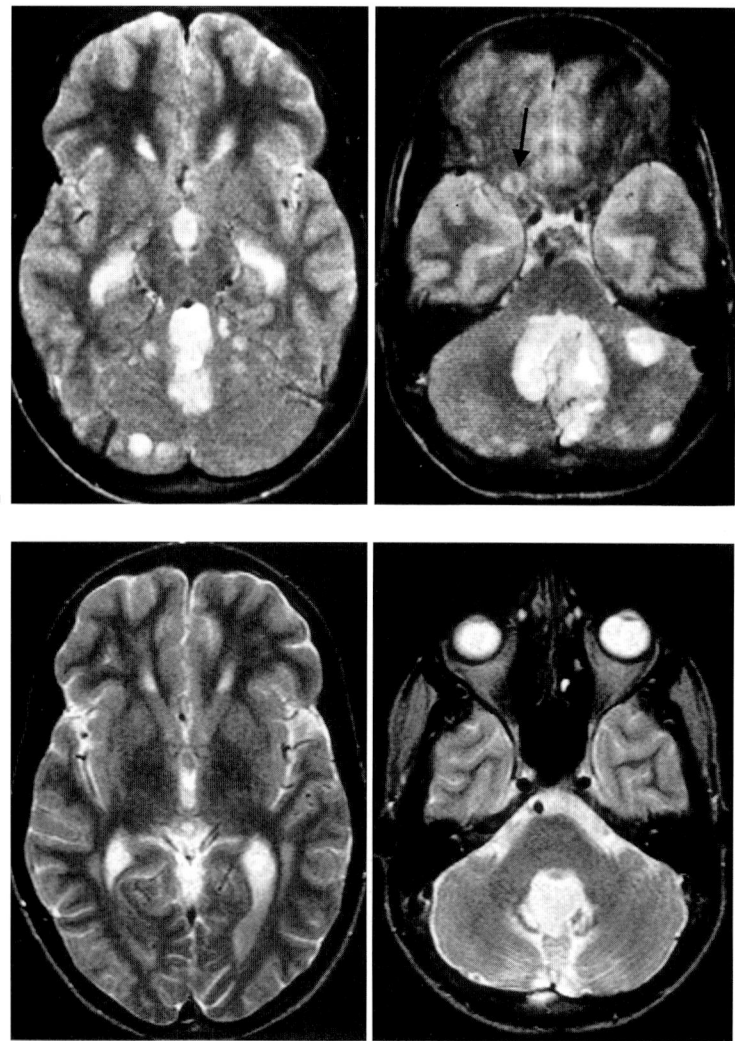

Abb. 6.**15**a u. **b** Medulloblastom eines Jugendlichen mit diffuser intracerebraler Metastasierung.
a Bei Diagnose.
b Nach Operation und Chemotherapie.

„Blasten" pädiatrischer Malignome ähneln. Gelegentlich wird neuroblastische Ausreifung gesehen und für die desmoplastischen Tumoren ist intensive retikuläre Netzbildung charakteristisch. Normalerweise sind Medulloblastome weich, „fleischig" und sehr gut abgegrenzt. Blutungen, Zysten und Verkalkungen sind selten, der Tumor ist „absaugbar". Das Wachstum geht dann kontinuierlich über den Boden des 4. Ventrikels in den Hirnstamm oder seitlich in die Hemisphären, die Kleinhirnschenkel oder via Liquoraussaat in entfernte Lokalisationen. Die spinale und cerebrale Aussaat wird zum Diagnosezeitpunkt bei 10 bis 40% gesehen (Abb. 6.**15**), findet sich autoptisch jedoch bei 93% der Patienten (13). Extraneurale Metastasen finden sich selten bei Diagnose, kommen jedoch in 10 bis 30% der rezidivierten Patienten vor (718). Hier müssen vorwiegend Knochen und Lymphknoten, dann aber auch Lunge, Leber und natürlich Knochenmark genannt werden.

Kopfschmerz, Erbrechen und Abgeschlagenheit sind bei der Mehrzahl der Patienten zum Zeitpunkt der Diagnose vorhanden als Zeichen des meistens bestehenden konsekutiven Hydrocephalus. Gangataxie, Doppelbilder oder Hirnnervenausfälle sowie Pyramidenzeichen sind Zeichen der zunehmenden Tumorinfiltrationen in den Hirnstamm. Nackensteifigkeit und Kopf-

Neuroektodermale Tumoren

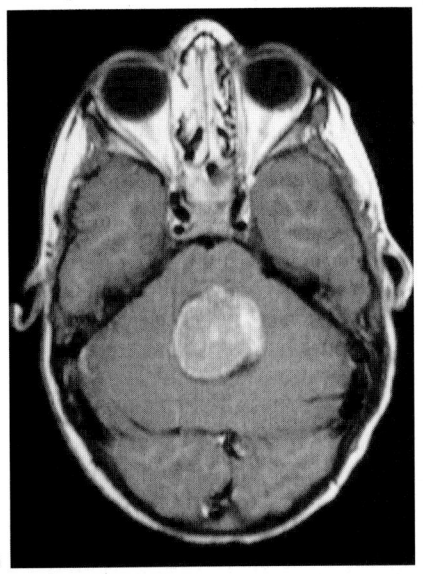
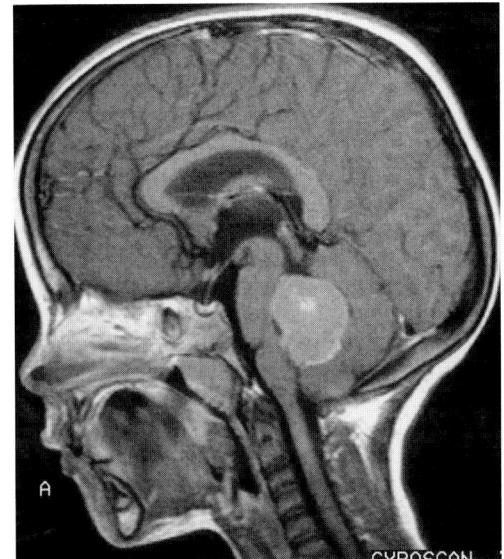

Abb. 6.16 a u. b Kleinhirnmedulloblastom.

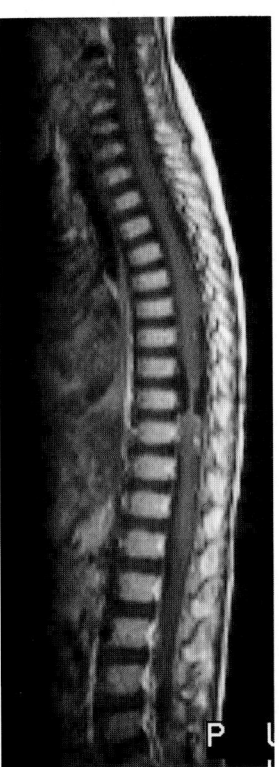

Abb. 6.17 Spinale Aussaat bei Medulloblastom.

schiefhaltung können als Folge einer Oculomotoriusparese auftreten, können aber auch Zeichen einer drohenden Einklemmung der Tonsillen sein. In der Bildgebung wird meistens ein solider homogener Kontrastmittel aufnehmender Mittellinientumor gesehen (Abb. 6.16). Differentialdiagnostisch sind bei diesen Tumoren im Gegensatz zum Ependymom Verkalkungen und im Vergleich mit Astrocytomen Zysten recht selten. Prätherapeutisch und postoperativ sollte nach meningialer Aussaat der Tumoren geforscht werden, da nahezu 50% der positiven Befunde bei asymptomatischen Patienten gefunden werden (Abb. 6.17), wobei auch die Zytologie im Liquor negativ sein kann. Die früher durchgeführten Myelogramme sind seit Einführung der Kernspintomographie nicht mehr notwendig. Verschiedene Marker innerhalb des Liquors sind als Hinweise für Tumoraussaat beschrieben worden, wobei sich aber in der Routine keine dieser Untersuchungen durchgesetzt hat.

Zusammengefaßt läßt sich für alle Hirntumoren eine liquorgene Metastasierung nur dann konstatieren, wenn sie durch eine bildgebende Diagnostik dokumentiert ist. Nur dann darf eine definitive therapeutische Konsequenz aus diesem Befund gezogen werden. Der Nachweis von Tumorzellen oder -markern im Liquor muß kurzfristige bildgebende Kontrollen veranlassen oder kann ohne chirurgischen Eingriff die Diagnose sichern bzw. zur Effektivitätskontrolle der Therapie dienen.

Seit 1969 gibt es das Chang-Staging-System (Tab. 6.2), das Medulloblastome nach Größe, Invasivität und Metastasierung einteilt (536) und sich besonders in den USA großer Beliebtheit erfreut. An der Größe als alleinigem prognostischen Parameter ist viel gezweifelt worden (98, 381), doch ist im Chang-System auch vornehmlich die Invasion der Tumoren in Strukturen außerhalb des Kleinhirns berücksichtigt. Diesem wird in neueren Studien vornehmlich dadurch Rechnung getragen, daß ein postoperatives Staging durchgeführt wird (151, 763). Hierbei ist wichtig und in der GPOH-Studie HIT-91 obligat, daß postoperativ innerhalb der ersten 48 Stunden eine Bildgebung durchgeführt wird und damit das chirurgische Ergebnis (totale vs. subtotale Resektion) dokumentiert wird.

Daß Krankheitsmanifestationen außerhalb der Fossa posterior von schlechter prognostischer Bedeutung sind, zeigen Zahlen von 36% EFÜ nach 5 Jahren, während dieses bei lokalisierten Tumor 59% sind (381). Zum Zeitpunkt der Operation oder gleich postoperativ können häufig Tumorzellen innerhalb des Liquors gefunden werden, die nicht unbedingt mit einer momentanen oder zukünftigen Disseminierung korrelieren müssen (646, 1358). Kleine Kinder sollen eine schlechtere Prognose als ältere Kinder oder Jugendliche haben (536). Dies kann z. B. an der häufigeren Disseminierung der Krankheit in diesem Alter liegen (381) und/oder auch an dem heutzutage vorsichtigeren Einsatz der Radiotherapie in sehr jungem Alter.

Der Grad der zellulären Differenzierung soll reziprok mit der Prognose korrelieren (1033). Andererseits ist eine astrocytäre Differenzierung mit besserem Therapieerfolg korreliert worden (228) und auch desmoplastische Medulloblastome sollen erfolgreicher therapiert werden können als die klassischen Formen (460). Andere Autoren konnten derartige Korrelation nicht feststellen (204). Wie bei anderen embryonalen Tumoren zeigen auch beim Medulloblastom hyperdiploide Tumoren bessere Prognosen als diploide Tumoren (1518).

Immer wieder ist der Verdacht geäußert worden, daß die Implantation eines ventriculoperitonealen Shunts die systemische Metastasierung von Medulloblastomen fördert. Zweifel an dieser These ergeben sich durch den Vergleich von Tumoren mit und ohne Shunt, die keine Unterschiede im Überleben bei diesen Erkrankungen zeigen (589). Heute wird dennoch nur bei den Patienten ein Shunt implantiert, bei denen er postoperativ unbedingt notwendig ist.

Therapie

Auch wenn ein Medulloblastom chirurgisch nicht geheilt werden kann, stellt der Grad der Resektion einen wichtigen prognostischen Parameter dar. Da die chirurgische Mortalität unter 5% in den letzten 30 Jahren gesunken ist, ist das Ziel des Eingriffs die größtmögliche Resektion ohne neurologische Ausfallserscheinung. Während in allen Studien die Unterschiede zwischen Totalresektion und Biopsie eklatant sind (98), gibt es Meinungsverschiedenheiten über den Unterschied

Tabelle 6.2 Chang-Stadien für Medulloblastome

Stadium	Definition
	Tumor:
T 1	Tumor < 3 cm im Durchmesser und begrenzt auf Wurm, Ventrikeldach oder seltener Hemisphäre
T 2	Tumor > 3 cm im Durchmesser, Invasion in eine benachbarte Struktur oder in den 4. Ventrikel ragend
T 3 a	Tumor mit Invasion in zwei Nachbarschaftsstrukturen oder mit kompletter Ausfüllung des 4. Ventrikels, mit Ausdehnung in Aquädukt oder Foramen Magendi/Luschkae, Interner Hydrocephalus
T 3 b	Tumor vom Ventrikelboden oder Hirnstamm ausgehend und den 4. Ventrikel ausfüllend
T 4	Tumor durch Aquädukt in 3. Ventrikel oder Mittelhirn invadierend oder auch in das obere Halsmark eindringend
	Metastasen:
M 0	Kein Hinweis subarachnoidaler oder hämatogener Metastasen
M 1	Tumorzellen im Liquor
M 2	Absiedlung im cerebellären Subarachnoidalraum oder 1. – 3. Ventrikel
M 3	Absiedlung im spinalen Subarachnoidalraum
M 4	Extraneurale Metastasen

zwischen subtotaler Resektion (> 80 % Tumorentfernung) und Totalresektion. Bei in der Bildgebung nachgewiesener Infiltration des Hirnstamms sollte jeder Versuch einer radikalen Chirurgie unterbleiben, so daß der heutige Konsens ist, ein Medulloblastom so radikal wie *verantwortbar* zu operieren.

Bestrahlung bleibt vorerst die wichtigste kurative Komponente im traditionellen Behandlungskonzept dieses Tumors (1388). Seit 1969 gilt der Grundsatz, daß Medulloblastome craniospinal bestrahlt werden müssen (645). Hier wurde gezeigt, daß es nicht reicht, ein Medulloblastom lokal zu bestrahlen, sondern daß die gesamte craniospinale Achse bestrahlt werden mußte, um bessere Überlebenschancen zu gewährleisten, so daß man heute davon ausgeht, daß die hintere Schädelgrube mehr als 50 Gy und die Neuroachse mindestens 35 Gy Bestrahlung erhalten müssen (610). Dabei ist besonders darauf zu achten, daß die subfrontale Region im Gebiet der Lamina cibriformis und die Wurzeltaschen im lumbosakralen Übergang mitbestrahlt werden und am craniospinalen Übergang keine Überbestrahlung stattfindet. Versuche einer Dosisreduzierung für die craniospinale Bestrahlung sind in randomisierter Studie wegen erhöhter Rezidive eingestellt worden (255). Um die verheerenden Langzeitfolgen einer Bestrahlung in den ersten Lebensjahren zu vermeiden, sind chemotherapeutische Behandlungsprotokolle für Medulloblastompatienten in dieser Altersgruppe so konzipiert worden, daß entweder die Radiotherapie erheblich reduziert oder verzögert bzw. ausgelassen wird.

Die Erfolge der pädiatrischen Onkologie in der Behandlung embryonaler Tumoren führten dazu, daß vor gut 20 Jahren die ersten chemotherapeutischen Versuche für Medulloblastome unternommen wurden. Stimuliert durch die Behandlung der Meningiosis leucaemica wurden initial Vincristin und intrathekal Methotrexat eingesetzt. Um den Voraussetzungen zur Penetration der Bluthirnschranke (niedriges Molekulargewicht, hohe Lipidlöslichkeit und keine Ionisation) nahezukommen, wurden immer häufiger alkylierende Substanzen eingesetzt. Vor gut 15 Jahren wurden erstmalig Radiotherapie und kombinierte Radio-Chemotherapie miteinander verglichen und zeigten einen nicht besseren Effekt der Kombinationstherapie (908).

Den wirklichen Wert der neuen Therapiemodalität belegten zwei größere cooperative Studien: nach der Operation wurden 286 Patienten mit Medulloblastom in eine Radiotherapie und eine kombinierte Radio-Chemotherapiegruppe randomisiert. Die Chemotherapie bestand aus wöchentlichen Vincristin-Injektionen während der Radiotherapie und danach 8mal in 6wöchigem Abstand CCNU und Vincristin. Das rezidivfreie Überleben nach 5 Jahren war mit 53 % in der Chemotherapiegruppe höher als in der reinen Radiotherapiegruppe (43 %), so daß die Randomisation aus ethischen Gründen eingestellt wurde. Nach mehr als 10 Jahren ist der Unterschied zwar noch deutlich, erreicht aber keine Signifikanz (p = 0,07) mehr. Signifikant unterschieden sich die 10-Jahre-Überlebensziffern der Patienten, die an erfahrenen, größeren Zentren behandelt wurden (57 %) von Patienten an kleinerer Zentren (42 %). Die Addition von Chemotherapie zeigte signifikant bessere Ergebnisse bei Patienten mit hohem Risiko (Chang T3 und T4, mit Hirnstammbeteiligung und mit subtotal reseziertem Tumor). Für Patienten mit niedrigem Risiko (Chang T1/T2) war kein zusätzlicher Gewinn durch Chemotherapie nachweisbar (1358).

Auch eine CCSG-Studie konnte randomisiert die Überlegenheit einer adjuvanten Chemotherapie mit Vincristin, CCNU und Prednison bei Hochrisikomedulloblastom-Patienten nachweisen (381). In einer monoinstitutionellen Studie wurden dann für Patienten mit hohem Risiko (subtotal operiert, jünger als 5 Jahre, primär multilokuläre Erkrankung) Vincristin, Cisplatin und CCNU als Chemotherapie nach einer altersangepaßten Bestrahlung eingesetzt. In dieser Gruppe zeigten sich mit über 90 % 2-Jahres- und über 80 % 5-Jahres-Überleben hervorragende Ergebnisse (1034). Derartig ungewöhnliche Erfolge veranlaßten in Deutschland eine randomisierte Studie (HIT 91).

Hier wurde die obige postradiotherapeutische Chemotherapie als Standardgruppe einer experimentellen Gruppe mit Sandwich-Chemotherapie, sprich postoperative Chemotherapie mit Methotrexat, Ifosfamid, VP-16, Cisplatin und Ara C für maximal 20 Wochen und dann nachfolgend Radiotherapie gegenüber gestellt. Nach 3 Jahren ergibt sich ein rezidivfreies Überleben für 60 % der Patienten, unabhängig davon, ob sie der Standardtherapie oder der Sandwich-Therapie angehören. Dabei ist das Behandlungsergebnis signifikant besser, wenn bei Diagnose keine Metastasen vorgelegen haben und wenn die Kinder älter als 8 Jahre waren. Bei postoperativem Tumorrest haben die Kinder eine erheblich bessere Prognose, die auf die erste Chemotherapie mit einer kompletten Remission reagieren, bevor sie dann die Standardbestrahlung erhalten (764). Diese ersten Ergebnisse zeigten nicht nur dokumentiert die Wirksamkeit der Chemotherapie bei Medulloblastom, sondern es erscheint heute erwiesen, daß der zusätzliche Einsatz dieser Modalität zweifelsfrei Hochrisikopatienten einen Überlebensgewinn bringt. Vielleicht eröffnen sich hierdurch Möglichkeiten, nicht nur für kleine Kinder, sondern für alle Medulloblastom-Patienten die Radiotherapiedosis und damit die radiogenen Langzeitschäden zu verringern.

Wenn bis heute die Radiotherapie die effektivste Behandlungsmodalität in der Behandlung kindlicher Medulloblastome ist, so sind Kinder unter 3 bis 4 Jahren in dem Zeitraum, in dem ZNS-Reifungsprozesse abgeschlossen werden, durch die hohen Bestrahlungsdosen prädestiniert für Langzeitschäden dieser Behandlungsmethode. Folgerichtig haben sich Kliniker in den letzten Jahren bemüht, diese effektive, aber für diese Gruppe von Patienten sehr belastende Behandlungsweise soweit wie möglich ins höhere Alter zu verschieben und solange den Krankheitsprozeß mit Chemotherapie zu kontrollieren. Konventionelle Medulloblastom-Behandlung hat in dieser Altersgruppe mit häufig reduzierter Strahlentherapie erheblich schlechtere Behandlungserfolge gezeigt als bei älteren Kindern. So ist die 5-Jahres-Überlebenszeit mit 35% bei kleinen gegenüber über 50% bei älteren Patienten angegeben worden (381). Auch wenn die Bestrahlungsdosen für diese Kinder meistens bis zu 20% reduziert wurden, ist die Neurotoxizität auf Hirn und Rückenmark erheblich und direkt proportional der Dosis und umgekehrt proportional dem Alter (vgl. Kapitel 1, S. 156ff).

Nach der Operation wurde deshalb Chemotherapie durchgeführt, die bei der überwiegenden Anzahl der Patienten deutliches Ansprechen zeigte. In den USA konnte die Verabreichung der Medikamente Vincristin, Cyclophosphamid, VP-16 und Cisplatin bei kleinen Kindern mit Resttumor postoperativ in 40% komplette oder partielle Remission erzielen, wobei ohne Bestrahlung nach einem Jahr in dieser Gruppe über 40% progressionsfrei waren (355). Da diese Gruppe auch bei Standardbehandlung innerhalb des ersten postoperativen Jahres eine Progression zeigte, war dieses Resultat ein therapeutischer Durchbruch. Ähnliche Ergebnisse wurden in Frankreich mit den Medikamenten Vincristin, Procarbazin, Carboplatin (666) und in den USA mit der Kombination 8 in 1 (457) erzielt.

Kinder unter 3 Jahren werden in Deutschland mit dem HIT-SKK-Protokoll (Vincristin, Cyclophosphamid, hochdosiertem Methotrexat, VP-16 und Carboplatin) behandelt. Bestrahlung wird erst im Alter von 3 Jahren verabreicht. Das Ergebnis von 56% progressionsfreiem Überleben nach 4 Jahren (80% bei total operierten Patienten) muß als hervorragend bezeichnet werden (763). In dieser Studie stellt sich das Ansprechen auf eine Chemotherapie als wichtigster prognostischer Parameter dar. Kinder ohne Ansprechen auf diese Therapie profitieren im Gegensatz zu einer vergleichbaren amerikanischen Studie (442) auch von der danach applizierten Radiotherapie fast gar nicht. Bei gutem Ansprechen ergeben sich auch nach mehreren Jahren noch langfristige Überlebenschancen von über 60%. Ob diese Daten die Indikation für eine Radiotherapie in dieser Altersgruppe endgültig verdrängen, müssen langfristige Beobachtungen beweisen. Doch schon jetzt darf die Schlußfolgerung gezogen werden, daß bei Kindern unter dem Alter von 3 bis 4 Jahren nach dem chirurgischen Eingriff ein Medulloblastom chemotherapeutisch behandelt werden sollte, während eine Radiotherapie erst dann eingesetzt werden würde, wenn der Patient auf die Chemotherapie nicht anspricht oder aber das Risiko von Langzeitschäden dieser Behandlungsmodalität erheblich verringert wäre.

Andere primitive neuroektodermalen Tumoren (PNETs)

Etwa 5% aller kindlichen Hirntumoren sind primitive neuroektodermale Tumoren. Wie schon erwähnt, gehören in diese Gruppe alle „Nichtkleinhirn"-Medulloblastome und wegen ihrer mangelnden Differenzierung auch Ependymoblastome, Pineoblastome und cerebrale Neuroblastome. Folgerichtig sind sie in der Pinealisregion, dem Frontal- und Temporallappen, seltener in Mittellinienstrukturen und dem Spinalmark lokalisiert (Abb. 6.18). Gut die Hälfte aller PNETs kommt im Vorschulalter vor. Die sich schnell manifestierende klinische Symptomatik ist von der Lokalisation abhängig (s. oben) und ein Zeichen der biologischen Aggressivität dieser Erkrankung. In der Bildgebung inhomogen wegen Zystenbildung, Nekrosehöhlen und Kalzifizierung reichen diese Tumoren fast immer Kontrastmittel an. We-

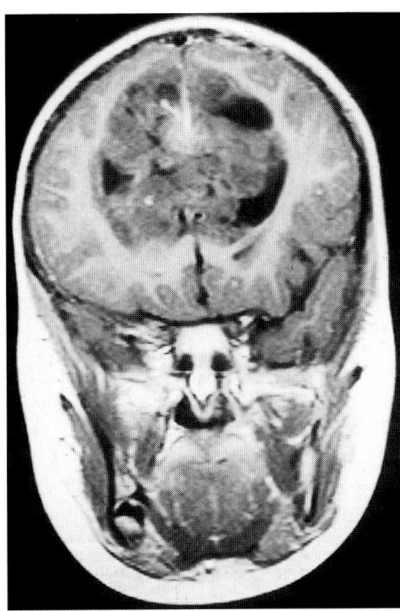

Abb. 6.18 Supratentorieller PNET im Kleinkindalter.

gen der häufigen craniospinalen Aussaat ist eine Bildgebung des Spinalkanals obligat.

Selten ist radikale Chirurgie möglich. Besonders in der Pinealisregion kann ein derartiger Versuch erhebliche neurologische Schäden verursachen. Im Gegensatz zum Medulloblastom gibt es in der Literatur keine Daten darüber, ob die radikale Chirurgie eine prognostische Bedeutung hat, zumal auch hier die Modalität nicht kurativ sein kann. Wegen der häufigen craniospinalen Aussaat wird neben dem Schädel mit lokalem Boost auch obligat die spinale Achse bestrahlt (440). Dennoch ist mit einem langfristigem Überleben nur bei maximal 20% der Patienten zu rechnen.

Chemotherapeutische Versuche mit Vincristin, Methotrexat und Nitrosoharnstoff in einzelnen Patienten haben zwar Ansprechen, aber selten längerfristige Erfolge gezeigt. Bei kleineren Kollektiven (1385) zeigt sich kein Unterschied zwischen Patienten mit und ohne Chemotherapie. Aus der Literatur wurden 75 Kinder mit dieser Erkrankung zusammengestellt, von denen nur 12 länger als 2 Jahre überlebten (255). Wie das Medulloblastom, werden auch PNETs in Deutschland postoperativ chemotherapeutisch behandelt und mit der vorher erwähnten Alterseinschränkung danach erst bestrahlt. Die bei den Medulloblastomen so erfolgreiche Therapie zeigt bei den PNETs sowohl für die größeren als auch für die kleineren Kinder erheblich schlechteres Überleben.

Sowohl Medulloblastome als auch PNETs rezidivieren lokal, an anderen Orten im ZNS und auch extraneural. Bei letzteren stehen Knochen, Lymphknoten, Leber und Lunge im Vordergrund. Rezidive dieser Tumoren sind wiederum chemotherapeutisch behandelt worden. Nur einzelne Patienten haben 2 Jahre überlebt, größere Studien zeigen obligat nur wenig Lebensverlängerung. In den letzten Jahren sind bei diesem Patientenkollektiv Versuche hochdosierter Chemotherapie mit supportivem Knochenmark- bzw. peripherem Stammzellsupport durchgeführt worden. Der Einsatz von Carboplatin, VP-16 und Thiotepa hat bei 23 Patienten ein rezidivfreies Überleben nach 24 Monaten von 42% (406) ergeben. Da hier ausgesuchtes Patientengut vorliegt und außerdem die Mortalität über 10% liegt, ist eine derartige Therapie spezialisierten Zentren vorbehalten und bedarf weiterer Beobachtung. Diese vielversprechenden Ansätze sind auch in die Therapie von neuroektodermalen Tumoren im Kleinkindalter übernommen worden, können aber wegen kurzer Beobachtungszeiträumen noch nicht beurteilt werden.

Die Resultate der letzten 10 Jahre haben gezeigt, daß in der Behandlung der primitiven neuroektodermalen Tumoren des Kindes- und Jugendalters neben der Chirurgie und Radiotherapie die Chemotherapie einen wichtigen Platz einnimmt. Jede dieser Therapiemodalitäten hat offensichtlich in der Kombination einen Anteil an der Dauer des Überlebens und der Heilungsrate. Wie bei allen malignen Erkrankungen des jugendlichen Alter ist davon auszugehen, daß die Einführung einer erfolgreichen Therapie zusätzlich zu den lokalen Behandlungsmethoden den Verlauf dieser Erkrankungen deutlich verändern wird, so daß nicht nur die Rate der kompletten Remissionen erheblich ansteigen, sondern auch die Anzahl der späten Rezidive abnehmen und damit die Heilungsrate steigen wird.

■ Pinealistumoren

Etwa 2% aller kindlichen Tumoren sind Raumforderungen der Pinealisgegend, wobei 15% auf Astrocytome, 15% auf parenchymale Pinealistumoren und 60% auf Keimzelltumoren entfallen, s. auch Kapitel 2, S. 239.

Die Astrocytome treten meistens im Vorschulalter und bei älteren Adoleszenten auf und gleichen in der Biologie und Therapie den supratentoriellen Astrocytomen.

Die eigentlichen Pinealistumoren verteilen sich für das jugendliche Alter hauptsächlich auf die hochmalignen primitiven neuroektodermalen Tumoren, die im Rahmen der Medulloblastome schon erwähnt wurden und das vorwiegend im Erwachsenenalter und bei älteren Kindern auftretende Pineocytom. Dieses sind langsam wachsende, sehr umschriebene, nicht infiltrierende Tumoren, die nur dann eine Therapie benötigen, wenn sie zu Symptomen führen.

Es bleiben die intracraniellen Keimzelltumoren, die in der Histologie den peripheren Keimzelltumoren gleichen. Etwa 60% der intracraniellen Keimzelltumoren sind Germinome, 30% reife oder unreife Teratome und 10% hochmaligne Tumoren wie das embryonale Karzinom, das Choriocarcinom und der Dottersacktumor (649). Sie können nicht nur in der Pinealisregion, sondern auch als Mittellinientumor suprasellär oder in der 3. Ventrikelregion vorkommen, so daß bei großer Ausdehnung Infiltrate vom Chiasma bis zum Hirnstamm vorliegen können (ektopische Pinealome). Die unreifen Keimzelltumoren können in bis zu 15% craniospinale Aussaat zeigen (767) und auch hämatogen oder über einen Shunt systemische Metastasen setzen, wobei Lunge, Lymphknoten, Knochenmark meistens betroffen werden.

Die klinische Symptomatik ist abhängig von der Lokalisation des Tumors. Sonnenuntergangsphänomen oder Parinaud-Syndrom weisen auf Druck im Mittelhirn hin und sind häufig bei Pinealistumoren zu finden. Sehstörungen und endokrinologische Störungen können auf den Hypothalamus, Hirnnervenparesen auf den Hirnstamm als Sitz dieser Tumoren hinweisen (Abb. 6.**19**).

Da Pinealistumoren im Kindesalter mit zunehmendem Alter des Patienten immer häufiger Verkalkungen aufweisen (1546) kann auf der normalen seitlichen Schädelaufnahme in 5 bis 45% Verkalkung festgestellt werden. Ausgereifte Teratome werden wegen der verschiedenen Gewebsanteile inhomogene Bilder im CT oder MRT zeigen. Hochmaligne Tumoren zeichnen sich durch starke Kontrastaufnahme und häufig Kontrastmittelaufnahme der Ventrikelinnenwände als Zeichen der Aussaat aus.

Wie bei extracraniellen Keimzelltumoren kann man auch bei intracranieller Präsentation

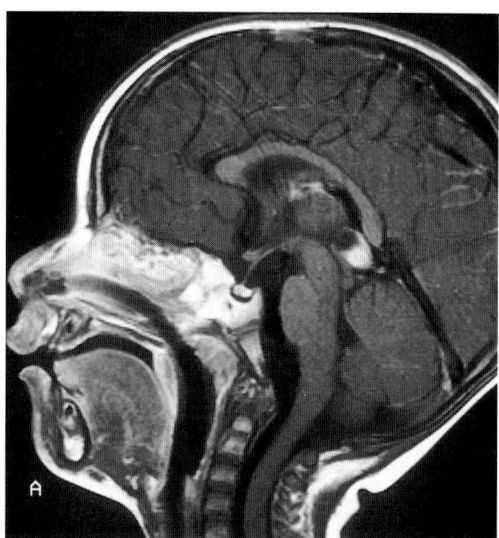

Abb. 6.**19** Reifes Teratom der Pinealis bei 2jährigem Jungen.

Tumormarker im Liquor deutlich erhöht finden. Bei dem embryonalen Karzinom oder dem Dottersacktumor wird man immer α-Fetoprotein und gelegentlich nach Anteil auch leicht erhöhtes β-HCG, bei Choreocarcinom deutlich erhöhtes β-HCG und bei Germinomen ein nur wenig erhöhtes β-HCG und manchmal eine erhöhte LDH finden. Bei intracraniellen Tumoren werden diese Werte im Liquor deutlich höher liegen als die parallel gemessenen Serumwerte. Diese Werte sind keine Conditio sine qua non für die Diagnose, können jedoch in charakteristischen Fällen die histologische Diagnostik ersparen. Da reife Teratome die Tumormarker nie aufweisen und gleichzeitig diese Tumoren im Säuglingsalter die häufigsten intracraniellen Keimzelltumoren sind, muß darauf hingewiesen werden, daß Neugeborene und Säuglinge physiologisch deutlich erhöhte α-Feto-Proteinspiegel haben, die über die ersten Lebensmonate abnehmen (200).

Die chirurgische Behandlung oder Biopsie war früher mit erheblicher Mortalität und Morbidität verbunden (1091), doch ist die Mortalität durch moderne Operationsverfahren heute auf 2% reduziert worden (1324). In vielen Fällen wird dennoch nur eine Biopsie möglich sein, die z.T. offen wegen der komplexen Gefäßstrukturen, von anderen Autoren stereotaktisch durchgeführt wird (326). In der Behandlung der Germinome spielt die chirurgische Resektion keine Rolle. Im Rahmen der hochmalignen Keimzelltumoren (nicht germinomatöse Zelltumoren) hat die Operation nach zytoreduktiver Chemotherapie Bedeutung gewonnen (571); oft ist nach einer solchen Chemotherapie eine chirurgische Resektion oder Teilresektion erst möglich, die dann u. U. von einer weiteren Chemo- oder Strahlentherapie gefolgt sein kann (s. Kapitel 2, S. 247). Auch maligne Teratome sollten operiert und nachbestrahlt werden.

Germinome sind traditionell bestrahlt worden. Unklarheit herrscht im Augenblick über die Ausdehnung der Bestrahlung, ob und in welcher Dosis die eigentlichen Krankheitsherde bestrahlt werden sollen oder ob generell eine craniospinale prophylaktische Bestrahlung notwendig ist. Bei dokumentierter Aussaat zum Zeitpunkt der Diagnose wird die Notwendigkeit der craniospinalen Bestrahlung nicht bezweifelt, doch die Daten über das Vorliegen einer Aussaat bei nicht biopsierten Patienten mit 2% gegenüber der 14%igen Inzidenz biopsierter Patienten (644, 1340) und das Auftreten von 6 bis 18% spinaler Metastasen nach ausschließlich cranieller Bestrahlung (469, 648) sind Fakten, die für die ausgedehnte Bestrahlung sprechen. Bei Kindern hat sich herausgestellt, daß die Verabreichung von 30 Gy craniospinaler Bestrahlung und einem 15-Gy-Tumor-Boost ebenso gute Erfolge hat wie initiale Chemotherapie mit VP-16, Carboplatin und Ifosfamid sowie nachfolgend lokaler Radiotherapie, die nur bei schlechtem Ansprechen auf Chemotherapie mit Neuroaxisbestrahlung kombiniert wird. Für beide Therapiemodalitäten wird nach 2 Jahren ein ereignisfreies Überleben von 90% gesehen (201). Ob diese Resultate Gültigkeit für das höhere Erwachsenenalter haben, in dem deutlich schlechtere Ergebnisse erzielt werden (644), kann noch nicht endgültig gesagt werden, obwohl erste Studien (14) dieses andeuten. Ergebnisse mit kurzen Beobachtungszeiträumen zeigen jedoch für das jugendliche Alter an, daß bei vorgeschalteter Chemotherapie die Bestrahlung von Germinomen auf das eigentliche Tumorfeld reduziert wird bzw. in der Dosis erniedrigt werden könnte. Für die hochmalignen Keimzelltumoren sind erheblich schlechtere Überlebenszeiten bekannt, auch wenn chemotherapeutische Versuche mit den Medikamenten VP-16, Platinderivaten und Ifosfamid deutliches Ansprechen auch der intracraniellen Tumoren gezeigt haben (14, 725). Der Einsatz der bei systemischen Tumoren dieser Art üblichen Zytostatika Cisplatin, VP-16, Bleomycin, Vinblastin und Ifosfamid hat in Kombination mit einer Bestrahlung 4-Jahres-Überlebenszeiten von 80% gezeigt. Dabei war bemerkenswert, daß Cisplatin einen entscheidenden prognostischen Wert hatte, denn Gesamtdosen von 200 mg/m^2 ergaben erheblich schlechtere Ergebnisse als Dosen von 400 mg/m^2 (201). Eine Modifikation einer solchen cytoreduktiven Chemotherapie hat in einer kleinen Serie in Kombination mit einer chirurgischen Resektion bei 3 von 3 Patienten zu Überlebenszeiten von mehr als 6 Jahren geführt (571) (s. Kapitel 2, S. 247). Die Erfolgsrate in der Behandlung der Teratome wird vorwiegend von dem Ausmaß der Resektion bestimmt.

Meningeome

2 bis 4% der kindlichen Neubildungen sind Meningeome, die im Gegensatz zum Erwachsenenalter keine Präferenz für das weibliche Geschlecht haben. Obwohl auch einige Fälle im Vorschulalter beschrieben sind, sind die meisten Kinder im Schulalter oder junge Erwachsene. Zwei Drittel aller Tumoren sind supratentoriell, rund 10% intraventrikulär gelegen und damit sehr viel häufiger als bei Erwachsenen, bei denen nur 2 bis 3% intraventrikuläres Wachstum vorliegt (vgl. Kapitel 2, S. 221). Die früher geäußerte Meinung der größeren Malignität kindlicher Meningeome kann durch neuere Studien nicht bestätigt werden. Obwohl die Zeichen von Nekrosen, erhöhter Mitoserate und Cortexinvasion bei vielen Patienten vorgefunden wurde, konnten 70% der Tumoren als benigne und 30% als atypisch angesehen werden. Anaplastische Tumoren fanden sich in dem Kollektiv nicht (455). Die histologische Variante des papillären Meningeoms, die mit einer deutlich reduzierten Prognose assoziiert ist (319), ist relativ häufiger im Kindesalter (Abb. 6.**20**) als bei Erwachsenen (1046). Wie auch im Erwachsenenalter ist die radikale Resektion die wichtigste therapeutische Maßnahme und der Grund für mehr als 80% Rezidivfreiheit. Die Rezidivrate ist unabhängig von der histologischen Dignität. Ob bei Kindern wie bei Erwachsenen einer inkompletten Resektion wirklich eine Radiotherapie folgen sollte, kann bei der kleinen Anzahl überschaubarer Kasuistiken nicht entschieden werden.

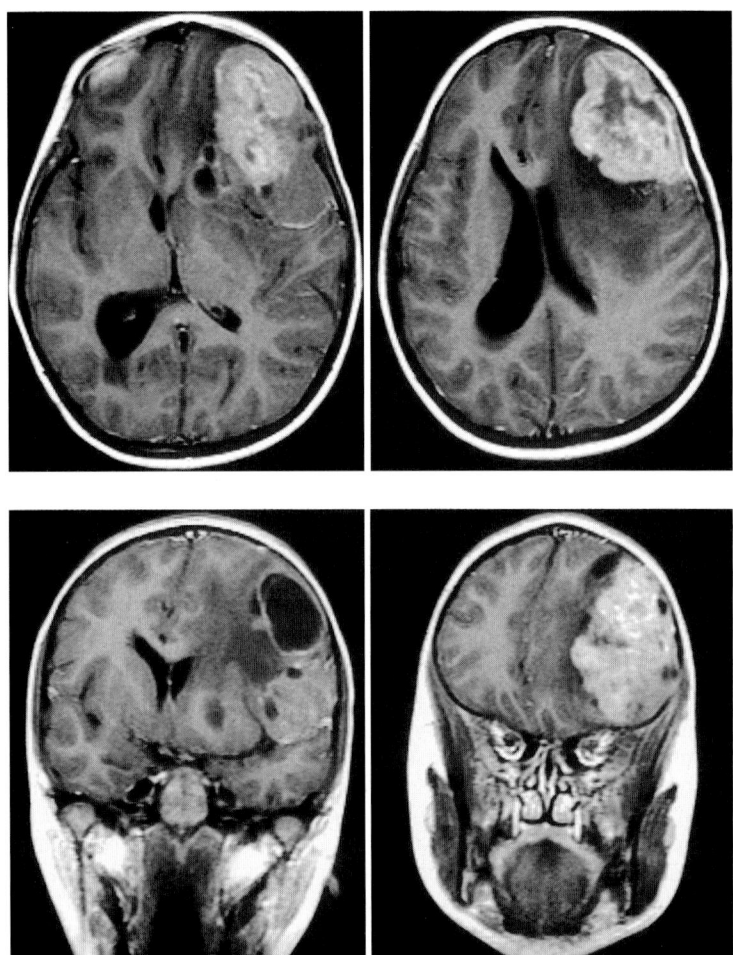

Abb. 6.**20a** u. **b** Papilläres Meningeom bei 9jährigem Mädchen.

■ ZNS-Befall bei Leukämien und Lymphomen

Seit langem weiß man, daß zum Zeitpunkt der Diagnose bei mehr als 10% der Patienten mit akuter myeloischer Leukämie (AML) und weniger als 5% der Patienten mit akuter lymphoblastischer Leukämie (ALL) das ZNS extramedulläre Krankheitsmanifestationen aufweisen kann. Das Säuglingsalter ist bevorzugt, im übrigen korreliert die Häufigkeit des Befalls mit der peripheren Blastenzahl und ist bevorzugt mit einzelnen Subgruppen der Leukämien verbunden (T-ALL, B-ALL, M5-AML). Auch beim T-NHL und dem Burkitt-Lymphom, den häufigsten pädiatrischen Non-Hodgkin-Lymphomen (NHL), ist bei Diagnose in etwa 10% das ZNS betroffen; primäre ZNS-Lymphome gibt es selten in der Pädiatrie.

Die Diagnose des ZNS-Befalls wird durch die Lumbalpunktion und die Liquoranalyse gesichert, in der sich leukämische Blasten finden lassen (Abb. 6.**21 a – c**, s. Farbtafel X). Bei hoher Zellzahl ist das Eiweiß erhöht und der Zucker erniedrigt. Da die meisten Patienten im peripheren Blut leukämische Zellen aufweisen, ist die atraumatische Lumbalpunktion für die Diagnose eines ZNS-Befalls Voraussetzung. Dabei haben mehrere Studien gezeigt, daß in der heutigen ALL-Behandlung eine Zellzahl von mehr als 5/µl und im Zytospin der eindeutige Nachweis von Blasten die diagnostischen Kriterien sind, die den ZNS-Befall im Rahmen einer ALL dokumentieren und als solches eine prognostische Bedeutung haben. Der Nachweis von Blasten bei geringer Zellzahl hat dagegen keine therapeutische Signifikanz (462). Gleiches gilt sicherlich nicht für die NHL, für die AML sind diese Kriterien bisher nicht erstellt worden. Nur selten kann ein isoliertes Parenchyminfiltrat ohne begleitende Pleozytose als ZNS-Manifestation vorliegen, jedoch wäre dann eine neurologische Symptomatik in den meisten Fällen zu erwarten. Die Symptome des ZNS-Befalls sind vorwiegend Symptome des Hirndrucks: Kopfschmerzen, Erbrechen, Sehstörung, Hirnnervenausfälle. Besonders bei langer Krankheitsmanifestation können dann Anfälle, Funktionsausfälle und eventuell auch das Hypothalamussyndrom (gesteigerter Appetit und Fettsucht) und Spinalsymptome auftreten.

Als vor 30 Jahren die ersten Kinder mit niedrig dosierter Chemotherapie eine längere Zeit lebten, fielen bis zu 70% ZNS-Rezidive im Verlauf der Krankheit auf, die häufig isoliert und nicht mit gleichzeitigem Knochenmarksbefall assoziiert waren. Ausgehend von der Bluthirnschranke wurde das ZNS als ‚Sanctuary" erkannt, das der normalen ALL-Therapie entging, und es war das Verdienst der Gruppe um Donald Pinkel, der durch Gabe von intrathekalem Methotrexat und einer Schädelbestrahlung diese Rezidivquote auf unter 10% senken konnte und damit das Prinzip der notwendigen ZNS-Prophylaxe in die Therapie der ALL einführte (45). Bei dokumentiertem ZNS-Befall wurde dann die intrathekale und intravenöse Therapie intensiviert, so daß einige überlebende Patienten durch die ZNS-Therapie langfristige Toxizität aufwiesen, wobei besonders das Bild der Leukoencephalopathie (Abb. 6.22) erschreckte. Der Nachweis von Teilleistungsschwächen im intellektuellen, psychomotorischen und endokrinologischen Bereich, z.T. kombiniert mit im CCT nachgewiesenen Parenchymschäden und das vermehrte Auftreten von Hirntumoren als Sekundärmalignome nach einer normalen ALL-ZNS-Prophylaxe, haben in den letzten Jahren dazu geführt, besonders die Bestrahlung durch intensivierte Chemotherapie in der ZNS-Prophylaxe zu ersetzen.

In der ALL-Prophylaxe wird im ersten halben Behandlungsjahr ca. 10mal intrathekal Methotrexat (altersangepaßte Dosis) verabreicht. Vom 4. Lebensjahr an sollte jeder Patient 12 mg Methotrexat erhalten, da damit Liquorspiegel von mehr als 10^{-6} Molar, der angenommenen zytotoxischen Wirksamkeitsschwelle, für mehr als 36 Stunden erreicht werden. Auch die Gabe der Triple-Kombinationsbehandlung mit Methotrexat, Ara C, Hydrocortison ist als ZNS-Prophylaxe geeignet. Zudem werden heute in der systemischen ALL-Therapie längerdauernde Methotrexat-Infusionen eingesetzt, die zusätzlich ZNS-Protektion geben können. Dabei hat sich gezeigt, daß Dosen unter 1 g/m^2 (mittelhoch) vielfach nicht protektiv sind, doch die Gabe von z. B. 5 g über 24 Stunden einen ausreichenden Schutz für das ZNS darstellt. Andere Gruppen haben Dexamethason anstelle von Prednison in die Behandlung eingeführt und glauben so einen ZNS-protektiven Effekt zu erzielen. Diese Modifikationen haben dazu geführt, daß heute auf die Bestrahlung in der ZNS-Prophylaxe der ALL verzichtet werden kann.

Der Großteil der Patienten mit AML hat ein höheres Lebensalter und ist deswegen nicht für die Langzeit-Toxizität der Schädelbestrahlung prädestiniert. Außerdem ist erst durch die längeren Überlebenszeiten dieser Patienten in den letzten Jahren die Frage nach einer ZNS-Prophyla-

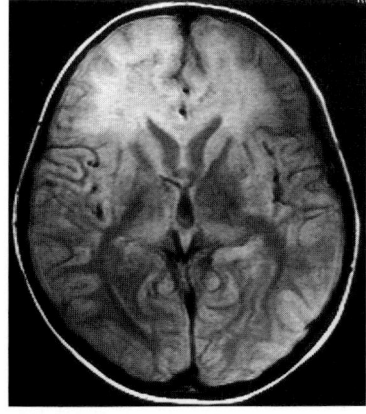
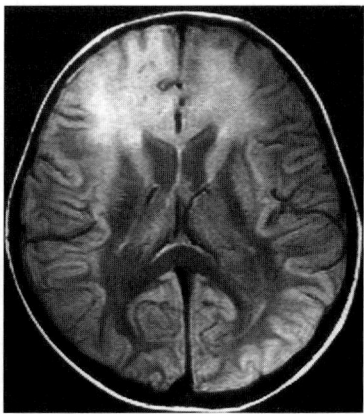

Abb. 6.22a u. b Encephalopathie bei 10jährigem Jungen mit ALL und ZNS-Befall. Zustand nach intrathekaler und intravenöser MTX-Gabe, Schädelbestrahlung und Knochenmarkstransplantation.

xe aktueller geworden, zumal 20% der Kinder bei fehlender Prophylaxe ein isoliertes ZNS-Rezidiv erleben (291). Frühere Studien haben deshalb intrathekal Methotrexat oder ARA-C verabreicht, neuerdings werden durch die fast immer eingesetzten hochdosierten ARA-C-Infusionen zytotoxische Spiegel im Liquor erreicht. Wegen der beschriebenen Langzeittoxizität wurde die in Deutschland übliche ZNS-Bestrahlung bei AML 1987 auf den Prüfstand einer randomisierten Studie gestellt. Es zeigte sich, daß das Auslassen einer Schädelbestrahlung nicht die ZNS-Rezidivrate, aber die Knochenmarksrezidivrate signifikant erhöhte, so daß heute die Schädelbestrahlung als Standard einer erfolgreichen AML-Therapie angesehen werden muß (275).

Das T-NHL wird wie eine ALL behandelt, erhält die gleiche Prophylaxe. Das B-NHL erhält intrathekal Methotrexat-Injektionen und hochdosierte Methotrexat-Infusionen als erfolgreiche ZNS-Prophylaxe. Bestrahlung wird nicht verabreicht.

Bei dokumentierten ZNS-Befall einer ALL intensiviert man die intrathekale Therapie, in dem man wöchentlich solange intrathekale Medikamente verabreicht, bis kein ZNS-Befall mehr nachzuweisen ist. Ansonsten gleicht die Therapie der der übrigen Patienten, doch wird man sicherlich eine Schädelbestrahlung von 18 Gy abschließend vornehmen. Gleiches gilt für die AML, wo die prophylaktische Schädeldosis auch therapeutisch ausreichend sein sollte. Das T-NHL würde wie die ALL behandelt und das B-NHL braucht durch den konzentrierten Einsatz von hochdosiertem Methotrexat, Vincristin und Alkylantien sowie intrathekale Methotrexat-Therapie keine gesonderte ZNS-Behandlung. Frühere Studien haben gezeigt, daß die Radiotherapie keinen Vorteil gegenüber diesen Modalitäten zeigt und deswegen ersatzlos gestrichen werden kann.

Leukämien und Non-Hodgkin-Lymphome können im ZNS isoliert oder mit dem Knochenmark kombiniert rezidivieren, wobei bei erster Situation und lokaler Behandlung das systemische Rezidiv erfahrungsgemäß rasch folgen wird. Dies bedeutet, daß ein ZNS-Rezidiv wie ein systemisches Rezidiv behandelt werden muß, um eine kurative Chance zu wahren. Bei der ALL-Therapie werden deshalb langdauernde hochdosierte Methotrexat und AraC-Infusionen sowie Alkylantien eingesetzt. Zusätzlich erhalten die Patienten mindestens zweimal monatlich für 6 Monate intrathekal Methotrexat, AraC und Hydrocortison (Triple-Therapie). Von den Steroiden wird bevorzugt Dexamethason wegen der besseren Liquorgängigkeit eingesetzt. Die Behandlung sollte eine craniospinale Bestrahlung umfassen, wobei bei Vorbelastung die Dosen auf 30 Gy aufgesättigt werden. Mit dieser Therapie haben die Patienten mit einem isolierten ZNS-Rezidiv eine 65%ige Heilungschance. Wenn das kombinierte ZNS-Rezidiv nicht durch eine Knochenmarkstransplantation behandelt wird, haben diese Patienten mit der Rezidivtherapie eine langfristige Heilungschance von 34% (567).

Das isolierte AML-ZNS-Rezidiv wird wie ein Knochenmarkrezidiv behandelt und sollte – wenn eben möglich – neben intrathekaler Triple-Therapie irgendwann einer ablativen Therapiemodalität zugeführt werden.

Pharmakologische Studien des Medikamentengehalts nach intrathekaler Injektion haben gezeigt, daß die Verteilung des Medikaments innerhalb des Liquorraums ungleichmäßig ist und teilweise die ventrikulären Konzentrationen nur 10% der Lumbalkonzentrationen betragen. Dieses ist nicht nur von der erschwerten Diffusion gegen den Liquorstrom abhängig, sondern auch eine Folge der Lagerung des Patienten nach der Injektion. Im Primatenmodell wurde nachgewiesen, daß horizontale oder Trendelenburg-Lagerung nach der Punktion für geraume Zeit erheblich höhere Konzentrationen im ventrikulären Liquor erzeugt als aufrechte Körperpositionen. Um Krankheiten mit meningialer Aussaat effektiver zu behandeln, wurden intrathekale und intraventrikuläre Injektionen (via Ommaya-Reservoir) von Medikamenten in ihrer Effektivität verglichen. Intraventriculäre Injektionen sind leichter vorzunehmen, ergeben gleichmäßigere ZNS-Spiegel, haben niedrigere Toxizität und höhere Effektivität. So hat sich die Gabe von 1 mg Methotrexat alle 12 Stunden für 6 Dosen intraventricular (c x t) als wirksamer herausgestellt als die einmalige intrathekale Gabe von 12 mg Methotrexat (129). Dieses wird verständlich, wenn man an den kontinuierlich überschrittenen Wirksamkeitsspiegel von 1 µM glaubt und gleichzeitig weiß, daß es für Methotrexat neben der normalen Liquorclearance noch einen konzentrationsabhängigen aktiven Transportmechanismus im ZNS gibt (139). Hinweise für die höhere Effektivität kleinerer Konzentrationen für lange Zeit geben auch die eleganten Tierexperimente der ventriculolumbalen Perfusion, die zeigen konnten, daß die Penetration von zytotoxischen Substanzen aus dem Liquor in das Hirnparenchym vornehmlich von der Dauer der Einwirkung abhängig ist (124).

Neben Methotrexat, AraC, Hydrocortison sind die Substanzen Thiotepa, Mitoxantron und VP-16 intrathekal appliziert worden. Thiotepa wird sehr schnell systemisch zu Tepa metabolisiert und beide Substanzen sind zytotoxisch wirksam, doch hat Tepa eine erheblich längere Halbwertzeit im ZNS als die Ausgangssubstanz. Aus diesem Grund erscheint die häufig praktizierte intrathekale Gabe des Thiotepas nicht von Vorteil (558). Mitoxantron ist in Dosen von 1 mg mit starken meningitischen Reizsymptomen verabreicht worden und hat sich nicht bewährt.

Langzeitschäden einer ZNS-Therapie

1995 veröffentlichte Jenkin einen Übersichtsartikel über kindliche Hirntumoren und ihr langfristiges Überleben nach Bestrahlung (647). Ein heterogenes Patientenkollektiv zeigte Überlebensraten von 44 und 37 % nach 10 bzw. 20 Jahren. Lediglich zwei Drittel der 5 Jahre nach Diagnose noch lebenden Kinder lebten auch 20 Jahre später noch. 18 % der Kinder bekommen einen zweiten malignen Tumor innerhalb von 30 Jahren nach Diagnose. Der Tod durch ein derartiges Ereignis ist 15 Jahre nach der Diagnose des primären Hirntumors häufiger als das Tumorrezidiv.

Eine andere Arbeit, kurz zuvor erschienen (1353), betrachtete 13 Jahre nach der Diagnose das Schicksal von 57 überlebenden Kindern, die im Alter von unter 3 Jahren Radiotherapie erhalten haben. Nahezu 40 % waren mental retardiert, 80 % zeigten endokrinologische Abnormalitäten. Die Schlußfolgerung der Autoren aus der erheblichen Behinderung bei nahezu 60 % der überlebenden Kinder ist, daß neue Behandlungsstrategien zur Verminderung der Toxizität entwickelt werden müssen. Diese beiden Beispiele beleuchten das Problem, das die pädiatrische Onkologie bei den systemischen Malignomen schon lange diskutiert, nämlich, daß mit wachsender Heilungsrate einer Therapie auch die Langzeittoxizität Berücksichtigung finden muß.

Das in den ersten Lebensjahren reifende Gehirn reagiert empfindlicher auf die meisten therapeutischen Maßnahmen, wie prospektive Studien zeigen (957). Hier war nachgewiesen worden, daß die kleinen Kinder postoperativ durch Krankheit und Therapie schon eine unterdurchschnittliche intellektuelle Leistung aufwiesen, die sie während der dann anschließenden Chemotherapie halten konnten, die aber nach Abschluß der Radiotherapie kontinuierlich bei allen Kindern abnahm. Damit ist die Situation etwas grob gezeichnet, doch weiß man, daß die verschiedenen Therapiemodalitäten z.T. synergistische Toxizitäten haben (138).

Ohne Anspruch auf Vollständigkeit soll hier zusammengefaßt werden, was in den nächsten Jahren sicherlich genauso diskutiert werden wird wie die Erfolgsraten der Tumorbehandlungen. Auf die häufigen akuten, seltenen subakuten und chronischen Radiotherapieeffekte soll hier nur kurz eingegangen werden (140), vgl. auch Kapitel 1, S. 156 ff.

Das Somnolenz-Syndrom tritt bei nahezu 50 % der Patienten 4 bis 8 Wochen nach Ende der Radiotherapie auf und ist charakterisiert durch allgemeine Lethargie, Zeichen der meningealen Irritation und kann gut mit Steroiden behandelt werden. Die subakute Radiotoxizität nach Beginn der Radiotherapie als Zeichen des akuten Ödems kann meistens auch erfolgreich behandelt werden. Es gibt jedoch die frühe demyelinisierende Radionekrose nach wenigen Monaten, die eine klinisch dramatische und häufig tödliche Komplikation darstellt.

Monate bis Jahre nach der Bestrahlung kann die sog. Radionekrose auftreten, die durch langsame und progressive neurologische Symptomatik in Form von Anfällen, Demenz und fokalen Zeichen charakterisiert ist und häufig tödlich endet. Hier liegt eine Nekrose der weißen Substanz vor, die wahrscheinlich auf vaskulären Schäden der großen und kleinen Gefäßen beruht. Man findet Endothelschädigung der kleinen und großen Gefäße, Proliferation und Verengung bzw. Kalzifikation in den Gefäßen, wie das nach Bestrahlung auch in Carotis und Herzgefäßen nachgewiesen wurde. Eingeschränkte vaskuläre Versorgung führt zu einem Infarkt, Demyelinisierung und offensichtlicher Nekrose. Klinisch imponiert das Desinteresse, der intellektuelle Abbau, die Anfälle und die schließlich einsetzende Demenz ohne die Möglichkeit einer kausalen Therapie. In der Bildgebung kann die dann diffus sich darstellende Raumforderung Schwierigkeiten zu einem Tumorrezidiv geben. Da diese Radionekrose meistens nach Dosen von mehr als 60 Gy lokal auftritt und die Symptomatik im Gegensatz zum Rezidiv nie Reversibilität andeutet, wird mit sequentieller Bildgebung und klinischer Beurteilung eine Entscheidung meistens getroffen werden können.

Leukoencephalopathie ist die Spitze eines Eisbergs, die sich aus der Kombination von Bestrahlung und Chemotherapie als ZNS-Langzeittoxizität ergeben kann. Erstmals 1973 beschrieben, ist das ein Syndrom, was Monate bis Jahre nach der Kombination von die Bluthirnschranke zerstörender ZNS-Erkrankung, cranialer Bestrahlung, systemischer und intrathekaler Medikamentenapplikation von Methotrexat, AraC oder auch anderen Medikamenten auftreten kann. Klinisch imponiert langsam oder schnell einsetzender intellektueller Abbau, Anfälle, Lähmungen, Stammhirnsymptome bis zur Demenz. Die meisten Patienten sterben, nachdem sie für eine kürzere Zeit in einem vegetativen Stadium verbracht haben. Pathologisch und anatomisch liegen sowohl vaskuläre Läsionen als auch generalisierte Demyelinisierung vor. Häufig werden auch lokale Verkalkungen gesehen. Dieses Vollbild der Encephalopathie wird meistens nach einer Kombinationsbehandlung mit Bestrahlung und Methotrexatgabe gesehen, während die milde auf die Erweiterung der subarachnoidalen und ventrikulären Räume beschränkte Form auch bei anderen Medikamenten beobachtet wird (1070).

Während einer Leukämietherapie mit vielen intrathekalen Methotrexat-Injektionen und der damals üblichen craniellen Prophylaxe von 24 Gy wies die Mehrzahl der klinisch asymptomatischen Patienten im CCT Zeichen einer milderen oder ausgeprägten Leukoenephalopathie auf. Diese Befunde nach einer kombinierten Radiochemotherapie und das Fehlen derartiger Befunde bei niedrigeren Bestrahlungsdosen hat dazu geführt, daß die Bestrahlungsdosen bei diesen gut behandelbaren Erkrankungen reduziert wurden. Seitdem ist das Auftreten der Leukoencephalopathie deutlich zurückgegangen.

Diese Ergebnisse haben viele Kollegen veranlaßt, nach den intellektuellen Funktionen von Kindern zu fragen, die Chemotherapie und geringe cranielle Bestrahlung in der Leukämiebehandlung erhalten haben. In vergleichenden Studien wurde nachgewiesen, daß die Bestrahlung mit einem Abfall des Intelligenzquotienten und schlechteren Lernfähigkeiten bei den Kindern verbunden war. Dabei fielen besonders der Verlust in Gedächtnisleistung, nichtverbalen Fähigkeiten, Feinmotorik, Reaktionsgeschwindigkeit und Konzentrationsfähigkeit auf, was sich später durch eine obligate Lernschwierigkeit äußerte.

Hirntumorpatienten zeigen nach Bestrahlung der hinteren Schädelgrube ohne Chemotherapie in etwa 40% Sonderschul- oder Retardierungsniveau (IQ < 70) und nur 20% haben einen IQ > 90 (255). Der Vergleich von cerebellären Astrocytom- vs. Medulloblastom-Patienten zeigte in 60 bzw. 10% einen IQ von über 90 (580). Auch die größere Gefährdung junger Kinder durch die Radiotherapie wurde mehrfach belegt (367). Zusammengefaßt haben hohe Dosen Radiotherapie, wie sie in der Hirntumor-Therapie jetzt noch gegeben werden, ausgeprägte Nebenwirkungen auf die intellektuelle Entwicklung von allen, aber besonders von kleinen Kindern. Die Kombination von niedrigen Strahlendosen (bis 24 Gy) und intraventrikulärer und systemischer Chemotherapie hat generell mildere Nebenwirkungen, kann aber in Einzelfällen schwere neurologische Defizite verursachen.

Endokrine Abnormalitäten werden ebenfalls sehr häufig nach Bestrahlung gefunden. Alte Arbeiten hatten gezeigt, daß Patienten mit normalem Wachstum nach einer ZNS-Prophylaxe bei ALL Wachstumhormonspiegel zeigten, die unterhalb des Normalbereichs waren. In dem bei dieser Population durchgeführten Stimulationstesten zeigte sich eine durch Arginin normal verhaltende Wachstumshormonsekretion, während die Reaktion auf die insulininduzierte Hypoglykämie deutlich vermindert war. Die Schlußfolgerung daraus war, daß die Hypophyse als radioresistentes Organ offensichtlich nicht für diese veränderte Hormonantwort verantwortlich war, sondern daß es zur Schädigung des Hypothalamus durch die Bestrahlung gekommen war (140). Die Fraktionierung in kleinen Dosen über lange Zeiträume verursacht weniger Schäden als kurzfristige höherdosierte (1265). Interessanterweise zeigten Patienten, die eine Schädelbestrahlung mit 18 Gy erhalten hatten und nur eine intrathekale Methotrexat-Dosis keine Wachstumsabnormalitäten (138). Auch ein Kollektiv, das viele intrathekale und intravenöse Methotrexat-Gaben, aber keine Bestrahlung erhalten hatte, zeigte keine Abnormalitäten. Es scheint heute akzeptiert zu sein, daß Kinder, die 24 Gy Schädelbestrahlung und multiple Dosen von intrathekalen Methorexat erhalten, zu einem großen Teil später nicht nur verminderte Wachstumhormonsekretion haben, sondern auch mehrheitlich Jahre nach der Diagnose mehr als eine Standardabweichung von ihrer prospektiven Größe entfernt sind (711).

Hirntumorpatienten dagegen erhalten 50 bis 60 Gy cranielle Bestrahlung und sind so in einem viel höheren Maße gefährdet, endokrinologische Abnormalitäten zu entwickeln. Es ist bekannt, daß ein Jahr nach Ende der Schädelbestrahlung der Glioblastome bei fast allen Patienten ein Wachstumshormonmangel nachweisbar ist. Selbst bei Bestrahlung der hinteren Schädelgrube werden einige Patienten diese endokrinologischen Abnormalitäten aufweisen, da der Hypothalamus z. T. in das Strahlenfeld fällt und wie Lustig (854) nachgewiesen hat, dieser Hormonmangel durch GHRH aufgehoben werden kann. Damit scheint zumindestens für diese Lokalisation die Schädigung des Hypothalamus und nicht der Hypophyse vorzuliegen. Doch nicht nur Wachstumshormonmangel trägt zur kleinen Statur der Patienten mit Hirntumoren bei, sondern auch die häufig gleichzeitig verabreichte spinale Bestrahlung. Zusätzlich muß noch mit dem vorzeitigen Einsatz der Pubertät bei diesen Kindern gerechnet werden, was einen weiteren Verlust an Erwachsenengröße ergeben wird. Es hat sich darum in der klinischen Praxis ergeben, daß die meisten Patienten mit einem Hirntumor und einer craniellen oder craniospinalen Bestrahlung mit Wachstumshormon substituiert werden. Die laufende Kontrolle dieser Kinder und der Einsatz dieser Therapie bei deutlichem Abfall der Wachstumsgeschwindigkeit erscheint heute indiziert, wenn auch eine Studie (409) wegen des Auftretens von akuten Leukämien nach Wachstumshormontherapie zur Vorsicht gemahnt hat. Mehrere Studien aus Manchester (1265) haben jedoch gezeigt, daß in einem Vergleich von substituierten und nicht substituierten Patienten das Auftreten eines Rezidivs oder einer Neuerkrankung kaum unterschiedlich ist.

Hypothyreoidismus ist die zweithäufigste endokrinologische Abnormalität bei Kindern mit bestrahltem Hirntumor. Sie kann direkt durch craniospinale Bestrahlung oder sekundär durch Bestrahlung der Hypophyse oder Hypothalamusregion erzeugt worden sein. Durch die spinale Bestrahlung alleine sollen 20% der Kinder eine Unterfunktion haben, deren Risiko jedoch durch zusätzliche Chemotherapie erheblich ansteigen kann (832). Bei der obligaten endokrinologischen Diagnostik nach einer derartigen Therapie sollte ein erhöhtes TSH der Indikator für eine Behandlung sein, denn ein normales T4 kann der Ausdruck einer kompensierten Hypothyreose sein, die wiederum einen Risikofaktor für die Entwicklung von Schilddrüsentumoren darstellt.

Gonadendysfunktion kann erst in der Pubertät bemerkt werden, nachdem Patienten durch die Bestrahlung Schaden der Hypophysenhypothalamus-Region oder direkt bei spinaler Bestrahlung am Ovar genommen haben. Dabei muß der sterilisierende Effekt von Alkylantien, insbesondere Cyclophosphamid und Nitrosoureaderivate, mit in die Überlegung einbezogen werden.

Besonders bedrohlich für die Patienten ist das onkogene Potential der Erkrankung und Behandlung. Generell läßt sich feststellen, daß Überlebende einer kindlichen Malignomerkrankung ein 10fach höheres Risiko für die Entwicklung eines Zweitmalignoms haben als altersentsprechende gesunde Kinder (1009). Bei den zweiten Malignomen fällt auf, daß 70% dieser Zweittumoren in der Bestrahlungsgegend auftreten werden. Dieses gilt besonders für Schilddrüsenmalignome, die 100mal häufiger nach Bestrahlung der Halsregion bei Kindern auftreten. Die berühmte Tinea-Capitis-Studie zeigte, daß Patienten, die 2,5 Gy erhalten hatten, ein 20faches Risiko der Entwicklung eines Malignoms im Hals- oder Kopfbereich hatten, während das Risiko bei 1,3 Gy nur 3,5fach höher war (6). Wie schon früher erwähnt, haben wenige ALL-Patienten durchschnittlich 7 Jahre nach einer ZNS-Prophylaxe ZNS-Malignome entwickelt. Das Risiko von Hirntumorpatienten nach einer Bestrahlung einen Zweittumor zu bekommen, ist erheblich gegenüber Altersgenossen erhöht.

Zusammenfassend läßt sich feststellen, daß die Behandlung der Hirntumoren zwar Fortschritte in den letzten Jahren gemacht hat, aber diese Fortschritte leider erheblich hinter den Erwartungen zurückgeblieben sind. Das längere Überleben von mehr Patienten hat dazu geführt, daß neben der Intensivierung und Qualifizierung der Behandlung auch zunehmend das Augenmerk der Kliniker darauf gerichtet ist, daß die Lebensqualität nach einer Behandlung für die Patienten optimal ist. Die Darstellung der Spitze des Eisbergs in Form von physischen, intellektuellen, endokrinologischen und onkogenen Schäden einer derartigen Behandlung geben einen Hinweis darauf, daß neben der Verbesserung der Behandlung von ZNS-Malignomen im jugendlichen Alter die Minderung der neurologischen Folgeschäden eine wichtige Aufgabe der klinischer Onkologie bleibt.

7. Systemische Tumoren und Nervensystem

U. Schlegel, Ch. Pohl und A. Glasmacher

Krebserkrankungen stellen in den westlichen Industrienationen die zweithäufigste Todesursache dar. Durch verbesserte Behandlungsmöglichkeiten konnte für zahlreiche Tumorleiden die Prognose in den letzten beiden Jahrzehnten wesentlich verbessert werden; die Überlebenszeiten nach Diagnosestellung werden immer länger. Damit steigen jedoch auch die Häufigkeit und das Risiko neurologischer Komplikationen systemischer Krebserkrankungen im Verlauf. In einer großen Tumorklinik in den USA wurden mehr als die Hälfte chronisch kranker Tumorpatienten mindestens einmal neurologisch ambulant oder stationär behandelt (1098). Systemische Tumorerkrankungen können auf mannigfaltige Weise das zentrale und periphere Nervensystem betreffen. Metastatische Tumoren des Gehirns werden im Kapitel 5 besprochen, Tumoren, welche eine Myelonkompression oder -infiltration verursachen, werden im Kapitel 3 und im Kapitel 7, S. 394 dieses Buches besprochen. Daneben können infiltrativ wachsende Nachbarschaftsprozesse zentrales und peripheres Nervensystem affizieren. Tumorerkrankungen können jedoch auch eine Reihe von indirekten „Fernwirkungen" auf das Nervensystem entfalten, durch metabolische Störungen, durch ein erhöhtes Risiko cerebrovaskulärer Erkrankungen, durch eine erhöhte Infektanfälligkeit und durch sog. paraneoplastische neurologische Erkrankungen. Diese Komplikationen systemischer Tumorerkrankungen werden in den folgenden Kapiteln besprochen.

Paraneoplastische Erkrankungen

Paraneoplastische Syndrome sind Erkrankungen, die bei Patienten mit bekanntem oder noch nicht diagnostiziertem Tumorleiden auftreten und Organe betreffen, die fern von der Lokalisation des Tumors sind und die nicht durch direktes oder metastatisches Tumorwachstum betroffen sind. Diese paraneoplastischen Syndrome können nahezu alle Abschnitte und Funktionseinheiten des Nervensystems schädigen (s. Tab. 7.1). Sie sind selten und betreffen nur 0,5 bis 2 % aller Tumorpa-

Tabelle 7.1 Paraneoplastische Syndrome des Nervensystems

Gehirn und Hirnnerven
Subakute cerebelläre Degeneration
Opsoklonus/Myoklonus-Syndrom
Limbische Encephalitis, Encephalomyelitis
Hirnstammencephalitis
Opticusneuritis
Photorezeptordegeneration der Retina

Rückenmark
Myelitis
Nekrotisierende Myelopathie
Motoneuronerkrankung?
Subakute motorische Neuropathie

Periphere Nerven und Spinalganglien
Subakute Sensorische Neuropathie (SSN)
Subakute Sensomotorische Neuropathie
Akute Polyradikuloneuritis (Guillain-Barré-Syndrom)
Plexus-brachialis-Neuritis
Mikrovaskulitis peripherer Nerven
Sensomotorische Polyneuropathie bei Paraproteinämien
Autonome Neuropathie
Periphere Neuropathie bei Inselzelltumoren

Neuromuskuläre Übertragung und Muskulatur
Lambert-Eaton-Syndrom
Myasthenia gravis
Dermatomyositis/Polymyositis
Akute nekrotisierende Myopathie
Carcinoidmyopathie
Myotonie
Neuromyotonie
Myopathie bei Kachexie
„Neuromyopathie"
Stiff-man-Syndrom

tienten (502). Klinisch zeichnen sie sich durch eine ganze Reihe von Besonderheiten aus, die sie bereits von metastatischen Komplikationen systemischer Tumorerkrankungen unterscheiden lassen:

1. Paraneoplastische neurologische Syndrome können der Diagnose der Tumorerkrankung häufig vorausgehen, z. T. um mehrere Jahre.
2. Der zugrundeliegende oder assoziierte Tumor ist häufig lokal, klein und bleibt mitunter klinisch inapparent.
3. Das paraneoplastische neurologische Syndrom ist häufig von größerem Krankheitswert als das zugrundeliegende Tumorleiden selbst. Mitunter führt einzig die neurologische Komplikation zum letalen Verlauf der Tumorerkrankung.
4. Paraneoplastische neurologische Symptome sind häufig irreversibel und lassen sich oft durch eine erfolgreiche Therapie des Grundleidens nicht wesentlich beeinflussen.

Ätiopathogenetisch werden metabolische Störungen, Vitaminmangel, opportunistische Virusinfektionen und Autoimmunmechanismen diskutiert (29). Ein Virusnachweis konnte nie geführt werden. Einzig für die Myasthenia gravis und für das Lambert-Eaton-Syndrom gilt eine Autoimmungenese der neurologischen Störungen als gesichert. So konnte durch Transfer von IgG aus Serum von Patienten mit Lambert-Eaton-Syndrom in Versuchstiere eine Symptomatik induziert werden, die dem neurologischen Syndrom beim Patienten gleicht (777). Zahlreiche weitere klinisch klar definierte paraneoplastische neurologische Syndrome zeichnen sich ebenfalls durch das Vorhandensein spezifischer Autoantikörper im Serum betroffener Patienten aus (946). Ein passiver Transfer der Erkrankung durch Gabe von Patientenimmunglobulinen auf das Versuchstier ist hier bislang nicht gelungen. Tab. 7.2 gibt eine Übersicht über diese „klassischen" klinisch exakt definierten paraneoplastischen neurologischen Syndrome, die mit ihnen assoziierten Tumorerkrankungen und die charakterisierten Antikörper, welche häufig nach den Initialen der erstbeschriebenen Patienten benannt wurden.

Gehirn und Hirnnerven

Paraneoplastische cerebelläre Degeneration

Eine subakute cerebelläre Degeneration mit schwerer Rumpf- und Extremitätenataxie, Nystagmus, cerebellärer Dysarthrophonie und fakultativen weiteren neurologischen Symptomen ist mit unterschiedlichen Tumorerkrankungen assoziiert. Exakt beschriebene klinische Entitäten sind die paraneoplastische cerebelläre Degeneration (PCD) bei gynäkologischen Tumoren (1066), bei Morbus Hodgkin (530), bei kleinzelligen Bronchialcarcinomen im Rahmen des sog. Anti-HU-Syndroms (s. unten) (294) und bei kleinzelligen Bronchialcarcinomen mit PCD und einem Lambert-Eaton-Myasthenie-Syndrom (LEMS), wobei häufig Antikörper gegen spannungsabhängige Calciumkanäle (VGCC) nachweisbar sind (248). Neuropathologisches Substrat des sich über mehrere Wochen bis Monate subakut entwickelnden pancerebellären Syndroms ist ein selektiver Purkinje-Zellverlust in der Kleinhirnrinde (1066, 1095). Häufig ist bei autoptisch untersuchten Fällen ein vollständiger Purkinje-Zellverlust nachweisbar (s. Abb. 7.1). Selten sind zusätzliche pathologische Veränderungen nachweisbar wie eine Verschmächtigung der Molekular- und Körnerschicht des Kleinhirns, Degeneration der Hinterstränge und der Pyramidenbahn im Spinalmark, Degeneration der Basalganglien und entzündliche Infiltrate im Hirnstamm, Rückenmark und cerebralen Cortex (1098). Demzufolge bleiben computertomographische und kernspintomographische Untersuchungen des Gehirns, insbesondere des Kleinhirns, oft ohne pathologischen Befund und zeigen nur in Ausnahmefällen eine leichtgradige cerebelläre Atrophie (1066). Liquordiagnostisch sind zu Beginn der Erkrankung eine milde Pleozytose und mitunter oligoklonale Banden nachweisbar (1098). Im Serum und Liquor betroffener Patientinnen mit *gynäkologischen Tumoren* können spezifische Autoantikörper nachgewiesen werden, die nach den Initialen der erstbeschriebenen Patientin Anti-YO-Antikörper genannt werden. Diese Antikörper erkennen im Proteinextrakt humaner Purkinje-Zellen mindestens 2 Proteine der Größe 34 und 62 kD auf dem Western-Immunoblot (1095). Die assoziierten gynäkologischen Tumoren, insbesondere die Ovarialcarcinome, zeigen oft ein nur lokales Wachstum, allenfalls einen Befall lokaler Lymphknotenstationen; mitunter sind sie mikroskopisch klein und entgehen dem palpatorischen Nachweis des untersuchenden Gynäkologen. Bei 52 von 55 Patientinnen mit positivem Anti-YO-Antikörpernachweis und dem klassischen klinischen Bild einer subakuten cerebellären Degeneration wurde ein gynäkologischer Tumor nachgewiesen, z. T. jedoch erst nach chirurgischer Exploration des Beckens (1066). Deshalb wird in solchen Fällen bei eindeutigem Antikörpernachweis, auch bei normalen radiologischen Befunden und

7. Systemische Tumoren und Nervensystem

Tabelle 7.2 „Klassische" paraneoplastische neurologische Syndrome

Paraneoplastisches Syndrom	Assoziiertes Neoplasma	Autoantikörper	Autoimmungenese
Encephalomyelitis/subakute sensorische Neuropathie (SSN)	kleinzelliges Bronchialcarcinom (SCLC) selten andere	Anti-HU[1]	vermutet
Paraneoplastische cerebelläre Degeneration	1. Ovarialcarcinom, Mammacarcinom, andere gynäkologische Tumoren	Anti-YO[1]	vermutet
	2. Morbus Hodgkin	unbekannt	vermutet
	3. SCLC, z. T. assoziiert mit LEMS	z. T. gegen VGCC[2]	–
	4. SCLC	Anti-HU[1]	vermutet
Opsoklonus/Myoklonus-Syndrom	1. Neuroblastom	unbekannt	vermutet
	2. Mammacarcinom	Anti-RI[1]	vermutet
	3. SCLC	unbekannt	vermutet
Paraneoplastische Photorezeptordegeneration	kleinzelliges Bronchialkarzinom	gegen Photorezeptoren und Ganglienzellen der Retina	vermutet
Subakute motorische (Poly-)-Neuropathie	Morbus Hodgkin, Non-Hodgkin-Lymphom	–	–
Akute Polyneuroradikulitis	Hodgkin-Lymphom	–	–
Lambert-Eaton-Myasthenie-Syndrom (LEMS)	kleinzelliges Bronchialcarcinom	VGCC[2]	bewiesen
Myasthenie	Thymom/Thymuscarcinom	Acetylcholin-Rezeptoren	bewiesen
Dermatomyositis/Polymyositis	Mamma-, Bronchial-, Ovarial-, Magencarcinom	–	vermutet

[1] Anti-HU, Anti-YO, Anti-RI: Benennung der spezifischen antineuronalen Antikörper nach den Initialen der erstbeschriebenen Patienten.
[2] VGCC: Spannungsabhängige Calciumkanäle (Voltage gated calcium channels)

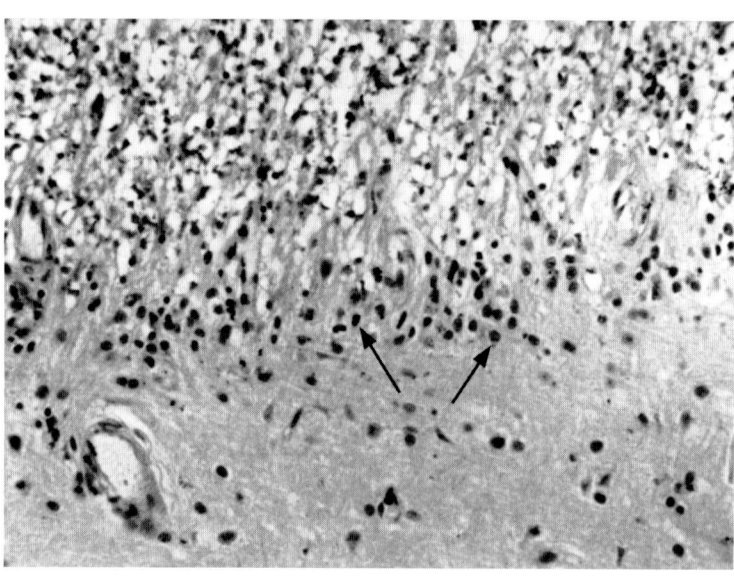

Abb. 7.1 Paraneoplastische cerebelläre Degeneration bei Ovarialcarcinom; histologisches Präparat der Kleinhirnrinde: An der Grenze von Stratum granulosum (oben) und Stratum moleculare (unten) sind keine Purkinje-Zellen auffindbar. Die Purkinje-Zellen sind durch Bergman-Glia (Pfeil) ersetzt. Im Stratum granulosum finden sich autolytische (postmortale) Veränderungen.

bei dem charakteristischen klinischen Bild eine extensive gynäkologische Diagnostik bis hin zur operativen Exploration empfohlen (1066). Weder die erfolgreiche Behandlung des Tumors, noch immunsuppressive Therapieansätze mit Plasmapherese, Cyclophosphamid, Azathioprin und/ oder Steroiden sind jedoch in der Lage, das neurologische Krankheitsbild zu bessern (1066); hierfür ist offensichtlich der irreversible selektive Purkinje-Zelluntergang verantwortlich (1098).

Ein nahezu identisches klinisches Syndrom kann bei Patienten mit Hodgkin-Lymphom auftreten (530); die akut oder subakut eine Gangataxie, fakultativ eine Diplopie oder Oszillopsien, Nystagmus und Allgemeinsymptome mit Kopfschmerzen entwickeln. Die Erkrankung betrifft überwiegend Männer, sie ist in der Regel progredient bis hin zur Gangunfähigkeit oder Bettlägerigkeit; nur in Einzelfällen wurde bei Vollremission des Hodgkin-Lymphoms auch eine Voll- oder Teilremission der neurologischen Symptomatik beobachtet (530). Im Gegensatz zum Anti-YO-Syndrom lassen sich keine spezifischen Autoantikörper nachweisen; eine Minderheit der Patienten produziert offensichtlich Autoantikörper, die Proteine unterschiedlicher Größe im Purkinje-Zellextrakt erkennen (530). Einzelne Patienten zeigen eine Remission des neurologischen Krankheitsbildes bei erfolgreicher Behandlung des Hodgkin-Lymphoms (530).

Eine subakute cerebelläre Degeneration kann auch bei kleinzelligen Bronchialcarcinomen im Rahmen des Anti-HU-Syndroms auftreten, welches im Anschluß besprochen wird. Selten ist die Kombination einer paraneoplastischen cerebellären Degeneration und eines Lambert-Eaton-Syndroms (248). Mitunter bleibt dabei die neuromuskuläre Übertragungsstörung klinisch inapparent, läßt sich jedoch neurophysiologisch nachweisen. Bei zwei Drittel der Patienten sind Antikörper gegen spannungsabhängige Calciumkanäle (VGCC) nachweisbar (248). Bemerkenswerterweise vermag eine Plasmapharese wohl die Symptome des Lambert-Eaton-Syndroms zu bessern, nicht jedoch die cerebelläre Symptomatik (137), wobei der Purkinje-Zelluntergang wahrscheinlich für die Irreversibilität der cerebellären Symptomatik verantwortlich ist.

Paraneoplastische Encephalomyelitis (PME)/ Subakute Sensorische Neuropathie (SSN), Anti-HU-Syndrom

Dieses charakteristische Krankheitsbild wurde als paraneoplastisches Syndrom bei kleinzelligen Bronchialcarcinomen beschrieben (293). Auch bei dieser Entität sind spezifische Autoantikörper im Serum betroffener Patienten nachweisbar, die mit einem nukleären Antigen von Neuronen und mit einem Antigen, das von Tumorzellen exprimiert wird, reagieren (295). Nach den Initialen des erstbeschriebenen Patienten werden die Antikörper als Anti-HU-Autoantikörper bezeichnet.

Die klinische Symptomatik ist vielgestaltig und hängt von der Einbeziehung unterschiedlicher neuronaler Strukturen in den Krankheitsprozeß ab. Isolierte Symptome sind ebenso möglich wie die Kombination neurologischer Symptome in einem komplexen Krankheitsbild.

Die **paraneoplastische Encephalomyelitis** (PME) manifestiert sich als Hirnstammencephalitis und limbische Encephalitis, der neuropathologisch ein Verlust von Ganglienzellen im Bereich des limbischen und Inselcortex mit lymphozytärer Infiltration und Mikrogliaproliferation zugrunde liegt. Die **Subakute Sensorische Neuropathie** (SSN) führt zu einer Sensibilitätsstörung als Folge einer Ganglioneuritis mit ausgeprägten Lymphozyten- und Makrophagen-Infiltrationen im Spinalganglion und den Hinterwurzeln sowie ausgedehnten Ganglienzelluntergängen im Spinalganglion (295). Synonyme für die SSN sind Ganglioradikulitis und Denny-Brown-Syndrom. Die paraneoplastische Encephalomyelitis (PME) und die Subakute Sensorische Neuropathie (SSN) sind die häufigsten klinischen Manifestationen des Anti-HU-Syndroms, die ebenfalls isoliert oder in Kombination auftreten können. Weitere neuropathologische Manifestationen des Krankheitsprozesses mit lymphozytären Infiltraten, Ganglienzelluntergängen und Gliaproliferation sind eine Hirnstammbeteiligung im Sinne einer Hirnstammencephalitis, motorische Ausfälle bei Vorderhornzelluntergängen, autonome Funktionsstörungen, cerebelläre Symptome und selten andere (295).

Die neurologische klinische Symptomatik des Anti-HU-Syndroms entwickelt sich innerhalb von wenigen Wochen, selten innerhalb weniger Stunden bis Tage und zeigt einen dann in der Regel progredienten Verlauf bis zu einer Stabilisierung auf schlechtem Niveau. Nur einzelne Patienten mit SSN zeigen einen milderen Verlauf (488). Bei mehr als der Hälfte der betroffenen Patienten imponieren initial Sensibilitätsstörungen mit Parästhesien, Dysästhesien und Sensibilitätsausfällen an den Extremitäten; bei etwa 20% der Fälle besteht initial eine limbische Encephalitis (294). Bei diesem Krankheitsbild kommt es zu einem neurologischen und psychopathologischen Symptomenkomplex, der sich durch ein amnestisches und depressives Syndrom auszeichnet. Selten treten Schlafstörungen, psychotische Episoden und Halluzinationen auf, und im Unterschied zur differentialdiagnostisch abzugrenzenden Herpessimplex-Encephalitis kommt es nur vereinzelt zu hirnorganischen Anfällen (53, 566). Steht im Rahmen einer paraneoplastischen Encephalomyelitis die Affektion von Hirnstammstrukturen im Sinne einer Hirnstammencephalitis im Vordergrund, kommt es zu Störungen der Blickmotorik, zu Nystagmus, Störungen der caudalen Hirnnerven sowie zu einem ataktischen Syndrom (295, 566). Darüber hinaus zeigen Patienten mit PME häufig ein cerebelläres Syndrom, das differentialdiagnostisch von den paraneoplastischen cerebellären Degenerationen anderer Ursache abgegrenzt werden muß.

Ist das Myelon betroffen, kommt es vor allem zu einer Affektion der Vorderhornzellen mit myatrophen Paresen und Faszikulationen (295). Obwohl die neurologische Symptomatik der PME der Tumordiagnose in über 80% der Fälle vorausgeht (295) und damit eine Frühdiagnose des Neoplasmas ermöglicht, hat die Erkrankung eine in der Regel ungünstige Prognose.

Als lebensbegrenzender Faktor erweist sich zumeist eine autonome Dysfunktion mit akutem Herz-Kreislauf-Stillstand oder einer respiratorischen Insuffizienz (295).

Bei der PME ist häufig eine geringe lymphozytäre Pleozytose und leichte Gesamteiweißerhöhung im Liquor nachweisbar (295). Kernspintomographisch lassen sich bei der limbischen Encephalitis u. U. Signalanhebungen im T2-gewichteten MRT in der Hippokampusformation nachweisen (s. Abb. 7.2). Die für die Herpes-simplex-Ence-

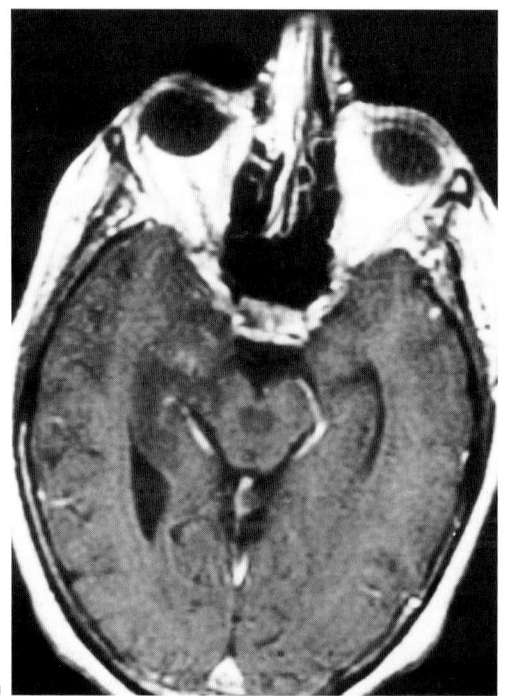 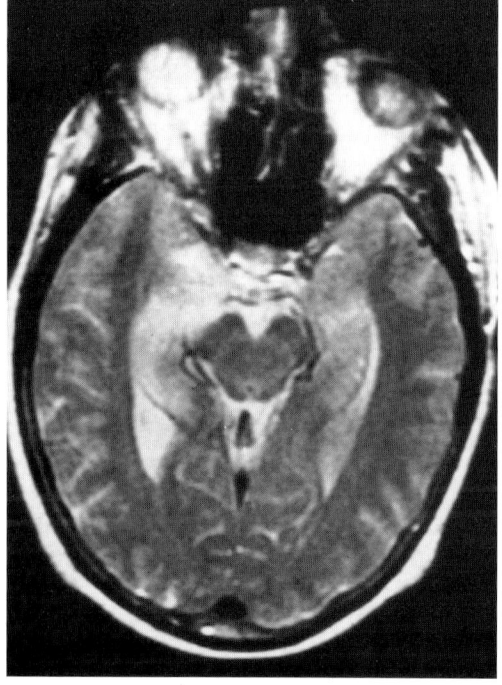

Abb. 7.2 a u. b Limbische Encephalitis bei einem Patienten mit kleinzelligem Bronchialcarcinom und Anti-HU-Syndrom, MRT in T1-Wichtung mit Kontrastmittel (**a**), MRT in T2-Wichtung (**b**). (Aus J. B. Posner: „Neurologic Complications of Cancer". F. A. Davis, Philadelphia 1995 [mit freundlicher Genehmigung des Autors und des Verlages].)

phalitis spezifischen EEG-Veränderungen fehlen in der Regel (53).

Die cerebrale Bildgebung und elektroencephalographische Diagnostik der isolierten Hirnstammencephalitis erbringt in der Regel einen Normalbefund. Diagnostisch entscheidend ist der Auto-Antikörpernachweis im Serum und im Liquor im Immuno-Western-Blot und in der Immunhistochemie (295).

Bei den betroffenen Patienten vermag eine aggressive immunmodulatorische *Therapie* mit Plasmapherese, Azathioprin, Steroiden u. a. Immunsuppressiva den Verlauf in der Regel nicht zu beeinflussen; auch eine Therapie des assoziierten Tumorleidens bessert die neurologische Symptomatik nicht. Bei Einsatz dieser Therapien hängt eine Stabilisierung der neurologischen klinischen Symptomatik offenbar einzig davon ab, ob der Patient bereits vor Einleitung der Therapie einen milden Verlauf hatte (489).

Opsoklonus/Myoklonus-Syndrom

Der Opsoklonus stellt eine Augenmotilitätsstörung mit unwillkürlichen, arrhythmischen, multidirektionalen und hochamplitudigen konjungierten Sakaden überwiegend in horizontale Richtungen dar, die mit generalisierten oder fokalen Myoklonien vergesellschaftet sein kann (Opsoklonus/Myoklonus-Syndrom, OMS). Häufig besteht zusätzlich eine Stand- und Gangataxie, seltener eine Extremitätenataxie. Das OMS tritt als paraneoplastisches neurologisches Syndrom überwiegend bei Neuroblastomen im Kindesalter und selten bei unterschiedlichen Tumoren des Erwachsenenalters auf (213). So haben ca. 50 % aller Kinder mit diesem Syndrom ein Neuroblastom, wobei die neurologische Symptomatik der Tumordiagnose in der Mehrzahl der Fälle vorausgeht (1098). Insgesamt entwickeln ca. 2 bis 7 % aller Kinder mit Neuroblastomen ein OMS (213, 1098). Das paraneoplastische OMS des Kindesalters hat ein Prädilektionsalter vom 8. Monat bis zum 5. Lebensjahr und entwickelt sich zumeist subakut im Verlauf von Tagen bis Wochen. Die Prognose der neurologischen Symptomatik ist variabel, Besserungen wurden sowohl im Rahmen der Tumortherapie sowie nach Gabe von ACTH beschrieben; persistierende neurologische Defektzustände sind jedoch die Regel (213). Das Auftreten eines OMS im Kleinkindalter, die hohe Assoziation von OMS und Neuroblastomen und die Tatsache, daß das neurologische Syndrom oft der Diagnose des Tumorleidens vorausgeht, macht selbstverständlich in diesen Fällen eine extensive Diagnostik zum Nachweis oder Ausschluß eines Neuroblastoms erforderlich.

Bei Erwachsenen ist ein paraneoplastisches Syndrom, bestehend aus Opsoklonus, Rumpfataxie und fakultativen weiteren cerebellären Symptomen bei Mammacarcinomen und bei kleinzelligen Bronchialcarcinomen beschrieben worden (29, 380, 852). Auch diese Patienten können im Serum spezifische neuronale Autoantikörper aufweisen (RI-Antikörper), die diagnostisch hilfreich sein können. Das paraneoplastische OMS im Erwachsenenalter manifestiert sich in der Regel jenseits des 40. Lebensjahrs, wobei wie im Kindesalter die neurologische Symptomatik der Diagnose des Tumorleidens vorangehen kann. Das Krankheitsbild entwickelt sich ebenfalls subakut im Verlauf einiger Tage bis Wochen. Im Liquor kann fakultativ eine lymphozytäre Pleozytose und leichte Gesamteiweißerhöhung nachweisbar sein, während die cerebrale Bildgebung mit CT und MRT häufig einen Normalbefund zeigt (1098). Im Unterschied zur differentialdiagnostisch relevanten PCD kann es nach Behandlung des assoziierten Neoplasmas zu einer Besserung der neurologischen Symptomatik kommen, während immunsuppressive Maßnahmen nur in Einzelfällen erfolgreich waren (213).

N. opticus, Retina

Bei kleinzelligen Bronchialcarcinomen und in Einzelfällen bei anderen Tumoren kann eine paraneoplastische Retinadegeneration auftreten, die von ein- oder beidseitigen episodischen Visusstörungen, Nachtblindheit oder Farbsehstörungen eingeleitet wird. Zunächst einseitig, dann beidseitig, kommt es zu einem progredienten schmerzlosen Visusverfall (692). Pathologisch finden sich an Photorezeptoren und Ganglionzellen der Retina lymphozytäre und Makrophageninfiltrate, z.T. mit Immunoglobulinablagerungen, welche eine autoimmunvermittelte Pathogenese nahelegen (1150). Inkonstant können Autoantikörper gegen Proteine der Photorezeptoren nachgewiesen werden; Prednison vermag in Einzelfällen diesen Antikörpertiter zu reduzieren und den Visus zu stabilisieren (sehr selten ist eine echte, isolierte, beidseitige paraneoplastische Opticusneuritis, die sich durch einen akuten, beidseitigen Visusverfall auszeichnet) (1098).

Rückenmark

Paraneoplastische Syndrome, welche das Spinalmark betreffen, sind im Vergleich zu metastatischen Läsionen des Myelons selten und werden am häufigsten im Sinne einer Myelitis als Teil einer Anti-HU-Antikörper assoziierten paraneoplastischen Encephalomyelitis beobachtet (294). Demgegenüber führen nur wenige paraneoplastische neurologische Syndrome zu einer isolierten Läsion von Rückenmarkstrukturen. Diese werden im folgenden Abschnitt besprochen.

Nekrotisierende Myelopathie

Eine nekrotisierende Myelopathie mit rasch aufsteigender, schlaffer Paraparese und einem sensiblen Querschnitt kann paraneoplastisch bei Lymphomen, Leukämien und anderen Carcinomen auftreten (29). Liquordiagnostisch findet sich eine lymphozytäre Pleozytose, Tumorzellen können zytologisch nicht nachgewiesen werden, kernspintomographisch kann eine leichte Schwellung des Myelons im betroffenen Abschnitt zur Darstellung kommen.

Bei einem eigenen Fall kam es im Stadium der Vollremission eines Non-Hodgkin-Lymphoms nach initialen Rückenschmerzen zu einer akuten, nekrotisierenden, in der Folgezeit hämorrhagischen Myelopathie mit über wenige Stunden sich ausbildender Paraplegie und sensiblem Querschnitt für alle Qualitäten ab Th6 (s. Abb.). Der Liquor war normal, das Kernspintomogramm zeigte lediglich eine kleine Myelonauftreibung. Die Prognose ist in jedem Falle infaust; der von uns beobachtete Patient starb 4 Monate nach Auftreten der Myelopathie an einem plötzlichen Herz-Kreislauf-Stillstand. Pathologisch fand sich eine den gesamten Myelonquerschnitt betreffende hämorrhagische Nekrose ohne wesentliche entzündliche Infiltration (s. Abb. 7.3).

Ob es eine **paraneoplastische Motoneuronerkrankung** gibt, ist umstritten. In großen Kollektiven von Patienten mit Motoneuronerkrankungen sind assoziierte Tumorerkrankungen nicht häufiger als in einer nicht von einer Motoneuronerkrankung betroffenen Vergleichspopulation (513, 1164).

Allerdings sei es in Einzelfällen von Motoneuronsyndromen mit begleitenden Tumorerkrankungen unter einer effizienten Behandlung des Neoplasmas zu einer Besserung der motorischen Symptome gekommen (1164). Eine Empfehlung, bei Vorliegen einer Motoneuronerkrankung, eine intensive Tumordiagnostik durchzuführen, kann daraus nicht abgeleitet werden.

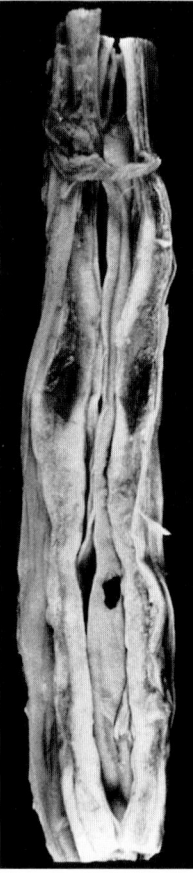

Abb. 7.3 Makroskopisches Präparat einer paraneoplastischen nekrotisierenden Myelitis eines 45jährigen Patienten mit Non-Hodgkin-Lymphom. Das Rückenmark ist im Zentrum durch eine nekrotisierende, hämorrhagische Myelitis etwas aufgetrieben.

Subakute Motorische Neuropathie

Ein Syndrom, bei dem es subakut zu einer Degeneration von Vorderhornzellen im Bereich des Spinalmarkes kommt, tritt selten bei Patienten mit Hodgkin-Lymphom und anderen malignen Lymphomen auf (1234). Trotz fehlender pathologischer und elektrophysiologischer Hinweise auf eine primär neuropathische Ursache der Symptomatik wird diese Erkrankung als **Subakute Motorische Neuropathie** bezeichnet. Bei diesem Krankheitsbild kommt es nach Manifestation der Tumorerkrankung, mitunter in der Phase einer Vollremission, subakut zu Paresen der Extremitätenmuskulatur, die häufig asymmetrisch ausgeprägt sind und einen gutartigen klinischen Verlauf nehmen (1234).

Insbesondere werden im Unterschied zur Motoneuronerkrankung spontane Besserungen bis hin zur Vollremission der neurologischen Symptomatik beobachtet. Sensibilitätsstörungen sind in der Regel nicht vorhanden oder nur geringgradig ausgeprägt. Elektrophysiologisch steht bei weitgehend unbeeinträchtigten Nervenleitgeschwindigkeiten ein florider Denervationsprozeß im Vordergrund. Die Liquordiagnostik bleibt mit der seltenen Ausnahme einer leichten Eiweißerhöhung ohne pathologischen Befund. Neuropathologisch findet sich eine neuronale Degeneration akzentuiert in den Vorderhornzellen des Spinalmarkes, nur in Ausnahmefällen in den basalen Hirnnervenkernen und sehr viel geringer ausgeprägt im Hinterstrang und Vorderseitenstrang des Rückenmarkes (1234).

Peripheres Nervensystem und Spinalganglien

Erkrankungen des peripheren Nervensystems bei Patienten mit systemischen Tumorleiden sind häufig, werden hauptsächlich jedoch ausgelöst durch metabolische Störungen, iatrogene Einflüsse wie Chemotherapie und Radiatio oder metastatische Tumorauswirkungen (s. S. 399 ff). Paraneoplastische Syndrome als Ursache einer peripheren Nervenschädigung sind sehr viel seltener und dürfen nur nach Ausschluß der o.g. symptomatischen Ursachen diagnostiziert werden.

Eine **Subakute Sensorische Neuropathie** (SSN) ist eine häufige klinische Manifestation des Anti-HU-Syndroms, welches oben besprochen wurde. Neuropathologisch findet sich ein ausgedehnter Ganglienzellverlust in den Spinalganglien, z.T. mit entzündlichen Infiltraten und Degenerationen der Hinterwurzel und des peripheren sensiblen Nerven (293, 488).

Eine **Subakute Sensomotorische Neuropathie** mit vorwiegend distaler symmetrischer Polyneuropathie ist häufig assoziiert mit einem Bronchialcarcinom (279); der Verlauf kann durch spontane Remissionen und Rezidive gekennzeichnet sein. Mitunter geht die sensomotorische Polyneuropathie der Tumordiagnose um mehrere Jahre voraus (279, 1098). Neurophysiologisch und -pathologisch finden sich Zeichen einer axonalen Degeneration; eine Demyelinisierung ist die Ausnahme (279). Eine vorwiegend motorische, mitunter proximal betonte sensomotorische Polyneuropathie mit überwiegend mildem Verlauf findet sich dagegen häufiger bei Mammacarcinomen (1068).

Eine **akute Polyradikuloneuritis**, die klinisch und elektrophysiologisch nicht von einem Guillain-Barré-Syndrom unterschieden werden kann, findet sich als paraneoplastisches Syndrom praktisch ausschließlich bei Morbus Hodgkin (824). Therapeutisch wird die Plasmapherese empfohlen (1098). In einem eigenen Fall wurde ebenfalls keine Besserung unter der Tumortherapie allein, eine unvollständige klinische Remission jedoch unter Plasmapherese beobachtet.

Fallberichte von Patienten mit einer paraneoplastischen **vaskulitischen Polyneuropathie** sind selten und betreffen vorwiegend Patienten mit kleinzelligen Bronchialcarcinomen (999). Histopathologisch finden sich bei dieser Form der paraneoplastischen Polyneuropathie in der Nervenbiopsie Zeichen einer Mikrovaskulitis mit axonaler Degeneration. Klinisch imponiert eine subakut auftretende, asymmetrische sensomotorische Polyneuropathie vom Multiplextyp; selten werden symmetrische Verteilungsmuster gesehen. In Einzelfällen konnte die neurologische Symptomatik durch eine immunsuppressive Therapie mit Cyklophosphamid 150 mg/die gebessert werden (999).

Eine **Plexus-brachialis-Neuritis,** die klinisch und neurophysiologisch nicht von einer neuralgischen Schulteramyotrophie unterschieden werden kann, ist mitunter mit einem Hodgkin-Lymphom assoziiert (1098). Differentialdiagnostisch sind bei Tumorpatienten vor allem schmerzlose, bestrahlungsinduzierte Plexusläsionen und eine schmerzhafte Plexusinfiltration abzugrenzen.

Eine periphere **Neuropathie bei Plasmazelldyscrasien** im Sinne einer chronischen entzündlichen Demyelinisierung, z.T. mit Leitungsblöcken, kann bei Multiplen Myelomen, beim Morbus Waldenström und bei monoklonalen Gammopathien im Rahmen solider Tumorerkrankungen als paraneoplastisches neurologisches Syndrom aufgefaßt werden (1098). Bei Patienten mit Multiplen Myelomen sind es vor allem osteosklerotische Myelome, die vorwiegend mit sensomotorischen Polyneuropathien assoziiert sind. Sie machen insgesamt etwa 1,5% aller Patienten mit Plasmazelldyscrasien aus (942). Eine kleine Minderheit dieser Patienten bietet das Vollbild von osteosklerotischen Knochenveränderungen, Polyneuropathie, Organomegalie, Endokrinopathie, monoklonaler IgM-Gammopathie und Hautveränderungen (POEMS-Syndrom). Klinisch von wesentlich größerer Bedeutung sind jedoch Polyneuropathien bei den sog. benignen Gammopathien, die an dieser Stelle nicht besprochen werden sollen.

Eine **autonome Neuropathie** ist bei über einem Viertel der Patienten mit Anti-HU-Syndrom vorhanden und kann durch einen plötzlichen Herz-Kreislauf-Stillstand zum Tod des Patienten führen (294).

Neuromuskuläre Übertragung und Muskulatur

Das **Lambert-Eaton-Myasthenie-Syndrom** (LEMS) ist bei über 60% der betroffen Patienten mit einem kleinzelligen Bronchialcarcinom assoziiert (1013). Klinisch imponieren bei praktisch allen Patienten eine Schwäche und schnelle Ermüdbarkeit der proximalen Beinmuskulatur; bei etwa der Hälfte der Patienten besteht initial eine milde Ptose; etwa 80% der Patienten zeigen autonome Funktionsstörungen, insbesondere eine ausgeprägte Mundtrockenheit (1013). Das Lambert-Eaton-Syndrom ist eine präsynaptische Übertragungsstörung. Bei praktisch allen Patienten ohne und mit Neoplasma sind Antikörper im Serum nachweisbar gegen spannungsabhängige Calciumkanäle (VGCC). Eine Funktionsstörung dieser Calciumkanäle führt im terminalen Neuron zu einem verminderten Calciumeinstrom und damit zu einer reduzierten Freisetzung von Acetylcholinquanten in den synaptischen Spalt und damit zu einer Störung der neuromuskulären Übertragung (370). Die Tumorzellen des kleinzelligen Bronchialcarcinoms exprimieren an der Zelloberfläche solche VGCCs; und es wird spekuliert, ob diese Antigenpräsentation einen Autoimmunprozeß triggert (370). Mit einer hohen Treffsicherheit lassen sich Autoantikörper in der Immunpräzipitation gegen 125-J Conotoxin gebundene Bestandteile der VGCCs nachweisen (801). Alle Patienten mit LEMS und kleinzelligen Bronchialcarcinomen weisen Autoantikörper gegen die sog. Q-Untereinheit der VGCCs auf (801). Neurophysiologisch läßt sich das Syndrom durch supramaximale 10–20 pro Sekunde Stimulation eines peripheren Nerven und Ableitung des evozierten Summenantwortpotentials vom Erfolgsmuskel nachweisen. Typischerweise ist das Summenantwortpotential initial pathologisch niedrig-amplitudig, um dann rasch ein Inkrement um mehr als 200% aufzuweisen. Die Symptomatik läßt sich sowohl durch eine effektive Behandlung des zugrundeliegenden Tumorleidens als auch durch Plasmapharese bessern (370). Medikamentös wurde auch 3,4-Diamino-pyridin eingesetzt, welches die Freisetzung des Transmitters in den synaptischen Spalt facilitiert (370, 1098). Auf die Sonderform des paraneoplastischen Syndroms mit Kombination von subakuter cerebellärer Degeneration und Lambert-Eaton-Syndrom wurde bereits hingewiesen (137, 248).

Die **Myasthenia gravis** bei Thymusneoplasien ist ebenfalls ein Beispiel für eine paraneoplastische neurologische Erkrankung mit nachgewiesener Autoimmungenese. Zur Diagnostik, Klinik und Therapie sei auf die entsprechenden Monographien verwiesen.

Dermatomyositis/Polymyositis

Die Polymyositis tritt überwiegend sporadisch oder in Syntropie mit anderen Kollagenosen auf. Insbesondere bei älteren Patienten und in Kombination mit Hautveränderungen im Sinne einer Dermatomyositis ist dieses Erkrankungsbild jedoch häufig mit Neoplasien assoziiert, am häufigsten mit Mamma-, Bronchial-, Ovarial- und Magencarcinomen (1143). Klinisch entwickelt sich subakut eine proximal betonte Parese der oberen und unteren Extremitäten, begleitet von Myalgien und fakultativ einem lilafarbenen Erythem im Gesichts- und Halsbereich. Die neurologische Symptomatik tritt im allgemeinen vor Manifestation des Tumorleidens auf. Laborchemisch sind häufig eine deutlich erhöhte BSG und eine erhöhte CK nachweisbar.

Myographisch findet sich neben einer Veränderung der Potentiale motorischer Einheiten im Sinne einer Myopathie oft reichlich pathologische Spontanaktivität.

Die Diagnose wird bei typischer Befundkonstellation klinisch, sonst muskelbioptisch gestellt (vgl. Abb. 7.**4**). Mitunter bessert sich die muskuläre Symptomatik deutlich unter einer effektiven Tumortherapie; eine feste Korrelation besteht hier jedoch nicht (1143). Therapeutisch effektiv sind Steroide, Azathioprin, andere Immunsuppressiva und bei Versagen dieser Standardtherapien u.U. die Gabe von hochdosiertem intravenösem Immunglobulin (292).

Andere muskuläre Syndrome wurden bei verschiedenen Tumorerkrankungen in Einzelfällen beschrieben. Eine **akute nekrotisierende Myopathie** führt zu einer raschen proximalen, schmerz-

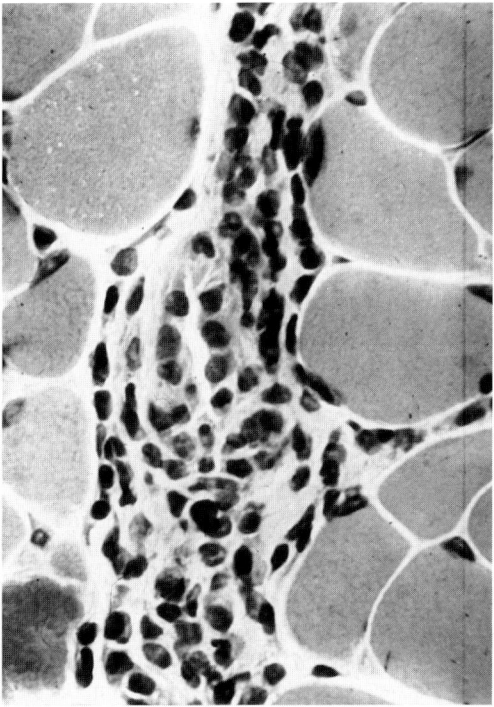

Abb. 7.4 Polymyositis mit ausgeprägten lymphozytären Infiltrationen im Muskelbiopsie-Präparat.

haften Parese der Schultergürtel- und Hüftgürtelmuskulatur mit ausgeprägten Nekrosen der Muskelfasern ohne entzündliche Infiltrate.

Eine „**Carcinoidmyopathie**" ist wohl die Folge einer Serotonin-Produktion des Tumors und läßt sich durch den Serotoninantagonisten Cyproheptadine klinisch bessern (944).

Eine **paraneoplastische Myotonie** wurde bei einem Adenocarcinom des Rektums beschrieben und war wenige Monate nach Resektion des Tumors voll reversibel (1045).

Beim **Stiff-man-Syndrom** mit assoziiertem Neoplasma wurden Antikörper gegen spannungsabhängige Kaliumkanäle nachgewiesen, die möglicherweise eine ätiopathogenetische Bedeutung haben (542).

Diagnostisches Vorgehen bei paraneoplastischen neurologischen Erkrankungen

Oft geht das paraneoplastische neurologische Syndrom der Diagnose des Tumorleidens voraus. Basis der Diagnostik ist deshalb die Kenntnis des charakteristischen neurologischen Syndroms und die deshalb eingeleitete Tumorsuche. Mit Abstand am häufigsten verantwortlich für eine paraneoplastische neurologische Erkrankung ist das kleinzellige Bronchialcarcinom.

Unabdingbar ist deshalb eine Röntgenuntersuchung des Thorax. Wenn diese ohne pathologischen Befund bleibt, muß jedoch auch ein Computertomogramm des Thorax durchgeführt werden. Bei paraneoplastischer cerebellärer Degeneration ist eine extensive gynäkologische Untersuchung mit Mammographie und CT des kleinen Beckens erforderlich. Zur weiterführenden Tumordiagnostik gehören Palpation und Ultraschalluntersuchung der Lymphknoten, urologische Untersuchung, Untersuchung von Serum und Urin auf Paraproteine und ggf. Beckenkammstanze. Die Untersuchung von Serum und Liquor auf die vorgestellten Antikörper ist sinnvoll. Die zuverlässige Untersuchung solcher Antikörper ist nur in Speziallabors möglich. Bei fehlendem Nachweis eines Tumors und positivem Nachweis eines Anti-YO-Antikörpers ist z. B. die operative Exploration des Beckens zu fordern. Abhängig von dem assoziierten Tumorleiden ist die Erfolgsaussicht einer möglichen Therapie. Eine aggressive Therapie des Tumors ist sicher in allen Fällen wünschenswert; ob eine zusätzliche immunsuppressive Therapie aussichtsreich ist, muß nach den vorliegenden Daten bezweifelt werden. Dies deshalb, weil das neurologische Syndrom rasch mit irreversiblen neuropathologischen Veränderungen einhergeht und weil durch eine immunsuppressive Therapie, z. B. die Plasmapherese, die liquorständigen Autoantikörper nicht beseitigt werden können (439, 1098).

Cerebrovaskuläre Erkrankungen

Cerebrovaskuläre Erkrankungen lassen sich bei 15 % der Patienten mit Tumorleiden autoptisch nachweisen; sie werden bei 7,5 % der Fälle klinisch symptomatisch und stellen damit nach metastatischen und metabolischen Komplikationen im Rahmen von Tumorerkrankungen die dritthäufigste neurologische Komplikation dar (490). Das Auftreten von klinisch symptomatischen cerebrovaskulären Erkrankungen ist bei Tumorpatienten in erster Linie abhängig von der Art, dem Ausmaß und Stadium sowie der Therapie der Tumorerkrankung und weniger abhängig von üblichen cerebrovaskulären Risikofaktoren (232).

Die Kenntnis der häufig charakteristischen neurologischen Symptome ist aus zwei Gründen wichtig:

1. Die cerebrovaskuläre Komplikation kann selten einmal das Erstsymptom der zugrundeliegenden Tumorerkrankung sein, z. B. die Blutung einer zuvor asymptomatischen cerebralen Metastase eines okkulten Tumorleidens.
2. Bei fortgeschrittenen, bekannten Tumorerkrankungen können charakteristische cerebrovaskuläre Komplikationen auftreten, die nicht mit metastatischen Komplikationen verwechselt werden dürfen und die bei rascher Diagnosestellung häufig effektiv behandelt werden können; als Beispiel sei die Hirnvenensinusthrombose bei Lymphomen genannt (s. Abb. 7.**5**). Sowohl Blutungen als auch Ischämien können den Verlauf der Tumorerkrankung komplizieren.

Hämorrhagien

Zu Blutungen bei Tumorleiden disponieren Störungen der Plättchenfunktion (Thrombozytopenie, Thrombozytopathie, Thrombozytenaggregationshemmer), Gefäßdefekte (Tumorinfiltration, Hyperviskosität/Leukostase) und Störungen der Gerinnungsfaktoren (Leberfunktionsstörungen, lebertoxische Substanzen, disseminierte intravasale Gerinnung u. a.) (103, 1249). Eine parenchymatöse Blutung tritt am häufigsten bei myeloischen Leukämien, üblicherweise im Rahmen eines schweren Verlaufes mit Thrombozytopenie und plasmatischen Gerinnungsstörungen auf; selten ist die Blutung Folge einer septischen Embolie (490). Akute promyelozytische Leukämien können eine schwere disseminierte intravasale Gerinnung (DIC) verursachen, die bei bis zu 70% der Patienten von Hirnblutungen gefolgt ist (271). Bei einer schweren Hyperleukozytose mit einer Leukozytenzahl von über 100000 bis 150000/μl Blut kann eine Akkumulation von leukämischen Tumorzellen in den Kapillaren (Leukostase) auftreten.

Durch Aggregation der unelastischen Blasten und dann einsetzender lokaler Proliferation dieser Zellen kommt es zur Gefäßschädigung, lokalisierter Acidose und damit zu einer erhöhten Blutungsgefahr. Offenbar disponieren granulozytäre Blasten sehr viel mehr als lymphozytäre Tumorzellen zu einer Blutung, die oft nicht überlebt wird (276). Abb. 7.**6** zeigt eine atypische cerebrale Blutung bei einem 9jährigen Kind mit akuter myeloischer Leukämie und Hyperleukozytose. Neben einer ausreichenden Hydrierung, Alkalisierung u. a. symptomatischen Maßnahmen wird bei einer Hyperleukozytose eine Austauschtransfusion empfohlen (276). Eine effiziente zytostatische Therapie oder eine Ganzhirnbestrahlung mit

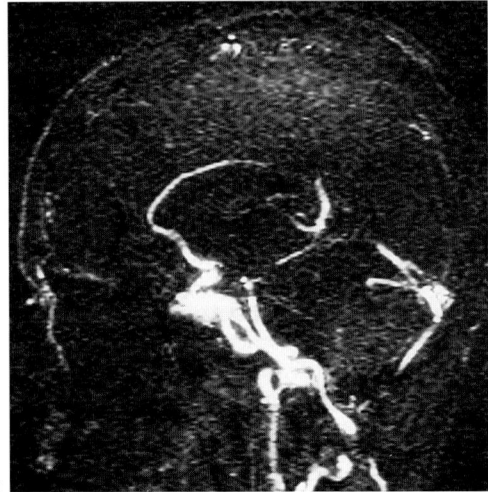
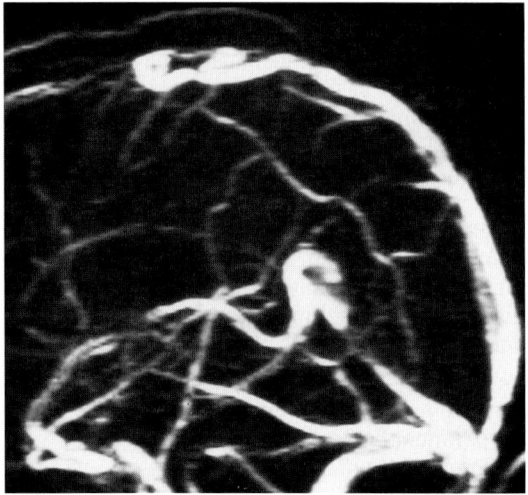

Abb. 7.**5 a** u. **b** Ausgedehnte Thrombose des Sinus sagittalis superior bei 17jährigem Patienten mit Hodgkin-Lymphom. MR-Angiogramm vor Therapie (**a**); MR-Angiographie nach zweiwöchiger therapeutischer Heparinisierung mit partieller Rekanalisierung des Sinus sagittalis superior (**b**).

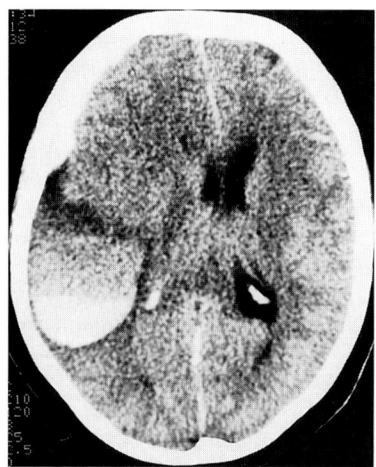

Abb. 7.6 Cerebrale Blutung bei 9jährigem Kind mit akuter myeloischer Leukämie und Hyperleukozytose. CCT ohne Kontrastmittel.

12–24 Gy vermag die Zahl der zirkulierenden Tumorzellen und damit das Risiko der durch die Leukostase induzierten Parenchymblutung wohl ebenfalls reduzieren (1098). Bei soliden Tumoren kann eine intratumorale Blutung Erstsymptom der cerebralen Metastasierung sein (883, 1256). Maligne Melanommetastasen und metastatische Keimzelltumoren machen mit zusammen 70% die häufigste Ursache dieser Komplikation aus (490); cerebrale Metastasen von Hypernephromen tragen ebenfalls ein hohes Blutungsrisiko (vgl. auch Abb. 5.5, Kapitel 5). Ein bei der Bildgebung bereits nachweisbares Ödem um den Blutungsherd, Kontrastmittelanreicherung und der Nachweis multipler Herde führen zu der richtigen Diagnose. Sehr viel seltener als Parenchymblutungen sind cerebrale subdurale Hämatome bei Leukämien und Lymphomen in der Regel als Folge einer schweren Gerinnungsstörung (490). Solide Tumoren, vor allem Adenocarcinome und Prostatacarcinome, führen zu einer Subduralblutung in der Regel bei einer Metastasierung in die Dura. Neurologisch fokale Symptome und das Bild einer diffusen Encephalopathie können auftreten. Bei der neurochirurgischen Ausräumung des Hämatoms muß in diesen Fällen eine Durabiopsie gewonnen werden. Bei Patienten, die im Rahmen einer Leukämie oder therapieinduziert eine Thrombozytopenie von unter 50.000/mm^3 haben, besteht ein signifikant erhöhtes Risiko einer subduralen oder subarachnoidalen Blutung bei einer Lumbalpunktion, welches durch vorherige Thrombozytentransfusion verhindert werden sollte (122).

Ischämien

Ischämische Komplikationen bei Tumorerkrankungen sind sehr viel seltener mit atherosklerotischen Gefäßveränderungen assoziiert als in einer Vergleichspopulation nicht Tumorkranker (232). Eine Hirnvenen- oder Sinusthrombose stellt eine typische Komplikation einer Leukämie oder eines Lymphoms dar und ist seltener bei soliden Tumoren (1285). Sie kann auch bei blandem Verlauf der Tumorerkrankung auftreten. Abb. 7.5 zeigt das Kernspinangiogramm einer ausgedehnten Sinus-sagittalis-superior-Thrombose bei einem jungen Patienten mit Hodgkin-Lymphom, welche zu einer Stauungsblutung parasagittal geführt hatte. Unter einer therapeutischen Heparinisierung kam es zu einer partiellen Rekanalisation des Sinus und zu einer Rückbildung der neurologischen Symptomatik. Neben fokalen Symptomen führen Kopfschmerzen, mitunter Sehstörungen und cerebrale Krampfanfälle. Unter einer Therapie mit L-Asparaginase kann eine Sinusvenenthrombose als Folge des therapieinduzierten Antithrombin-III-Mangels auftreten (394), der durch Substitution von AT III verhindert werden kann (83). Bei soliden Tumoren sind Sinusvenenthrombosen häufiger die Folge einer metastatischen Tumorabsiedelung in den Sinus, z.B. bei Adenocarcinomen (1098). Die häufigste Ursache für eine akute cerebrale Ischämie bei Tumorerkrankungen ist die Thrombembolie bei nichtbakterieller thrombotischer Endokarditis, NBTE (s. Abb. 7.7). Die NBTE ist bei etwa 1% aller Adenocarcinome der Lunge, seltener bei anderen zugrundeliegenden Neoplasien nachweisbar (1155). Zum Nachweis der thrombotischen Vegetationen auf den Klappen ist die multiplane transösophageale Echokardiographie der konventionellen Echokardiographie überlegen (vgl. Abb. 7.7). Eine therapeutische Heparinisierung reduziert offenbar das Risiko thrombembolischer Insulte in dieser Situation signifikant (1155). Sehr viel seltener Ursache einer tumorösen Thrombembolie ist das Verschleppen von Tumorgewebe selbst in das cerebrale Gefäßsystem; Beispiele für mögliche Primärtumoren sind Bronchialcarcinome, Vorhofmyxome des Herzens oder Choriocarcinome (490, 1011). Patienten mit Leukämien, Lymphomen oder Mammacarcinomen, in der Regel im Zuge einer ausgedehnten Metasta-

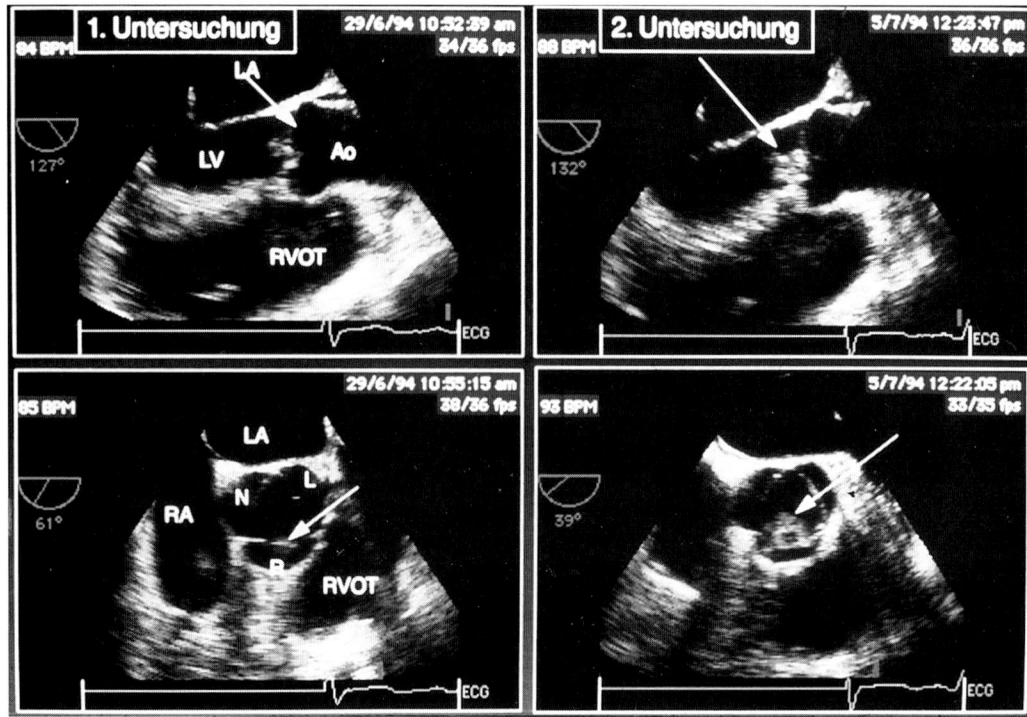

Abb. 7.**7** Nicht bakterielle thrombotische Endokarditis (NBTE) bei Adenocarcinom der Lunge: Multiplane transösophageale Echokardiographie; deutliche Größenzunahme eines Thrombus auf der Aortenklappe im Verlauf einer Woche (RVOT: rechts ventrikulärer Ausflußtrakt, LV: linker Ventrikel, LA: linker Vorhof, Ao: Aorta, RA: rechter Vorhof; N: neutrales Segel, R: rechts coronares Segel, L: links coronares Segel der Aortenklappe).

sierung, können eine globale Encephalopathie ohne fokale Symptome als Folge multipler Mikroinfarkte mit Thrombosen in den kleinen Gefäßen entwickeln, die labordiagnostisch von einer milden DIC begleitet sein kann (258). Möglicherweise ist auch in dieser Situation eine therapeutische Heparinisierung geeignet, den Progress der Symptomatik aufzuhalten. Bei Leukämien und Lymphomen können septische Embolien, häufig als Folge einer Aspergillus-Infektion, fokale neurologische Defizite und cerebrale Krampfanfälle, selten eine globale Encephalopathie, verursachen (s. S. 389). Die Prophylaxe mit Amphotericin B bei Patienten mit Leukopenie und Fieber, welches auf Antibiotika nicht sinkt, vermag die Häufigkeit dieser Komplikation bei Leukämien und Lymphomen zu senken (75).

Seltene Ursachen einer cerebralen Ischämie sind eine Kompression der A. carotis interna durch benachbarte Tumoren, z. B. durch basisnahe Meningeome, Metastasen im Sinus cavernosus oder Hypophysenadenome.

Eine Kompression der A. cerebri posterior beidseits bei Einklemmung in Folge einer supratentoriellen Raumforderung kann u. U. zu biooccipitalen Infarkten führen. Sehr seltene Ursachen einer cerebralen Ischämie sind außerdem eine Strahlenvaskulopathie nach Radiatio eines Tumors der Kopf- oder Halsregion, eine cerebrale granulomatöse Angiitis assoziiert mit einem Hodgkin-Lymphom, eine cerebrale Vaskulitis bei Haarzell-Leukämie, leptomeningeale Metastasen, granulomatöse Meningitis, die Kompression einer hirnversorgenden Arterie durch Tumorgewebe oder ein Hyperviskositätssyndrom bei Paraproteinämie (1098).

Tab. 7.**3** gibt einen Überblick über cerebrovaskuläre Erkrankungen bei Tumorleiden, die assoziierten Neoplasmen und den auslösenden pathogenetischen Faktor.

Tabelle 7.3 Cerebrovaskuläre Erkrankungen

Neurologische Komplikation	Assoziiertes Neoplasma	Pathomechanismus
Cerebrale Blutung	1. Akute promyelozytische Leukämie 2. Akute nicht-lymphoblastische Leukämie 3. Metastatische Tumoren (Melanome, Keimzelltumoren, Bronchialcarcinome, Hypernephrome, andere)	DIC, Gerinnungsstörung Hyperleukozytose, Leukostase intratumorale Blutung
Subdurales Hämatom	metastasierendes Prostatacarcinom, Adenocarcinom	Durametastase
Spinale subdurale Blutung	verschiedene	LP bei Thrombozytopenie unter 50 000
Sinusvenenthrombose	1. Akute lymphoblastische Leukämie 2. Lymphome, selten Mammacarcinome	Therapie mit L-Asparaginase, AT-III-Mangel Gerinnungsstörung
Thrombembolische Infarkte	1. Adenocarcinome der Lunge 2. Myxome des Herzens, Choriocarcinome, Bronchialcarcinome 3. Lymphome/Leukämie	NBTE embolische Verschleppung von Tumorgewebe Immunsuppression, septische (Pilz-)Embolien
Thrombotische Mikroinfarkte	Mammacarcinome, Leukämien, Lymphome	Thrombose kleiner Gefäße, intravasale Gerinnung
Cerebrale Vaskulitis	Haarzelleukämie, Hodgkin-Lymphom	unbekannt
Beidseitige A.-cerebri-posterior-Infarkte	Supratentorielle Raumforderung	Einklemmung

ZNS-Infektionen bei Tumorpatienten

Die Häufigkeit von ZNS-Infektionen, die als Folge einer tumorbedingten Immunsuppression oder als therapieinduzierte Komplikation auftreten, ist insgesamt gering (233). Dennoch ist die Kenntnis typischer Infektionen des ZNS zur differentialdiagnostischen Abgrenzung von unmittelbar tumorbedingten Mitbeteiligungen des ZNS in den Krankheitsprozeß wichtig. Heutzutage stellt die Infektion eines Reservoirs, welches zur intraventrikulären Applikation von Cytostatika genutzt wird, wohl die häufigste Infektionsursache des ZNS bei Tumorpatienten dar. Patienten mit Tumorerkrankungen können aus mehreren Gründen eine Immunsuppression und eine dadurch bedingte erhöhte Infektanfälligkeit aufweisen:

1. Lymphome, eine Chemotherapie und/oder die längerdauernde Gabe von Corticosteroiden können zu einer Schwächung der zellvermittelten Immunität führen (T-Zellfunktionsstörung).
2. Eine Chemotherapie-induzierte Granulozytopenie kann eine hämatogene Aussaat gramnegativer oder grampositiver Keime, die den Intestinaltrakt besiedeln, auslösen.
3. Patienten mit chronischen lymphatischen Leukämien, Multiplen Myelomen, anderen Neoplasien und splenektomierte Patienten können einen Immunglobulinmangel mit einem erhöhten Infektionsrisiko aufweisen.
4. Eine operative Manipulation an Kopf und Gehirn, insbesondere jedoch die Implantation eines Reservoirs mit Zugang zum Ventrikelsystem stellt ein erhöhtes Risiko bei einer Infektion mit Keimen der normalen Hautflora dar.

Zur Therapie der im folgenden aufgeführten spezifischen Infektionen bei Neoplasien sei auf die zitierte Literatur und auf entsprechende Monographien hingewiesen (39, 1288).

Zu 1.:

Störungen der T-Zellfunktion können zu bakteriellen Infektionen führen, hier besonders zu Listerienmeningitiden oder Encephalitiden mit lymphomononukleärer Pleozytose, seltener zu einer Infektion mit Nocardia asteroides unter dem Bild einzelner oder multipler Hirnabszesse oder zu einer Infektion mit Mycobacterium tuberculosis, wobei der Bakteriennachweis schwierig und langwierig ist und möglicherweise durch eine PCR-gestützte Nachweismethode verbessert werden kann.

Cryptokokken verursachen in der Regel eine Meningitis, wobei der Erreger in der Tuschepräparation oder in einer Gramfärbung nachgewiesen werden kann. Prädisponierende Immundefekte bestehen bei Patienten mit Lymphomen, Leukämien und einer Steroidtherapie (1482). Hirnabszesse durch Toxoplasma gondii können bei Patienten mit Lymphomen auftreten und sind bei Hodgkin-Lymphomen die häufigere Ursache für cerebrale Raumforderungen als Metastasen (969); sie können eine Meningoencephalitis mit kleinen, disseminierten, nekrotischen, corticalen Abszessen oder größere Raumforderungen mit einer Prädilektion zu den Basalganglien verursachen (101).

Da der IgM- und IgG-Antikörpernachweis im Liquor nicht immer zuverlässig ist, kann eine probatorische Therapie mit Sulfadiazin und Pyrimethamin auch von diagnostischem Wert sein, bevor man sich zu einer Hirnbiopsie entschließt. Seltenere Ursachen für die Infektionen des ZNS bei T-Zelldefizienz sind Autoinfektionen mit Strongyloides stercoralis und Meningoencephalitiden im Rahmen von Herpes-Virusinfektionen. Von größerer Bedeutung ist die Entwicklung einer progressiven multifokalen Leukencephalopathie (PML) durch die Papova-Virusinfektion mit J.-C.-Virus bei Lymphomen und Leukämien. Heutzutage gelingt mit einer Sensitivität von über 80% und einer Spezifität von praktisch 100% der Erregernachweis im Liquor mit einer PCR-gestützten Nachweismethode.

Zu 2.:

Eine Chemotherapie-induzierte Granulozytopenie und Thrombozytopenie erlaubt mitunter gramnegativen Bakterien der Darmflora, den Blutstrom zu erreichen und eine bakterielle Infektion des ZNS zu verursachen. Dabei sind Escherichia coli, Pseudomonas aeruginosa häufiger als Infektionen mit Klebsiellen, Listerien und Streptococcus pneumoniae (846). Patienten mit Granulozytopenie, einer langdauernden Behandlung mit Breitspektrumantibiotika, einer längerdauernden Steroidtherapie, länger liegenden venösen Zugängen und bei Zustand nach bauchchirurgischen Eingriffen tragen ein hohes Risiko einer disseminierten Candidiasis, deren serologischer und liquordiagnostischer Nachweis unzuverlässig ist. Mitunter muß bei typischer klinischer Befundkonstellation probatorisch behandelt werden. ZNS-Infektionen mit Aspergillus als Teil einer disseminierten Infektion führen zu einer Invasion von Arterienwänden mit dem Erreger, die zu Hirnabszessen, mykotischen Aneurysmen und cerebralen Ischämien führen kann (75, 934). Bei Patienten mit einer pulmonalen Aspergillose und schlaganfallähnlichen Symptomen muß an diese Komplikationen gedacht werden. Eine Erregerausbreitung per continuitatem in die Frontobasis kann zu einer Sinus-cavernosus-Thrombose, zu einem Exophthalmus und zu fokalen neurologischen Symptomen führen (934). Die Diagnose wird selten ante mortem gestellt und kann nur durch eine Hirnbiopsie gesichert werden. Andere Pilzinfektionen sind selten.

Zu 3.:

Patienten mit chronisch lymphatischer Leukämie, Multiplem Myelom, anderen Tumorerkrankungen und Patienten mit Zustand nach Splenektomie weisen eine abnorme Imunglobulinfunktion auf und tragen ein erhöhtes Risiko für Infektionen mit Streptococcus pneumoniae, Haemophilus influencae und Neisseria meningitides, die zu einer fulminanten, purulenten Meningitis oder Meningoencephalitis führen.

Zu 4.:

Die häufigste Ursache für eine Infektion des ZNS ist eine Störung der Integrität der Anatomie des ZNS durch Operation, Bestrahlung, durch einen Tumor selbst oder durch die Implantation eines

Tabelle 7.4 ZNS-Infektionen bei Tumorpatienten

ZNS-Infektionen	Möglicher Erreger	Diagnostik	Therapie
1. Meningitis	Listerien	Liquorpleozytose, Gramfärbung	Ampicillin 10 g/die + Gentamicin 5 mg/kg/die
	Streptococcus pneumoniae	Liquor unzuverlässig, Granulozytopenie?	Penicillin G 20 Mio. E/die
	Mykobakterium	Liquor, Klinik, PCR	Vierfachtherapie mit Isoniazid, Rifampicin, Pyrazinamid, Streptomycin[1]
	Cryptococcus neoformans	Liquor: Tuschepräparat, Gramfärbung, Antigenbestimmung im Liquor	Dreifachtherapie: Amphotericin B, 5-Flucytosin, Fluconazol[1]
	Staphylococcus aureus, Staphylococcus epidermidis	Liquor: Erregernachweis; typische klin. Konstellation (Reservoir)	Cefuroxim 6 g/die, ggf. + 10 mg Vancomycin intrathekal alle 2 Tage Alternativ: Fosfomycin + Rifampicin[1]
	a) Haemophilus influencae b) Neisseria meningitides	Liquor: Erregernachweis	a) Ceftriaxon 2 g/die (Kinder: zusätzlich Dexamethason 0,15 mg/kg/6 Std. b) Penicillin G 20 Mio. E/die
2. Meningoencephalitis	wie oben Herpes-Viren	Nachweis wie oben Liquor: Pleozytose, Serologie, PCR	Acyclovir 3 × 10 mg/kg/die
3. Hirnabszeß, Cerebritis			ggf. Resektion
	a) Norcardia asteroides	Liquor: Gramfärbung, Kulturen	a) Cotrimoxazol[1]
	b) Toxoplasma gondii	CT, MRT, Hirnbiopsie (?), probatorische Therapie	b) Pyrimethamin + Sulfadiazin[1]
	c) Aspergillus	Röntgen-Thorax, CCT, MRT	c) s. unten
	d) Myobacterium tuberculosis	Nachweis wie oben	d) s. oben
4. Progressive multifokale Leukencephalopathie (PML)	J. C.-Virus	Liquor: PCR-Nachweis von J. C. Virus, MRT	keine sichere Empfehlung möglich
5. Vasculitis, mykotische Aneurysmata	Aspergillus	wie oben	Amphotericin B + Flucytosin[1] ggf. Hochdosis-Itraconazol

[1] Zu den genauen Dosierungsschemata und zur Behandlungsdauer wird auf die weiterführende Literatur verwiesen (z. B. 1288)

Shunts oder eines Reservoirs. Bei etwa 0,5% der Patienten mit Ommaya-Reservoiren kommt es zu einer bakteriellen Infektion, hier am häufigsten mit Staphylococcus epidermidis oder aureus (992). Die Unterscheidung zwischen Kontamination und Infektion beim Erregernachweis ist mitunter schwierig. Eine Infektion muß angenommen werden, wenn der nachgewiesene Erreger Staphylococcus aureus ist, wenn sich Bakterien im Liquor in der Gramfärbung nachweisen lassen, wenn eine Pleozytose, erhöhtes Gesamteiweiß oder erniedrigte Glukose im Liquor nachweisbar sind und wenn bei konsekutiver Lumbalpunktionen die Kulturen wiederholt positiv für bakterielle Erreger sind (1288).

Tab. 7.**4** gibt einen Überblick über die häufigsten Ursachen spezifischer ZNS-Infektionen bei Tumorpatienten und ihre Therapie.

Tumorinfiltration des Nervensystems per continuitatem

In den folgenden Kapiteln sollen neurologische Komplikationen synoptisch dargestellt werden, die durch lokale Ausdehnung primär extraneuraler Tumoren hervorgerufen werden. Tumoröse Nachbarschaftsprozesse können durch Kompression, Infiltration und Destruktion neuronale Strukturen schädigen. Es soll eine Differentialdiagnose dargestellt werden der primär extraneuralen Tumoren des Craniums (S. 393), spinaler und paraspinaler Prozesse (S. 394) und der Tumoren, die mittelbar oder unmittelbar den Plexus lumbosacralis oder den Plexus cervicobrachialis schädigen (S. 399).

■ Craniale Nachbarschaftsprozesse

Zu den tumorösen Prozessen, die neurologische Symptome verursachen, ohne primär oder sekundär (hämatogene Metastasen) vom Hirnparenchym auszugehen, gehören zum einen lokale Tumorausdehnungen von „Nachbarstrukturen", zum anderen metastatische Prozesse systemischer Tumoren in die knöcherne Schädelbasis oder Schädelkonvexität.

Direkte Ausdehnung lokaler Tumoren

Zu diesen Tumoren gehören die Paragangliome oder Chemodectome des Glomus jugulare, primär knöcherne Tumoren, Chordome (vgl. Kapitel 2, S. 284), Rabdomyosarkome und Carcinome benachbarter Strukturen (z. B. des Nasopharynx, der Nasennebenhöhlen oder der Glandula parotis). Klinik, Diagnostik und Therapie der *Clivus-Chordome* werden auch im Kapitel 2, S. 284 dargestellt. Dabei handelt es sich um Mittellinientumoren, die wahrscheinlich vom sog. Notochord ausgehen und die zur Hälfte sacrococcygeal, zu etwa 15 % im Bereich der Wirbelsäule und zu 35 % an der Schädelbasis lokalisiert sind (555, 674). Die Schädelbasis-Chordome sitzen ganz überwiegend am Clivus, selten an der lateralen Schädelbasis und verursachen initial Kopfschmerzen, Störungen der Okulomotorik (vor allem Abducensparesen), seltener Läsionen des N. opticus, anderer Hirnnerven oder als Folge einer Hirnstammkompression Schädigungen der langen Bahnen (1463). Die primär neurochirurgische Therapie und die Indikation für eine postoperative Radiatio werden im Kapitel 2, S. 284 besprochen. Rezidive dieser Tumoren, welche häufig nicht komplett reseziert werden können, sind die Regel. Die Therapie des Tumorrezidivs bleibt oft unbefriedigend. In einem eigenen Fall wurde über mehrere Jahre bei einer zum Zeitpunkt der Erstdiagnose 46jährigen Patientin die Ausdehnung eines Chordoms der Schädelbasis praktisch über den ganzen Spinalkanal beobachtet.

Paragangliome oder sog. *Chemodectome* sind Tumoren, die von neurosekretorischen Zellen ausgehen können. Extraadrenale Tumoren dieser histologischen Zuordnung können vom Glomus jugulare oder sehr selten von der Cauda equina ausgehen (vgl. Kapitel 2, S. 216 und 4, S. 313). Die Paragangliome des Glomus jugulare haben ihren Ursprung in einer kleinen Ansammlung von Paraganglien in der Adventitia der Wand vom Bulbus jugulare. Obwohl es sich dabei um benigne Tumoren handelt, können sie zu einer Arrosion des Felsenbeines mit Ausdehnung in die hintere Schädelgrube führen. Klinische Initialsymptome sind oft Hörminderung, Tinnitus und „Schwindel" (446). Die heute im Vordergrund stehenden Behandlungsverfahren sind zum einen die endovaskuläre Embolisation und zum anderen die operative Resektion (1151).

Zu den Tumoren, welche durch eine lokale Ausdehnung symptomatisch werden, zählen die seltenen gutartigen Tumoren des Knochens, *Osteome*, *Chondrome* und *Osteochondrome* sowie *Riesenzelltumoren* (1178). Die bösartigen Varianten *Osteosarkome*, *Chondrosarkome*, *Myxosarkome* und *Fibrosarkome* sind ebenfalls Raritäten (vgl. Tab. 7.**5**). Abb. 7.**8** zeigt das computertomographische Bild eines *Rhabdomyosarkoms* bei einem 24jährigen Patienten, welches sich, vermutlich vom Sinus maxillaris links ausgehend und per continuitatem nach links temporal vorwachsend, in das Schädelinnere ausgedehnt hat. Rhabdomyosarkome können von der Orbita, dem Nasopharynx, den Nasennebenhöhlen, dem Oropharynx, vom Skalp oder der Glandula parotis ausgehen (99).

Andere gutartige und bösartige Tumoren cranialer Nachbarschaftsstrukturen sind in Tab. 7.**5** zusammengefaßt. Etwas willkürlich ist in diese

Tabelle 7.5 Affektion des Neurocraniums durch craniale Nachbarschaftsprozesse und mesenchymale Tumoren

Tumor	Ursprung	Lokalisation/Klinik/Besonderheiten
Chordom	Notochord	Clivus, selten laterale Schädelbasis. Cephalgien, Störungen der Okulomotorik, andere Hirnnervenausfälle
Paragangliom (Chemodectom)	Glomus jugulare	Arrosion des Felsenbeins Hörminderung, Tinnitus
Chondrom/Chondrosarkom	Dura/knöcherner Schädel	Schädelbasissymptome, s. Tab. 1.9
Riesenzelltumoren des Knochens	Sella turcica, Felsenbein	Destruktion von Sella turcica und Felsenbein
Andere gutartige Tumoren des Knochens	häufig Schädelbasis	Schädelbasissymptome, s. Tab. 1.9
Osteosarkome	oft Schädelbasis	Destruktion der Schädelbasis; häufige Assoziation mit Morbus Paget, 1. oder 2. Lebensdekade. Seltene Komplikation nach Radiatio eines Hypophysentumors
Fibrosarkom	Schädelbasis oder Konvexität	oft assoziiert mit Morbus Paget, selten Infiltration des Hirnparenchyms
Rhabdomyosarkom	Tuba eustachii, Orbita, Nasopharynx, Nasennebenhöhlen, Oropharynx, Skalp, Glandula parotis	Destruktion der Schädelbasis; Schädelbasissymptome, s. Tab. 1.9
Carcinome benachbarter Strukturen	äußerer Gehörgang, Mastoid, Nasopharynx, Nasennebenhöhlen, Glandula parotis	Abhängig von Lokalisation (s. Abb. 7.9)
Lipom	Leptomeningeal	Mittellinie, Corpus callosum, 3. Ventrikel, Lamina quadrigemina; klinisch oft asymptomatisch
Metastasen der Schädelbasis	Mammacarcinome, Bronchialcarcinome, Prostatacarcinome, selten andere	Abhängig von der Lokalisation im Bereich der Schädelbasis, vgl. Tab. 1.9
Metastasen der Schädelkonvexität	Multiples Myelom, Plasmozytom, Prostatacarcinom, andere	bei Multiplem Myelom und Plasmozytom praktisch nie Infiltration des Hirnparenchyms, klinisch oft asymptomatisch

Differentialdiagnose das intracranielle Lipom aufgenommen, welches einen leptomeningealen Ursprung hat.

Knöcherne Metastasen

Metastasen des knöchernen Schädels, welche die Konvexität betreffen und eine Kompression des Sinus sagittalis superior verursachen, können aufgrund der venösen Abflußstauung Kopfschmerzen, Papillenödem und Anfälle verursachen. Differentialdiagnostisch zu bedenken ist in dieser Situation bei Prostatacarcinomen und bei Lymphomen die erhöhte Inzidenz von Sinusvenenthrombosen als Folge einer Koagulopathie (vgl. Kapitel 7, S. 387). Tumormetastasen zur knöchernen Schädelbasis sind häufiger als Metastasen der Schädelkonvexität und verursachen charakteristische neurologische Symptome, wie sie in Kapitel 1/ Tab. 1.9 dargestellt sind. Häufig reicht diagnostisch eine Röntgen-Nativaufnahme der Schädelbasis nicht aus. Bei Verdacht auf das Vorliegen einer Schädelbasismetastase muß eine Computertomographie der Schädelbasis mit Knochenfenster in 4-mm-Schichten durchgeführt werden. Ggf. kann ergänzend eine Skelettszintigraphie erforderlich sein. Mitunter gelingt es, im MRT knöcherne Metastasen der Schädelbasis nachzuweisen, die dem CT entgehen (690). Abb. 7.10 und 7.11 zeigen Beispiele metastasierender

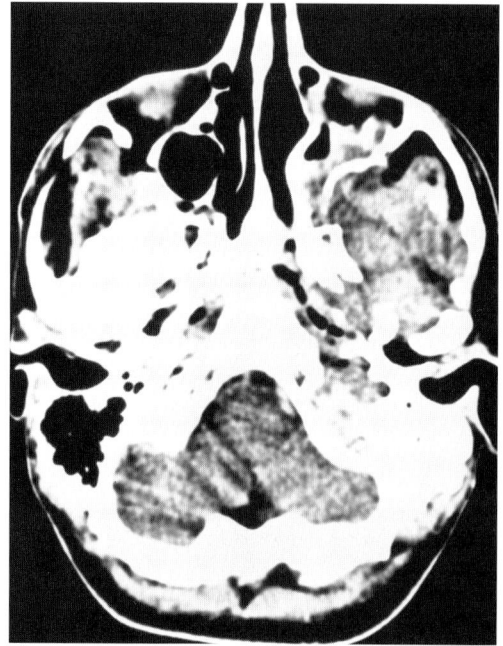
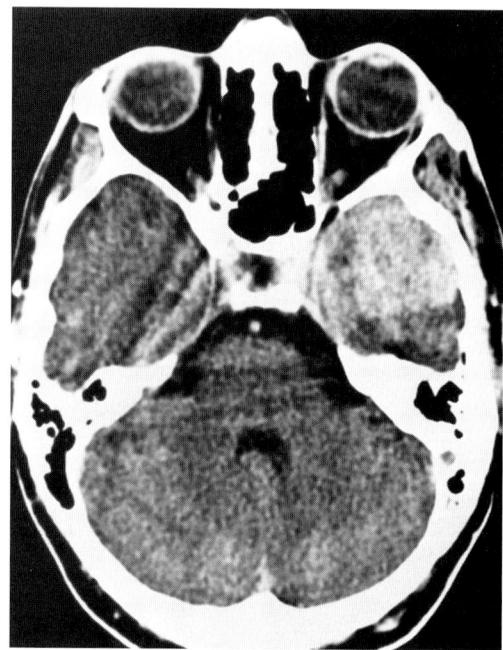
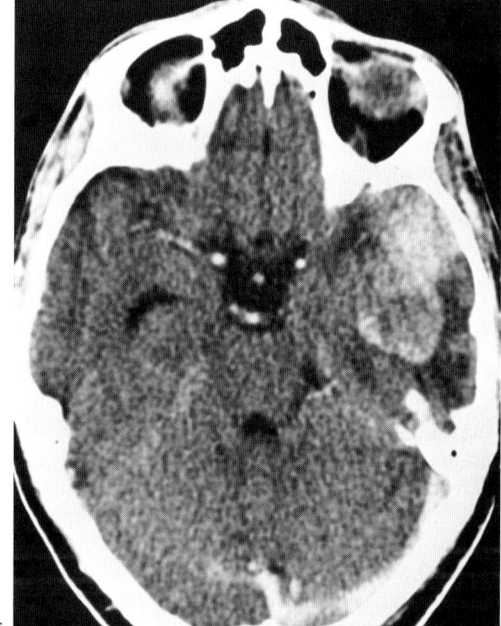

Abb. 7.**8a–c** Rhabdomyosarkom bei einem 24jährigen Patienten. Ausgehend von der linken Nasennebenhöhle per continuitatem nach links temporal wachsend. CCT mit Kontrastmittel.

Carcinome im Sinus cavernosus (Abb. 7.**10**) und im Bereich des Felsenbeines (Abb. 7.**11**), die kernspintomographisch gut darstellbar sind, computertomographisch jedoch kaum oder nicht nachweisbar waren. Die häufigsten Tumorhistologien, die für eine Metastasierung in die knöcherne Schädelbasis verantwortlich sind, sind Mammacarcinome, Bronchialcarcinome und Prostatacarcinome (496).

Multiple Myelome und sehr viel seltener Plasmozytome können den knöchernen Schädel befallen, hier häufiger die Konvexität als die Schädelbasis. Eine Infiltration in umgebendes Weichteilgewebe, in die Dura und seltener in die Leptomeningen ist möglich. Eine Infiltration des Hirnparenchyms ist eine absolute Rarität (1178).

■ Rückenmarkskompression

Tumoren, die von der Wirbelsäule oder dem Epiduralraum ausgehend das Myelon oder die Nervenwurzeln schädigen, werden im Kapitel 3, S. 301 besprochen. In dem folgenden Abschnitt soll deshalb lediglich eine zusammenfassende Darstellung dieser Tumorentitäten, ihrer Differentialdiagnose und ihrer klinischen Leitsymptome gegeben werden.

Rückenmarkskompression

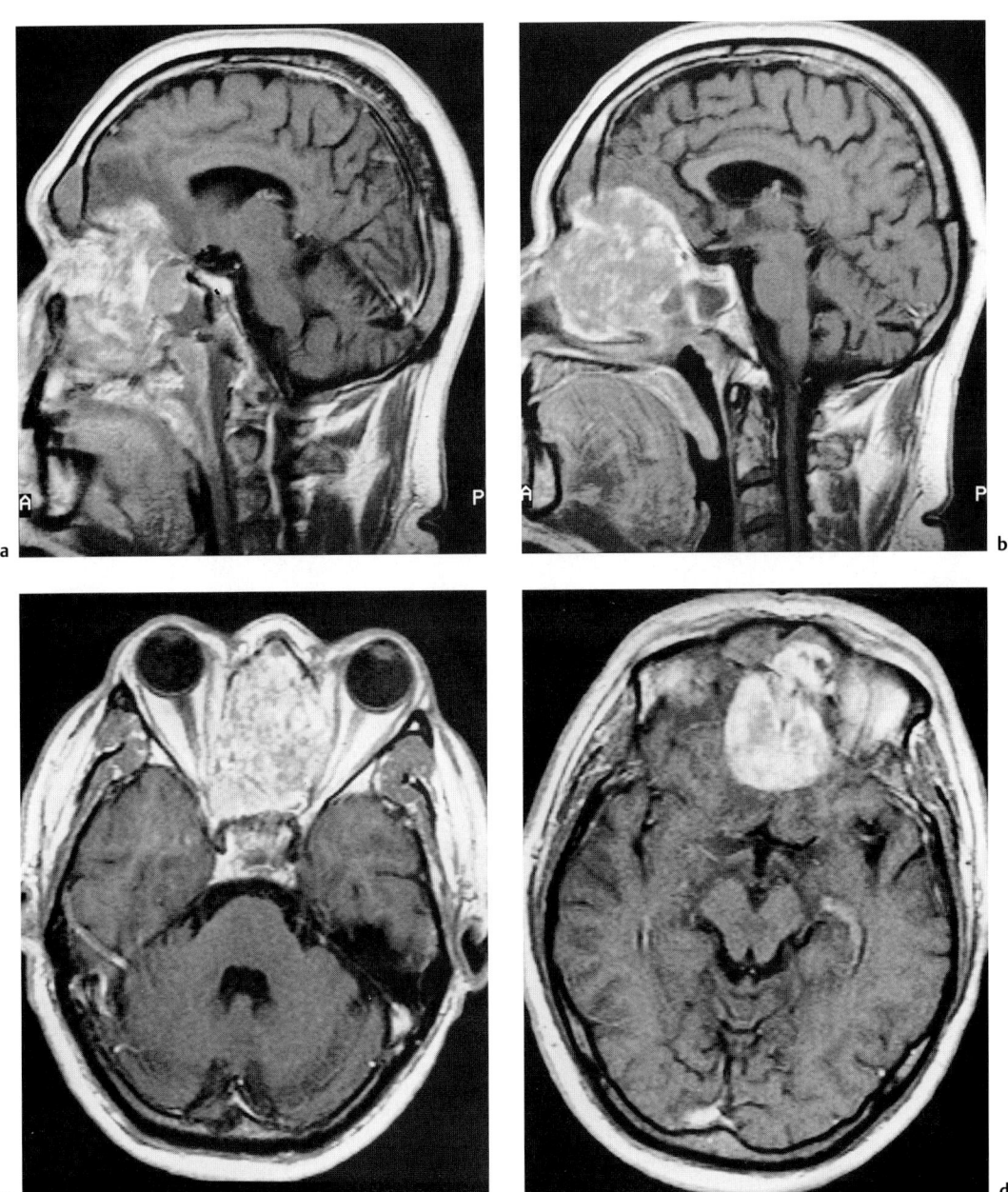

Abb. 7.9a–d Nasopharynxcarcinom bei einem 64jährigen Patienten. Durch die Schädelbasis nach frontobasal wachsend. MRT in T1-Wichtung mit Kontrastmittel.

Die häufigste Ursache einer Myelonkompression durch lokale Ausdehnung von Nachbarschaftsstrukturen sind epidurale Metastasen, hier wiederum Wirbelkörpermetastasen (1098). Sehr viel seltener sind primäre Knochentumoren, die von den Wirbelkörpern oder den Wirbelbögen ausgehen. Die gutartigen, von der Wirbelsäule ausgehenden Histologien umfassen *Osteoidosteome, Osteome, Wirbelhämangiome, Osteochondrome* und *Chondrome* sowie die *„braunen Tumoren"*

396   7. Systemische Tumoren und Nervensystem

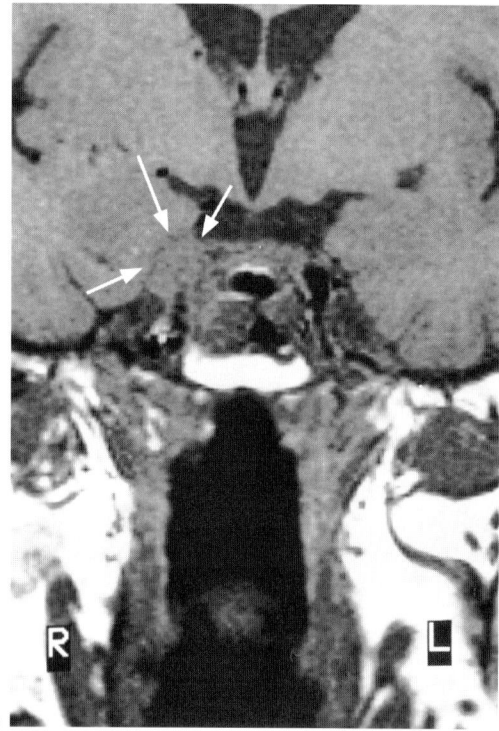
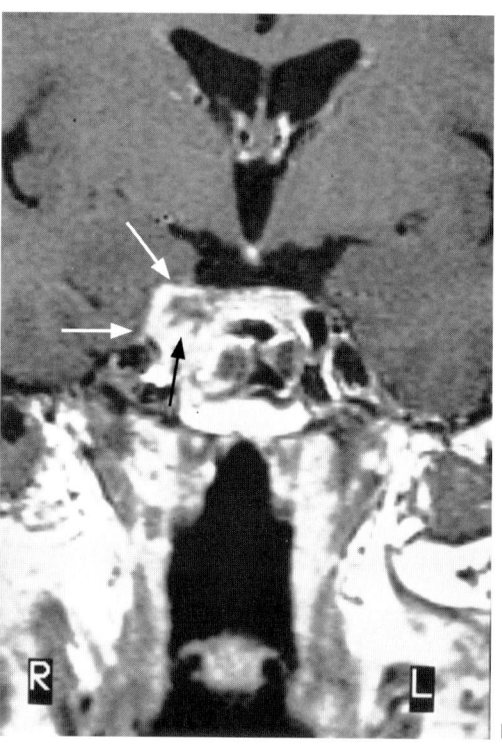

Abb. 7.**10** a u. **b** Metastase eines Adenocarcinoms der Lunge im Sinus cavernosus rechts (Pfeile). Klinisch Abduzensparese rechts und inkomplette Okulomotoriusparese rechts. MRT in T1-Wichtung ohne Kontrastmittel (**a**) und mit Kontrastmittel (**b**).

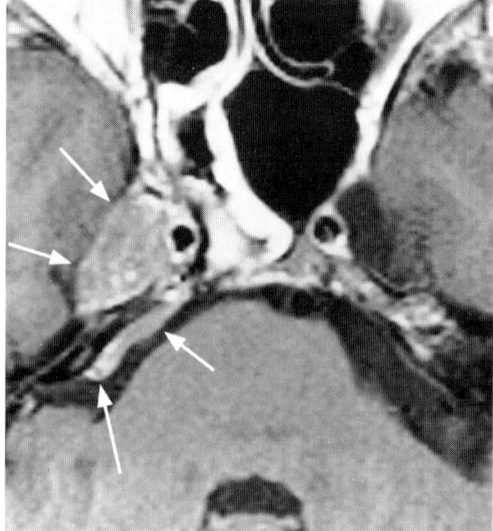
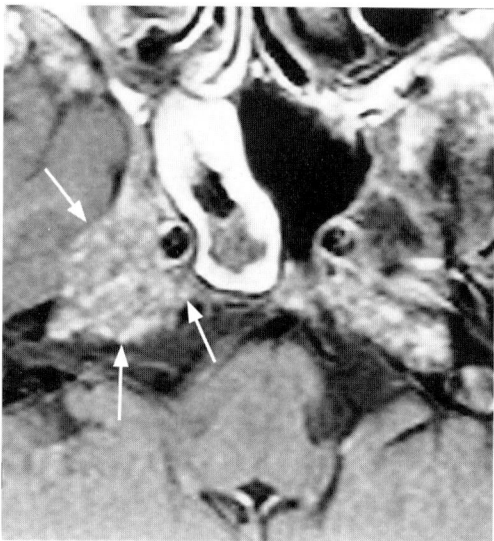

Abb. 7.**11** a u. **b** Metastase eines Mammacarcinoms im Cavum Meckeli rechts, die Felsenbeinspitze umwachsend (Pfeile) bei 48jähriger Patientin. Klinisch symptomatische Trigeminusneuralgie im Versorgungsgebiet der ersten beiden Trigeminusäste. MRT in T1-Wichtung mit Kontrastmittel.

von Wirbelkörpern der HWS und BWS. Bei den letztgenannten drei Histologien sind selten Malignisierungen möglich.

Die bösartigen Tumoren der knöchernen Wirbelsäule umfassen das *osteogene Sarkom* und das *Ewing-Sarkom*.

Extradurale tumoröse Raumforderungen gehen überwiegend von Wirbelkörpermetastasen aus, welche sich in älteren Serien bei metastasierenden Tumorerkrankungen in 5% der Fälle autoptisch (67) und in 2% der Fälle klinisch (58) nachweisen ließen. Die extraduralen Raumforderungen führen zu einer Myelonschädigung überwiegend durch Kompression, z.T. in Form einer zirkulären Umwachsung der Dura, die oft nicht infiltriert wird. Tumoröse Nachbarschaftsprozesse können selten per continuitatem wachsen und dabei Wirbelkörper, Paraspinal- und Spinalraum destruieren (vgl. Abb. 7.**12**). Ebenfalls seltener ist eine Ausdehnung des Tumors nach intradural/extramedullär infolge des Tumorwachstums entlang einer Nervenwurzel durch ein Foramen, wie in Abb. 7.**13** dargestellt.

Zu den intraduralen, extramedullären tumorösen raumfordernden Prozessen, welche zu einer Myelonkompression führen können, zählen auch solide Tumorknoten im Rahmen der Meningeosis carcinomatosa, die im Kapitel 5, S. 331 besprochen wird.

Die häufigsten Primärtumorhistologien, welche zu Wirbelkörpermetastasen führen, sind Mammacarcinome, Bronchialcarcinome und Prostatacarcinome; diese Tumorentitäten allein sind für mehr als 50% der epiduralen tumorösen Raumforderungen verantwortlich. Seltenere Histologien sind Tumoren des Gastrointestinaltraktes und Urogenitaltraktes (1098). Im Kindesalter machen Sarkome und Neuroblastome die häufigsten Primärtumoren aus. (719).

Bei der **klinischen Symptomatik** führt als Initial- und Leitsymptom der Nacken- oder Rückenschmerz. Schmerzen sind bei über 90% der Patienten als Erstsymptom vorhanden. Dagegen klagen insgesamt weniger als 5% der Patienten über motorische Ausfälle, Sensibilitätsstörungen oder autonome Funktionsstörungen als Initialsymptom. Bei der Diagnosestellung sind jedoch Paresen bei nahezu drei Viertel der Patienten, autonome Funktionsstörungen und Sensibilitätsstörungen bei jeweils etwa der Hälfte aller Patienten vorhanden (1098). Die Notwendigkeit einer unmittelbar durchzuführenden Diagnostik und notfallmäßig einzuleitenden Therapie wird im Kapitel 3 dargestellt. Auch an dieser Stelle sei noch einmal darauf hingewiesen, daß der Therapieerfolg in hohem Maße abhängig ist von dem neurologischen Ausgangsbefund des Patienten vor Einleitung der Therapie. Patienten, welche vor Beginn der Therapie (notfallmäßige Bestrahlung/chirurgische Dekompression) gehfähig sind, bleiben dies unmittelbar nach einer dekomprimierenden Therapie mit einer Wahrscheinlichkeit von mehr als 80%, paraparetische, nicht gehfähige Patienten erlangen Gehfähigkeit nach Abschluß der Therapie mit einer Wahrscheinlichkeit von 40 bis 50%, während paraplegische Patienten eine Chance von unter 10% haben, durch die Therapie ihre Gehfähigkeit wieder zu erlangen (1098).

Die wichtigste **technische Zusatzdiagnostik** stellt heute das Kernspintomogramm dar. Mit Hilfe des Kernspintomogramms der gesamten Neuroachse werden zuverlässig alle Wirbelkörpermetastasen nachgewiesen; ein normales Kernspintomogramm schließt das Vorliegen von Wirbelkörpermetastasen praktisch aus (1069). Eine Röntgen-Nativ-Diagnostik, welche vor der MRT aus der Sicht der Autoren immer durchgeführt werden sollte, besitzt immerhin noch eine über 90%ige Sensitivität, Wirbelkörperdestruktionen, eine Zerstörung der Trabekelzeichnung oder eine Zusammensinterung der Wirbelkörper darzustellen; sie reicht allein zur Diagnostik jedoch sicher nicht aus (669). Knochenszintigramme besitzen ebenfalls eine Sensitivität von ca. 90%, sie sind jedoch nicht spezifisch und zeigen pathologische Mehranreicherungen auch bei nicht neoplastischen Prozessen (1092). Die Computertomographie eignet sich sehr gut zum Nachweis einer Myelonkompression, insbesondere nach einer Myelographie. Eine exakte Höhenlokalisation durch die neurologisch klinische Untersuchung oder durch andere neuroradiologische Verfahren ist jedoch erforderlich, da nur wenige Segmente untersucht werden können. Nicht immer steht notfallmäßig eine kernspintomographische Untersuchung zur Verfügung. In diesen Fällen ist eine Myelographie durchzuführen, die in allen Fällen als Panmyelographie durchgeführt werden sollte, um Tumormanifestationen in weiteren, klinisch nicht symptomatischen Wirbelsäulenabschnitten nachzuweisen oder auszuschließen.

Insgesamt führen metastasierende Tumoren mit einer Häufigkeit von 5 bis 70% zu Wirbelkörpermetastasen (67, 422, 1503); die meisten dieser Metastasen bleiben jedoch klinisch asymptomatisch. In die **Differentialdiagnose** der Wirbelkör-

398 7. Systemische Tumoren und Nervensystem

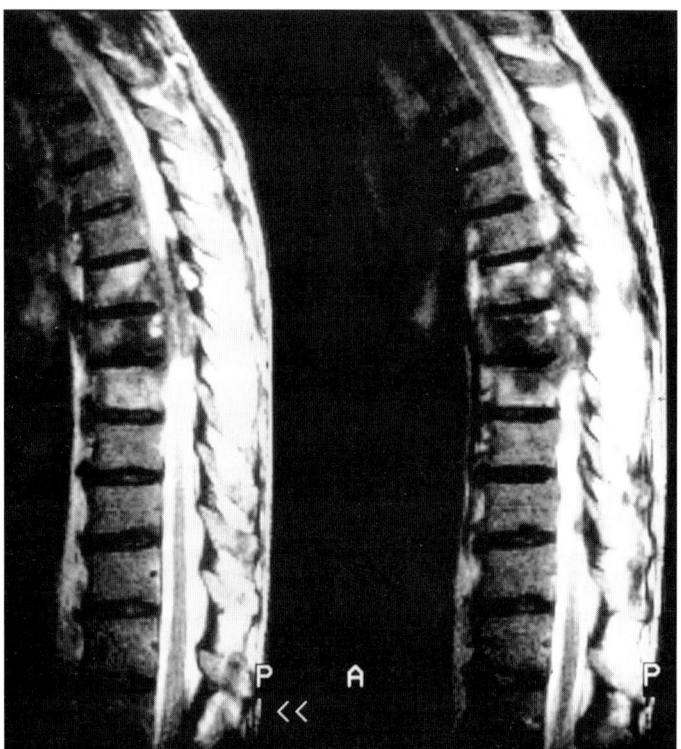
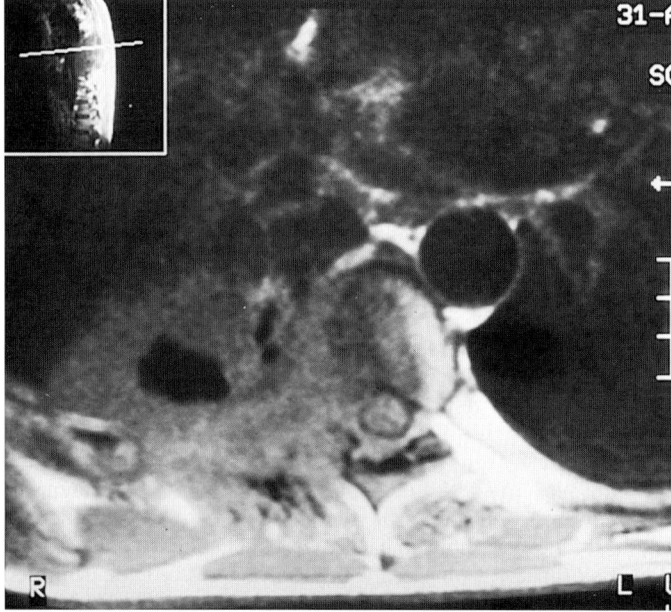

Abb. 7.**12**a u. **b** Adenocarcinom der Lunge rechts, per continuitatem nach extradural wachsend und den Wirbelkörper destruierend. Im Verlauf kompletter Querschnitt bei T6. Sagittales MRT in T2-Wichtung (**a**), transversales MRT in T1-Wichtung ohne Kontrastmittel (**b**).

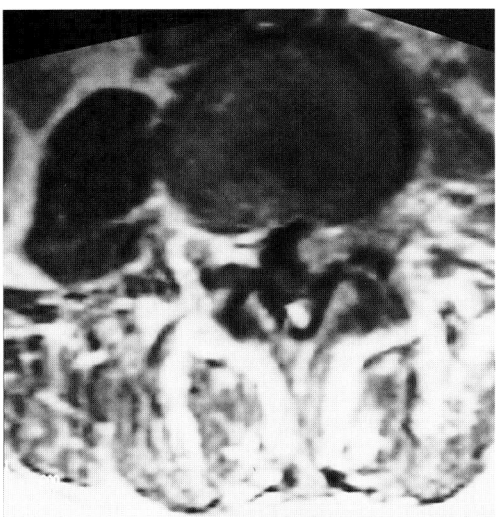 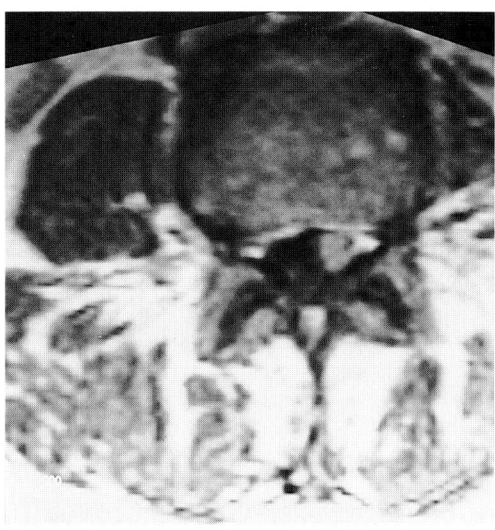

Abb. 7.**13a** u. **b** Hoch malignes Non-Hodgkin-Lymphom bei 55jähriger Patientin, durch das Foramen intervertebrale LWK 2/3 nach intradural einwachsend. Klinisch polyradikuläre Schädigung von L2 bis L4. MRT in T1-Wichtung mit Kontrastmittel.

permetastasen ist deshalb bei Patienten mit fortgeschrittenem, metastasierendem Tumorleiden eine ganze Reihe anderer Komplikationen als mögliche Ursache einer akuten spinalen Symptomatik zu berücksichtigen. Verantwortlich hierfür sind die bei vielen Patienten vorliegende Immunsuppression, die cytotoxische Therapie und die oft vorliegende Thrombocytopenie. Tab. 7.6 gibt einen Überblick über die bei Tumorpatienten zu erwägenden Differentialdiagnosen zu epiduralen metastatischen Raumforderungen.

Die *Therapie* der tumorbedingten Spinalmarkkompression wurde im Kapitel 3, S. 303 ausführlich dargestellt und diskutiert. An dieser Stelle sei lediglich noch einmal darauf hingewiesen, daß beim raschen Auftreten einer neurologischen Symptomatik mit Paresen keine Therapie so wirkungsvoll ist, wie die umgehende chirurgische Dekompression (719, 1098, 1337). In Abhängigkeit von der Histologie und der Gesamtsituation vermag bei einem kleineren Teil der Patienten auch eine Strahlentherapie eine Verbesserung der neurologischen Funktion zu erbringen (560). Der initiale Einsatz von Steroiden, z.B. von Dexamethason 1 mg/kg KG/die ist ebenfalls sinnvoll (1098).

Plexopathien

Tumorbedingte Plexusläsionen entstehen am häufigsten bei neoplastischen Nachbarschaftsprozessen durch direkte Kompression. Seltener ist eine diffuse Infiltration der neuralen Strukturen durch Tumorzellen im Sinne einer Neuritis carcinomatosa. In Einzelfällen treten paraneoplastische Plexopathien ohne direkten Tumornachweis in Plexusnähe auf (S. 383). Unter den durch Neoplasien verursachten Plexopathien der Plexus brachialis, lumbalis und sacralis werden Läsionen des Plexus brachialis am häufigsten beobachtet und stellen nicht selten die klinische Erstmanifestation des Tumorleidens dar.

Plexus brachialis

Neoplastische Läsionen des Plexus brachialis werden in der Regel durch Tumoren der Lungenspitze (329), s. Abb. 7.**15** oder durch axilläre Lymphknotenmetastasen bei Mammacarcinomen verursacht (735). Initial betrifft die Tumorschädigung am häufigsten die unteren Anteile des Plexus brachialis mit Affektion der Segmente C8 und Th1. Klinisches Erst- und Leitsymptom der neoplastischen Plexusläsion ist der Schmerz. Dieser projiziert sich auf die hinteren und seitlichen Anteile der Schulter mit nichtradikulärer Ausstrahlung

Tabelle 7.6 Differentialdiagnose der epiduralen spinalen Raumforderungen bei metastasierenden Tumorerkrankungen

Diagnose	Pathogenese, Ätiologie	Klinische Symptomatik/Besonderheiten
Intramedullärer Tumor	intramedulläre Metastase	selten; am häufigsten Bronchialcarcinome
Leptomeningeale Tumoraussaat	s. Kapitel 5	zusätzlich zu spinalen Symptomen Hirnnervenstörungen, Cephalgien, Hirndrucksymptomatik. Ggf. leptomeningeale Tumoraussaat im MRT des Gehirns nachweisbar
Strahlenmyelopathie	Demyelinisierende Strahlenschädigung	vorausgegangene Radiatio; subakute Entwicklung, oft schmerzlos
MTX-Myelopathie	unklar	in der Regel bei hohen kumulativen Dosen, Entwicklung oft subakut und schmerzlos
Myelitis	paraneoplastisch? postinfektiös? parainfektiös? Bei entzündlichem Nachbarschaftsprozeß, bei bekannter E. d.	Diagnose durch Kernspintomographie und Liquordiagnostik
Epidurales Hämatom	Thrombocytopenie (unter 50000), LP	Entwicklung über wenige Minuten bis Stunden, sehr schmerzhaft, Diagnose im MRT
Epiduraler Abszeß	Immunsuppression, Sepsis, bakterieller Fokus	Starke Schmerzen, Entzündungszeichen in der Labordiagnostik (können bei immunsupprimierten Patienten fehlen, hohe Pleocytose)
Osteoporose	hohes Lebensalter, lang dauernde Steroidtherapie	Diagnose durch MRT und ggf. Biopsie
Spezifische Discitis/Spondylitis intra-/extradurales Tuberkulom	Immunsuppression, lang dauernde Steroidtherapie	Röntgen-Nativ-Diagnostik. Entzündungszeichen, fakultativ Liquorpleozytose. Diagnose durch operative Revision und Mikrobiologie

auf die vorwiegend medialen Anteile des Ober und Unterarmes. Die Armelevation führt zur deutlichen Schmerzverstärkung. Im weiteren Krankheitsverlauf entwickeln sich zunächst Paresen der kleinen Handmuskulatur und der langen Fingerbeuger, Sensibilitätsstörungen betreffen initial die ulnare Handpartie und die ulnaren Unterarmkante. Der Trömner Reflex der betroffenen Hand ist häufig abgeschwächt, bei Affektion paravertebraler Strukturen kann es zu einer Läsion des sympathischen Grenzstranges mit Ausbildung eines ipsilateralen Horner-Syndroms sowie einer Schweißsekretionsstörung im Kopf-Hals-Bereich kommen. Mit einer Tumorausdehnung werden zunehmend auch die oberen Anteile des Plexus brachialis geschädigt, eine Kompression des Gefäßstranges führt mitunter zu einer venösen Stauung, die durch Kollateralkreisläufe über die oberflächlichen Venen erkennbar wird. Bei Palpation der Supraclavicular- und Axillaregion sind nicht selten Tumormassen tastbar (1098).

Zum diagnostischen Nachweis einer neoplastischen Läsion des Plexus brachialis wird zunächst eine konventionelle Röntgenaufnahme des Thorax unter besonderer Berücksichtigung der Lungenspitzen angefertigt. Diese sollte bei negativem Befund durch eine Computer- und/oder eine Kernspintomographie mit Darstellung der Plexusregion sowie der paravertebralen Strukturen ergänzt werden. Ein klinischer Tumorverdacht mit typischem Schmerzsyndrom muß zur Klärung einer okulten Plexusläsion auch bei klinisch fehlenden sensomotorischen Defiziten zur elektromyographischen Diagnostik veranlassen. Eine operative Exploration der Plexusregion zum Ausschluß eines radiologisch nicht darstellbaren neoplastischen Prozesses kann dann indiziert sein, wenn die Ursachenabklärung einer klinisch verdächtigen Plexopathie ohne Ergebnis bleibt. Wenn Tumormassen klinisch oder radiologisch nachweisbar sind, wird die Diagnose bioptisch gesichert (1098).

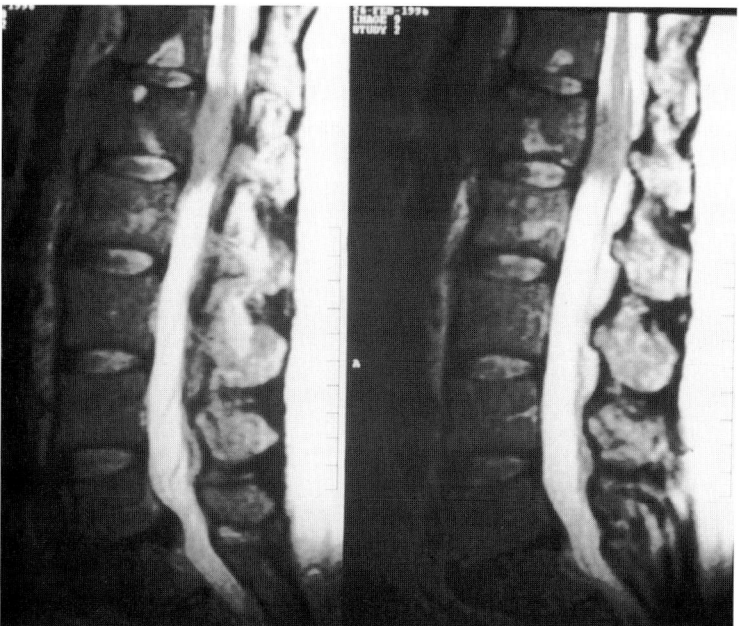

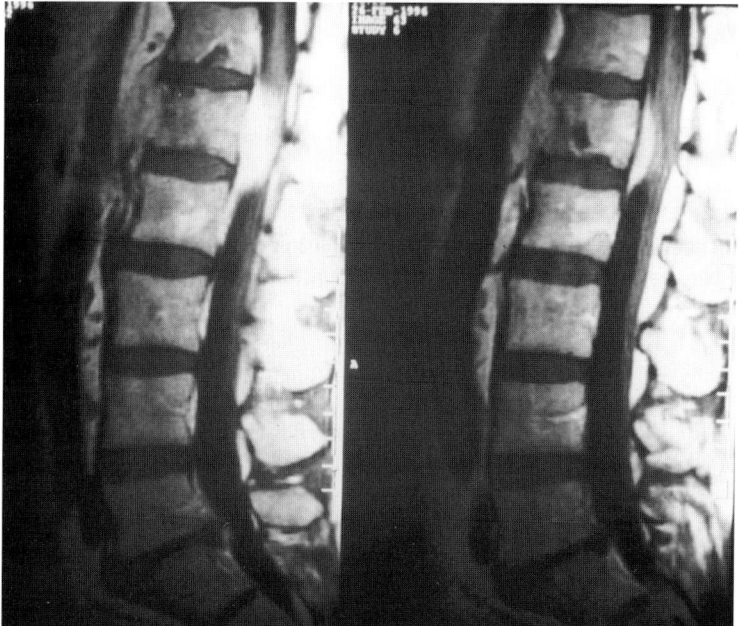

Abb. 7.**14**a u. **b** Plasmozytom mit extraduraler Tumorausdehnung. MRT in T2-Wichtung (**a**) und in T1-Wichtung mit Kontrastmittel (**b**).

Zur *Differentialdiagnose* der neoplastischen Läsion des Plexus brachialis sei auf Tab. 7.7 verwiesen. Ein besonderes differentialdiagnostisches Problem ergibt sich bei radiologisch vorbehandelten Tumorpatienten in der Abgrenzung einer erneuten neoplastisch bedingten Plexusläsion von Strahlenschäden. Da eine Strahlenfibrose üblicherweise mit einer Latenz von mindestens 6 Monaten nach Radiatio auftritt, spricht eine entsprechend kürzere Latenz für eine neoplastische

7. Systemische Tumoren und Nervensystem

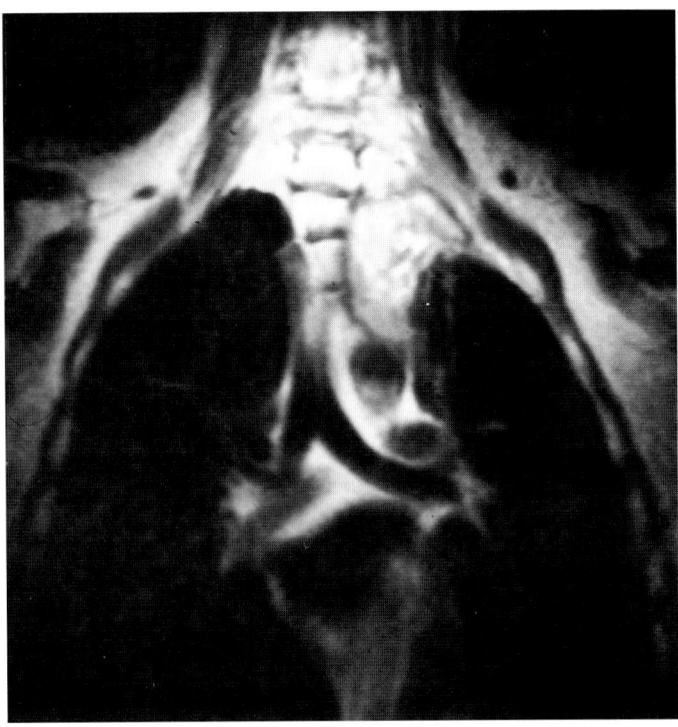

Abb. 7.15 Pancoast-Tumor der Lungenspitze links. MRT in T1-Wichtung ohne Kontrastmittel.

Tabelle 7.7 Differentialdiagnose neoplastischer Läsionen des Plexus brachialis bei Patienten ohne nachgewiesenen Primärtumor (Schmerzsyndrome im Schulter-Arm-Bereich)

Syndrom	Unterscheidungsmerkmale
Patienten mit objektivierbarem neurologischem Defizit im Versorgungsgebiet des Plexus brachialis	
Kompressionssyndrome im Schulterbereich - Skalenussyndrom - costoclaviculäres Syndrom - Hyperabduktionssyndrom	Klinische Provokationsteste mit Pulsabschwächung: - Adson-Manöver - Schulterkompression - Hyperelevation Röntgen-Thorax: Halsrippe Angiographie (in Funktionsstellung)
Neuralgische Schulteramyotrophie	Klinischer Verlauf mit rascher Spontanremission
Plexopathien nach Druckexposition	Anamnese
Patienten mit objektivierbarem neurologischem Defizit anderer Zuordnung	
Radikuläres Syndrom	Klinisches und elektromyographisches Verteilungsmuster der Ausfälle, Bildgebung der HWS
CTS	Brachialgia nocturna, Klinik, Elektrophysiologie
Radikulopathie bei entzündlichen Prozessen (z. B. Borrelia burgdorferi, Herpes zoster)	Serologie, Liquor
Sympathische Reflexdystrophie	Anamnese, Klinik
Patienten ohne objektivierbares neurologisches Defizit	
Periarthropathia humeroscapularis	Klinik, orthopädische Diagnostik
Schulter-Arm-Syndrom (Frozen-Shoulder)	Klinik, orthopädische Diagnostik
Muskuloskeletale Schmerzsyndrome	Anamnese, Trigger-Points, Infiltrationsanästhesie

Tabelle 7.8 Differentialdiagnose von Läsionen des Plexus brachialis bei Tumorpatienten

	Tumorkompression/-infiltration	Strahlenfibrose	Reversibler Strahlenschaden
Latenz nach Radiatio	variabel	mehr als 6 Monate	innerhalb der ersten vier Monate
Schmerzsyndrom	– häufig, – stark ausgeprägt – Lokalisation: Schulter bis Unterarm	– selten, – gering ausgeprägt – Lokalisation: Schulter	– mäßig häufig – gering ausgeprägt – Lokalisation: Schulter
Neurologisches Defizit	– vor allem untere Plexusläsion (C7 – Th1) – progredient	– vor allem obere Plexusläsion (C5 – C6) – chronisch progredient	– oberer/unterer Plexus (C6 – Th1) – subakut, reversibel
Bildgebung des Plexus brachialis MRT (CT)	– Raumforderung in Plexusnähe – Verdickung der Plexusstrukturen	– keine Raumforderung – Verdickung der Plexusstrukturen	– unauffällig

Plexusläsion, ebenso das Vorhandensein eines Grenzstrangbefalles sowie ein ausgeprägtes Schmerzsyndrom (419). Darüber hinaus ist grundsätzlich eine Strahlendosis von über 60 Gy als Voraussetzung für das Auftreten eines ausgeprägten Strahlenschadens zu fordern, kleinere Dosen führen im Zeitraum von bis zu 4 Monaten (1190) allenfalls zu vorübergehenden und voll rückbildungsfähigen Sensibilitätsstörungen im Versorgungsbereich des Plexus brachialis (s. Tab. 7.8). Die Behandlung des Primärtumors führt nur selten zur klinischen Besserung ausgeprägter neurologischer Defizite (1098). Zur Therapie der häufig schweren Schmerzsymptomatik ist eine konsequente und ausreichend hochdosierte Schmerzmedikation unter Berücksichtigung des in der Regel neuropathischen Schmerzcharakters erforderlich. Zur Schmerztherapie sei auf das Kapitel 1, S. 103 ff verwiesen.

Plexus lumbalis

Neoplastische Läsionen der oberen Anteile des Plexus lumbalis entstehen am häufigsten bei colorectalen Carcinomen, die unteren Anteile des Plexus lumbalis werden vorwiegend durch retroperitoneale Sarkome geschädigt, Tumoren des Urogenitaltraktes betreffen häufig den gesamten Plexus (636). Klinisches Früh- und Leitsymptom ist auch bei den neoplastischen Läsionen des Plexus lumbalis ein ausgeprägtes Schmerzsyndrom. Dieses projiziert sich je nach Lokalisation des Tumors in das untere Abdomen, die Flankenregion oder den Rückenbereich mit möglicher pseudoradikulärer Ausstrahlung in die lumbalen Segmente. Eine Schmerzbesserung bei Bewegung ist häufig und kann dann bei der differentialdiagnostischen Abgrenzung zu belastungsabhängigen, primär osteogenen Schmerzsyndromen hilfreich sein. Das neurologische Defizit bei Läsionen der oberen Plexusanteile besteht in einer Hüftbeuger- und Adduktorenparese sowie einer Parese der Kniestreckung mit Abschwächung des Patellarsehnenreflexes; eine Schädigung tieferer Plexusanteile führt zu einer Fußheberschwäche. Sensible Ausfälle sind eher gering ausgeprägt und entsprechen den betroffenen Segmenten. Insbesondere bei der Tumorinfiltration der Plexusstrukturen im Sinne einer Neuritis carcinomatosa können Funktionsstörungen des sympathischen Nervensystems auftreten (1098). Lokale Tumorzeichen sind eher gering ausgeprägt, mitunter können Tumormassen bei abdomineller und rektaler Palpation gestastet werden. Das diagnostische Vorgehen bei Verdacht auf eine neoplastische Läsion des Plexus lumbalis entspricht dem oben beschriebenen Untersuchungsgang bei Läsionen des Plexus brachialis. Als Fehldiagnosen neoplastischer Läsionen des Plexus lumbalis sind an erster Stelle Schmerzsyndrome bei degenerativen und entzündlichen Erkrankungen der knöchernen Strukturen der LWS und des Beckengürtels zu nennen. Soweit neurologische Defizite nachweisbar sind, müssen differentialdiagnostisch schmerzhafte Plexusläsionen bei retroperitonealen Hämatomen und entzündlichen Prozessen im Bereich des M. iliopsoas sowie die diabetische „Schwerpunktspolyneuropathie" bedacht werden. Bei Patienten mit bekanntem Tumorleiden stellen ossäre Metastasen der Wirbelkörper und des Beckengürtels die wichtigste Differentialdiagnose dar. Die Prinzipien der Behandlung der neoplastischen Läsionen im Bereich des Plexus lumbalis entsprechen denen bei der Plexus-brachialis-Schädigung.

Plexus sacralis

Neoplastische Läsionen des Plexus sacralis sind häufig mit einer Schädigung lumbaler Plexusanteile assoziiert. Isoliert wird der Plexus sacralis durch Tumoren des Colons, der Prostata, der Blase oder des Uterus geschädigt. Die Symptomatik dieser neoplastischen Plexopathie beginnt oft mit bilateralen Schmerzen, die in die Steißbein und Gesäßregion sowie in die hinteren Anteile der Oberschenkel projizieren. Neurologische Ausfallserscheinungen betreffen die Blasen-/Mastdarmfunktion im Sinne einer Urininkontinenz und Überlaufblase sowie im Sinne einer Incontinentia alvi mit Ausfall des Analreflexes. Sensibilitätsstörungen manifestieren sich im Genital- und Perianalbereich (1098).

Differentialdiagnostisch ist bei Patienten mit bekanntem Tumorleiden eine Leptomeningeosis carcinomatosa zu berücksichtigen, die mit mehrfachen Lumbalpunktionen nachgewiesen werden kann. Bei Zustand nach Rektumamputation kann ca. 6 bis 10 Monate nach dem Eingriff ein Postproktektomie-Syndrom auftreten mit heftigen Schmerzen im Perianal-, Lumbal- und Schambereich, dem häufig eine lymphogene Metastasierung im Beckenbereich zugrunde liegt (960). Hinsichtlich der diagnostischen und therapeutischen Maßnahmen bei neoplastischen Läsionen des Plexus sacralis sei auf den Abschnitt zum Plexus brachialis verwiesen.

Läsion des lumbalen Sympathikusgrenzstranges

Isolierte Läsionen des lumbalen Sympathikusgrenzstranges können bei paraaortalen neoplastischen Prozessen im Retroperitonealraum ohne faßbare sensomotorische Defizite auftreten. Klinisch imponieren diffuse Beinschmerzen, eine eindrucksvolle Temperaturerhöhung im betroffenen Fuß sowie eine völlige Anhidrose der Fußsohle. Dieses Beschwerdebild sollte immer zu einer Darstellung der paraaortalen Lymphknotenstationen im CT oder MRT veranlassen sowie zu einer intensiven Tumorsuche (960).

8. Krankheitsverarbeitung, Bewältigung und sozialmedizinische Auswirkungen neuroonkologischer Erkrankungen

Krankheitsverarbeitung und Bewältigung

K. Broich

Wie schon in Kapitel 1 ausgeführt, sind die neurologischen und psychiatrischen Konsequenzen von Hirntumoren komplex und führen zu schwerwiegenden psychosozialen Auswirkungen auf den betroffenen Patienten und dessen soziales Umfeld. Nicht nur die typischen Anpassungsstörungen allgemein onkologischer Patienten mit Angst, depressiven Reaktionen, Trauer und Verzweiflung treten bei neuroonkologischen Patienten auf, sie fürchten insbesondere, daß ihre Erkrankung und deren Behandlung neben den neurologischen Defiziten zusätzlich zu schwerwiegenden psychischen Behinderungen mit Verlust ihrer persönlichen Integrität und Unabhängigkeit sowie zu sozialer Isolation führt. Die individuelle Fähigkeit der Patienten, mit solchen Befürchtungen umzugehen hängt wesentlich von ihrer prämorbiden Persönlichkeit, ihren Bewältigungsmöglichkeiten und ihrer sozialen Integration ab. Mögliche pharmako- und psychotherapeutische Verfahren zur Krankheitsbewältigung sind dadurch limitiert, daß bei den Patienten meist eine Kombination von organisch bedingten psychiatrischen und ausgeprägten, reaktiv bedingten psychiatrischen Störungen besteht.

Neben den Patienten selbst betreffen psychosoziale Auswirkungen der Erkrankung den Partner, die Familie und das Betreuungsteam. Heute sind die therapeutischen Möglichkeiten und die Prognose von neuroonkologischen Erkrankungen zwar immer noch eingeschränkt, in den letzten Jahren wurden aber deutliche Fortschritte erzielt, so daß sich bei früherer Diagnosestellung und längeren Überlebenszeiten andere Anforderungen an die Begleittherapie unter Berücksichtigung der Lebensqualität der Patienten und deren Umfeld stellen. Das Verständnis der psychiatrischen und psychosozialen Faktoren von Hirntumoren und deren Effekte auf die betroffenen Patienten, deren Familien und medizinische und soziale Betreuer ist für eine umfassende Therapie der neuroonkologischen Erkrankungen unabdingbar, um eine Rehabilitation und adäquate Integration zu ermöglichen. Hierzu gehören effektive psychopharmakologische, psychotherapeutische und bewältigungsorientierte Therapieprogramme für Patienten und Behandlungs- und Gesprächsangebote für Familienmitglieder und Betreuungspersonen.

In Ergänzung zu Kapitel 1 sollen Aspekte der Krankheitsverarbeitung und Bewältigungsmechanismen, welche die Lebensqualität der Patienten bessern können und individuelle und gruppenpsychotherapeutische Interventionen für Familien und Betreuer diskutiert werden.

■ Allgemeine Grundzüge der Patientenführung

Aus den bisherigen Ausführungen sind die vielfältigen Reaktionsmöglichkeiten eines Patienten auf eine Tumorerkrankung ersichtlich. Die Mitteilung der Diagnose eines Tumors, eines Rezidivs oder einer fehlgeschlagenen Therapie ist für den betroffenen Patienten eine Katastrophe mit den entsprechenden emotionalen Reaktionen. Patienten mit neuroonkologischen Erkrankungen haben die gleichen Schwierigkeiten wie alle anderen Tumorpatienten, hinzu kommt jedoch die direkte Schädigung des Gehirns selber. Der damit einhergehende Verlust kognitiver Fähigkeiten und neurologischer Störungen kann zu einer außergewöhnlich schweren Belastung der sozialen Bindungen und der individuellen Lebensplanungen führen mit deutlicher Abhängigkeit und Behinderung. Zum Beispiel der Patient mit einer aphasischen Störung ist in seiner Kommunikation erheblich eingeschränkt und kann dadurch die krankheitsbedingten Probleme noch weniger bewältigen. Patienten mit neuroonkologischen Erkrankungen sind stark verunsichert, sie fürchten vor allen Dingen neben dem Tod den Verlust von Kontrolle und ihrer individuellen Persönlichkeit. Die direkten Effekte des Tumors auf das Gehirn kombiniert mit der Vulnerabilität für organische psychische Störungen zwingt den Patienten mit diesen eingeschränkten Fähigkeiten zurecht zu kommen.

Voraussetzung für eine adäquate Krankheitsbewältigung ist die möglichst genaue Aufklärung über Krankheit, Verlauf und Therapiemöglichkeiten. Eine entsprechende Aufklärung gibt den Patienten und deren Angehörigen Sicherheit, insbesondere wenn der Patient oder seine Angehörigen wegen aufgetretener Symptome oder Therapienebenwirkungen die falschen Schlüsse ziehen. Durch eine psychologische Begleittherapie sollen die Reaktionen des Patienten auf seine Erkrankung normalisiert und der Patient auf den typischen Krankheitsverlauf vorbereitet werden. Solange der Patient kognitiv dazu in der Lage ist, sollte er in die diagnostischen und therapeutischen Überlegungen mit einbezogen werden. Abzulehnen ist die Information der Angehörigen allein oder in Abweichung zur Patienteninformation sowie die Tätigung von Absprachen an dem Patienten vorbei. Es wurde gezeigt, daß 90% der Patienten ihre Diagnose früher oder später erfahren, ob sie aufgeklärt wurden oder nicht (1250). Der Patient fühlt sich isoliert, verunsichert und mißtrauisch und bekommt das Gefühl, zum Objekt ohne eigene Einflußmöglichkeiten geworden zu sein. Da er „offiziell" nichts weiß, ist ihm die Möglichkeit genommen, über seine Ängste, Befürchtungen und eigenen Vorstellungen zu der Krankheit zu sprechen. Die Aufklärung und Informationsvermittlung sollte dabei aber auf die individuellen Bedürfnisse des Patienten und seine Möglichkeiten, mit solchen Informationen umzugehen, eingehen, um ihn nicht zu überfordern.

Die Psychotherapie mit neuroonkologischen Patienten ist vom Ansatz her rein supportiv, beruht vor allem auf Kriseninterventionsmodellen und psychoedukativen Techniken. Hierzu gehören folgende Prinzipien:

- Annahme einer aktiven Zusammenarbeit zwischen Patient und Therapeut
- Bereitstellung von Informationen und Techniken zur Bewältigung der spezifischen Probleme
- Ziel, das prämorbide Funktionsniveau des Patienten wieder zu erreichen
- Streßbewältigungstechniken auch für zukünftig auftretende Probleme.

Trauerarbeit und Vorbereitung auf einen möglichen Tod ist auch ein weiterer Focus der Psychotherapie mit onkologischen Patienten. Patienten, die ihre nachlassenden Fähigkeiten und ihre zunehmende Abhängigkeit und die nachlassenden kognitiven Fähigkeiten realisieren, sind dadurch stark belastet. Manche Patienten erleben es als sehr hilfreich, wenn bestimmte Ziele schon im vorhinein festgelegt werden, bevor sie kognitiv stärker eingeschränkt sind. Die Patienten erleben es als Fortschritt und auch als Kontrolle, wenn sie ihren eigenen Krankheitsverlauf mit im voraus planen können, so lange sie kognitiv hierzu in der Lage sind. Dazu gehören die Planung von Behandlungsalternativen, einer eventuellen Reanimation und auch die Klärung und Regelung der persönlichen Verhältnisse. An dieser Stelle ist die auch schon in Kapitel 1 genannte Problematik mit juristischen Problemen wie Geschäftsfähigkeit, Einwilligungsfähigkeit und Testierfähigkeit sowie die mögliche Einrichtung einer Betreuung für bestimmte Bereiche, die der Patient nicht mehr selbst besorgen kann, mit dessen Einverständnis, zu nennen. Wenn diese Probleme früh und offen angesprochen werden, kann der Patient diese maßgeblich in seinem Sinne beeinflussen, z.B. wer als Betreuer von ihm gewünscht wird. Dabei ist eine individuelle Abwägung notwendig, ob ein Patient hierzu in der Lage ist, manche Patienten fühlen sich zusätzlich durch die Gedanken an Krankheitskonsequenzen, Komplikationen oder den Tod belastet. Zu berücksichtigen ist auch, wie die Angehörigen des Patienten mit solchen Themen umgehen, ob der Patient durch solche Gedanken nicht auch zusätzlich isoliert wird.

■ Krankheitsverarbeitung und Bewältigung bei Angehörigen

Die Familien von Patienten mit Hirntumoren sind durch diese Erkrankungen stark belastet (595, 1047). Die Familienangehörigen müssen in einem schwierigen und fortlaufenden Prozeß der Anpassung durch alle Krankheitsstadien mitgehen. Der natürliche Verlauf vieler neuroonkologischer Erkrankungen führt dazu, daß der Patient immer weniger mit dem Behandlungsteam und auch Familienangehörigen interagieren kann auf Grund seiner zunehmenden kognitiven Leistungseinbußen. Hierdurch erhöht sich kontinuierlich auch die Verantwortung für die Angehörigen. Gefühle von Verlust, Überbeanspruchung und auch Ärger gegenüber den Verhaltensstörungen des Patienten können oft nicht immer kontrolliert werden gefolgt von schweren Schuldgefühlen. Familienmitglieder stehen auch oft in dem Konflikt, medizinische Entscheidungen mitzutragen, für die sie nicht ausreichend vorbereitet sind. Das therapeutische Team muß diese Familienangehörigen unterstützen bei der oft auftretenden emotionalen Belastungen durch die Erkrankung und deren Behandlungsverlauf. Es besteht eine große Ambivalenz der Gefühle zwischen dem Gefühl zu helfen und den nahen Angehörigen zu versorgen, gleichzeitig leiden sie darunter, den anderen leiden und seine Integrität zunehmend verlieren zu sehen. Es ist daher nicht ungewöhnlich, daß Familienangehörige im Krankheitsverlauf wünschen, daß der natürliche Krankheitsverlauf sich beschleunige und der Patient erlöst wird. Diese Gefühle werden dann oft begleitet von Empfindungen des Alleingelassenwerdens und der Erschöpfung. Motiviert von dem Wunsch, den Patienten vor Kindern und Freunden in dem schwierigen Zustand nicht zeigen zu können, übernehmen Angehörige teilweise die komplette Pflege des Patienten rund um die Uhr, wodurch sie sich selber vollkommen erschöpfen.

Wie schon ausgeführt leiden Familienangehörige von Tumorpatienten unter der eingeschränkten Prognose und dem komplizierten Krankheitsverlauf (594, 1047). Dieser Verlauf mit meist auch ständiger Verschlechterung, bestehend in zunehmenden irreversiblen neurologischen Defiziten und kognitiven Einschränkungen, die die Unabhängigkeit des Patienten zunehmend einschränken, erhöhen gleichzeitig die Last für die Angehörigen. Betont werden soll an dieser Stelle, daß bei Angehörigen von Patienten mit der Diagnose „Hirntumor" häufig irrationale Ängste vor „Geisteskrankheit" und „Irresein" der betroffenen Patienten bestehen. Hier hilft eine sachliche, umfassende und nüchterne Information durch den betreuenden Arzt, bereits zu Beginn Ängste und negative Übertragungen auf den Patienten selbst zu vermeiden.

Die Familien von Hirntumorpatienten befinden sich oft schon in einem Zustand vorweggenommener Trauer lange bevor der Tod des Patienten eintritt. Die multiplen Verluste der Patienten in bezug auf die Angehörigen und Freunde betreffen

- den Verlust der kognitiven Fähigkeiten und emotionalen Integrität des Patienten
- den Verlust der charakteristischen Persönlichkeitseigenschaften und der familiären Beziehungen
- den Verlust des Selbstbildes der Angehörigen durch Veränderungen der Beziehung zum Partner.

Viele dieser Probleme werden zwar von Angehörigen aller Tumorpatienten durchgemacht, speziell für die Angehörigen von Hirntumorpatienten existieren aber kaum Selbsthilfegruppen oder auch therapeutische Angebote, um die auftretenden psychischen Belastungen abzufangen. Bei einem nicht geringen Teil der Angehörigen entwickeln sich psychiatrische Störungen, vorwiegend depressive Verstimmungen, die medikamentöser und psychotherapeutischer Behandlung bedürfen. Akzentuierungen dieser Störungen treten oft nach dem Tod des Patienten auf, so daß Hilfen gerade in dieser Krisenzeit für die Angehörigen notwendig sind.

■ Krankheitsverarbeitung und Bewältigung bei Ärzten, Pflegern und Betreuern

Neben den Angehörigen ist aber auch das medizinische Personal, welches häufig mit neuroonkologischen Patienten zu tun hat, stark belastet (1048). Die Einschränkungen der kognitiven Funktionen führen zu einer gestörten Kommunikation zwischen Patient und Pflegepersonal, oft sind Überwachungsmaßnahmen der betroffenen Patienten notwendig. Aufgrund der organischen Psychosyndrome kommt es gegenüber dem Personal von seiten des Patienten nicht selten zu unkooperativen und aggressiven Verhaltensweisen, was zu Frustrationen, Gefühlen von Ärger und Überbeanspruchung führt. Neuroonkologische Patienten haben in der Regel eine schlechte Prognose, die Behandlungsoptionen sind leider immer noch beschränkt und manche der Therapien beeinträchtigen den Patienten zusätzlich, so daß der Allgemeinzustand nach Therapie manchmal schlechter ist als vor der Therapie. Sterbende Patienten und trauernde Angehörige gehören daher zum Alltag des Personals, so daß der Sinn der eigenen Arbeit in Frage gestellt wird.

Ethische Fragen zu neueren Therapien, Reanimation oder allgemein zu lebensverlängernden Maßnahmen tauchen immer wieder auf und können zu Spannungen im therapeutischen Team führen. Ein typisches Beispiel hierfür ist der Konflikt, inwieweit die Behandlung einer Pneumonie bei einem terminal erkrankten Patienten noch sinnvoll ist. Die psychologischen Reaktionen von Teammitarbeitern sind daher oft ähnlich wie bei den Familienangehörigen, auch wenn durch „Professionalität" versucht wird, die eigenen emotionalen Reaktionen zu kontrollieren. Supervisionsgruppen und Balint-Arbeit sollten daher für das Personal im allgemeinen, v.a. aber auf spezialisierten neuroonkologischen Stationen, im Idealfall zur Verfügung stehen, um Streß- und auch Trauerreaktionen bei einzelnen Teammitgliedern abfangen zu können und einem Burn-out-Syndrom vorzubeugen.

Sozialmedizinische Auswirkungen neuroonkologischer Erkrankungen

B.-O. Hütter

Die Sozialmedizin beschäftigt sich mit den spezifischen Wechselwirkungen zwischen Gesundheitssystem, Individuum und gesellschaftlichem Gesamtsystem (132). Aus dem breiten Spektrum der Sozialmedizin sind für die Neuroonkologie vor allem Fragen der Patientenaufklärung und Diagnosemitteilung, der psychosozialen Auswirkungen neuroonkologischer Erkrankungen unter besonderer Berücksichtigung der Lebensqualität sowie Probleme der Begutachtung und Berentung bedeutsam. Auch die Rehabilitation im Sinne der Wiederherstellung beeinträchtigter Funktionen und der Wiedereingliederung in das Berufsleben und damit zusammenhängende diagnostische Probleme, wie die Beurteilung der Fahrtauglichkeit, sowie die Möglichkeiten der Betreuung schwerkranker Patienten gehören hierzu. Aufgrund der in der Neuroonkologie erforderlichen Interdisziplinarität bestehen weiterhin zahlreiche Berührungspunkte zur Neuropsychologie und zur medizinischen Psychologie. Der Bereich der sozialmedizinischen Aspekte der pädiatrischen Neuroonkologie würde ein eigenes Kapitel erfordern, kann in diesem Beitrag jedoch nicht weiter ausgeführt werden.

▪ Diagnosemitteilung und Patientenaufklärung

Die Notwendigkeit, einen Patienten über eine maligne Erkrankung aufzuklären, gehört sicherlich zu den schwierigsten Momenten in der Arzt-Patient-Beziehung. Die Mitteilung der Diagnose „maligner Hirntumor" ist für die Mehrzahl der Patienten ein Schock, auch wenn diese Mitteilung in schonender und einfühlsamer Weise stattfindet.

Häufig wird eine Tumorerkrankung automatisch mit einem qualvollen Tod gleichgesetzt. Nicht zuletzt wird auch der Arzt mit seinen eigenen Ängsten gegenüber Tod, Sterben und Hilflosigkeit konfrontiert. Auf der anderen Seite bildet die Art der Aufklärung die Grundlage für die Bewältigung der Erkrankung durch den Patienten (728, 922, 1078). Eine wenig einfühlsame, unvollständige oder ganz unterlassene Aufklärung führt zu einer Kommunikationsstörung zwischen Arzt, Patient und Angehörigen, die das psychische Gleichgewicht des Patienten erheblich stören kann (726, 728). Ein Patient spürt in der Regel deutlich, wenn Ärzte oder Angehörige nicht offen mit ihm sprechen, bestimmte Themen vermeiden oder einen „künstlichen" Optimismus an den Tag legen. Ein solches Vermeidungsverhalten kann beim Patienten zum inneren Rückzug und letztlich zu innerer Isolation und Einsamkeit führen, die von sterbenden Patienten neben Schmerzen jedoch am meisten gefürchtet werden (726, 728, 922). Die Bedeutung eines psychologisch angemessenen Aufklärungsgesprächs wird durch die Ergebnisse einer Studie von Slavin et al. (1296) belegt, die zeigen konnten, daß eine möglichst frühe Diagnosestellung und eine offene Kommunikation die psychosoziale Anpassung und psychische Stabilität fördern. In einer Studie von Weil et al. (1466) zu dem Aufklärungsbedürfnis onkologischer Patienten fanden die Autoren, daß 82% der Patienten eine Aufklärung über die Diagnose erwarteten, weitere 82% wollten Informationen über den möglichen, 78% über den wahrscheinlichen Verlauf. Die größte Diskrepanz zwischen den von den Patienten gewünschten und vom Arzt gegebenen Informationen bestand hinsichtlich der Aufklärung über die Nebenwirkungen der Therapie, die von 82% der Patienten gewünscht, aber von nur 58% der Ärzte gegeben worden war (1466). Für die Vorgehensweise bei der Diagnosemitteilung wird aufbauend auf der Literatur zu den psychologischen Implikationen ärztlicher Aufklärungsgespräche (614, 726, 728, 1235) folgender Zielkatalog vorgeschlagen, der in Tab. 8.1 dargestellt ist.

Die generelle Vorgehensweise beim Aufklärungsgespräch sollte eindeutig supportiv-stützend statt aufdeckend-aufklärend sein. Die Abwehrmechanismen der Patienten und ihrer Angehörigen werden eher akzeptiert und gestärkt als aufdeckend angegangen (616).

Tabelle 8.1 Ziele einer psychologisch angemessenen Diagnosemitteilung

1. Die Aufklärung erfolgt schrittweise. Es wird in Abschnitten nur soviel Information gegeben, wie der Patient auch verarbeiten kann.
2. Nach jeder neuen Informationseinheit erhalten die Betroffenen Gelegenheit, die mitgeteilten neuen Aspekte ausführlich zu besprechen, Fragen zu stellen und ihre eigenen Gefühle hierzu zu klären und zu bearbeiten.
3. Gesamtziel bleibt eine vollständige und wahrhaftige Aufklärung.
4. Dem Patienten darf die Hoffnung nicht genommen werden.
5. Um Hilflosigkeitsgefühle zu vermeiden, werden die vorhandenen Behandlungs- und Hilfsmöglichkeiten aufgezeigt.
6. Krankheitsverarbeitung und -bewältigung werden schon im Laufe des Aufklärungsgesprächs angeregt.
7. Der Patient und seine Angehörigen werden emotional gestützt, der Diagnoseschock wird psychologisch aufgefangen.

Psychosoziale Folgen von neuroonkologischen Erkrankungen und deren Behandlung

Die Sozialmedizin unterscheidet zwischen drei Ebenen von Auswirkungen körperlicher Erkrankungen:

1. Das „Impairment" betrifft das geschädigte Organsystem.
2. Die „Disability" betrifft die beeinträchtigte Funktion.
3. Das „Handicap" betrifft die individuellen psychosozialen Konsequenzen (1484).

So führt ein linkshämisphärischer Gehirntumor zu einer Läsion des Gehirns (Impairment); er verursacht z.B. eine Aphasie und eine rechtsseitige Hemiparese (Disability); dies hat wesentliche Auswirkungen auf die Lebensführung im beruflichen und privaten Bereich (Handicap).

Neuroonkologische Erkrankungen weisen die Besonderheit auf, daß man sie als „stille" Krebserkrankung bezeichnen könnte. Die Krankheitsfolgen sind für einen Außenstehenden nicht direkt beobachtbar, da keine Verstümmelung äußerer Organe oder anderweitige Veränderungen im äußeren Erscheinungsbild hiermit verbunden sind. Oft werden erst in fortgeschrittenen Stadien maligner Hirntumoren Lähmungserscheinungen oder geistige Beeinträchtigungen wie z.B. Aphasien offenkundig. Bei der Erhebung der Anamnese bei Patienten mit Hirntumoren ist die Frage nach Alltagsproblemen wie auch nach kognitiven Einschränkungen von großer Bedeutung. Jedoch sind auch bei Patienten ohne Anosognosie, d.h. einer hirnorganisch bedingten Einschränkung der Fähigkeit, die eigenen Beeinträchtigungen wahrzunehmen, die Einschätzungen durch den Lebenspartner im allgemeinen zuverlässiger als die Selbsteinschätzung (617). Dies bedeutet, daß auch die Lebenspartner der Patienten über Beschwerden und funktionelle Einschränkungen befragt werden sollten.

Lebensqualität in der Neuroonkologie

Das Konzept der gesundheitsbezogenen Lebensqualität

Die Erfolge einer aggressiven Tumortherapie werden deutlich relativiert, wenn es nicht gelingt, hierdurch die Lebensqualität der betroffenen Patienten zu verbessern oder wenigstens zu bewahren. Dies gilt insbesondere dann, wenn die Erkrankung nicht dauerhaft geheilt werden kann, wie dies oft bei malignen Gliomen der Fall ist. Für die rein palliative Krebstherapie wird somit die Lebensqualität zu einem besonders wichtigen Beurteilungskriterium (1, 621, 625, 1454). Daher wurde den sog. „harten" Kriterien wie Morbidität und Überlebenszeit in jüngerer Zeit von der Welt-Gesundheitsorganisation (WHO) Lebensqualität als „weiches" Therapieeffizienzkriterium gleichberechtigt an die Seite gestellt. Neben der Verwendung als Outcome-Kriterium sind Lebensqualitäts-Daten auch im Zusammenhang mit der Risiko-Nutzen-Analyse einer bestimmten Therapie von Bedeutung. In der Neuroonkologie kann die initiale Lebensqualität als zusätzlicher prognostischer Faktor eine Hilfe für Fragestellungen der differentiellen Indikation bieten (618).

Entgegen der immer noch weitverbreiteten Meinung, Lebensqualität sei nur sehr schwierig oder gar überhaupt nicht meßbar (1220), liegen mittlerweile eine Reihe von Verfahren vor, mit denen Lebensqualität zuverlässig gemessen werden kann (95, 618, 621, 624, 1245, 1252). Darüber hinaus besteht ein breiter Konsensus darüber, was unter Lebensqualität von körperlich Kranken zu verstehen ist (1). Der Begriff „Lebensqualität" stammt ursprünglich aus der Politikwissenschaft und der Soziologie (411, 1426). Es ist jedoch naheliegend, daß jeder Anwendungsbereich eine spezifische Konzeptualisierung von Lebensqualität erfordert (625, 1426). Lange Zeit dominierte in der Medizin eine auf das rein physische Funktionsniveau reduzierte Auffassung von Lebensqualität (1426, 1454). In jüngerer Zeit setzte sich jedoch eine breitere Konzeptualisierung durch, die sich im Begriff der gesundheitsbezogenen Lebensqualität widerspiegelt (1, 411, 625, 1417, 1454). Mittlerweile besteht Übereinstimmung darüber, welche Kernelemente der Begriff der gesundheitsbezogenen Lebensqualität umfassen muß (1, 411, 1245, 1252, 1417, 1426, 1454). Lebensqualität wird hiernach als ein multidimensionales Konstrukt aufgefaßt, das im Kern die Bereiche umfaßt:

1. Funktioneller Status.
2. Krankheitsbezogene Symptome.
3. Psychologisches und
4. soziales Funktionieren (1).

Hierbei beinhaltet der Bereich des funktionellen Status die Aspekte der Selbstversorgung, der Mobilität, der physischen Aktivitäten und des Rollenverhaltens. Auch wenn mittlerweile eine weitgehende Übereinstimmung über Definition und Inhalt gesundheitsbezogener Lebensqualität besteht, können Lebensqualitätskonzepte, wie sie für körperlich Kranke Anwendung finden, nicht ohne weiteres auch auf Patienten mit Hirnschädigung übertragen werden. Vielmehr sind hier eigenständige, zumindest modifizierte und an diese Patientengruppe angepaßte Konzeptualisierungen erforderlich (625). Darüber hinaus sind die methodischen Gütekriterien auch jeweils erneut anhand der Patientengruppe und des Anwendungsbereichs auszuwählen, zu gewichten und empirisch zu prüfen.

Inhaltliche und methodische Anforderungen an die Untersuchung der Lebensqualität von Patienten in der Neuroonkologie

Für die Anwendung in der Neuroonkologie weisen die publizierten Verfahren zur Lebensqualitätsmessung den Nachteil auf, daß Problembereiche wie die geistige Leistungsfähigkeit, die für diese Patientengruppe besonders relevant sind, nicht genügend berücksichtigt werden. (1370) Auf der anderen Seite enthalten Ratingskalen oder Fragebogenverfahren zur Erfassung von alltagsnahen Symptomen kognitiver Funktionseinschränkungen wie die Neuropsychological Impairment Scale (998) oder die Neurobehavioral Assessment Scale (231) bei weitem nicht alle Dimensionen, die dem Konstrukt der Lebensqualität zugeschrieben werden. Die Tab. 8.2 gibt einen zusammenfassenden Überblick über die Anforderungen, die eine Methode zur Erfassung der Lebensqualität in der Neuroonkologie erfüllen muß.

Ein wissenschaftlich fundiertes Verfahren zur Messung gesundheitsbezogener Lebensqualität muß einer gründlichen Prüfung der methodischen Gütekriterien unterzogen worden sein. Trotz erheblicher Fortschritte in den letzten Jahren besteht immer noch der Mißstand, daß viele der zirkulierenden Verfahren zur Erfassung gesundheitsbezogener Lebensqualität überhaupt nicht oder nur unzureichend hinsichtlich der relevanten methodischen Gütekriterien geprüft ist. Als theoretische Grundlagen der Konstruktion und methodischen Überprüfung von Verfahren zur Lebensqualitätsmessung stehen sich der klinimetrische und der psychometrische Ansatz gegenüber (1505). Beide Ansätze wurden in der Literatur ausführlich diskutiert, wobei dem klinimetrischen Ansatz mit gewissen Einschränkungen eine größere Bedeutung für die Entwicklung von Methoden zur Erfassung von Lebensqualität

Tabelle 8.2 Anforderungen an ein Instrumentarium zur Erfassung der Lebensqualität von Patienten mit Hirnschädigung

1. Möglichst umfassende Operationalisierung des Konstrukts der Lebensqualität.
2. Angemessene methodische Zuverlässigkeit hinsichtlich Validität, Sensitivität und Reliabilität.
3. Internationale Vergleichbarkeit der Ergebnisse.
4. Vergleichbarkeit auch mit Studien zur Lebensqualität von Patienten mit anderen Erkrankungen.
5. Berücksichtigung typischer Beschwerden und Beeinträchtigungen von Patienten mit Hirnschädigung.
6. Aus methodischen Gründen Abheben auf konkretes Verhalten bzw. konkrete Situationen im Alltagsleben, die sich objektivieren lassen.
7. Einfache Antwortskala, damit kognitive Kapazität und Entscheidungsvermögen der Patienten nicht überfordert werden.
8. Verfügbarkeit einer Parallelversion zur Fremdeinschätzung.
9. Erfassung nicht nur objektivierbarer funktioneller Einschränkungen, sondern auch der subjektiven Belastung.

zukommt (618, 1455, 1505). In Abweichung vom psychometrischen Ansatz sind für Verfahren zur Messung von Lebensqualität – in der Reihenfolge ihrer Wichtigkeit – Validität, Sensitivität und Reliabilität als methodische Kriterien zu nennen (618, 1455, 1505). Hierbei ist das in der Psychometrie kaum beachtete Kriterium der Sensitivität hervorzuheben, dem eine große Bedeutung zukommt. Sensitivität bedeutet in erster Linie Empfindlichkeit für therapieinduzierte Veränderungen und für Veränderungen im zeitlichen Verlauf (1505). Der Aspekt der internen (strukturellen) Validität tritt bei der Entwicklung von Verfahren zur Lebensqualitätsmessung gegenüber einem am Kriterium orientierten Ansatz zurück (618, 1455, 1505). Im Prozeß der Validierung sind möglichst hohe Korrelationen mit einer Vielzahl von klinisch relevanten Außenkriterien anzustreben, die aus dem Anwendungsbereich des entsprechenden Verfahrens stammen sollten (1455). Für die Anwendung in der Neuroonkologie bedeutet dies, daß die prognostische Validität ein wichtiges Bewertungskriterium für Verfahren zur Erfassung von Lebensqualität darstellt.

Lebensqualitätsforschung in der Neuroonkologie: aktueller Stand

In der Neuroonkologie ist die Verwendung der Karnofsky-Performance-Status-Skala (KPS) zur Erhebung der Lebensqualität von Patienten mit Hirntumoren weit verbreitet. In mehreren Studien erhoben sich jedoch erhebliche Zweifel an grundlegenden methodischen Gütekriterien der KPS (395, 612). Allerdings spricht für die Anwendung der KPS in klinischen Studien, daß sich unter bestimmten Bedingungen diese Schwierigkeiten unter Kontrolle bringen lassen (499). Zudem besitzt der KPS-Score in der Neuroonkologie eine erhebliche Aussagekraft hinsichtlich der Prognose der Patienten (499). Auf der anderen Seite bestehen jedoch substantielle Zweifel, ob diese einfache Skala dem umfassenden multidimensionalen Konstrukt der Lebensqualität tatsächlich gerecht wird, zumal deren Beschränkung auf das rein physische Funktionsniveau offenkundig ist (395, 499, 612, 625).

In der Neuroonkologie besteht gegenwärtig noch ein erheblicher Mangel an klinischen Studien, in denen Lebensqualität in standardisierter Weise mittels eines den üblichen methodischen Gütekriterien entsprechenden Verfahrens erhoben wurde. Diese Situation dürfte daraus resultieren, daß augenblicklich noch kein Verfahren zur Verfügung steht, das für die Anwendung in der Neuroonkologie entwickelt bzw. adaptiert und an entsprechenden Patienten methodisch geprüft worden ist. In erster Linie ist jedoch nicht die Neuentwicklung eines Verfahrens zur Lebensqualitätsmessung in der Neuroonkologie anzustreben. Aus Gründen der Ökonomie, der Vergleichbarkeit mit Ergebnissen auch nicht neuroonkologischer Studien sowie zur besseren Kommunizierbarkeit sollte vor allem auf bereits eingeführte, methodisch wie praktisch bewährte Standardverfahren zurückgegriffen werden. Daher werden zunächst in einschlägigen Studien vor allem methodische Aspekte im Vordergrund stehen müssen. Weitzner et al. (1470) überprüften die Validität des relativ wenig verbreiteten Ferrans and Powers Quality of Life Index for Cancer (FP-QLI) in einer Stichprobe von 50 Patienten mit malignen Hirntumoren. Neben einigen ermutigenden Ergebnissen fanden die Autoren jedoch weder eine Beziehung zum Alter der Patienten noch zum Malignitätsgrad der Prozesse (1470). Auch werden keine Ergebnisse zur prognostischen Validität mitgeteilt. Für den Bereich der Lebensqualitätsforschung bei Patienten mit Hirnschädigung liegen mittlerweile auch die ersten Forschungserfahrungen zur Anwendung und methodischen Eignung verschiedener Standardverfahren bei Schlaganfallpatienten vor (26, 344, 361, 620, 1428). Die Tab. 8.3 listet die entsprechenden Verfahren und die dazugehörigen Literaturzitate auf.

Es muß jedoch darauf hingewiesen werden, daß es sich hierbei nur um erste Zwischenergebnisse von Pilotstudien handelt, die zudem aufgrund der großen Unterschiede zwischen beiden Patientengruppen nicht unmittelbar auf neuroonkologische Patienten übertragen werden können.

Tabelle 8.3 Verfahren zur Messung gesundheitsbezogener Lebensqualität, deren methodische Eignung bei Schlaganfallpatienten gegenwärtig geprüft wird

1. Medical Outcome Study (MOS) short form 36 (SF 36); Anderson et al. (1996).
2. EORTC EuroQuol (QLCQ-30); Dorman et al. (1996).
3. Nottingham Health Profile; Ebrahim et al. (1986).
4. Aachener Lebensqualitäts-Inventar für Aphasiker; Hütter et al. (1995a).
5. Sickness Impact Profile (SIP); Visser et al. (1996).

Das Aachener Lebensqualitätsinventar (ALQI) ist ein Fragebogenverfahren zur Messung der gesundheitsbezogenen Lebensqualität von Patienten mit Hirnschädigung. Für die Entwicklung des ALQI diente die deutsche Version des Sickness Impact Profiles (SIP) als Ausgangspunkt (95, 625, 624). Das SIP ist ein in den USA häufig verwendeter und methodisch gut geprüfter Fragebogen zur Erfassung der gesundheitsbezogenen Lebensqualität, dessen Items weitgehend auf dem Niveau objektiv prüfbaren konkreten Verhaltens formuliert sind (95). Darüber hinaus bestehen bereits einige Erfahrungen mit der Anwendung des SIP bei Patienten nach Schädelhirntrauma (723, 1316, 1370). Das ALQI erfaßt in 11 Subskalen mit je 10 Items die folgenden Bereiche der Lebensqualität:

1. Aktivierung.
2. Beweglichkeit.
3. Hausarbeit.
4. Sozialkontakt.
5. Familienbeziehungen.
6. Fortbewegung.
7. Arbeit.
8. Freizeitaktivitäten.
9. Autonomie.
10. Kommunikation.
11. kognitive Kapazität.

Wie im SIP können Summenscores der gesamten Beeinträchtigung (ALQI Total Score) sowie des psychosozialen Bereichs (ALQI Psycho-social Score) und des Bereichs des physischen Funktionierens (ALQI Physical Score) berechnet werden. Darüber hinaus wurde noch eine Parallelversion des ALQI für die Einschätzung des Patienten durch den Lebenspartner entwickelt, da die Introspektionsfähigkeit von Patienten mit Hirnschädigung beeinträchtigt sein kann und einige Patienten nicht in der Lage sind, einen Fragebogen zu bearbeiten. Nach eigenen Erfahrungen sind ca. 20% aller Patienten mit Glioblastomen bereits zum Zeitpunkt der ersten stationären Aufnahme nicht mehr in der Lage, einen Fragebogen selbständig auszufüllen. Eine erste Prüfung der methodischen Gütekriterien des ALQI wurde anhand einer Stichprobe aus 231 neurochirurgischen Patienten mit Hirnschädigungen unterschiedlicher Ätiologie durchgeführt (617, 618). Ergebnisse der vorläufigen Datenauswertung ergeben bereits deutliche Hinweise für eine angemessene methodische Zuverlässigkeit beider Versionen des ALQI. Die interne Konsistenz (Cronbachs Alpha) beträgt für das gesamte Instrument in der Selbst- wie in der Fremdeinschätzungsversion jeweils .97, was einen ausgezeichneten Wert bedeutet. Untersuchungen zur Validität ergaben zahlreiche substantielle Korrelationen mit einer Reihe von relevanten externen Kriterien (618). Eine Version des ALQI zur Selbsteinschätzung der Lebensqualität von Patienten mit Aphasien wurde bereits entwickelt (620). In einer Studie von Hütter und Gilsbach (622) wurde die Lebensqualität (gemessen mittels des ALQI) von 23 Patienten mit niedriggradigen Gliomen (WHO Grad I-II) mit der von 38 Patienten mit malignen Gliomen (WHO Grad III-IV) verglichen. Die Tab. 8.4 zeigt einen Vergleich der Mittelwerte in den ALQI Subskalen und Summenscores zwischen beiden Gruppen.

Es zeigte sich eine signifikant größere Beeinträchtigung der Lebensqualität (ALQI Total score) in der Gruppe der Patienten mit hochmalignen Hirntumoren (Tab. 8.4). Es fällt jedoch auf, daß die Patienten mit malignen Gliomen vor allem im Bereich des physischen Funktionierens deutlich stärker beeinträchtigt sind als die Patienten mit den niedriggradigen Gliomen, während die Beeinträchtigungen im psychosozialen Bereich der Lebensqualität nicht wesentlich größer ausfallen (Tab. 8.4). Hierin schlägt sich ein qualitativer Unterschied nieder, da bei malignen Gliomen Beeinträchtigungen des physischen Funktionierens überwiegen, während bei Patienten mit niedriggradigen Gliomen die Beeinträchtigungen im psychosozialen im Verhältnis zum physischen Bereich stärker ausgeprägt sind. Dieses Ergebnis bedeutet auch, daß Patienten mit malignen Gliomen zwar im Bereich des physischen Funktionierens stark beeinträchtigt sind, aber immer noch eine relativ gute soziale Integration aufweisen. Hieraus ergeben sich zum einen Konsequenzen für den Schwerpunkt der Rehabilitationsbemühungen, aber zum anderen sollte unter Berücksichtigung der beschränkten Überlebenszeit alles unternommen werden, um die soziale Integration dieser Patienten soweit wie möglich zu erhalten.

Zu den wenigen prospektiven Studien zur Lebensqualität in der Neuroonkologie gehört die von Karim (676), der bei 20 (66%) von 30 Patienten mit niedriggradigen Gliomen ohne Anzeichen für ein Rezidiv eine deutliche Verbesserung der Lebensqualität nach Therapie fand. Jeweils 5 (17%) der Patienten verschlechterten sich oder blieben unverändert. Leider wurde der Ausgangsbefund nicht vor, sondern erst nach einem invasi-

Tabelle 8.4 Vergleich der Lebensqualität von Patienten mit niedergradigen und mit malignen Gliomen

ALQI[1]-Subskala bzw. Summenscore	Gliome WHO I – II (N = 23)	Mittelwert (SD)	Gliome WHO III – IV (N = 38)	Mittelwert (SD)	t-Test p
1. Aktivierung	2,4	(2,7)	5,1	(4,3)	0,04*
2. Beweglichkeit	1,2	(2,5)	6,2	(4,8)	0,00**
3. Hausarbeit	1,5	(2,5)	8,3	(1,5)	0,00**
4. Sozialkontakt	1,8	(1,9)	2,3	(2,8)	0,63 ns
5. Familienbeziehungen	1,1	(2,0)	1,9	(2,3)	0,57 ns
6. Fortbewegung	1,1	(1,7)	5,9	(4,8)	0,01*
7. Freizeitaktivitäten	1,0	(1,9)	2,8	(2,6)	0,06 ns
8. Autonomie	1,0	(2,8)	4,9	(5,0)	0,04*
9. Kommunikation	2,2	(2,9)	2,9	(4,5)	0,73 ns
10. Kognitive Kapazität	3,5	(4,3)	8,1	(7,9)	0,04*
ALQI[1] Psycho-social Score	9,2	(9,7)	11,0	(8,4)	0,67 ns
ALQI[1] Physical Score	4,3	(7,4)	15,4	(13,6)	0,00**
ALQI[1] Total Score	17,5	(19,8)	26,4	(20,7)	0,02*

ns = nicht signifikant; * $p < 0,05$; ** $p < 0,001$
[1] Aachener Lebensqualitätsinventar Selbsteinschätzungsversion

ven Eingriff, aber vor Einleitung der Strahlentherapie erhoben (676). In einer prospektiven Studie von Hütter et al. (614) wurden bei 23 Patienten mit frontalen niedergradigen Gliomen (WHO I-II) Lebensqualität und kognitive Leistungsfähigkeit vor einer mikrochirurgischen Entfernung des Prozesses und 6 Monate nach Operation ohne postoperative Radiatio erhoben. Zu dem Zeitpunkt der Nachuntersuchung bestand bei keinem Patienten ein Anhaltspunkt für ein Rezidiv. Es fand sich bei 14 (61%) Patienten eine signifikante Verbesserung der Lebensqualität, während diese bei 5 (22%) unverändert blieb und 4 (17%) sich verschlechterten (614). Auf der anderen Seite fanden Taphoorn et al. (1364) in einer retrospektiven Pilotstudie zur Lebensqualität von 14 Patienten ohne nennenswerte neurologische Auffälligkeiten mindestens ein Jahr nach Operation und Bestrahlung eines niedergradigen Glioms bedeutende neuropsychologische und affektive Beeinträchtigungen. Leider wurde die Lebensqualität der Patienten in der Studie von Taphoorn et al. (1364) nicht mit einem publizierten und standardisierten Verfahren untersucht. Eine vorläufige Auswertung einer Studie zur prognostischen Validität des ALQI bei Patienten mit malignen Gliomen (623) basiert auf den Daten von 38 Patienten (10 Gliome WHO Grad III; 4 Gliome WHO Grad IV und 24 Glioblastome WHO IV). Zwischen den histologischen Malignitätsgraden fanden sich bereits zum präoperativen Zeitpunkt signifikante Unterschiede hinsichtlich der Lebensqualität, wobei die Patienten mit den maligneren Tumoren auch stärker beeinträchtigt waren (jeweils $p < 0.05$). Während das Karnofsky Rating mit $r = .45$ ($p < 0.05$) mit der Überlebensdauer (Wochen) korrelierte, fand sich zwischen dem ALQI Summenwert und der Überlebensdauer eine Korrelation von $r = .58$ ($p < 0.01$).

Neuropsychologische Diagnostik in der Neuroonkologie

Eine erworbene Hirnschädigung kann grundsätzlich zu einer kaum überschaubaren Vielfalt an Auffälligkeiten und Funktionsminderungen führen. Zudem läßt es sich auch nicht mit Sicherheit vorhersagen, welche Art und Lokalisation von Hirnschädigungen zu welchen neuropsychologischen Ausfällen führen wird. Nur eine systematische neuropsychologische Diagnostik liefert zuverlässige Informationen über das tatsächliche kognitive Funktionsniveau eines Patienten. Die folgende Tab. 8.5 enthält eine allgemein gehaltene Aufstellung der häufigsten und wichtigsten neuropsychologischen Auffälligkeiten infolge einer erworbenen Hirnschädigung.

Lern- und Gedächtnisstörungen gehören zu den häufigsten Folgen einer Hirnschädigung. Dies gilt insbesondere für Patienten mit Hirntumoren,

Tabelle 8.5 Neuropsychologische Auffälligkeiten infolge einer erworbenen Hirnschädigung

1. Gesichtsfeldausfälle.
2. Neglect.
3. Räumlich-konstruktive Störungen.
4. Störungen der Gesichter- und Objektwahrnehmung.
5. Gedächtnisstörungen.
6. Sprachstörungen.
7. Störungen des problemlosen Denkens.
8. Störungen der Feinmotorik und der komplexen motorischen Koordination.
9. Apraxien.
10. Aufmerksamkeitsstörungen.
11. Störungen der Konzentrationsfähigkeit.
12. Persönlichkeits- und Verhaltensstörungen.

bei denen Gedächtnisprobleme mit Abstand die häufigsten neuropsychologischen Symptome darstellen (614). Mittlerweile liegen auch für den deutschen Sprachraum einige zuverlässige Gedächtnistests vor (vgl. 1429), jedoch steht noch immer eine Reihe von modernen Standardverfahren aus dem angelsächsischen Sprachraum nicht zur Verfügung.

Bisher gibt es in der kognitiven Psychologie weder eine allgemein akzeptierte Definition noch eine einheitliche Theorie der Aufmerksamkeit. Es steht jedoch außer Zweifel, daß Aufmerksamkeit eine grundlegende kognitive Funktion darstellt, die bei zahlreichen höher organisierten kognitiven Prozessen eine Rolle spielt. Aufmerksamkeit wurde bereits von Broadbent (169) als ein Prozeß definiert, der eine Reaktion auf spezifische, nach bestimmten Kriterien selektierte Reize vermittelt, während andere Reize unterdrückt werden. Eine moderne Konzeption der Aufmerksamkeit stammt von Posner und Petersen (1094), die die drei Teilaspekte der Aufmerksamkeit Selektivität, Kapazität und kontrollierte Verarbeitung voneinander unterscheiden. In der Neuropsychologie werden Beeinträchtigungen der Aufmerksamkeit nach diesen Bereichen differenziert und getrennt voneinander untersucht. Es besteht jedoch die Schwierigkeit, den verschiedenen Leistungsbeeinträchtigungen den entsprechenden Teilaspekt der Aufmerksamkeit zuzuordnen. In einer Studie von Hütter und Gilsbach (619) zeigte sich jedoch, daß die einzelnen Aufmerksamkeitsfunktionen statistisch weitgehend unabhängig voneinander waren. Eine minimale neuropsychologische Untersuchung der Aufmerksamkeit sollte mindestens die Prüfung der kognitiven Verarbeitungsgeschwindigkeit, der Selektivität und der Aufmerksamkeitskapazität umfassen. Zur Aufmerksamkeitsdiagnostik dienen vor allem Papier- und Bleistifttests und apparative Verfahren, wobei die computergestützte Aufmerksamkeits-Testbatterie von Zimmermann u. Fimm (1447) das Verfahren der Wahl zur apparativen Aufmerksamkeitsdiagnostik darstellt.

Unter einer Aphasie versteht man eine durch eine Schädigung des Zentralnervensystems bedingte Beeinträchtigung der Fähigkeit, sich sprachlich zu äußern wie auch sprachliche Mitteilungen zu verstehen. Diese beiden grundlegenden Bereiche der Sprachkompetenz können in unterschiedlicher Gewichtung gestört sein. Aphasien sind ein Kernbereich neuropsychologischer Diagnostik und Rehabilitation, da die Kommunikationsfähigkeit eine Fähigkeit ist, die für nahezu sämtliche Bereiche des Alltagslebens von großer Bedeutung ist. Daher ist auch die Lebensqualität von Aphasikern schwerwiegend beeinträchtigt (620). Vor allem grenzwertige aphasische Störungen können vom Außenstehenden leicht übersehen werden, auch wenn sie das Alltagsleben des Patienten deutlich beeinträchtigen (617). Daher ist eine systematische Aphasiediagnostik unumgänglich. Der Aachener-Aphasie-Test (AAT) ist im deutschsprachigen Raum ein Standardverfahren, um Schweregrad, Syndrom und spezifische Ausprägung einer Aphasie zu erfassen (607). Neben dem recht aufwendigen AAT besteht die Möglichkeit, den Token-Test (1017) für eine orientierende Screeninguntersuchung einzusetzen. Der Token-Test ist einfach durchzuführen und trennt mit hoher Sicherheit Aphasiker von Nicht-Aphasikern, gibt einen Anhaltspunkt für den Schweregrad der aphasischen Sprachstörung, erlaubt aber nicht eine Klassifizierung des aphasischen Syndroms. Während Aphasien relativ häufig vor allem nach linkshemisphärischen cerebrovaskulären Verschlußkrankheiten zu beobachten sind, sind sie bei Patienten mit Hirntumoren wesentlich seltener (26, 614). So waren in der Studie von Anderson et al. (26) alle 10 Patienten nach unilateraler linkshemisphärischer cerebrovaskulärer Verschlußerkrankung aphasisch, während nur 4 von 10 Tumorpatienten mit vergleichbarer Lokalisation der Läsion eine zudem auch nur leichte aphasische Störung aufwiesen.

Mittlerweile muß davon ausgegangen werden, daß erhebliche Unterschiede in den neuropsychologischen Auswirkungen zwischen cerebrovaskulären Erkrankungen und Hirntumoren im allgemeinen bestehen (26, 933, 1044). Hieraus folgt jedoch auch, daß viele Aussagen über die neuropsychologischen Auswirkungen von Hirnschädigungen, die überwiegend anhand von Patienten mit cerebrovaskulären Erkrankungen oder anhand von Stichproben mit Hirnschädigungen gemischter Ätiologie gewonnen wurden, nicht so einfach auf Patienten mit Hirntumoren übertragen werden können (26, 933). Die eigenen Erfahrungen aus der neuropsychologischen Diagnostik an mittlerweile über 250 Patienten mit Hirntumoren zeigen eine enorme Heterogenität der kognitiven Defizite in qualitativer und quantitativer Hinsicht. Insofern können Hirntumorpatienten hinsichtlich ihrer neuropsychologischen Beeinträchtigungen auf keinen Fall als eine homogene Gruppe angesehen werden.

∎ Begutachtung und Arbeitsfähigkeit

Für die sozialmedizinische Beurteilung der Arbeitsfähigkeit sind die körperliche und geistige Leistungsfähigkeit des Patienten entscheidend. Während bei der Begutachtung von neurologischen Beeinträchtigungen auf detaillierte Richtlinien zurückgegriffen werden kann, liegen für die gutachterliche Beurteilung von Patienten mit geistigen Funktionseinbußen aufgrund eines Hirntumors nur sehr vage Bestimmungen zur Beurteilung der verschiedenen Störungsaspekte vor (vgl. 894). Neben einer gründlichen neurologischen Untersuchung ist für die Begutachtung der beruflichen Leistungsfähigkeit eine umfassende neuropsychologische Untersuchung erforderlich. Auch wenn die diesbezüglichen Bestimmungen recht ungenau sind, so ist davon auszugehen, daß selbst nur durch neuropsychologische Funktionstests erfaßbare Folgen einer Hirnschädigung oft weitreichende Konsequenzen für das berufliche und private Leben eines Patienten haben können (621). Hierbei ist für die Beurteilung des Schweregrades der konkreten Auswirkungen der jeweiligen kognitiven Beeinträchtigungen das individuelle Anforderungsprofil der Berufstätigkeit eines Patienten zu berücksichtigen. Die Diagnose Hirntumor ist jedoch allein noch kein Grund, automatisch von einer aufgehobenen oder reduzierten Leistungsfähigkeit auszugehen. Auch bei malignen Hirntumoren sollten in der sozialmedizinischen Begutachtung weitgehend dieselben Kriterien wie bei der Begutachtung von Patienten mit anderen Krankheiten angewendet werden (699). Eine grundsätzliche Berufsunfähigkeitserklärung ist auch aus psychologischen und sozialen Gründen bei Hirntumorpatienten nicht angebracht. Berufstätigkeit und Arbeit sind nicht nur unter dem ökonomischen Aspekt zu sehen, sondern stellen für viele Patienten eine wichtige Quelle sozialer Kontakte und Grundlage des Selbstwertgefühls dar. Insofern können eine vorschnelle Berentung und Invalidisierung die psychosoziale Integrität eines Patienten gefährden. Selbst ein befristeter Rentenbezug zieht häufig eine Kündigung des Arbeitsverhältnisses nach sich.

Ist die uneingeschränkte Wiederaufnahme der vorherigen Tätigkeit nicht möglich, sollte eine berufliche Wiedereingliederung oder aber eine betrieblich veränderte Tätigkeit und ggf. eine Umschulung versucht werden (699). Nach dem geltenden Versicherungsrecht ist es durchaus praktikabel und im Interesse des Patienten, wenn er langdauernd, d. h. bis zu einem Jahr nach der Primärbehandlung Krankengeld wegen Arbeitsunfähigkeit bezieht. Zur Erhaltung des Arbeitsplatzes kann ein Antrag auf „betriebliche Eingliederungsmaßnahmen" gestellt werden. Weiterhin besteht die Möglichkeit einer längerfristigen Teilzeittätigkeit im Sinne einer „Belastungserprobung" in Übereinkunft mit Arbeitgebern und Krankenkasse bei etwa 50% Gehalt und 50% Krankengeld. Dies ist besonders relevant für neuroonkologische Patienten, die – abgesehen von Patienten mit hochmalignen Gliomen – überwiegend nicht von globalen Funktionsausfällen betroffen sind, sondern vor allem vermehrte Vergeßlichkeit und Aufmerksamkeitsstörungen aufweisen, die nur zu einer diffusen allgemeinen Leistungsminderung und verminderter Belastbarkeit führen (620).

∎ Fahrtauglichkeit

Die Fahrtauglichkeit stellt ein komplexes psychologisches Konstrukt dar, dessen notwendige und hinreichende Elemente gegenwärtig noch nicht vollständig aufgeklärt sind. Generell besteht dann keine Eignung zum Führen eines Kraftfahrzeugs, wenn aufgrund des individuellen körperlich-geistigen Zustands eine Verkehrsgefährdung nachgewiesen werden kann. Eine Verkehrsgefährdung liegt dann vor, wenn

- der Grad der festgestellten Beeinträchtigung der körperlichen und geistigen Leistungsfähigkeit den Anforderungen zum Führen eines Kraftfahrzeugs nicht genügt und/oder

- in einem absehbaren Zeitraum die Gefahr des plötzlichen Versagens der körperlichen und geistigen Leistungsfähigkeit zu erwarten ist. Patienten, die eine erhöhte Anfallsneigung aufweisen oder die von epileptischen Anfällen betroffen sind, sind daher grundsätzlich nicht fahrtauglich.

Tabelle 8.6 Defizite infolge einer Hirnschädigung, die die Fahrtauglichkeit beeinträchtigen können

1. Visuell-räumliche Störungen.
2. Visuomotorische Beeinträchtigungen.
3. Kognitive Verlangsamung.
4. Persönlichkeitsveränderungen.

In der Regel ist eine sozialmedizinische Begutachtung des Einzelfalles erforderlich, um eine relevante psychophysische Leistungsschwäche oder psychopathologische Erscheinung auszuschließen. Das sozialmedizinische Gutachten hat aber immer nur eine Beratungsfunktion für die rechtliche Entscheidung. Die rechtsverbindlichen Folgerungen aus der Begutachtung treffen nur Verwaltungsbehörden oder Gerichte.

Besonders schwerwiegend wirken sich visuell-räumliche Störungen im Straßenverkehr aus. Hierzu gehören Gesichtsfelddefekte und Neglect. Für die Fahrtauglichkeit ist ein intaktes Gesichtsfeld erforderlich, das durch eine perimetrische Untersuchung geprüft werden sollte. Bei einem Gesichtsfeldausfall sind nicht nur die Erkennungsgrenzen für weißes Licht sowie für Farb- und Formreize zu bestimmen, sondern auch die Ausdehnung des Restgesichtsfeldes, da dieses mit alltagsrelevanten Beeinträchtigungen in engem Zusammenhang steht (696). Von den Gesichtsfeldstörungen differentialdiagnostisch abzugrenzen ist der Neglect, der aus einer Nichtbeachtung visueller Information besteht. So werden von 75 % der Patienten mit Neglect Fahrzeuge übersehen und von 80 % der Neglect-Patienten andere Personen nicht beachtet (696). Zu den sensitivsten Verfahren der Neglect-Diagnostik gehört die tachistoskopische Untersuchung, mit der auch ein chronischer residualer Neglect diagnostiziert werden kann. Erworbene Störungen der Farbsinnunterscheidung allein sind kein hinreichender Grund, einem Patienten die Fahrerlaubnis zu entziehen, da Ampellichter durch ihre Position gedeutet werden können.

Neben rein neurologischen Funktionsausfällen muß bei der Beurteilung der Fahrtauglichkeit auch die kognitive Leistungsfähigkeit eines Patienten beurteilt werden. Von van Zomeren et al. (1415) stammt eine Aufstellung der wichtigsten Defizite infolge einer Hirnschädigung, die die Fahrtauglichkeit beeinträchtigen können (Tab. 8.6).

Störungen in der visuomotorischen Koordination können sich ungünstig auf das Spurhalten auswirken. Van Zomeren et al. (1415) fanden eine hohe Korrelation zwischen der Leistung im Minnesota Rate of Manipulation Test zur Erfassung der Geschwindigkeit der visuomotorischen Koordination und der mittleren Abweichung eines Testfahrzeugs bei der Geradeausfahrt. Hinsichtlich der kognitiven Verlangsamung dürfte davon auszugehen sein, daß diese sich vor allem mit zunehmendem Zeitdruck und zunehmender Aufgabenkomplexität ungünstig auf die Fahrleistung auswirkt. Daher sollten vor allem solche Testverfahren eingesetzt werden, die die Aufmerksamkeitskapazität besonders stark beanspruchen, indem sie eine Aufmerksamkeitsteilung erfordern und an die Leistungsgrenze gehen. Hier ist vor allem der Test zur Erfassung der peripheren Wahrnehmungsleistung (PVT) zu nennen, der eine unbeeinträchtigte Fähigkeit zur Aufmerksamkeitsteilung erfordert (179). In einer Studie stellte sich heraus, daß bedeutsame Zusammenhänge zwischen der Leistung im PVT und verschiedenen Aspekten der Fahrtüchtigkeit wie dem Verhalten in Kreuzungssituationen, dem Wahrnehmen anderer Verkehrsteilnehmer, dem Spurhalten und -wechseln sowie dem Überholen bestanden (179). Weiterhin können Belastbarkeit und Streßresistenz mit dem RST-3-Mehrfachwahltest geprüft werden (181). Das Wiener Determinationsgerät (WTG) stellt ebenfalls ein apparatives Verfahren zur Prüfung der Reaktionsfähigkeit dar, womit auch die Belastbarkeit bei Überforderung untersucht werden kann (714). Das WTG wird vom deutschen TÜV routinemäßig für Fahrtüchtigkeitsprüfungen eingesetzt. Ein weiteres Verfahren zur Prüfung der Kapazität der geteilten Aufmerksamkeit stellt der entsprechende Untertest aus der computergestützten Testbatterie von Zimmermann u. Fimm (1447) dar. Für den Fall von Schlaganfallpatienten haben Lewrenz u. Friedel (813) detailliert erläutert, unter welchen Bedingungen eine Kraftfahrzeugtauglichkeit wiedererlangt werden kann. Bei Patienten mit Hirntumoren, bei denen eine Wahrscheinlichkeit für eine Rückkehr oder ein Fortschreiten des Prozesses besteht, ist eine Wiederholung der Untersuchung in

Abhängigkeit von der Entwicklung des Prozesses zu empfehlen.

Einschränkungen der Fahrtauglichkeit als Folge von Persönlichkeitsveränderungen sind besonders schwierig zu beurteilen. Hierzu zählen vor allem Beeinträchtigungen in der Fähigkeit der Patienten, die eigenen Funktionseinbußen wahrzunehmen, Störungen des planerischen Denkens sowie der Handlungssteuerung und eine beeinträchtigte Risikowahrnehmung und -einschätzung. Derartige Beeinträchtigungen treten nicht nur bevorzugt bei Patienten mit Frontalhirnschädigung auf, sondern sind auch bei anderen Patientengruppen zu beobachten. Ein grundsätzliches Problem der neuropsychologischen Fahrtüchtigkeitsdiagnostik besteht darin, daß offenbar eine testpsychologische Untersuchung nur unzureichend das tatsächliche Verhalten im Straßenverkehr vorherzusagen gestattet. So fanden Hannen et al. (532) deutliche Unterschiede zwischen den Ergebnissen einer umfangreichen Fahrtüchtigkeitsprüfung und einer praktischen Fahrprobe. Etwa die Hälfte aller Patienten, bei denen deutliche testpsychologische Auffälligkeiten bestanden, erwies sich bei der praktischen Fahrprobe als sichere Autofahrer (532). Daher sollte im Anschluß an eine testpsychologische Untersuchung regelmäßig eine Fahrprobe durchgeführt werden. Patienten mit neurologischen Beeinträchtigungen sowie solche mit auffälligen Testleistungen sollten an die Medizinisch-Psychologische Untersuchungsstelle des jeweils zuständigen Technischen Überwachungsvereins (TÜV) überwiesen werden. Hierbei ist der Patient darüber zu informieren, daß der TÜV die Möglichkeit hat, eine Fahrerlaubnis einzuziehen.

Rehabilitation bei neuroonkologischen Erkrankungen

Die deutsche Sozialgesetzgebung sichert jedem Patienten, der von einer Behinderung oder Erwerbsunfähigkeit bedroht ist, neben akutmedizinischer Versorgung einen Rechtsanspruch auf Rehabilitation zu. Rehabilitationsmaßnahmen sollten so früh wie möglich einsetzen. Hierbei gelten die beiden Grundsätze „Rehabilitation vor Berentung" und „Rehabilitation vor Pflege". Als Fernziel der Rehabilitation muß die Wiederherstellung der körperlichen, seelischen und sozialen Integrität angesehen werden. Insgesamt verfolgen die sozialmedizinischen Konzepte der Rehabilitation die folgenden Ziele (Tab. 8.7).

Tabelle 8.7 Ziele von sozialmedizinischen Rehabilitationsmaßnahmen

1. Wiederherstellung der gestörten Funktionen.
2. Optimierung der Restfunktionen.
3. Erlernen neuer Fertigkeiten zur Kompensation von persistierenden Funktionseinschränkungen.
4. Verbessern der Ausdauerleistung.
5. Erlernen von Problembewältigungsstrategien.
6. Unterstützung der Krankheitsverarbeitung.
7. Informationsvermittlung über Ursachen und Folgen der Erkrankung.
8. Erlernen angemessenen Krankheitsverhaltens.
9. Einstellung auf die Anforderungen des Berufs- und Alltagslebens im Rahmen des erreichten Leistungsniveaus des Patienten.
10. Unterstützung der beruflichen Wiedereingliederung.

Das Ziel von Rehabilitationsmaßnahmen in der Neuroonkologie besteht in der Erfassung und Förderung von Rückbildungstendenzen neurologischer und neuropsychologischer Funktionsstörungen. Darüber hinaus sind Kompensationsmöglichkeiten für dauerhaft gestörte Funktionen zu fördern. Bei im alltäglichen Leben weitgehend selbständigen Patienten besteht das Ziel in der Wiederherstellung bzw. Verbesserung der beruflichen Leistungsfähigkeit. Die berufliche und psychosoziale Situation des Patienten sind ggf. soweit zu ändern, daß das berufliche, familiäre und soziale Handikap des Patienten verringert wird. Daher sind hier auch soziale und psychologische Rehamaßnahmen angebracht. In diesem Zusammenhang spielt auch die ambulante Rehabilitation eine wachsende Rolle. In der Nachsorge und Langzeitbetreuung kann zur Stabilisierung und Kompensation von Funktionsdefiziten in Teilbereichen eine Förderung angebracht sein. Die Ziele bestehen in einer Stabilisierung des erreichten Zustandes, der Sicherung der psychologischen und beruflichen Wiedereingliederung und einer Verringerung der verbleibenden Handicaps in Beruf und Familie. Bei einem andauernd schlechten Zustand des Patienten sowie in der Phase der Verschlechterung bei Patienten mit malignen Gliomen ist der Schwerpunkt von einer aktiven Förderung hin zu mehr funktionserhaltenden und unterstützenden Maßnahmen zu verschieben. Die Rehabilitation dient dann in erster Linie der Erhaltung, Betreuung und Unterstützung. Soweit wie möglich, sollten die Pflege und Betreuung des Schwerkranken zu Hause durch die Angehörigen und mit Unterstützung von ambulanten Diensten durchgeführt werden. Hierbei ist besonderes Gewicht auf die Anleitung, Unterstützung und Entlastung der Angehörigen zu legen (659, 762).

Im stationären Bereich sollte bereits parallel zur Primärversorgung eine sozialrechtliche Beratung und eine erste funktionelle Hilfe wie Ergotherapie stattfinden. Frühzeitig sollten Kontakte zu nachfolgenden Beratungs- und Betreuungsinstitutionen wie onkologischen Beratungsstellen hergestellt werden. Onkologische Beratungsstellen bieten die folgenden Beratungs- und Betreuungsangebote:

1. Informationsvermittlung in medizinischen, pflegerischen und sozialrechtlichen Fragen.
2. Psychosoziale Beratung.
3. Praktische Unterstützung.
4. Vermittlung von Selbsthilfegruppen (396).

Eine Liste der neurologischen und neuropsychologischen Rehabilitationseinrichtungen und weiterführende Informationen über einzelne Kliniken in Form von Klinikportraits findet sich regelmäßig im Anhang der Zeitschrift Neurologie & Rehabilitation. Bei eher längerfristig verlaufenden neuroonkologischen Erkrankungen wie bei niedergradigen Gliomen kann die berufliche Tätigkeit wiederaufgenommen werden, auch wenn unterschiedliche Behandlungen und möglicherweise das Auftreten von Rezidiven diese ggf. sogar mehrfach unterbrechen werden. Selbst wenn eine Weiterbehandlung und regelmäßige Untersuchungen erforderlich sind, können diese so integriert werden, daß sie dem Patienten dennoch eine weitere Berufstätigkeit gestatten. Auf sozialmedizinische Hilfen wie Prothesen, Perücken, Haushaltshilfen, Vergünstigungen des Schwerbehindertenausweises (Kündigungsschutz, steuerliche Vergünstigungen, Wohngeld, freie Benutzung öffentlicher Verkehrsmittel) sei an dieser Stelle nur hingewiesen. Die sozialmedizinische Nachsorge bei neuroonkologischen Erkrankungen sollte einen festen Platz im Rahmen der Behandlung einnehmen. Die Nachsorge sollte sich nicht nur auf supportive Maßnahmen im Rahmen der antineoplastischen Therapie beschränken. Vielmehr kommt der psychosozialen Betreuung von Patienten und Angehörigen eine große Bedeutung zu.

Neurologische und neuropsychologische Rehabilitation

Bei der Rehabilitation neuroonkologischer Erkrankungen müssen zwei Bereiche voneinander unterschieden werden:

1. Die allgemein somatische und neurologische Rehabilitation von körperlichen Beschwerden bzw. Funktionsausfällen und
2. die neuropsychologische Rehabilitation von kognitiven Funktionsstörungen und psychosozialen Problemen.

In der Regel werden in entsprechenden Rehabilitationseinrichtungen beide Bereiche abgedeckt, wobei aber darauf geachtet werden sollte, daß gerade der bei neuroonkologischen Patienten besonders wichtige Bereich der neuropsychologischen Rehabilitation ausreichend in der gewählten Rehabilitationseinrichtung vertreten ist. Für die neuropsychologische Rehabilitation gilt, daß spätestens nach 6 Monaten, nach neueren Ergebnissen bereits 3 Monate nach Eintritt der Hirnschädigung, der Höhepunkt des Rehabilitationspotentials bereits überschritten ist (1429). Das Hauptmerkmal der neurologisch-neuropsychologischen Rehabilitation ist die Arbeit in einem interdisziplinären therapeutischen Team. Dieses setzt sich in der Regel aus Ärzten, Psychologen, Neuropsychologen, Logopäden, Ergotherapeuten, Pflegekräften, Krankengymnasten, Physiotherapeuten und Sozialarbeitern/Sozialpädagogen zusammen. In Anlehnung an das Phasenmodell von Schupp (1245) soll ein Stufenmodell der Rehabilitations- und Betreuungsbemühungen in der Neuroonkologie veranschaulichen, daß in Abhängigkeit vom Zustand und den Behinderungen des Patienten verschiedene Schwerpunkte in den einzelnen Rehabilitationsphasen zu setzen sind (Tab. 8.8).

Bei neuroonkologischen Patienten besteht nicht wie bei Patienten nach Schlaganfall oder Schädelhirntrauma ein phasenhafter Ablauf vom akuten Stadium bis hin zur Nachsorge. Vielmehr ist in vielen Fällen von einem umgekehrten Ablauf im Sinne einer dauerhaften Verschlechterung und einem zunehmenden und sich qualitativ ändernden Betreuungsbedarf auszugehen. Auch besteht u. U. ein erhöhter Rehabedarf nach einem operativen Eingriff, um eventuelle Operationsfolgen zu kompensieren. Vielmehr beginnt dann nach einer postoperativen Verschlechterung das Rehamodell

Tabelle 8.8 Phasenmodell der einzelnen Rehabilitationsphasen in der Neuroonkologie

> A. Ambulante oder stationäre Nachsorge zur Verbesserung der beruflichen und/oder psychosozialen Wiedereingliederung.
> B. Behandlungs- und Reha-Phase, in der der Patient kooperativ mitarbeiten kann, die er aber für die Aktivitäten der täglichen Lebenshilfe benötigt.
> C. Behandlungs- und Reha-Phase, in der der Patient im täglichen Leben selbständig ist, in der er aber umfassender rehabilitativer Hilfe bedarf.
> D. Private oder institutionelle Pflege und Betreuung in der terminalen Phase.

je nach Zustand des Patienten mit den Phasen B oder C, um dann nach einer funktionalen Erholung in die Phasen A oder B überzugehen. Bei Rezidivierung bzw. weiterem Tumorwachstum und einer damit verbundenen sekundären Verschlechterung findet dann ein Übergang in die Phasen B, C und im terminalen Zustand in die Phase D statt, wobei in Abhängigkeit vom Krankheitsverlauf auch vorübergehende Übergänge in eine Phase mit geringerem Reha- bzw. Betreuungsbedarf möglich sind.

In der Neuroonkologie wird die unbedingt wünschenswerte Frührehabilitation in der postoperativen Phase ansetzen. Grundsätzlich sollte der Bedarf für eine neuropsychologische Rehabilitation von den Ergebnissen einer neuropsychologischen Untersuchung, aber auch von dem Wunsch des Patienten und der Prognose der Grunderkrankung abhängig gemacht werden. Die neuropsychologischen Beeinträchtigungen von neuroonkologischen Patienten sind weder in qualitativer noch in quantitativer Hinsicht selbst unter Kenntnis der Lokalisation und der Histologie sicher vorhersagbar. Daher müssen sie bei jedem einzelnen Patienten durch eine differenzierte neuropsychologische Diagnostik bestimmt werden. In der Remissionsphase sollte die Rehabilitation eher im Hintergrund wirken. In der terminalen Phase besteht zwar aufgrund der ständigen Verschlechterung des Patienten ein erhöhter Rehabedarf, der jedoch nicht auf die Reintegration und Wiederherstellung der Arbeitsfähigkeit hin auszurichten ist, sondern vielmehr auf die Unterstützung und Linderung von Beschwerden bzw. Beeinträchtigungen abzielt. Sind die Patienten nicht mehr bewußtseinsklar und/oder bettlägerig bzw. bewegungsunfähig, so werden pflegerische Maßnahmen überwiegen. Um die soziale Integration solange wie möglich aufrechtzuerhalten und um eine Trennung des Patienten von Familie und gewohnter Umgebung zu vermeiden, wäre es bei der Langzeitrehabilitation und bei absehbar kurzen Verläufen wie im Falle von hochmalignen Gliomen sinnvoll, die ambulante Rehabilitation der stationären vorzuziehen. Im Unterschied zu rein medizinischen Therapien, deren Erfolg an der Rate behandlungsbedingter neurologischer Ausfälle, Remissionsraten und Überlebenszeiten gemessen werden kann, ist die Messung des Erfolgs von Rehamaßnahmen erheblich schwieriger. Neben der symptombezogenen Evaluation des Erfolgs neuropsychologischer Rehabilitationsmaßnahmen im Sinne der Minderung oder Beseitigung kognitiver Funktionsausfälle sollte in Zukunft auch die Lebensqualität der Patienten als Bewertungskriterium herangezogen werden. Das Ziel sämtlicher Anstrengungen zur Rehabilitation sollte nicht bei der Minderung von isolierten Funktionsausfällen stehenbleiben, sondern in der Integration des Patienten ins Alltagsleben und der Minderung von Beeinträchtigungen im täglichen Leben bestehen.

Häusliche Pflege in der terminalen Phase

Da sterbende Patienten neben Schmerzen in erster Linie die Einsamkeit fürchten (922), sind Sterbebegleitung und häusliche Pflege in der terminalen Phase durch die Angehörigen der institutionellen Betreuung vorzuziehen. Häusliche Krankenpflege kann vom Arzt zur Verkürzung des Krankenhausaufenthaltes verordnet werden. Dem Patienten kann es hierdurch ermöglicht werden, weiter in seiner gewohnten Umgebung zu leben. Für die Bevorzugung der häuslichen Pflege sprechen auch die Ergebnisse zur Lebensqualität bei Patienten mit malignen Gliomen, die auf eine relativ gute soziale Integration hinweisen. Weiterhin ist es für die soziale Integration des sterbenden bzw. schwerkranken Patienten, der in der häuslichen Umgebung gepflegt wird, wichtig, daß, solange noch Ansprechbarkeit, geistige Klarheit und Sprachvermögen vorhanden sind, die Angehörigen und der Kranke über das in der Zukunft zu erwartende ins Gespräch kommen. Im Zusammenhang mit der Entscheidung für eine häusliche Pflege ist es erforderlich, daß die Angehörigen über den zu erwartenden Verlauf der Erkrankung und den absehbaren Zustand des Patienten genau informiert werden.

Die Pflege des Patienten in der häuslichen Umgebung sollte von einem Sozialarbeiter im Hintergrund unterstützt werden, um bei Bedarf organisatorische und sozialrechtliche Hilfestellung zu leisten.

9. Experimentelle Therapieformen in der Neuroonkologie

Gentherapie

M. Westphal, U. Schlegel

Unter der Gentherapie versteht man heute den Versuch, durch gezielte Veränderungen des Erbgutes einer erkrankten Zelle einen therapeutischen Effekt zu erzielen. Dabei wird das therapeutisch wirksame Gen entweder „fest" in das Genom der Zelle eingebaut oder nur vorübergehend in der Zelle aktiviert. Die Art der Aktivierung eines therapeutischen Gens in einer Zelle hängt von der Art ab, wie das Gen eingeschleust wird, d.h. wie die Transduktion/Transfektion abläuft. Die Gentherapie ist noch in der frühen klinischen Erprobungsphase und wird in der Behandlung degenerativer Prozesse ebenso eingesetzt wie in der Therapie von erblichen Gendefekten oder Tumoren (986). Je nachdem ob eine stabile Integration des neuen Gens gewünscht wird oder eine vorübergehende Expression kann das Gen durch Retroviren (mit Integration in das Wirtszellgenom), Adenoviren oder Herpesviren (ohne Integration), Liposomen oder als „nackte DNA" appliziert werden (s. Übersicht im Deutschen Ärzteblatt, 986).

In den bisherigen Therapiestudien bzw. -experimenten für Hirntumoren, d.h. eigentlich ausschließlich maligne Gliome, sind konzeptionell zwei unterschiedliche Strategien zu unterscheiden, die Einschleusung eines direkt wirksamen Gens oder die Einschleusung eines an sich unwirksamen Gens, das in der Empfängerzelle dafür sorgt, daß aus einer Vorstufe einer toxischen Substanz die wirksame Endstufe entsteht oder z.B. eine Immunreaktion in Gang kommt (746). Im Rahmen dieses Ausblickes soll im folgenden entsprechend von direkter und indirekter Gentherapie gesprochen werden.

■ Direkte Gentherapie

Bezüglich der ersten Strategie werden zwei Möglichkeiten ausgetestet. Zunächst scheint es sinnvoll und verlockend, solche Gene zu ersetzen, die in den Tumorzellen verlorengegangen sind, also z.B. die sog. Tumorsuppressorgene (s.a. Kapitel 1, S. 47 ff; 30). Erste Untersuchungen wurden diesbezüglich mit dem p53 Gen unternommen (927 a), wobei als therapeutische „Genfähre" Adenoviren ausgetestet werden, die eine relativ breite Infektiosität haben und als „ubiquitäre" Viren harmlos sind (727). Problematisch bei der Verwendung von Adenoviren zum Gentransfer ins Gehirn ist die Möglichkeit einer heftigen Immunreaktion, der Allergisierung bei der Notwendigkeit mehrerer Applikationen und die nur vorübergehende Infektion einer Zelle mit entsprechend transienter Expression des Transgens (303). Da ein therapeutischer Effekt nur in einer infizierten Zelle zustandekommt, muß tatsächlich jede Zelle infiziert werden, wenn nicht gleichzeitig eine Immunreaktion stattfindet, die im Sinne eines unspezifischen „bystander-effects" uninfizierte Tumorzellen mitvernichtet. Neuere Untersuchungen lassen Adenoviren wieder in günstigerem Licht erscheinen, da anscheinend zwar eine Immunreaktion in Gang kommt, diese aber den Virus nicht beseitigen kann und so schon langzeitige Transgenaktivierungen gesehen wurden (195, 888).

Andere Kandidatengene sind das RB-Gen und u.U. auch das Gen der VHL-Erkrankung (s.a. Kapitel 1, S. 47 ff).

Die andere Möglichkeit besteht in der Ausschaltung der unzeitig und übermäßig aktivierten Onkogene, z.B. des erb-B1, oder von Wachstumsfaktoren, z.B. FGF oder IGF. Eine solche Ausschaltung kann z.B. direkt durch einen genetischen Anti-sense gegen das Wachstumsfaktorgen erfolgen, wobei in die Tumorzellen das Wachstumsfaktorgen „verkehrt herum" eingebracht wird, wodurch das „richtig herum" abgelesene Gen komplementär gebunden und somit neutralisiert wird. Eine solche Neutralisierung ist auch mit Genbruchstücken, sog. Oligonukleotiden, die direkt appliziert werden können möglich (954). Andernfalls kann eine immunologische intrazelluläre Neutralisation des Genproduktes durch Transfektion eines Antikörpergens erfolgen, wobei der betreffende Wachstumsfaktor intrazellulär durch den produzierten Antikörper abgebunden wird. In anderen Systemen, so beim Mammacarcinom, konnte mit Anti-HER-2 in entsprechenden Modellen eine Wachstumsbremsung erreicht werden (493). Anti-sense-Strategien gegen Wachstumsfaktoren sind seit längerer Zeit in der experimentellen Optimierung, wobei die zunächst eindrucksvollen Experimente zur In-vivo-Wirkung des IGF-1-Anti-sense beim C6-Modell (1392) bisher nicht wiederholt werden und keine klinischen Studien angeschlossen werden konnten.

Zu der Kategorie der direkten Gentherapie sollten auch die immunologischen Ansätze gezählt werden, die darauf abzielen, die Immunogenität der Tumorzellen zu erhöhen bzw. die prinzipiell gegen die Tumorzellen mögliche Immunreaktion zu stimulieren. Dabei sind wiederum zwei Komponenten wichtig, eine direkt Stimulation z.B. mit einem Interleukin (IL-2), oder die Unterbrechung der glioblastomvermittelten Immunsuppression durch eine Inhibition des verursachenden Cytokins, dem Transforming growth factor β-2 (420). Die anti-TGF-β2 ist dabei allein wohl keine hinreichende Therapie, kann aber hilfreich sein, z.B. eine Ex-vivo-Sensibilisierung autologer Zellen zu erreichen, um diese dann nach dem Prinzip der LAK-Zell-Therapie wieder dem Patienten zuzuführen (1162).

Die bisherigen Erfahrungen mit einem Tumorvakzine, bei dem autologe Interkeukin-2 produzierende Glioblastomzellen verwendet wurden, sind nur anekdotisch, wobei die Beschreibung des Krankheitsverlaufes auf erhebliche Nebenreaktionen hinweist (1303).

■ Indirekte Gentherapie

Hierunter muß man ein Konzept verstehen, in dem keine zelluläre Fehlfunktion korrigiert wird, sondern Tumorzellen selektiv so verändert werden, daß sie Vorstufen von chemotherapeutischen Substanzen spezifisch intrazellulär aktivieren und so abgetötet werden. Prototyp der indirekten Gentherapie ist die sog VDEPT, virus directed enzymatic prodrug therapy. Diese Form der Gentherapie wurde als erste beim Menschen beim Glioblastom eingesetzt (281) und befindet sich mit beständigen Modifikationen in der fortgeschrittenen klinischen Testung (746). Die Selektivität des Prinzips beruht bei Hirntumoren auf der regionalen, intraoperativen Applikation von Retroviren in die Randzone des Tumors, wo verbliebene Zellen infiziert werden, sich das Virus aber nur dort integriert, wo sich Zellen teilen, und das sind definitionsgemäß nur Tumorzellen. Das Gen, mit dem die meisten Erfahrungen vorliegen, ist das Thymidin-Kinase Gen des Herpes-simplex-Virus (HSV-tk). Durch erfolgreiche Transduktion von Tumorzellen wird dadurch in den Zellen das als intravenöse Infusion verabreichte Gancyclovir in einen toxischen Metaboliten umgewandelt und die Zelle so abgetötet. Da außerdem auch benachbarte Zellen absterben, geht der Effekt über die transduzierten Zellen hinaus, so daß auch bei einer niedrigen Transduktionsrate ein Effekt erzielt werden kann. Dieser indirekte Effekt wird als „bystander-effekt" bezeichnet.

Ein anderes System ist die Cytosin-Deaminase, die auf dem gleichen Konzept beruht, nur daß hier eine andere Substanz umgesetzt wird, nämlich das systemisch nicht toxische 5-Fluoro-Cytosin in das in der Onkologie gut bekannte 5-Fluoro-Uracil (604). Schließlich soll noch das CYP2B1-Gen erwähnt werden, mit dem intrazellulär das Cyclophosphamid aktiviert werden kann und das im Rahmen einer experimentellen VDEPT bereits in einem Mäusemodell verwendet worden ist (235). Für die VDEPT gibt es noch eine Menge weiterer Möglichkeiten, die sich alle in der Ausprägung des Bystander-Effektes unterscheiden. Da dieser Effekt auf der unterschiedlichen Ausprägung von Zellkommunikation durch Tight-junctions (932) oder unterschiedliche Ausprägung einer lokalen Immunreaktion beruht, kann es bei gleicher Histologie und gleichem therapeutischen Vorgehen zu sehr unterschiedlichen Therapieerfolgen kommen, wodurch auch diese Form der Gentherapie den gleichen individuellen Unwägbarkeiten wie die Chemotherapie unterliegt. Ein Hauptaugenmerk wird in der Zukunft auf der begleitenden Prädiktorenforschung liegen müssen.

Eine komplexe Form der Gentherapie gegen Hirntumoren richtet sich gegen die Neubildung von Blutgefäßen, also gegen die Angiogenese. Seit der Entdeckung der angiogenetischen Rolle des Vascular endothelial growth factor (VEGF, 1084), hat man ein Molekül und ein dazugehöriges Rezeptorsystem, dessen Funktionalität für das Wachstum eines malignen Glioms von großer Bedeutung zu sein scheint. Entsprechend hat es Versuche gegeben, durch Transfektion von Endothelzellen mit einer dominant negativen Rezeptorvariante das Wachstum von experimentellen Tumoren in der Ratte zu inhibieren, was auch gelang (936). Auch dieser Ansatz ist vielversprechend, wobei sich auch hier die Frage stellt, auf welche Weise im Menschen das Gen appliziert werden soll, und wie beim Menschen die Selektivität erreicht wird. Der entscheidende Vorteil einer solchen Strategie mag darin bestehen, daß man die Zielzellen, nämlich das Endothel durch eine intravasale Applikation direkt erreicht und nicht erst die Bluthirnschranke als Hindernis vor sich hat.

Zusammenfassend kann man sagen, daß die Gentherapie noch in einem sehr frühen Stadium ist und es sich noch in keiner Weise abzeichnet, daß damit überhaupt ein therapeutischer Durchbruch erzielt werden kann, da die ersten Erfahrungen gezeigt haben, das der „genetische Eingriff" in der echten therapeutischen Situation sehr komplex ist. Nichtsdestotrotz beginnt mit der Gentherapie eine neue Phase der echten Therapieentwicklung. Über die Beschreibung neuer genetischer Ansatzpunkte hinaus werden auch beständig neue Applikationssysteme beschrieben oder bewährte Systeme optimiert, so daß es eine breite Basis für Verbesserungen gibt (1007, 1541). In der zurückliegenden Zeit mußte man sich damit begnügen, die komplexe Zellbiologie der Gliome zu beschreiben, um Moleküle und Regulationsmechanismen zu definieren, deren Störung therapeutisch ausnutzbar sein könnten (1478, 1479). Die gentherapeutische Forschung ermöglicht nun diesen Eingriff in die bei Tumorzellen fehlgesteuerte Zellbiologie in einer Weise, die breite neue Perspektiven eröffnet und sicherlich zu einem erheblichen Wissenszuwachs führen wird.

Immuntherapie bei Hirntumoren

J.C. Tonn, M. Westphal

Gemeinhin gilt das ZNS als „immunologisch privilegiert". Neben der Vorderkammer des Auges, der Schilddrüse und dem Hoden gehört es zu den Organsystemen, die kein lymphatisches System aufweisen. Dennoch sind gerade in jüngster Zeit eine Fülle von Befunden erhoben worden, die neuroimmunologische Mechanismen gerade auch im Zusammenhang mit der Progression von Hirntumoren beinhalten. Der Mikroglia wird hierbei eine besondere Funktion zugeschrieben – die Expression von Makrophagen-typischen Markern und die Möglichkeit zur Phagozytose in Zellkultur belegen eine monozytäre Abstammung dieser Zellpopulation, denen eine Funktion als antigenpräsentierende Zelle zukommen soll. Der MHC-I- und MHC-II-Antigenkomplex wird von diesen Zellen exprimiert, ferner konnte nachgewiesen werden, daß Interferon Gamma, TNF-α (Tumornekrosefaktor Alpha) und Interleukin I (IL-1) von diesen Zellen sezerniert werden kann. Gliazellen wird die Fähigkeit der Produktion von IL-6 und IL-8 zugeschrieben, Gliomzellen sollen IL-1, IL-3, IL-6 und IL-10 produzieren (20, 261, 608, 1231, 1362, 1528).

Seit langer Zeit weiß man um die beeinträchtigte zelluläre Immunantwort bei Gliompatienten. So weisen Gliompatienten eine reduzierte T-Zell-Aktivität auf, es besteht oft eine ausgeprägte kutane Anergie, die Aktivität von „Natural-killer"-(NK-)Zellen ist reduziert und die IL-2-Produktion/die IL-2-Rezeptorexpression von Mitogenaktivierten T-Zellen ist vermindert (1530). Zwei Zytokine, deren Bildung in Gliomen nachweisbar ist, wurden bislang hauptsächlich hierfür verantwortlich gemacht: TGF-β2 und Prostaglandin E2 (PGE-2) (420, 421). Darüber hinaus können gliomspezifische Ganglioside hierbei eine Rolle spielen (1207). Kürzlich wurde auch die IL-10-Produktion/Sekretion bei Gliompatienten erhöht gefunden, welche ebenfalls als Erklärung für die beobachteten Phänomene herangezogen werden kann (608).

Die bislang favorisierte Lehrmeinung, daß sich das Gliomwachstum im ZNS in einer „immunologischen Nische" abspielt, gab Anlaß zu Überlegungen, über eine Stimulation des Immunsystems und/oder eine besondere immunologische Exposition des Tumorgewebes eine Säule der „biologischen Tumorbekämpfung" neben Operation und Strahlentherapie zu etablieren. Mehrere Therapiemodalitäten sind hierfür denkbar:

- Zytokine wie Interferone, Interleukine oder andere „biologic response modifiers".
- Zelluläre Elemente wie Lymphokin-aktivierte Killerzellen (LAK-Zellen), tumorinfiltrierende Lymphozyten (TIL) und zytotoxische T-Lymphozyten.
- Monoklonale Antikörper gegen tumorspezifische Epitope – entweder allein in Form funktionell blockierender Antikörper oder als Mediatorentherapie gekoppelt an Radionukleide, Chemotherapeutika oder Toxine.
- Einer Kombination der verschiedenen Ansätze.

Einige dieser Konzepte haben bereits den Bereich der experimentellen Forschung verlassen und Eingang in erste klinische Studien gefunden, wobei die bisherigen Ergebnisse die anfängliche Euphorie erheblich gedämpft haben. Im einzelnen sollen exemplarisch einige Bereiche von besonderer Bedeutung dargestellt werden.

Zytokine

Am bekanntesten unter den Zytokinen sind die Interferone, unterteilt in Interferon-α, Interferon-β und Interferon-γ. Obgleich In-vitro-Studien und Tierversuche eine antiproliferative Aktivität von Interferon-β und Interferon-α bei neuroektodermalen Tumoren nahelegten und eine Verstärkung der NK-Zellfunktion zusätzliche Wirksamkeit versprach, haben die bisherigen klinischen Ergebnisse des Einsatzes von Interferonen bei Gliomen enttäuscht. In mehreren Protokollen wurde Interferon-α, Interferon-β bzw. Interferon-systemisch oder lokal appliziert, Interferon-γ wurde nur systemisch eingesetzt. Obgleich anfängliche Berichte Ansprechraten bis zu 40 % bei Patienten mit rezidivierenden Gliomen vermeldeten, konnten größere Serien diese Wirksamkeit nicht bestätigen (870, 876, 964, 1208, 1530). Die bisherigen Daten haben noch keine kontrollierte Phase-III-Studie gerechtfertigt. Darüber hinaus haben schwere systemische Nebenwirkungen, wie hohes Fieber, schwere Übelkeit und Erbrechen sowie anaphylaktoide Reaktionen und die Steigerung von Anfallsfrequenz und -stärke, einen weitergehenden klinischen Einsatz verhindert. Nachdem eine Hochdosis-Monotherapie mit Interferonen demnach nicht erfolgversprechend ist, bestehen immer wieder Ansätze, diese Substanzen niederdosiert in Kombinationsschemata anzuwenden (870, 876).

Unter den Interleukinen hat bislang Interleukin-2 Eingang in erste klinische Studien gefunden. Dieses von aktivierten T-Zellen sezernierte Zytokin vermag seinerseits die Proliferation von peripheren Blut-Lymphozyten zu stimulieren als auch unspezifische zytolytische Effektoren (LAK-Zellen, NK-Zellen) sowie zytotoxische T-Zellen zu aktivieren. Bei intravenöser Applikation ist jedoch eine sehr hohe Dosierung erforderlich, um die biologisch wirksamen Konzentrationen zu erreichen. Die bisweilen schweren, typischen Nebenwirkungen wurden als „vascular leak syndrome" zusammengefaßt: Es handelt sich um ein lebensbedrohliches interstitielles Lungenödem, schwere Nieren- und Leberfunktionsstörungen sowie ein ausgeprägtes Hirnödem mit Verschlechterung des neurologischen Zustandes. Aus diesem Grunde wurde die *lokale* Applikation von IL-2 geprüft; die ausgeprägten Nebenwirkungen wie Fieber, neurologische Funktionsstörungen bis hin zur Lethargie haben nicht die geringe klinische Wirksamkeit gerechtfertigt (640, 928, 1387).

Tumornekrosis-Faktor (TNF), in zwei unterschiedlichen Molekülen als TNF-α und TNF-β, versprach initial einen ausgeprägten zytotoxischen Effekt auf Gliomzellen. Bereits in ausführlichen Zellkultur-Experimenten mußte diese Hoffnung revidiert werden. Daneben traten auch hier in den wenigen Anwendungen bei Patienten nicht vernachlässigbare Nebenwirkungen auf (1207, 1362).

Als weitere „Immunmodulatoren" werden vereinzelt Ok-C32 (eine Präparation aus Streptococcus pyogenes) und PS-K (ein Polysaccharid aus Basidiomyzetes) eingesetzt. Die wenigen, hauptsächlich in Japan durchgeführten klinischen Anwendungen lassen noch keine Schlußfolgerung auf ihre Wirksamkeit zu (1207, 1278).

Zelluläre Immuntherapie (LAK-Zellen, zytotoxische T-Lymphozyten)

Die Blutleukozyten von Gliompatienten können in vitro durch Kultivierung in Gegenwart von IL-2 aktiviert werden. Diese sog. Lymphokin-aktivierten Killerzellen (LAK-Zellen) sind in der Lage, autologe Gliomzellen zu attackieren unter Aussparung der nicht transformierten Glia. 10^9-10^{11} LAK-Zellen sind für eine lokale Immuntherapie erforderlich. Die klinische Anwendung sieht in der Regel vor, nach Generierung der LAK-Zellen in vitro aus peripheren Blutleukozyten diese LAK-Zellen lokal in die Tumorkavität zu applizieren (z. B. über ein in der Tumorresektionshöhle liegendes Reservoir-System oder durch direkte Infiltration im Rahmen einer Kraniotomie) (1520). Vereinzelte Berichte über ein klinisches und radiologisches Ansprechen von Patienten in bis zu 34 % der Patienten mit rezidiertem Glioblastom und einer Verlängerung der mittleren Überlebenszeit konnte noch nicht in größerem Maße bestätigt werden. Da in keiner Weise klar ist, inwiefern LAK-Zellen, die in eine Tumorhöhle eingebracht werden, in der Lage sind, in das umliegende Gewebe zu infiltrieren, wurde die Applikation von LAK-Zellen mit der direkten lokalen Gabe von hochdosiertem IL-2 (10^6 U tgl) in die Tumorhöhle verglichen, wobei außer einem massiven Hirnödem keine Wirkung festgestellt werden konnte, so daß die Studie abgebrochen werden mußte (570a, 733).

Auch bei der Interleukin-Therapie sind Fieber, Übelkeit und Erbrechen, Störungen des Sensoriums und ausgeprägtes Hirnödem nicht selten als Nebenwirkung zu verzeichnen. Da die Wirkung der LAK-Zellen auf die Tumorzellen in der klinisch und biologisch entscheidenden Infiltrationszone nur schwer vorstellbar ist, bedarf dieses Konzept auch noch der weiteren theoretischen und experimentellen Aufarbeitung. Versuche, die Applikation von LAK-Zellen mit Mitogenen zu kombinieren, zielen auf die Steigerung der biologischen Wirksamkeit ab (640).

Zytotoxische T-Lymphozyten können in vitro durch Ko-Inkubation von peripheren Blutleukozyten mit Tumorzellen generiert werden. Die Effizienz der immunologischen Aktivierung ist dadurch steigerbar, daß die als Immunstimulans verwendeten Gliomzellen mit einem Anti-sense gegen TGF-β2, einem Immunsuppressor im Rahmen der Gliomerkrankung, transfiziert werden (733). Obgleich in vitro eine direkte zytotoxische Wirksamkeit auf Gliomzellen nachgewiesen werden konnte, steht der Beleg einer entsprechenden klinischen Wirksamkeit noch aus (594, 935, 1362).

Monoklonale Antikörper

Das Konzept, über monoklonale Antikörper eine selektive Tumorbehandlung durchführen zu können, war und ist verlockend. Voraussetzung für das Ziel, mit monoklonalen Antikörpern selektiv die Tumorzellen zu identifizieren und gleichzeitig zu zerstören, ist die Generierung eines tumorspezifischen Antikörpers, der nicht mit normalen Zellen kreuzreagiert. Ein solcher hochspezifischer Antikörper ist für Gliome noch nicht gefunden worden. Zwar gibt es Antikörper gegen gliomtypische mesenchymale extrazelluläre Matrix, gegen Ganglioside sowie gegen die extrazelluläre Domäne des epidermalen Wachstumsfaktorrezeptors (EGF-R). Wenige dieser Antikörper zeigen jedoch eine direkte tumortoxische Wirkung, meistens wird die Antikörper-vermittelte zellmediierte Zytotoxität (ADCC) gesteigert. Eine in Deutschland durchgeführte klinische Studie mit Antikörpern gegen den EGF-Rezeptor hat nicht die erhoffte Wirksamkeit gezeigt (1320, 1387).

1. Monoklonale Antikörper wurden auch als Vehikel für andere therapeutische Optionen benutzt. Am weitesten verbreitet hierbei ist bislang die einer meningealen Aussaat von Tumorzellen im Liquorraum. Hier ist die Effektivität eines Tumor-Antigenkontaktes höher einzuschätzen verglichen mit solidem Tumorgewebe, so daß konzeptionell die Meningeosis neoplastica eine besonders interessante Indikation darstellt (249, 1049).
2. Ein weiterer Ansatz ist die Kopplung von Antikörpern an unspezifische Toxine, wie z. B. Ricin, das dann zur ausgeprägten Blockade der Proteinsynthese führt. Derartige Toxine sind hochaktiv, bereits wenige Moleküle führen zur irreversiblen Schädigung der Zelle. Da diese Toxine jedoch unspezifisch alle Zellen schädigen, ist die Wirksamkeit dieses Konzeptes allein abhängig von der Spezifität des Antikörpers bei der Erkennung der Tumorzelle – eines der derzeit noch ungelösten Probleme (526).

Während der Einsatz monoklonaler Antikörper theoretisch verlockend erscheint, sind in der Praxis noch eine Vielzahl von Problemen zu überwinden, bevor ein klinischer Einsatz forciert werden könnte. Hinderungsgründe für eine effektive Therapie mit monoklonalen Antikörpern sind bislang fehlende Spezifität und Affinität der Antikörper zu den Tumorzellen sowie eine Kreuzreaktivität mit normaler Glia oder anderen, nicht transformierten Zellen. Der erste regelrecht als spezifisch anzusehende Antikörper ist gegen eine Variante des EGF-Rezeptors gerichtet, in dem ein größeres Segment in der extrazellulären Domäne fehlt, wodurch ein spezifisches Fusionsprotein als regelrechtes „Onkoprotein" entsteht (1335). Gegen diese Sequenz sind mittlerweile spezifische Antikörper gemacht worden, die sich in Vorbereitung klinischer Studien in der pharmakokinetischen Optimierung befinden (1135).

Bekanntermaßen weisen die Zellen maligner Gliome eine ausgeprägte Antigen-Heterogenität auf, so daß es derzeit unwahrscheinlich erscheint, daß ein einzelner Antikörper sich ausreichend an alle Tumorzellen binden könnte. Darüber hinaus determinieren die Vaskularisierungen des Tumors, die Tumordurchblutung sowie die Kapillarpermeabilität im Tumor ganz wesentlich die Verteilung der hochmolekularen Antikörper oder gar der Antikörper-Konjugate. Daneben besteht die Gefahr, daß die Antikörper bei systemischer Applikation vom retikuloendothelialen System sequestriert werden oder zirkulierende Antigene durch Bildung von Immunkomplexen die Antikörper vor Erreichen ihres Wirkortes neutralisieren. Ansätze, diese Probleme zu überwinden, stellen der Einsatz von $F(ab)^2$-Antikörperfragmenten dar, die aufgrund ihrer kleineren Molekülgröße besser penetrieren sollten (105, 815). Darüber hinaus wurden Versuche unternommen, durch intratumorale Applikation monoklonaler Antikörper das Problem der Distribution zu minimieren. Erste Ergebnisse einer intratumoralen Applikation von [133]I-gekoppelten Antikörpern gegen Tenascin (ein perivaskuläres Matrix-Protein in malignen Gliomen) dokumentierten eine, wenn auch begrenzte, Wirksamkeit (1147).

Eine weitere Strategie der antikörpervermittelten Therapie besteht in der Entwicklung bispezifischer Antikörper, die in der Lage sind, T-Lymphocyten an Tumorzellen zu koppeln und damit eine lokale Immunreaktion in Gang zu setzen (1500a).

Zusammenfassend ist derzeit festzustellen, daß dem Einsatz einer klinisch wirksamen Immuntherapie bei Hirntumoren eine noch mangelnde Kenntnis der wesentlichen neuroimmunologischen Mechanismen während der Entstehung und Progression von Hirntumoren verhindert. Die jeweilige Ernüchterung anfänglich euphorisch vertretener Therapiekonzepte belegt einmal mehr die Notwendigkeit, Therapieansätze erst auf der Basis weiterführender Ergebnisse aus den Grundlagenwissenschaften abzuleiten. Es bleibt zu hoffen, daß der Intensivierung dieser Bemühung und dem Dialog zwischen Labor und Klinik in weiterer Zukunft erfolgversprechende Behandlungskonzepte folgen können.

Andere experimentelle Therapieformen

M. Westphal, J. C. Tonn

Wohl kaum mit einer anderen Erkrankung sind so viele unterschiedliche Therapieexperimente durchgeführt worden wie mit den malignen Gliomen. Außer den bereits z.T. in fortgeschrittene Stadien klinischer Prüfung vorangebrachten Therapien aus dem Bereich der Immunologie und Gentherapie gibt es eine Fülle weiterer Ansätze, denen die Ausnutzung physikalischer Größen gemeinsam ist. Im einzelnen soll hier nur auf drei Verfahren und Methoden eingegangen werden, die seit langer Zeit erforschte und beständig weiterverbesserte Bor-Neutroneneinfang-Therapie, die photodynamische Therapie und die Hyperthermie.

■ Bor-Neutroneneinfang-Therapie

Das Konzept der „Boron-Neutron capture therapy" (BNCT) beruht darauf, daß der Kern eines Boratoms in der Lage ist, zunächst Neutronen einer speziell definierten Energie, sog. epithermische Neutronen, aufzunehmen und danach durch Aussendung einer hochwirksamen, aber sehr kurzsteckigen Strahlung zu zerfallen. Zunächst muß sich dazu eine vorab intravenös verabreichte [10]B-Verbindung möglichst selektiv im Tumor akkumulieren. Dann wird der Patient in ein wie auch in der konventionellen Strahlentherapie mit Kollimatoren definiertes Bestrahlungsfeld gebracht, in dem sich ein aus einem Reaktor abgenommener epithermischer Neutronenstrahl befindet. Dort, wo der Neutronenstrahl auf das Bor trifft, wird die toxische Strahlung freigesetzt, die eine Reichweite von einem halben Zelldurchmesser hat und somit in ihrer Wirkung auf die Zellen begrenzt ist, in denen sich das Bor angereichert hat.

Die Methode an sich ist nicht neu, denn die ersten Berichte stammen aus den 50er Jahren (391). Damals erlitten die Patienten allerdings unzumutbare Behandlungsschäden, so daß diese Methode für die Therapie damals zunächst verlassen und über technische Verbesserungen nachgedacht wurde (68). Lediglich in Japan wurde die Weiterentwicklung und Anwendung fortgesetzt, wobei die bislang berichteten klinischen Ergebnisse weit hinter den Erwartungen an eine derart aufwendige Behandlungsmethode zurückblieben (547). Der technische, apparative und organisatorische Aufwand dieser Therapie ist sehr hoch. In Europa wird die Entwicklungsarbeit hauptsächlich im Rahmen eines europäischen Konsortiums in Petten in Holland geleistet. Die auf diesem Gebiet in der Welt tätigen Gruppen verfolgen unterschiedliche Strategien, insbesondere wurden gänzlich neue und unterschiedliche Borverbindungen in Europa, Japan und den USA entwickelt (214). Der Neutronenstrahl der in den jeweiligen Zentren verwendeten Strahlungsquelle hat zudem unterschiedliche Charakteristik, so daß zu der schwierigen Logistik noch das Problem der Nicht-Vergleichbarkeit der einzelnen Studien kommt. Bevor erneut Patienten behandelt werden, sind zunächst eine Reihe von Tiermodellen entwickelt und getestet worden, insbesondere für die Dosimetrie und die Pharmakokinetik von Borverbindungen. Letztere sind auch schon am Menschen getestet worden, indem die Patienten die Testsubstanz präoperativ erhielten und danach eine biochemische Analyse des entfernten Tumors erfolgte (537, 1333). Die aktuellen Untersuchungen zielen auf eine Verbesserung der Pharmakokinetik ab (544). Unter den jetzigen Voraussetzungen und nach den langjährigen sorgfältigen Vorbereitungen kann es durchaus sein, daß die BNCT durch die in Europa geplanten und bereits in den USA laufenden Therapiestudien ihre negative Vergangenheit abschüttelt. Aufgrund ihrer Logistik wird die Methode allerdings keine allgemeine Verbreitung finden und auch die neuen Studien müssen erst einmal eine eindeutige Wirksamkeit zeigen.

■ Photodynamische Therapie

Die Idee der sog. photodynamischen Therapie besteht darin, daß Porphyrine als „Photosensitizer" vom Tumor möglichst selektiv aufgenommen werden (738, 1481). Eine anschließende Applikation von Licht einer speziell für den Photosensitizer adaptierten Wellenlänge vermag das Gewebe zu durchdringen und über eine Aktivierung der Porphyrin-Verbindung lokal Energien freizusetzen, die zur selektiven Tumorzerstörung führen (331). Phototherapie, Photochemotherapie und photodynamische Therapie (PDT) werden hierbei synonym gebraucht, wobei sich der zuletzt genannte Terminus allgemein durchgesetzt hat. Die Porphyrin-Verbindungen leiten sich von den eisenhaltigen Protoporphyrinen ab, die im Hämoglobin für die Sauerstoffbindung verantwortlich sind. Hämatoporphyrin-Derivate (HpD) haben bisher Eingang in klinische Studien gefunden. Die idealerweise selektive Aufnahme der HpD in Tumorzellen und die Durchdringung der peritumoralen Infiltrationszone durch das applizierte Laserlicht sind besonders in Hinblick auf die bereits in die peritumorale Zone eingedrungenen Gliomzellen eine theoretisch optimale Kombination (1090). Ein bislang allerdings großes Problem stellt die exakte Abstimmung des Photosensitizers und der verwendeten Lichtwellenlänge dar. Die derzeitigen Ergebnisse zeigen, daß Lichtwellenlängen zwischen 650 und 800 nm die beste Eindringtiefe in das Gewebe zeigen, die bisher verwendeten Photosensitizer jedoch am besten bei 400 nm angeregt werden, einer Wellenlänge, die nur minimal in das Gewebe eindringt. Auch ist das Problem der Spezifität bislang noch nicht ausreichend gelöst. Gerade in der Tumorinfiltrationszone, in unmittelbarer Nachbarschaft des intakten Hirngewebes, ist die therapeutische Breite

dieses Verfahrens noch zu gering, die Chance der unspezifischen Destruktion vitalen Hirngewebes damit zu hoch, was auch aus den bisherigen Therapiestudien an Patienten mit Rezidiven hervorgeht (958a). Bislang wurden entweder stereotaktisch plazierte Quarzfiberleiter für Argon-Laser oder externe Xenonlampen verwendet. Letzteres Verfahren fand für die intraoperative Applikation in die Resektionshöhle Anwendung. Die derzeitigen Ergebnisse sind insgesamt noch unbefriedigend, dennoch wird in einigen Gruppen an der Verbesserung dieser Methode gearbeitet, wobei analog zu der BNCT auch die Optimierung der Chemie und Pharmakokinetik der Photosensitizer im Mittelpunkt steht (577, 995, 1090, 1481). Abgesehen von der Weiterentwicklung der Substanzen wird auch von der Logistik her die PDT ein sehr aufwendiges Verfahren bleiben, was nur in wenigen Zentren Anwendung finden wird.

■ Hyperthermie

Die Empfindlichkeit von Tumorzellen gegenüber zytostatischen Substanzen und Bestrahlung kann *in vitro* durch Hyperthermie gesteigert werden. Da dieser Effekt sowohl in hypoxischem Gewebe als auch in ruhenden sowie in sich teilenden Zellen nachzuweisen ist und eine kumulative Toxizität nicht erwartet werden kann, wird das Konzept der lokalen Hyperthermie in der Tumorbehandlung maligner Gliome sehr optimistisch eingeschätzt. Die geringe Hyperthermie-Toleranz des Hirngewebes, die sich in einer diffusen Schwellung des perifokalen Gewebes infolge gesteigerten regionalen Blutflusses äußert und den Hirndruck erhöht, führt zu einem niedrigen therapeutischen Index. Da die Penetration von Mikrowellen-induzierter Energie in das Hirngewebe gering ist, wurden invasive Techniken mit implantierbaren Antennensystemen entwickelt, um eine fokale Applikation der thermischen Energie mit steilem Wirkungsabfall in dem Randgewebe zu erreichen. Nicht zuletzt viele technische Probleme haben bislang verhindert, daß die initial günstigen Ergebnisse aus Labor- und Tierversuchen im klinischen Einsatz noch nicht reproduziert werden konnten (873, 1087, 1208). Eine interessante Entwicklung ist die Modulation der Aufnahme radioaktiver monoklonaler Antikörper gegen Tumoren durch Hyperthermie. Die dadurch erhöhte Aufnahme an Antikörper führt zu einer erhöhten Strahlendosis (1246). Kritisch muß man allerdings bemerken, daß eine solche „hyperthermische Immuno-Radiotherapie" an Komplexität kaum noch zu übertreffen ist, sich jeglichen Versuchen einer Standardisierbarkeit und Dosimetrie entzieht und nur das Dilemma widerspiegelt, eine effektive Hirntumortherapie zu finden.

Eine neuere Form der Hyperthermie, die laservermittelt durch stereotaktische Implantation eines Lichtleiters eine kugelförmige Erwärmung bewirkt, kann u. U. in die Therapie kleiner idealerweise kugeliger Metastasen Eingang finden. Die Besonderheit des Verfahrens liegt in der „real time" Überwachung des Effektes durch gleichzeitige Durchführung einer MRT, in der sich auf rasch wiederholt aufgenommenen Schichten der thermische Effekt durch eine Veränderung im Signalverhalten kenntlich macht (663 a).

Andere experimentelle Therapieformen

Auf die gentherapeutisch orientierten Therapieformen ist bereits eingegangen worden, wozu alle Therapien gehören, die mit DNA in Verbindung stehen, etwa Anti-sense-Therapie oder „naked-DNA". Ebenso sind die immunologischen Therapieformen gesondert abgehandelt. Nicht berücksichtigt sind bisher experimentelle Ansätze wie

- **Differenzierungstherapien,** bei denen ähnlich wie bei der Therapie der Leukämien mit Retinolsäure, die Tumorzellen zu einer Ausdifferenzierung gebracht werden sollen.
- **„Enhanced Convection"**, wobei über stereotaktisch plazierte Schläuche eine interstitielle Infusion mit einer Pumpe in den Tumor hineingegeben wird. Darüber können Chemotherapeutika und Immunotoxine gegeben werden. Solche Untersuchungen befinden sich derzeit in der Phase 1.
- **Anti-angiogenetische Therapien,** mit denen durch eine Vielzahl unterschiedlicher Inhibitoren versucht werden soll, die Gefäßneubildung im Tumor zu unterbinden. Mehrerer Substanzen befinden sich in klinischer Testung, entweder als lokale Therapie oder als systemische Gabe.

Schließlich soll zugestanden werden, daß es eine Fülle „alternativer" Therapieformen gibt, die hier nicht berücksichtigt werden können, aber durchaus einer anekdotischen Wirksamkeit nicht entbehren und z. T. mittlerweile auch ernsthaft pharmakologisch untersucht werden.

Zukunftsperspektiven und Ausblick

M. Westphal, U. Schlegel

Grundlage der zukunftsorientierten operativen Therapie wird eine sich ständig verbessernde funktionelle präoperative Diagnostik sein, die die Grenzen der Therapierbarkeit immer weiter hinausschieben wird, und dabei versucht, therapieassoziierte Schäden weitgehend zu vermeiden. Zu solchen Optimierungen gehören beispielsweise das sog. „functional imaging" (765), intraoperative Funktionsanalysen und das intraoperative MRT.

Grundlage der Chemotherapie muß zunächst eine verbesserte, neuropathologische-neurobiologische Subklassifizierung sein, die eine Lineage-Zuordnung erlaubt und die z. B. für die Oligodendrogliome schon zu einer erheblich besseren Prognose geführt hat. Die Einbeziehung der Zellbiologie in die neuropathologische Klassifikation könnte dann bei der Auswertung von Therapiestudien aufzeigen, welche Zelldifferenzierung gegen welche Substanz besonders empfindlich reagiert. Vor allem brauchen wir aber bessere Substanzen, und zwar viel dringlicher als neue Studien und Dosierungen und Kombinationen der alten Substanzen, auch wenn In-vitro-Testungen und In-vivo-Pharmakokinetik und Bluthirnschranken-Modifikation u. U. schon prätherapeutisch eine bessere Patientenselektion und Effizienzsteigerung ermöglichen werden.

Grundlage für spezifische zukünftige Therapieformen wird die molekularpathologische und zellbiologische Analyse sein, die in der Lage ist, in einzelnen histopathologischen Entitäten spezifische Genveränderungen nachzuweisen, die damit Angriffspunkt für gentherapeutische Anstrengungen werden können.

Problem jeder Tumor-Erkrankung bleibt jedoch die Dissemination, sei es im Liquorraum (Medulloblastome, Ependymome), im Bereich der Schädelbasis (Meningeome) oder im Gehirn (Gliome). Insbesondere diese biologische Eigenschaft von Tumoren scheint kaum beherrschbar, da es schwer sein wird, dieses Zellprogramm abzuschalten.

Literatur

1. Aaronson NK. Quality of life: What is it? How should it be measured? Oncology, 2: 69–74, 1988.
2. Adamson, P. C., D. G. Poplack: Leptomeningeal metastases. Pharmacologic approaches to treatment. In: V. E. Levin: Cancer in the nervous system. Churchill Livingstone, New York (1996) 291–301
3. Afra, D., B. Kocsis, J. Dobay, et al: Combined radiotherapy and chemotherapy with dibromodulcitol and CCNU in the postoperative treatment of malignant gliomas. J. Neurosurg. 59 (1983) 106–110
4. Agosti RM, Leuthold M, Gullick WJ, Yasargil MG, Wiestler OD : Expression of the epidermal growth factor receptor in astrocytic tumours is specifically associated with glioblastoma multiforme. Virchows Archiv A Pathol Anat 420 (1992) 321–325
5. Akeyson E. W., I. E. McCutcheon: Single stage posterior vertebrectomy and replacement combined with posterior instrumentation for spinal metastasis. J. Neurosurg. 85 (1996) 211–220
6. Albert, R. E., A. R. Omran, E. W. Brauer et al: Follow-up study of patients treated by x-ray for tinea capits. Am J Public Health 56 (1966) 2114–2120
7. Albert FK, Zenner D, Forsting M: Nutzen des radiologischen Monitorings nach Glioblastomexstirpation. Klinische Neuroradiologie 4 (1994) 203–219
8. Albert, F. K., M. Forsting, K. Sartor et al: Early postoperative magnetic resonance imaging after resection of malignant glioma: objective evaluation of residual tumor and its influence on regrowth and prognosis. Neurosurgery 34 (1994) 45–61
9. Albrecht, S., R. M. Haber, J. C. Goodman, et al: Cowden syndrome and Lhermitte-Duclos-disease. Cancer 70 (1992) 869–876
10. Albright AL, Packer RJ, Zimmerman R, et al: Magnetic resonance scans should replace biopsies for the diagnosis of diffuse brain stem gliomas: a report from the Children's Cancer Group. Neurosurgery 33 (1993) 1026–1029
11. Albright, A. L., R. A. Price, A. N. Guthkelch: Diencephalic gliomas of children: A clinico-pathologic study. Cancer 55 (1985) 2789–2795
11b. Albright A. L., J. H. Wisoff, P. M. Zeltzer, J. M. Boyett, L. B. Rorke, P. Stanley: Effects of medulloblastoma resections on outcome in children: A report from the Children's Cancer Study Group. Neurosurgery 38 (1996) 265–271
12. Alderson, L., M. R. Fetell, M. Sisti, et al: Sentinel lesions of primary CNS lymphoma. J. Neurol. Neurosurg. Psychiatry 60 (1996) 102–105
13. Allen, J. C., F. Epstein: Medulloblastoma and other primary malignant tumors of the CNS. J Neurosurg 57 (1982) 446–452
14. Allen, J. C., J. H. Kim, R. J. Packer: Neoadjuvant chemotherapy for newly diagnosed germ-cell tumors of the central nervous system. J Neurosurg 69 (1987) 65–70
15. Allen, J. C.: Childhood brain tumors: Current status of clinical trials in newly diagnosed and recurrent disease. Pediatr Clin North Am 32 (1985) 633
16. Allen, J. C., J. Wisoff, L. Helson et al.: Choroid plexus carcinoma: response to chemotherapy alone in newly diagnosed young children. J Neurooncol 12 (1992) 69–74
17. Allen, J. C., R. C. DaRosso, B. Donahue, et al: A phase II trial of preirradiation Carboplatin in newly diagnosed germinoma of the central nervous system. Cancer 74 (1994) 940–944
18. Al-Mefti, O., Holoubi A, Rifai A, et al: Micorsurgical Removal of Suprasellar Meningeomas. Neurosurgery 1985; 16: 364–372
19. Al-Mefti, O., L. A. B. Borba: Skull base chordomas: A management challenge. J. Neurosurg. 86 (1997) 182–189
20. Alosi, F., A. Care, G. Borsellino, et al: Production of Hemophoietic Cytokines, IL-8, Colony Stimulating Factors) by Normal Human Astrocytes in Response to IL-1b and Tumor Necrosis Factor-a. J. Immunol.149 (1992) 2358–2366
21. Altenkirch, H.: Umweltbedingte Erkrankungen. In : Kunze K. (Hrsg.), Lehrbuch der Neurologie, Thieme Stuttgart (1992) 697–701.
22. Altschuler, E., H. Moosa, R. G. Selker, et al: The risk and efficacy of anticoagulant therapy in the treatment of thromboembolic complications in patients with primary malignant brain tumors. Neurosurgery 27(1990) 74–77
22a. Alvarez, J. A., M. L. Cohen, M. L. Hlavin: Primary intrinsic brainstem oligodendroglioma in an adult. J. Neurosurg. 85 (1996) 1165–1169
23. American Psychiatric Association (1980) Diagnostic and Statistical Manual of Mental Disorders, 3rd. edition ed. Washington, DC: American Psychiatric Press.
24. Ammirati, M., J. H. Galicich, E. Arbit, et al: Reoperation in the treatment of recurrent intracranial malignant gliomas. Neurosurgery 21 (1987a) 607–614
25. Ammirati, M., N. Vick, Y. Liao, et al: Effect of the extent of surgical resection on survival and quality of life in patients with supratentorial glioblastomas and anaplastic astrocytomas. Neurosurgery 21 (1987) 201–206
26. Anderson C, Laubscher S, Burns R. Validation of the short form 36 (SF-36) health survey questionnaire among stroke patients. Cerebrovasc Dis, 6: S7, 1996.
27. Anderson SW, Tranel D, Damasio H. The use of tumor and stroke patients in neuropsychological research: a methodological critique. J Clin Exp Neuropsychol 10: S32, 1988.
28. Anderson, N. E., C. Budde-Steffen, M. K. Rosenblum: Opsoclonus, myoclonus, ataxia and encephalopathy in adults with cancer: A distinct paraneoplastic syndrome. Medicine (Baltimore) 67 (1988) 100–109
29. Anderson, N. E., J. M. Cunningham, J. B. Posner: Autoimmune pathogenesis of paraneoplastic neurological syndromes. Critical Reviews in Clinical Neurobiology 3, CRC Press, Boca Raton (1987) 245–299

30. Anker, L., H. Ohgaki, B. I. Ludecke, et al: p53 accumulation and gene mutations in human glioma cell lines. Int. J. Cancer 55 (1993) 981–987
31. Annegers, J. F., E. R. Laws, L. T. Kurland, et al: Head trauma and subsequent brain tumors. Neurosurgery 4 (1979) 203–206
32. Anson, J. A., R. F. Spetzler: Interventional neuroradiology for spinal pathology. Clin. Neurosurg. 39 (1992) 388–417
33. Apuzzo, MLJ, JK Sabshin. Computed Tomographic Guidance Stereotaxis in the Management of Intracranial Mass Lesions. Neurosurgery 12: 277–285, 1983.
34. Apuzzo, MLJ, PT Chandrasoma, D Cohen, CS Zee, V Zelman. Computed Imaging Stereotaxy: Experience and Perspective Related to 500 Procedures Applied to Brain Masses. Neurosurgery 20: 930–937, 1987.
35. Apuzzo, MLJ, PT Chandrasoma, V Zelman, SL Giannotta, MH Weiss. Computed Tomographic Guidance Stereotaxis in the Management of Lesions of the Third Ventricular Region. Neurosurgery 15: 502–508, 1984.
36. Araki, Y., T. Ishida, M. Ootani, et al: MRI of paraganglioma of the cauda equina. Neuroradiology 35 (1993) 232–233
37. Arita, N., Ushio, Y., Hayakawa, T., Bitoh, S. et al : Tumor markers: Their role and limit for management of pineal tumor in Samii, M. (ed) Surgery in and around the brain stem and the third ventricle. Berlin Heidelberg New york: Springer 1986, 318–325
38. Armington WG, Osborn AG, Cubberley DA, et al.: Supratentorial ependymoma: CT Appearance. Radiology 157 (1985) 367–372
39. Armstrong, D.; B. Polsky: Central nervous system infections in the compromised host. In Rubin, RH and Young LS: Clinical approach to infection in the compromised host. Plenum Publishing Corp (1987) 163–194
40. Armstrong, J. G., M. Wronski, J. Galicich, et al: Postoperative radiation for lung cancer metastatic to the brain. J. Clin. Oncol. 12 (1994) 2340–2344
41. Arnold, DJ, JF Emrich, EA Shoubridge, JG Villemure, W Feindel. Characterization of astrocytomas, meningiomas, and pituitary adenomas by phosphorus magnetic resonance spectroscopy. J Neurosurg 74: 447–453, 1991.
42. Asa SL: Diseases of the Pituitary. Neurosurg Clin North Am 1994; 5: 71–95
43. Athanassiou, A., R. H. Begent, E. S. Newlands, et al: Central nervous system metastases of choriocarcinoma. 23 years' experience at Charing Cross Hospital. Cancer 52 (1983) 1728–1735
44. Atlas SW (ed): Magnetic Resonance Imaging of the Brain and Spine. 2nd ed. Lippincott – Raven, New York (1996)
45. Aur, R. J. A., J. V. Simone, H. O. Husto: Central nervous system therapy and combination chemotherapy of childhood lymphocytic leukemia. Blood 37 (1971) 272–281
46. Austin, J. P., M. M. Urie, G. Cardenosa et al.: Probable causes of recurrence in patients with chordoma and chondrosarcoma of the base of skull and cervical spine. Int. J. Radiat. Oncol. Biol. Phys. 25 (1993) 439–444
47. Avizonis, V. N., D. B. Fuller, J. W. Thomson, et al: Late effects following central nervous system radiation in a pediatric population. Neuropediatrics 23 (1992) 228–234
48. Awad, I. A., Rosenfeld, J., Ahl, J., Hahn, J. F., Lüders, H.: Intractable epilepsy and structural lesions of the brain: mapping, resection strategies, and seizure coutcome. Epilepsia 32 (1991): 179–186
49. Awad, I. A., D. A. Wecht: Dural Arteriovenous Malformations. Guest Editor Commentary. Techniques in Neurosurgery 2 (1) (1996) 86–89 Ayus, J. C., A. L. Arieff: Pathogenesis and prevention of hyponatriemic encephalopathy. Endocrinol Metab Clin North Am 22 (1993) 425–446
49a. Ayus, J. C., A. I. Arieff: Pathogenesis and prevention of hyponatriemic encephalopathy. Endocrinol. Metab. Clin. North Amer. 22 (1993) 425–446
50. Azzarelli, B., D. L. Mirkin, M. Goheen, et al: The leptomeningeal vein. A site of re-entry of leukemic cells into the systemic circulation. Cancer 54 (1984) 1333–1343
51. Baba, T., M. Fukui, S. Sakata, et al: Selective Enhancement of Intratumoural Blood Flow in Malignant Gliomas: Experimental Study in Rats by Intracarotid Administration of Adenosine or Adenosine Triphosphate. Acta Neurochir. 101 (1989) 66–74
52. Backlund, EO. A new instrument for stereotaxic brain tumor biopsy. Acta Chir Scand 137: 825–827, 1971.
52a. Bailey, P., H. Cushing: A classification of tumors of the glioma group. Lippincott, Philadelphia (1926)
53. Bakheit, A. M., P. G. Kennedy, P. O. Behan: Paraneoplastic limbic encephalitis: Clinico-pathological correlations. J. Neurol. Neurosurg. Psychiatry 53 (1990) 1084–1088
54. Ball, W. S., E. C. Prenger, R. T. Ballard: Neurotoxicity of Radio/Chemotherapy in children: pathologic and MR correlation. Am. J. Neuroradiol. 13 (1992) 761–776
55. Balmaceda, C., G. Heller, M. Rosenblum, et al: Chemotherapy without irradiation – A novel approach for newly diagnosed CNS germ cell tumors: Results of an international cooperative trial. J. Clin. Oncol. 14 (1996) 2908–2915
56. Baloh, R. W., S. E. DeRosset, T. F. Cloughesy, et al: Novel brainstem syndrome associated with prostate carcinoma. Neurology 43 (1993) 2591–2596
56a. Baltuch, G., G. Shenouda, A. Langleben, et al.: High dose tamoxifen in the treatment of recurrent high grade glioma: A report of clinical stabilization and tumour regression. Can. J. Neurol. Sci. 20 (1993) 168–170
57. Bamberg, M., G. Schmitt, U. Quast et al.: Therapie und Prognose des Medulloblastoms – Fortschritte durch neuartige Bestrahlungstechniken. Strahlentherapie 156 (1980) 1–17
57a. Bamberg, M., C. F. Hess: Radiation therapy of malignant gliomas. Onkologie 15 (1992) 178–189
58. Bansal, S., L. W. Brady, A. Olsen, et al: The treatment of metastatic spinal cord tumors. JAMA (1967) 686–688
59. Barba, D., S. C. Saris, R. N. Holder, et al: Intratumoral LAK cell and interleukin-2 therapy of human gliomas. J. Neurosurg. 70 (1989) 175–182
60. Barbaro, N. M., P. H. Gutin, C. B. Wilson, et al: Radiation therapy in the treatment of partially resected meningiomas. Neurosurgery 20 (1987) 525–528
61. Barcena, A., R. D. Lobato, J. J. Rivas, et al: Spinal metastatic disease: Analyis of factors determining functional prognosis and the choice of treatment. Neurosurgery 15 (1984) 820–827
62. Barker, F. G., M. A. Israel: The molecular biology of brain tumors. Neurol. Clin. 13 (1995) 701–721
63. Barkovich AJ: Pediatric Neuroimaging. 2nd ed., Raven, New York (1995)
64. Barkovich, A. J., J. Krischer, L. Kun et al.: Brain stem gliomas: a classification system based on magnetic resonance imaging. Pediatr Neurosurg 16 (1991) 73–83

65. Barnard RO, Geddes JF: The incidence of multifocal cerebral gliomas. A histologic study of large hemisphere sections. Cancer 60 (1987) 1519–1531
66. Barnett, H. G., M. S. Chou, J. W. Bay J. W.:Posttraumatic intracranial meningioma: A case report and review of the literature. Neurosurgery 18 (1986) 75–78
67. Barron, K. D., A. Hirano, S. Araski, et al: Experiences with metastatic neoplasms involving the spinal cord. Neurology 9 (1959) 91–106
68. Barth, R. F., A. H. Soloway, R. G. Fairchild: Boron neutron capture therapy of cancer. Cancer Res 50 (1990) 1061–1070
69. Bartter, F. C., W. B. Schwartz: The syndrome of inappropriate secretion of antidiuretic hormone. Am J Medicine 42 (1967) 790–806
70. Baser, M. E., V. F. Mautner, N. K. Ragge, et al: Presymptomatic diagnosis of neurofibromatosis 2 using linked genetic markers, neuroimaging, and ocular examinations. Neurology 47 (1996) 1269–1277
71. Baskin DS, Boggan JE, Wilson CB: Transsphenoidal Microsurgical Removal of Growth Hormone-Secreting Pituitary Adenomas. A Review of 137 Cases. J Neurosurg 1982; 56: 634–641
72. Batson, C. V.: Function of vertebral veins and their role in spread of metastases. Ann. Surg.112 (1940)138–149
73. Bauer, J.: Status epilepticus. Akt. Neurologie 23 (1996) 32–35
74. Baumgartner, J. E., M. D. Jacob, R. Rachlin, et al: Primary central nervous system lymphomas: Natural history and response to radiation therapy in 55 patients with acquired immunodeficiency syndrome. J. Neurosurg.73 (1990) 206–211
75. Beal, M. F.; C. P. O'Carroll, G. M. Kleinman, et al: Aspergillosis of the nervous system. Neurology 32 (1982): 473–479
76. Beaney, R. P., D. J. Brooks, K. L. Leenders, et al: Blood flow and oxygen utilisation in the contralateral cerebral cortex of patients with untreated intracranial tumours as studied by positron emission tomography, with observations on the effect of decompressive surgery. J. Neurol. Neurosurg. Psychiatry 48 (1985) 310–319
77. Becker IE: Central Neuronal Tumours in Childhood: Relationship to Dysplasia. J Neuro-Oncol 1995; 24: 13–19
78. Becker, L. E., D. Hinton: Primitive neuroectodermal tumors of the central nervous system. Human Pathol 14 (1983) 538
79. Beck-Peccozz PP, Persaric L: TSH Adenomas: Clinical Findings, Endocrinology, Treatment. In Landolt AM, Vance ML, Reilly PL (eds): Pituitary Adenomas. 1996, Churchill Livingstone Inc. New York, 139–156
80. Bederson, J. B., O. D. Wiestler, O. Brüstle O. et al: Intracranial venous hypertension and the effects of venous outflow obstruction in a rat model of arteriovenous fistula. Neurosurgery 29 (1991) 341–351
81. Bedersson, J. B., von Ammon, K., Wichmann, W. W. et al: Conservative treatment of patients with acoustic neurinoma. Neurosurgery, 28 (1991) 646,
82. Begg, C., R. Garret: Hemangiopericytoma occurring in the meninges : Case report. Cancer 7 (1954) 602–606
83. Belmonte, M. M., L. Gugliotta, U. Delvos, et al: A regimen for antithrombin III substitution in patients with acute lymphoblastic leukemia under treatment with L-asparaginase. Haematologica 76 (1991) 209–14
84. Benitez WI, Glasier CM, Husain M et al: MR Findings in Childhood Gangliogliomas. J Comp Assis Tomogr 1990; 14: 711–716
85. Beretta, F., P. Sanna, M. Ghielmini, et al: Paraplegie nach intrathekaler Chemotherapie. Schweiz. Med. Wochenschr.126 (1996) 1107–111
86. Berg, S. L., D. G. Poplack: Advances in the treatment of meningeal cancers. Cr. Rev. Oncol. Hemat.20 (1995) 87–98
87. Berg, S. L., F. M. Balis, S. Zimm, et al: Phase I/II trial and pharmocokinetics of intrathecal diaziquone in refractory meningeal malignancies. J. Clin. Oncol.10 (1992) 143–148
88. Berger, M. S., B. Baumeister, J. R. Geyer et al.: The risks of metastases from shunting in children with primary central nervous system tumors. J Neurosurg 74 (1991) 872–877
89. Berger, M. S., Ghatan, S., Geyer, J. R., Keles, G. E., Ojemann,G. A.: Seizure outcome in children with hemispheric tumors and associated intractable epilepsy: the role of tumor removal combined with seizure foci resection. Pediatr Neurosurg 17(1991): 185–191
90. Berger, M. S., Keles, E.: Epilepsy associated with brain tumors. In: Brain Tumors. Kayl, A. H., Laws jr., E. R. (Eds) pp 239–246(1995), Churchill Livingston, Edinburgh
91. Berger, M., A. V. Deliganis, J. Dobbins et al.: The effect of extent of resection on recurrence in patients with low grade cerebral hemisphere gliomas. Cancer 74 (1994) 1784–1791
92. Berger, M. S., W. Cohen, G. A. Ojemann: Correlation of motor cortex using intraoperative brain mapping data with preoperative magnetic resonance imaging anatomy. J. Neurosurg.72 (1990) 383–387
93. Berger, M. S.: Functional mapping-guided resection of low-grade gliomas Clin. Neurosurg.42 (1995) 437–463
94. Berger, M. S.: Malignant astrocytomas: Surgical aspects. Semin. Oncol. 21 (1994) 172–185
95. Bergner M, Bobbitt RA, Carter WB, Gilson BS. The Sickness Impact Profile: Development and final revision of a health status measure. Med Care, 19: (1981) 787–805
96. Bernstein, M, AG Parrent. Complications of CT-guided stereotactic biopsy of intra-axial brain lesions. J Neurosurg 81: (1994) 165–168
97. Bernstein, M., N. Laperriere: Indications for brachytherapy for brain tumours. Acta Neurochir. 63 (1995) 25–28
98. Berry, M. P., R. D. Jenkin, M. B. Colin et al: Radiation treatment for medulloblastoma. A 21-year review. J Neurosurg 55 (1981) 43–51
99. Berry, M. P., R. D. T. Jenkin: Parameningeal rhabdomyosarcoma in the young. Cancer 48 (1981) 281
100. Besell, E. M., F. Graus, J. A. G. Punt, et al: Primary Non-Hodgkin-Lymphoma of the CNS-treated with BVAM or CHOD/BVAM chemotherapy before radiotherapy. J. Clin. Oncol.14 (1996) 945–954
101. Best, T.; M. Finlayson: Two forms of encephalitis in opportunistic toxoplasmosis. Arch. Pathol. Lab. Med.103 (1979) 693–969
102. Bevan JS, Adams CBT, Burke CW et al: Factors in the Outcome of Transsphenoidal Surgery for Prolactinoma and Non-Functioning Pituitary Tumour, Including Pre-Operative Bromocriptine Therapy. Clin Endocrinol 1987; 26: 541–556

103. Bick, R. L.: Coagulation abnormalities in malignancy: A review. Semin Thromb Hemostas 18 (1992) 353–372
104. Bickerstaff, E. R., J. M. Small, I. A. Guest: The relapsing course of certain meningiomas in relation to pregnancy and meningiomas. J. Neurol. Neurosurg. Psychiat.21 (1958) 89–91
105. Bigner, D. D., M. Brown, R. E. Coleman, et al: Phase I studies of treatment of malignant gliomas and neoplastic meningitis with 131 I radiolabeled monoclonal antibodies anti-tenascin 81C6 and anti-chondroitin proteoglycan sulfate Mel 14 F(ab')2. Preliminary report. J. Neurooncol.24 (1995) 109–122
106. Billiveau, J. W., D. N. Kennedy, R. C. Kinstry, et al: Functional mapping of the human visual cortex by magnetic resonance imaging. Science 254 (1991) 716–719
107. Bindal, A. K., R. K. Bindal, K. Hess, et al: Surgery versus radiosurgery in the treatment of brain metastases. J. Neurosurg.84 (1996) 748–754
108. Bindal, R. K., R. E. Sawaya, M. E. Leavens, et al: Sarcoma metastatic to the brain: Results of surgical treatment. Neurosurgery 35 (1994) 185–191
109. Bindal, R. K., R. Sawaya, M. E. Leavens, et al: Reoperation for recurrent metastatic brain tumors. J. Neurosurg.83 (1995) 600–604
110. Bindal, R. K., R. Sawaya, M. E. Leavens, et al: Surgical treatment of multiple brain metastases. J. Neurosurg. 79 (1993) 210–216
111. Binder R (1983) Neurologically silent brain tumors in psychiatric hospital admissions: three cases and a review. J Clin Psychiatry 44:94–97.
112. Birch, B. D., J. P. Johnson, A. Parsa, et al: Frequent type 2 neurofibromatosis gene transcript mutations in sporadic intramedullary spinal cord ependymoma. Neurosurgery 39 (1996) 135–140
112a. Bishop, M., S. M. de la Monte: Dual lineage of astrocytomas. Am. J. Pathol. 135 (1989) 517–527
113. Bjerre R, Rishede J, Lindholm J: Pituitary Abscess. Acta Neurochir 1983; 68: 187–193
114. Black K, Hoff J, McGillicuddy J, et al: Increased leukotriene C4 and vasogenic edema surrounding brain tumors in humans. Ann Neurol 19 (1986) 592–595
115. Black K. L., Mazziotta J. C., Toga A. W. Imaging and functional localization for brain tumors. Clin Neurosurg 39 (1992) 475–481
116. Black P McL, Hus DW, Klibanski A et al: Hormone Production in Clinically Nonfunctioning Pituitary Adenomas. J Neurosurg 1987; 66: 244–250
117. Black P McL, Zervas NT: Surgical Management of Sellar and Parasellar Lesions. In Schmidek HH, Sweet WH (eds): Operative Neurosurgical Techniques. Vol. 1, 2nd ed. 1988, WB Saunders Comp. Philadelphia pp: 299–307
118. Black P, Nair S, Giannakopoulos G. Spinal epidural tumors. In : R. H. Wilkins und S. S. Rengachary (Hrsg.) Neurosurgery, 2nd ed. McGraw-Hill, New York, 1996, 1791–1804
119. Black PMcL. Benign brain tumors. Neurologic Clinics 13 (1995) 927–952
120. Black PMcL. Meningiomas. Neurosurgery 32 (1993) 643–657
120a. Black, P. McL., Medical Progress: Brain tumors (first of two parts). New Engl. J. Med. Vol. 324, Nr. 21 (1991a) 1471–1476
120b. Black, P. McL., Medical Progress: Brain tumors (second of two parts). New Engl. J. Med. Vol. 324, Nr. 22 (1991b) 1555–1564
121. Blacklock, J. B., D. C. Wright, R. L. Dedrick, et al: Drug streaming during intraarterial chemotherapy. J. Neurosurg.64 (1986) 284–291
122. Bladé, J., F. Gastón, E. Montserrat, et al: Spinal subarachnoid hematoma after lumbar puncture causing reversible paraplegia in acute leukemia. J. Neurosurg.58 (1983) 438–439
123. Blaney, S. M., D. G. Poplack: Central nervous system leukemia. Curr. Op. Oncol.8 (1996) 13–19
124. Blasberg, R., D. R. Groothuis: Chemotherapy of Brain Tumors: Physiological and Pharmacokinetic Considerations. Sem. Oncol. 13 (1986) 70–82
125. Blasberg, R., P. Molnar, D. Groothuis, et al : Concurrent Measurements of Blood Flow and Transcapillary Transport in Avian Sarcoma Virus-Induced Experimental Brain Tumors: Implications for Chemotherapy. J. Pharmacol. exp. Ther. 231 (1984) 724–735
126. Blasberg, R., T. Kobayashi, M. Horowitz, et al: Regional Blood Flow in Ethylnitrosurea-Induced Brain Tumors. Ann. Neurol.14 (1983) 189–201
127. Blasberg, R.: Pharmacodynamics and the Blood-Brain Barrier. Natl Cancer Inst Monogr 46 (1977) 19–27
128. Blasberg, R. G., D. R. Groothuis:Chemotherapy of brain tumors: physiological and pharmacological considerations. Semin. Oncol. 13 (1985) 70–82
128a. Bleehen, N. M., S. P. Steening: A medical research council trial of two radiotherapy doses in the treatment of grades 3 and 4 astrocytoma. Cancer 64 (1991) 769–774
129. Bleyer, W. A., D. G. Poplack, R. M. Simon: „Concentration x time" methotrexate via an subcutaneous reservoir: A less toxic regimen for intraventricular chemotherapy of central nervous system neoplasms. Blood 51 (1978) 835–42
130. Bleyer, W. A., D. G. Poplack: Prophylaxis and treatment of leukemia in the central nervous system and othersanctuaries. Sem. Oncol.12 (1985) 131–148
131. Bleyer, W. A., T. W. Griffin: White matter necrosis mineralizing microangiopathy, and intelectual abilities in survivors of childhood leucemia; association with central nervous system irradiation and methotrexate. In: Radiation damage to the central nervous system, ed. by H. A. Gilbert, A. R. Kagan; Raven Pr., New York 1980 (pp. 155–174)
132. Blohmke M, von Ferber C, Schaefer H, Valentin H, Wängler K. Was ist Sozialmedizin? In: Blohmke M, von Ferber C, Kisker KP, Schaefer H (Hrsg.) Handbuch der Sozialmedizin. Bd. I. Stuttgart: Ferdinand Enke Verlag, 1975, 1–5.
133. Bloom, H. J. G.: Intracranial tumors: response and resistance to therapeutic endeavors, 1970–1980. Int J Radiat Oncol Biol Phys 8 (1982) 1083–1113
134. Bloom, H. J. G.: The role of adjuvant chemotherapy in the primary treatment of medulloblastoma and ependymoma. In: Pochedly C. ed. Controversies in pediatric and adolescent hematology and oncology. St. Louis: CV Mosby (1989)
135. Bloom, H. J.: Treatment of brain gliomas in children. In Bleehen NM (ed): Tumors of the Brain, Springer-Verlag, New York, (1986) 121–125

136. Bloom, H. J. G., J. Glees, J. Bell.: The treatment and long-term prognosis of children with intracranial tumors: a study of 610 cases, 1950 – 1981. Int. J. Radiat. Oncol. Biol. Phys. 18 (1990) 723 – 745
137. Blumenfeld, A. M., L. D. Recht, D. A. Chad, et al: Coexistence of Lambert-Eaton Myasthenic Syndrome and subacute cerebellar degeneration: Differential effects of treatment. Neurology 41 (1991) 1682 – 1685
138. Bode, U., A. Oliff: The effects of antineoplastic therapy on growth and development in children. Advanc Pharmacol Chemoth 19 (1982) 207 – 247
139. Bode, U., I. T. Magrath, W. A. Bleyer et al.:Active transport of methotrexate from cerebral spinal fluid in humans. Cancer Res. 40 (1980) 2184 – 2187.
140. Bode, U.: Nebenwirkungen antineoplastischer Therapie auf das Nervensystem. Klin. Pädiat 194 (1982a) 351 – 358
141. Boden, G.: Radiation myelitis of the brain stem. J. Fac. Radiol. 2 (1950), 79 – 94
142. Bodmer, W. F., C. J. Bailey, A. Ellis, et al: Localization of the gene for familial adenomatous polyposis on chromosome 5. Nature 328 (1987) 614 – 616
143. Boggan, J. E., Rosenblum, M. L., Wilson, C. B.: Neurilemmoma of the 4th cranial nerve. Case report. J. Neursurg. 50 (1979) 519 – 521
144. Bojsen-Møller, M., J. L. Nielsen: CNS involvement inleukaemia. Acta Path. Microbiol. Immunol. Scand. Sect A91 (1983) 209 – 216
145. Bonica, J. J. (Hrsg.): The management of pain. Lea & Febiger, Philadelphia, London (1990)
146. Boogerd, W., A. A. M. Hart, J. van der Sande, et al: Meningeal carcinomatosis in breast cancer. Prognostic factors and influence of treatment. Cancer 67 (1991)1685 – 1695
147. Boogerd, W., O. Dalesio, E. M. Bais, et al: Response of brain metastases from breast cancer to systemic chemotherapy. Cancer 69 (1992) 972 – 980
148. Boon, P. A., Williamson, P. D., Fried, I. et al: Intracranial, intraaxial, space-occupying lesions in patients with intractable partial seizures: an anatomoclinical, neuropsycholological, and surgical correlatation. Epilepsia 32 (1991): 467 – 476
149. Borgelt, B., R. Gelber, S. Kramer, et al: The palliationof brain metastases: Final results of the first two studies by the radiation therapy oncology group. Int. J. Radiat. Oncol. Biol. Phys.6 (1980) 1 – 9
150. Bouffet, E., J. L. Bernhard, D. Frappaz et al.: M4 protocol for cerebellar medulloblastoma: supratentorial radiotherapy may not be avoided. Int. J. Radiat. Oncol. Biol. Phys. 24 (1992) 79 – 85
151. Bourne, J. P., R. Geyer, M. Berger et al: The prognostic significance of postoperative residual contrast enhancement on CT scan in pediatric patients with medulloblastoma. J Neurooncol 14 (1992) 263 – 270
152. Brackmann, D. E.: A review of acoustic tumors: 1979 – 1982. American Journal of Otology, New York, Band 5: 233 – 244,1984
153. Brackmann, D. E.: Acoustic neurinomas. In: Samii, M. (ed.): Skullbase surgery. First International Skullbase Congress, Hannover, 1992, Basel, Karger, 839 – 843, 1994
154. Brada, M., M. Hawkins: Brain tumors in children – lifetime for patients and investigators. Int. J. Radiat. Oncol. Biol. Phys. 31 (1995) 671 – 672
155. Brada,M., D. Dearnaly, A. Horwich, et al: Management of primary cerebral lymphoma with initial chemotherapy: Preliminary results and comparison with patients treated with radiotherapy alone. Int. J. Radiat. Oncol. Biol. Phys.18 (1990) 787 – 792
156. Brahme, A.: Treatment optimization using physical and biological objective functions. In: Smith A. (ed.) Radiation Therapy Physics. Springer, Berlin Heidelberg New York Tokyo 1994
157. Brant-Zawadski M, Andersen M, DeArmond SJ, et al.: Radiation induced large intracranial vessel occlusive vasculopathy. Am J Roentgenol 134 (1980) 51 – 55
158. Brant-Zawadzki M, Bandami P, Mills CM et al.: Primary intracranial tumor imaging: A comparison of magnetic resonance and CT. Radiology 150 (1984) 435 – 440
159. Brauner R., Malandry F., Rappaport R., et al: Growth and endocrine disorders in optic glioma. Eur. J. Pediatr. 149 (1990) 825 – 828
160. Braus, D. F., K. Schwechheimer, H. K. Müller-Hermelink, et al: Primary cerebral malignant non-Hodgkins-lymphomas: a retrospective clinical study. J. Neurol. 239 (1992) 117 – 124
161. Brazis, P. W., D. M. Menke, W. M. McLeish, et al: Angiocentric T-cell lymphoma presenting with multiple cranial nerve palsies and retrobulbar optic neuropathy. J. Neuroophthalmol.15 (1995) 152 – 157
162. Breidahl HD, Topliss DJ, Pike JW: Failure of Bromocriptine to Maintain Reduction in Size of a Macroprolactinoma. Brit Med J 1983; 287: 451 – 452
163. Breitbart W (1989) Suicide in cancer patients. In Holland J, Rowland J (eds), The Handbook of Psychooncology: : Psychological Care of the Patient with Cancer. New York: Oxford University Press, pp 291 – 301.
164. Breitbart W (1994) Psycho-Oncology: Depression, Anxiety and Delirium. Sem Oncology 21:754 – 769.
165. Breitbart W, Bruera E, Chochinov H, Lynch M (1995) Neuropsychiatric syndromes and psychological symptoms in patients with advanced cancer. J Pain Symptom Manage 10:131 – 141.
166. Breitbart W, Mermelstein H (1992) Pemoline: an alternative psychostimulant in the management of depressive disorders in cancer patients. Psychosomatics 33:352 – 356.
167. Brem, H., S. Mahaley, N. A. Vick, et al: Interstitial chemotherapy with drug polymer implants for the treatment of recurrent gliomas. J. Neurosurg.74 (1991) 441 – 446
168. Brem, H., S. Piantadosi, P. C. Burger, et al: Placebo-controlled trial of safety and efficacy of intraoperative controlled delivery by biodegradable polymers of chemotherapy for recurrent gliomas. Lancet 345 (1995) 1008 – 1012
169. Broadbent DN. Perception and communication. London: Pergamon, 1958.
170. Brooks, W. H., J. C. Packer, A. B. Young et al.: Malignant gliomas of the optic chiasm in adolescents. Clin Pediatr (1976) 557 – 561
171. Bross, I. D. G.: The role of brain metastases in cascade-processes. Implications for research and clinical management. In Weiss, L., Gilbert, H. A. and Posner, J. B. (eds): Brain metastasis. G. K. Hall & Co, Boston(1980) 66 – 80

172. Brotchi J., Noterman J., Baleriaux D. Surgery of intramedullary spinal cord tumors. Acta Neurochir 116 (1992) 176–178
173. Brown, M. T., H. S. Friedman, W. J. Oakes et al: Chemotherapy for pilocytic astrocytomas. Cancer 71 (1993) 3165–3172
174. Bruce,J. Conolly Jr.,S., Stein,B.: Pineal cell and germ cell tumors in Kaye,A., Laws Jr., E. (ed) Brain tumors. New York: Churchill Livingstone, 1995, 725–755
175. Bruhn, H, T Michaelis, KD Merboldt, W Hänicke, ML Gyngell, C Hamburger, J Frahm. On the Interpretation of Proton NMR Spectra from Brain Tumours In Vivo and In Vitro. NMR in Biomedicine 5, 253–258, 1992.
176. Buchfelder M, Fahlbusch R, Becker W et al: TSH-Sezernierende Hypophysenadenome. Med. Welt 1991; 42: 1033–1037
177. Buchfelder M, Honegger J, Fahlbusch R et al: Seltene intraselläre und suprasselläre Prozesse. Teil 2: Entzündliche Prozesse. Nervenarzt 1989; 60: 679–684
178. Buchfelder M: Prognostische Faktoren bei Hormonaktiven Hypophysenadenomen. Klinische und experimentelle Untersuchungen. 1993, Zuckerschwerdt, München
178a. Buckner, J. C., L. D. Brown, J. W. Kugler, et al.: Phase II evaluation of recombinant interferon alpha and BCNU in recurrent glioma. J. Neurosurg. 82 (1995) 430–435
179. Bukasa B, Wenniner U, Brandstätter C. Validierung verkehrspsychologischer Testverfahren. Wien: Literas Universitätsverlag, 1990.
180. Bukasa B, Wenninger U. PVT Test zur Erfassung peripherer Wahrnehmungsleistungen bei gleichzeitiger Trackingaufgabe (Testmanual) Wien: Kuratorium für Verkehrssicherheit, 1986.
181. Bukasa B, Wenninger U. RST-3 Test zur Erfassung der reaktiven Belastbarkeit (Testmanual) Wien: Kuratorium für Verkehrssicherheit, 1986.
182. Bullard, DE. Role of Stereotaxic Biopsy in the Management of Patients with Intracranial Lesions. Neurologic Clinics 3, 817–830, 1985.
182a. Bullard, E. D., C. E. Rawlings, B. Phillips, et al.: Oligodendroglioma. An Analysis of the value of radiation therapy. Cancer 60 (1987) 2179–2188
183. Bunin, G. R., J. D. Buckley, L. B. Rorke et al: Relation between maternal diet and subsequent primitive neuroectodermal brain tumors in young children. N Engl J Med 329 (1993) 536–541
184. Bunn, P., P. Schein, P. Banks, et al: Central nervous system complications in patients with diffuse histiocytic and undifferentiated lymphoma leukemia revisited. Blood 47 (1976) 3–10
185. Burger PC: Malignant astrocytic neoplasms: Classification, pathologic anatomy, and response to treatment. Sem Oncol 13 (1986) 16–26
185a. Burger, P. C.: Pathologic anatomy and CT correlations in the glioblastoma multiforme. Appl. Neurophysiol. 46 (1983) 180–187
185b. Burger, P. C., C. E. Rawlings, E. B. Cox, et al.: Clinicopathologic correlations in the oligodendroglioma. Cancer 59 (1987) 1345–1352
186. Burger PC and Scheithauer BW : Tumors of the Central Nervous System. Atlas of Tumor Pathology (Third Series, Fascicle 10). Armed Forces Institute of Pathology (AFIP), Washington, DC (1994)
187. Burger PC, Scheithauer BW, Vogel FS: Surgical Pathology of the Nervous System and its Coverings 3rd ed. Churchill Livingstone New York, 1991
188. Burger PC, Scheithauer BW, Vogel FS: Pituitary Neoplasia. In Burger PC, Scheithauer BW, Vogel FS (eds): Surgical Pathology of the Nervous System and its Coverings. 3rd ed. 1991, Churchill Livingstone Inc. New York, pp: 503–534
189. Burger PC, Scheithauer BW, Vogel FS: Region of the Sella Turcica. In Burger PC, Scheithauer BW, Vogel FS (eds): Surgical Pathology of the Nervous System and its Coverings. 3rd ed. 1991, Churchill Livingstone Inc. New York, pp: 503–568
190. Burger PC, Shibata T, Kleihues P : The use of the monoclonal antibody Ki-67 in the identification of proliferating cells: application to surgical neuropathology. Am J Surg Pathol 10 (1986) 611–617
191. Burger, P. C., F. S. Vogel: Surgical pathology of the nervous system and its coverings. New York: John Wiley and Sons (1982)
191a. Burger, P. C., S. Vogel, S. B. Green, et al.: Glioblastoma multiforme and anaplastic astrocytoma. Cancer 56 (1985) 1106–1111
191b. Burger, P. C., F. S. Vogel, S. B. Green, T. A. Strike: Glioblastoma multiforme and anaplastic astrocytoma. Cancer 56 (1985) 1106–1111
192. Burt, M., M. Wronski, T. Arbit, et al: Resection of brain metastases from non-small-cell lung carcinoma. J. Thorac. Cardiovasc. Surg.103 (1992) 399–411
193. Byrne TN: Imaging of gliomas. Semin Oncol 21 (1994) 162–171
194. Byrne, T. N., T. L. Cascino, J. B. Posner: Brain metastasis from melanoma. J. Neurooncol.1 (1983) 313–317
195. Byrnes AP, Wood MJA, Charlton HM. Role of T-cells in inflammation caused by adenovirus vectors in the brain. Gene Therapy 3 (1996) 644–651
196. Cabantog, A. M., M. Bernstein: Complications of first craniotomy for intra-axial brain tumour. Can. J. Neurol. Sci 21 (1994) 213–218
197. Cairncross, J. G., D. Macdonald, S. Ludwin, et al: Chemotherapy for anaplastic oligodendroglioma. J. Clin. Oncol.12 (1994) 2013–2021
197a. Cairncross, J. G., D. R. Macdonald: Successful chemotherapy for recurrent malignant oligodendroglioma. Ann. Neurol. 23 (1988) 360–364
197b. Cairncross, J. G., D. R. Macdonald: Chemotherapy for oligodendroglioma. Arch. Neurol. 48 (1991) 225–227
197c. Cairncross, J. G., D. R. Macdonald, D. A. Ramsay: Aggressive oligodendroglioma: A chemosensitive tumor. Neurosurgery 31 (1992) 78–82
197d. Cairncross, J. G., D. Macdonald, S. Ludwin, et al.: Chemotherapy for anaplastic oligodendroglioma. J. Clin. Oncol. 12 (1994) 2013–2021
198. Cairncross, J. G., J. H. Kim, J. B. Posner: Radiation therapy for brain metastases. Ann. Neurol.7 (1980)529–541
198a. Cairncross, J. G., N. Laperriere: To treat or not to treat? Arch. Neurol. 47 (1990) 1139–1140
199. Cairncross, J. G., N. L. Chernik, J. H. Kim, et al: Sterilization of cerebral metastases by radiation therapy. Neurology 29 (1979) 1195–1202
199a. Cairncross, J. P., H. W. Pexman, M. P. Rathbone: Postoperative contrast enhancement in patients with brain tumor. Ann. Neurol. 17 (1985) 571–572

199b. Cairncross, J. G.: Aggressive Oligodendroglioma: A chemosensitive tumor. In: Rec. Res. Canc. Res. 135 (1994) 127–133
200. Calaminus, G., D. Vesterling-Hörner, J. P. M. Bökkerink et al: Die prognostische Bedeutung des Serum (1-Fetoproteins (AFP) bei Kindern und Jugendlichen mit malignen extrakranialen nicht testikulären Keimzelltumoren. Klin. Pädiatr. 203 (1991) 246–251
201. Calaminus, G., M. Bamberg, M. C. Baranzelli et al: Intracranial germ cell tumors: a comprehensive update of the European data. Neuroped 25 (1994) 26–32
202. Campos MG, Zentner J, Ostertun B et al: Anaplastic Ganglioglioma: Case Report and Review of the Literature. Neurol Res 1994; 16: 317–320
203. Cantore, G., Ciappetta, P., Raco, A., Lunardi, P.: Orbital schwannomas: Report of 9 cases and review of the literature. Neurosurg. Vol. 19, Nr. 4 (1986) 583–588
204. Caputy, A. J., D. C. Mccullongh, H. J. Manz et al: A review of the factors influencing the prognosis of medulloblastoma: the importance of cell differentiation. J Neurosurg 66 (1987) 80–87
205. Carella, R. J., R. Gelber, F. Hendrickson, et al: Value of radiation therapy in the management of patients with cerebral metastases from malignant melanoma. Cancer 45 (1980) 679–683
206. Carmel PW: Craniopharyngioma. Transcranial Approaches. In Apuzzo MLJ: Brain Surgery, Vol. 1, 1993, Churchill Livingstone Inc. New York: pp 339–357
207. Carmichael, J., J. M. Crane, P. A. Bunn, et al: Results of therapeutic cranial irradiation in small cell lung cancer. Int. J. Radiat. Oncol. Biol. Phys.14 (1988) 455–459
207a. Carrie, C., C. Mottolese, E. Bouffet, et al.: Non-metastatic childhood ependymomas. Radioth.-Oncol. 36 (1995) 101–106
208. Cascino, G. D., Kelly P. J., Sharbrough F. W. et al: Stereotactic resection of intra-axial cerebral lesions in partial epilepsy. Mayo Clin Proc 65 (1990): 1053–1060
209. Cascino, G. D., Kelly, P. J., Sharbrough, F. W., Hulihan, J. F.,Hirschhorn, K. A., Trenerry, M. R.: Long-term follow-up of stereotactic lesionectomy in partial epilepsy: predictive factors and electroencephalographic results. Epilepsia 33 (1992) 639–644
210. Cascino, T. L., M. Leavengood, N. Kemeny, et al: Brain metastases from colon cancer. J. Neurooncol.1 (1983) 203–209
211. Castillo M, Scatliff J, Bouldin T, et al: Intracranial astrocytoma. Am J Neuroradiol 13 (1992) 1609–1616
212. Caveness, W. F.: Experimental observations: delayed necrosis in normal monkey brain. In: Radiation damage to the nervous system, ed. by H. A. Gilbert, A. R. Kagan; Raven Pr., New York (1980) 1–38
213. Caviness, J. N., P. A. Forsyth, D. D. Layton, et al: The movement disorder of adult opsoclonus. Movement disorders 10 (1995) 22–27
214. Ceberg CP, Brun A, Kahl SB, et al: A comparative study on the biodistribution of boronated porphyrin (BOPP) and sulfhydryl boron hydride (BSH) in the RG2 rat glioma model. J Neurosurg 83 (1995) 86–92
215. Central Brain Tumor Registry of the United States. First Annual Report Chicago, 1995
216. Chamberlain MC, Adjuvant combined modality therapy for malignant meningiomas. J Neurosurg 84 (1996) 733–736
217. Chamberlain, M. C., A. D. Sandy, G. A. Press: Leptomeningeal metastasis: A comparison of gadolinium-enhanced MR and contrast-enhanced CT of the brain. Neurology40 (1990) 435–438
218. Chamberlain, M. C., H. S. Friedman: Leptomeningeal metastases. In: Levin, V. A.: Cancer in the nervous system. Churchill Livingstone, New York (1996) 281–290
219. Chamberlain, M. C., P. A. Kormanik: Prognostic significance of 111Indium-DTPA CSF flow studies in leptomeningeal metastases. Neurology 46 (1996b)1674–1677
220. Chamberlain, M. C.: Current concepts in leptomeningeal metastasis. Curr. Op. Oncol.4 (1992) 533–539
221. Chambers R, Gillespie GY, Soroceanu L. et al: Comparison of genetically engineered herpes simplex viruses for the treatment of brain tumors in a scud mouse model of human malignant glioma. Proc Natl Acad Sci USA 92 (1995) 1411–1415
222. Chang SM, Barker FG, Larson DA. Sarcomas subsequent to cranial irradiation. Neurosurgery 36 (1995) 591–594
223. Chang, C. H., J. Horton, D. Schoenfeld, et al: Comparison of postoperative radiotherapy and combined postoperative radiotherapy and chemotherapy in the multidisciplinary management of malignant gliomas. Cancer 52 (1983) 997–1107
224. Chang, D. B., P. C. Yang, K. T. Luh, et al: Late survival of non-small cell lung cancer patients with brain metastases. Influence of treatment. Chest 101 (1992) 1293–1297
225. Chang,S., Lillis-Hearne,P., Larson,D., Wara,W., Bollen,A., Prados,M.: Pineoblastoma in adults. Neurosurgery 37: 383–391, 1995
226. Chanson P, Warnet A: Treatment of Thyroid-Stimulating Hormon-Secreting Adenomas with Octreotide. Metabolism 1992; 41 (Suppl. 2): 62–65
227. Char, D. H., B. M. Ljung, T. Miller, et al: Primary intraocular lymphoma (ocular reticulum cell sarcoma) diagnosis and management. Ophthalmology 95 (1988) 625–630
228. Chatty, E. M., K. M. Earle:Medulloblastoma; a report of 201 cases with emphasis on the relationship of histological variants to survival. Cancer 28 (1971) 977–83
229. Chen TC, Gonzauz-Gomez I, McComb J: Uncommon Glial Tumors. In: Brain Tumors, Kaye AH, Laws Jr ER (eds), 1995 Churchill Livingstone, New York, pr 525–557
230. Cher, L., J. Glass, G. R. Harsh, et al: Therapy of primary CNS lymphoma with methotrexate-based chemotherapy and deferred radiotherapy: preliminary results. Neurology 46 (1996) 1757–1759
231. Chernik DA, Tucker M, Gigli B, Yoo K, Paul K, Laine H, Siegel JC. Validity and reliability of the Neurobehavioral Assessment Scale. J Clin Psychopharmacol, 12: 43–48, 1992.
232. Chernik, N. L., R. B. Loewenson, J. B. Posner, et al: Cerebral atherosclerosis and stroke in cancer patients. Abstract. Neurology 28 (1978) 350
233. Chernik, N. L.; D. Armstrong, J. B. Posner: Central nervous system infections in patients with cancer. Cancer 40 (1977) 268–274
234. Cheruku, R., E. Tapazoglou, J. Ensley, et al:The incidence and significance of thromboembolic complications in patients with high-grade gliomas. Cancer 68 (1991) 2621–2624

234a. Chin, H. W., J. J. Hazel, T. H. Kim, J. H. Webster: Oligodendrogliomas. I. A clinical study of cerebral oligodendrogliomas. Cancer 45 (1980) 1458–1466
235. Chiocca E. A. Brain tumor gene therapy in mice with a novel „suicide" gene : the cyclophosphamide-activating CYP2B1 gene. Clin Neurosurg 42 (1995) 370–382
236. Chiodini F, Liuzzi A, Cozzi R et al: Size Reduction of Macroprolactinomas by Bromocriptine or Lisuride Treatment. Clin Endocrinol Metab 1981; 53: 737–743
236a. Chiu, J. K., S. Y. Woo, J. Ater, et al.: Intracranial ependymoma in children: Analysis of prognostic factors. J. Neuro-Oncol. 13 (1992) 283–290
237. Choi N. W., Schuman L. M., Gullen W. H. Epidemiology of primary central nervous system neoplasms : II Case-controlled study. Am. J. Epidemiol. 91 (1970) 467–485
238. Choi, K. N., H. R. Withers, M. Rotman: Intracranial metastases from melanoma. Cancer 56 (1985) 1–9
239. Chong BW, Newton TH: Hypothalamic and Pituitary Pathology. Radiol Clin North Am 1993; 31: 1147–1183
240. Choucair, A. K., P. Silver, V. A. Levin: Risk of intracranial hemorrhage in glioma patients receiving anti-coagulant therapy for venous thromboembolism. J. Neurosurg.66 (1987) 357–358
240a. Choucair, A. K., V. A. Levin, P. H. Gutin, et al.: Development of multiple lesions during radiation therapy and chemotherapy in patients with gliomas. J. Neurosurg. 65 (1986) 654–658
241. Choux M., Lena G., Genitori L., et al: Meningiomas in children. In : H. H. Schmidek (Hrsg.) Meningiomas and their surgical management. Saunders, Philadelphia, 1991
242. Choux M., Lena G., Hassoun J.: Prognosis and long-term follow-up in patients with medulloblastoma. Clin Neurosurg 30 (1983) 246–277
243. Chow T. S. F., McCutcheon I. E., The surgical treatment of metastatic spinal tumors within the extramedullary compartment. J Neurosurg 85 (1996) 225–230
244. Chozick, B. S., S. E. Reinert, S. H. Greenblatt: Incidence of seizures after surgery for supratentorial meningeomas: a modern analysis. J. Neurosurg.84 (1996) 382–386
245. Ciric, I., M. Ammirati, N. Vick, et al: Supratentorial gliomas: Surgical considerations and immediate postoperative results. Neurosurgery 21 (1987) 21–26
246. Clarke SD, Woo SY, Butler EB et al: Treatment of Secretory Pituitary Adenomas with Radiation Therapy. Radiology 1993; 188: 759–763
247. Claus D., Sieber E., Engelhard A., et al: Ascending central nervous spreading of a spinal astrocytoma. J. Neuro-Oncol 25 (1995) 245–250
248. Clouston, P. D., C. B. Saper, T. Arbizu, et al: Paraneoplastic cerebellar degeneration. III. Cerebellar degeneration, cancer, and the Lambert-Eaton-Myastenic Syndrome. Neurology 42 (1992) 1944–1950
249. Coakham HB, Richardson RB, Davies AG, et al: Neoplastic meningitis from a pineal tumor treated by antibody-guided irradiation via the intrathecal route. Br J Neurosurg 2 (1988) 299
250. Codd MB, Kurland LT. Descriptive epidemiology of primary intracranial neoplasms. Prog Exp Tumor Res 29 (1985) 1–11
251. Coffey, R. J., L. D. Lunsford, J. C. Flickinger: The role of radiosurgery in the treatment of malignant brain tumors. Neurosurg. Clin. North Am. 3 (1992) 231–244
252. Cohen AR, Wisoff JH, Allen JC, Epstein F. Malignant astrocytomas of the spinal cord. J Neurosurg 70 (1989) 50–54
253. Cohen AR. Ventriculoscopic Surgery. Clin Neurosurg 41 (1994) 546–562
254. Cohen, L., M. Creditor: Iso-effect tables for tolerance of irradiated normal human tissue. Int. J. Radiat. Oncol. Biol. Phys. 9 (1983) 233–241.
255. Cohen, M. E., P. K. Duffner: Brain tumors in children. Principles of diagnosis and treatment. Raven Press, New York (1994)
256. Cohen, N., G. Strauss, R. Lew, et al: Should prophylactic anticonvulsants be administered to patients with newly diagnosed cerebral metastases? A retro-spective analysis. J. Clin. Oncol.6 (1988) 1621–1624
257. Collins VP, Nordenskold M, Dumanski JP. The molecular genetics of meningiomas. Brain Pathol 1 (1990) 19–24
258. Collins, R. C., H. Al-Mondhiry, N. L. Chernik, et al: Neurologic manifestations of intravascular coagulation in patients with cancer. Neurology 25 (1975) 795–806
259. Colombo, F, L Casentini, M Zanusso, D Danieli, A Benedetti. Validity of Stereotactic Biopsy as a Diagnostic Tool. Acta Neurochirurgica 42: 152–156, 1988.
260. Colomer, R., D. Casas, J. M. DelCampo, et al: Brain metastases from breast cancer may respond to endocrine therapy. Breast Cancer Research and Treatment 12 (1988) 83–86
261. Constam DB, Philipp J, Malipiero UV, et al: Differential expression of transforming growth factor-b1, -b2, and -b3 by glioblastoma cells, astrocytes, and microglia. J Immunol 148: (1992) 1404–1410
262. Constans J. P., Divitiis E, Donzelli R., et al: Spinal metastsasis with neurological manifestations. J Neurosurgery 59 (1983) 111–118
263. Constantine L. S., Woolf P. D., Cann D., et al: Hypothalamic-pituitary dysfunction after radiation for brain tumors. N. Engl. J. Med. 328 (1993) 87–94
264. Constantini S, Houten J, Miller DC, et al: Intramedullary spinal cord tumors in children under the age of 3 years. J Neurosurg 85 (1996) 1036–1043
265. Constine LS, Konski A, Ekholm S, et al.: Adverse effects of brain irradiation correlated with MR and CT imaging. Int J Radiat Oncol Biol Phys 15 (1988) 319–330
266. Conti PS: Introduction to imaging brain tumor metabolism with positron emission tomography (PET). Cancer Invest 13 (1995) 244–259
267. Conwell Y, Caine E: Rational suicide and the right to die: reality and myth. N Engl J Med 325 (1991) 1100
268. Cooper PR, Epstein F. Radical resection of intramedullary spinal cord tumors in adults : long-term results in 51 patients. Neurosurgery 25 (1989) 855–859
269. Cooper, J. S., A. D. Steinfeld, I. A. Lerch: Cerebral metastases: Value of reirradiation in selected patients. Radiology 174 (1990) 883–885
270. Cordon-Cardo, C., Z. Fuks, M. Drobnjak, et al: Expression of HLA-A,B,C antigens on primary and metastatic-tumor cell popolations of human carcinomas. Cancer Res.51 (1991) 6372–6380
271. Cordonnier, C., J. P. Vernant, B. Brun: Acute promyelocytic leukemia in 57 previously untreated patients. Cancer 55 (1985) 18–25
272. Cormio, G., A. Maneo, G. Parma, et al: Central nervous system metastases in patients with ovarian carcinoma. Ann. Oncol.6 (1995) 571–574

273. Cortes, J., S. M. O'Brian, S. Pierce, et al: The value of high-dose systemic chemotherapy and intrathecal therapy for central nervous system prophylaxis in different risk groups of adult acute lymphoblastic leukemia. Blood 86 (1995) 2091 – 2097
274. Cox ID, Zimmerman HM, Haughton VM: Microcystic Ganglioglioma treated by Partial Removal and Radiation Therapy. Cancer 1982; 50: 473 – 477
275. Creutzig, U., J. Ritter, M. Zimmermann et al: Does cranial irradiation reduce the risk for bone marrow relapse in acute myelogenous leukemia? Unexpected results of the childhood acute myelogenous leukemia study BFM-87. J. Clin Oncol 11 (1993) 279 – 286
276. Creutzig, U., J. Ritter, M. Budde, et al: Early deaths due to hemorrhage and leukostasis in childhood acute myelogenous leukemia. Cancer 60 (1987) 3071 – 3079
277. Cristante L, Westphal M., Herrmann HD. Craniocervical decompression for Chiari-1 malformation. Acta Neurochir 130 (1994) 94 – 100
278. Cristante L., Herrmann H. D.: Surgical managment of intramedullary spinal cord tumors. Functional outcome and sources of morbidity. Neurosurgery 35 (1994) 69 – 76
279. Croft, P. B., H. Urich, M. Wilkinson: Peripheral neuropathy of sensorimotor type associated with malignant disease. Brain 90 (1967) 31 – 66
280. Crumley, R. L., Wilson, C.: Schwannomas of the jugular foramen. Laryngoscope 94 (1984) 772 – 778
281. Culver K. W., Ram Z., Wallbridge S., et al: In vivo gene transfer with retroviral vector producer cells for treatment of experimental brain tumors. Science 256 (1992) 1550 – 1552
282. Cummings J (1985) Behavioral disorders associated with frontal lobe injury, Clinical Neuropsychiatry. Orlando: Grune & Stratton, pp 57 – 74.
283. Cummings J (1985) Organic delusions: phenomenology, anatomical correlations, and review. Br J Psychiatry 146:184 – 197.
284. Cummings JL (1992) Depression and Parkinsons disease: a review. Am J Psychiatry 149:443 – 454.
285. Curnes JT, Laster DW, Ball MR, et al.: Magnetic resonance imaging of radiation injury to the brain. Am J Neuroradiol 7 (1986) 389 – 394
286. Curran WJ, Hecht-Leavitt C, Schut L, et al.: Magnetic resonance imaging of cranial radiation lesions. Int J Radiat Oncol Biol Phys 13 (1987) 1093 – 1098
287. Curran, W. J., C. B. Scott, A. S. Weinstein et al.: Survival comparison of radiosurgery-eligible and -ineligible malignant glioma patients treated with hyperfractionated radiation therapy and carmustine: a report of Radiation Therapy Oncology Group 83 – 02. J Clin Oncol 11 (1993) 857 – 862
288. Cushing H, Eisenhardt L.: Meningiomas : their classification, regional behaviour, life history and surgical end results. Hafner, New York, 1969.
289. Cutting J (1987) The phenomenology of acute organic psychosis. Br J Psychiatry 151:324 – 332.
290. D' Agostino, A. N., Soule, E. H., Miller, R. H.: Primary malignant neoplasms of nerves (malignant neurilemomas) in patients without manifestations of multiple neurofibromatosis (von Recklinghausens disease). Cancer, 16 (1963) 1003 – 1014
291. Dahl, G. V., J. V. Simone, H. O. Husto et al: Preventive central nervous system irradiation in children with acute nonlymphocytic leukemica. Cancer 42 (1978) 2187 – 2193
292. Dalakas, M. C., I. Illa, J. M. Dambrosia, et al: A controlled trial of high-dose intravenous immune globulin infusions as treatment for dermatomyositis. New Engl. J. Med.329 (1993) 1993 – 2000
293. Dalmau, J., F. Graus, M. K. Rosenblum, et al: Anti-HU-associated paraneoplastic encephalomyelitis/sensory neuronopathy: A clinical study of 71 patients. Medicine (Baltimore) 71 (1992) 59 – 72
294. Dalmau, J., H. M. Furneaux, M. K. Rosenblum, et al: Detection of the anti-HU antibody in specific regions of the nervous system and tumor from patients with paraneoplastic encephalomyelitis/sensory neuronopathy. Neurology 41 (1991) 1757 – 1764
295. Dalmau, J., H. M. Furneaux, R. J. Gralla, et al: Detection of the anti-HU antibody in the serum of patients with small cell lung cancer – A quantitative western blot analysis. Ann. Neurol.27 (1990) 544 – 552
296. Darmody WR, Thomas LM, Gurdjian ES: A post irradation vascular insuffiency syndrome. Case report. Neurology 17 (1967) 1190 – 1192
297. Daumas DC, Scheithauer B, O'Fallon J, Kelly P : Grading of astrocytomas. A simple and reproducible method. Cancer 62 (1988) 2152 – 2165
298. Daumas-Duport C : Dysembryoplastic neuroepithelial tumours. Brain Pathol 3 (1993) 283 – 295
299. Daumas-Duport C, Scheithauer BW, Chodkiewicz JP et al: Dysembryoplastic Neuroepithelial Tumor: A Surgically Curable Tumor of Young Patients with Intractable Partial Seizures. Neurosurgery 23 (1988) 545 – 556
300. Daumas-Duport, C, V Monsaingeon, L Szenthe, G Szikla. Serial Stereotactic Biopsies: a Double Histological Code of Gliomas according to Malignancy and 3-D Configuration, as an Aid to Therapeutic Decision and Assessment of Results. Appl. Neurophysiol. 45: 431 – 437, 1982.
301. Davey, P., P. O'Brien: Disposition of cerebral metastases from malignant melanoma: Implications for Radio-surgery. Neurosurgery 28 (1991) 8 – 15
302. David, D. J., Speculand, B., Vernon-Roberts, B., Sach, R. P.: Malignant schwannoma of the interior dental nerve. Br. J. Plast. Surg., 31 (1978) 323 – 333
303. Davidson BL et al, A model system for in vivo gene transfer into the central nervous system using an adenoviral vector. Nature Genet 3 (1993) 219 – 223
304. Davis DH, Laws ER, Ilstrup DM et al: Results of Surgical Treatment of Growth Hormone-Secreting Pituitary Adenomas. J Neurosurg 1993; 79: 70 – 75
305. Davis, P. C., P. A. Hudgins, S. B. Petermann, et al:Diagnosis of cerebral metastases: Double-dose delayed CT vs contrast-enhanced MR imaging. AJNR 12 (1991) 293 – 300
306. Davison K, Bagley C (1969) Schizophrenia-like psychoses associated with organic disorders of the central nervous system: a review of the literature. In Herrington R (ed), Current Problems in Neuropsychiatry. Ashford: Headley Brothers, Ltd., pp 113 – 184.
307. De Monte F, Al-Meffy: Meningiomas. In Kaye AH, Laws Jr ER (eds): Brain Tumors. 1995, Churchill Livingstone Inc. New York, pp: 675 – 704

308. Dean BL, Drayer BP, Bird CR, et al.: Gliomas: Classification with MR imaging. Radiology 174 (1990) 411–415
309. DeAngelis L, Delattre J, Posner J (1989) Radiation induced dementia in patients cured of brain metastases. Neurology 39:789–796
310. DeAngelis, L., J. Yahalom, H. T. Thaler, et al: Combined modality therapy for primary CNS lymphoma. J. Clin. Oncol.10 (1992) 635–643
311. DeAngelis, L., J. Yahalom, M. H. Heinemann, et al: Primary CNS-Lymhoma: Combined treatment with chemotherapy and radiotherapy. Neurology 40 (1990) 80–86
312. DeAngelis, L. M., J. Y. Delattre, J. B. Posner: Radiation-induced dementia in patients cured of brain metastases. Neurology 39 (1989a) 789–796
313. DeAngelis, L. M., L. R. Mandell, H. T. Thaler, et al: The role of postoperative radiotherapy after resection of single brain metastases. Neurosurgery 24 (1989b) 798–805
314. DeAngelis, L. M., W. P. Tong, S. Lin, et al: Carboxypeptidase G2 rescue after high-dose methotrexate. J. Clin. Oncol.14 (1996) 2145–2149
315. DeAngelis, L. M.: Primary CNS lymphoma. A new clinical challenge. Neurology 41 (1991) 619–621
315a. DeAngelis, L. M.: Primary central nervous system lymphoma. Rec. Res. Cancer Res. 135 (1994) 155–169
316. Debus, J., J. E. Munzenrider, N. J. Liebsch, D O'Farrel, D. Finkelstein, J. Efird, E. B. Hug: Brainstem tolerance to conformal radiotherapy of skull base tumors. Int. J. Radiat. Oncol. Biol. Phys. (1997) Im Druck
317. Debus, J., R. Engenhart-Cabillic, L. R. Schad et al.: Cranial nerve imaging for radiosurgery at the base of the skull. Radiosurg. 1 (1996) 336–344
318. Debus, J., R. Engenhart-Cabillic, M. V. Knopp, L. R. Schad, W. Schlegel, M. Wannenmacher: Bildorientierte Planung minimal invasiver konformierender Bestrahlungsverfahren im Kopf-Halsbereich. Radiologe 36 (1996) 732–736
319. Deen, H. G., B. W. Scheithauer, M. J. Ebersold: Clinical and pathological study of meningiomas of the first two decades of life. J Neurosurg 56 (1982) 317–322
320. Degerblad M., Almkvist O., Grunditz R., et al: Physikal capabilities during substitution therapy with recombinant growth hormone in adults with growth hormone in adults with growth hormone deficiency. Acta Endocrinol 123 (1990) 185–193
320a. Del Carpio-O'Donovan, R., I. Korah, A. Salazar, et al.: Gliomatosis cerebri. Radiology 198 (1996) 831–835
321. Del Regato, J. A.: Pathways of metastatic spread of malignant tumors. Semin. Oncol.4 (1977) 33–38
322. Delattre, J. Y., G. Krol, H. T. Thaler, et al: Distribution of brain metastases. Arch. Neurol.45 (1988) 741–744
322a. De la Monte, S. M.: Uniform lineage of oligodendroglioma. Am J. Pathol. 135 (1989) 529–540
323. Deliganis, A. V., J. R. Geyer, M. S. Berger: Prognostic significance of type I neurofibromatosis (von Recklinghausen Disease) in childhood optic glioma. Neurosurgery 38 (1996) 1114–1118
324. Demirer, T., D. H. Dail, D. M. Aboulafia: Four varied cases of intravascular lymphomatosis and a literature review. Cancer 73 (1994) 1738–1745
325. DeMonte F. Current management of meningiomas. Oncology 9 (1995) 83–96
326. Dempsey, P. K., L. D. Lunsford: Stereotactic radiosurgery for pineal region tumors. Neurosurg Clin North Am 3 (1992) 245–253.
327. Derogatis L, Marrow G, Fetting J, Penman D, Piasetsky S, Schmale A, Henrichs M, Carnicke C (1983) The prevalence of psychiatric disorders among cancer patients. JAMA 249:751–757.
328. Desmeules M., Mikkelsen T, Mao Y. Increasing incidence of primary malignant brain tumors : Influence of dia, gnostic methods. J Natl Cancer Inst 84 (1992) 442–445
329. Devine, J. W., W. M. Mendenhall, R. R. Million, et al: Carcinoma of the superior pulmonary sulcus treated with surgery and/or radiation therapy. Cancer 57 (1986) 941–934
330. Devinsky, O.: Radiation-induced tumors of the central and peripheral nervous system. In Rottenberg, D. A., ed Neurological complications of cancer treatment. Boston, Butterworth (1990) 79–94
331. Diamond I., Granelli SA, McDonagh AF, et al: Photodynamic therapy of malignant tumours. Lancet 2 (1972) 1175–1177
332. Dias, M. S., A. L. Albright: Management of hydrocephalus complicating childhood posterior fossa tumors. Pediatr Neurosci 15 (1989) 283–288
333. Diener-West, M., T. W. Dobbins, T. L. Phillips, et al: Identification of an optimal subgroup for treatment evaluation of patients with brain metastases using RTOG study 7916. Int. J. Radiat. Oncol. Biol. Phys.16 (1989) 669–673
334. Dilling H, Mombour W, Schmidt M (1991) Internationale Klassifikation psychischer Störungen (ICD-10). Bern: Verlag Hans Huber.
335. Dina TS, Ching HT. Imaging of spinal tumors. In : R. H. Wilkins und S. S. Rengachary (Hrsg.) Neurosurgery, 2nd Edition. McGraw-Hill, New York, 1996, 1757–1768
336. Dina, T. S.: Primary central nervous system lymphoma versus toxoplasmosis in AIDS. Radiology 179 (1991) 823–828
337. Dirks, P., M. Bernstein, P. Muller, et al: The value of reoperation for recurrent glioblastoma. Can. J. Surg.36 (1993) 271–275
338. DiStefano, A., H. Y. Yap, G. N. Hortobagyi, et al: The natural history of breast cancer patients with brain metastases. Cancer 44 (1979) 1913–1918
339. Dohrmann G. J., Collins J. C. Choroid plexus carcinoma. J Neurosurg 43 (1975) 225–232
340. Domingue JN, Wilson CH: Pituitary Abscess. Report of Seven Case and Review of the Literature. J Neurosurg 1977; 46: 601–608
341. Donahue, B. R., J. W. Sullivan, J. S. Cooper: Additional experience with empiric radiotherapy of presumed human immunodeficiency virus – associated primary central nervous system lymphoma. Cancer 76 (1995) 328–332
342. Donner, Th. R., Voorhies; R. M., Kline, D. G.: Neural sheath tumors of major nerves J. Neurosurg. 81 (1994) 362–373
343. Doran, F. E., Gebarski, F. F., Hoff, J. T.: Tumors of the skull. In: Youmans: Neurological Surgery, Fourth Edition, Volume 4, pp. 3011–3012, 1996
344. Dorman P, Farrell B, Dennis M, Sandercock P. Health related quality of life after stroke: a randomized comparison of the EuroQuol and SF-36 questionnaires in 2252 survivors of acute stroke. Cerebrovasc Dis, 6 (1996) 152

345. Dosoretz, D. E., P. H. Blitzer, A. H. Russell, et al: Management of solitary metastasis to the brain: The role of elective brain irradiation following complete surgical resection. Int. J. Radiat. Oncol. Biol. Phys. 6 (1980) 1727–1730
346. Drake, J., Hoffman, H. J., Kobayashi, J., Hwang, P., Becker, I. E.: Surgical management of children with temporal lobe epilepsy and mass lesions. J Neurosurg 21 (1987): 792–797
347. Drape JL, Krause D, Tongio J. MRI of aggressive meningiomas. J Neuroradiol 19 (1992) 49–62
348. Drlicek, M., W. Grisold, U. Liszka: Angiotropic lymphoma(malignant angioendotheliomatosis) presenting with rapidly progressive dementia. Acta Neuropathol.(Berl) 82 (1992) 533–535
348 a. Drop, S. L. S., J. Guyda, E. Colle: Inappropriate growth hormone release in the diencephalic syndrome of childhood: case report and 4 year endocrinologic followup. Clin. endocrinol. 13 (1980) 181–187
349. Dropcho, E. J., J. H. Wisoff, R. W. Walker et al.: Supratentorial malignant gliomas in childhood: A review of fifty cases. Ann Neurol 22 (1987) 355–364
350. Ducatman, B. S., B. W. Scheithauer, D. G. Piepgras, et al: Malignant peripheral nerve sheath tumors. A clinicopathologic study of 120 cases. Cancer 57 (1986) 2006–2021
351. Duffner PK, Burger PC, Cohen ME et al: Desmoplastic Infantile Ganglioglioms: An Approach to Therapy. Neurosurgery 1994; 34: 583–589
352. Duffner, P. K., M. E. Cohen, J. T. Flannery: Referral patterns of childhood brain tumors in the State of Connecticut. Cancer 50 (1982) 1636–1640
353. Duffner, P. K., M. E. Cohen, M. H. Myers: Survival of children with brain tumors: SEER Program, 1973–1980. Neurology 36 (1986) 597–601
354. Duffner, P. K., M. E. Cohen: Extraneural metastases in childhood brain tumors. Ann. Neurol. 10 (1981) 261–265
355. Duffner, P. K., M. E. Horowitz, J. P. Krischer et al.: Postoperative chemotherapy and delayed radiation in children less than three years of age with malignant brain tumors. New Engl J Med 328 (1993) 1725–1731
356. Dunbar, S. F., N. J. Tarbell, H. M. Kooy et al.: Stereotactic radiotherapy for pediatric and adult brain tumors: preliminary report. Int. J. Radiat. Oncol. Biol. Phys. 30 (1994) 531–539
357. Dündar, M.; Penkert, G.; Winkelmüller, W.; Samii, M.: Neurinom des Plexus brachialis Chir. praxis 48 (1994) 503–507
357 a. Duong, H., L. Sarazin, P. Bourgouin, et al.: Magnetic resonance imaging of lateral ventricular tumours. Can. Assoc. Radiol. J. 46 (1995) 434–442
358. Earnest F, Kelly PJ, Scheithauer BW, et al.: Cerebral astrocytomas: Histo-pathologic correlation of MR and CT contrast enhancement with stereotactic biopsy. Radiology, 166 (1988) 823–827
359. Ebersold MJ, Olsen KD, Foote RL et al: Esthesioneuroblastoma. In: Brain Tumours, Kaye AH, Laws jr ER (eds), Churchill Livingstone New York 1995, pp 825–838
360. Ebersold MJ, Quast LM, Laws ER et al: Long-Term Results in Transsphenoidal Removal of Nonfunctioning Pituitary Adenomas. J Neurosurg 1986; 64: 713–719

361. Ebrahim S, Barer D, Nouri F. Use of the Nottingham Health Profile with patients after a stroke. J Epidemiol Comm Health, 40: 166–169, 1986.
362. Eby, N., S. Gruffermann, M. Flannelly, et al: Increasing incidence of primary brain lymphoma in the US. Cancer 62 (1988) 2461–2465
363. Eckermeier, K., Pirsig, W., Mueller, D.: Histopathology of 30 none-operated acoustic schwannomas. Arch. Otolaryngol. 22 (1): 1–9, 1979
364. Edner, G. Stereotactic Biopsy of Intracranial Space Occupying Lesions. Acta Neurochirurgica 57: 213–234, 1981
364 a. Edwards, M. S. B., W. M. Wara, R. C. Urtasun, et al.: Hyperfractionated radiation therapy for brain-stem glioma: a phase I–II trial. J. Neurosurg. 70 (1989) 691–700
365. Elcon, D., Heightouwer, S. I., Limm, M. L. et al.: Aesthesioneuroblastoma. Cancer, 44: 1087, 1979
366. Elkon, K. B., G. R. V. Hughes, D. Catovsky, et al: Hairy-cell leukemia with polyarteritis nodosa. Lancet 11 (1979) 280–282
367. Ellenberg, L., J. G. McComb, S. E. Siegel et al: Factors affecting intellectual outcome in pediatric brain tumor patients. Neurosurgery 21 (1987) 638–644
368. Ellenbogen, R. G., K. R. Winston, W. J. Kupsky: Tumors of the choroid plexus in children. Neurosurgery 25 (1989) 327–335
369. Emami, B., J. Lyman, A. Brown et al.: Tolerance of normal tissue to therapeutic irradiation. Int. J. Radiat. Oncol. Biol. Phys. 21 (1991) 109–122
370. Engel, A. G: Myasthenic Syndromes. In: Engel, A. G., Franzin-Armstrong, C. (Hrsg.). Myology, Vol.2, McGraw-Hill, New York (1994) 1798–1835
371. Engenhart, R., B. Wowra, J. Debus et al.: The role of high-dose single-fraction irradiation in small and large intracranial arteriovenous malformations. Int. J. Radiat. Oncol. Biol. Phys. 30 (1994) 521–529
372. Engenhart, R., B. N. Kimmig, K. H. Höver et al.: Longterm follow-up for brain metastases treated by percutaneous stereotactic single high-dose irradiation. Cancer 71 (1993) 1351–1361
373. Epstein F, Epstein N. Surgical management of holocord intramedullary spinal cord astrocytomas in children. Report of three cases. J. Neurosurg 54 (1981) 829–832
374. Epstein F, Farmer JP: Brainstem glioma growth patterns. J. Neurosurg 78 (1993) 408–412
374 a. Epstein, F., E. L. McCleary: Intrinsic brain-stem tumors of childhood: surgical indications. J. Neurosurg. 64 (1986) 11–15
375. Epstein F, Murali R. Pediatric posterior fossa tumors : hazards of the preoperative shunt. Neurosurgery 3 (1978) 348–350
376. Epstein FJ, Farmer JP, Freed D, Adult intramedullary spinal cord ependymomas : the results of surgery in 38 patients. J Neurosurg 79 (1993) 204–209
377. Epstein, B. E., C. B. Scott, W. T. Sause, et al: Improved survival duration in patients with unresected solitary brain metastasis using accelerated hyperfractionated radiation therapy at total doses of 54.4 gray and greater. Cancer 71 (1993) 1362–1367
378. Epstein, F., J. Wisoff: Intrinsic brainstem tumors in childhood: surgical indications. J Neurooncol 6 (1989) 309–317

379. Ersahin, Y., S. Mutluer, S. Cagli et al: Cerebellar mutism: report of seven cases and review of the literature. Neurosurgery 38 (1996) 60–66
380. Escudero, D., A. Barnadas, M. Codina, et al: Anti-RI-associated paraneoplastic neurologic disorder without opsoclonus in a patient with breast cancer. Neurology 43 (1993) 1605–1606
381. Evans, A. E., R. D. T. Jenkin, R. Sposto et al.: The treatment of medulloblastoma: Results of a prospective randomized trial of radiation therapy with and without CCNU, vincristine, and prednisone. J Neurosurg 72 (1990) 572–582
382. Evensen, S. A., L. Brinch, G. Tjonnfjord, et al: Estimated 8-year survival of more than 40% in a population-based study of 79 adult patients with acute lympho-blastic leukaemia. Br. J. Haematol.88 (1994) 88–93
383. Eversmann T, Fahlbusch R, Rjosk HK et al: Persisting Suppression of Prolactin Secretion after Long-Term Treatment with Bromocriptine in Patients with Prolactinomas. Acta Endocrinol 1979; 92: 413–427
384. Fahlbusch R, Buchfelder M, Schrell U: Neurochirurgische Therapie Neuroendokriner Störungen. Internist 1985; 26: 293–301
385. Fahlbusch R, Buchfelder M: Present Status of Neurosurgery in the Treatment of Prolactinomas. Neurosurg Rev 1985; 8: 195–205
386. Fahlbusch R, Buchfelder M: Surcical Complications. In Landolt AM, Vance ML, Reilly PL (eds): Pituitary Adenomas, 1996, Churchill Livingstone Inc. New Yoork, pp: 395–408
387. Fahlbusch R, Honegger J, Buchfelder M et al: Seltene intraselläre und suprasselläre Prozesse. Teil 1: Tumoren. Nervenarzt 1989; 60: 670–678
388. Fahlbusch R, Marguth F: Tumoren der Hypophyse. In Dietz H, Umbach W, Wüllenweber R (Hsg): Klinische Neurochirurgie. Vol 2, 1984, Georg Thieme Stuttgart, pp: 86–106
389. Fahsold, R., H. D. Rott, P. Lorenz: A third gene locus for tuberous sclerosis is closely linked to the phenylalanine hydroxylase gene locus. Hum. Genet.88 (1991) 85–90
390. Farcet, J. P., J. Weschsler, V. Wirquin: Vasculitis in hairy-cell leukemia. Arch. Intern Med.147 (1987)660–664
390a. Färrkilä, M., J. Jääskeläinen, M. Kallio et al.: Randomised, controlled study of intratumoral recombinant γ-interferon treatment in newly diagnosed glioblastoma. Br. J. Cancer 70 (1994) 138–141
391. Farr LE, Sweet WH, Robertson JS, et al: Neutron capture therapy with boron in the treatment of glioblastoma multiforme. Am J Roentgenol 71 (1992) 279–293
392. Farwell, J. R., G. J. Dohrmann, G. T. Flannery: Central nervous system tumors in children. Cancer 40 (1977) 3123–3132
393. Fazekas, J. T.: Treatment of grades I and II brain astrocytomas: The role of radiotherapy. Int Radiat Oncol Biol Phys 2 (1977) 661–666
394. Feinberg, W. M., M. R. Swenson: Cerebrovascular complications of L-asparaginase therapy. Neurology 38 (1988) 127–133.
395. Feinstein AR, Josephy BR, Wells CK. Scientific and clinical problems in index of functional disability. Ann Intern Med, 105: 413–420, 1986.
396. Felder G. Sozialadreßbuch für Tumornachsorge in Nordrhein-Westfalen. Wuppertal- Ronsdorf: Selbstverlag Klinik Bergisch-Land, 1988.
397. Felsberg G, Silver S, Brown M, et al: Radiologic-pathologic correlation. Gliomatosis cerebri. Am J Neuroradiol 15 (1994) 1745–1754
397a. Felsberg, G. J., J. P. Glass, R. D. Tien, et al.: Gliomatosis cerebri presenting with optic nerve involvement: MRI. Neuroradiology 38 (1996) 774–777
398. Fenstermacher, JD., AL. Cowles: Theoretic Limitations of Intracarotid Infusions in Brain Tumor Chemotherapy. Cancer Treat. Rep. 51 (1977) 519–526
399. Ferrante L. Mastronardi L, Celli P. Intramedullary spinal cord ependymomas – a study of 45 cases with long-term follow-up. Acta Neurochir 119 (1992) 74–79
400. Fessard, C.: Cerebral tumors in infancy. Am J Dis Child 115 (1968) 302–308
400a. Fetell, M. R., E. M. Housepian, M. W. Oster, et al.: Intratumor administration of beta-interferon in recurrent malignant gliomas. Cancer 65 (1990) 78–83
401. Fine H. A. Novel biologic therapies for malignant glioma. Neurologic Clinics 13 (1995) 827–846
402. Fine, H. A., K. B. G. Dear, J. S. Loeffler, et al.: Meta-Analysis of radiation therapy with and without adjuvant chemotherapy for malignant gliomas in adults. Cancer 71 (1993) 2585–2597
403. Fine, H. A., R. J. Mayer: Primary central nervous system lymphoma. Ann. Intern. Med.119 (1993) 1093–1104
404. Fine, H. A.: The basis for current treatment recommendations for malignant gliomas. J. Neuro-Oncol.20 (1994) 111–120
405. Finlay, J. L., C. August, R. Packer et al.: High dose multi-agent chemotherapy followed by bone marrow „rescue" for malignant astrocytomas of childhood and adolescence. J Neurooncol 9 (1990) 239–248
406. Finlay, J. L., J. J. Garvin, J. Allen et al: High dose chemotherapy with autologous marrow rescue in patients with recurrent medulloblastoma. Proc Am Soc Clin Onc 13 (1994) 176
407. Finlay, J., J. Boyett, A. Yates et al.: Randomized phase III trial in childhood high-grade astrocytoma comparing vincristine, lomustine, and prednisone with the eight-drugs-in-1-day regimen. J Clinical Oncol 13 (1995) 112–123
408. Fischbach, A. J., K. L. Martz, J. S. Nelson et al.: Long-term survival in treated anaplastic astrocytomas. Am J Clin Onc 14 (1991) 365–370
409. Fischer, D. A., J. C. Job, M. A. Preece et al: Leukemia in patients treated with growth hormone. Lancet I (1988) 1159–1160
410. Fisher BJ, Gaspar LW, Noone BB: Radiation Therapy of Pituitary Adenoma: Delayed Sequele. Radiology 1993; 187: 843–846
411. Flanagan JC. The concept of quality of life for american community members. Soc Ind, 19: 75–81, 1975.
412. Flickinger JC, Rush SC: Linear Accelerator Therapy. In Landolt AM, Vance ML, Reilly PL: Pituitary Adenomas, 1996, Churchill Livingstone Inc. New York, pp: 457–484
413. Flickinger, J. C., C. Torres, M. Deutsch: Management of low-grade gliomas of the optic nerve and chiasm. Cancer 61 (1988) 635–642
414. Flickinger, J. C. L. D. Lunsford, M. E. Linskey et al.: Gamma knife radiosurgery for acoustic tumors: multivariate analysis of four year results. Radiother. Oncol. 27 (1993) 91–98

415. Flickinger, J. C., P. B. Nelson, A. J. Martinez et al.: Radiotherapy of non functional adenomas of the pituitary gland. Results with long-term follow-up. Cancer 63 (1989) 2409–2414
416. Flowers, A.: Seizures and syncope. In: Levin, V. A.:Cancer in the nervous system. Churchill, Livingstone, New York (1996) 314–324
417. Foley, K. M. (Hrsg.): Second international congress on cancer pain. (Advances in pain research & therapy Ser.16), Raven Press (1990)
418. Foley, K. M., J. M. Woodruff, F. T. Ellis, et al: Radiation-induced malignant and atypical peripheral nerve sheath tumors. Ann. Neurol.7 (1980) 311–318
419. Foley, K. M.: Brachial plexopathy in patients with breast cancer. In Harris, J. R., S. Hellmann, S. Henderson, et al (eds): Breast diseases ed 2. J. B. Lippincott, Philadelphia (1990) 722–729
420. Fontana A, Constam DB, Frei K, et al: Modulation of the Immune Response by Transforming Growth Factor-β. Int Arch Allergy Immunol 99 (1992) 1–7
421. Fontana A, Kristensen F, Fubs R et al: Production of prostaglandin E and an interleukin 1-like factor by cultured astrocytes and C6 glioma cells. J Immunol 129 (1982) 2413–2419
422. Fornasier, V. L., J. G. Horne: Metastases to the vertebral column. Cancer 36 (1975) 590–594
423. Forsyth, P. A., J. B. Posner: Headaches in patients with brain tumors: a study of 111 patients. Neurology 43(1993) 1678–1683
424. Forsyth, P. A., J. Dalmau, F. Graus, et al: Paraneoplastic motor neuron disease. Abstract. Ann. Neurol.34 (1993) 277
425. Fossa, S. D., S. Aamdal: Toxicity of combined chemotherapy and radiotherapy: clinical aspects. In: Horwich, A. (ed.) Combined radiotherapy and chemotherapy in clinical oncology. E. Arnold, London (1992) pp. 34–39
426. Franceschetti, S., Binelli, S., Casazza, M.: Influence of surgery and antiepileptic drugs on seizures symptomatic of cerebral tumours. Acta Neurochir 103 (1990): 47–51
427. Freilich, R. J., J. Y. Delattre, A. Monjour, et al: Chemotherapy without radiation therapy as initial treatmentfor primary CNS lymphoma in older patients. Neurology46 (1996) 435–439
428. Freitag H. J. Spinale Tumoren und tumorähnliche Erkrankungen. In: Sartor, K. (Hrsg.): Neuroradiologie, Thieme, 1996
429. Fried, I., Kim J. H., Spencer, D. D.: Limbic and neocortical gliomas associated with intractable seizures. Neurosurgery 34 (1994): 815–824
430. Friedman, H. S., J. P. Krischer, P. Burger et al.: Treatment of children with progressive or recurrent brain tumors with carboplatin or iproplatin: a POG randomized phase II study. J Clin Oncol 10 (1992) 249–256
431. Friedman, W. A., Bova, F. J., Spiegelmann, R.: Linear accelerator radiosurgery at the University of Florida. Neurosurg. Klin. North. Am., 3: 141, 1992
432. Friedman, WA, J Sceats, BR Nestok, WE Ballinger. The Incidence of Unexpected Pathological Findings in an Image-Guided Biopsy Series: A Review of 100 Consecutive Cases. Neurosurgery 25: 180–184, 1989.
433. Fross, RD., P. C. Warnke, D. R. Groothuis: Blood flow and blood-to-tissue transport in 9L gliosarcomas: the role of the brain tumor model in drug delivery research. J. Neuro-Oncol.11 (1991) 185–197
434. Fryer, A. E., et al: Evidence that the gene for tuberous sclerosis is on chromosome 9. Lancet 1 (1987) 659–661
435. Fukamachi A, Wakao T, Akai J: Brain stem necrosis after irradiation of pituary adenoma. Surg Neurol 18 (1982) 343–350
436. Fulham MJ, Melisi JW, Nishimiya B, et al: Neuroimaging of juvenile pilocytic astrocytoma: an enigma. Radiology 189 (1993) 221–225
437. Fuller GN, Burger PC: Classification and Biology of Brain Tumours. In: Neurological Surgery, 4th ed, Youmans JR (ed), Sounders, Philadelphia 1996, pp 2495–2520
438. Furie DM, Provenzale JM: Supratentorial ependymomas and subependymomas: CT and MR appearance. J Comp Assist Tomogr 19 (1995) 518–526
439. Furneaux, H. F., L. Reich, J. P. Posner: Autoantiody synthesis in the central nervous system of patients with paraneoplastic syndromes. Neurology 40 (1990) 1085–1091
440. Gaffney, C. C., J. P. Sloane, N. J. Bradley et al: Primitive neuroectodermal tumours of the cerebrum. J Neurooncol 3 (1985) 23–33
441. Gailani, M. R., S. J. Bale, D. J. Leffell, et al: Developmental defects in Gorlin syndrome related to a putative tumor suppressor gene on chromosome 9. Cell 69 (1992) 111–115
442. Gajjar, A., R. K. Mulhern, R. L. Heideman et al: Medulloblastoma in very young children: Outcome of definitive craniospinal irradiation following incomplete response to chemotherapy. J Clin. Oncol 12 (1994) 1212–1216
443. Galicich JH, Arbit E, Wronski M. Metastatic brain tumors. In Wilkins RH, Rengachary SS (Hrsg.) Neurosurgery. McGraw Hill, New York, 1996, 807–821
444. Galicich, J. H., L. J. Guido: Ommaya device in carcinomatous and leukemic meningitis. Surgical experience in 45 cases. Surg. Clin. North Am.54 (1974) 915–922
445. Ganz JC: Linear Accelerator Therapy. In Landolt AM, Vance ML, Reilly PL: Pituitary Adenomas. 1996, Churchill Livingstone Inc. New York, pp: 461–474
445 a. Garden, A. S., M. H. Maor, W. K. A. Yung, et al.: Outcome and patterns of failure following limited-volume irradiation for malignant astrocytomas. Radiother. Oncol. 20 (1991) 99–110
446. Gardner, G., E. W. Cocke, J. T. Robertson, et al: Glomus jugulare tumours – combined treatment: Part I. J. Laryngology and Otology 95 (1981) 437–545
447. Gash DM, Boer GJ. Vasopressin : Principles and Properties. New York, Plenum Press, 1987.
448. Gassel, M. M: False localizing signs. Arch. Neurol.4 (1961) 70–98
449. Gasser RW, Spoendlin H, Finkenstedt G et al: Transsphenoidale Operation von Hypophysenadenomen bei 92 Patienten: Ergebnisse und Endokrine Verlaufskontrollen. Wien Klin Wochenschr 1993; 105: 204–207
450. Gaye, Sekhar NL, Wright D: Chordomas and Chondrosarcomas of the Cranial Base. In Kaye AH, Laws Jr ED (eds): Brain Tumors. 1995, Churchill Livingstone Inc. New York, pp: 777–794
450 a. Gehan, E. A., M. D. Walker: Prognostic factors for patients with brain tumors. Natl Cancer Inst. Monogr. 46 (1977) 189–195
451. Georges, P. M., J. Noterman, J. Flament-Durand: Glioblastoma of the cerebellum in children and adolescents: case report and review of the literature. J Neurooncol 1 (1983) 275–278

452. Gerdes J, Schwab U, Lemke H, Stein H : Production of a mouse monoclonal antibody reactive with a human nuclear antigen associated with cell proliferation. Int J Cancer 31 (1983) 13 – 20
453. Geremia GK, Wollman R, Foust R.: Computed tomography of gliomatosis cerebri (case report). J Comp Assist Tomogr 12 (1988) 698 – 701
454. Gerlach, H., W. Jänisch, D. Schreiber: Intracranial and spinal tumours in newborns and infants. In Tumours of the central nervous system in infancy and childhood, eds. Voth, D., P. Gutjahr, C. Langmaid. Springer Verlag, Berlin (1982) 53 – 57
455. Germano, I. M., M. S. B. Edwards, R. L. Davis et al.: Intracranial meningiomas of the first two decades of life. J Neurosurg 80 (1994) 447 – 453
456. Geyer, J. R., J. L. Finlay, J. M., Boyett et al: Survival of infants with malignant astrocytomas. Cancer 75 (1995) 1045 – 1050
457. Geyer, J. R., P. M. Zeltzer, J. M. Boyett et al: Survival of infants with primitive neuroectodermal tumors or malignant ependymomas of the CNS treated with eight drugs in 1 day: A report from the Childrens Cancer Group. J Clin Oncol 12 (1994) 1607 – 1615
458. Ghim TT, Seo JJ, O'Brian M., et al: Childhood intracranial meningiomas after high-dose irradiation. Cancer 71 (1993) 4091 – 4095
459. Ghosh, B. G., Gosh, L., Huvos, A. G., Fortner, J. G.: Malignant schwannoma. A neuropathologic study. Cancer, 31 (1973) 184 – 190
460. Giangaspero, F., P. Chieco, C. Ceccarelli et al: Desmoplastic versus classic medulloblastoma: comparison of DNA content, histopathology, and differentiation. Virchows Archiv {A} 418 (1991) 207 – 214
460 a. Giese, A., M. Westphal: Glioma invasion in the central nervous system. Neurosurgery 39 (1996) 235 – 252
460 b. Giese, A., M. Westphal: Glioma invasion in the central nervous system. Neurosurgery 39 (1996) 235 – 252
461. Gilbert RW. Kim JH, Posner JB. Epidural spinal cord compression from metastatic tumor : diagnosis and treatment. Ann Neurol 3 (1978) 40 – 51
462. Gilchrist, G. S., D. G. Tubergen, H. N. Sather et al: Low numbers of CSF blasts at diagnosis do not predict for the development of CNS leukemia in children with intermediate risk acute lymphoblastic leukemia: A Childrens Cancer Group report. J Clin Oncol 12 (1994) 2594 – 2600
463. Gilles FH, Sobel EL, Tavare CJ, et al: Age related Changes in Diagnosis, Histological Features and Survival in Children with Brain Tumors 1930 – 1979. Neurosurgery 37 (1995) 1056 – 1068
464. Gilles, F. H., J. Winston, A. Fulchiero et al.: Histologic features and observational variation in cerebellar gliomas in children. J Natl Cancer Inst 58 (1977) 175 – 181
465. Giovanelli M, Losa M, Mortini P: Acromegaly: Surgical Results and Prognosis. In Landolt AM, Vance ML, Reilly PL (eds): Pituitary Adenomas. 1996, Churchill Livingstone Inc. New York, pp: 333 – 352
466. Gjerris, F., L. Klinken: Long-term prognosis in children with benign cerebellar astrocytoma. J Neurosurg 49 (1978) 179 – 184
467. Gjerris, F.: Clinical aspects and long-term prognosis of supratentorial tumors in infancy and childhood. Acta Neurol Scand 57 (1978) 445 – 470

468. Glantz, M., M. Friedberg, B. Cole, et al: Double-blind , randomized, placebo-controlled trial of anticonvulsant prophylaxis in adults with newly diagnosed brain metastases. Proc. ASCO 13 (1994) 176
468 a. Glantz, M. J., P. C. Burger, J. E. Herndon, et al.: Influence of the type of surgery on the histologic diagnosis in patients with anaplastic gliomas. Neurology 41 (1991) 1741 – 1744
469. Glanzmann, C., W. Seelentag: Radiotherapy for tumours of the pineal region and suprasellar germinomas. Radiother Oncol 16 (1989) 31 – 40
470. Glass, J., F. H. Hochberg, M. L. Gruber, et al: The treatment of oligodendrogliomas and mixed oligodendroglioma-astrozytomas with PCV chemotherapy. J. Neurosurg.76 (1992) 741 – 745
471. Glass, J., M. L. Gruber, L. Cher, et al: Preirradiation methotrexate chemotherapy of primary central nervous system lymphoma: Long-term outcome. J. Neurosurg.81 (1994) 188 – 195
472. Glass, J. P., M. Melamed, N. L. Chernik, et al: Malignant cells in cerebrospinal fluid (CSF): The meaning of a positive CSF cytology. Neurology 29 (1979) 1369 – 1375
473. Glavac, D., H. P. Neumann, C. Wittke, et al: Mutations in the VHL tumor suppressor gene and associated lesions in a families with von Hippel-Lindau disease from central Europe. Hum. Genet.98 (1996) 271 – 280
474. Glaves, D: Correlation between circulating cancer cells and incidence of metastasis. Br. J. Cancer 48(1983) 665 – 673
475. Go, KG, EJW Keuter, RL Kamman, J Pruim, JDM Metzemaekers, MJ Staal, AMJ Paans, W Vaalburg. Contribution of Magnetic Resonance Spectroscopic Imaging and L-[1 - 11C]Tyrosine Positron Emission Tomography to Localization of Cerebral Gliomas for Biopsy. Neurosurgery 34 (1994) 994 – 1002
476. Göbel, U., M. Bamberg, G. Calaminus et al.: Verbesserte Prognose intrakranieller Keimzelltumoren durch intensivierte Therapie: Ergebnisse des Therapieprotokolls MAKEI 1989. Klin. Pädiatr. 205 (1993) 217 – 224
477. Göbel,U.: Cooperative prospektive Therapiestudie: Maligne nichttestikuläre Keimzelltumoren bei Kindern und Jugendlichen, MAKEI 86. Therapieempfehlung der Gesellschaft für Pädiatrische Onkologie
478. Goldring, S., Rich, K. M., Picker, S.: Experience with gliomas in patients presenting with a chronic seizure disorder. Clin Neurosurg 33 (1986): 15 – 42
479. Goldsmith BJ, Wara WM, Wilson CB, et al: Postoperative irradiation for subtotally resected meningiomas. J Neurosurg 80 (1994) 195 – 201
480. Goldsweig, H. G., Sundaresan, N.: Chemotherapy of recurrent esthesioneuroblastoma: Case report and Review of the literature. Am. J. Clin. Oncol., 13: 139, 1990
481. Goldwein, J. R., J. M. Leahy, R. J. Packer et al: Intracranial ependymomas in children. Int J Radiat Oncol Biol Phys 19 (1990) 1497 – 1502
482. Golfinos J. G., Kelly P. J. Stereotactic volumetric resection of low-grade gliomas. Techniques in Neurosurgery 2 (1996) 165 – 173
483. Gorlin, R. J.: Nevoid basal cell carcinoma syndrome. Medicine 66 (1987) 98 – 101
483 a. Grabenbauer, G. G., B. Barta, J. Erhardt, et al.: Prognostic factors and results after the combined surgical and radiotherapy treatment of ependymomas. Strahlenther. Onkol. 168 (1992) 679 – 685

483 b. Graham, J. D., A. E. Nahum, M. Brada: A comparison of techniques for stereotactic radiotherapy by linear accelerator based on 3-dimensional dose distributions. Radiother. Oncol. 22 (1991) 29–35
484. Graholm, J., H. J. G. Bloom: The role of radiotherapy in the managment of intracranial meningiomas. The Royal Marsden Hospital experience with 186 patients. Int. J. Radiat. Oncol. Biol. Phys. 18 (1990) 755
485. Grand S, Maruelle P, Boubagra K, et al: Aspect IRM des hemangioblastomes cerebelleux: A propos de 9 observations. J Neuroradiol 22 (1995) 20–27
486. Grant JW, Isaacson PG : Primary central nervous system lymphoma. Brain Pathol 2 (1992) 97–109
487. Graus, F., F. Vega, J. Y. Delattre, et al: Plasmapheresis and antineoplastic treatment in CNS paraneoplastic syndromes with antineuronal autoantibodies. Neurology 42 (1992) 536–540
488. Graus, F., I. Bonaventura, M. Uchuya, et al: Indolent anti-HU-associated paraneoplastic sensory neuropathy. Neurology 44 (1994) 2258–2261
489. Graus, F., J. Y. Delattre: Immune modulations of paraneoplastic neurologic disorders. Clin. Neurol. Neurosurg. 97 (1995) 112–116
490. Graus, F., L. R. Rogers, J. B. Posner: Cerebrovascular complications in patients with cancer. Medicine 64 (1985) 16–35
491. Graus, F., O. G. Segurado, E. Tolosa: Selective concentration of anti-Purkinje cell antibody in the CSF of two patients with paraneoplastic cerebellar degeneration. Acta Neurol. Scand.78 (1988) 210–213
492. Graus, F., R. W. Walker, J. C. Allen: Brain metastases in children. J. Pediatr.103 (1983) 558–561
493. Graus-Porta, D., R. R. Beerli, N. Hynes: Single chain antibody mediated intracellular retention of erb-b2 impairs neu differentian factor and epidermal growth factor signalling. Mol. Cell. Biol.15 (1995) 1182–1191
494. Green, A. J., M. Smith, J. R. W. Yates: Loss of heterozygosity on chromosome 16p13.3 in hamartomas from tuberous sclerosis patients. Nature Genetics 6 (1994) 193–196
495. Green, S. B., D. P. Byar, M. D. Walker, et al: Comparisons of carmustine, procarbazine, and high-dose methylprednisolone as additions to surgery and radiotherapy for the treatment of malignant glioma. Cancer Treat. Rep. 67 (1983) 121–132
496. Greenberg, H. S., M. D. F. Beck, B. Vikram, et al: Metastasis to the base of the skull: Clinical findings in 43 patients. Neurology 31 (1981) 530–537
497. Greig N. H., Ries L. G., Yancik R., et al: Increasing annual incidence of primary malignant brain tumors in the elderly. J Natl Cancer Inst 82 (1990) 1621–1624
498. Greydanus, D. E., E. O. Burgert, G. S. Gilchrist: Hypothalamic syndrome in children with acute lymphocytic leukemia. Mayo Clin. Proc.53 (1978) 217–220
499. Grieco A, Long CJ. Investigation of the Karnofsky Performance Status as a measure of quality of life. Health Psychol, 3: 129–142, 1984.
500. Griffeth, L. K., K. M. Rich, F. Dehashti, et al: Brain metastases from non-central nervous system tumors: Evaluation with PET. Radiology 186 (1993) 37–44
501. Griffin, T. W., D. Beaufait, J. C. Blasko: Cystic cerebellar astrocytomas in childhood. Cancer 44 (1979) 276–280
502. Grisold, W., M. Drlicek, B. Casati, et al: Paraneoplastische neurologische Syndrome. Nervenarzt 66 (1995) 736–744
503. Groothuis, D. R., F. J. Vriesendorp, B. Kupfer, et al: Quantitative Measurements of Capillary Transport in Human Brain Tumors by Computed Tomography. Ann. Neurol. 30 (1991) 581–588
504. Groothuis, DR., J. M. Fischer, J. F. Pasternak, et al: Regional Measurements of Blood-to-Tissue Transport in Experimental RG-2 Rat Gliomas. Cancer Res. 43 (1983) 3368–3373
505. Groothuis, DR., P. Molnar, RG. Blasberg: Regional Blood Flow and Blood-to-Tissue Transport in Five Brain Tumor Models. Prog. exp. Tumor Res. 27 (1984) 132–153
506. Grossman, S. A., D. L. Trump, D. C. P. Chen, et al: Cerebrospinal fluid flow abnormalities in patients with neoplastic meningitis. Am. J. Med.73 (1982) 640–647
507. Grossman, S. A., D. M. Finkelstein, J. C. Ruckdeschel,et al: Randomized prospective comparison of intra-ventricular methotrexate and thiotepa in patients with previously untreated neoplastic meningitis. J. Clin. Oncol.11 (1993) 561–569
508. Grossman, S. A., T. J. Moynihan: Neoplastic meningitis. Neurol. Clin.9 (1991) 843–856
509. Grossmann A, Besser GM: Prolactinomas. Brit Med J 1985; 290: 182–184
510. Grunberg S. M., Weiss M. H., Spitz I. M., et al: Treatment of unresectable meningiomas with the antiprogesterone agent mifepristone. J Neurosurg 74 (1991) 861–866
511. Guidetti B, Mercury S, Vagnozzi R.: Long-term results of the surgical treatment of 129 intramedullary spinal gliomas. J Neurosurg 54 (1981) 323–330
512. Guidetti, B., A. Spallone: The surgical treatment of choroid plexus papillomas: the results of 27 years experience. Neurosurg Rev 4 (1981) 129–137
513. Güldenberg, V., St. Zierz, R. Dengler, et al: Klinik und Differentialdiagnose. In: Dengler, R., St. Zierz, F. Jerusalem (Hrsg.): Amyotrophe Lateralsklerose. G. Thieme, Stuttgart (1994) 33–44
514. Günzel H, Tennstedt A: Psychische Störungen und Hirntumorwachstum. Psychiat Neurol med Psychol 35 (1983) 334–340
514 a. Guthrie B. L., Carabell S. C., Laws E. R.: Radiation therapy for intracranial meningiomas. In: O. Al-Mefti (Hrsg.) Meningiomas. Raven Press New York, 1991 pp. 255–262
515. Gutin P. H., S. A. Leibel, W. M. Wara et al.: Recurrent malignant gliomas: survivial following interstitial brachytherapy with high-activity iodine-125 sources. J. Neurosurg. 67 (1987) 864–873
516. Gutin PH, Leibel SA, Sheline GE: Radiation Injury to the Nervous System. Raven, New York (1991)
517. Guy J, Mancuso A, Quisling RG, et al: Gadolinium-DTPA-enhanced magnetic resonance imaging in optic neuropathies. Opthalmology 97 (1990) 592–600
518. Haaxma-Reiche, H., S. Daenen, R. J. Witteveen: Experience with the ommaya reservoir for prophylaxis and treatment of the central nervous system inadult acute myelocytic leukemia. Blut 57 (1988)351–355
519. Haddad SF, Moore SA, Menezes AH et al: Ganglioglioma: 13 Years of Experience. Neurosurgery 31 (1992) 171–178

520. Hadely MN. Interactive Audience Participation CNS, Chicago 1994. Clin Neurosurg 42(1995) 508–517
521. Hagen, N. A., C. Cirrincione, H. T. Thaler, et al: The role of radiation therapy following resectionof single brain metastasis from melanoma. Neurology40 (1990) 158–160
522. Haglund M. M., Berger M. S. Functional mapping of motor, sensory and language pathways during low-grade glioma removal. Techniques in Neurosurgery 2 (1996) 141–149
523. Haie C., Schlienger M., Constans J. P., et al: Results of radiation treatment of medulloblastoma in adults. Int J Rad Oncol Biol Phys 11 (1985) 2051–2056
524. Haie-Meder, C., B. Pellae-Cosset, A. Laplanche et al.: Results of a randomized clinical trial comparing two radiation schedules in the palliative treatment of brain metastases. Radiother. Oncol. 26 (1993) 111–116
525. Hakuba, A., Hashi, K., Fujitani, K. et al.: Jugular foramen neurinomas. Surg. Neurol. 11: 83–94, 1979
526. Hall WA, Fodstad O: Immunotoxins and central nervous system neoplasia. J Neurosurg 76 (1992): 1–12
527. Hall WA, Luciano MG, Doppman JL et al: Pituitary Magnetic Resonance Imaging in Normal Human Volunteers: Occult Adenomas in the General Population. Ann Intern Med 1994; 120: 817–820
528. Halper; J., Colvard, D. S., Scheithauer B. W., et al: Estrogen and progesterone receptors in human meningiomas : comparison of nuclear binding, dextran-coated charcoal and immunoperoxidase staining assays. Neurosurgery 25 (1989) 546–553
529. Halperin, E. C., S. M. Wehn, J. W. Scott et al.: Selection of a management strategy for pediatric brainstem tumors. Med Pediatr Oncol 17 (1989) 116–126
530. Hammack, J., H. Kotanides, M. K. Rosenblum, et al: Paraneoplastic cerebellar degeneration. II. Clinical and immunologic findings in 21 patients with Hodgkins's disease. Neurology 42 (1992) 1938–1943
531. Hanks, G. W., D. M. Justins: Cancer pain: management. The Lancet 339 (1992) 1031–1035
532. Hannen P, Hartje W, Pach R, Weber E, Willmes K. Beurteilung der Fahreignung hirngeschädigter Patienten. Vortrag 30. bdp-Kongreß für Verkehrspsychologie Rorschach, 1990.
533. Hansen, K., F. Gjerris, P. S. Sorensen: Absence of hydrocephalus in spite of impaired cerebrospinal fluid, absorption and severe intracranial hypertension. Acta Neurochir. (Wien) 86 (1987) 93–97
534. Hansen, S. B., H. Galsgard, F. E. von Eyben, et al: Tamoxifen for brain metastases from breast cancer. Ann. Neurol.20 (1986) 544–545
535. Harada, M., A. Shimizu, Y. Nakamura, et al: Role of the vertebral venous system in metastatic spreadof cancer cells to the bone. In Karr, J. P. andYamanaka, H. (eds): Prostate Cancer and BoneMetastasis. Plenum Press, New York, (1992) 83–92
536. Harisiadis, L., C. H. Chang: Medulloblastoma in children: a correlation between staging and results of treatment. Int J Radiat Oncol Biol Phys 2 (1977) 833–841
537. Haritz D, Gabel D, Huiskamp R. Clinical phase 1 study of BSH in patients with malignant glioma as precondition for boron neutron capture therapy (BNCT). Int J Radiat Oncol Biol Phys 28 (1994) 1175–1181
538. Harris, C. P., J. D. Sigman, K. A. Jaeckle: Intravascular malignant lymphomatosis: Amelioration of neurological symptoms with plasmapheresis. Ann. Neurol.35 (1994)357–359
539. Harrison MJ, Morgello S, Post KD: Epithelial Cystic Lesions of the Sellar and Parasellar Region: A Continuum of Ectodermal Derivatives? J Neurosurg 1994; 80: 1018–1025
540. Harrison MJ, Sundaresan N. Radiation induced meningiomas. In : H. H. Schmidek (Hrsg.) Meningiomas and their surgical management. Saunders, Philadelphia, 1992
541. Harsh GR, Levin VA, Gutin PH, et al: Reoperation for recurrent glioblastoma and anaplastic astrocytoma. Neurosurgery 21 (1987) 615–621
542. Hart, I. K., A. Vincent, K. Leys, et al: Serum autoantibodies bind to voltage-gated potassium channels in acquired neuromyotonia. Abstract Ann. Neurol.36 (1994) 325
543. Hartmann, G. H., W. Schlegel, V. Sturm et al.: Cerebral radiation surgery using moving field irradiation at a linear accelerator facility. Int. J. Radiat. Oncol. Biol. Phys. 11 (1985) 1185–1192
544. Haselberger K, Radner H, Pendl G.: Na2B12H11SH (BSH) in combination with systemic hyaluronidase: a promising concept for boron neutron capture therapy for glioblastoma. Neurosurgerey 39 (1996) 321–326
545. Hassoun J, Gambarelli D, Grisoli F, Pellet W, Salamon G, Pellissier JF, Toga M : Central neurocytoma. An electron-microscopic study of two cases. Acta Neuropathol 56 (1982) 151–156
546. Hassoun J, Söylemezoglu F, Gambarelli D, Figarella-Branger D, von Ammon K, Kleihues P : Central neurocytoma: a synopsis of clinical and histological features. Brain Pathol 3 (1993) 297–306
547. Hatanaka H: Boron-neutron capture therapy, in: Karim ABMF, Laws ER (Hrsg.): Glioma. Springer Berlin, 1991, 233–249
548. Hauser, W. A., Kurland, L. T.: The epidemiology of epilepsy inRochester, Minnesota, 1935 through 1967. Epilepsia 16 (1975): 1–66
549. Hayostek, C. J., E. G. Shaw, B. Scheithauer et al: Astrocytomas of the cerebellum. Cancer 72 (1993) 856–869
550. Hazuka, M. B., W. D. Burleson, D. N. Stroud, et al: Multiple brain metastases are associated with poor survival in patients treated with surgery andradiotherapy. J. Clin. Oncol.11 (1993) 369–373
551. Healey E. A., Barnes P. D., Kupsky W. J., et al: The prognostic significance of postoperative residual tumor in ependymoma. Neurosurgery 28 (1991) 666–672
552. Heary RF, Maniker AH, Wolansky LJ: Candidal Pituitary Abscess: Case Report. J Neurosurg 1995; 35: 1009–1013
553. Hecaen H, Ajuriaguerra J (1956) Troubles Mentaux au Cours des Tumeurs Intracraniennes. Paris: Masson & Cie.
554. Hedeman, L. S., Lewinsky, B. S., Lochrigge, G. H., Trevor, R.: Primaly malignant schwannoma of the gasserion ganglion. Report of two cases. J. Neurosurg., 48: 279–283, 1978
555. Heffelfinger, M. J., D. C. Dahlin, C. S. MacCarty, J. W. Beabout: Chordomas and cartilaginous tumors at the skull base. Cancer 32 (1973) 410–420

556. Heideman, R. L., E. C. Douglass, R. A. Krance et al: High-dose chemotherapy and autologous bone marrow rescue followed by interstitial and external-beam radiotherapy in newly diagnosed pediatric malignant gliomas. J Clin Oncol 11 (1993) 1458–1465
557. Heideman, R. L., R. J. Packer, L. A. Albright et al:Tumors of the central nervous system. In Principles and practice of pediatric oncology, eds. Pizzo, P. A, D. G. Poplack. Lippincott, Philadelphia (1992) 633–662
558. Heideman, R. L. D. E. Cole, F. Balis et al:Phase I and pharmacokinetic evaluation of thiotepa in the cerebrospinal fluid and plasma of pediatric patients: evidence for dose-dependent plasma clearance of thiotepa. Cancer Res. 49 (1989) 736–741.
559. Heller, A. J., P. Chesterman, R. D. Elwes, et al:Phenobarbitone, phenytoin, carbamazepine, or sodiumvalproate for newly diagnosed adult epilepsy: a randomised comparative monotherapy trial. J. Neurol. Neurosurg. Psychiatry 58 (1995) 44–50
560. Helweg-Larsen S., Rasmussen B., Sorensen P. S. Recovery of gait after radiotherapy in paralytic patients with metastatic epidural spinal cord compression. Neurology 40 (1990) 1234–1236
561. Herrmann HD, Köppen JA, Kühl N, Raschdorff C, et al: Lymphokine (IL-2 and TNFα) mediated cytolytic activity against glioma cells in vitro. Cancer Treatm Rev 16 (1988) 21–27
562. Helweg-Larsen, S., B. Rasmusson, P. S. Sorensen: Recovery of gait after radiotherapy in paralytic patients with metastatic epidural spinal cord compression. Neurology 40 (1990) 1234–1236
563. Henry JM, Heffner RR, Earle KM: Gangliogliomas of the CNS: A Clinicopathologic Study of 5 Cases. J Neuropathol Exp Neurol 1978; 37: 626
564. Henschen, F.: Über Geschwülste der hinteren Schädelgrube insbesondere des Kleinhirnbrückenwinkels. Klinische und anatomische Studien. Gustav Fischer Verlag, Jena, 170–281, 1910
565. Henson, J. W., B. L. Schnitker, K. M. Correa et al: The retinoblastoma gene is involved in malignant progression of astrocytomas. Ann. Neurol. 36 (1994) 714–721
566. Henson, R. A., H. Urich (eds): Cancer and the nervous system: The neurological manifestations of systemic malignant disease. Blackwell Scientific, London, 1982.
567. Henze, G., R. Fengler, R. Hartmann et al: BFM group treatment results in relapsed childhood acute lymphoblastic leukemia. Haematol Blood Transf 33 (1990) 619–626
568. Herholz K, Heindel W, Luyten PR, et al.: In vivo imaging of glucose consumption and lactate concentration in human gliomas. Ann Neurol 31 (1992) 319–327
569. Herman, T. S., N. Hammond, S. E. Jones, et al: Involvement of the central nervous system by Non-Hodgkin's lymphoma. Cancer 43 (1979) 390–397
570. Herrmann, H. D., D. Winkler, M. Westphal: Treatment of tumors of the pineal region and posterior part of the third ventricle. Acta Neurochir.116 (1992) 137–146
570a. Herrmann, H. D., Köppen, J. A., Kühl, N., Raschdorff, C., Westphal, M.: Lymphokine (Il-2 and TNFα) mediated cytolytic activity against glioma cells in vitro. Cancer Treatm. Rev. 16 : 21–27, 1988
571. Herrmann, H.-D., M. Westphal, K. Winkler, et al: Treatment of nongerminomatous germ-cell tumors in the pineal region. Neurosurgery 34 (1994) 524–529
572. Herrmann, H-D., Winkler,D., Westphal,M.,: Treatment of tumors of the pineal region and posterior part of the third ventricle. Acta Neurochirurgica 116: 137–146, 1992
573. Herrschaft H (1977) Zur Früherkennung der Gehirntumoren. Fortschr Neurol Psychiat 45:383–404.
574. Hershey BL: Suprasellar Masses: Diagnosis and Differential Diagnosis. Sem Ultrasound CT MRI, 1993; 14: 215–231
575. Hetelekidis S, Barnes PD, Tao ML et al: 20-Years Experience in Childhood Craniopharyngioma. Int J Oncol Biol Phys 1993; 27: 189–195
576. Hildebrand, J., T. Sahmoud, F. Mignolet, et al: Adjuvant therapy with dibromodulcitol and BCNU increases survival of adults with malignant gliomas. Neurology 44 (1994) 1479–1483
577. Hill JS, Kahl SB, Stylli SS, et al: Selective tumor kill of cerebral glioma by photodynamic therapy using boronated porphyrin photosensitizer. Proc Natl Acad Sci USA 92 (1995) 12126–12130
578. Hirose T, Kannuki S, Nishida K et al: Anaplastic Ganglioglioma of the Brain Stem Demonstrating Active Neurosecretory Features of Neoplastic Neuronal Cells. Acta Neuropathol 1992; 83: 365–370
579. Hirose, T., B. W. Scheithauer, M. B. S. Lopes, et al: Tuber and subependymal giant cell astrocytoma associated with tuberous sclerosis: an immunohistochemical, ultrastructural, and immunoelectron microscopic study. Acta Neuropathol.90 (1995) 387–399
580. Hirsch, J. F., D. Reiner, P. Czernichow et al.: Medulloblastoma in childhood: survival and functional results. Acta Neurochir 48 (1978) 1–15
581. Hirsch, J. F., Sainte Rose, C., Pierre-Kahn, A. et al: Benignastrocytic and oligodendrocytic tumors of the cerebral hemispheres in children. J Neurosurg 70 (1989): 568–572
582. Hitchins, R. N., D. R. Bell, R. L. Woods, et al: A prospective randomized trial of single-agent versus combination chemotherapy in meningeal carcinomatosis. J. Clin. Oncol.5 (1987) 1655–1662
583. Hoang-Xuan, K., J. Y. Delattre: Treatment of brain metastases. In Hildebrand, J. (ed): Management in Neurooncology , European School of Oncology Monographs. Springer, Berlin (1992) 23–39
584. Hochberg, F. H., A. J. Fischman, R. Metz: Imaging of brain tumors. Cancer 74 (1994) 3080–3082
585. Hochberg, F. H., D. C. Miller: Primary central nervous system lymphoma. J. Neurosurg.68 (1988) 835–853
586. Hochberg, F. H., G. Miller, R. T. Scholley, et al: Central nervous system lymphoma related to epstein-barr virus. New Engl. J. Med. 309 (1983) 745–748
586a. Hochberg, F. H., A. Pruitt: Assumptions in the radiotherapy of glioblastoma. Neurology 30 (1980) 907–911
587. Hochberg, F. H., S. J. Loeffler, M. Prados: The therapy of primary brain lymphoma. J. Neuro-Oncol.10 (1991) 191–201
588. Hoelzer, D., W. D. Ludwig, E. Thiel, et al: Improved outcome in adult B-cell acute lymphoblastic leukemia. Blood 87 (1996) 495–508
589. Hoffman, H. J., E. Hendrick, R. Humphreys: Metastasis via ventriculoperitoneal shunt in patients with medulloblastoma. J Neurosurg 44 (1976) 562–568

589a. Hoffman, H. J., L. Becker, M. A. Craven: A clinically and pathologically distinct group of benign brain stem gliomas. Neurosurgery 7 (1980) 243–248
590. Hoffman, H. J.: Optic Pathway and Hypothalamic Gliomas in Childrin. In: Youmans: Neurological Surgery, Fourth Edition, Volume 4, pp. 2521–2529, 1996
591. Hoffman, H. J.: Optic pathway gliomas. In: Amador, L. ed.: Brain tumors in the young. Springfield, Ill. Charles C. Thomas, 1983, pp. 622–633.
592. Hoffmann H. J. Optic and hypothalamic gliomas. Techniques in Neurosurgery 2 (1996) 194–203
593. Holdorff, B.: Der Unterschied zwischen zerebralen Hemisphären- und Mittellinien-Strahlenspätnekrosen und seine Bedeutung für die Strahlentherapie. Strahlentherapie 156 (1980), 530–537
594. Holladay FP, Heitz T, Wood GW: Antitumor activity against established intracerebral gliomas exhibited by cytotoxic T lymphocytes, but not by lymphokine-activated killer cells. J Neurosurg 77 (1992) 757–762
595. Holland J (1989) Anxiety and cancer: the patient and family. J Clin Psychiatry 50:20–25.
596. Holland J (1994) Principles of Psycho-Oncology, pp 1017–1033.
597. Holmes, R. M. J. Keating, A. Cork: A unique pattern of central nervous system leukemia in acute myelo-monocytic leukemia associated with inv(16)(p13q22). Blood 65 (1985) 1071
598. Holthoff, V. A., K. Kerholz, F. Berthold et al:In vivo metabolism of childhood posterior fossa tumors and primitive neuroectodermal tumors before and after treatment. Cancer 72 (1993) 1394–1402
599. Horton, J., D. H. Baxter, K. B. Olson, et al: The management of metastases to the brain by irradiation and cortico-steroids. Am. J. Roentgenol.111 (1971) 334–336
600. Horwich, A., H. J. G. Bloom: Optic gliomas: Radiation therapy and prognosis. Int J Radiat Oncol Biol Phys 11 (1985) 1067–1079
601. Hoskin, P. J., J. Crow, H. T. Ford: The influence of extent and local management on the outcome ofradiotherapy for brain metastases. Int. J. Radiat. Oncol. Biol. Phys.19 (1990) 111–115
602. Hoyt, W. F., Baghdassarian, S. A.: Optic glioma of childhood. Natural history and rational for conservative management. Br. J. Ophthalmol. 53: 793–798, 1969
603. Hubbard J. L., Scheithauer B. W., Kispert D. B., et al: Adult cerebellar medulloblastomas : the pathological radiographic, and clinical disease spectrum. J Neurosurg 70 (1989) 536–544
604. Huber BE, Austin EA, Good SS., et al: In vivo antitumor activity of 5-fluorocytosine on human colorectal carcinoma cells genetically modified to express cytosine deaminase. Cancer Res 53 (1993) 4619–4626
605. Huber G (1972) Klinik und Psychopathologie der organischen Psychosen. In Kisker K, Meyer J-E, Müller C, Strömgren E (eds), Klinische Psychiatrie, Psychiatrie der Gegenwart Bd. II/2. Berlin: Springer Verlag, pp 71–146.
606. Huber G (1988) Körperlich begründbare psychische Störungen bei Intoxikationen, Allgemein- und Stoffwechselstörungen, bei inneren und dermatologischen Erkrankungen, Endokrinopathien, Generationsvorgängen, Vitaminmangel und Hirntumoren. In Kisker K, Lauter H, Meyer J-, Müller C, Strömgren E (eds), Organische Psychosen, Vol Psychiatrie der Gegenwart 6. Berlin: Springer Verlag, pp 197–252.
607. Huber W, Poeck K, Weniger D, Willmes K. Aachener Aphasie Test. Göttingen: Hogrefe Verlag, 1983.
608. Huettner C, Paulus W, Roggendorf W: Messenger RNA expression of the immunosuppressive cytokine IL-10 in human gliomas. Am J Path 146 (1995) 317–322
609. Hughes, D. B., Sismanis, A. S., Glasscock III, M. E., Hays, J. W., Jackson, C. G.: Management of bilateral acoustic tumors. Laryngoscope 92: 1351–1359, 1982
610. Hughes, E. N., J. Shillito, S. E. Sallan et al: Medulloblastoma at the Joint Center for Radiation Therapy between 1968 and 1984. Cancer 61 (1988) 1992–1998
611. Huk WJ, Gademann G, Friedmann G: MRI of Central Nervous System Diseases. Springer, Berlin (1990)
612. Hutchinson TA, Boyd NF, Feinstein AR, Gonda A, Hollomby D, Vrowat B. Scientific problems in clinical scales as demonstrated in the Karnofsky index of performance status. J Chron Dis, 32: 661–666, 1979.
613. Hutschenreuter, M., B. Wildemann, G. Schackert, et al:Die primären Non-Hodgkin-Lymphome des zentralen Nervensystems. Nervenarzt 62 (1991) 69–79
614. Hütter BO, Claßen K, Gilsbach JM: Kognition und Lebensqualität von Patienten mit frontalen, umschriebenen niedriggradigen Gliomen. Zentralbl Neurochir, S63–64, 1996.
615. Hütter BO, Engell B, Huber W. Entwicklung eines Instrumentariums zur Erfassung der Lebensqualität bei Aphasikern. Nervenheilkunde, 14: 34–37, 1995a.
616. Hütter BO, Fischer G, Sauer M, Korinthenberg R. Psychologische Aspekte der Behandlung neuromuskulärer Erkrankungen im Kindes- und Jugendalter. Sozialpädiatrie, 750–755, 1994.
617. Hütter BO, Gilsbach JM, Kreitschmann I. Quality of life and cognitive deficits after subarachnoid haemorrhage. Brit J Neurosurg, 9: 465–475, 1995b.
618. Hütter BO, Gilsbach JM. Das Aachener Lebensqualitätsinventar für Patienten mit Hirnschädigung: Entwicklung und methodische Gütekriterien. In: Möller HJ, Engel R, Hoff P (Hrsg.) Befunderhebung in der Psychiatrie: Lebensqualität, Negativsymptomatik und andere aktuelle Entwicklungen. Wien, Berlin, Heidelberg, New York: Springer Verlag, 83–101, 1996b.
619. Hütter BO, Gilsbach JM. Early neuropsychological sequelae of aneurysm surgery and subarachnoid haemorrhage. Acta Neurochir, 138: 1370–1379, 1996d.
620. Hütter BO, Gilsbach JM. Introspective capacities in patients after subarachnoid hemorrhage. J Clin Exp Neuropsychol, 17: 499–517, 1995a.
621. Hütter BO, Gilsbach JM. Lebensqualität bei Patienten mit Hirnschädigung: Entwicklung und psychometrische Überprüfung des Aachener Lebensqualitätsinventars. In: Schwarz R, Bernhard J, Flechtner H, Küchler Th, Hürny Ch, Eds.: Lebensqualität in der Onkologie II. München, Bern, Wien, New York: Zuckschwerdt Verlag, 1995b.
622. Hütter BO, Gilsbach JM. Lebensqualität bei Patienten mit malignen Gliomen: Unterschiede zu niedriggradigen Gliomen und Bedeutung für die Prognose der Überlebenszeit. Vortrag, gehalten auf dem Symposium „Lebensqualität in der Onkologie III-Klinische Aspekte" in St. Gallen vom 04.07. bis 05.07., 1996c.
623. Hütter BO, Gilsbach JM. Quality of life in patients with malignant gliomas: The impact of quality of life on the prognosis of survival time. J Neurooncol, 30: S148, 1996a.

624. Hütter BO, Würtemberger G: Validity and Reliability of the German version of the Sickness Impact Profile in patients with chronic obstructive pulmonary disease. Psychology and Health 12 (1997) 149–159
625. Hütter BO. Anforderungen an die Untersuchung der Lebensqualität von Patienten mit Hirntumoren. 5. Tagung der Neuroonkologischen Arbeitsgruppe der Deutschen Gesellschaft für Neurochirurgie in Köln. Book of Abstracts, 17–18, 1990.
626. Iacoangeli, M., R. Roselli, L. Pagano, et al: Intrathekal chemotherapy for treatment of overt meningeal leukemia: comparison between intraventricular and traditional intralumbar route. Ann. Oncol.6 (1995)377–382
627. Iannotti, F., C. Fieschi, B. Alfano, et al: Simplified, Noninvasive PET Measurement of Blood-Brain Barrier Permeability. J. Comput. Ass. Tomogr. 11 (1987) 390–397
627a. Imperato, J. P., N. A. Paleologos, N. A. Vick: Effects of treatment on long-term survivors with malignant astrocytomas. Ann. Neurol. 28 (1990) 818–822
628. Inoue, T., M. Fukui, S. Nishio, et al: Hyperosmotic blood-brain barrier disruption in brains of rats with an intracerebrally transplanted RG-C6 tumor. J. Neurosurg.66 (1987) 256–263
629. Isojarvi J. I., Laatikainen T. J., Pakarinen A. J., et al: Menstrual disorders in women with epilepsy receiving carbamazepine. Epilepsia 36 (1995) 676–681
630. Itoyama,Y., Kochi,M., Karatsu ,J., Takamura ,S., Kitano,I., Marubayashi, T., Uemura,S., Ushio,Y.,: Treatment of intracranial nongerminnomatous malignant germ cell tumors producing AFP. Neurosurgery 36: 459–466, 1995
631. Jääkelainen, J., A. Servo, M. Haltia et al.: Intracranial hemangiopericytoma: Radiology, surgery, radiotherapy and outcome in 21 patients. Surg. Neurol 23 (1985) 227–236
632. Jachimczak P, Bogdan U, Schneider J, et al: The effect of transforming growth factor ß-2 specific phosphorothioate-anti-sense oligodeoxynucleotides in reversing cellular immunosuppression in malignant glioma. J Neurosurg 78 (1993) 944–951
633. Jacobi, C., H. Reiber, K. Felgenhauer: The clinical relevance of locally produced carcinoembryonic antigen in cerebrospinal fluid. J. Neurol.233 (1986) 358–361
634. Jacoby, L. B., M. MacCollin, D. N. Louis et al: Exon scanning for mutation of the NF2 gene in schwannomas. Hum. Mol. Genet. 3 (1994) 413–419
635. Jacquillat, C., D. Khayat, P. Banzet, et al: Final report of the french multicentric phase II study of the nitrosourea fotemustine in 153 evaluable patientswith disseminated malignant melanoma including patients with cerebral metastases. Cancer 66(1990) 1873–1878
636. Jaeckle, K. A., D. F. Young, K. M. Foley: The natural history of lumbosacral plexopathy in cancer. Neurology 35 (1985) 8–15
636a. Jaeckle, K. A.: Immunotherapy of malignant gliomas. Seminars Oncol. Vol. 21, 2 (1994) 249–259
637. Jahrsdoerfer, R. A., Benjamin, R. F.: Chemotherapy of bilateral acustic neuromas. In: Otolaryngolgy, Vol. 98, Nr. 4, pp. 273–281, 1988
638. Janny P, Chazel J, Colnet G. Benign intracranial hypertension and disorders of the CSF absorption. Surg Neurol 15 : 168–174, 1981
639. Jarow JP. Life threatening conditions associated with male infertility. Urol. Clin. North Am.21 (1994) 409–415
640. Jeffes EW III, Beamer YB, Jacques S et al.: Therapy of Recurrent High Grade Gliomas with Surgery, and Autologous Mitogen Activated IL-2 Stimulated Killer (MAK) Lymphocytes: I. Enhancement of MAK Lytic Activity and Cytokine Production by PHA and Clinical Use of PHA. J Neuro-oncol 15 (1992) 141–155
641. Jellinger, K., P. Kothbauer, D. Volc et al: Combination chemotherapy (COMP protocol) and radiotherapy for anaplastic supratentorial gliomas. Acta Neurochir 51 (1979) 1–13
642. Jellinger, K., W. Paulus: Primary central nervous system lymphomas – an update. J. Cancer Res. Clin. Oncol. 119 (1992) 7–27
643. Jenkin, D., Angyalfi, S., Becker, L. E. et al.: Optic glioma in children: Surveillance, resection or radiation. Int. J. Radiat. Oncol. Biol. Phys. 25: 215–225, 1993
644. Jenkin, R. D., W. J. Simpson, C. W. Keen: Pineal and suprasellar germinomas. J Neurosurg 48 (1978) 99–107.
645. Jenkin, R. D.: Medulloblastoma in childhood: radiation therapy. Can Med Assoc J 100 (1969) 51–53.
646. Jenkin, R. D., K. Goddard, D. Armstrong et al.: Posterior fossa medulloblastoma in childhood: Treatment results and a proposal for a new staging system. Int J Radiat Oncol Biol Phys 19 (1990) 265–274
647. Jenkin, R. D., M. Greenberg, H. Hoffman et al: Brain tumors in children: Long-term survival after radiation treatment. Int J Radiat Oncol Biol Phys 31 (1995) 445–451
648. Jenkin, R. D. T., Berry, M.,Chan,H.,: Pineal region germinomas in childhood treatment considerations. Int. J. Rad. Oncol. Biol. Phys.18: 541–545, 1990
649. Jennings, M. A., R. Gelman, F. Mochberg: Intracranial germ-cell tumors: Natural history and pathogenesis. J Neurosurg 63 (1985) 155–166
650. Jha, N., M. McNeese, H. T. Barkley, et al.: Does radiotherapy have a role in hemangiopericytoma management? Report of 14 new cases and review of the literature. Int. J. Radiat. Oncol. Biol. Phys. 13 (1987) 1399
651. Jiang, G. L., S. L. Tucker, R. Guttenberger et al.: Radiation-induced injury to the visual pathway. Radiother. Oncol. 30 (1994) 17–26
652. Johannson JH, Rekate HL, Roessmann U: Gangliogliomas: Pathological and Clinical Correlation. J Neurosurg 1981; 54: 58–63
653. Johnson PC, Hunt SJ, Drayer BP: Human cerebral gliomas: Correlation of postmortem MR imaging and neuropathologic findings. Radiology 170:211–217,1989
654. Jones, A. L., I. E. Smith, M. E. R. O'Brien, et al: Phase II study of continous infusion flourouracil with epirubicin and cisplatin in patients with metastatic and locally advanced breast cancer: An active new regimen. J. Clin. Oncol.12 (1994) 1259–1265
655. Jooma, R., Yeh, H. S., Privitera, M. D. et al: Lesion ectomy versus electrophysiologically guided resection for temporal lobe tumors manifesting with complex partial seizures. J Neurosurg 83 (1995): 231–236
656. Jääskeloinen J, Laasonen E, Korkoinen J, et al: Hormone treatment in meningiomas : Lack of response to medroxyprogesterone acetate (MPA). A pilot study of five cases. Acta Neurochir 80 (1986) 35–41

657. Jääskeloinen J. Seemingly complete removal of histologically benign intracranial meningiomas : late recurrence rate and factors predicting recurrence in 657 patients. Surg Neurol 26 : (1986) 461–469
658. Jääskeloinen J., Servo A., Haltia M., et al: Meningeal Hemangiopericytoma. In : H. H. Schmidek (Hrsg.) Meningiomas and their surgical management. Saunders, Philadelphia, 1992
659. Jork K. Ambulante Rehabilitation nach Schlaganfall – Lassen sich Standards in einem Kooperationsmodell einhalten ? Frankfurt: DRV-Schriften, Bd. 2, 50–51, 1993.
660. Jose B, Lindberg R, Spanos W, et al: Use of magnetic resonance imaging in central nervous system tumors. J Ky Med Assoc 93 (1995) 88–92
661. Käbbeling J, Ziegler R: Vorschläge zum Diagnostischen Vorgehen bei Endokrinen Erkrankungen. Sonderdruck aus Endokrinologie 1987; Heft 3: s 112 ff und Heft 4: s 152 ff
662. Kadis GM, Hount LA, Ganti SR: The Importance of Early Diagnosis and Treatment of the Meningiomas of the Planum Sphenoidale and Tuberculum Sellae: A Retrospective Study of 105 Cases. Surg Neurol 1979; 12: 367–371
663. Kagan, H.: Anorexia and severe inanition associated with a tumor involving the hypothalamus. Arch Dis Child 33 (1958) 257–260
663a. Kahn T., Schwabe B., Bettag M., Harth T., Ulrich F., Rassek M., Schwarzmaier H. J., Modder U.: Mapping of the cortical motor hand area with functional MR imaging and MR imaging guided laser-induced interstitial thermotherapy of brain tumors. Work in progress: Radiology: 200 (1996), 149–157
664. Kalender WA, Seissler W, Klotz E, et al: Spiral volumetric CT with single breath hold technique, continuous transport and continous scanner rotation. Radiology 176 (1990) 181–183
665. Kaletsch, U., P. Kaatsch, J. Michaelis: Jahresbericht 1995 des Kinderkrebsregisters. IMSD, Mainz 1996
666. Kalifa, C., F. Flamant, O. Hartmann et al.: Postsurgical chemotherapy without radiation therapy in patients less than three years with malignant brain tumors. Pediatr Neurosci 14 (1988) 163
667. Kalkanis S, Carroll RS, Zhang J, Zamani AA, Black PM. Correlation of vascular endothelial messenger RNA expression with peritumoral vasogenic cerebral edema in meningiomas. J Neurosurg 85 : 1095–1101, 1996
668. Kalyan-Raman UP, Olivero WC: Ganglioglioma: A correlative Cinicopathological and Radiological Study of Ten Surgically Treated Cases with Follow-up. Neurosurgery 1987; 20: 428–433
669. Kamholtz, R., G. Sze: Current imaging in spinal metastatic disease. Semin. Oncol.18 (1991) 158–169
670. Kamoi K, Toyama M., Ishibashi M., Yamaji T. Hyponatremia and osmoregulation of vasopressin secretion in patients with intracranial bleeding. J. Clin. Endocrinol. Metab.80 (1995) 2906–2911
671. Kanno,T. : Surgical pitfalls in pinealoma surgery. Minim. Invas. Neurosurg, 38: 153–157, 1995
672. Kantarjian, H. M.: Adult acute lymphocytic leukemia:Critical review of current knowledge. Am. J. Med.97(1994) 176–184
673. Kaplan, J. G., T. G. DeSouza, A. Farkash, et al: Leptomeningeal metastases: Comparison of clinical features and laboratory data of solid tumors, lymphomas and leukemias. J. Neurooncol.9 (1990) 225–229
674. Kaplan, M. J., P. H. Gutin, G. N. Fuller: Skull base chordomas. In: Levin, V. A.: Cancer in the nervous system. New York (1996) 211–218
675. Kaplan, R. S., P. H. Wiernik: Neurotoxicity of anti-neoplastic drugs. Semin. Oncol.9 (1982) 103–130
676. Karim ABMF. Cure and quality of life after treatment for glioma. In: Karim ABMF, Laws ER. Glioma. Principles and practice in neuro-oncology. Berlin: Springer Verlag, 271–282, 1991.
676a. Karim, A. B., B. Maat, R. Hatlevoll, J. Menten, et al.: A randomized trial on dose-response in radiation therapy of low-grade cerebral glioma: European organization for research and treatment of cancer (EORTC) study 22 844. Int. J. Rad. Oncol. Biol. Phys. 36 (1996) 549–556
677. Karpatkin, S., E. Pearlstein: Role of platelets in tumor cell metastases. Ann. Intern. Med.95 (1981)636–641
678. Kawasaki, C., H. Ikeda, T. Fukumoto: Cerebral masslesions associated with adult T-cell leukemia/lymphoma. Int. J. Hematol.61 (1995) 97–102
679. Kaye AH, Laws Jr ER: Brain Tumours. 1995 Churchill Livingstone, New York
680. Kaye, A. H., Hahn, J. F., Kinney, S. E. et al: Jugular foramen schwannomas. J. Neurosurg. 60: 1045–1953, 1984
681. Kayne TBB, Crap LO: The Cushing Syndrome: An Update on Diagnosis Tests. Ann Int Med 1990; 112: 434–444
682. Kayser-Gatchalian, M. C., K. Kayser: Thrombosis and intracranial tumors. J. Neurol.209 (1975) 217–224
683. Kazner E, Wende S, Grumme T et al: Hypophysenadenome. In Kazner E, Wende S, Grumme T (Hrsg): Computer- und Kernspintomographie intrakranieller Tumore, 2. Auflage 1988, Springer Berlin, pp: 329–351
684. Kazner E, Wende S, Grumme T et al: Craniopharyngeome. In Kazner E, Wende S, Grumme T (Hrsg): Computer- und Kernspintomoraphie intrakranieller Tumore, 2. Auflage 1988, Springer Berlin, pp: 370–381
685. Kazner E, Wende S, Grumme T et al: Meningeome. In Kazner E, Wende S, Grumme T (Hrsg): Computer- und Kernspintomographie Intrakranieller Tumore, 2. Auflage, 1988, Springer, Berlin, pp: 236–297
686. Keldsen, N., W. Michalski, S. M. Bentzen, et al: Risk factors for central nervous system involvement in Non-Hodgkin's lymphoma. Acta Oncologica 35(1996) 703–708
687. Kelly DK, Laws ER,Fossett D: Delayed Hyponatriemia after Transsphenoidal Surgery for Pituitary Adenoma. Report of Nine Cases. J Neurosurg 1995; 83: 363–367
688. Kelly P. J., Hunt C. The limited value of cytoreductive surgery in elderly patients with malignant gliomas. Neurosurgery 34 (1994) 62–67.
689. Kelly PJ. Surgical issues in the management of supratentorial low grade gliomas. Clin Neurosurg 42 : 399–436, 1995
690. Kelly, J. B., R. Payne: Pain syndromes in the cancer patient. Neurol. Clin.9 (1991) 937
691. Kelly, PJ, GJ Alker, BA Kall, S Goerss. Method of Computed Tomography-based Stereotactic Biopsy with Arteriographic Control. Neurosurgery 14: 172–177, 1984.
692. Keltner, J. L., C. E. Thirkill, N. K. Tyler: Management and monitoring of cancer-associated retinopathy. Arch. Ophthalmol (Copenh) 110 (1992) 48–53

693. Kepes J J., Rubinstein L J., Eng L F. :Pleomorphic xanthoastrocytoma: a distinctive meningeal glioma of young subjects with relatively favorable prognosis. A study of 12 cases. Cancer 44 (1979) 1839–1852
694. Kepes JJ : Pleomorphic xanthoastrocytoma: the birth of a diagnosis and a concept. Brain Pathology 3 (1993) 269–274
695. Kerfoot C., Wienecke R., Menchine M., Emelin J., Maize J. C., Welsh C. T., Norman M. G., DeClue J. E., Vinters H. V. Localization of tuberous sclerosis 2 m-RNA and ist protein product tuberin in normal human brain and the cerebral lesions of patients with tuberous sclerosis. Brain Pathology 6 : 367–377, 1996
696. Kerkhoff G, Münßinger U, Marquardt C. Sehen. In: von Cramon DY, Mai N, Ziegler W (Hrsg.) Neuropsychologische Diagnostik. London, Weinheim: Chapman & Hall, 1993, 1–35.
697. Kernohan JW, Mabon RF, Svien HJ et al: A simplified classification of gliomas. Proc Staff Meetings Mayo Clinic 24 (1949) 71–75
698. Kersten, M. J., L. M. Evers, P. L. Dellemijn, et al: Elevation of cerebrospinal fluid soluble CD27 levels in patient with meningeal localization of lymphoid malignancies. Blood 87 (1996) 1985–1989
699. Kertzendorff D. Bösartige Geschwulsterkrankungen. In: Verband Deutscher Rentenversicherungsträger (Hrsg.). Leitfaden für die sozialmedizinische Begutachtung in der gesetzlichen Rentenversicherung. Stuttgart: Gustav Fischer Verlag, 681, 1986.
700. Khajavi K, Comair YG, Prayson RA et al: Childhood Ganglioglioma and Medically Intractable Epilepsy. A Clinicopathological Study of 15 Patients and a Review of the Literature. Pediatric Neurosurg 1995; 22: 181–188
701. Khatib ZA, Heideman RL, Kovnar EH, et al: Predominance of pilocytic histology in dorsally exophytic brain stem tumors. Pediatr Neurosurg 20 (1994) 2–10
702. Khayat, D., B. Giroux, J. Berille, et al: Fotemustine in the treatment of brain primary tumors and metastases. Cancer 72 (1994) 414–420
703. Khonsary, A., Rand, R. W., Wilson, G. H.: Stereotactic radio-surgery of acustic neuromas. In: Samii, M. (ed.): Surgery in and around the brain stem and 3. ventricle. Berlin: Springer-Verlag, pp. 559–569, 1986
704. Kiessling, M, CB Ostertag, B Volk. Stereotaktische Hirntumorbiopsie. Akt. Neurol. 15: 68–74, 1988.
705. Kiessling, M, J Anagnostopoulous, G Lombeck, P Kleihues. Diagnostic Potential of Stereotactic Biopsy of Brain Tumors. A Report of 400 Cases, in D Voth, P Gutjahr, C Langmaid (eds.): Tumors of the Central Nervous System in Infancy and Childhood. Springer-Verlag, 1982.
706. Kim, K. S., S. U. Ho, P. E. Weinberg, et al: Spinal leptomeningeal infiltration by systemic cancer:Myelographic features. AJR 139 (1982) 361–365
707. Kim, L., F. H. Hochberg, A. F. Thornton, et al: Procarbazine, lomustine und vincristine (PCV) chemotherapy for grade III and grade IV oligoastrocytomas. J. Neurosurg.85 (1996) 602–607
708. Kim, T. H., H. W. Chin, S. Pollan et al.:Radiotherapy of primary brain stem tumors. Int J Radiat Oncol Biol Phys 6 (1980) 51–57
709. King W. A., Black K. L. Peritumoral edema with meningiomas. In : H. H. Schmidek (Hrsg.) Meningiomas and their surgical management. Saunders, Philadelphia, 1992

710. King, J. S., Trochlear nerve sheath tumor. Case report. J. Neurosurg. Vol. 44, 245- 47, 1976
711. Kirk, J. A., J. F. Lefevre, R. S. Mauseth et al: Growth hormone deficiency following radiation therapy of primary brain tumors in children. J Neurosurg 74 (1991) 743–748
712. Kirkpatrick PJ, Honavar M, Jonata I et al: Control of Temporal Lobe Epilepsy Following En Block Resektion of Low Grade Tumours. J Neurosurg 1993; 78: 19–25
713. Klatzo I. Neuropathological aspects of brain edema. J Neuropathol Exp Neurol 26 : 1–10, 1967
714. Klebelsberg D. Das Wiener Determinationsgerät. Diagnostica, 6: 165.– 166, 1960.
715. Klee, G. G., R. D. Tallman, J. R. Goellner, et al: Elevation of carcinoembryonic antigen in cerebrospinal fluid among patients with meningeal carcinomatosis. Mayo Clin. Proc.61 (1986) 9–13
716. Kleihues P, Burger PC, Scheithauer BW : Histological typing of tumours of the central nervous system. World Health Organization International Classification of Tumours. Springer Verlag, Berlin, Heidelberg (1993)
717. Kleihues P, Burger PC, Scheithauer BW : The new WHO classification of brain tumours. Brain Pathol 3 (1993) 255–268
718. Kleiman, G., F. Hochberg, E. Richardson: Systemic metastases from medulloblastoma : Report of two cases and review of the literature. Cancer 48 (1984) 2296–2309
719. Klein, S. L., R. A. Sanford, M. S. Muhlbauer: Pediatric spinal epidural metastases. J. Neurosurg.74 (1991) 70–75
720. Kleisbauer, J. P., D. Vesco, J. Orehek, et al: Treatment of brain metastases of lung cancer with high doses of etoposide (VP16–213). Eur. J. Cancer Clin. Oncol.24 (1988) 131–135
721. Kley, N., J. Whaley, B. R. Seizinger: Neurofibromatosis type 2 and von Hippel Lindau disease: from gene cloning to function. Glia 15 (1995) 297–307
722. Klibanski A, Zervas NT: Diagnosis and Management of Hormone-Secreting Pituitary Adenomas. New Engl J Med 1991; 324: 8323–831
723. Klonoff PS, Snow WG, Costa LD. Quality of life in patients 2 to 4 years after closed head injury. Neurosurgery, 19: 735–743, 1986.
724. Knudson, A. G.: Mutation and cancer: statistical study of retinoblastoma. Proc. Natl. Acad. Sci. USA 68 (1971) 820–823
725. Kobayashi, T., J. Yoshida, J. Ishiyama et al: Combination chemotherapy with cisplatin and etoposide for malignant intracranial germ-cell tumors. J Neurosurg 70 (1989) 676–681
726. Koch U, Schmeling C. Betreuung von Schwer- und Todkranken. München; Urban & Schwarzenberg, 1982.
727. Köck H., Harris M. P., Anderson S. C., Machemer T., Hancock W., Sutjipo S., Wills K. N., Gregory R. J., Shepard H. M., Westphal M., Maneval D. C. Adenovirus-mediated p53 gene transfer suppresses growth of human glioblastoma cells in vitro and in vivo. Int J Cancer 67 : 808–815, 1996
728. Köhle K. Die Aufklärung von Patienten im fortgeschrittenen Krebsstadium. Münch. Med. Wschr. 126: 214–218, 1984.
729. Kokkoris, C. P.: Leptomeningeal carcinomatosis. How does cancer reach the pia-arachnoid? Cancer 51(1983) 154–160

730. Komarnicky, L. T., T. L. Phillips, K. Martz, et al: A randomized phase III protocol for the evaluation of misonidazole combined with radiation in the treatment of patients with brain metastasses (RTOG-7916) Int. J. Radiat. Oncol. Biol. Phys.20 (1991) 53–58
731. Kondziolka, D., M. Bernstein, L. Resch, et al: Significance of hemorrhage into brain tumors: Clinicopathological study. J. Neurosurg.67 (1987)852–857
732. Konovalov A. N., Spallone A., Pitzkhelauri D. I. Meningioma of the pineal region. a surgical series of 10 cases. J Neurosurg 85 : 586–590, 1996
733. Köppen JA, Herrmann HD, Giese A, Franz HR, Raschdorff C, von Koschitzky H, Westphal M. Lymphokine activated killer cells, interleukin-2 and tumor necrosis factor a in malignant glioma : clinical and laboratory findings. Reg Cancer Treatm 3 : 338–344, 1991
734. Kori, S. H., K. M. Foley, J. B. Posner: Brachial plexus lesions in patients with cancer: 100 cases. Neurology 31 (1981) 45–50
735. Kornblith, P. L., M. Walker: Chemotherapy for malignant gliomas. J. Neurosurg.68 (1988) 1–17
736. Kortmann, R. D., C. F. Hess, W. Hoffmann et al.: Is the standardized helmet technique adequate for irradiation of the brain and the cranial meninges? Int. J. Radiat. Oncol. Biol. Phys. (1995) 241–244
738. Kostron H., Belliner D. A., Lin C.-W., Swartz M. R., Martuza R. L. Distribution, retention and phototoxicity of hematoporphyrin derivative in rat glioma. J Neurosurg 64 : 768–774, 1986
739. Kovacs K, Horvath E: Pathology of Pituitary Tumors. Endocrinol Metab Clin 1987; 16: 529–551
740. Kovalic, J. J., N. Flaris, P. W. Grigsby et al: Intracranial ependymoma long term outcome, patterns of failure. J Neurooncol 15 (1993) 125–131
741. Kovalic, J. J., P. W. Grigsby, M. J. Shepard et al.: Radiation therapy for gliomas of the optic nerve and chiasm. Int J Radiat Oncol Biol Phys 18 (1990) 927–932
742. Kovnar, E., L. Kun, J. Krischer: Patterns of dissemination and recurrence in childhood ependymoma: preliminary results of Pediatric Oncology Group protocol #8532. Ann Neurol 30 (1991) 457.
743. Krabbe,K. H.: Histologische und embryologische Untersuchungen über die Zirbeldrüse des Menschen. Anat. Hefte 54: 187–319, 1916
744. Kramer, E. D., S. Rafto, R. J. Packer, et al: Comparison of myelography with CT follow-up versus gadolinium MRI for subarachnoid metastatic disease in children. Neurology 41 (1991) 46–50
745. Kramer, S., A. T. Meadows, G. Pastrore et al.: Influence of place of treatment on diagnosis, treatment, and survival in three pediatric solid tumors. J Clin Oncol 2 (1984) 917–923
746. Kramm, C. M., Sena-Esteves M., Barnett F. H., Rainov N. G., Schuback D. E., Yu J. S., Pechan P. A., Paulus W., Chiocca E. A., Breakefield X. O. Gene Therapy for brain tumors. Brain Pathol 5 : 345–381, 1995
747. Kraus J, Koopmann J, Kaskel P, Maintz D, Brandner S, Schramm J, Louis DN, Wiestler OD and von Deimling A : Shared allelic losses on chromosomes 1p and 19q suggest a common origin of oligodendroglioma and oligoastrocytoma. J Neuropathol Exp Neurol 54 (1995) 91–95
748. Kraus, J. A., C. Bolln, H. K. Wolf et al: TP53 alterations and clinical outcome in low grade astrocytomas. Genes, Chromosomes Cancer 10 (1994) 143–9
748a. Krauseneck, P., H. G. Mertens, D. Messerer: Zwischenergebnisse der deutsch-österreichischen Studie zu den malignen supratentoriellen Gliomen des Erwachsenenalters. In: Fischer, P. A., H. Baas, Enzensberger (Hrsg.): Verhandlungen der Deutschen Gesellschaft für Neurologie. Springer, Berlin, Heidelberg (1989) 1090–1093
749. Kreth, F. W., P. C. Warnke, C. B. Ostertag: Stereotaktische interstitielle Radiochirurgie und perkutane Radiotherapie in der Behandlung cerebraler Metastasen. Nervenarzt 64 (1993) 108–113
749a. Kreth, F. W., M. Faist, P. C. Warnke, et al.: Interstitial radiosurgery of low-grade gliomas. J. Neurosurg. 82 (1995) 418–429
750. Kreth, FW, PC Warnke, R Scheremet, CB Ostertag. Surgical resection and radiation therapy versus biopsy and radiation therapy in the treatment of glioblastoma multiforme. J Neurosurg 78: 762–766, 1993.
751. Kretschmar, C. S., R. M. Linggood: Chemotherapeutic treatment of extensive optic pathway tumors in infants. J Neurooncol 10 (1991) 263–270
752. Krischer, JP., A. H. Ragab, L. Kun, et al: Nitrogen mustard, vincristine, procarbazine, and prednisone as adjuvant chemotherapy in the treatment of medulloblastoma. J. Neurosurg.74 (1991) 905–909
753. Kristensen, C. A., P. E. Kristjansen, H. H. Hansen: Systemic chemotherapy of brain metastases from small-cellung cancer: A review. J. Clin. Oncol.10 (1992) 1498–1502
754. Kristjansen, P. E. G., H. H. Hansen: Brain metastases from small cell lung cancer. Treated with combination chemotherapy. Eur. J. Cancer Clin. Oncol.24 (1988)545–549
755. Kristof R, Zentner J, Ostertun B et al: Cerebral Ganglioglioma: A Study of 51 Cases. Adv Neurosurg 1994; 22: 79–84
756. Kroh H: Anaplastic Temporal Lobe Ganglioglioma. Case Report. Neuropathol Pol 1992, 30: 315–323
757. Krol, G., J. Galicich, E. Arbit, et al: Preoperative localization of intracranial lesions on MR. AJNR 9(1988) 513–516
758. Kros, J. M., H. Pietermann, C. G. van Eden, et al: Oligodendroglioma: The rotterdam-dijkzigt experience Neurosurgery 34 (1994) 959–966
759. Krouwer HGJ, Davis RL, Mc Dermott MW et al: Gangliogliomas: A Clinicopathological Study of 25 Cases and Review of the Literature. J Neuro-Oncol 1993; 17: 139–154
759a. Krouwer, H. G. J., S. G. v. Duinen, W. Kamphorst, et al.: Oligo-Astrocytomas: A clinicopathological study of 52 cases. J. Neuro-Oncol. 21 (1994) 71 (abstract)
760. Krueger, G. R. F., J. R. Medina, H. O. Klein, et al: A new working formulation of non-hodgkin's lymphomas. Cancer 52 (1983) 833–840
761. Kugel H, Heindel W, Ernestus RI, et al.: Human brain tumors: Spectral patterns detected with localized H-1 MR Spectroscopy. Radiology 183 (1992) 701–709
762. Kügelgen B. Zustandserhaltende Dauerpflege – Was soll bezahlt werden, wie lange soll bezahlt werden ? Not, 3: 22–25, 1993.

763. Kühl, J., J. Beck, U. Bode, et al: Delayed radiation therapy after postoperative chemotherapy in children less than 3 years of age with medulloblastoma. Results of the trial HIT-SKK87 and preliminary results of the pilot trial HIT-SKK92. Med. Pediatr. Oncol. 25 (1995) 250
764. Kühl, J., F. Berthold, U. Bode, et al: Preirradiation chemotherapy of children with poor prognosis medulloblastoma: Response rate and toxicity of the Ifosfamide-containing multidrug regimen HIT 88/89. Am. J. Pediatr. Hematol. Oncol. 15 (suppl. A) (1993) 67–71
765. Kuikka J. T. Belliveau J. W. Hari R. Future of functional brain imaging. Eur J Nucl Med 23 : 737–740, 1996
766. Kulczycki J, Daszkiewicz P, Jankowska E, et al: Multifocal central nervous system glioma – a case history. Folia Neuropathol 32 (1994) 241–243
767. Kun, L. E., T. T. Tang, J. R. Sty et al: Primary cerebral germinoma and ventriculo-peritoneal shunt metastasis. Cancer 48 (1981) 213–216.
768. Kun, L. E., E. H. Kovnar, R. A. Sanford: Ependymomas in children. Pediatr Neurosci 14 (1988) 57–63
769. Kuratsu JI, Ushio Y. Epidemiological study of primary intracranial tumors : a regional survey in Kumamoto Prefecture in the Southern part of Japan. J Neurosurg 84 : 946–950, 1996
770. Kurtz, J. M., R. Gelber, K. W. Brady, et al: The palliation of brain metastases in a favorable patient population: A randomized clinical trial by the radiation therapy oncology group. Int. J. Radiat. Oncol. Biol. Phys.7 (1981) 891–895
771. Kyritsis, A. P., W. K. A. Yung, J. Bruner, et al: The treatment of anaplastic oligodendrogliomas and mixed gliomas. Neurosurgery 32 (1993) 365–371
772. Lachance, D. H., B. P. O'Neill, D. R. Macdonald, et al:Primary leptomeningeal lymphoma: Report of 9 cases,diagnosis with immunocytochemical analysis, andreview of the literature. Neurol.41 (1991) 95–100
773. Lamberts SWJ, Mac Leod RM: Prolacitnomas: Medical Treatment. In Landolt AM, Vance ML, Reilly PL (eds): Pituitary Adenomas. 1996, Churchill Livingstone Inc. New York, pp: 431–442
774. Lammertsma, A. A., R. J. S. Wise, T. C. S. Cox, et al: Measurement of blood flow, oxygen utilisation, oxygen extraction ratio, and fractional blood volume in human brain tumours and surrounding oedematous tissue. The Br. J. Radiol. 58 (1985) 725–734
775. Landolt AM, Schiller Z: Surgical Technique: Trans-Sphenoidal Approach. In Landolt AM; Vance ML, Reilly PL (eds): Pituitary Adenomas, 1996, Churchill Livingstone Inc. New York, pp: 315–332
776. Lang FF, Epstein, FJ, Ransohoff J et al: Central Nervous System Gangliogliomas. Part 2: Clinical Outcome. J Neurosurg 1993; 79: 867–873
777. Lang, B., J. Newson-Davis, D. Wray: Autoimmune aetiology for Myasthenic (Eaton Lambert) syndrome. Lancet 1 (1981) 224–226
778. Lantos PL, Vandenberg P., Kleihues P. Tumours of the nervous system. In : Grahman DI, Lantos PL (Hrs.) : Greenfield's Neuropathology, 6th Ed. Vol 2 Arnold , London, 1996, pp 583–879.
779. Larson, D. A., P. H. Gutin, S. A. Leibel et al: Stereotaxic irradiation of brain tumors. Cancer 65 (1990) 792–799
780. Lashford, L. S., A. G. Davies, R. B. Richardson, et al: A pilot study of 131I monoclonal antibodies in the therapy of leptomeningeal tumors. Cancer 61 (1988) 857–868
781. Laubenberger J., Schneider B., Ansorge O., G_tz F., Haussinger D., Volk B., Langer M. Central pontine myelinolysis : clinical presentation and radiologic findings. Eur J Radiol 6 : 177–183, 1966
782. Laukkanen, E. H. Klonoff, B. Allan, et al: The role of prophylactic brain irradiation in limited stage smallcell lung cancer: Clinical, neuropsychologic, and CTsequelae. Int. J. Radiat. Oncol. Biol. Phys.14 (1988)1109–1117
783. Laurent, J. P., C. M. Chang, M. E. Cohen: A classification system for primitive neuroectodermal tumors (medulloblastoma of the posterior fossa). Cancer 56 (1985) 1807–1809
784. Law, I., F. Dick, J. Blom, et al: Involvement of the central nervous system in non-hodgkin's-lymphoma. Cancer 36 (1975) 225–231
785. Laws ER: Transsphenoidal Approach of Lesions in and about the Sella Turcica. In Schmidek, HH, Sweet WH (eds): Operative Neurosurgical Techniques, Vol 1, 2nd ed. 1988, WB Saunders Company Philadelphia, pp: 309–320
786. Laws, E. R., W. F. Taylor, M. B. Clifton, et al: Neurosurgical management of low-grade astrocytoma ofthe cerebral hemispheres. J. Neurosurg. 61 (1984) 665–673
787. Lawton MT, Hamilton MG, Beals SP, Joganic EF, Spetzler RF. Radical resection of anterior skull base tumors. Clin Neurosurg 42 : 43–70, 1995
788. Le Blanc, F. E., T. Rasmussen: Cerebral seizures and brain tumors. In: Vinken & Bruyn (Hsg.): Handbook of Neurology 15 (1974) 295–301
789. Lee M., Rezai R. R., Freed D., Epstein F. J. Intramedullary spinal cord tumors in neurofibromatosis. Neurosurgery 38 : 32–37, 1996
790. Lee SH, Rao KCVG, Zimmermann RA (eds): Cranial MRI and CT. McGraw Hill, New York (1992)
791. Lee Y, van Tassel P, Brunner JM, et al.: Juvenile pilocytic astrocytomas. CT and MR characteristics. Am J Neuroradiol 10 (1989) 363–370
792. Lee Y, van Tassel P: Intracranial oligodendrogliomas: Imaging findings in 35 untreated cases. Am J Neuroradiol 10 (1989) 119–127
793. Lee, J. S., T. Umsawasdi, Y. Y. Lee, et al: Neurotoxicity in long-term survivors of small cell lung cancer. Int. J. Radiat. Oncol. Biol. Phys.12 (1986) 313–321
794. Lee, K. S., Britton, B. H., Källäy, D. L.: Schwannoma of the facial nerve in the cerebellopontine angle presenting with hearing loss. Surg. Neurol. 32: 231–234, 1989
795. Lee, Y. Y., J. P. Glass, A. Geoffray, et al: Cranial computed tomographic abnormalities in leptomeningeal metastasis. AJR 143 (1984) 1035–1039
796. Lefkowitz, I. B., R. J. Packer, S. G. Ryan et al: Late recurrence of primitive neuroectodermal tumor/medulloblastoma. Cancer 62 (1988) 826–830
797. Leibel, S. A., G. E. Sheline, W. M. Wara et al.: The role of radiation therapy in the treatment of astrocytomas. Cancer 35 (1975) 1551–1557
797a. Leibel, S. A., G. E. Sheline: Radiation therapy for neoplasms of the brain. J. Neurosurg. 66 (1987) 1–22

798. Leibel, S. A., P. H. Gutin, W. M. Wara et al.: Survival and quality of life after interstitial implantation of removable high-activity iodine-125 sources for the treatment of patients with recurrent malignant gliomas. Int J Radiat Oncol Biol Phys 17 (1989) 1129–1139
799. Leksell, L.: Sterotaxis and radiosurgery. An operative system. Thomas, Springfield, ILL, 1971
800. Lennon, V. A., E. H. Lambert,: Autoantibodies bind solubilized calcium channel-w-conotoxin complexes from small cell lung carcinoma: A diagnostic aid for Lambert-Eaton Myasthenic Syndrome. Mayo Clin. Proc.64 (1989) 1498–1504
801. Lennon, V. A., T. J. Kryzer, G. E. Griesmann, et al: Calcium-channel antibodies in the Lambert-Eaton Syndrome and other paraneoplastic syndromes. New Engl. J. Med.332 (1995) 1467–1474
802. Leon SP, Zhu J, Black PMcL. Genetic aberrations in human brain tumors. Neurosurgery 34 : 708–722, 1994
803. Leonardi M, Grossi G: New anatomical studies with helical CT: A technical note. Klinische Neuroradiologie 5 (1995) 111–119
804. LeRoux PD, Winter TC, Berger MS. Mack LA, Wang KY, Elliott JP. A comparison between preoperative magnetic resonance and intraoperative ultrasound tumor volumes and margins. J Clin Ultrasound 22 : 29–36, 1994
805. LeRoux, P. D., M. S. Berger, P. Elliott, et al: Cerebral metastases from ovarian carcinoma. Cancer 67 (1991) 2194–2199
806. Levi, A. D. O., M. C. Wallace, M. Bernstein, et al:Venous thromboembolism after brain tumor surgery:a retrospective review. Neurosurgery 28 (1991)859–863
807. Levin, V. A., P. Silver, J. Hannigan, et al: Superiority of post-radiotherapy adjuvant chemotherapy with CCNU, procarbazine, and vincristine (PCV) over BCNU for anaplastic gliomas: NCOG 6G61 final report. J. Rad. Oncol. Biol. Phys.18 (1990) 321–324
807 a. Levin, V. A., M. S. B. Edwards, P. H. Gutin, et al.: Phase II evaluation of dibromodulcitol in the treatment of recurrent medulloblastoma, ependymoma, and malignant astrocytoma. J. Neurosurg. 61 (1984) 1063–1068
807 b. Levin, V. A., W. M. Wara, R. L. Davis, et al.: Phase III comparison of BCNU and the combination of procarbazine, CCNU, and vincristine administered after radiotherapy with hydroxyurea for malignant gliomas. J. Neurosurg. 63 (1985) 218–223
808. Levine, A. M., J. C. Wernz, L. Kaplan, et al: Low-dose chemotherapy with central nervous system prophylaxis and zidovudine maintenance in AIDS-related lymphoma. JAMA 266 (1991) 84–88
809. Levitt, L., D. Dawson, D. Rosenthal, et al: CNS involvement in the non-hodgkin's lymphomas. Cancer 45 (1980) 545–552
810. Levivier, M, S Goldman, LM Bidaut, A Luxen, E Stanus, S Przedborski, D Balériaux, J Hildebrand, J Brotchi. Positron Emission Tomography-Guided Stereotactic Brain Biopsy. Neurosurgery 31 : 792–797, 1992.
811. Levy ML, Litofsky NS, Apuzzo MLJ: Craniopharyngiomas. Hypothalamic-Hypophyseal Compromise. In Apuzzo MLJ (ed): Brain Surgery, Vol. 1 1993, Churchill Livingstone Inc. New York, pp: 319–338
812. Levy, M. H.: Drug therapy: Pharmacologic treatment of cancer pain. New Engl. J. Med.335 (1996) 1124–1132
812 a. Levy, R. A., R. Allen, P. McKeever: Pleomorphic xanthoastrocytoma presenting with massive intracranial hemorrhage. AJNR 17 (1996) 154–156
813. Lewrenz H, Friedel B. Krankheit und Kraftverkehr. Gutachten des Gemeinsamen Beirates für Verkehrsmedizin. Bonn: Bundesministerium für Verkehr, 1992.
813 a. Liang, B. C., A. F. Thornton, H. M. Sandler, et al.: Malignant astrocytomas: focal tumor recurrence after focal external beam radiation therapy. J. Neurosurg. 75 (1991) 559–563
814. Licciardello, J. T. W., R. J. Cersosimo, D. D. Karp, et al: Disturbing central nervous system complications following combination chemotherapy and prophylatic whole-brain irradiation in patients with small cell lung cancer. Cancer Treat. Rep.69 (1985) 1429–1430
815. Liebert M, Wahl RL, Lawless G, et al: Direct Stereotactic Intracerebral Injection of Monoclonal Antibodies and Their Fragments: A Potential Approach to Brain Tumor Immunotherapy. Am J Physiol Imaging 5 (1990) 55–59
816. Lien, E. A., K. Wester, P. E. Lonning, et al: Distribution of tamoxifen and metabolites into brain tissue and brain metastases in breast cancer patients. Br. J. Cancer 63 (1991) 641–645
817. Lim, V., D. F. Sobel, J. Zyroff: Spinal cord pial metastases: MR imaging with gadopentetate dime-glumine. AJNR 11 (1990) 975–982
818. Lin Y-J., Tu Y-K., Lin S-W., Shun C-T. Primary hemangiopericytoma in the axis bone. Case report and review of the literature. Neurosurgery 39 (1996) 397–400
819. Linskey, M. E., Lunsford, L. D., Flickinger, J. C.: Tumor control after stereotactic radiosurgery in neuro-fibromatosis patients with bilateral acoustic tumors. Neurosurgery 31: 829–839, 1992
820. Linstadt, D. E., M. S. B. Edwards, M. Prados et al: Hyperfractionated irradiation for adults with brain-stem gliomas. Int. J. Radiat. Oncol. Biol. Phys. 20 (1991) 757–760
821. Linthicom, F. H. jun., Brackmann, D. E.: Bilateral acoustic tumors: Diagnostic and surgical challenge. Arch. Otolaryngol. 106 (12): 729–733, 1980
822. Lipkin, A. F., Coker, N. J., Jenkens, H. A. et al: Intracranial and infratemporal facial neurinoma. Otolaryngol. Head Neck Surg. 96: 71–79, 1987
823. Lipowski Z (1989) Delirium in the elderly patient. New Engl J Med 320:578–582.
824. Lisak, R. P., M. Mitchell, B. Zweiman: Guillain-Barré syndrome and Hodgkin's disease: Three cases with immunological studies. Ann. Neurol.1 (1977) 72–78
825. Lishman W (1978) Cerebral Tumours. In: Organic Psychiatry. The psychological consequences of cerebral disorder. Oxford: Blackwell Scientific Publications, pp 262–294.
826. Lister, T. A., J. M. A. Whitehouse, M. E. J. Beard:Early central nervous system involvement in adultswith acute non-myelogenous leukaemia. Br. J. Cancer35 (1977) 479
827. Litam, J., F. Cabanillas, T. Smith, et al: Central nervous system relapse in malignant lymphomas: risk factors and implications for prophylaxis. Blood 54 (1979) 1249–1257

828. Litofsky NS, Levy ML, Apuzzo MLJ: Craniopharyngiomas. General Considerations. In Apuzzo MLJ (ed): Brain Surgery, Vol 1 1993, Churchill Livingstone Inc. New York, pp: 313–318
829. Little, J. R., A. J. D. Dale, H. Okazaki: Meningeal carcinomatosis. Arch. Neurol.30 (1974) 138–143
830. Littley M. D., Shalet S. M., Beardwell C. G., Radiation and the hypothalamic-pituitary axis . In: Gutin P. H., Leibel S. A., Sheline G. E. (Hrsg.). Radiation injury to the central nervous system. Raven Press, New York (1991) 303–324
831. Liu, G. T., S. Lessell: Spontaneous visual improvement in chiasmal gliomas. Am J Ophthalmol 114 (1992) 193–201
832. Livesey, E. A., P. C. Hindmarsh, C. G. D. Brook et al.: Endocrine disorders following treatment of childhood brain tumors. Br J Cancer 61 (1990) 622–625
833. Loeffler, J. S., D. C. Shrieve: What is appropriate therapy for a patient with a single brain metastasis? Int. J. Radiat. Oncol. Biol. Phys. 29 (1994) 915–917
833 a. Loeffler, J. S., E. Alexander, P. Y. Wen, et al.: Results of stereotactic brachytherapy used in the initial management of patients with glioblastoma. J. Nat. Cancer Inst. 82 (1990 a) 1918–1921
833 b. Loeffler, J. S., E. Alexander, F. H. Hochberg, et al.: Clinical patterns of failure following stereotactic interstitial irradiation for malignant gliomas. J. Rad. Oncol. Biol. Phys. 19 (1990 b) 1455–1462
834. Loeffler, J. S., H. M. Kooy, P. Y. Wen, et al: The treatment of recurrent brain metastases with stereotactic radiosurgery. J. Clin. Oncol.8 (1990)576–582
835. Loeffler, J. S., T. J. Ervin, P. Mauch, et al: Primary lymphomas of the central nervous system: patterns of failure and factors that influence survival. J. Clin. Oncol.3 (1985) 490–494
836. Lokich, J., C. Galbo: Leptomeningeal lymphoma: perspectives on management. Cancer Treatment Reviews 8 (1981) 103–110
837. Longee, D. C., H. S. Friedmann, P. C. Phillips, et al:Osteoblastic metastases from astrocytomas: a report of two cases. Med. Ped. Oncology 19 (1991) 318–324
838. Lopponen T., Saukkonen A. L., Serlo W., Tapainen P., Ruokonen A., Knip M. Accelerated pubertal development in patients with shunted hydrocephalus. Arch Dis Childhood 74 : 490–496, 1996
839. Lorberboym M, Baram J, Feibel M, et al: A prospective evaluation of thallium-201 single photon emission computerized tomography for brain tumor burden. Int J Radiat Oncol Biol Phys 32 (1995) 249–254
840. Louis DN, Edgerton S, Thor AD, Hedley-White ET: Proliferating cell nuclear antigen and Ki-67 immunohistochemistry in brain tumors: a comparative study. Acta Neuropathol 81 (1991) 675–679
841. Louis DN, Meehan SM, Ferrante RJ, Hedley-White ET: Use of the silver nucleolar organizer region (AgNOR) technique in the differential diagnosis of central nervous system neoplasia. J Neuropathol Exp Neurol 51 (1992) 150–157
842. Louis DN, Ramesh V, Gusella JF. Neuropathology and molecular genetics of neurofibromatosis 2 and related tumors. Brain Pathol 5 : 163–172, 1995
843. Lövblad, K. O., J. Boucraut, H. P. Lehmann, et al: Auto-antibodies in neurological paraneoplastic diseases. Schweiz. Arch. Neurol. Psychiat.145 (1994) 3–7
843 a. Lucas, G. L., G. Luxton, D. Cohen, et al.: Treatment results of stereotactic interstitial brachytherapy for primary and metastatic brain tumors. J. Rad. Oncol. Biol. Phys. 21 (1991) 715–721
843 b. Ludwig, C. L., M. T. Smith, A. D. Godfrey, et al.: A clinicopathological study of 323 patients with oligodendrogliomas. Ann. Neurol. 19 (1986) 15–21
844. Lüdecke DK, Knappe UJ, Gladla G: Cuhing's Disease: Surgical Results and Prognosis. In Landolt AM, Vance ML, Reilly PL(eds): Pituitary Adenomas. 1996, Churchill Livingstone Inc. New York, pp: 353–362
845. Lüders, H. O., Engel, J. jr., Mussari, C.: General Priciples. In: Surgical Treatment of the Epilepsies, Engel J. jr. (Eds),pp 137–153, (1993), Raven Press, New York
846. Lukes, S. A.; J. B. Posner, S. Nielsen, et al: Bacterial infections of the CNS in neuropenic patients. Neurology 34 (1984) 269–275
847. Lund, A. M., F. Skooby: Optic gliomas in children with neurofibromatosis type I. Eur J Pediatr 150 (1991) 835–838
848. Lunsford LD, Somaza S, Kondziolka D, Flickinger JC. Brain Astrocytomas : Biopsy, then radiation. Clin Neurosurg. 42 : 464–487, 1995
848 a. Lunsford, L. D., S. Somaza, D. Kondziolka, et al.: Survival after stereotactic biopsy and irradiation of cerebral nonanaplastic, nonpilocytic astrocytoma. J. Neurosurg. 82 (1995) 523–529
849. Lunsford LD. Contemporary management of meningiomas : radiation therapy as an adjuvant and radiosurgery as alternative to surgical removal ? J Neurosurg 80 : 187–190, 1994
850. Lunsford, L. D., Kondziolka, D., Flickinger, J. C.: Stereotactic radiosurgery for benign intracranial tumor. Clin. Neurosurg 40 (1993) 475–497
851. Lunsford, LD, RJ Coffey, T Cojocaru, D Leksell. Image-Guided Stereotactic Surgery: A 10-year Evolutionary Experience. Stereotact Funct Neurosurg 54+55: 375–387, 1990.
851 a. Lunsford, L. D., A. J. Martinez, R. E. Latchaw: Stereotaxic surgery with a magnetic resonance- and computerized tomography-compatible system. J. Neurosurg. 64 (1986) 872–878
852. Luque, F. A., H. M. Furneaux, R. Ferziger, et al: An antibody associated with paraneoplastic opsoclonus and breast cancer. Ann. Neurol.29 (1991) 241–251
853. Lusk, M. D.; Kline, D. G.; Garcia, C. A.: Tumors of the Brachial Plexus Neurosurg. 21 (1987) 439–453
854. Lustig, R. H., E. A. Schriock, S. L. Kaplan et al: Effect of growth hormone-releasing factor on growth hormone release in children with radiation-induced growth hormone deficiency. Pediatrics 76 (1985) 274–280
855. Lutz, R. J., R. L. Dedrick, J. W. Boretos, et al: Mixing studies during intracarotid artery infusions in an in vitro model. J. Neurosurg.64 (1986) 277–283
856. Luxton, G., Z. Petrovich, G. Joszef et al.: Stereotactic radiosurgery. Principles and comparison of treatment methods. Neurosurg. 32 (1993) 241–259
857. Lyons MK, Kelly PJ. Posterior fossa ependymomas : report of 30 cases and review of the literature. Neurosurgery 28 : 659–665, 1991
858. Lyons, M. K., B. O'Neill, P. J. Kurtin, et al: Diagnosis and management of primary spinal epidural Non-Hodgkin's lymphoma. Mayo Clin. Proc.71 (1996) 453–457

859. Möller A. R. Intra-operative neuphysiologic monitoring in neurosurgery. Benefits, efficacy and cost-effectiveness. Clin Neurosurg 42 (1995) 171–179
860. Müller PJ, Wilson BC. Photodynamic therapy for recurrent supratentorial gliomas. Semin Surg Oncol 11 : 346–354, 1995
861. Macchiarini, P., R. Buonaguidi, M. Hardin, et al: Results and prognostic factors of surgery in the management of non small cell lung cancer with solitary brain metastasis. Cancer 68 (1991) 300–304
862. Macdonald, D. R., R. A. O'Brien, J. J. Gilbert, et al: Metastatic anaplastic oligodendroglioma. Neurology 39 (1989) 1593–1596
862a. Macdonald, D. R., L. E. Gaspar, J. G. Cairncross: Successful chemotherapy for newly diagnosed aggressive oligodendroglioma. Ann. Neurol. 27 (1990) 573–574
863. Macdonald, D. R., T. L. Cascino, S. Clifford-Schold, et al: Response criteria for phase II studies of supra-tentorial malignant glioma. J. Clin. Oncol. 8 (1990) 1277–1280
864. Mack, E. E., M. D. Prados, C. B. Wilson: Late manifestations of esthesioneuroblastoma in the central nervous system: Report of two cases. Neurosurgery 30 (1992) 93–97
865. Mackintosh, F., T. Colby, W. Podolsky, et al: Central nervous system involvement in non-hodgkin's lymphoma: an analysis of 105 cases. Cancer 49 (1982) 586–595
866. MacMahon, E. M. E., J. D. Glass, S. D. Hayward, et al: Epstein-Barr virus in AIDS-related primary central nervous system lymphoma. Lancet 338 (1991) 969–973
867. Macunias R. J., Berger M. S., Copeland B., Mayberg M., Selker R., Allen G. S. Interactive image-guided resective surgical techniques for low-grade gliomas. Techniques in Neurosurgery 2 : 151–164, 1996
868. Maesaka JK, Venkatesan J, Piccione JM, Decker R, Dreisbach AW, Wetherington J. Plasma natriuretic factors in patients with intracranial disease, renal salt wasting and hyperuricosuria. Life Sci 52 : 1875–1882, 1993
869. Magilligan, D. J., C. Duvernoy, G. Malik, et al: Surgical approach to lung cancer with solitary cerebral metastasis: Twenty five years' experience. Ann. Thorac. Surg. 42 (1986) 360–364
870. Mahaley MS, Dropcho EL, Bertch L et al: Systemic Gamma-Interferon Therapy for Recurrent Gliomas. J Neurosurg 66 (1988): 826–829
870a. Mahaley, M. S., L. Bertsch, S. Cush, et al.: Systemic gamma-interferon therapy for recurrent glioma. J. Neurosurg. 69 (1988) 826–829
870b. Mahaley, M. S., C. Mettlin, N. Natarajan, et al.: National survey of patterns of care for brain-tumor patients. J. Neurosurg. 71 (1989b) 826–836
870c. Mahaley, M. S., E. J. Dropcho, L. Bertsch, et al.: Systemic beta-interferon therapy for recurrent gliomas: a brief report. J. Neurosurg. 71 (1989a) 639–641
871. Mahaley MS. Analysis of Patterns of Care of Brain Tumor Patients in the United States. A Study of the Brain Tumor Section of the AANS. In.: Syllabus of the Joint Section on Brain Tumors of the CNS and AANS (1992) 136–163
871a. Mahaley, M. S.: Neuro-oncology index and review (adult primary brain tumors). J. Neuro-Oncol. 11 (1991) 85–147

872. Maier H, Ofner D, Hittmair A, Kitz K, Budka H: Classic, atypical, and anaplastic meningioma: Three histopathological subtypes of clinical relevance. J Neurosurg 77 (1992) 616–623
873. Maier-Hauff K, Stahl H, Kluge W, Gellermann J, Wust P Interstitial Microwave Hyperthermia Therapy in Malignant Cerebral Gliomas. J Neuro-Oncol 30 (1996) 157–252
874. Maiuri F, Spaziante R, De Caro ML et al: Central Neurocytoma: Clinico-Pathological Study of 5 Cases and Review of the Literature. Clin Neurol Neurosurg 1995; 97: 219–228
875. Malamud N (1967) Psychiatric disorder with intracranial tumors of limbic system. Arch Neurol 17:113–123.
876. Maleci A: Immunotherapy of Malignant Gliomas. J Neurosurg Sci 33 (1989) 77–82
877. Malis L. I., Intra-operative monitoring is not essential. Clin. Neurosurg. 42 (1995) 203–213
878. Malkin, M. G., J. B. Posner: Cerebrospinal fluid tumor markers for the diagnosis and management of leptomeningeal metastases. Eur. J. Cancer Clin. Oncol.23(1987) 1–4
878a. Malkin, M. G.: Interstitial brachytherapy of malignant gliomas: The Memorial Sloan Kettering Cancer Center experience. Rec. Result. Cancer Res. 135 (1994) 117–125
879. Malkin, M. G., S. B. Green, D. P. Byar, et al: Superiority of PCNU over AZQ in the treatment of primary brain tumors: results of a prospective randomized trial (81–20) by the brain tumor study. J. Neuro-Oncol.22 (1994) 55–65
880. Mallon W. J., Harrelson J. M. Primary neoplasms of the spine. In : R. H. Wilkins und S. S. Rengachary (Hrsg.) Neurosurgery, 2nd ed. McGraw-Hill, New York (1996) 1805–1813
881. Mampalam TJ, Tyrell JB, Wilson CB: Transsphenoidal Surgery for Cushing Disease. A Report of 216 Cases. Ann Intern Med 109 (1988) 487–493
882. Manchul, L. A., A. Jin, K. I. Pritchard, et al: The frequency of malignant neoplasms in patients with polymyositis-dermatomyositis. Arch Int. Med.145 (1985) 1835–1839
883. Mandybur, T. I.: Intracranial hemorrhage caused by metastatic tumors. Neurology 27 (1977) 650–655
884. Manning PT, Schwartz D, Katsube NC, Vasopressin-stimulated release of atriopeptin : endocrine antagonists in fluid homeostasis. Science 229 (1985) 395–397
885. Marchese, M. J., C. H. Chang: Malignant astrocytic gliomas in children. Cancer 65 (1990) 2771–2778
885a. Margain, D., P. Peretti-Viton, A. M. Perez-Castillo, et al.: Les oligodendrogliomes. J. Neuroradiol. 18 (1991) 153–160
886. Margolis, L., R. Fraser, A. Lichter, et al: The role of radiation therapy in the management of ocular reticulum cell sarcoma. Cancer 45 (1980) 688–692
886a. Marks, J. E., R. J. Baglan, S. C. Prassad, et al.: Cerebral radionecrosis: incidence and risk in relation to dose, time, fractionation and volume. J. Rad. Oncol. Biol. Phys. 7 (1981) 243–252
887. Markesbery, W. R., W. H. Brooks, G. D. Gupta, et al: Treatment for patients with cerebral metastases. Arch. Neurol.35 (1978) 754–756

888. Maron A, Gustin T, Mottet I, Dedieu JF, Brion JP, Perricaudet M, Octave JN. Gene therapy of rat C6 glioma using adenovirus-mediated transfer of the herpes simplex virus thymidine kinase gene : long-term follow up by magnetic resonance imaging. Gene Therapy 3 : 315–322, 1996
889. Marshall, LF, H Adams, D Doyle, DI Graham. The histological accuracy of the smear technique for neurosurgical biopsies. J Neurosurg 39: 82–88, 1973.
890. Martin DS, Levy B, Awwad EE et al: Desmoplastic Infantile Ganglioglioma: CT and MRI Features. AJNR 1991; 12: 1195–1197
891. Martuza, R. L., Ojemann, R. G.: Bilateral acoustic neurinoms: Clinical aspects, pathogenesis and treatment. Neurosurgery, Volume 10, Nr. 1, pp. 1–12,1982
892. Martuza, R. L., Parker, S. W., Nadol, J. B. jun.: Diagnosis of cerebropontine angle tumors. Klin. Neurosurg., 32: 177, 1995
893. Martuza, R. L., R. Eldrige: Neurofibromatosis 2. New Engl. J. Med.17 (1988) 684–688
894. Marx HH. Medizinische Begutachtung. Stuttgart: Thieme Verlag, 1987.
894a Mason, W. P., L. M. DeAngelis: Procarbazine, CCNU, Vincristine (PCV) chemotherapy (CT) for benign oligodendroglioma. Neurology 44 (1994) 547 S (abstract)
895. Massie M (1989) Depression. In Holland J, Rowland J (eds), The Handbook of Psychooncology: Psychological Care of the Patient with Cancer. New York: Oxford University Press, pp 283–290.
896. Massie M, Breitbart W, Butler R (1991) Psychiatric diagnoses and neuropsychologic evaluation of patients with neuro-oncologic illness, Neuro-Oncology IV: Recent Developments in the Management of Neuro-Oncologic Illnesses. New York: Memorial Sloan-Kettering Cancer Center, pp 231–245.
897. Massie M, Breitbart W, Butler R (1994) Depression and suicide in patients with cancer. J Pain Symptom Manage 9:325
898. Massie M, Holland J, Glass E (1983) Delirium in terminally ill cancer patients. Am J Psychiatry 140:1048
899. Mathiesen T., Lindquist C., Kihlstr_m L., Karlsson B. Recurrence of cranial base meningiomas. Neurosurgery 39 (1996) 2–9
900. Matson D. D.: Neurosurgery of infancy and childhood. Springfield, Ill., Charles C. Thomas, 1969, pp 436–448
901. Matsukado, K., T. Inamura, S. Nakano, et al: Enhanced tumor uptake of carboplatin and survival in glioma bearing rats by intracarotid infusion of bradykinin analog, RMP-7. Neurosurgery 39 (1996) 125–134
902. Matsumoto,K., Higashi,H., Pomita,S., Ohmoto,T.: Pineal region tumors treated with interstitial brachytherapy with low activity sources (192-Iridium). Acta Neurochir 136: 21–28, 1995
903. Matsushima, T., Hasuo, K., Yasumori, K. et al: Magnetic resonance imaging of jugular foramen neurinomas. Acta Neurochir. 96: 83–87, 1989
904. Matsutani,M., Asai,A., Fujimaki,T., Nakamura,O.: Successful treatment of recurrent malignant germ cell tumors: report of two cases. Neurosurgery 33: 901–906, 1993
905. Matthies, C., Samii, M.: Preconditions for hearing preservation in acoustic neurinoma surgery. In: Samii, M. (ed).: Skullbase surgery. First International Skullbase congress Hannover 1992, Basel, Karger, 902–905, 1994
906. Maurice-Williams R, Dunwoody G (1988) Late diagnosis of frontal meningiomas. Br Med J 296:1785–1788.
907. Mayo JR: High resolution computed tomography technique. Semin Roentgenol 26 (1991) 104–112
908. Mazza, C., A. Pasqualin, R. DaPian et al: Treatment of medulloblastoma in children: Long term results following surgery, radiotherapy and chemotherapy. Acta Neurochir 57 (1981) 163–175
909. Mbanya JCN, Mendelow AD, Crawford PJ et al: Rapid Resolution of Usual Abnormalities with Medical Therapy Alone in Patients with Large Prolactinomas. Brit J Neurosurg 1993; 7: 519–527
910. McCormick PC. Anatomic principles of intradural spinal surgery. Clin Neurosurg 41 : 204–223, 1994
911. McCormick PC. Surgical management of dumbbell and paraspinal tumors of the thoracic and lumbar spine. Neurosurgery 38 : 67–74, 1996
912. McCullough, D. C., Johnson, D. L.: Optic nerve gliomas and other tumors involving the optic nerve and chiasm. In: McLaurin, R. L., ed.: Pediatric neurosurgery. Philadelphia, W. B. Saunders, 1989, pp. 391–397
913. McCullough, W. M., R. B. Marcus Jr, A. L. Rhoton et al: Long-term follow-up of radiotherapy for pituitary adenoma: the absence of late recurrence after greater than or equal to 4500cGy. Int. J. Radiat. Oncol. Biol. Phys. 21 (1991) 607–614
914. McFadzeah RM, Teasdale G: Pituitary Apoplexy. In Landolt AM, Vance ML, Reilly PL (eds): Pituitary Adenomas. 1996, Churchill Livingstone Inc. New York, pp: 485–502
915. McGarth GA, Goncalves RJ, Udupa JK et al: New Technique for Quantitation of Pituitary Adenoma Size: Use in Evaluating Treatment of Gonadotroph Adenomas with a Gonadotropin-Releasing Hormone Antagonist. J Clin Endocrinol Metab 1993; 76: 1363–1369
916. McGirr S. J., Ebersold M. J., Scheithauer B., et al. Choroid plexus papillomas : Long-term follow-up of a surgically treated series. J Neurosurg 69 : 843–849, 1988
917. McGlynn SM, Schacter DL. Unawareness of deficits in neuropsychological syndromes. J Clin Exp Neuropsychol, 11: 143–205, 1989.
918. McIntosh, N.: Medulloblastoma: a changing prognosis. Arch Dis Child 54 (1979) 200–203
919. McKinley W. O., Conti-Wyneken A., Vokac C. W., Cifu D. X. Rehabilitative functional outcome of patients with neoplastic spinal cord compression. Arch Phys Med Rehabil 77 : 892–895, 1996
920. McLone, D. G.,D. Czyzewski, A. J. Raimondi et al.: Central nervous system infections as a limiting factor in children with myelomeningocele. Pediatrics 70 (1982) 338–342
921. Menezes, A. H., W. E. Bell, G. E. Perrett: Hypothalamic tumors in children. Childs Brain 3 (1977) 265–280
922. Meerwein F. Einführung in die Psycho-Onkologie. Bern: Huber, 1981.
923. Melancia J. L., Pimentel J. C., Conceicao I., Antunes J. L. Intramedullary Neuroma of the cervical spinal cord : case report. Neurosurgery 39 (1996), 594–598
924. Melmed S: Acromegaly. New Eng J Med 1990; 322: 966–977
925. Melmed S: Medical Management of Acromegaly – What and When? Acta Endocrinol 1993; 129 (Suppl 1): 13–17

926. Meneses MS, Thurel C, Mikol J et al: Estesio-Neuroblastoma with Intracranial Extension. Neurosurgery 1990; 27: 813–820
927. Menger, H., O. H. Lincke, J. Remmers: Verlauf der meningealen Tumoraussaat – Analyse von 85 Patienten. Akt. Neurol.20 (1993) 196–202
927a. Mercer W. E., Shields M. T., Amin M., Sauve G. J., Appella E., Romano J. W., Ullrich S. J.: Negative growth regulation in a glioblastoma tumor cell line that conditionally expresses human wild type p53. Proc. Natl. Acad. Sci. USA (1990) 6166–6170
928. Merchant RE, Ellison MD, Young HF: Immunotherapy for Malignant Glioma Using Human Recombinant Interleukin-2 and Activated Autologous Lymphocytes. A Review of Pre-clinical and Clinical Investigations. J Neuro-oncol 8 (1990) 173–188
929. Mercuri, S., A. Russo, L. Palma: Hemispheric supratentorial astrocytomas in children: Long term results in 29 cases. J Neurosurg 55 (1981) 170–176
930. Merkel, K. H. K., M. L. Hansmann: Primary Non-Hodgkin's Lymphomas of the central nervous system. Path. Res. Pract.181 (1986) 430–433
931. Mesic J. B., Hank G. E., Doggett R. L. S. The value of radiation therapy as an adjuvant to surgery in intracranial meningiomas. Am J Clin. Oncol. 9 (1986), 337–340
932. Mesnil M, Piccoli C, Tiraby G, Willecke K, Yamasaki H. Bystander killing of cancer cells by herpes simplex virus thymidine kinase gene is mediated by connexins. Proc Natl Acad Sci USA 93 : 1831–1835, 1996
933. Mesulam MM. Frontal cortex and behavior. Ann Neurol, 19: 320–325, 1986.
934. Meyer, R. D., L. S. Young, D. Armstrong, et al: Aspergillosis complicating neoplastic disease. Am. J. Med.54 (1973) 6–15
935. Miescher S, Whiteside TL, de Tribolet N et al: In Situ Characterization, Clonogenic Potential, and Antitumor Cytolytic Activity of T Lymphocytes Infiltrating in Human Brain Cancer. J Neurosurg 68 (1988) 434–448
936. Millauer B, Shawver LK, Plate KH, Risau W, Ullrich A. Glioblastoma growth inhibited in vivo by a dominant negative Flk-1 mutant. Nature 367 (1994) 576–578
937. Miller G, Towfighi J, Page RB: Spinal Cord Ganglioglioma Presenting as Hydrocephalus. J Neuro-Oncol 1990; 9: 147–152
938. Miller JD, Ironside JW. Raised intracranial pressure, edema and hydrocephalus. DI Graham & PL Lantos (Hrsg.) Greenfield's Neuropathology, 6th Ed. Arnold, London (1996) 157–195
939. Miller, P. J., R. S. Hassanein, P. G. Shankar: Univariate and multivariate statistical analysis of high-grade gliomas: The relationship of radiation dose and other prognostic factors. Int. J. Radiat. Oncol. Biol. Phys. 19 (1990) 275–280
940. Mintz, A., M. Rathbone, H. Hugenholtz, et al: A randomized trial to assess the efficacy of surgery in addition to radiotherapy in patients with cerebral metastases. Neurosurgery 37 (1995) 573–574
941. Mirabell, R., R. M. Linggood, S. De la Monte: The role of radiotherapy in the treatment of subtotally resected benign meningiomas. J. Neurooncol. 13 (1992) 157–164
942. Miralles, G. D., J. R. O'Fallon, N. J. Talley: Plasma- cell dyscrasia with polyneuropathy. The spectrum of POEMS-Syndrome. New Engl. J. Med. 327 (1992) 1919-1923

943. Modan B., Wagener DK, Feldman J. J., Rosenberg H. M., Feinlieb M. Increased mortality from brain tumors : a combined outcome of diagnostic technology and change of attitude toward the elderly. Am J Epidemiol.135 (1992) 1349–1357
943a. Möller, A. R.: Intra-operative neurophysiologic monitoring in neurosurgery, Benefits, efficacy and cost-effectiveness. Clin. Neurosurg. 42 (1995) 171–179
944. Moertel, C. G., L. K. Kvols, J. Rubin: A study of cyproheptadine in the treatment of metastatic carcinoid tumor and the malignant carcinoid syndrome. Cancer 67 (1991) 33–36
945. Molitch ME; Elton RL, Blackwell RE et al: Bromocriptine as Primary Therapy of Prolactin-Secreting Macroadenomas: Results of A Prospective Multicenter Study. J Clin Endocrinol Metab 1985; 60: 698–706
946. Moll, J. W. B., J. C. Antoine, H. R. Brashear, et al: Guidelines on the detection of paraneoplastic anti-neuronal-specific antibodies. Neurology 45 (1995) 1937–1941
947. Montgomery D. A. D., Welbourn R. B. Medical and surgical oncology. Arnold, London, 1975
948. Moore, J. L., Cascino, G. D., Trenerry, M. R.: A comparative study of lesion resection with corticectomy with stereotactic lesionectomy in patients with temporal lobe lesional epilepsy. Epilepsia 33 (Suppl 3) (1992): 96
948a. Morantz, R. A.: Radiation therapy in the treatment of cerebral astrocytoma. J. Neurosurg. 20 (1987) 975–982
949. Morgello, S.: Pathogenesis and classification of primary central nervous system lymphoma: an update. Brain Pathology 5 (1995) 383–393
950. Morita, A., Ebersold, M. J., Olsen, K. D. et al: Eesthesioneuroblastoma: Prognosis and management. Neurosurgery 32: 706–714, 1993
951. Mork SJ, Lindegaard KF, Halvorsen TB, et al.: Oligodendroglioma: Incidence and biologic behavior in a definded population. J Neurosurg 63 (1985) 881–889
952. Morris, H. H., Estes, M.: Brain Tumors and Chronic Epilepsy in:The Treatment of Epilepsy: Principles and Practice. Wyllie, E.(Ed) pp 659–666, (1993), Lea and Febiger, Philadelphia
953. Morris, H. H., Estes, M., Gilmore, W., Lüders, H., Dinner, D.,Wyllie, E.: Primary brain tumors in patients with chronic epilepsy: electroencephalographic, neuroimaging, neuropathologic and clinical findings. Epilepsia 30 (1989): 660 Abstract
954. Morrison RS. Suppression of basic fibroblast growth factor expression by antisense oligonucleotides inhibits the growth of transformed human astrocytes. J Biol Chem 266 : 728–734, 1991
955. Moseley, R. P., A. G. Davies, R. B. Richardson, et al: Intrathecal administration of 131I radiolabelled monoclonal antibody as a treatment for neoplastic meningitis. Br. J. Cancer 62 (1990) 637–642
955a. Moser, R. P.: Surgery for glioma relapse. Cancer 62 (1988) 381–390
956. Mueller W. M., Yetkin F. Z., Hammeke T. A., Morris G. L., Swanson S. J., Reichert K., Cox R., Haughton V. M. Functional magnetic resonance imaging mapping of the motor cortex in patients with cerebral tumors. Neurosurgery 39 (1996), 515–521
957. Mulhern, R. K., J. Hancock, D. Fairclough et al.: Neuropsychological status of children treated for brain tumors: A critical review and integrative analysis. Med Pediatr Oncol 20 (1992) 181–191

958. Müller P (1975) Schizophrenie und Hirntumor. Nervenarzt 46:64–67.
958a. Müller, P. J., Wilson, B. C., Photodynamic terapy for recurrent supratentorial gliomas. Semin. Surg. Oncol. 11: 346–354, 1995
958a. Müller, B., H. A. Müller, J. Müller: Längerüberlebende mit malignen Gliomen: Prognoseindikatoren und Verlauf. In: Verhandlungen der Deutschen Gesellschaft für Neurologie. Band 6, hrsg. von W. Firnhaber, K. Dworschak, K. Lauer, M. Nichtweiß. Springer, Berlin, Heidelberg (1991) 296–298
959. Muller, W., D. Afra, R. Schroder: Supratentorial recurrences of gliomas: morphological studies in relation to time intervals with astrocytomas. Acta Neurochir 37 (1977) 75–91
960. Mumenthaler, M., H. Schlick (Hsg.): Läsionen peripherer Nerven. 6. Auflage (1993), Thieme, Stuttgart, New York.
960a. Mundinger, F., D. F. Braus, J. K. Krauss, et al.: Long-term outcome of 89 low-grade brain-stem gliomas after interstitial radiation therapy. J. Neurosurg. 75 (1991) 740–746
961. Munzenrider, J. E., N. J. Liebsch, J. T. Efird: Chrodoma and chondrosarcoma of skull base: Treatment with fractionated x-ray and proton radiotherapy. In: Johnson J. T., Didolkar, M. S. (eds) Head and neck cancer, vol III. Elsevier, Amsterdam, (1993)
962. Murray MR, Stout AP. The glomus tumor : Investigation of its distribution and behaviour and the identity of ist epithelioid cell. Am J Pathol 18 (1942) 183–203
963. Murray, K., L. Kun, J. Cox: Primary malignant lymphoma of the central nervous system. J. Neurosurg. 65 (1987) 600–607
964. Nagai M, Arai T. Interferon therapy for maligant brain tumors. Neurosurg Rev 7 : 55–64, 1984
964a. Nagai, M., T. Arai: Clinical effect of interferon in malignant brain tumours. Neurosurg. Rev. 7 (1984) 55–64
965. Naidich TP, Zimmerman RA: Primary brain tumors in children. Sem Roentgenol 14 (1984) 100–114
966. Nakagawa K., Aoki Y, Sakata K., Sasaki Y., Matsutani M., Akanuma A. Radiation therapy of well-differentiated neuroblastoma and central neurocytoma. Cancer 72 : 1350–1355, 1993
967. Nakagawa, H., D. Groothuis, RG. Blasberg: The effect of graded hypertonic intracarotid infusions on drug delivery to experimental RG-2 gliomas. Neurology 34 (1984) 1571–1581
968. Nasrallah HA, McChesney CM (1981) Psychopathology of corpus callosum tumors. Biol Psychiatry 16:663–669.
969. Navia, B. A.; C. K. Petito, J. W. Gold: Cerebral toxoplasmosis complicating the acquired immune deficiency syndrome: Clinical and neuropathological findings in 27 patients. Ann. Neurol.19 (1986) 224–238
970. Nazar, G. B., H. J. Hoffman, L. E. Becker et al: Infratentorial ependymomas in childhood: prognostic factors and treatment. J Neurosurg 72 (1990) 408–417
971. Nazzarro JM, Neuwelt EA. The role of surgery in the managament of supratentorial intermediate and high grade astrocytomas in adults. J Neurosurg 73 : 331–344, 1990
972. Negendank WG, Sauter R, Brown TR, et al: Proton magnetic resonance spectroscopy in patients with glial tumors: a multicenter study. J Neurosurg 84 (1996) 449–458

973. Nelson JS, Tsukada Y, Schoenfeld D, Fulling K, Lamarche J, Press N: Necrosis as a prognostic criterion in malignant supratentorial, astrocytic gliomas. Cancer 52 (1983) 550–554
973a. Nelson, D. F., J. S. Nelson, D. R. Davis, et al.: Survival and prognosis of patients with astrocytoma with atypical or anaplastic features. J. Neuro-Oncol. 3 (1985) 99–103
974. Nelson, D. F. K. L. Martz, H. Bonner et al.: Non-Hodgkin_s lymphoma of the brain: Can high dose, large volume radiation therapy improve survival? Report on a prospective trial by the Radiation Therapy Oncology Group (RTOG): RTOG 8315. Int. J. Radiat. Oncol. Biol. Phys. 23 (1992) 9–17
975. Neumann HPH, Lips CJM, Hsia YE, Zbar B. Von Hippel-Lindau Syndrome. Brain Pathol 5 : 181–193, 1995
975a. Neumann, J., J. Kimpel, F. Gulotta: Das Oligodendrogliom. Neurochirurgia 21 (1978) 35–42
976. Neumann, H. P. H., H. R. Eggert, K. Weigel, et al: Hemangioblastomas of the central nervous system. J. Neurosurg.70 (1989) 24–30
977. Neumeier-Probst E, Zanella F, Westphal M, Zeumer H. Preoperative tumor embolization with fibrin glue : Indications and results. Fibrin Sealing in Surgical and Nonsurgical Fields 5 : 32–40, 1994
978. Neuss M, Westphal M, Hänsel M, Herrmann HD. Clinical and laboratory findings in patients with multiple meningiomas. Br. J. Neurosurg 2 : 246–259, 1988
979. Neuwelt, E., D. L. Goldman, S. A. Dahlborg, et al: Primary CNS lymphoma treated with osmotic blood-brain barrier disruption: prolonged survival and preservation of cognitive function. J. Clin. Oncol.9 (1991) 1580–1590
980. Neuwelt, E. A., E. P. Frenkel, J. Diehl, et al: Reversible Osmotic Blood-Brain Barrier Disruption in Humans: Implications for the Chemotherapy of Malignant Brain Tumors. Neurosurgery 7 (1980) 44–52
981. Newman CB, Melmed S, Snyder PJ et al: Safty and Efficacy of Long-Term Octreotide Therapy of Acromegaly: Results of a Multicenter Trial in 103 Patients – A Clinical Research Center Study. J Clin Endocrinol Metab 1995; 80: 2768–2776
982. Newman, S, VM Haughton, Z Yetkin, R Breger, LF Czervionke, AL Williams, KC Ho, RA Papke, AA Rimm, ME Fischer, GA Meyer, R Asleson. T1, T2 and proton density measurements in the grading of cerebral gliomas. Eur. Radiol. 3, 49–52, 1993.
983. Newton DR, Dillon WP, Norman D et al: Gd-DTPA-Enhanced MR Imaging of Pituitary Adenomas. AJNR 1989; 10: 949–954
983a. Newton, H. B., J. Henson, R. W. Walker: Extraneural metastases in ependymoma. J. Neuro-Oncol. 14 (1992) 135–142
984. Nieder, A., K. Walter, U. Nestle, et al: Ten years disease-free survival after solitary brain metastasis from breast cancer. J. Cancer Res. Clin. Oncol.122 (1996)570–572
985. Nijjar, T. S., W. J. Simpson, T. Gadalla, et al: Oligodendroglioma. The Princess Margaret hospital experience. Cancer 71 (1993) 4002–4006
986. Nikol S, Höfling B. Aktueller Stand der Gentherapie. Dtsch. Ärzteblatt 93 (1996) 2050–2058
987. Nishio S., Tashimna T., Takeshita I., Fukui M. Intraventricular neurocytoma : clinicopathological features of six cases. J Neurosurg 68 (1988) 665–670

988. Nistor R, Huk W, Fahlbusch R: Kernresonanztomographie von Hypophysenadenomen. Bedeutung für Diagnose und Therapie. 1990, Quintessenz München
989. Nitta T, Sato K, Okumura K et al.: Induction of Cytotoxicity in Human T Cells Coated with Antiglioma Cells. J Neurosurg 72 (1990) 476–481
989a. Noble, M.: The 0–2A lineage: from rats to humans. Rec. Result Cancer Res. 135 (1994) 67–76
990. Noordijk, E. M., C. J. Vecht, H. Haaxma-Reiche, et al: The choice of treatment of single brain metastasis should be based on extracranial tumor activity and age. In. J. Rad. Oncol. Biol. Phys.29 (1994) 711–717
991. Noren, G., D. Greitz, A. Hisch et al.: Gamma knife surgery in acoustic tumours. Acta Neurochir. Suppl. (Wien) 58 (1993) 104–107
992. Obbens, A. M. T., M. E. Leavanes, J. W. Beal, et al: Ommaya reservoirs in 387 cancer patients: A 15-year experience. Neurology 35 (1985) 1274–1278.
993. Oberstrass, J., G. Reifenberger, J. Reifenberger, et al: Mutation of the von Hippel Lindau tumour suppressor gene in capillary haemangioblastomas of the central nervous system. J. Pathol.179 (1996) 151–156
994. O'Brien DP, Phillips JP, Rawluk DR et al: Intracranial Metastases from Pituitary Adenoma. Brit J Neurosurg 1995; 9: 211–219
995. Obweger A, Jakober R, Stocker S, Stepp H, Baumgartner R, Kostron H: Uptake and Kinetics of Meta-Tetrahydroxyphenylchlorin and 5-Aminolevulinic acid in the C6 Rat Glioma Model. J Neuro-Oncol 30 (1996) 102
996. Ochs, J., R. Mulhern, D. Fairclough: Comparison of neuropsychological functioning and clinical indicators of neurotoxicity in longterm survivors of childhood leukaemia given cranial irradiation or parental methotrexate: a prospective study. J. Clin. Oncol. 1 (1991) 145–151
997. Odake, G.: Intracranial hypoglossal neurinoma with extra-cranial extension. Review and case report. Neurosurgery 24: 583–587, 1989
998. O'Donnell WE, Reynolds D, DeSoto CB. Validity and reliability of the Neuropsychological Impairment Scale. J Clin Psychol, 40: 549–553, 1984.
998a. O'Reilly, S. M., E. S. Newland, M. G. Glaser, et al.: Temozolomide: A new oral cytotoxic chemotherapeutic agent with promising activity against primary brain tumours. Eur. J. Cancer 29 A (1993) 940–942
999. Oh, S. J., R. Slaughter, L. Harrell: Paraneoplastic vasculitic neuropathy: A treatable neuropathy. Muscle & Nerve 14 (1991) 152–156
1000. Ohgaki H, Eibl RH, Schwab M, Reichel MB, Mariani L, Gehring M, Petersen I, Höll T, Wiestler OD, Kleihues P: Mutations of the p53 tumour suppressor gene in neoplasms of the human nervous sytem. Mol Carcinogenesis 8 (1993) 74–80
1001. Ojeman RG, Thronton AF, Harsh GR. Management of anterior cranial base and cavernous sinus neoplasms with conservative surgery alone or in combination with fractionated photon or stereotactic proton radiotherapy. Clin Neurosurg 42 : 71–98, 1995
1002. Ojeman RG. Management of cranial and spinal meningiomas. Clin Neurosurg 40 : 321–383, 1993
1003. Ojeman, G. A., C. G. Dodrill: Intraoperative techniques for reducing language and memory deficits with left temporal lobectomy. Adv. Epileptol.16 (1987) 327–330
1004. Ojemann J. G., Miller J. W., Silbergeld D. Preserved function in brain invaded by tumor. Neurosurgery 39 (1996), 253–259
1005. Ojemann RG, Swan KW: Surgical Management of Olfactory Groove, Suprasellar and Medial Sphenoid Wing Meningiomas. In Schmidek HH, Sweet WH (eds): Operative Neurosurgical Techniques, Vol. 1 2nd ed. 1988, WB Saunders Company Philadelphia, pp: 531–545
1006. Ojemann, R. G. and Martuza, R. L.: Acustic neurinoma. In: Youmans, J. R., ed: Neurological surgery. Third edition, Philadelphia, W. B. Saunders, 3316–3350, 1990
1007. Okada H, Miyamura K, Itoh T, Hagiwara M, Wakabayashi T, Mizuno M, Colosi P, Kurtzman G, Yoshida J. Gene therapy against an experimental glioma using adeno-associated virus vectors. Gene Therapy 3 : 957–964, 1996
1008. Olin, J. W., J. R. Young, R. A. Graor, et al: Treatment of deep vein thrombosis and pulmonary emboli in patients with primary and metastatic brain tumors: Anticoagulants or inferior vena cava filter? Arch. Intern. Med.147 (1987) 2177–2179
1009. Olson, J. H.:Risk of second cancer after cancer in childhood. Cancer 57 (1986) 2250–2254
1010. Olson, M. E., N. L. Chernik, J. B. Posner: Infiltration of the leptomeninges by systemic cancer. Arch. Neurol.30 (1974) 122–137
1011. O'Neill, B. P., R. P. Dinapoli, H. Okazaki: Cerebral infarction as a result of tumor emboli. Cancer 60 (1987) 90–95
1012. O'Neill, B. P., R. P. Dinapoli, P. J. Kurtin, et al: Occult systemic non-Hodgkin's lymphoma (NHL) in patients initially diagnosed as primary central nervous system lymphoma (PCNSL): how much staging is enough? J. Neuro-Oncol.25 (1995) 67–71
1013. O'Neill, J., N. M. F. Murray, J. Newsom-Davis: The Lambert-Eaton Myasthenic Syndrome. Brain 111 (1988) 577–596
1014. Oppenheim DS, Klibanski A: Medical Treatment of Glycoprotein Hormone-Secreting Pituitary Tumors. Endocrinol Metab Clin North Am 1989; 18: 339–358
1015. Oppenheim,H., Krause,F.: Operativer Erfolg bei Geschwülsten der Sehhügel- und Vierhügelgegend . Berl. Klin. Wschr. 50: 2316–2322. 1913
1016. O'Reilly, S. M., E. S. Newlands, M. G. Glaser, et al: Temozolomide: a new oral cytotoxic chemotherapeutic agent with promising activity against primary brain tumours. Eur. J. Cancer 29a (1993) 940–942
1017. Orgaß B. Token Test. Weinheim: Beltz Verlag, 1982.
1018. Ostertag CB. Radiation implants for low-grade gliomas. Techniques in Neurosurgery 2 : 174–182, 1996
1018a. Ostertag, C. B.: Interstitial implant radiosurgery of brain tumors: radiobiology, indications and results. Rec. Result Cancer Res. 135 (1994) 105–116
1019. Ostertag, C. B., Kreth, F. W. Stereotactic interstitial radiotherapy in the treatment of gliomas. Acta Neurochir (Wien) 119 (1992) 53–61
1020. Ostertag, C. B.: Experimental central nervous system injury from implanted isotopes. In: Gutin,P. H., Leibel, S. A., Sheline G. E. (eds.) Radiation Injury to the Nervous System. Raven Pr., New York, (1991)

1021. Ostertag, CB, B Volk, T Shibata, P Burger, P Kleihues. The Monoclonal Antibody Ki-67 as a Marker for Proliferating Cells in Stereotactic Biopsies of Brain Tumours. Acta Neurochir 89: 117–121, 1987.
1022. Ostertag, CB, HD Mennel, M Kiessling. Stereotactic Biopsy of Brain Tumors. Surg. Neurol. 14: 275–283, 1980.
1023. Ostertag, CB. Reliability of stereotactic brain tumor biopsy, in LD Lunsford (ed.): Modern Stereotactic Neurosurgery. Martinus Nijhoff Publishing, 1988.
1024. Ostertun, B., Solymosi, L., Zentner, J., Wolf, H. K., Elger,C. E., Schramm, J., Wiestler, O. D.: MR- und CT-Charakteristik glioneuronaler Hamartien. Klin Neurorad 4 (1994): 34–40
1025. Ostertun, B., Wolf, H. K., Campos, M. G et al: Dysembryoplastic Neuroepithelial Tumors: MR and CT Evaluation. AJNR 17 (1996):419–430
1026. Ott D, Hennig J, Ernst T: Human brain tumors: Assessment with in vivo proton MR spectroscopy. Radiology 186 (1993) 745–752
1027. Oyesiku NM, Tindall GT: Endocrine-inactive Adenomas: Surgical Results and Prognosis. In Landolt AM, Vance ML, Reilly PL (eds): Pituitary Adenomas. 1996, Churchill Livingstone Inc. New York, pp: 377–384
1028. Paal G (1981) Zur Psychopathologie des Hirntumorkranken. Fortschr Neurol Psychiat 49:265–274.
1029. Packer R. J., Sutton L. N., Eltermann R et al. Outcome for children with medulloblastoma treated with radiation and cisplatin, CCNU, and vincristine chemotherapy. J Neurosurg 81 : 690–698, 1994
1030. Packer, R. J., B. Lange, J. Ater et al.: Carboplatin and vincristine for recurrent and newly diagnosed low-grade gliomas of childhood. J Clin Oncol 11 (1993) 850–856
1031. Packer, R. J., J. M. Boyett, R. A. Zimmermann et al.: Hyperfractionated radiotherapy (72 gy) for children with brainstem gliomas. Cancer 72 (1993) 1414–1421
1032. Packer, R. J., K. R. Siegel, L. N. Sutton et al.: Leptomeningeal dissemination of primary central nervous system tumors of childhood. Ann Neurol 18 (1985) 217–221
1033. Packer, R. J., L. N. Sutton, B. Rorke et al.:Prognostic importance of cellular differentiation in medulloblastoma of childhood. J Neurosurg 61 (1984) 296–301
1034. Packer, R. J., L. N. Sutton, R. Eltermann et al:Outcome for children with medulloblastoma treated with radiation and cisplatin, CCNU, and vincristine chemotherapy. J Neurosurg 81 (1994) 690–698
1035. Packer, R. J., P. J. Savino, K. Bilaniuk et al.: Chiasmatic gliomas of childhood: A reappraisal of natural history and effectiveness of cranial irradiation. Childs Brain 10 (1983) 393–403
1036. Packer, R. J., J. M. Boyett, R. A. Zimmermann et al.: Outcome of children with brainstem gliomas after treatment with 7800 cGy or hyperfractionated radiotherapy. Cancer 74 (1994) 1827–1834
1037. Packer, R. J., Sutton, L. N., Bilaniuk, L. T. et al.: Treatment of chiasmatic hypothalamic gliomas of childhood with chemotherapy: An update. Ann. Neurol., 23: 79–85, 1988
1038. Padberg, G. W., J. D. L. Schot, G. J. Vielvoye, et al: Lhermitte-Duclos-disease and Cowden disease: a single phakomatosis. Ann. Neurol.29 (1991) 517–523
1038 a. Pagni, C. A., M. T. Giordana, S. Canavero: Benign recurrence of a piloytic cerebellar astrocytoma 36 years after radical removal: case report. Neurosurg. 28 (1991) 606–609
1038 b. Pahapill, P. A., D. A. Ramsay, D. Phil, et al.: Pleomorphic xanthoastrocytoma: Case report and analysis of the literature concerning the efficacy of resection and the significance of necrosis. Neurosurgery 38 (1996) 822–829
1039. Paillas, J. E., W. Pellet: Brain metastases. In Vinken, P. J. and Bruyn, G. W. (eds): Handbook of Clinical Neurolgy 18. Elsevier, New York, 1975, 201–232
1039 a. Palma, L., B. Guidetti: Cystic pilocytic astrocytomas of the cerebral hemispheres. Surgical experience with 51 cases and long-term results. J. Neurosurg. 62 (1985) 811–815
1040. Panitch, E. S., B. O. Berg: Brain stem tumors of childhood and adolescence. Am J Dis Child 119 (1970) 465–472
1041. Panther, L. A., G. L. Baumbach, D. D. Bigner, et al: Vasoactive Drugs Produce Selective Changes in Flow to Experimental Brain Tumors. Ann. Neurol.18 (1985) 712–715
1042. Parker H. L., Kernohan J. W. The relation of injury and glioma in the brain. JAMA 97 (1931) 535–540
1043. Parkin D. M., Muir C. S., Whelan S. L.: Cancer Incidence in Five Continents vol VI. (IARC Scientific Publications 120), Lyon France, IARC 1992
1044. Parsons OA, Prigatano GP. Methodological considerations in clinical neuropsychological research. J Consult Clin Psychol, 46: 608–619, 1978.
1045. Pascual, J., R. Sanchez-Pernaute, J. Berciano, et al: Paraneoplastic myotonia. Muscle & Nerve 17 (1994) 694–695
1046. Pasquier, B., F. Gasnier, D. Pasquier et al: Papillary meningioma. Clinico-pathologic study of seven cases and review of the literature. Cancer 58 (1986) 299–305
1047. Passik S, Malkin M, Breitbart W, Horowitz S (1994) Psychiatric and Psychosocial Aspects of Neurooncology. J Psychosoc Oncol 12:101–122.
1048. Passik S, Massie M (1996) Psychiatric and psychosocial issues. In Levin V (ed), Cancer in the Nervous System. New York: Churchill Livingstone, pp 389–410.
1049. Pastan IH, Archer GE, McLendon RE, Friedman HS, FuchsHE, Wang QC, Pai LH, Herndon J, Bigner DD. Intrathecal administration of single chain immunotoxin LMB-7 produces cures of carcinomatous meningitis in a rat model. Proc Natl Acad Sci USA 92 : 2765–2769, 1995
1050. Patchell R. A. Metastatic brain tumors. Neurol. Clin.13 (1995) 915–925
1051. Patchell RA. Primary central nervous system lymphoma in the transplant patient. Neurol Clin 6 (1988) 297–303
1052. Patchell, R. A., C. Cirrincione, H. T. Thaler, et al: Single brain metastases: Surgery plus radiation or radiation alone. Neurology 36 (1986) 447–453
1053. Patchell, R. A., P. A. Tibbs, J. W. Walsh et al.: A randomized trial of surgery in the treatment of single metastases to the brain. N. Engl. J. Med. 322 (1990) 494–500
1054. Patchell, R. A.: The treatment of brain metastases. Cancer 14 (1996) 169–177

1055. Paulus B, Schlote W, Perentes E et al: Desmoplastic Supratentorial Neuroepithelial Tumours of Infancy. Histopathology 1992; 21: 43–49
1056. Pederson, A. G.: Diagnostic procedures in the detection of CNS metastases from small cell lung cancer. In: Hansen, H. H. (Hrsg.) Lung cancer: Basic and clinical aspects, Martinus Nijhoff, Boston (1986)153–182
1057. Pellettieri, L., U. Sjolander, K. E. Jakobsson: Prognostic evaluation before operative exstirpation and radiotherapy of solitary brain metastasis. ActaNeurochir.(Wien) 86 (1987) 6–11
1058. Penar, P. L., J. T. Wilson: Cost and survival analysis of metastatic cerebral tumors treated by resection and radiation. Neurosurgery 34 (1994) 888–894
1059. Pendl,G.: Pineal and midbrain lesions. Springer, Wien New York 1985 pp 35–45
1060. Penfield W, Boldrey E. Somatic motor and sensory representation in the cerebral cortex of man as studied by electrical stimulation. Brain 60 (1937) 389–443
1061. Penkert, G.; Winkler, D.: Intraneurales Pseudoganglion des Nervus peroneus communis. Handchirurgie 14 (1982) 14–17
1062. Peretti-Viton P, Perez-Castillo AM, Raybaud CH et al: Magnetic Resonance Imaging in Gangliogliomas and Gangliocytomas of the Nervous System. J Neuroradiol 1991; 18: 189–199
1063. Perrin, R. G., M. Lishner, A. Guha, et al: Experience with Ommaya reservoir in 120 consecutive patients with meningeal malignancy. Can. J. Neurol. Sci.17 (1990) 190–192
1064. Peters U (1986) Psychoorganische Symptome. In Freedman A, Kaplan H, Sadock B, Peters U (eds), Psychiatrie in Praxis und Klinik, Vol Bd. 2, Biologische und organische Psychiatrie. Stuttgart: Georg Thieme Verlag, pp 324–333.
1065. Peterson K., Walker R. W. Medulloblastoma /primitive neuroectodermal tumor in 45 adults. Neurology 45 : 440–442, 1995
1066. Peterson, K., M. K. Rosenblum, H. Kotanides, et al: Paraneoplastic cerebellar degeneration. I. A clinical analysis of 55 anti-YO antibody-positive patients. Neurology 42 (1992) 1931–1937
1067. Peterson, K., N. Paleologos, P. Forsyth, et al: Salvage chemotherapy for oligodendroglioma. J. Neurosurg.85 (1996) 597–601
1068. Peterson, K., P. A. Forsyth, J. B. Posner: Paraneoplastic sensorimotor neuropathy associated with breast cancer. J. Neurooncology 21 (1994) 159–170
1069. Petren-Mallmin, M.: Clinical and experimental imaging of breast cancer metastases in the spine. Acta Radiol. 391 (1994) 1–23
1070. Peylan-Ramu, N., D. G. Poplack, P. A. Pizzo et al.: Abnormal computed tomography of the brain in asymptomatic children with acute lymphocytic leukemia following CNS prophylaxis. N. Engl. J. Med. 298 (1978) 815–818.
1071. Pezner, R. D., J. O. Archambeau: Brain tolerance unit: A method to estimate risk of radiation brain injury for various dose schedules. Int. J. Radiat. Oncol. Biol. Phys. 7 (1981) 397–402.
1072. Pfadenhauer, K., G. Schlimok: Leptomeningealkarzinose – neue diagnostische Möglichkeiten durch Tumorzellmarkierung mit monoklonalen Antikörpern. Nervenarzt 61 (1990) 228–230

1073. Pfeffer, M. R., M. Wygoda, T. Siegal: Leptomeningealmetastases – treatment results in 98 consecutive patients. Isr. J. Med. Sci.24 (1988) 611–618
1074. Philippon J. H., Clemenceau S. H., Fauchon F. H., Foncin J. F. Supratentorial low grade astrocytomas in adults. Neurosurgery 32 (1993), 554–559
1075. Philippon J. H., Cornu P. The recurrence of meningiomas. In : AL-Mefti, O.(Hrsg.): Meningiomas, Raven Press, New York (1991) 87–103
1076. Phillips H, Armani M, Stavrou D, Ferrara N, Westphal M. Intense focal expression of vascular endothelial growth factor mRNA in human intracranial neoplasms : association with regions of necrosis. Int. J. Oncol. 2 : 913–919, 1993
1076a. Phillips, T. L., V. A. Levin, D. K. Ahn, et al.: Evaluation of bromodeoxyuridine in glioblastoma multiforme: A northern california cancer center phase II study. J. Rad. Oncol. Biol. Phys. 21 (1991) 709–714
1077. Phuphanich, S., M. Edwards, V. Levin et al.: Supratentorial malignant gliomas of childhood. J Neurosurg 60 (1984) 495–499
1078. Pichler E, Richter R, Jürgenssen OA: Eltern Leukämie- und tumorerkrankter Kinder äußern sich zur Mitteilung der Diagnose. Klin Pädiat, 194: 94–99, 1982.
1079. Pickren, J. W., G. Lopez, Y. Tsukada, et al: Brain metastases: An autopsy study. Cancer Treatment Symposia 2 (1983) 295–313
1080. Piepmeier J. M. Reoperations for low-grade glioma. Techniques in Neurosurgery 2 : 183–193, 1996
1081. Pietsch, T., A. Waha, A. Koch et al: Mutations in the human homolog of Drosophila patched in the desmoplastic variant of sporadic medulloblastoma. Cancer Res 57 (1997) 2085–2088
1082. Piffko, P., Pasztor, D.: Operated bilateral acoustic neurinoma with preservation of hearing and facial nerve function. ORL 43 (5): 255–261, 1981
1083. Pilcher, W. H., Silbergeld, D. L., Berger, M. S. et al: Intraoperative electrocorticography during tumor resection: impact on seizure outcome in patients with gangiogliomas. J Neurosurg78 (1993): 891–902
1084. Plate KH, Breier G., Weich HA, Risau W. Vascular endothelial growth factor is a potential tumor angiogenesis factor in human gliomas in vivo. Nature 359 : 845–848, 1992
1085. Pluda, J. M., D. J. Venzon, G. Tosato, et al: Parameters affecting the development of Non-Hodgkin's Lymphoma in patients with severe human immunodeficiency virus infection receiving antiretroviral therapy. J. Clin. Oncol.11 (1993) 1099–1107
1086. Pobereskin L., Treip C. Adult medulloblastoma. J Neurol Neurosurg Psychiat 49 : 39–42, 1986
1087. Pollack, I. F., D. Claassen, Q. Al-Shboul et al: Low-grade gliomas of the cerebral hemispheres in children: an analysis of 71 cases. J Neurosurg 82 (1995) 536–547
1088. Pollack, I. F., L. Dade Lunsford, J. C. Flickinger, et al: Prognostic factors in the diagnosis and treatment of primary central nervous system lymphoma. Cancer 63 (1989) 929–947
1088a. Pollack, I. F., P. C. Gerszten, A. J. Martinez, et al.: Intracranial ependymomas of childhood: Long-term outcome and prognostic factors. Neurosurgery 37 (1995) 655–666

1089. Popkin M, Callies A, Mackenzie T (1985) The outcome of antidepressant use in the medically ill. Arch Gen Psychiatry 42:1160–1163.
1090. Popovic EA, Kaye AH, Hill JS (1996) Current Status of Photodynamic Therapy for Brain Tumors, in Salcman, M (Hrsg.) Current Techniques in Neurosurgery, 2nd Ed., Current Medicine, Philadelphia, 124–140
1091. Poppen, J. L., R. Jr. Marino: Pinealomas and tumors of the posterior portion of the third ventricle. J Neurosurg 28 (1968) 357–364
1092. Portenoy, R. K., B. S. Galer, O. Salamon, et al: Identification of epidural neoplasm: Radiography and bone scintigraphy in the symptomatic and asymptomatic spine. Cancer 64 (1989) 2207–2213
1093. Portenoy, R. K., R. M. Kanner: Pain management: Theory & practice (Contemporary Neurology Ser.48). F. A. Davis Company, Philadelphia (1996)
1094. Posner MI, Petersen SE. The attention system of the human brain. Ann Rev Neurosc, 13: 25–42, 1990.
1095. Posner, J. B., J. Dalmau: Clinical enigmas of paraneoplastic neurologic disorders. Clin. Neurol. Neurosurg.97 (1995) 61–70
1096. Posner, J. B., N. L. Chernik: Intracranial metastases from systemic cancer. Adv. Neurol.19 (1978) 575–587
1097. Posner, J. B.: Management of brain metastases. Rev. Neurol. 148 (1992) 477–487
1098. Posner, J. B.: Neurologic complications of Cancer. F. A. Davis, Philadelphia (1995)
1099. Posner, J. B.: Surgery for metastases to the brain. New Engl. J. Med.322 (1990) 544–545
1100. Postmus, P. E., H. Haaxma-Reiche, D. Th. Sleijfer, et al & the EORTC lung cancer cooperative group: High dose etoposide for brain metastases of small cell lung cancer. A phase II study. Br. J. Cancer 59 (1989) 254–256
1101. Pradhan S, Jha R., Singh M. N., Gupta S., Phadke R. V., Kher V. Central pontine myelinolysis following „slow" correction of hyponatremia. Clin Neurol Neurosurg 97: 340–343, 1995
1102. Prayson RA, Ester ML, Morris KH: Coexistence of Neoplasia and Cortical Dysplasia in Patient Presenting with Seizures. Epilepsia 1993; 34: 609–615
1103. Prayson RA, Khajavi K, Comair YG: Cortical Architectural Abnormalities and M1B1 Immunoreactivity in Gangliogliomas: a Study of 60 Patients with Intracranial Tumors. J Neuropathol Exp Neurol 1995; 54: 513–520
1104. Preston-Martin S, Monroe K, Lee PJ, Bernstein L., Kelsey J., Henderson S., Forrester D, Henderson B. Spinal meningiomas in women in Los Angeles County : Investigation of an etiological hypothesis. Cancer Epidem Biomark Prevent 4 : 333–339, 1995
1105. Preston-Martin S. Descriptive epidemiology of primary tumors of the spinal cord and spinal meninges in Los Angeles County, 1972–1985. Neuroepidemiology 9: 106–111, 1990
1106. Preston-Martin S., Paganini-Hill A., Henderson B. E., et al: Case control study of intracranial meningiomas in women in Los Angeles County. J Natl Cancer Inst 65 (1980) 67–73
1107. Preston-Martin, S. Epidemiology of primary CNS neoplasms. Neurol Clin 14 : 273–290, 1996
1108. Preti, A., H. M. Kantarjian: Management of adult acute-lymphocytic leukemia: Present issues and key challanges. J. Clin. Oncol.12 (1994) 1312–1322
1109. Price T, Goetz K, Lovell M (1992) Neuropsychiatric aspects of brain tumors. In Yudofsky S, Hales R (eds), The American Psychiatric Press Textbook of Neuropsychiatry, 2nd ed. Washington: American Psychiatric Press, pp 473–497.
1110. Puchner MJA, Lüdecke DK, Saeger W et al: Gangliocytomas of the Sellar Region – A Review. Exp Clin Endocrinol Diab 1995; 103: 129–149
1111. Puchner, M. J. A., L. Cristante, H. D. Hermann: First results of a combined therapy (operation, tamoxifen (TAM), carboplatin (CP), radiotherapy (RT)) in patients with glioblastoma. J. Neuro-Oncol.30 (1996) 105
1112. Quabbe HJ, Plöckinger U: Acromegaly: Clinical Findings and Endocrinology. In Landolt AM, Vance ML, Reilly PL (eds): Pituitary Adenomas. 1996, Churchill Livingstone Inc. New York, pp: 85–100
1113. Quigley M. R., Maroon J. C. The relationship between survival and the extent of the resection in patients with supratentorial malignant gliomas. Neurosurgery 29 (1991) 385–389
1114. Radhakrishan, K., Cascino, G. D.: Surgery of Neoplastic,Vascular and Infective Mass Lesions, in: The Treatment of Epilepsy. Shoovon, S., Dreifuss, F., Fish, D., Thomas, D. (Eds),pp 649–668, (1996), Blackwell Science, Oxford
1115. Rainov NG, Holzhausen HJ, Burkert W: Dysplastic Ganglioglioma of the Cerebellum (Lhermitte-Duclos Disease). Case Report. Clin Neurol Neurosurg 1995; 97: 175–180
1116. Rajan, B., S. Ashley, C. Gorman et al.: Craniopharyngioma – long-term results following limited surgery and radiotherapy. Radiother. Oncol. 26 (1993) 1–10
1117. Ranjan A, Chandy MJ: Intrasellar Tuberculoma. Brit J Neurosurg 1994; 8: 179–185
1118. Ranjan, A, V Rajsekhar, T Joseph, MJ Chandy, SM Chandi. Nondiagnostic CT-guided stereotactic biopsies in a series of 407 cases: influence of CT morphology and operator experience. J Neurosurg 79: 839–844, 1993.
1119. Rapoport, S. I., K. Ohno, D. Pettigrew: Drug entry into the brain. Brain Res. 172 (1979) 354–359
1120. Rappaport R, Brauner R. Growth and endocrine disorders secondary to cranial radition. Pediatr Res 25 : 561–567, 1989
1121. Rappaport ZH: Suprasellar Arachnoid Cysts: Option in Operative Management. Acta Neurochir 1993; 122: 71–75
1122. Rasmussen, T.: Surgery of epilepsy associated with brain tumors. Adv Neurol 8 (1975): 227–239
1123. Rawlings CE, Giangaspero F, Burger P, Bullard DE. Ependymomas : A clinico-pathologic study. Surg Neurol 29 : 271–281, 1988
1124. Raymond AA, Halpin SFS, Alsanjari N et al: Dysembryoplastic Neuroepithelial Tumour. Features in 16 Patients. Brain 1994; 117, 461–475
1125. Raz, I., T. Siegal, Tz. Siegal, et al: CNS involvement by non hodgkin's lymphoma. Arch. Neurol.41 (1984)1167–1171
1126. Recht, L., D. J. Straus, C. Cirrincione, et al: Central nervous system metastases from Non-Hodgkin's Lymphoma:Treatment and prophylaxis. Am. J. Med.84 (1988) 425–435

1126a. Recht, L. D., R. Lew, T. W. Smith: Suspected low-grade glioma: Is deferring treatment safe? Ann. Neurol. 31 (1992) 431–436
1127. Redekop GJ, Naus CC. Transfection with βFGF sense and antisense cDNA resulting in modification of malignant glioma growth. J Neurosurg 82 : 83–90, 1995
1128. Reeves WB, Andreoli TE: The Posterior Pituitary and Water Metabolism. In Wilson JD, Foster DW (eds): Williams Textbook of Endocrinology, 8th ed. 1992, WB Saunders Company Philadelphia, pp: 311–356
1129. Regine WF, Mohiuddin M, Kramer S: Long-Term Results of Pediatric and Adult Craniopharyngioma Treated with Combined Surgery and Radiation. Radiotherapy Oncol 1993; 27: 13–21
1130. Regine, W. F., S. Kramer: Pediatric craniopharyngiomas: Long-term results of combined treatment with surgery and radiatio. Int. J. Radiat. Oncol. Biol. Phys. 24 (1992) 611–617
1131. Reid AC Matheson MS, Teasdale G. Volume of the ventricles in benign intracranial hypertension. Lancet, 2 (1980) 7–8
1132. Reider-Groswasser, I., O. Merimsky, N. Karminsky, et al:Computed tomography features of cerebral spread of malignant melanoma. Am. J. Oncol.(CCT)19 (1996) 49–53
1133. Reifenberger, G., J. Reifenberger, K. Ichimura et al: Amplification of multiple genes from chromosomal region 12q13-q14 in human malignant gliomas: Preliminary mapping of the amplicons shows preferential involvement of CDK4, SAS and MDM2. Cancer Res. 54 (1994) 4299–4303
1134. Reilly PL: Prolactinomas: Surgical Results and Prognosis. In Landolt AM, Vance ML, Reilly PL (eds): Pituitary Adenomas. 1996, Churchill Livingstone Inc. New York, pp: 363–376
1135. Reist CJ, Archer GE, Kurpad SN, Wikstrand CJ, Vaidyanathan G., Willingham MC, Moscatello DK, Wong AJ, Bigner DD, Zalutsky MR. Tumor-specific anti -epidermal growth factor receptor variant III monoclonal antibodies : use of the tyramine-cellobiose radioiodination method enhances cellular retention and uptake in tumor xenografts. Cancer Res 55 : 4375–4382, 1995
1136. Rekate, H. L., R. L. Grubb, D. M. Aram et al: Muteness of cerebellar origin. Arch Neurol 42 (1985) 697–698
1137. Rengachary S. S., Suskind D. L. Meningiomas in the elderly and asymptomatic meningiomas. In : O. Al-Mefty (Hrsg.) Meningiomas. Raven Press, New York (1991), 153–159
1138. Reubi J. C., Maurer R., Klijn J. G. M., et al: High incidence of somatostatin receptors in human meningiomas : biochemical characterization. J Clin Endocrinol. Metab.63 (1986) 433–438
1139. Rey JA, Pestana A, Bello MJ. Cytogenetics of nervous system tumors. Oncol Res 4 (1992) 321–331
1140. Rezai A. R., Hund M., Kronberg E., Zonenshayn M., Cappell J., Ribary U., Kall B., Llinas R., Kelly P. J. The interactive use of magnetoencephalography in stereotactic image-guided neurosurgery. Neurosurgery 39 (1996) 92-102
1141. Rezai A. R., Woo H. H., Cohen H., Zagzag D., Epstein F. J. Disseminated ependymomas of the central nervous system. J Neurosurg 85 : 618–624, 1996
1142. Rhoton A: Microsurgical Anatomy in Pituitary Adenomas in: AM Landolt, ML Vance, PL Reilly (eds): Pituitary Adenoms. 1996, Curchill Livingstone New York, pp: 241–282
1143. Richardson, J. B., J. P. Callen: Dermatomyositis and malignancy. Med. Clin. North Am 73 (1989) 1211–1220
1144. Rieke J (1975) Über depressive Psychosen im Verlauf von Hirntumorerkrankungen. Nervenarzt 46:152–159.
1145. Rifkinson-Mann, J., J. H. Wisoff, F. Epstein: The association of hydrocephalus with intramedullary spinal cord tumors: A series of 25 patients. Neurosurgery 27 (1990) 749–754
1145a. Riggs, J. E.: Longitudinal Gompertzian analysis of primary malignant brain tumor mortality in the U.S.; 1962–1987: Rising mortality in the elderly is the natural consequence of competitive deterministic dynamics. Mech. Ageing Devel. 60 (1991) 225–241
1146. Rippe DJ, Boyko OB, Fuller GN, et al.: Gadopentate-dimeglumine-enhanced MR imaging of gliomatosis cerebri: Appearance mimicking leptomeningeal tumor dissemination. Am J Neuroradiol 11 (1990) 800–801
1147. Riva P, Arista A, Sturiale C et al (1992) Treatment of intracranial human glioblastoma by direct intratumoral administration of 131I-labelled anti-tenascin monoclonal antibody BC-2. Int J Cancer 51: 7–13
1148. Rivarola M. A., Mendilaharzu H., Warman M., Belgaroski A., Iorcanski S., Castellano M., Caresana A., Chaler E., Maceiras M. Endocrine disorders in 66 suprasellar and pineal tumors of patients with prepubertal and pubertal ages. Hormone Res 37 : 1–6, 1992
1149. Rizzi, A., M. Tondini, G. Rocco, et al: Lung cancer with a single brain metastasis: Therapeutic options. Tumori 76 (1990) 579–581
1150. Rizzo, J. F., J. W. Gittinger: Selective immunohistochemical staining in the paraneoplastic retinopathy syndrome. Ophthalmology 99 (1992) 1286–1295
1151. Robertson, J. H., G. Gardner, E. W. Cocke, et al: Glomus jugulare tumors. Clin. Neurosurg.41 (1994) 39–61
1152. Robinson J. C., Challa V. R., Jones D. S., Kelly D. L. Pericytosis and edema generation : A unique clinicopathological variant of meningioma. Neurosurgery 39 : 700–707, 1996
1153. Rodas, R. A., Erkmann, B. B., Cahill, D. W.: Late intracraniell metastasis of esthesioneuroblastoma: Case Report and Review of the literature, Neurosurgery, 19: 622, 1986
1154. Rodesch, G., P. van Bogaert, N. Mavroudakis, et al: Neuroradiologic findings in leptomeningeal carcinomatosis: The value interest of gadolinium-enhanced MRI. Neuroradiology 32 (1990) 26–32
1154a. Rodriguez, L. A., M. Prados, D. Fulton, et al.: Treatment of recurrent brainstem gliomas and other central nervous system tumors with 5-fluorouracil, CCNU, hydroxyurea, and 6-mercaptopurine. Neurosurgery 22 (1988) 691–693
1154b. Rodriguez, R., M. Prados, P. Silver, et al.: Reevaluation of procarbazine for the treatment of recurrent malignant central nervous system tumors. Cancer 64 (1989) 2420–2423
1154c. Rodriguez, R., T. J. Kinsella: Halogenated pyrmimidines as radiosensitizers for high grade glioma: Revisited. J. Rad. Oncol. Biol. Phys. 21 (1991) 859–862

1155. Rogers, L. R., E. S. Cho, S. Kempin, et al: Cerebral infarction from non-bacterial thrombotic endocarditis. Am. J. Med.83 (1987) 747–757
1156. Rogers, L. R., P. M. Duchesneau, C. Nunez, et al: Comparison of cisternal and lumbar CSF examination in leptomeningeal metastasis. Neurology 42 (1992) 1239–1241
1157. Rommel T, Hamer J: Development of Ganglioglioma in Computed Tomography. Neuroradiology 1983; 24: 237–239
1158. Ron M (1989) Psychiatric manifestations of frontal lobe tumors. Br J Psychiatry 155:735–738.
1159. Rorke LB: The cerebellar medulloblastoma and its relationship to primitive neuroectodermal tumours. J Neuropathol Exp Neurol 42 (1983) 1–15
1160. Rorke, L. B., F. H. Gilles R. L. Davis et al: Revision of the world health organization classification of brain tumors for childhood brain tumors. Cancer 56 (1985) 1869–1879
1161. Rosen, S. T., J. Aisner, R. W. Makuch, et al: Carcinomatous leptomeningitis in small cell lung cancer: A clinicopathologic review of the national cancer institute experience. Medicine 61 (1982) 44–53
1162. Rosenberg SA. The immuntherapy and gene therapy of cancer. J Clin Oncol 10 : 180–1992
1163. Rosenblum, M. L., R. M. Levy, D. E. Bredesen, et al:Primary central nervous system lymphomas in patients with AIDS. Ann. Neurol.23, Suppl.(1988) 13–16
1164. Rosenfeld, M. R., J. B. Posner: Paraneoplastic motor neuron disease. Adv. Neurology 56 (1991) 445–459
1165. Rosenfeld,J., Murphy,M., Chow,Ch.,: Implantation metastasis of pineoblastoma after stereotactic biopsy. J Neurosurg 73: 287–290, 1990
1166. Rosenstein, M., J. Armstrong, M. Kris, et al: A reappraisal of the role of prophylactic cranial irradiation in limited small cell lung cancer. Int. J. Radiat. Oncol. Biol. Phys.24 (1992) 43–48
1167. Rosner, D., T. Nemoto, W. W. Lane: Chemotherapy induces regression of brain metastases in breast carcinoma. Cancer 58 (1986) 832–839
1168. Ross DA, Wilson CB: Results of Transsphenoidal Microsurgery for Growth Hormone-Secreting Pituitary Adenoma in a Series of 124 Patients. J Neurosurg 1988; 68: 854–867
1169. Ross GW, Rubinstein LJ. Lack of histopathological correlation of malignant ependymomas with postoperative survival. J Neurosurg 70 : 31–36, 1989
1170. Rostomily R. C., Berger M. S. Does greater extent of surgical resection improve outcome in the treatment of adult low-grade gliomas ? Techniques in Neurosurgery 2 : 97–112, 1996
1171. Rousseau, P., J. L. Habrand, D. Sarrazin et al: Treatment of intracranial ependymomas of children: review of 15-year experience. J Radiat Oncol Biol Phys 28 (1994) 381–386
1172. Rubens, R. D.: Metastatic breast cancer. Curr. Opin. Oncol. 7 (1995) 523–526
1173. Rubin, P: Law and order radiation sensitivity. Front. Radiat. Ther. Oncol. 23 (1989) 7–40
1174. Rubinstein, L. J.: Justification for a cytogenetic scheme of embryonal central neuroepithelial tumors. In Fields, W. S.(ed): Primary brain tumors. A review of Histologic Classification. New York Springer-Verlag (1989) 16–27
1174a. Rubinstein, L. J.: Discussion on polar spongioblastomas. In: Zülch, K. J. und Wolf, A. L. (Hrsg.): Classification of brain tumors. Acta Neurochirurgica Suppl. 10 (1964) 126–140
1175. Ruff, R. L., J. Posner: The incidence of systemic venous thrombosis and risk of anticoagulation in patients with malignant gliomas. Ann. Neurol.10 (1981) 92
1176. Russel, A.: A diencephalic syndrome of emaciation in infancy and childhood. Arch Dis Child 26 (1980) 274–277
1177. Russell, D. S., L. J. Rubinstein: Secondary tumours of the nervous system. In: Russel, D. S.,L. J. Rubinstein: Pathology of tumours of the nervous system. Williams & Wilkins. Baltimore (1989) 809–854
1178. Russell, D. S., Rubenstein LJ: Pathology of Tumors of the Nervous System, ed 5, Williams & Wilkins, Baltimore (1989)
1179. Russell, D. S., Rubinstein LJ: Ganglioglioma: A Case with Long History and Malignant Evolution. J Neuropathol Exp Neurol 1962; 21: 185–193
1180. Rutigliano, M. J., L. D. Lunsford, D. Kondziolka, et al: The cost effectiveness of stereotactic radiosurgery versus surgical resection in the treatment of solitary metastatic brain tumors. Neurosurgery 37 (1995) 445–455
1181. Rutka J. T., Hoffmann H. J. A critical review of medulloblastoma : from a difficult past to a promising future. Neurosurgery Quaterly 1 (1991) 54–78
1182. Sabin HI, Kidov HGW, Kendall BE et al: Lehrmitte – Duclos Disease (Dysplastic gangliocytoma): A Case Report with CT and MRI. Acta Neurochirurg 1988; 93: 149–153
1183. Sack, H. und N. Thesen (Hrsg). Bestrahlungsplanung, Thieme Verlag, Stuttgart, New York (1993)
1184. Sack, H., U. Quast, M. Stutschke: Bestrahlungsplanung. In: E. Scherer u. H. Sack (Hrsg.) Strahlentherapie, Springer, Berlin, Heidelberg New York, (1996) pp.219–268
1185. Saint-Rose, C., J. H. Piatt, D. Renier et al.: Mechanical complications in shunts. Pediatr Neurosurg 19 (1992) 2–9
1186. Salazar, O. M., H. Castro-Vita, P. van Houtte et al.: Improved survival in cases of intracranial ependymoma after radiation therapy: late report and recommendations. J. Neurosurg. 59 (1983) 652–659
1186a. Salazar, O. M., P. Rubin, M. L. Feldstein, et al.: High dose radiation therapy in the treatment of malignant gliomas: Final report. J. Rad. Oncol. Biol. Phys. 5 (1979) 1733–1740
1187. Salcman M. Supratentorial gliomas : Clinical Features and surgical therapy. In Wilkins RH, Rengachary SS (Hrsg.) Neurosurgery. McGraw Hill, New York, 1996, 777–788
1188. Salcman M. The value of cytoreductive surgery. Clin. Neurosurgery 41 (1994) 464–488
1189. Salcman, M., H. Scholtz, R. S. Kaplan, et al: Long-term survival in patients with malignant astrocytoma. Neurosurgery 34 (1994) 213–220
1189a. Salcman, M., R. S. Kaplan, T. B. Ducker, et al.: Effect of age and reoperation on survival in the combined modality treatment of malignant astrocytoma. Neurosurgery 10 (1982) 454–463

1189b. Salcman M.: Malignant meningiomas. In: O. Al-Mefti (Hrsg.) Meningiomas. Raven Press New York, 1991 pp. 255–262
1190. Salner, A. L., L. E. Botnick, A. G. Herzog, et al: Reversible brachial plexopathy following primary radiation therapy for breast cancer. Cancer Treat Rep.65 (1981) 797–802
1191. Salvati, M., L. Cervoni, S. Paolini, et al: Solitary cerebral metastases from intestinal carcinoma. Acta Neurochir.(Wien) 133 (1995) 181–183
1192. Samii M, Tatagiba M: Craniopharyngioma. In Kaye AH, Laws Jr ER (eds): Brain Tumors. 1995, Churchill Livingstone Inc. New York, pp: 873–894
1193. Samii, M.: Hearing preservation in bilateral acoustic neurinomas. British Journal of Neurosurgery 9, 413–424, 1995
1194. Samii, M.: Microsurgery of acustic neurinomas with special emphasis on preservation of 7. and 8. cranial nerves and the scope of facial nerve grafting. In: Rand, R. W.: Microneurosurgery. Mosby, St. Louis, 366–388, 1985
1195. Samii, M.: Preservation and reconstruction of the facial nerve in the cerebellopontine angle. In: Samii, M., Janetta P. J. (eds.): The cranial nerves. Springer Berlin-Heidelberg-New York, pp. 438–450, 1981
1196. Sano,K.: Pineal region tumors: Problems in pathology and treatment. Clin Neurosurg 30: 59–91, 1983
1197. Sarazin, M., A. Ameri, A. Monjour, et al: Primary central nervous system lymphoma: Treatment with chemotherapy and radiotherapy. Eur. J. Cancer 31A (1995) 2003–2207
1198. Sartor K: MR Imaging of the Skull and Brain. Springer, Berlin (1992)
1199. Sartor, K.: Normal anatomy. In: Sartor, K.: MR Imaging of the Skull and Brain, Springer, Berlin, Heidelberg, New York (1992) pp. 53–74
1200. Sasaki, T., Takakura, K.: Twelve cases of jugular foramen neurinomas. Skull base surgery. 1: 152–160, 1991
1201. Saß H, Wittchen H-U, Zaudig M (1996) Diagnostisches und Statistisches Manual Psychischer Störungen DSM-IV. Göttingen: Hogrefe Verlag für Psychologie.
1202. Sauer, R.: Klinik der Strahlenfolgen an Hirn- und Nervengewebe. In: Strahlengefährdung und Strahlenschutz, Handbuch der medizinischen Radiologie, Band XX, hrsg. von F. Heuck, E.
1203. Sause, W. T., J. Crowley, H. J. Eyre, et al: Whole brain irradiation and intrathecal methotrexate in the treatment of solid tumor leptomeningeal metastases -A southwest oncology group study. J. Neuro-Oncol.8(1988) 107–112
1204. Sause, W. T., J. J. Crowley, R. Morantz, et al: Solitary brain metastasis: Results of an RTOG/SWOG protocol evaluation surgery + RT versus RT alone. Am. J. Clin. Oncol.13 (1990) 427–432
1205. Sautner D, Saeger W, Lüdecke DK: Tumors of the Sellar Region Mimicking Pituitary Adenomas. Exp Clin Endocrinol 1993; 101: 283–289
1206. Savitz, M. H., P. J. Anderson: Primary melanoma of theleptomeninges: A review. Mt Sinai J. Med.41 (1974)774–791
1207. Sawamura Y, de Tribolet N: Immunotherapy of Brain Tumors, in: Thomas DGT, Graham DI (Hrsg.) Malignant Brain Tumours, Springer, London-Heidelberg-New York (1995) 355–370
1208. Sawamura Y, de Tribolet N: Immunotherapy of brain tumors. J Neurosurg Sci 34 (1990) 265–278
1209. Sawaya R, Rambo WM, Hammoud MA, Ligon BL. Advances in surgery for brain tumors. Neurol Clin 13 : 757–771, 1995
1209a. Sawaya, R.: Neurosurgery issues in oncology. Curr. Op. in Oncol. 3 (1991) 459–466
1210. Sawaya R, Rämö OJ. Systemic and thromboembolic effects of meningiomas. In : O. Al-Mefty (Hrsg.) Meningiomas. Raven Press, New York (1991) 137–144
1211. Sawaya, R., G. Decorteen-Meyers, B. Copeland: Massive preoperative pulmonary embolism and suprasellar brain tumor: case report and review of the literature. Neurosurgery 15 (1984) 566–571
1212. Sawaya, R., M. Zuccarello, M. Elkalliny, et al: Postoperative venous thromboembolism and brain tumors:part I: clinical profile. J. Neuro-Oncol.14 (1992) 119–121
1213. Sawaya, R., P. Glas-Greenwalt: Postoperative venous thromboembolism and brain tumors: part II. Hemostatic profile. J. Neuro-Oncol.14 (1992) 127–134
1214. Sawaya,R., Hawley,D. K., Tobler,W. D., Tew Jr., J. M., Chambers,A. A.: Pineal and third ventricle tumors in Youmans J. R. (ed) Neurological surgery. Philadelphia London Toronto: W. B. Saunders 1990, 3171–3203
1215. Sayers, N. P.: Optic nerve gliomas. In: McLaurin, R. L., ed.: Pediatric neurosurgery. New York, Gruner und Stratton (1982) 513–522
1216. Scarabin, JM, J Pecker, JM Brucher, B Vallée, Y Guégan, J Faivre, J Simon. Stereotaxic Exploration in 200 Supratentorial Brain Tumors. Neuroradiology 16: 591–593, 1978.
1217. Schabet, M., M. Bamberg, J. Dichgans: Diagnose und Therapie der Meiningeosis neoplastica. Nervenarzt 63 (1992) 317–327
1218. Schackert, G., I. J. Fidler: Site-specific metastasis of mouse melanomas and a fibrosarcoma in the brainor meninges of syngeneic animals. Cancer-Res.48(1988) 3478–3484
1219. Schackert, G., J. E. Price, R. D. Zhang, et al: Regional growth of different human melanomas as metastases in the brain of nude mice. Am. J. Pathol.136 (1990)95–102
1220. Schara J. Was bedeutet Lebensqualität bei Krebs ? In: Aulbert E, Niederle N (Hrsg.) Die Lebensqualität des chronisch Krebskranken. Stuttgart: Thieme Verlag, 1–14, 1990.
1221. Scheithauer BW: Tumours of the meninges: Proposed modifications of the world health organisation classification. Acta Neuropathol 80 (1990) 343–354
1222. Scherer; Springer, Berlin Heidelberg New York Tokyo 1985 (S. 317–339)
1223. Schiff D., Wen P. Y. Uncommon brain tumors. Neurol. Clin 13 (1995) 953–974
1224. Schiff, D., B. R. O'Neill: Intramedullary spinal cord metastases: Clinical features and treatment outcome. Neurology 47 (1996) 906–912
1225. Schiffer D., Chio A., Cravioto H., Giordana T., Migheli A., Soffietti R., Vigliani MC. Ependymoma : Internal correlations among pathological signs : the anaplastic variant. Neurosurgery 29 (1991) 206–210

1226. Schild, S. E., Scheithauer, B. W., Schomberg, P. J., Hook, C. C., Kelly,P. J., Frick,L., Rabinow,J. S., Buskirk, S. J.: Pineal parenchymal tumors. Clinical, pathologic and therapeutic aspects. Cancer 72(3):870–880, 1993
1227. Schisano, G., Olivecrona, H.: Neurinomas of the Gasserian Ganglion and trigeminal route. J. Neurosurg.17: 306–322, 1960
1228. Schlegel, W., O. Pastyr, T. Bortfeld, G. Gademann, M. Menke,W. Maier-Borst: Stereotactically guided fractionated radiotherapy: technical aspects. Radiat. Oncol. 29 (1993) 197–204
1228a. Schlegel, U., P. Krauseneck: Neue Entwicklungen in der Chemotherapie von Hirntumoren. Akt. Neurol. 21 (1994) 39–46
1229. Schlehofer B., Blettner M., Becker N., Medical risk factors and the development of brain tumors. Cancer 69 (1992) 2541–2547
1230. Schmidek, H. H.: Pineal Tumors. New York, Masson, 1977
1231. Schneider J, Hofmann FM, Apuzzo MLJ et al: Cytokines and Immuno-regulatory Molecules in Malignant Glial Neoplasms. J Neurosurg 77 (1992) 265–273
1232. Schober R, Bilzer T, Waha A, Reifenberger G, Wechsler W, von Deimling A, Wiestler OD, Westphal M, Kemshead JT, Vega F, Delattre JY, Stasiecki-Steinfeld P. The epidermal growth factor receptor in glioblastoma : genomic amplification, protein expresion and patient survival data in a therapeutic trial. Clin. Neuropath.14 (1995) 169–174
1232a. Schober, R., J. K. Mai, B. Volk, et al.: Gliomatosis cerebri: Bioptical approach and neuropathological verification. Acta Neurochir. (Wien) 113 (1991) 131–137
1233. Schoenberg BS, Christine BW, Whisnant JP. Nervous system neoplasms and primary malignancies of other sites : the unique association between meningiomas and breast cancer. Neurology : 25 : 705–712, 1975
1234. Schold, S. C., E. S. Cho, M. Somasundaram, et al: Subacute motor neuronopathy: A remote effect of lymphoma. Ann. Neurol.5 (1979) 271–287
1234a. Schold, S. C., H. S. Friedmann, T. D. Bjornsson, et al.: Treatment of patients with recurrent primary brain tumors with AZQ. Neurology 34 (1984) 615–619
1235. Schrader-Moosbach H. Über den Prozeß der Diagnosemitteilung bei Multipler Sklerose. MS-date, 1: 1–4, 1990.
1236. Schreiber, D., W. Jänisch, H. Gerlach: CNS tumours in infancy, childhood, and adolescence. In Tumours of the central nervous system in infancy and childhood eds Voth, Gutjahr and Langmaid. Springer Verlag Berlin (1982) 62–68
1237. Schrell UMH, Fahlbusch R. Hormonal manipulation of cerebral meningiomas. In.: O. Al-Mefti (Hrsg.) Meningiomas. Raven Press New York, 1991, pp 273–280
1238. Schröder R, Voges J, Sturm V: Morphologische Folgereaktionen nach stereotaktischer Bestrahlung von Gliomen. Klinische Neuroradiologie 5 (1995) 35–38
1239. Schubiger O: Radiology of Pituitary Adenomas. In Landolt AM, Vance ML, Reilly PL (eds): Pituitary Adenomas. 1996, Churchill Livingstone Inc. New York, pp: 177–220
1240. Schuknecht, H. F.: Pathology of vestibular schwannoma (Acustic neuroma). In: Silverstein, H. and Norrell, A. eds.: Neurological surgery of the ear. Birmingham, Aesculapius Publishing, 193–197, 1977

1241. Schulte,F. J., Herrmann,H. D., Müller,D. Franke,H. et al: Pineal region tumors of childhood. Eur J Pediatr 146: 233–245, 1987
1242. Schulte,F. J., Matthes-Martin,S., Zarbock,G., Herrmann,H-D.: Prognosis and quality of life following tumors in the pineal region in childhood. Klin Pädiatr 199: 429–439, 1987
1243. Schultz, C., Ch. Scott, W. Sherman, et al: Preirradiation chemotherapy with cyclophosphamide, doxorubicin, vincristine and dexamathesasone for primary CNS lymphomas: Initial report of radiation therapy oncology group protocol 88–06. J. Clin. Oncol.14 (1996) 555–556
1244. Schupak, K. D., K. E. Wallner: The role of radiation therapy in the treatment of locally unresectable or metastatic carcinoid tumors. Int. J. Radiat. Oncol. Biol. Phys.20 (1991) 489–495
1245. Schupp, W. Konzept einer zustands- und behinderungsangepaßten Versorgung in der neurologischen Rehabilitation („Phasenmodell"). Neurol Rehabil, 2: 107–112, 1995.
1246. Schuster J. M., Zalutsky M. R., Noska M. A., Dodge R., Friedman H. S., Bigner D. D., Dewhirst M. W. Hypothermic modulation of radiolabelled antibody uptake in a human glioma xenograft and normal tissues. Int J Hyperthermia 11 : 59–72, 1995
1247. Schuster JJ, Phillips CD, Levine PA: MR of Esthesioneuroblastoma (Olfactory Neuroblastoma) and Appearance after Craniofacial Resection. AJNR 1994; 15: 1169–1177
1247a. Schwabe, D., E. Gussetis, G. Jacobi, et al.: Hochdosiertes Methotrexat in Kombination mit „8 in 1" in der Therapie kindlicher Grad III/IV Hirntumoren. Klin. Pädiatr. 204 (1992) 72–77
1248. Schwartz, A. M., N. R. Ghatak: Malignant transformation of benign cerebellar astrocytoma. Cancer 65 (1990) 333–336
1249. Schwartzmann, R. J.; J. B. Hill: Neurologic complications of disseminated intravascular coagulation. Neurology 32 (1982) 791–797
1250. Schwarz R (1995a) Psychoonkologie. In Faust V (ed), Psychiatrie. Ein Lehrbuch für Klinik, Praxis und Beratung. Stuttgart: Gustav Fischer Verlag, pp 561–568.
1251. Schwarz R (1995b) Psychotherapeutische Grundlagen der psychosozialen Onkologie. Psychotherapeut 40:313–323.
1252. Schwarz R, Bernhard J, Flechtner H, Küchler Th, Hürny Ch. Lebensqualität in der Onkologie I. München, Bern, Wien, New York: Zuckschwerdt, 1990.
1253. Schwarz R, Bernhard J, Flechtner H, Küchler Th, Hürny Ch. Lebensqualität in der Onkologie II. München, Bern, Wien, New York: Zuckschwerdt, 1995.
1254. Schwechheimer K: Pathologie des Nervensystems IV: Spezielle Immunmorphologie neurogener Geschwülste. Springer Verlag, Berlin – Heidelberg – New York (1990)
1255. Scott, C. B., J. S., Nelson, N. C. Farnan et al: Central pathology review in clinical trials for patients with malignant glioma: A report of Radiation Therapy Oncology Group 83–02. Cancer 76 (1995) 307–313
1256. Scott, M.: Spontaneous intracerebral hematoma caused by cerebral neoplasms. Report of eight verified cases. J. Neurosurg.42 (1975) 338–342

1257. Seizinger, B. R., S. De La Monte, L. Atkins et al: Molecular genetic approach to human meningiomas: loss of genes on chromosome 22. Proc. Natl. Acad. Sci. USA 84 (1987) 5419–5423
1258. Sekhar L. N., Bejjani G, Nora P, Vera P. L. Neurophysiologic monitoring during cranial base surgery. Is it necessary ? Clin. Neurosurg. 42 (1995), 180–202
1259. Sekhar, L. N.: Operative management of tumors involving the cavernous sinus. In: Sekhar, L. N., Schramm, V. L. Junior (eds.): Tumors of the cranial base: diagnosis and treatment. Mt. Kisco, N. Y.: Futura publishing, 1987, pp. 393–419
1260. Selecki BR (1964) Cerebral midline tumours involving the corpus callosum among mental hospital patients. Med J Aust 2:954–960.
1261. Sen C, Sekhar LN. Direct vein graft reconstruction of the cavernous, petrous, and upper cervical internal carotid artery : Lessons learned from 30 cases. Neurosurgery 30 : 732–743 , 1992
1262. Sepp, T., J. R. W. Yates, A. J. Green: Loss of heterozygosity in tuberous sclerosis hamartomas. J. Med. Genetics 33 (1996) 962–964
1263. Shahidi, H., P. A. Kvale: Long-term survival following surgical treatment of solitary brain metastasis in non-small cell lung cancer. CHEST 109 (1996) 271–276
1264. Shalet S. M., Radiation and pituitary dysfunction. N Engl J Med 328 : 131–133, 1989
1265. Shalet, S. M., P. E. Clayton, D. A. Price: Growth impairment following treatment for childhood brain tumors. Acta Pediatr Scan 343 (1988) 137–145
1266. Shapiro, W., D. F. Young, B. M. Metha: Methotrexate: Distribution in cerebrospinal fluid after intravenous, ventricular and lumbal injections. N. Engl. J. Med. 293 (1975) 161–166
1266a. Shapiro, W.: Low-grade gliomas: When to treat? Ann. Neurol. 31 (1992) 437–438
1267. Shapiro, W., S. B. Green, P. C. Burger, et al: Randomized trial of three chemotherapy regimens and two radiotherapy regimens in postoperative treatment of malignant glioma. J. Neurosurg.71 (1989) 1–9
1268. Shapiro, W., S. Green: Reevaluating the efficacy of intra-arterial BCNU. J. Neurosurg.66 (1987) 313–315
1269. Shaw EG, Evans RG, Scheithauer BW, Ilstrup DM, Earle JD. Postoperative radiotherapy of intracranial ependymomoma in pediatric and adult patients. Int J Radiat Oncol Biol Phys 13 : 1457–1462, 1987
1270. Shaw EG. The low grade glioma debate : Evidence defending the position of early radiation therapy. Clin Neurosurg. 42 : 488–494, 1995
1270a. Shaw, E. G.: Low-grade gliomas: To treat or not to treat? A radiation oncologist's viewpoint. Arch. Neurol. 47 (1990) 1138–1140
1271. Shaw, E. G., C. Daumas-Dupot, B. W. Scheithauer: Radiation therapy in the management of low-grade supratentorial astrocytomas. J. Neurosurg. 70 (1989) 853–861
1272. Shaw, E. G., R. G. Evans, B. W. Scheithauer et al.: Postoperative radiotherapy of intracranial ependymoma in pediatric and adult patients. Int. J. Radiat. Oncol. Biol. Phys. 13 (1987) 1457–1462
1272a. Shaw, E. G., R. G. Evans, B. W. Scheithauer, et al.: Postoperative radiotherapy of intracranial ependymoma in pediatric and adult patients. Int. J. Rad. Oncol. Biol. Phys. 13 (1987) 1457–1462
1272b. Shaw, E. G., B. W. Scheithauer, J. R. O'Fallon, et al.: Oligodendrogliomas: The mayo clinic experience. J. Neurosurg. 76 (1992) 428–434
1273. Sheibani, K., H. Battifora, C. D. Winberg, et al: Further evidence that „malignant angioendotheliomatosis" is an angiotrophic large-cell lymphoma. N. Engl. J. Med.314 (1986) 943–948
1274. Sheline, G. E.: Radiation therapy of brain tumors. Cancer 39 (1977) 873–881
1275. Sheline, G. E.: Radiotherapy for high grade gliomas. Int J Radiat Oncol Biol Phys 19 (1990) 793–798
1276. Sheline, G. E., W. M. Wara, V. Smith: Therapeutic irradiation and brain injury. Int. J. Radiat. Oncol. Biol. Phys. 6 (1980) 1215–1228
1276a. Shibamoto, Y., Y. Kitakabu, M. Takahashi, et al.: Supratentorial low-grade astrocytoma. Cancer 72 (1993) 190–195
1277. Shibata, D., L. Weiss, B. Nathwani, et al: Epstein-Barr virus in benign lymph node biopsies from individuals infected with the human immunodeficiencyvirus is associated with concurrent or subsequentdevelopment of non-Hodgkin's lymphoma. Blood 77 (1991)1527–1533
1278. Shibata, S., Mori K, Moriyama T et al.: Randomized Controlled Study of the Effect of Adjuvant Immunotherapy with Picibanil on 51 Malignant Gliomas. Surg Neurol 27 (1987) 259–263
1279. Shin Y, Chang K, Han M, et al.: Gliomatosis cerebri: comparison of MR and CT features. Am J Roentgenol 161 (1993) 859–862
1280. Short MP, Richardson EP, Haines JL, Kwiatkowski DJ. Clinical, neuropathological and genetic aspects of the tuberous sclerosis complex. Brain Pathol 5 : 173 -180, 1995
1281. Shuangshoti, S.: Neurilemmoma of the oculomotor nerve. Brit. J. Opthal. 59: 64–66, 1975
1282. Sieb, J. P., D. van Roost, L. Solymosi: Zerebrales B-Zell-Lymphom mit dem neuroradiologischen Bild einer multifokalen Leukencephalopathie. Fortschr. Röntgenstr. 156 (1992) 503–504
1283. Siegal T, Siegal T. Current considerations in the management of neoplastic spinal cord compression. Spine 14 : 223–228, 1989
1284. Siegal, T., A. Lossus, M. R. Pfeffer: Leptomeningeal metastases: Analysis of 31 patients with sustained off-therapy response following combined-modality therapy. Neurology 44 (1994) 1462–1468
1285. Sigsbee, B., M. D. F. Deck, J. B. Posner: Nonmetastatic superior sagittal sinus thrombosis complicating systemic cancer. Neurology 29 (1979) 139–146.
1286. Silver JM, Rawlings CE, Rossitch E et al: Ganglioglioma: A Clinical Study with Long Term Follow-up. Surg Neurol 1991; 35: 261–266
1287. Silverstein JE, Lenchik L, Stanciu MG, et al: MRI of intracranial subependymomas. J Comp Assist Tomogr 19 (1995) 264–267
1288. Simon, C., W. Stille: Antibiotikatherapie in Klinik und Praxis (9. Auflage) Schattauer Verlag (1997) Stuttgart
1289. Simon, M., A. von Deimling, J. Larson et al: Allelic losses on chromosomes 14, 10, and 22 in atypical and malignant meningiomas: A genetic model of meningioma progression. Cancer Res. 55 (1995) 4696–4701

1290. Simpson D, The recurrence of intracranial meningiomas after surgical treatment. J Neurol Neurosurg Psychiat 20 : 22 – 39, 1957
1291. Simpson JR, Horton J, Scott C, et al: Influence of location and extent of surgical resection on survival of patients with glioblastoma multiforme : results of three consecutive Radiation Therapy Oncology Group (RTOG) clinical trials. Int J Radiat Oncol Biol Phys 26 : 239 – 244, 1993
1292. Singer, J. M., A. Mijovic, K. W. Pettingale, et al: VAPEC-B chemotherapy in the treatment of aggressive non hodgkin's lymphoma: a retrospective analysisof 45 patients. Clin. Oncol. R. Coll. Radiol.7 (1995)366 – 370
1293. Singh, R. V. P., J. S. Yeh, J. C. Broome: Paraganglioma of the cauda equina: A case report and review of the literature. Clin. Neurol. Neurosurg.95 (1993) 109 – 113
1294. Sioutos P. J., Arbit E., Meshulam C. F., Galicich J. H. Spinal metastasis from solid tumors; analysis of factors affecting survival. Cancer 76 : 1453 – 1459, 1995
1295. Sisam DAA, Sheehan JP, Sheeler LR: The Natural History of Untreated Microprolactinomas. Fertil Steril 1987; 48: 67 – 71
1296. Slavin IA, O'Malley JE, Koocher G, Foster DJ. Communication of the cancer diagnosis to pediatric patients: Impact on long-term adjustment. Am J Psychiat, 139: 1982.
1297. Slevin, M. L., M. Piall, G. W. Aherne, et al: Effect of dose and schedule on pharmacokinetics of high-dose cytosine arabinoside in plasma and cerebrispinal fluid. J. Clin. Oncol. (1983) 456 – 551
1298. Smalley, S. R., E. R. Laws, J. R. O'Fallon, et al: Resection for solitary brain metastasis. Role of adjuvant radiation and prognostic variables in 229 patients. J. Neurosurg.77 (1992) 531 – 540
1299. Smallridge RC: Thyrotropin-Secreting Pituitary Tumors. Endocrinol Metab Clin 1987; 16: 765 – 792
1300. Smith, D. B., A. Howell, M. Harris, et al: Carcinomatous meningitis associated with infiltrating lobular carcinoma of the breast. Eur. J. Surg. Oncol.11 (1985) 33 – 36
1300 a. Smith, M. T., C. L. Ludwig, A. D. Godfrey, et al.: Grading of oligodendrogliomas. Cancer 52 (1983) 2107 – 2114
1301. Smith, M. T., V. M. Armbrustmacher, T. W. Violett: Diffuse meningeal rhabdomyosarcoma. Cancer 47 (1981) 2081 – 2086
1302. Snyder PJ: Gonadotroph Cell Adenomas of the Pituitary. Endocr Rev 1985; 6: 552 – 563
1303. Sobol RE, Fakharai H, Shawler D, Gjerset R, Dorigo O, Carson C, Khaleghi, T, Koziol J, Shiftan TA, Royston I. Interleukin-2 gene therapy in a patient with glioblastoma. Gene Therapy 2 : 164 -167, 1995
1304. Soffer D., Gomori JM, Siegal T, Shalit MN. Intracranial meningiomas after high dose irradiation. Cancer 63 : 1514 – 1519, 1993
1305. Soffer D., Pittaluga S., Feiner M., Beller A. J. Intracranial meningiomas following low-dose irradiation to the head. J Neurosurg 17 : 436 – 445, 1985
1306. Soffietti R, Chio A., Giordana M. T., Vasario E., Schiffer D. Prognostic factors in well-differentiated cerebral astrocytomas in the adult. Neurosurgery 24 (1989) 686 – 692
1306 a. Soffietti, R., A. Chio, C. Mocellini, et al.: Chemotherapy of oligodendroglial tumors with PCV: A phase II study. J. Neuro-Oncol. 21 (1994) 74 (abstract)
1306 b. Soffietti, R., A. Chio, C. Mocellini, et al.: Response of oligodendroglial tumors to PCV chemotherapy. Neurology 44 (1994) 726 P (abstract)
1307. Somaza, S., D. Kondziolka, L. D. Lunsford, et al:Stereotactic radiosurgery for cerebral metastatic melanoma. J. Neurosurg.79 (1993) 661 – 666
1308. Sonneland, P. R. L., B. W. Scheithauer, J. Lechago, et al:Paraganglioma of the cauda equina region. Cancer 58(1986) 1720 – 1735
1309. Sorensen PS, Thomsen C, Gjerris F, et al. Increased brain water content in pseudotumor cerebri measured by magnetic resonance imaging of the brain water self diffusion. Neurol Res 11 : 160 – 164, 1989
1310. Söylemezoglu F., Soffer D., Onol B., Schwechheimer K., Kleihues P. Lipomatous medulloblastoma in adults. A distinct clinicopathological entitiy. Am J Surg Pathol 20: 413 – 418, 1996
1311. Spagnoli MV, Grossman RI, Packer RJ, et al.: Magnetic resonance imaging of gliomatosis cerebri. Neuroradiology 29 (1987) 15 – 18
1312. Spencer, D. D., Spencer, S. S., Mattson, R. H. et al:Intracerebral masses in patients with intractable partial epilepsy. Neurology 34 (1984): 432 – 43
1313. Sperner J, Gottschalk J, Neumann K et al: Clinical, Radiological and Histological Findings in Desmoplastic Infantile Ganglioglioma. Child's Nerv Sys 1994; 10: 458 – 463
1314. Sponto GP, Press GA, Hesselink JR, et al.: Intracranial ependymoma: MR manifestations. Am J Neuroradiol 11 (1990) 83 – 91
1315. Sposto, R., I., J. Ertel, R. D. Jenkin et al.:The effectiveness of chemotherapy for treatment of high grade astrocytoma in children: results of a randomized trial. J Neurooncol 7 (1989) 165 – 177
1316. Stambrook M, Moore AD, Peters LC, Zubek E, McBeath S, Friesen IC. Head injury and spinal cord injury: differential effects on psychosocial functioning. J Clin Exp Neuropsychol, 13: 521 – 530, 1991.
1317. Stangl, A. P., R. Wellenreuther, D. Lenartz et al: Clonality of multiple meningioma. J. Neurosurg. 86 (1997) 853 – 858
1318. Stark DD, Bradley WG: Magnetic Resonance Imaging, 2nd ed, Mosby, St. Louis (1992)
1319. Starkstein SE, Robinson RG (1992) Neuropsychiatric aspects of cerebrovascular disease. In Yudofsky SC, Hales RE (eds), The American Psychiatric Press Textbook of Neuropsychiatry, 2nd ed. Washington, DC: American Psychiatric Press, pp 449 – 472.
1320. Stavrou D: Monoclonal Antibodies in Neuro-oncology. Neurosurg Rev 13 (1990) 7 – 18
1321. Stefan, H.: Epilepsien. Diagnose und Behandlung. Chapman & Hall, London (1995)
1322. Stein BM, McCormick PC. Intramedullary neoplasms and vascular malformations. Clin Neurosurg 39 : 361 – 387, 1992
1323. Stein BM, McCormick PC. Spinal intradural tumors. In : R. H. Wilkins und S. S. Rengachary (Hrsg.) Neurosurgery, 2nd ed. McGraw-Hill, New York (1996) 1769 – 1781
1324. Stein, B. M.: The infratentorial supra-cerebellar approach to pineal lesions. J Neurosurg 35 (1971) 197 – 202
1325. Steiner, L., L. Leksell, T. Greitz, D. M. C. Foster, E. O. Backlund: Stereotaxic radiosurgery for cerebral arteriovenous malformations. Report of a case. Acta Chir. Scand. 1388 (1972) 459 – 464

1326. Steinherz, P., B. Jereb, J. Galicich: Therapy of CNS leukemia with intraventricular chemotherapy and low-dose neuraxis radiotherapy. J. Clin. Oncol.3 (1985)1217–1226
1327. Steinherz, P. G.: CNS leukemia: problem of diagnosis, treatment, and outcome. J. Clin. Oncol.13 (1995)310–313
1328. Stern, J., Jakobiec, F. A., Housepian, E. M.: The architecture of optic nerve gliomas with and without neurofibromatosis. Arch. ophthalmo, Vol. 98, 1980, pp. 505–511
1329. Sterns RH. Severe symptomatic hyponatremia : treatment and outcome. A study of 64 cases. Ann Int Med 107 : 656–664, 1987
1330. Stevens, G., I. Firth, A. Coates: Cerebral metastases from malignant melanoma. Radiotherapy and Oncology 23 (1992) 185–191
1331. Stiefel F, Kornblith A, Holland J (1990) Changes in the prescription patterns of psychotropic drugs for cancer patients during a 10-year period. Cancer 65:1048–1053.
1332. Stout AP Murray M. R. Hemangiopericytoma : Vascular tumor featuring Zimmerman's pericytes. Ann Surg 116 (1942), 26–33
1333. Stragliotto G, Frankhauser H. Biodistribution of boron sulfhydryl for boron neutron capture therapy in patients with intracranial tumors. Neurosurgery 36 : 285–292, 1995
1334. Strugar JG, Criscuolo GR, Rothbart D, et al: Vascular endothelial growth/permeability factor expression in human glioma specimens : correlation with vasogenic brain edema and tumor associated cysts. J Neurosurg 83 : 682–689, 1995
1335. Sugawa N., Ekstrand A. J., James C. D., Collins V. P. Identical splicing of aberrant epidermal growth factor receptor transcripts from amplified rearranged genes in human glioblastomas. Proc Natl Acad Sci USA 87 : 8602–8606, 1990
1336. Sun DC, Shen EY, Wong TT: Epilepsy as the sole manifestation of brain tumor – report of two cases. Acta Paediatr Sin 36 (1995) 142–145
1337. Sundaresan, N., G. V. Digiacinto, J. E. O. Hughes, et al: Treatment of neoplastic spinal cord compression: Results of a prospective study. Neurosurgery 29 (1991) 645–650
1338. Sundaresan, N., J. H. Galicich, E. J. Beattie: Surgical treatment of brain metastases from lung cancer. J. Neurosurg.58 (1983) 666–671
1339. Sundaresan, N., V. P. Sachdev, G. V. DiGiacinto, et al:Reoperation for brain metastases. J. Clin. Oncol.6 (1988) 1625–1629
1340. Sung, D. K., L. Harisiadis, C. H. Chang: Midline pineal tumors and suprasellar germinomas: highly curable by irradiation. Radiology (1978) 745–751
1341. Sutherland GR, Sima AA. Incidence and clinicopathologic features of meningioma. In : H. H. Schmidek (Hrsg.) Meningiomas and their surgical management. WBSaunders Company, Philadelphia, 1992 pp 10–20
1342. Sutcliffe JC, The value of intraoperative ultrasound in neurosurgery. Br J Neurosurg 5 (1991) 169–178
1343. Sutton LN, Packer RJ, Ronke LB et al: Cerebral Gangliogliomas during Childhood. Neurosurgery 1983; 13: 124–128
1344. Sutton LN, Packer RJ, Schut L: Gangliogliomas. IN: Neurosurgery update I: Diagnosis, Operative Techniques and Neuro-Oncology, Vol I, Wilkins RG, Rengachary S (eds), 1991 McGraw-Hill, New York, pp 461–463
1345. Sutton LN, Packer RJ, Zimmerman RA et al: Cerebral Gangliogliomas of Childhood. Progr Exp Tumor Res 1987; 30: 239–246
1346. Sutton, L. N., P. T. Molloy, H. Sernyak et al: Long-term outcome of hypothalamic/chiasmatic astrocytomas in children treated with conservative surgery. J Neurosurg 83 (1995) 583–589
1347. Suzuki, F., Handa, J., Todo, G.: Intracranial glossopharyngial neurinomas. Report of two cases with special emphasis on computed tomography and magnet resonance imaging findings. Surg. Neurol. 31: 390–394, 1989
1348. Svien, H., R. F. Mabon, J. W. Kernohan et al: Ependymoma of the brain: pathologic aspects. Neurology 3 (1953) 1–15.
1349. Swartz JD, Zimmerman RA, Bilaniuk LT: Computed tomography of intracranial ependymomas. Radiology 143 (1982) 97–101
1350. Sweasey, T. A., Edelstein, S. R., Hoff, J. T.: Glossopharyngial schwannoma. Review of five cases. Surg. Neurol. 35: 127–130, 1991
1351. Sweet WH: Craniopharyngiomas (with a Note on Rathke's Cleft or Epithalial Cysts and on Suprasellar Cysts). In HH Schmidek, Sweet WH (eds): Operative Neurosurgical Techniques. 1988, 2nd ed. WB Saunders Company Philadelphia, pp: 349–379
1352. Swift, P. S., T. Phillips, K. Martz, et al: CT characteristics of patients with brain metastases treated in RTOG study 79–16. Int. J. Radiat. Oncol. Biol. Phys.25 (1993) 209–214
1353. Syndikus, I., D. Tait, S. Ashley et al: Long-term follow-up of young children with brain tumors after irradiation. Int J Radiation Oncol Biol Phys 30 (1994) 781–787
1354. Sze, G., E. Milano, C. Johnson, et al: Detection of brain metastases: Comparison of contrast-enhanced MR with unenhanced MR and enhanced CT. AJNR 11 (1990)785–791
1355. Sze, G., S. Soletsky, R. Bronen, et al: MR imaging of the cranial meninges with emphasis on contrast enhancement and meningeal carcinomatosis. AJNR 10 (1989) 965–975
1356. Tachibana, H., J. S. Meyer, J. E. Rose, et al: Local Cerebral Blood Flow and Partition Coefficients Measured in Cerebral Astrocytomas of Different Grades of Malignancy. Surg. Neurol. 21 (1984) 125–131
1357. Tai, P., P. Craighead, F. Bagdon: Optimization of radiotherapy for patients with cranial chordoma. Cancer 75 (1995) 749–756
1358. Tait, D. M., H. Thorton-Jones, H. J. G. Bloom et al.: Adjuvant chemotherapy for medulloblastoma: The first multi-centre control trial of the International Society of Paediatric Oncology (SIOP I). Eur J Cancer 26 (1990) 464–471
1359. Takakura, K., H. Abe, R. Tanaka, et al: Effects of ACNU and radiotherapy on malignant glioma. J. Neurosurg.64 (1986) 53–57

1360. Takakura, K., K. Sano, S. Hojo, et al: Metastatic tumors of the central nervous system. Igaku-Shoin Ltd., Tokyo (1982)
1361. Tan, L. C., Bordi, L., Simon et al.: Jugular foraminal neurinomas. Review of 14 cases. Surg. Neurol. 34: 205–211, 1990.
1362. Tanaka R, Yoshida S: Current Status of Immunotherapy for Brain Tumors, in: Salcmann M (Hrsg.) Current Techniques in Neurosurgery; Current Medicine, Philadelphia (1996) 141–150
1363. Taphoorn M. J. B, Heimans J. J., van der Veen E. A., Karim A. B. M. F., Endocrine functions in long term survivors of low grade supratentorial glioma treated with radiation therapy. J Neuro-Oncol 25 : 97–102, 1995
1364. Taphoorn MJB, Heimans JJ, Snoek FJ, Lindeboom J, Oosterink B, Wolbers JG, Karim ABMF. Assessment of quality of life in patients treated for low-grade glioma: a preliminary report. J Neurol, Neurosurg, Psychiatry, 55: 372–376, 1992.
1365. Tatagiba, M., Matthies, T., Samii, M.: Facial nerve reconstruction. In: Neurofibromatosis II: Acta Neurochir. (Wien) 72–75, 1994
1366. Tatagiba, M.; Penkert, G.; Samii, M.: Surgical treatment of peripheral nerve ganglion Neurons III (1992) 61–64
1367. Tatter, S. B., Wilson, C. B., Harsh, G. R.: Neuroepithelial tumors of the adult brain. In: Youmans: Neurological Surgery, Fourth Edition, Volume 4, pp. 2669, 1996
1368. Taylor WAS, Uttley D, Wilkins PR: Multiple Dural Metastases from a Pituitary Adenoma. Case Report. J Neurosurg 1994; 81: 624–626
1369. Tears RJ, Silverman EM: Clinicopathologic Review of 88 Cases of Carcinoma Metastatic to the Pituitary Gland. Cancer 1975; 36: 216–220
1370. Temkin NR, Dikmen S, Machamer J, McLean A. General versus disease-specific measures: further work on the Sickness Impact Profile for head injury. Med Care, 27: S44–53, 1989.
1371. Teramoto A, Hirkwa K, Sanno N et al: Incidental Pituitary Lesions in 1000 Unselected Autopsy Secimens. Radiology 1994; 193: 161–164
1372. Tervonen O, Forbes G, Scheithauer BW, et al.: Diffuse „fibrillary" astrocytomas: Correlation of MRI features with histopathologic parameters and tumor grade. Neuroradiology 34 (1992) 173–178
1373. Teshima, T., K. Akashi, T. Shibuya, et al: Central nervous system involvement in adult T-cell leukemia/lymphoma. Cancer 65 (1990) 327–332
1374. Teta M. J., Ott M. G., Schnatter A. R. An update of mortality due to brain neoplasms and other causes among employees of a petrochemical facility. J Occup Med. 33 : 45–51, 1991
1375. Tew, J. M., Yeh, H. S., Miller, G. W. et al.: Intratemporal schwannoma of the facial nerve. Neurosurgery 13: 186–188, 1983
1376. Thapar K, Laws jr. ER: Pituitary Tumors. In Kaye AH, Laws Jr ER (eds): Brain Tumors. 1995, Churchill Livingstone Inc. New York, pp: 759–776
1377. Theodore, W. H., Katz, D., Kufta, C., Sato, S. et al: Pathology of temporal lobe foci: correlation with CT, MRI, and PET. Neurology 40 (1990): 797–803
1378. Thorner HO, Vance ML, Horvath E et al: The Anterior Pituitary. In Wilson JD, Foster DW: Williams Textbook of Endocrinology. 8th ed. 1992, WB Saunders Company Philadelphia, pp: 221–310
1379. Thoron, L., E. Arbit: Hemostatic changes in patients with brain tumors. J. Neuro-Oncol.22 (1994) 87–100
1380. Tiberin P, Maor E, Zaizov R, Cohen IJ, Hirsch M, Yosefovich T, Ronen J, Goldstein J. Brain Sarcoma of meningeal origin after cranial irradiation in childhood acute lymphocytic leukemia. J Neurosurg 61 : 772–776, 1984
1381. Tice H, Barnes P, Goumnerova L, et al: Clinical and imaging aspects of pediatric and adolescent oligodendrogliomas. Am J Neuroradiol 14 (1993) 1293–1300
1382. Tindall GT, Barrow DL: Tumors of the Sellar and Parasellar Area in Adults. In JR Youmans (ed): Neurological Surgery, 4th ed. 1996, WP Saunders Company Philadelphia, pp: 2435–2969
1383. Tindall GT, Woodard EJ, Barrow DL: Pituitary Adenomas: General Considerations. In Apuzzo MLJ (ed): Brain Surgery. Vol 1, 1993, Churchill Livingstone Inc. New York, pp: 269–275
1384. Tiyaworabum, S., S. Kazkaz, N. Nicola et al: Supratentorial tumours in infants and children. In Tumours of the central nervous system in infancy and childhood, eds Voth D, Gutjahr P, Langmaid G. Springer Verlag Berlin (1982) 420–425
1385. Tomita, T., D. G. McLone, M. Yasue: Cerebral primitive neuroectodermal tumors in childhood. J Neurooncol 6 (1988) 233–243
1386. Tomita, T., D. McLone, T. P. Naidich: Brain stem gliomas in childhood. J Neurooncol 2 (1984) 117–122
1387. Tonn JC, Paulus W: Recent biological developments in malignant gliomas and consequent therapeutic orientations. Cancer J 6 (1993) 262–268
1388. Torkars, R. P., H. G. Sutton, M. L. Griem: Cerebellar medulloblastoma: results of a new method of radiation treatment. Cancer 43 (1979) 129–136
1389. Trillet, V., J. F. Catajar, B. Croisile, et al: Cerebral metastases as first symptom of bronchogenic carcinoma. Cancer 67 (1991) 2935–2940
1390. Trimble M (1996) Disorders of the limbic system, Biological Psychiatry. Chichester: John Wiley & Sons, pp 142–158.
1391. Trofatter, J. A., M. M. MacCollin, J. L. Ruttner et al: A novel moesin-, ezrin-, radixin-like gene is a candidate for the neurofibromatosis 2 tumor suppressor. Cell 72 (1993) 791–800
1392. Trojan J., Johnson T. R., Rudin S. D., Ilan J., Tykocinski M. L., Ilan J. Treatment and prevention of rat glioblastoma by immunogenic C6 cells expressing antisense insulin-like growth factor I m-RNA. Science 259 (1993) 94–96
1393. Trojanowski JQ, Tohyama T, Lee VM. Medulloblastomas and related primitive neuroectodermal brain tumors of childhood recapitulate molecular milestones in the maturation of neuroblasts. Mol Chem Neuropathol 17 (1992) 121–135
1394. Trouillas J, Girod C: Pathology of Pituitary Adenomas. In Landolt AM, Vance ML, Reilly PL (eds): Pituitary Adenomas. 1996, Churchill Livingstone Inc. New York, pp: 27–46
1395. Tsang RW, Brierley JD, Panzarella T et al: Radiation Therapy for Pituitary Adenomas: Treatment Outcome

and Prognostic Factors. Int J Rad Oncol Biol Phy 1994; 30: 557–565
1396. Tsang, R. W., N. J. Laperriere, W. J. Simpson et al.: Glioma arising after radiation therapy for pituitary adenoma. A report of four patients, estimation of risk. Cancer 72 (1994) 2227–2233
1397. Tsukada, Y., A. Fouad, J. W. Pickren, et al: Central nervous system metastasis from breast Carcinoma. Cancer 52 (1983) 2349–2354
1398. Tsuruda JS, Kortmann KE, Bradley WG, et al.: Radiation effects on cerebral white matter; MR evaluation. Am J Roentgenol 149 (1987) 165–171
1399. Tubergen, D. G., J. W. Cullen, J. M. Boyett et al: Blasts in CSF with a normal cell count do not justify alteration of therapy for acute lyphoblastic leukemia in remission: A Childrens Cancer Group study. J Clin Oncol 12 (1994) 273–278
1400. Twelves, C. J., R. L. Souhami, P. G. Harper, et al: The response of cerebral metastases in small cell lung cancer to systemic chemotherapy. Br. J. Cancer 61 (1990) 147–150
1401. Tzika AA, Vigneron DB, Dunn RS, et al.: Intracranial tumors in children: small single voxel proton MR spectroscopy using short- and long-echo sequences. Neuroradiology 38 (1996) 254–263
1402. Uchino A., Hasuo, K., Fukui, M. et al: Computertomography of jugular foramen neurinomas. Report of 4 cases. Neurol. Med. Chir. 27: 628–632, 1987
1403. Ueki, K., Y. Ono, J. W. Henson et al: CDKN2/p16 or RB alterations occur in the majority of glioblastomas and are inversely correlated. Cancer Res. 56 (1996) 150–153
1404. Ulrich, J., Levy, A., Pfister, Chr.: Schwannome of the olfactory groove. Case report and review of previous cases. Acta Neurochir. 40, 315–321, 1978
1405. Uozumi, K., K. Ishitsuka, N. Ohno, et al: Significance of elevated levels of soluble factors in the cerebrospinal fluid in patients with adult T-cell leukemia. Leukemia and lymphoma 19 (1995) 437–445
1406. Upadhyaya, M., M. J. Osborn, J. Maynard, et al: Mutational and functional analysis of the neurofibromatosis type 1 (NF1) gene. Human Genetics 99 (1997) 88–92
1407. Ushio, Y., N. Arita, T. Hayakawa, et al: Chemotherapy of brain metastases from lung carcinoma: A controlled randomized study. Neurosurgery 28 (1991) 201–205
1408. Valdueza J. M., Westphal M., Vortmeyer A., Müller D., Padberg B., Herrmann H. D. Central neurocytoma : Clinical, immunohistologic and biologic findings of a human neurological progenitor tumor. Surg Neurol 45 (1996) 49–56
1409. Valdueza JM, Cristante L, Dammann O, Bentele K, Vortmeyer A, Saeger W, Padberg B, Freitag J, Herrmann HD. Hypothalamic hamartomas : with special reference to gelastic epilepsy and surgery. Neurosurgery, 34 : 949–958, 1994
1410. Valdueza, J. M., F. Lohmann, O. Dammann et al: Analysis of 20 primarily surgically treated chiasmatic / hypothalamic pilocytic astrocytomas. Acta Neurochir 126 (1994) 44–50
1411. Valentino, V., M. A. Mirri, G. Schinaia, et al: Linear accelerator and Greitz-Bergstroms head fixation system in radiosurgery of single cerebral metastases. A report of
1415. van Zomeren AH, Brouwer WH, Rothengatter T, Snoek JW. Fitness to drive a car after recovers from severe head injury. Arch Phys Med Rehabil, 69: 90–96, 1988.
1416. Vance ML: Acromegaly: Medical Treatment. In Landolt AM, Vance ML, Reilly PL (eds): Pituitary Adenomas. 1996, Churchill Livingstone Inc. New York, pp: 409–416
1417. VanDam, FSA, Aaronson AK. Quality of life and treatment for Cancer. J Drug Ther Res, 13: 173–175, 1988.
1418. Vandenberg SR, Herman MM, Rubinstein LJ: Embryonal Central Neuroepithelial Tumours: Current Concepts and Future Challanges. Cancer Metast Rev 1987; 5: 343–364
1419. Vandenberg SR, May EE, Rubinstein LJ et al: Desmoplastic Supratentorial Neuroepithelial Tumours of Infancy with Divergent Differentiation Potential (Desmoplastic Infantile Ganglogliomas). J Neurosurg 1987; 66: 58–71
1420. Vandenberg SR: Desmoplastic infantile ganglioglioma and desmoplastic cerebral astrocytoma of infancy. Brain Pathol 3 (1993) 275–281
1421. Vannucci, R., M. Baten: Cerebral metastatic disease in childhood. Neurology 24 (1974) 981–985
1421 a. Vanuytsel, L., M. Brada: The role of prophylactic spinal irradiation in localized intracranial ependymoma. J. Rad. Oncol. Biol. Phys. 21 (1991) 825–830
1422. Vaquero J., Cabezudo J. M., DeSolar R. G. Intratumoral hemorrhage in posterior fossa tumors after ventricular drainage. J Neurosurg 54 : 406 , 1981
1423. Vecht CJ, Haaxma-Reiche H., Noordijk KM, et al: Treatment of single brain metastasis : radiotherapy alone or combined with neurosurgery ? Ann Neurol 3 : 583–590, 1993
1424. Venables, G. S. Proctor, D. Bates, et al: Intracranial disease in non-hodgkin's lymphoma. Q J Med 49 (1980) 111–131
1425. Vertosick, F. T., R. G. Selker, I. F. Pollack, et al: The treatment of intracranial malignant gliomas using orally administered tamoxifen therapy: preliminary results in a series of „failed" patients. Neurosurgery 30 (1992) 897–903
1425 a. Vertosick, F. T., R. G. Selker, V. C. Arena: Survival of patients with well-differentiated astrocytomas diagnosed in the era of computed tomography. J. Neurosurg. 28 (1991) 496–501
1426. Viefhues H. Quality of life: Semantic history, political and scientific terminology, measurement and methodology, medical research. In: Viefhues H, Schoene W, Rychlik R, Eds.: Chronic heart failure. Berlin, Heidelberg, New York: Springer Verlag, 66–91, 1991.
1426 a. Villemure, J. G., N. de Tribolet: Epilepsy in patients with central nervous system tumors. Current Opinion in Neurolgy 9 (1996) 424–428
1427. Viola JJ, Ram Z, Walbridge S, Oshiro EM, Trapnelli B, Tao-Cheng JH, Oldfield EH. Adenovirally mediated transfer into experimental solid brain tumors and leptomeningeal cancer cells. J Neurosurg 82 : 70–76, 1995
1428. Visser MC, van Kooten F, Koudstaal PJ, Passchier J, Grobbee DE, van Gijn J. Quality of life after an ischemic stroke. Cerebrovasc Dis, 6: S30, 1996.
1429. von Cramon D, Ziehl J. Neuropsychologische Rehabilitation. Grundlagen – Diagnostik – Behandlungsverfahren. Heidelberg: Springer Verlag, 1988.

1430. von Cramon DY, Mai N, Ziegler W. Neuropsychologische Diagnostik. London, Weinheim: Chapman & Hall, 1995.
1431. von Deimling A, Bender B, Jahnke R, et al: Loci associated with malignant progression in astrocytomas: a candidate on chromosome 19q. Cancer Res 54 (1994) 1–5
1432. von Deimling A, Janzer R, Kleihues P, Wiestler OD: Patterns of differentiaton in central neurocytoma. An immunohistochemical study of eleven biopsies. Acta Neuropathol 79 (1990) 473–479
1433. von Deimling A, Kleihues P, Saremaslani P, et al: Histogenesis and differentiation of central neurocytomas. Lab Invest 64 (1991) 585–591
1434. von Deimling A, Krone W, Menon AG. Neurofibromatosis type 1 : Pathology, clinical features and molecular genetics. Brain Pathol 5 : 153–162, 1995
1435. von Deimling A., Kraus J. A., Stangl A. P. et al. Evidence for subarachnoid spread in the development of multiple meningiomas. Brain Pathol 5 : 11–14, 1995
1436. von Deimling, A., D. N. Louis, A. G. Menon et al: Deletions on the long arm of chromosome 17 in pilocytic astrocytoma. Acta Neuropathol. Berl. 86 (1993) 81–85
1437. von Deimling, A., D. N. Louis, K. von Ammon et al: Association of epidermal growth factor receptor gene amplification with loss of chromosome 10 in human glioblastoma multiforme. J. Neurosurg. 77 (1992b) 295–301
1438. von Deimling, A., D. N. Louis, O. D. Wiestler: Molecular pathways in the formation of gliomas. Glia 15 (1995) 328–338
1439. von Deimling, A., K. von Ammon, D. Schoenfeld et al: Subsets of glioblastoma multiforme defined by molecular genetic analysis. Brain Pathol. 3 (1993b) 19–26
1440. von Deimling, A., R. H. Eibl, H. Ohgaki et al: p53 mutations are associated with 17p allelic loss in grade II and grade III astrocytoma. Cancer Res. 52 (1992a) 2987–2990
1441. von Werder K: Prolactinoma: Clinical Findings and Endocrinology. In Landolt AM, Vance ML, Reilly PL (eds): Pituitary Adenomas. 1996, Churchill Livingstone Inc. New York, pp: 111–126
1442. Voßkämper, M., B. Korf, F. Franke, et al: Paraneoplastic necrotizing myopathy; a rare disorder to be differentiated from polymyositis. J. Neurol.236 (1989) 489–492
1443. Wacker MR, Cogen PH, Etzell JE et al: Diffuse Leptomeningeal Involvement by a Ganglioglioma in a Child. Case Report. J Neurosurg 1992; 77: 302–306
1443a. Waha, A., A. Baumann, H. K. Wolf, et al.: Lack of prognostic relevance of alterations in the epidermal growth factor receptor-transforming growth factor-α pathway in human astrocytic gliomas. J. Neurosurg. 85 (1996) 634–641
1444. Waldmann TA, Levin HE, Baldwin M. The association of polycythemia with a cerebellar hemangioblastoma : the production of an erythropoesis-stimulating factor by the tumor. Am J Med 31 : 318–324, 1961
1445. Walker, M. D., T. A. Strike, G. E. Sheline: An analysis of dose-effect relationship in the radiotherapy of malignant gliomas. Int J Radiat Oncol Biol Phys 5 (1979) 1725–1731
1445a. Walker, A. E., M. Robins, F. D. Weinfeld: Epidemiology of brain tumors: The national survey of intracranial neoplasms. Neurology 35 (1985) 219–226
1446. Walker, M. D., E. Alexander, W. E. Hunt, et al: Evaluation of BCNU and/or radiotherapy in the treatment of anaplastic gliomas. J. Neurosurg.49 (1978) 333–343
1447. Walker, M. D., S. B. Green, D. P. Byar et al.: Randomized comparisons of radiotherapy and nitrosoureas for the treatment of malignant glioma after surgery. N. Engl. J. Med. 303 (1980) 1323–1329
1448. Wallace A, Kofoed L, West A (1995) Double-blind, placebo-controlled trial of methylphenidate in older, depressed, medically ill patients. Am J Psychiatry 152:929–931.
1449. Wallner, K. E., W. M. Wara, G. E. Sheline et al.: Intracranial ependymomas: results of treatment with partial or whole brain irradiation. Int J Radiat Oncol Biol Phys 12 (1986) 1937–1941
1450. Wallner, K. E., M. Gonzales, G. E. Sheline: Treatment of oligodendrogliomas with or without postoperative irradiation. J. Neurosurg. 68 (1988) 684–688
1451. Wallner, K. E., Sheline, G. E., Pitts, L. H. et al: Efficacy of irradiaton for incompletely excised acoustic neurilemmomas. J. Neurosurg., 67: 858, 1987
1452. Walther-Buel H (1951) Die Psychiatrie der Hirngeschwülste und die cerebralen Grundlagen psychischer Vorgänge. Wien: Springer Verlag.
1453. Walther-Buel H (1968) Zur allgemeinen Psychiatrie der somatogenen Psychosen. Schweiz Arch Neurol Neurochir Psychiatr 101:121–136.
1454. Ware JE. Conceptualizing disease impact and treatment outcome. Cancer, 153: 2316–2323, 1984.
1455. Ware JE. Standards for validating of health measures: Definition and content. J Chron Dis, 40: 473–480, 1987.
1456. Warnik RE. The role of cytoreductive surgery in the treatment of intracranial gliomas. Semin Rad Oncol 1 : 10–16, 1991
1457. Warnke, P. C., F. Hans, C. Lingner, et al: Correlation of Simultaneous Measurement of Capillary Permeability and Regional Blood Flow in Brain Tumors with Therapeutic Results. J. cereb. Blood Flow Metab. 9 (suppl.1)(1989) 226
1458. Warnke, P. C., F. J. Hans, A. Korst, et al: Simultaneous Measurement of Bidirectional Capillary Permeability, Vascular Volume, Extracellular Space, and rCBF in Experimental Gliomas and Surrounding Edema. Acta Neurochir.60 (1994) 341–343
1459. Warnke, P. C., H. S. Friedman, D. D. Bigner, et al: Simultaneous Measurements of Blood Flow and Blood-to-Tissue Transport in Xenotransplanted Medulloblastomas. Cancer Res. 47 (1987) 1687–1690
1460. Warnke, P. C., R. G. Blasberg, D. Groothuis: The Effect of Hyperosmotic Blood-Brain Barrier Disruption on Blood-to-Tissue Transport in ENU-Induced Gliomas. Ann. Neurol.22 (1987) 300–305
1460a. Wassermann, T. H., J. Stetz, T. L. Phillips: Radiation therapy oncology group clinical trials with Misonidazole. Cancer 47 (1981) 2382–2390
1461. Wasserstrom, W. R., J. P. Glass, J. B. Posner: Diagnosis and treatment of leptomeningeal metastases from solid tumors: Experience with 90 patients. Cancer 49 (1982)759–772

1462. Watanabe, K., O. Tachibana, K. Sato et al: Overexpression of the EGF receptor and p53 mutations are mutually exclusive in the evolution of primary and secondary glioblastomas. Brain Pathol. 6 (1996) 217–223
1463. Watkins, L., E. S. Khudados, M. Kaleoglu, et al: Skull base chordomas: a review of 38 patients, 1958–1988. Br. J. Neurosurg.7 (1993) 241
1464. Watling, C. J., D. H. Lee, D. R. MacDonald et al: Corticosteroid-induced magnetic resonance imaging changes in patients with recurrent malignant glioma. J Clin Oncol 12 (1994) 1886–1889
1465. Watts, R. G.: Combination chemotherapy with ifosfamide and etoposide is effective in the treatment of central nervous system metastasis of childhood neuroblastoma. Cancer 69 (1992) 3012–3014
1466. Weil M, Smith M, Khayat D. Truth-telling to cancer patients in the western european context. Psycho-Oncology, 3: 21–26, 1994.
1467. Weinstat-Saslow, D., P. S. Steeg; Angiogenesis and colonization in the tumor metastatic process: Basic and applied advances. FASEB J.8 (1994) 401–407
1468. Weiss, L., F. W. Orr, K. V. Honn: Interactions of cancercells with the microvasculature during metastasis. FASEB J.2 (1988) 12–21
1469. Weiss, L., U. Nannmark, B. R. Johansson, et al: Lethal deformation of cancer cells in the microcirculation: A potential rate regulator of hematogenous metastasis. Int. J. Cancer 50 (1992) 103–107
1470. Weitzner MA, Meyers CA, Byrne K. Psychosocial functioning and quality of life in patients with primary brain tumors. J Neurosurg, 84: 29–34, 1996.
1471. Wellenreuther, R., J. Kraus, D. Lenartz et al: Analysis of the neurofibromatosis 2 gene reveals molecular variants of meningioma. Am. J. Pathol. 146 (1995) 827–832
1472. Weller M., Malipiero U., Rensing-Ehl A, Barr PJ, Fontana A. Fas/APO-1 gene transfer for human malignant glioma. Cancer Res 55 : 2936–2944, 1995
1473. Wen B. C., Hussey D. H., Hitchon P. W., Schelper R. L., Vigliotti A. P., Doornbos J,F., VanGilder J. C. The role of radiation therapy in the management of ependymomas of the spinal cord. Int J Radiat Oncol Biol Phys 20 : 781–786, 1991
1474. Wen PY, Fine HA, Black PMcL, Shrieve DC, Alexander E, Loeffler JS. High grade astrocytoma. Neurologic Clin 13 : 875–900, 1995
1475. Wenz, F., K. Rempp, T. Hess et al.: Effect of radiation on blood volume in low-grade astrocytomas and normal brain tissue: quantification with dynamic susceptibility contrast MR imaging. AJR 166 (1996) 187–193
1476. Westphal M, Hamel W, Zirkel D, et al: Epidermal growth factor receptor expression in human malignant glioma : in vitro and in vivo effects of application of monoclonal antibodies to the epidermal growth factor receptor. Recent Results Cancer Res 135 (1994) 171–184
1477. Westphal M, Stavrou D., Nausch H., Valdueza J. M., Herrmann H. D. Human neurocytoma cells in culture show characteristics of astroglial differentiation. J Neurosci Res 126 : 44–50, 1994
1478. Westphal M. Zellbiologische Grundlagen der Gliompathologie und Ansätze für molekulare Therapien. Nervenheilkunde 14 : 195–202, 195

1479. Westphal M., Hamel W., Anker L., Herrmann H.-D. Analysis of growth regulatory pathways in human neuro-oncology. In : Wagener / Neumann (Hrsg). Molecular Diagnostics in Cancer. Springer, Berlin (1993) 151–167
1480. Wharen R. E., Anderson R. E., Laws E. R. Quantitation of hematoporphyrin derivative in human gliomas, experimental central nervous system tumors and normal tissues. Neurosurgery 12 : 446–450, 1983
1481. Wharen RE, Anderson RE, Laws ER (1991) Photoradiation Therapy of Brain Tumors, in: Salcman, B (Hrsg.) Neurobiology of Brain Tumors, Williams & Wilkins, Baltimore, 359–373
1482. White, M., C. Cirrincione, A. Blevins, et al: Cryptococcal meningitis: Outcome in patients with AIDS and patients with neoplastic disease. JID 165 (1992) 960–963
1483. Whittle, I. R., A. Beaumont: Seizures in patients with supratentorial oligodendroglial tumours: clinico-pathogical features and management considerations. Acta Neurochirur.135 (1995) 19–24
1484. WHO. International classification of impairments, disabilities, and handicaps. Genf: World Health Organisation, 1980.
1485. Wiestler O. D., von Deimling A. Molekulare Grundlagen der Tumorentstehung im Zentralnervensystem. Neuroforum 1 (2) : 29–36, 1995
1486. Wiestler OD, Schlegel U, Schramm J (Editors): Molecular Neuro-oncology and its Impact on the Clinical Management of Brain Tumors. Recent Results in Cancer Research Vol. 135. Springer Verlag, Berlin – Heidelberg -New York (1994)
1487. Wilkins DE, Raaphorst GP, Saunders JK, et al.: Correlation between GD-enhanced MR imaging and histopathology in treated and untreated 9L rat brain tumors. Magn Reson Imaging 13 (1995) 89–96
1488. Willems, JGMS, JM Alva-Willems. Accuracy of Cytologic Diagnosis of Central Nervous System Neoplasms in Stereotactic Biopsies. Acta Cytologica 28: 243–248, 1984.
1489. Williams B. Syringomyelia. Neurosurg Clin North America 1 : 653–685, 1990
1490. Williams, P. C., D. Henner, S. Roman-Goldstein, et al: Toxicity and efficacy of carboplatin and etoposide in conjunction with disruption of the blood-brain tumor barrier in the treatment of intracranial neoplasms. Neurosurgery 37 (1995) 17–28
1491. Willis, B. K.: Timing of anticoagulant therapy for thromboembolic complications after craniotomy for brain tumors. Correspondence. Neurosurgery 28 (1991) 929–930
1492. Wilson CB, Prodos MD. Surgery for low grade glioma : rationale for early intervention. Clin Neurosurg 42 : 383–398, 1995
1493. Wilson CB. Meningiomas : genetics, malignancy, and the role of radiation in induction and treatment. J Neurosurg. 81 : 666–6 1994
1494. Winger, M. J., D. R. MacDonald, J. G. Cairncross: Supratentorial anaplastic gliomas in adults. J. Neurosurg.71(1989) 487–493
1494a. Winger, M. J., D. R. Macdonald, S. C. Schold, et al.: Selection bias in clinical trials of anaplastic glioma. Ann. Neurol. 26 (1989b) 531–534

1495. Winking, M., D. K. Böker, Th. Simmet: Boswellic acid as an inhibitor of the perifocal edema in malignant glioma in man. J. Neuro-Oncol.30 (1996) 104
1496. Winkler D., Herrmann H. D. Spinale Tumoren In.: Lehrbuch der Neurologie, K. Kunze, Hrsg. Thieme Verlag Stuttgart, 1992, 244- 253.
1497. Winter TC, Berger MS. Intraoperative ultrasound of low grade gliomas. Techniques in Neurosurgery 2 (1996) 113 – 124
1498. Wizigmann-Voos, S., K. H. Plate: Pathology, genetics and cell biology of hemangioblastomas. Histology and Histopathology 11 (1996) 1049 – 1061
1499. Wolansky, L. J., V. A. Stewart, B. K. Pramanik, et al: Giant paraganglioma of the cauda equina in adolescence: Magnetic resonance imaging demonstration. J. Neuroimag.6 (1996) 54 – 56
1500. Wolf HK, Müller MB, Spänle M, Zentner J, Schramm J and Wiestler OD: Ganglioglioma: a detailed histopathological and immunohistochemical analysis of 61 cases. Acta Neuropathol 88 (1994) 166 – 173
1500 a. Wolf, H., Freimann, U., Jung, G.: Target cell induced T-Cell activation with bispecific antibodies: a new concept for tumor immunotherapy. Rec. Res. Cancer Res. 135 : 185 – 195, 1994
1501. Wolf, H. K., Zentner, J., Hufnagel, A., Campos, M. G., Schramm,J., Elger, C. E., Wiestler, O. D.: Surgical pathology of chronic epileptic seizure disorders: experience with 63 specimens from extratemporal corticectomies, lobectomies and functional hemispherectomies. Acta Neuropathol 86 (1993): 466 – 472
1502. Wolf, H. K., Campos, M. G., Zentner, J., Hufnagel, A., Schramm,J., Elger, C. E., Wiestler, O. D.: Surgical Pathology of Temporal Lobe Epilepsy. Experience with 216 Cases. J Neuropathol Exp Neurol 52 (1993): 499 – 506
1503. Wong, D. A., V. L. Fornasier, I. MacNab: Spinal metastases: The obvious, the occult, and the imposters. Spine 15 (1990) 1 – 4
1503 a. Wood, J. R., S. B. Green, W. R. Shapiro: The prognostic importance of tumor size in malignant gliomas: A computed tomographic scan study by the brain tumor cooperative group. J. Clin. Oncol. 6 (1988) 338 – 343
1504. Worthington, C, JL Tyler, JG Villemure. Stereotaxic Biopsy and Positron Emission Tomography Correlation of Cerebral Gliomas. Surg Neurol 27: 87 – 92, 1987.
1505. Wright JG, Feinstein AR. A comparative contrast of clinimetric and psychometric methods for constructing indexes and rating scales. J Clin Epidemol, 45: 1201 – 1218, 1992.
1506. Wronski, M., E. Arbit, M. Burt, et al: Resection of brain metastases from sarcoma. Ann. Surg. Oncol.2 (1995) 392 – 399
1507. Wronski, M., E. Arbit, M. Burt, etl al: Survival after surgical treatment of brain metastases from lung cancer: A follow-up study of 231 patients treated between 1976 and 1991. J. Neurosurg.83 (1995) 605 – 616
1508. Wronski, M., E. Arbit, P. Russo, et al: Surgical resection of brain metastases from renal cell carcinoma in 50 patients. Urology 47 (1996) 187 – 193
1509. Wu, C. Y., J. L. Tang, Y. C. Chen, et al: Detection of dural involvement by magnetic resonance imaging in adult patients with acute leukemias: preliminary experience. Ann. Haematol.70 (1995) 243 – 249
1510. Wyllie, E., Lüders, H., Morris, H. H. et al: Clinical outcome after complete or partial cortical resection for intractable epilepsy. Neurology 37 (1987): 1634 – 1641
1511. Yamasaki, T, K Moritake, M Takaya, T Kagawa, H Nagai, Y Akiyama, M Kawahara. Intraoperative use of Doppler ultrasound and endoscopic monitoring in the stereotactic biopsy of malignant brain tumors. J Neurosurg 80: 570 – 574, 1994.
1512. Yanaka K, Kamezaki T, Kobayashi E, et al.: MR imaging of diffuse cerebral glioma. Am J Neuroradiol 13 (1992) 349 – 351
1513. Yang, P. J., P. E. Berger, M. E. Cohen et al.: Computed tomography and childhood seizure disorders. Neurology 29 (1979) 1084 – 1088
1514. Yap, H. Y., B. S. Yap, S. Rasmussen, et al: Treatment for meningeal carcinomatosis in breast cancer. Cancer 49 (1982) 219 – 222
1515. Yasargil MG, Curcic M, Kis M et al: Total Removal of Craniopharyngiomas. Approaches and Long-Term Results in 144 Patients. J Neurosurg 1990; 73: 3 – 11
1516. Yasargil MG, von Ammon K, von Deimling A et al: Central Neurocytoma: Histopathological Variants and Therapeutic Approaches. J Neurosurg 76 (1992) 32 – 37
1517. Yasargil, M. G.: Microsurgery Volume IVB, Microsurgery of CNS-tumors, pp. 100 – 133, Thieme Verlag, 1996
1518. Yasue, M., T. Tomita, H. Englehardt et al.: Prognostic importance of DNA ploidy in medulloblastoma of childhood. J Neurosurg 70 (1989) 385 – 391
1519. Yokoi, K., N. Miyazawa, T. Arai: Brain metastases in resected lung cancer: Value of intensive follow-up with computed tomography. Ann. Thorac. Surg. 61 (1996) 546 – 551
1520. Yoshida S, Tanaka R, Takai N et al: Local administration of autologous lymphokine-activated killer cells and recombinant interleukin 2 to patients with malignant brain tumors. Cancer Res 48 (1988) 5011 – 5016
1520 a. Yoshida, J., Y. Kajita, T. Wakabayashi, et al.: Long-term follow-up results of 175 patients with malignant glioma: Importance of radical tumour resection and postoperative adjuvant therapy with interferon, ACNU and radiation. Acta Neurochir. (Wien) 127 (1994) 55 – 59
1521. Yoshida,J., K. Sugita, T. Kobayashi, et al: Prognosis of intracranial germ cell tumours: Effectiveness of chemotherapy with Cisplatin and Etoposide (CDDP and VP-16). Acta Neurochir (Wien) 120 (1993) 111 – 117
1522. Young B, Patchell RA. Surgery for a single brain metastasis. In Wilkins RH, Rengachary SS (Hrsg.) Neurosurgery. McGraw Hill, New York, 1996, 823- 828
1523. Young, B., E. H. Oldfield, W. R. Markesbery, et al: Reoperation for glioblastoma. J. Neurosurg.55 (1981) 917 – 921
1523 a. Young, B., E. H. Oldfield, W. R. Markesbery, et al.: Reoperation for glioblastoma. J. Neurosurg. 55 (1981) 917 – 921
1524. Young, D. F., J. B. Posner, F. Chu, et al: Rapid-course radiation therapy of cerebral metastases: Results and complications. Cancer 4 (1974) 1069 – 1076
1525. Young, J. L., W. Miller: Incidence of malignant tumors in U. S. children. J Pediatr 86 (1975) 254 – 258
1526. Young, R. C., D. M. Howser, T. Anderson, et al: Central nervous system complications of Non-Hodgkin's lymphoma. Am. J. Med.66 (1979) 434 – 443

1527. Younis GA, Sawaya R., DeMonte F, et al: Aggressive meningeal tumors : Review of a series. J Neurosurg 82 : 17–27, 1995
1528. Yu JS, Wei MX, Chiocca EA et al: Treatment of Glioma by Engineered Interleukin 4-Secreting Cells. Cancer Res 53 (1993) 3125–3128
1529. Yuh, W. T. C., J. D. Engelken, M. G. Muhonen, et al:Experience with high-dose gadolinium MR imaging in the evaluation of brain metastases, AJNR 13 (1992) 335–354
1530. Yung HF, Merchant RE, Apuzzo MLJ: Immunocompetence of Patients with Malignant Glioma. In Neurobiology of Brain Tumors. Edited by Salcman M. Baltimore: Williams & Wilkins (1991) 211–227
1530a. Yung, W. K. A., M. Prados, V. A. Levin, et al.: Intravenous recombinant interferon beta in patients with recurrent malignant gliomas: A phase I/II study. J. Clin. Oncol. 9 (1991a) 1945–1949
1530b. Yung, W. K. A., L. Mechtler, M. J. Gleason: Intravenous carboplatin for recurrent malignant glioma: A phase II study. J. Clin. Oncol. 9, 5 (1991b) 860–864
1531. Yung WKA, Castellanos AM, Van Tassel P et al: A Pilot Study of Recombinant Interferon-β in Patients with Recurrent Glioma. J Neurol Oncol 9 (1990) 29–34
1532. Zang,K. D. Cytological and cytogenetical studies on human meningioma. Cancer Genet Cytogenet 6 (1982) 249–274
1533. Zankl, H., K. D. Zang: Cytological and cytogenetical studies on brain tumors. IV Identification of the missing G chromosome in human meningiomas as no. 22 by fluorescence technique. Humangenetik 14 (1972) 167–169
1534. Zappia, J. J., W. R. Carroll, G. T. Wolf, et al: Olfactory neuroblastoma: The results of modern treatment approaches at the University of Michigan. Head neck Surgery 15 (1993) 190–196
1535. Zarrilli L, Colao A, Merola B et al: Corticotropin-Releasing Hormone Test: Improvement of the Diagnostic Accuracy of Simultaneous and Bilateral Inferior Petrosal Sinus Sampling in Patients with Cushing Syndrome. World J Surg 1995; 19: 150–153
1536. Zentner J., Meyer B., Stangl A., Schramm J. Intrinsic tumors of the insula : a prospective surgical study of 30 patients. J Neurosurg 85 (1996) 263–271
1537. Zentner, J., H. K. Wolf, B. Ostertun, et al: Gangliogliomas: Clinical, radiological and histopathological findings in 51 Cases. J. Neurol. Neurosurg. Psychiatry 57(1994) 1497–1502
1538. Zentner, J., Hufnagel, A., Wolf, H. K., et al: Surgical treatment of temporal lobe epilepsy:clinical, radiological, and histopathological findings in 178 patients. J Neurol Neurosurg Psychiatry 58 (1995): 666–673
1539. Zentner, J., Hufnagel, A., Wolf, H. K. et al: Surgical Treatment of Neoplasms associated with Medically Intractable Epilepsy. Neurosurgery 41 (1997) 378–387
1540. Zhang, R. D., J. E. Price, G. Schackert, et al: Malignant potential of cells isolated from lymph node or brain metastases of melanoma patients and implications for prognosis. Cancer Res.51 (1991) 2029–2035
1541. Zhu J, Zhang L, Hanisch UK, Felgner PL, Rezka R. A continuous intracerebral gene delivery system for in vivo liposome-mediated gene therapy. Gene therapy 3 (1996) 472–476
1542. Zierhut, D., M. Flentje, J. Adolph et al.: External radiotherapy of pituitary adenomas. Int. J. Radiat. Oncol. Biol. Phys. 33 (1995) 307–314
1543. Zimm, S., J. M. Collins, J. Miser, et al: Cytosine arabinoside cerebrospinal fluid kinetics. Clin. Pharmacol. Ther.35 (1984) 826–830
1544. Zimmerman RA: Imaging of adult central nervous system primary malignant gliomas. Staging and follow up. Cancer 67 (1991) 1278–1283
1545. Zimmerman, L. E.: Arachnoid hyperplasia in optic glioma. Br J Ophthalmol 64 (1980) 638–639
1546. Zimmerman, R. A., L. T. Bilaniuk, J. H. Wood et al: Computed tomography of pineal, parapineal, and histologically related tumors. Radiology 137 (1980) 669–677.
1547. Zimmermann P, Fimm B. Testbatterie zur Aufmerksamkeitsprüfung (TAP) Version 1.02. Freiburg: Psytest Verlag, 1992.
1548. Zülch K. J.: Histological typing of tumors of the central nervous system. Geneva: World Health Organization; 1979.
1549. Zülch, K. J.: Brain Tumors. Their biology and pathology. Springer, Berlin-Heidelberg-New York (1986)
1550. Zünkeler, B., R. E. Carson, J. Olson, et al: Quantification and pharmacokinetics of blood-brain barrier disruption in humans. J. Neurosurg.85 (1996) 1056–1065
1551. Schrell, U. M. H., Rittig, M. G., Anders, M. et al: Hydroxyurea for treatment of unresectable and recurrent meningiomas J. Neurosurg. 86 (1997) 840–844
1552. Duerr, E.-M., Rollbrocker, B., Hayashi, Y. et al: PTEN mutations in gliomas and glioneuronal tumors. Oncogene. Eingereicht

Sachverzeichnis

A

Aachener Aphasie-Test 414
Aachener Lebensqualitätsinventar 412 f
Acusticusneurinom (s. a. Nervus-acusticus-Schwannom) 257 ff
– bilaterales 261
– – klinische Diagnose 261
– – Therapie 261
Adenoviren, Gentransfer 421
AIDS-Patienten, Therapie bei ZNS-Lymphom 239
Akromegalie 277 f
– Pathophysiologie 277
– Therapie 277 f
Akustisch evozierte Hirnstammpotentiale 85
Analgetika 105
Analgetika-Therapie 104 ff
Anatomie, pathologische, ZNS-Tumoren 4 ff
Anfälle
– epileptische
– – Akuttherapie 96 f
– – Prophylaxe 98 f
– – Symptomatik 95 f
– – Therapie, medikamentöse 96
– therapierefraktäre 100
Anfallsbehandlung, medikamentöse 97 f
– – Beendigung 98
– – Grundlagen 97
Anfallssemiologie 101
Angiomatose, encephalotrigeminale 289
Angststörungen, Symptomatik 114, 118
Anpassungsstörungen, Symptomatik 115
Antidepressiva, Therapie bei Hirntumoren 117
Anti-HU-Autoantikörper 379
Anti-HU-Syndrom 379 ff
Antikörper, monoklonale 425 f
– – Therapiekonzepte 425 f
– – Therapieprobleme 425 f
Aphasie 414
Arachnoidalcysten 285
Arbeitsfähigkeit, Neuroonkologie 415
Astroblastom 199 f
Astrocytom 10 f
– anaplastisches 11 f
– – WHO Grad III 179 ff

– – – – Chemotherapie 181 f
– – – – Diagnosestellung 179
– – – – Neuropathologie 11 f, 179
– – – – Operation 180 f
– – – – Strahlentherapie 181
– – – – Therapie 180 ff
– – – – Überlebenszeit 179
– cerebelläres 198
– – Kindes- und Jugendalter 353 f
– – – – Chemotherapie 354
– – – – Diagnose 354
– – – – Inzidenz 353
– – – – Therapie, chirurgische 354
– differenziertes, chirurgische Therapie 127 f
– fibrilläres, Histopathologie 10 f
– gemistozystisches, Histopathologie 11
– Hirnstammbereich 15
– infratentorielles, Sonderform, cerebelläres Astrocytom 198
– molekulare Entstehung, Modell 53
– niedriggradiges, Diagnostik 59 f
– pilozytisches 9 f, 49 f
– – Diagnostik 61
– – Therapie, operative 126 f
– – WHO Grad I 171 ff
– – – – hemisphärisches 173
– – – – infratentorielles 173
– – – – Initialsymptomatik, klinische 171 ff
– – – – intraventrikuläres 171
– – – – Therapie 173 f
– – – – – operative 126 f
– supratentorielle, Kindes- und Jugendalter 351 ff
– – – – Chemotherapie 352 f
– – – – Metastasen 353
– – – – Radiatio 352
– – – – Rezidive 353
– – – – Totalresektion, chirurgische 351 f
– – – – Überlebenszeit 352 f
– WHO Grad II
– – – abwartende Haltung 177 ff
– – – Debulking 178
– – – Diagnosestellung 174 f
– – – fibrilläres 175
– – – Histologie 174
– – – Neuropathologie 10 f, 174
– – – Radiatio, postoperative 176 f
– – – Radio-Neurochirurgie 176
– – – Resektion, chirurgische 175 f

– – – Strahlen-Neurochirurgie 176
– – – Strahlentherapie, externe 177
– – – – interstitielle 176
– – – – konventionelle 176 f
– – – Therapie 175 ff
– – – – symptomatische 178
– WHO Grad IV, operative Therapie 130
Auffälligkeiten, neuropsychologische 414
Aufklärung, Patienten 406
Aufmerksamkeit, Beeinträchtigung 413
– – Neuroonkologie 414
Ausschaltung von Onkogenen 421 f
Auswirkungen, sozialmedizinische, neuroonkologische Erkrankungen 408 ff

B

Balkentumor, operative Therapie 135
Beckenvenenthrombosen 121 f
Begutachtung, Neuroonkologie 415
Beinvenenthrombosen 121 f
Bestrahlung
– erweiterte Tumorregion 155 f
– externe, konventionelle 151 f
Bestrahlungsplan, Hirntumor 150 f
Bestrahlungsplanung, dreidimensionale 150 f
Bewältigung s. Krankheitsbewältigung
Bewältigungsmechanismen, neuroonkologische Erkrankungen 405 ff
Bildgebung, Diagnostik 56 ff
Biopsie, stereotaktische 75 ff
– – histologisches Material 82 ff
– – Standard 84
– – Technik 76 ff
Blut-Tumor-Schranke 160
Bor-Neutroneneinfang-Therapie 426 f
Bronchialcarcinome
– cerebrale Metastasierung 327 f
– Histologie 327
– Inzidenz 327
– Therapie 327 f
B-Zell-Lymphom, Sonderformen 239

C

Carcinoidmyopathie 385
Carcinoidtumoren, cerebrale
  Metastasierung 330
Carcinom, embryonales 41 f
– – Pinealis 241
Carcinomatose
– leptomeningeale s. Carcinomatose, meningeale
– meningeale 331 ff
– – Begriffsbestimmung 331
– – Chemotherapie 336 f
– – – intraventrikuläre Gabe 336 f
– – – Komplikationen 337
– – – Pharmakokinetik 336 f
– – Cytosin-Arabinosid-Therapie 336
– – Diagnostik 332 ff
– – Inzidenz 331
– – Kernspintomogramm 334 f
– – Kombinationstherapie 337
– – Liquorcytologie 332 f
– – Lumbalpunktion 332 f
– – Methotrexat-Therapie 335 ff
– – Routinefärbemethode 333
– – Strahlentherapie 335 f
– – Symptomatik, klinische 331 f
– – Therapie 335 ff
– – Tumormarker 333
Cauda equina, Paragangliome 313
Cavernom
– Diagnostik 293
– periphere Nerven 312 f
Chang-Staging-System, Medulloblastome 364
Chemodectome, direkte Ausdehnung 392
Chemotherapie
– Complete Response, Definition 159
– gentherapeutische Sensibilisierung 167 f
– Partial Response, Definition 159
– pharmakologische Modifikation 167
– Progressive Disease, Definition 159
– Stable Disease, Definition 159
– ZNS-Tumor 158 ff
– – intraarterielle 161 f
– – intrathekale 162
– – lokale 162
– – Prinzipien 159 ff
– – Substanzen 162 ff
– – zukünftige Entwicklung 167 f
Chiasmasyndrom, Hypophysenadenome 268
Chondrosarkom, intracranielles 46
Chordom 45 f
– intracranielles, periselläres 284
Chorioncarcinom 42

Choroidplexus-Tumoren, Kindes- und Jugendalter 360 f
– – – Chemotherapie 361
– – – Pathophysiologie 360
– – – Symptomatik, klinische 360 f
– – – Therapie 361
Colloidcysten, Ventrikeltumoren, Erwachsene 211
Coloncarcinom, cerebrale Metastasierung 329
Computertomographie 56 ff
Cowden-Syndrom 286
Craniopharyngeom 44 f, 280 ff
– adamantinöses 45
– Diagnostik, bildgebende 280 f
– Epidemiologie 280
– Histologie 280
– Klinik 280
– Operation 281 f
– Pathogenese 280
– Strahlentherapie 282
– Therapie 281 f
– Zugangswege 282
Craniopharyngeom-Variante, papilläre 45
Craniotomie, Tumoren im Kindesalter 348
Cushing-Syndrom 278 f
– Labordiagnostik 278
– Therapie 278 f
Cytosinarabinosid 164
Cytosin-Arabinosid-Therapie, meningeale Carcinomatose 336
Cytosin-Deaminase, Prodrug-System 422
Cytostatica
– andere 164 f
– hydrophile 163 f

D

Degeneration, paraneoplastische cerebelläre 377 ff
– – – Auftreten 377
– – – Pathologie 377 f
– – – Syndrome, klinische 378 f
Delir
– Kriterien, diagnostische 111
– Risikofaktoren 111
– Symptomatik 110 ff
– Therapiemöglichkeiten 112
Demenz
– Kriterien, diagnostische 113
– Symptomatik 112 ff
Dermatomyositis 384 f
Diagnosemitteilung 408 f
Diagnostik
– elektrophysiologische Verfahren 85
– Neuroonkologie 56 ff
– neuropsychologische 413 ff
Dibromodulcitol 163

Differenzierungstherapie 428
Dosiskonzentrierung, Radiochirurgie 154
Dottersack-Tumor 42
Druckerhöhung, intracranielle 88 ff
– Therapie 93 ff

E

Elektroenzephalographie 85
Elektrolytstörungen
– Symptomatik 119
– Therapie 119
Elektromyographie, peripherer Nerv 306
Encephalomyelitis, paraneoplastische 379 ff
Enhanced Convection 428
Ependymoblastom 30
Ependymom 18 f, 200 ff
– anaplastisches 19 f
– Chemotherapie 139, 202 f
– Diagnostik 68 ff
– – computertomographische 201
– Kindes- und Jugendalter 358 ff
– – – bildgebende Diagnostik 358
– – – Chemotherapie 359 f
– – – craniospinale Tumorabsiedelung 358
– – – extraneurale Metastasen 360
– – – klinische Symptomatik 358
– – – Strahlentherapie 359
– – – WHO-Klassifikation 358
– myxopapilläres 20
– Neuropathologie 18 ff, 200 f
– Operation 202
– Strahlentherapie 148, 202
– Symptomatik, klinische 201
– Therapie 201 ff
– Therapiekonzept 138 f
– Ventrikeltumoren, Erwachsene 210 f
– Vorhersagbarkeit, prognostische 202
– WHO-Klassifikation 200
Epidemiologie, Neuroonkologie 2 ff
Epilepsie, chronische 101
Epilepsiechirurgie
– Befunde wegen Tumoren 100 f
– Definition 99
– Hirntumoren 99 ff
Erkrankungen
– cerebrovaskuläre 385 ff
– – Hämorrhaghien 386 f
– – Ischämien 387 f
– – Symptome, neurologische 386
– – Überblick 389
– neuroonkologische
– – Auswirkungen, sozialmedizinische 408 ff
– – Folgen, psychosoziale 409 ff

– – Rehabilitation 417 ff
– paraneoplastische 376 ff
– – Gehirn 377 ff
– – Hirnnerven 377 ff
– – Muskulatur 384 f
– – Nervensystem, peripheres 383 f
– – Rückenmark 382 f
– – Spinalganglien 383 f
– – Übersicht 376
– – Übertragung, neuromuskuläre 384 f
– – Vorgehen, diagnostisches 385
Erregungszustand, akuter psychomotorischer, Therapie 112
Erwachsene, pädiatrische Tumoren 203 ff
Erythropoese, Hämangioblastom 120
Esthesioneuroblastom s. Neuroblastom, olfaktorisches

F

Fahrtauglichkeit, Neuroonkologie 415 f
– – Beurteilung der Einschränkungen 417
– – Testverfahren 416 f
Folgen, psychosoziale, neuroonkologische Behandlung 409 ff
Foramen-jugulare-Schwannom 263 f
– Diagnose 264
– Symptomatik, klinische 263 f
– Therapie 264
Fragmentanalyse, molekulargenetische 51
Frontallappen, Tumoren, Symptomatik 108 f
Frontallappensyndrome, klinische Symptome 109
Frührehabilitation, Neuroonkologie 419

G

Gamma-Einheit nach Leksell 153 f
Gamma-Knife 153 f
Gangliocytom 215
– dysplastisches cerebelläres, Neuropathologie 21 ff
– Neuropathologie 21 f, 214 f
Gangliogliom 21, 212 f
– anaplastisches 214
– desmoplastisches infantiles 23, 214
– – – Leitsymptom 214
– – – Therapie 214
– Diagnostik 212
– Histologie 212
– Neuropathologie 21 f, 212
– Strahlentherapie 213

– Therapie 212 f
– – operative 212
Ganzhirnbestrahlung 156
Gardner-Syndrom 286
Gehirn, paraneoplastische Erkrankungen 377 ff
Gehirnmetastasen s. Gehirntumor, metastatische
Gehirntumor (s. auch Hirntumor und ZNS-Tumor)
– Chemotherapie, Überblick 160
– metastatischer 314 ff
– – Bestrahlung
– – – erneute bei Rezidiv 323
– – – fokale 323
– – Biopsie, stereotaktische 319
– – Chemotherapie 325 f
– – Computertomographie 318
– – Cytostase 325
– – Diagnostik 317 ff
– – Differentialdiagnose 318
– – Ganzhirnbestrahlung 322
– – Gewebetropismus 315
– – Grundlagen, pathophysiologische 314 ff
– – Häufigkeit 316 f
– – Histologie 314 f
– – Inzidenz 314, 316 f
– – Kernspintomographie 317 ff
– – Limitierung, pharmakokinetische 326
– – Medikation, antiepileptische 322
– – Operation 324 f
– – – Kombinationstherapie 324
– – – Rezidive 324
– – – Überlebenszeit 324 f
– – Primärtumoren, zugrundeliegende 316 f
– – Primärtumorsuche 320
– – Reoperation 325
– – singuläre, Definition 316
– – solitäre, Definition 316
– – Spontanverlauf 320 f
– – Strahlendosen 322
– – Strahlenempfindlichkeit 323
– – Strahlentherapie 322 f
– – – Kombinationstherapie 324
– – Symptomatik, klinische 317
– – Therapie
– – – allgemeine 320 f
– – – spezielle 326 ff
– – – symptomatische 321 f
– – Untersuchung, neurologische 317
Gentransfer, Adenoviren 421
Gentherapie 421 ff
– direkte 421 f
– – immunologische Ansätze 422
– indirekte 422 f
– – Angiogenese 422
Gerinnungsstörungen
– Diagnostik 122

– Prophylaxe 122 f
– Symptomatik 121 ff
– Therapie 122 f
Germinom 41, 240 f
– Behandlungsschema 248
– Bestrahlung 246 f
– suprasalläres 284
Glioblastom 182 ff
– Brachy-Therapie, interstitielle 189
– Chemotherapie 189 f
– – Monotherapie mit ACNU 189
– – Therapieresponder 189
– – Wertigkeit 189
– Diagnostik, computertomographische 182 ff
– Differentialdiagnose 186 f
– – periventrikuläre Lokalisation 187
– – singuläre Metastasen 186 f
– Immuntherapie 190
– Manifestation, klinische 182
– oligodendroglial differenzierte Anteile 14
– oligodendrogliale Herkunft, Chemotherapie 166
– Operation 187
– primäres 13 f
– Radio-Neurochirurgie 189
– sekundäres 13 f
– Strahlennekrose 188
– Strahlentherapie 187 ff
– Therapie 187 ff
– – Interferon 190
– – operative 130
– – palliative 191
– – bei Rezidiv 190 f
– – – Chemotherapie 191
– – – Operation 190
– – – Strahlentherapie 190 f
– – Tamoxifen 190
– Überlebenszeit 182
– Untergruppen, genetische 52
Glioblastoma multiforme 12 f
– – mit sarkomatöser Komponente 13
– multizentrisches 13
Gliom 8 ff, 170 ff
– anaplastisches
– – Therapie, operative 129
– astrozytäres 9 ff, 49
– – Progression 53
– – Varianten 198 ff
– – – seltene 14 f
– – WHO Grad IV s. Glioblastom
– Biologie 170 f
– Defekt, genetischer 4
– differenziertes, WHO Grad II, operative Therapie 127 f
– Einteilung 170 f
– ependymales, Varianten 20
– Epidemiologie 3
– Inzidenz 171

Gliom, Kindes- und Jugendalter 351 ff
- malignes
- - Chemotherapie 165
- - Diagnostik 58 f
- multizentrisches, Diagnostik 65 f
- Nachsorge 133
- oligodendrogliales, Gendefekt 53
- Rezidivoperationen 131 ff
- - Indikation 133
- Statistik 170 f
- Ventrikeltumoren, Erwachsene 210 f
- WHO-Klassifikation 170 f
- Zytokine 423
Gliomatosis cerebri
- - Diagnostik 66
- - Neuropathologie 199
- - Symptomatik, klinische 199
Gliosarkom 13
- Histologie 182
Gonadendysfunktion, ZNS-Therapie, Kindes- und Jugendalter 375
Gorlin-Syndrom 286
Gradierung, histopathologische 5 f
Grand-mal-Status, Akuttherapie 96
Granulozytopenie, Chemotherapie-induzierte, ZNS-Infektionen 389 f

H

H 15 (Boswelliasäure) 165
Hämangioblastom 37 f
- Erythropoese 120
- Nerven, periphere 312 f
- Symptomatik 120
Hämangiom, periphere Nerven 312 f
Hämangiopericytom 37
- Meningen 229 f
- - Neuropathologie 229
- - Symptome, klinische 229
- - Therapie 229 f
- - - operative 143
Hamartom 285
Hämorrhagien, paraneoplastische Erkrankungen 386 f
- - - Pathophysiologie 386
- - - Therapie 386 f
Heparinisierung, low-dose, Prophylaxe 122 f
Hirndrucksteigerung
- Ätiologie 88 ff
- Diagnostik 93
- Symptomatik 93
- Therapie 93 f
Hirnnerven, paraneoplastische Erkrankungen 377 ff
- Tumoren 249 ff
Hirnstamm, Tumoren 139

Hirnstamm-Astrocytom, Kindes- und Jugendalter 354 ff
- - - Biopsie, chirurgische 355
- - - Chemotherapie 355 f
- - - Histologie 354 f
- - - Radiotherapie 355
Hirnstammgliom 15, 195 ff
- Biopsie, stereotaktische 78, 196
- Chemotherapie 198
- Diagnostik 61 ff, 195 f
- Neuropathologie 195
- Resektion, chirurgische 196 f
- Strahlentherapie, primäre 197
- Therapie 196 ff
Hirnstammtumor, operative Therapie 139 ff
Hirntumor (s. auch Gehirntumor und ZNS-Tumor)
- Immuntherapie 423 f
- primärer s. ZNS-Tumor
Hormonproduktion
- direkte, endokrine Störungen 118
- indirekte, endokrine Störungen 118
- verminderte, endokrine Störungen 118
Hormonregulation, Meningeom 120
Hydrocephalus
- malresorptivus 91 f
- occlusus 90 f
Hypernephrome, cerebrale Metastasierung 330
Hypertension, benign intracranial, Symptomatik 94 f
Hyperthermie 427 f
Hypophyse
- Anatomie 266 f
- entzündliche Prozesse 284
- Metastasen 284
Hypophysenadenom 42 f, 266 ff
- ACTH-Produktion 44
- Adenotropes-Hormon-produzierendes s. Cushing-Krankheit
- Basalstatus, neuroendokrinologischer 268
- Betreuung, perioperative 272
- Computertomographie 270
- Diagnostik
- - endokrinologische 268 f
- - klinische 267 f
- - radiologische 269 f
- FSH- und LH-Produktion 44
- Häufigkeit 267
- Hormondefizite 267 f
- Hormonexzesse 268
- Kernspintomographie 269
- klinisch hormonaktives 275
- Operation, transnasal/transsphenoidale 272
- - - Komplikationen 274
- Operationsindikation 271 f
- Pathologie 275 ff

- Prolaktin-produzierendes s. Prolaktinom
- Prolaktin- und Wachstumshormone produzierendes 44
- Strahlentherapie 274
- - Komplikation 274
- Symptome, neurologische 267
- Tests, neuroendokrinologische 269
- Therapie
- - medikamentöse 274
- - operative 270 ff
- Thyroideastimulierendes-Hormon, Produktion 44
- Thyroideastimulierendes-Hormon-produzierendes 279
- - Zugangswege 272 ff
- Wachstumshormon-Produktion (GH) 44
- Wachstumshormon-produzierendes s. Akromegalie
Hypophysencarcinome 279 f
Hypophysenfunktion, Störungen 119 f
Hypophysenhinterlappen, Funktionsstörungen 269
Hypothyreoidismus, ZNS-Therapie, Kindes- und Jugendalter 375

I

Immunhistochemie, Untersuchungen 7 f
Immuntherapie
- Hirntumoren 423 f
- - Therapiemodalitäten 423 f
- zelluläre 424 f
Insulin-Hyperglykämie-Releasing-hormon-Test 269
Interferone 424
Interleukine 424
Interleukin-Therapie 425
Ischämie, akute cerebrale s. Ischämie, paraneoplastische Erkrankungen
- paraneoplastische Erkrankungen 387 f
- - - Prophylaxe 388
- - - Ursachen 387 f

K

Karnofsky-Performance-Status-Skala 411
Kaskaden-Hypothese von Bross 315
Keimzelltumor 41
- gemischter 42
- nichtgerminomatöser, Bestrahlung 247
- Pinealis 240 f
- des ZNS, Chemotherapie 167

Kernspintomographie 57 ff
Killerzellen, Lymphokin-
    aktivierende 424
Kindesalter, Tumoren des Nerven-
    systems 342 ff
Klarzellmeningeom 35
Kleinhirnastrocytom, Diagnostik
    63 ff
Knochentumoren, gutartige,
    direkte Ausdehnung 392
Komplikationen, thrombemboli-
    sche 121 f
Kontraindikation, chirurgische
    Therapie, ZNS-Tumoren 125
Kontrastverstärkung, diagnostische
    Bildgebung 57
Kopfschmerzen 87
Krampfanfälle, Vorbeugung 98, 145
Kraniospinalbestrahlung 156
Krankheitsbewältigung
– Angehörige 406 f
– Ärzte 407 f
– Betreuer 407 f
– Pflegepersonal 407 f
Krankheitsverarbeitung
– Angehörige 406 f
– Ärzte 407 f
– Betreuer 407 f
– Pflegepersonal 407 f

L

Lambert-Eaton-Myasthenie-
    Syndrom 384
Langzeitschäden, ZNS-Therapie,
    Kindes- und Jugendalter 373 ff
Läsion, epileptogene 101
Lebensqualität 409 ff
– gesundheitsbezogene, Konzept
    409 f
– Untersuchung
– – inhaltliche Anforderungen 410 f
– – methodische Anforderungen
    410 f
– Vergleich von Patienten 413
Lebensqualitätsforschung,
    Neuroonkologie, aktueller Stand
    411 f
Lebensqualitätsmessung, Neuro-
    onkologie 411 f
Lebensqualitätsscores 411 f
Leukämie
– adulte, meningeale Tumor-
    aussaat 340
– akute lymphoblastische, Kindes-
    und Jugendalter 370 ff
– – – – Prophylaxe 371 f
– – myeloische, Kindes- und
    Jugendalter 370 ff
– mit ZNS-Befall, Kindes- und
    Jugendalter 369 ff
– – – – Chemotherapie 371 ff

– – – – Diagnose 370 f
– – – – Pharmakologie 372 f
– – – – Strahlentherapie 372
– – – – Symptome 371
– – – – ZNS-Prophylaxe 371
– – – – ZNS-Rezidive 372
Leukoencephalopathie,
    ZNS-Therapie, Kindes- und
    Jugendalter 373 f
Leukosen
– cerebrale Manifestationen 339 ff
– – – Diagnostik 340
– – – Differentialdiagnose 341
– – – Symptomatik, klinische 340
– – – Therapiegrundlage 341
– – – ZNS-Prophylaxe 340 f
Lhermitte-Duclos-Syndrom 215
Liquor-Untersuchung 85 f
Lymphom
– angiotropes 239
– – Neuropathologie 41
– cerebrales, primäres 231
– – Epidemiologie 2
– Meningen 230 f
– primär extracerebrales
– – – Maßnahmen, diagnostische
    338
– – – Metastasierung, cerebrale
    337 ff
– – – Symptome, klinische 338
– – – Therapie
– – – – cerebraler Lymphom-
        metastasen 339
– – – – epiduraler Lymphom-
        absiedelung 339
– – – – leptomeningealer Tumor-
        aussaat 338 f
– – – ZNS-Prophylaxe 338
– ZNS s. ZNS-Lymphome
– mit ZNS-Befall, Kindes- und
    Jugendalter 369 ff
Lymphomabsiedelung, epidurale
    337
Lymphommetastasen, intra-
    medulläre 338

M

Magnet-Resonanz-Tomographie s.
    Kernspintomographie
Mammacarcinome, cerebrale
    Metastasierung 326 f
Manipulation, operative,
    ZNS-Infektionen 389 ff
Marker, immunhistochemische,
    ZNS-Tumoren 8
Medulloblastom 28 ff, 203 f
– Chemotherapie 166 f, 204
– desmoplastisches 29
– Kindes- und Jugendalter 361 ff
– – – Chang-Stadien 364
– – – Chemotherapie 365 f

– – – Definition 361
– – – Diagnose, bildgebende 363
– – – Klinik 361 ff
– – – Kombinationstherapie 365 f
– – – Prognose 361 ff
– – – Rezidive 367
– – – Strahlentherapie 365 f
– – – Therapie 364 ff
– – – – chirurgische 365
– lipomatöses 29
– melanotisches 29
– Strahlentherapie 203
– Therapie, chirurgische 203 f
Medulloepitheliom 30
Medullomyoblastom 29
Melanocytom 38
Melanom, malignes 38
– – Ganzhirnbestrahlung 328 f
– – Inzidenz 328
– – Metastasierung, cerebrale
    328 f
– – Resektion, chirurgische 328 f
Melanomatose 38 f
– diffuse meningeale 39
Meningen, Tumoren 33 ff, 217 ff
Meningeom 33 ff, 217 ff
– anaplastisches s. maligne
    Meningeome
– angiomatöses 34
– Ätiologie 218 f
– atypisches 36
– chordoides 35
– Defekt, genetischer 4, 54 f
– Diagnostik 220 f
– en-plaque 220
– Epidemiologie 3, 217 f
– fibroplastisches 34
– Genetik 218 f
– Histologie 220 f
– Hormonregulation 120
– Inzidenz 218
– Kindes- und Jugendalter 369
– lympho-plasmacystisches 35
– lympho-plasmazellulär infiltrier-
    tes 35
– malignes 36, 226 ff
– – Neuropathologie 226 f
– – Therapieempfehlung 227 f
– meningotheliomatöses 34
– metaplastisches 35 f
– mikrocystisches 34
– Nachsorge 228 f
– operative Therapie 139 ff
– papilläres 36
– periselläres 282 f
– – Bestrahlung 282 f
– – Leitsymptome 282
– – Operation 282
– psammomatöses 34
– Radikalität, chirurgische,
    Graduierung 140
– Schwangerschaft 219
– sekretorisches 34

Meningeom, Strahlentherapie 225 f
– Symptomatik 120, 221 ff
– Therapie 223 ff
– – chirurgische 223 f
– – medikamentöse 223
– transitionales 34
– WHO-Klassifikation 221
Meningitis
– carcinomatöse s. Carcinomatose, meningeale
– neoplastische s. Carcinomatose, meningeale
Metastasen
– cerebrale, Chemotherapie 167
– Gehirntumoren
– – leptomeningeale 316
– – parenchymatöse 316
– Hypophyse 284
– Meningen 230
– Nachbarschaftsprozesse, knöcherne craniale 393 f
– Therapie, operative 145
Methodik, strahlentherapeutische 149
Methotrexat 163
Methotrexat-Therapie, meningeale Carcinomatose 335 ff
Minus-Syndrom, Symptomatik 118 f
Mischgliom 17 f
– anaplastisches, operative Therapie 129
Molekularbiologie, Neuroonkologie 47 ff
Morbus s. Eigenname
Motoneuronerkrankung 382
Magnet-Resonanz-Spektroskopie, Diagnostik 72 ff
Muskulatur, paraneoplastische Erkrankungen 384 f
Myasthenia gravis 384
Myelopathie, nekrotisierende 382
Myopathie, akute nekrotisierende 384 f
Myotonie, paraneoplastische 385

N

Nachbarschaftsprozesse, craniale 392 f
– – Affektion des Neurocraniums 393
– – Metastasen, knöcherne 393 f
Nelson-Syndrom 278 f
Nelson-Tumor 279
Nerv, peripherer
– – Aufbau 306 f
– – Cavernome 312 f
– – Elektromyographie 307
– – Hämangioblastome 312
– – Hämangiome 312 f
– – maligne Tumoren 311
– – – chirurgische Therapie 311

– – Pseudoganglien 311 f
– – Pseudozysten 311 f
Nervenscheidentumor
– maligner 264 f, 311
– – peripherer 32 f
– strahleninduzierter 313
Nervensystem
– peripheres, paraneoplastische Erkrankungen 383 f
– peripheres/autonomes, Tumoren 306 ff
– – – Diagnostik 306 f
– – – Prognose 307
– – – Symptomatik, klinische 306 f
– – – Therapie 307
– Tumoren
– – Kindesalter 342 ff
– – – Arten 342
– – – bildgebende Diagnostik 346 f
– – – cerebelläres Syndrom 345
– – – Chemotherapie 349 f
– – – – Blut-Liquor-Schranke 349
– – – – Diphenylhydantoin 350
– – – – Mitoxantron 350
– – – – Vincristin 350
– – – Chirurgie 348 f
– – – Craniotomie 348
– – – Diagnostik 346 f
– – – Elektroencephalogramm 346
– – – Gesichtsfeldausfälle 345
– – – Klinik 342 ff
– – – Lumbalpunktion 346
– – – Parinaud-Syndrom 345
– – – Pons-Syndrome 345
– – – Radiotherapie 349
– – – – Indikation 349
– – – Stereotaxie 348
– – – Symptome im Kindes- und Jugendalter 343 f
– – – – im Säuglingsalter 342 f
– – – – im Schulalter 344
– – – Therapie, allgemeine 347 ff
– – – – spezielle 350 ff
– – – Verhaltensänderung 344
– – – systemische 376 f
– – Tumorinfiltration per continuitatem 392 ff
Nervus opticus, Retina 381
Nervus-abducens-Schwannom 254
Nervus-acusticus-Schwannom 257 ff
– Computertomographie 259
– Diagnostik 258 f
– Kernspintomographie 258 f
– Strahlentherapie 259 ff
– Symptomatik, klinische 257 f
– Therapie 259
– Therapieempfehlungen 261
Nervus-facialis-Schwannom
– Symptomatik, klinische 255

– Therapie 255 f
Nervus-glossopharyngeus-Neurinom
– Diagnostik 262
– Prognose 262 f
– Spontanverlauf 262 f
– Symptomatik, klinische 262
– Therapie 263
Nervus-hypoglossus-Neurinom 264
– Diagnostik 264
– Symptomatik, klinische 264
– Therapie 264
Nervus-oculomotorius-Schwannom 255
Nervus-olfactorius-Neuroblastom 249
– Diagnostik 249
– Prognose 249
– Symptomatik, klinische 249
– Therapieempfehlungen, praktische 249 f
– Verlauf 249
Nervus-olfactorius-Schwannom 249
Nervus-opticus-Gliom 251 ff
– Diagnostik 252
– Prognose 254
– Spontanverlauf 254
– Symptomatik, klinische 251 f
– Therapie 252 ff
– Therapieempfehlungen 254
Nervus-trigeminus-Neurinom 254 f
– Diagnostik 255
– Symptomatik, klinische 254
– Therapie 255
Nervus-trochlearis-Schwannom 254
Neurinom s. Schwannom
Neuroblastom
– cerebrales 30
– Erwachsene 205
– olfaktorisches
– – Diagnostik, bildgebende 217
– – Neuropathologie 217
Neurocranium, Affektion
– – Nachbarschaftsprozesse 393
– – Tumoren, mesenchymale 393
Neurocytom
– Erwachsene 207 ff
– – Histogenese 208 f
– – Neuropathologie 207 f
– – Operation 208
– – Strahlentherapie 208
– zentrales 24 f
– – Neuropathologie 24, 215
Neuroendoskopie, Ventrikelchirurgie 135
Neurofibrom 31 ff, 310 f
– Gendefekt 55
– Inzidenz 310
– Operation 310
– plexiformes 32, 310 f

– mit Recklinghausen-Erkrankung 310
– solitäres 32
Neurofibromatose 310
– Typ I 287 ff
– – Diagnose 287 f
– – Symptome 287
– Typ II 289
Neurofibrosarkom, Gendefekt 55
Neurohypophyse, Anatomie 266
Neuroonkologie
– experimentelle Therapieformen 421 ff
– Molekularbiologie 47 ff
– Zukunftsperspektiven der Therapie 428 f
Neuropathie
– autonome 384
– Plasmazelldyscrasien 383 f
– subakute motorische 382 f
– – sensomotorische 383
– – sensorische 379, 383
Nicht-Opioid-Analgetika 104 ff
Nitrosoharnstoff 162 f
Non-Hodgkin-Lymphom
– malignes s. ZNS-Lymphome, primäre
– mit ZNS-Befall 338
– – Differentialdiagnose 339
Notfall, akuter spinaler 301

O

Ödem, perifokales 88
Ödembildung, tumorbedingte 90
Okzipitallappen, Tumoren 110
Olfactorius-Neuroblastom 25 f, 249
Oligoastrocytom 17 f, 194 ff
– Abgrenzung, differentialdiagnostische 194
– anaplastische Variante 195
– Histologie 194
– Modell der molekularen Entstehung 54
– Symptomatik, klinische 194 f
– Therapie 195
Oligodendrogliom 15 f, 191 ff
– anaplastisches 16 f, 193 f
– – Therapie, operative 130
– – WHO Grad III 193 ff
– – – Chemotherapie 194
– – – Neuropathologie 15 f, 193
– – – Resektion, operative 193
– – – Therapie 193 f
– Chemotherapie 165 f
– Diagnostik 66 ff
– Strahlentherapie 148
– Therapie, operative 128
– WHO Grad II
– – diagnostische Methode 191
– – Histologie 191
– – Symptomatik, klinische 191

– – Therapie 192 f
– WHO-Klassifikation 191
Onkogene, Ausschaltung 421 f
Operation, transnasal/transsphenoidale, Hypophysenadenome 272
– – – Komplikationen 274
Opiate 104 ff
Opsoklonus/Myoklonus-Syndrom 381
– Erwachsene 381
– Kinder 381
Opticusgliom
– Kindes- und Jugendalter 356 ff
– – Behandlung 357
– – Chemotherapie 358
– – Diagnostik, bildgebende 357
– – Radiotherapie 357
– – Symptome 356
– – Therapie, chirurgische 356 f
– – Verlauf 356 f
– Operation 127
Östrogen-Rezeptor-positive ZNS-Metastasen 326 f
Ovarialcarcinome, cerebrale Metastasierung 330

P

Paragangliom 25
– Cauda equina 313
– – direkte Ausdehnung 392
– Filum terminale, Neuropathologie 25, 216 f
Paraneoplastisches Syndrom, Symptomatik 120
Parietallappen, Tumoren, Symptomatik 110
Parinaud-Syndrom 242, 345
Patientenaufklärung 408 f
Patientenführung, allgemeine Grundzüge 405 f
Persönlichkeitsstörung, organische
– – Diagnosekriterien 108
– – Symptomatik 108
Pflege, häusliche, terminale Phase 419 f
Phakomatosen s. Syndrome, dysgenetische
Phenytoin, metastatische Gehirntumoren 322
Pinealistumor 26 f, 239 ff
– Altersverteilung 241 f
– Anatomie 240
– Bestrahlung 246 f
– CCT 243
– Chemotherapie 246 f
– Cytologie 243 f
– Definition 240
– Diagnostik, bildgebende 242 f
– Dignität 240 f
– DSA 243

– Häufigkeit 241
– Kindes- und Jugendalter 367 ff
– – – Chemotherapie 369
– – – Diagnose 368
– – – Histologie 368
– – – Strahlentherapie 369
– – – Symptomatik, klinische 368
– – – Tumormarker 368
– Mikrochirurgie 245 f
– NMR 243
– Pathologie 240 f
– Stereotaxie 244 f
– Symptomatologie 242
– Therapie 244 f
– Tumormarker 244
– Zugangswege, operative 245 f
Pinealzell-Tumor 240
Pineoblastom 26 f, 240
– Bestrahlung 247
Pineocytom 26 f, 240
– Behandlungsschema 248
Platin-Derivate 164
Plexopathien 399 ff
Plexus brachialis
– Läsionen 399 ff
– – diagnostischer Nachweis 400 f
– – Differentialdiagnose 401 f
– – – bei Nicht-Tumorpatienten 402
– – – bei Tumorpatienten 403
– – – Überblick 402
– – Symptome, klinische 399 f
Plexus-brachialis-Neuritis 383
Plexus choroideus 20
– Tumor
– – Erwachsene 205 ff
– – Neuropathologie 205 f
– – Symptomatik, klinische 206
– – Therapie 206 f
– – Strahlentherapie 148
Plexus lumbalis, Läsionen 403 f
Plexus sacralis, Läsionen 404
Plexuscarcinom 21
– Erwachsene 205 ff
Plexuspapillom 20 f
– anaplastisches 21
– Erwachsene 205 ff
Plus-Syndrom, Symptomatik 118
Podophyllotoxinderivate 163
Polychemotherapie, PCV, Therapieschema 164
Polymyositis 384 f
Polyneuropathie, vaskulitische 383
Polyposis coli 286
Polyradikuloneuritis, akute 383
Pons-Syndrome 345
Positronen-Emissionstomographie 85
Primärtumor, unbekannter, cerebrale Metastasierung 330 f
Procarbazin 163
Prognose, Neuroonkologie 86 f

Prolaktinome 44, 275 ff
- Leitsymptome, klinische 275 f
- Operation 276
- - Rezidivraten 276
- Therapie 276
Prophylaxe, antiepileptische 98 f
Protoonkogene 48
- Gen-Amplifikation 48
- Punktmutationen 48
- Translokation 48
Pseudoganglien, periphere Nerven 311 f
Pseudotumor cerebri, Symptomatik 94 f
Pseudozysten, periphere Nerven 311 f
Psychosyndrome, hirnlokale, Symptomatik 108
Psychotherapie, neuroonkologische Erkrankungen 406
Pubertas praecox, Symptomatik 120
Purkinje-Zellverlust 377 ff

Q

Querschnittssyndrom, extradurale Tumoren 301 ff
- histologische Eingrenzung 302
- spinale Diagnostik 302

R

Radiochirurgie, Dosiskonzentrierung 154
- externe 153
- interstitielle 153 f
- Linearbeschleuniger 154
- Methoden 153 ff
- perkutane 154
- stereotaktische 152 f
Radionekrose 158
- ZNS-Therapie, Kindes- und Jugendalter 373
Radiotherapie, primäre 147
Rathke-Cysten 285
Raumforderung, epidurale spinale, Differentialdiagnose 400
Recklinghausen-Erkrankung, mit Neurofibrom 310
Regelkreise, hypothalamohypophysäre 266
Rehabilitation
- neurologische 418 f
- - Ziele 417 f
- - neuropsychologische 418 f
Rehabilitationsphasen, Neuroonkologie, Phasenmodell 419
Releasinghormon-Test, Hypophysenadenom 269
Retina, Nervus opticus 381
Rhabdomyosarkom, direkte Ausdehnung 392 ff

Riesenzellastrocytom, subependymales 198 f
- - Neuropathologie 15, 198 f
Riesenzellglioblastom 13
Rückenmark, paraneoplastische Erkrankungen 382 f
Rückenmarkskompression 394 ff
- Differentialdiagnose 397 ff
- Symptomatik, klinische 397
- Therapie 399
- Ursache 395 ff
- Zusatzdiagnostik 397

S

Sarkom
- meningeales 39
- Metastasierung, cerebrale 329 f
Schädelbasistumor 90, 143 ff
- Therapie, operative 143 ff
- Überblick 90
Schmerzen
- neuropathische 104 ff
- - Therapie 104
- tumorbedingte 103 ff
Schmerzsyndrome 103
Schmerztherapie
- kausale 103 f
- neurothymoleptische 104
Schmetterlingsgliom 58
Schrittmacherzone 101
Schwannom 30 f, 308 ff
- Inzidenz 308
- Operation 308 ff
- der Orbita 250 f
- - Diagnose 250
- - Symptomatik, klinische 250
- - Therapie 250 f
- zelluläres 31
Sellatumor 42 ff
- Minus-Syndrome als Therapiefolge 120 f
Sensibilisierung, gentherapeutische 167 f
Serienbiopsie, stereotaktische 76 ff
Sickness Impact Profile 412
Single-Photon Emission Computed Tomography 85
Sinus-sagittalis-superior-Thrombose 387 f
Sinustumor
- endodermaler 42
- Pinealis 241
Sinusvenenthrombose 387 f
Sklerose, tuberöse 285 ff
Somnolenz-Syndrom, ZNS-Therapie, Kindes- und Jugendalter 373
Spinalganglien, paraneoplastische Erkrankungen 383 f
Spinalmarkkompression s. Rückenmarkskompression
Spongioblastom 199 f

Steroide 164
Stiff-man-Syndrom 385
Störungen
- affektive, Symptomatik 114
- depressive, Symptomatik 115 ff
- endokrine, Symptomatik 118 ff
- psychische 105 ff
- - organisch bedingte 107 f
- reaktive 115 ff
- schizophreniforme, Symptomatik 114
Strahlenencephalopathie 71 f
Strahlenfolgen, radiogene 156 ff
- - Therapierisiko 157
Strahlennekrose 71 f
Strahlen-Neurochirurgie 176
Strahlenreaktionen, Hirnparenchym 157 f
Strahlentherapie, Bestrahlung erweiterte Tumorregion 155 f
- Ganzhirnbestrahlung 156
- Hirntumor 147 ff
- - Bestrahlung, externe konventionelle 151 f
- - Bestrahlungsplan 150 f
- - Fraktionierung 149 f
- - Indikationen 147
- - Methodik 149
- - Tumordosis 150
- Kraniospinalbestrahlung 156
- perkutane 147
- Planzielvolumen 155 f
- postoperative 147
- Strahlenfolgen, radiogene 156 ff
- Toleranzdosen 158
Strahlentherapiefolgen 70 ff
Sturge-Weber-Syndrom 289 f
Subependymom 20
Substanzen, Gadolinium-haltige 57
Suizid, Risikofaktoren 117
Suizidalität, Symptomatik 117 ff
Sympathikusgrenzstrang, lumbaler, Läsionen 404
Symptomatik, klinische, Neuroonkologie 87 ff
Symptome, neurologische fokale 87 f
Syndrom
- diencephales 344 f
- dysgenetisches 285 ff
- - Einteilung der Gehirntumoren 286
- paraneoplastisches neurologisches 378
System, stereotaktisches 77

T

Tamoxifen 326
Temporallappen, Tumoren, Symptomatik 109 f
Teratom 42

- Pinealis 241
- Therapie, anti-angiogenetische 428
- – Neuroonkologie, Zukunftsperspektiven 438 f
- – operative, Hirntumor 123 ff
- – – – Blutverlust 146
- – – – Kontrolle, postoperative 146 f
- – – – Nachsorge 146 f
- – – – Krampfanfälle, cerebrale 145
- – photodynamische 427
- Therapieformen, experimentelle
- – – anti-angiogenetische Therapien 428
- – – Bor-Neutroneneinfang-Therapie 426 f
- – – Differenzierungstherapien 428
- – – Enhanced Convection 428
- – – Hyperthermie 427 f
- – – Neuroonkologie 421 ff
- – – photodynamische 427
- Therapierisiko, radiogene Strahlenfolgen 157
- Thrombozytopenie, Chemotherapie-induzierte, ZNS-Infektionen 389 f
- Thymidin-Kinase, Prodrug-System 422
- Thymoleptika 105
- T-Lymphozyten, zytotoxische 424 f
- Toleranzdosen, Strahlentherapie, Risikoorgane 158
- Tonaudiogramm, Nervus-acusticus-Schwannom 258
- Tumor
- – astrozytärer
- – – Strahlentherapie 148
- – – WHO Grad IV, operative Therapie 130
- – cranialer Nerven 30 ff
- – dysembryoblastischer neuroepithelialer 23 f
- – – – Erwachsene 205
- – – – Neuropathologie 23 f, 215
- – embryonaler 27 ff
- – – Erwachsene 203 ff
- – – Strahlentherapie 148
- – – Varianten, seltene 30
- – ependymaler 18 ff
- – Epiphyse, Strahlentherapie 148
- – extraduraler 301 ff
- – – Chemotherapie 303
- – – Diagnostik 302 f
- – – Inzidenz 301
- – – Operation 303 f
- – – Prognose 303 f
- – – Querschnittssymptomatik 301 f
- – – Strahlentherapie 302 f
- – – Symptomatik 301 f
- – – Therapie 303 f

- – Frontallappen, Symptomatik 108 ff
- – glialer, Strahlentherapie 148
- – glioneuronaler 21 ff
- – hirneigener
- – – höhergradiger, Nachsorge 133
- – – niedriggradiger, Nachsorge 133
- – Hirnnerven s. Hirnnerven, Tumoren
- – Hirnregionen, übrige, Symptomatik 110
- – Hirnstamm 139
- – hormonabhängiger, Symptomatik 120 f
- – hormonproduzierender, Symptomatik 120 f
- – infratentorieller 89
- – – Einteilung 136
- – – Therapie 137
- – – – operative 136 ff
- – intracranieller, Chemotherapie, Prinzipien 159 f
- – intradurale 291 ff
- – – extramedullärer 297 ff
- – – – Computertomographie 299
- – – – Diagnostik 299
- – – – Inzidenz 297 f
- – – – Operation 299 f
- – – – Prognose 300 f
- – – – Symptomatik 298 f
- – – – Systematik 297 f
- – – – Therapie 299 ff
- – – intramedullärer 291 ff
- – – – Computertomographie 294 f
- – – – Diagnostik 294 ff
- – – – Differentialdiagnostik 295
- – – – Inzidenz 291 ff
- – – – Kernspintomographie 294 f
- – – – Operation 296 f
- – – – Patientenführung, psychologische 297
- – – – Prognose 297
- – – – Symptomatik 293 f
- – – – Systematik 291 ff
- – – – Therapie 296 f
- – – – Untersuchungen, elektrophysiologische 295
- – kranialer Nerven, Strahlentherapie 149
- – lokaler
- – – Ausdehnung, direkte 392 f
- – – Überblick 393
- – maligner, peripherer Nerven 311
- – melanozytärer, im ZNS 38 f
- – meningealer, Strahlentherapie 149
- – Meningen 33 ff, 217 ff
- – mesenchymaler
- – – Affektion des Neurocraniums 393
- – – nicht-meningothelialer 36 ff
- – metastatischer 46 f

- – Nervenscheide, maligne s. Nervenscheide, maligne Tumoren
- – Nervensystem
- – – Kindesalter 342 ff
- – – peripheres 311 ff
- – neuroektodermaler, Kindes- und Jugendalter 361 ff
- – neuroepithelialer 8 ff
- – neuroglialer 211 ff
- – – Häufigkeit 211
- – neuronaler 21 ff, 211 ff
- – – Häufigkeit 211
- – – Strahlentherapie 148
- – Okzipitallappen 110
- – oligodendroglialer s. Oligodendrogliom
- – pädiatrischer, Erwachsene 203 ff
- – – – andere 205
- – – – embryonale 203 ff
- – paravertebraler 305
- – Parietallappen, Symptomatik 110
- – peripheres/autonomes Nervensystem s. Nervensystem, peripheres/autonomes
- – perisellärer 265 ff
- – – Häufigkeit 265
- – Pinealis s. Pinealis, Tumoren
- – Plexus choroideus s. Plexus choroideus, Tumor
- – primärer, Wirbelsäule 304 f
- – primitiver neuroektodermaler 30
- – – – Erwachsene 205
- – – – Kindes- und Jugendalter 366 ff
- – – – – Chemotherapie 367
- – – – – Inzidenz 366
- – – – – Rezidive 367
- – – – – Therapie, chirurgische 367
- – Schädelbasis, operative Therapie 143 ff
- – Sella 42 ff
- – sellärer 265 ff
- – – Häufigkeit 265
- – spinaler 291 ff
- – – Häufigkeit 291
- – – Inzidenz 291
- – – Nerven 30 ff
- – spinaler Nerven, Strahlentherapie 149
- – sporadischer, Modelle 49 f
- – strahleninduzierter, Nervenscheiden 313
- – supratentorieller hirneigener, operative Therapie 124
- – – des Parenchyms 89
- – systemischer, Nervensystem s. Nervensystem, systemische Tumoren
- – Temporallappen, Symptomatik 109 ff
- – Verfahren, weitere diagnostische 84 ff

Tumorabsiedelung, cerebrale 338
Tumorausdehnung, lokale, Nachbarstrukturen 392 ff
Tumoraussaat, leptomeningeale 337
Tumorchirurgie, epilepsiechirurgische Überlegungen 101 ff
Tumordosis, primärer Hirntumor 150
Tumorerkrankung
– erbliche, Gendefekte 49 f
– metastasierende, Differentialdiagnose epiduraler spinaler 400
Tumorinfiltration, per continuitatem, Nervensystem 392 ff
Tumorlokalisation, Symptomatik epileptischer Anfälle 96
Tumornekrosis-Faktor 424
Tumorpatienten, ZNS-Infektionen s. ZNS-Infektionen, Tumorpatienten
Tumorsuppressorgen 48
– Analyse auf DNA-Ebene 50
Turcot-Syndrom 286
T-Zell-Funktionsstörung, ZNS-Infektionen 389 f
T-Zell-Lymphom, Sonderform 239

U

Übertragung, neuromuskuläre, paraneoplastische Erkrankungen 384 f
Untergruppen, genetische, Glioblastom 52

V

Ventrikelchirurgie 135
Ventrikelmeningeom, Erwachsene 206 f
Ventrikeltumor
– Erwachsene 205 ff
– – Colloidcysten 211
– – Ependymom 210 f
– – Gliom 210 f
– Therapie, operative 134 f
Verfahren, elektrophysiologische, Diagnostik 85
Verkehrsgefährdung, Neuroonkologie 415 f
Verlauf, Neuroonkologie 86 f
Vincristin 163

Virus directed enzymatic prodrug therapy 422
Vollheparinisierung, Prophylaxe 123
Von-Hippel-Lindau-Syndrom 289

W

Wahrnehmungsleistung, periphere, Test zur Erfassung 416
WHO-Gradierungsschema, ZNS-Tumoren 5 f
– – Kriterien 7
WHO-Klassifikation, ZNS-Tumoren 4 ff
– – revidierte 7
Wiener Determinationsgerät 416
Wirbelsäule, primäre Tumoren 304 f

X

Xanthoastrocytom, pleomorphes 198
– – Neuropathologie 14 f
X-Knife 154

Z

ZNS-Infektionen
– Tumorpatienten 389 ff
– – Überblick 391
– – Ursachen 389 ff
ZNS-Lymphom(e)
– andere 41 f
– primäres 39 ff, 231 ff
– – Ätiologie 231 f
– – Augeninfiltration 232
– – Chemotherapie 166, 237 f
– – – Methotrexat 237
– – – Rezidiv 238
– – – Therapieschemata 237
– – Diagnostik
– – – computertomographische 233
– – – kernspintomographische 233
– – – stereotaktische Biopsie 235
– – Epidemiologie 231
– – Inzidenz 231
– – Liquordiagnostik 235 f
– – Manifestation 232

– – Pathogenese 231 f
– – Problematik Steroidgabe 234 f
– – Spontanverlauf 236
– – Strahlentherapie 236 f
– – – fokale Bestrahlung 237
– – – Limitierung 237
– – Symptomatik, klinische 232 f
– – Therapie 236 ff
– – – bei AIDS 239
– – – Grundprinzipien 236
– – – bei hohem Alter 238 f
– – – bei oculärem Befall 238
– – Tumor-Staging 235 f
– – – Erstsymptom 235
ZNS-Prophylaxe, Leukämie mit ZNS-Befall im Kindes- und Jugendalter 371 f
ZNS-Therapie, Kindes- und Jugendalter
– – – endokrine Abnormalitäten 374 f
– – – Gonadendysfunktion 375
– – – Hypothyreoidismus 375
– – – Langzeitschäden 373 ff
– – – Leukoencephalopathie 373 f
– – – Radionekrose 373
– – – Radiotherapieeffekte 373 ff
– – – Retardierungsniveau 374
– – – Somnolenz-Syndrom 373
ZNS-Tumor (s. auch Gehirntumor und Hirntumor)
– Anatomie, pathologische 4 ff
– Chemotherapie 158 ff
– – Pharmakokinetik 161
– Epilepsiechirurgie 99 ff
– Gradierung, histopathologische 5
– Marker, immunhistochemische 8
– – Untersuchungen 7 f
– primärer
– – Ätiopathogenese 3 f
– – Defekte, genetische 4
– – Epidemiologie 2
– – Formen 2
– – Inzidenz 2 f
– Strahlentherapie 147 ff
– Therapie, operative 123 ff
– – – Indikation 124 f
– – WHO-Grade 6
– – WHO-Klassifikation 4 ff
Zone
– epileptogene 101
– irritative 101
Zytokine 424
– Gliome 423

Neurologie

MRT der Muskulatur
Indikationen und Bildinterpretation bei neuromuskulären Erkrankungen, Traumata und Tumoren
Beese/Winkler
1997. 416 S., 295 Abb., **DM 198,-**
ISBN 3 13 106781 9

Taschenatlas der Schnittbildanatomie Band 1: Kopf, Hals, Wirbelsäule, Gelenk
Möller/Reif
2. A. 1997. 286 S., 400 Abb., <flex.TB>.
ISBN 3 13 799202 8 . **DM 58,-**

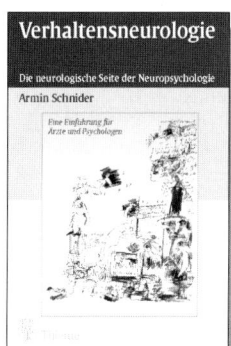

Schnell und einfach Hirnleistungsstörungen erkennen, einordnen **und** verstehen:

- anhand von Hilfsmitteln und klaren Kriterien bei der **klinisch**-neurologischen Untersuchung
- mittels klinischer Tests und Untersuchungswege
- auf der Grundlage anatomisch-topischer Zusammenhänge
- durch einen engen Bezug zur zugrundeliegenden Erkrankung

1997. 200 S., 71 Abb.,
ISBN 3 13 109781 7. **DM 78,-**

Klinische Neuroophthalmologie
Huber/Kömpf
Die Neuroophthalmologie hat sich in allen Teildisziplinen stürmisch entwickelt - mit diesem Buch bleiben Sie up-to-date!
3. Quart. 1997. Ca. 720 S., ca. 600 Abb., ISBN 3 13 103561 7. Ca. **DM 398,-**
Sparen Sie jetzt DM 50,-
mit dem Vorbestellpreis: **DM 348,-**
(gültig bis 3 Monate nach Erscheinen)

Diagnose mit System:

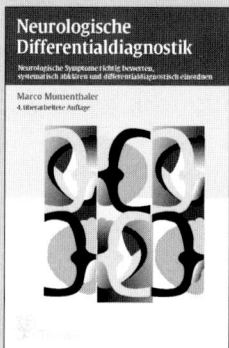

Nachschlagen:
Alle für die Diagnose relevanten Informationen auf einen Blick
Lernen:
Systematisch den Weg von Symptomen zur Diagnose nachvollziehen: Vorgehensweise, Fragestellungen

„Was der aufmerksame Leser in diesem Band findet, ist von sehr großem Wert. Es kann nur als besonders gelungen und besonders hilfreich bezeichnet werden".
Rezension zur 3. Auflage

1997. 4. überarbeitete und erweiterte Auflage, 352 S.,
109 Abbildungen, **DM 128,-**
ISBN 3 13 592404 1

Nervenärzte
Schliack/Hippius
Mensch und Wissenschaftler!

- Zwanzig Lebensläufe von herausragenden Nervenärzten des 19. und 20. Jahrhunderts
- Die Entwicklung des Faches lebendig nachgezeichnet
- Geschichte spannend und differenziert

2. HJ. 1997. Ca. 224 S., ca. 21 Abb., ISBN 3 13 109071 5. Ca. **DM 128,-**

Thieme

Einsteigen in den Klinikalltag:

- Leitsymptom, Klinische Orientierung und Differentialdiagnose
- Komprimierte Krankheitslehre

Beide Möglichkeiten stehen Ihnen in diesem Buch offen. Sie lernen Diagnosen einzugrenzen und schnell geeignete Therapien zu finden!

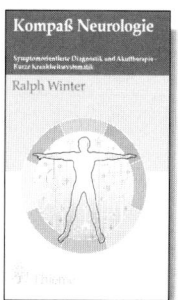

1997. 320 S., 7 Abb.,
ISBN 3 13 106771 3. **DM 49,80**

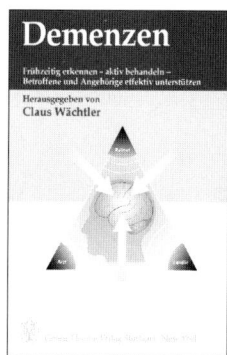

Medizinische und psychosoziale Hilfestellung:

- **Gesicherte Leitlinien** für Diagnostik und Therapie
- **Aufklärung und Beratung** von Angehörigen und Patienten
- **Konkret zu nutzende Arbeitshilfen**
  - Abrechnungshinweise ärztlicher und pflegerischen Leistungen
  - Versicherungsrechtliche und juristische Aspekte zur Pflegeversicherung
  - Adressen von Selbsthilfegruppen, Verbänden, Kliniken usw.

1997. 144 S., 12 Abb.,
ISBN 3 13 107631 3. **DM 58,-**